U0384998

Research on
Blumea balsamifera
in China

中国艾纳香研究

庞玉新　于福来◎主编

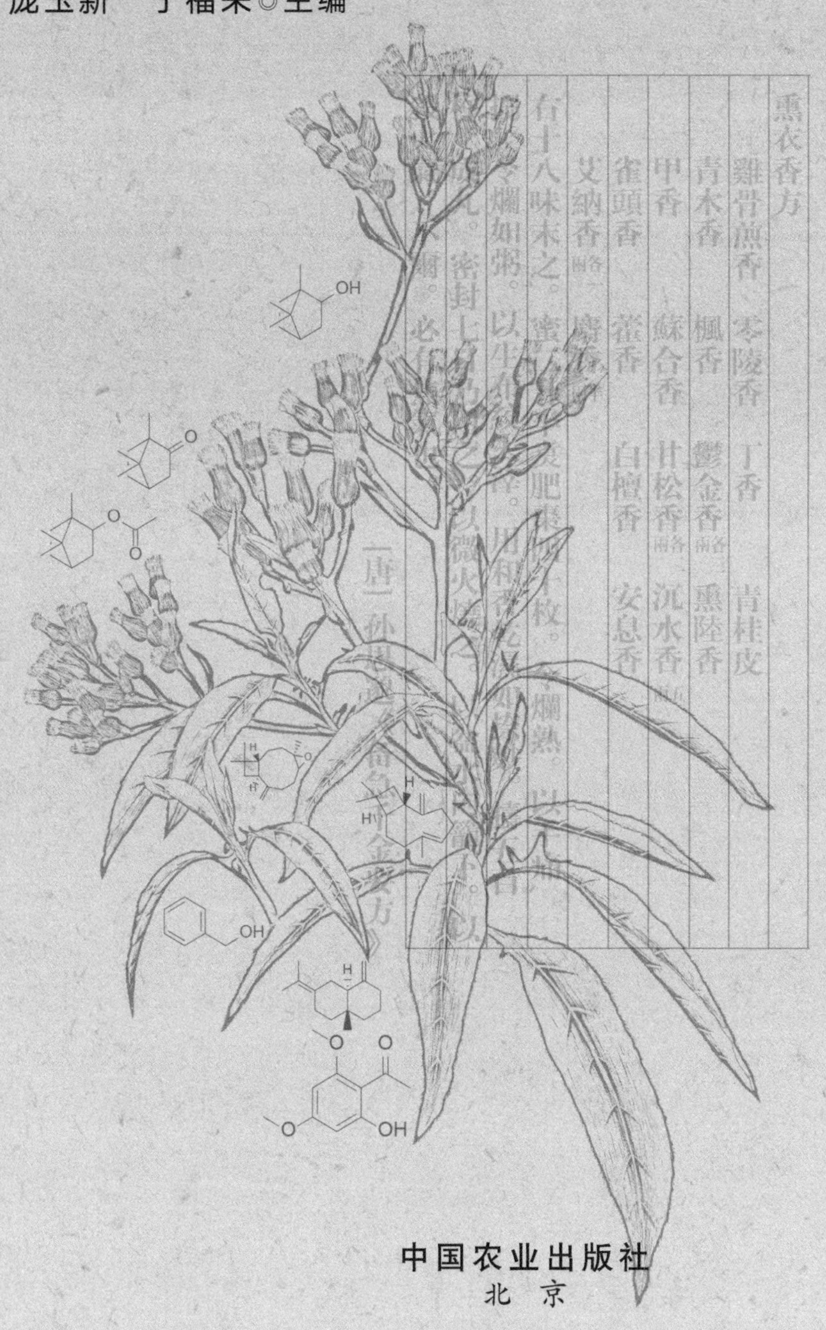

中国农业出版社
北　京

内容提要

本书是作者团队对中国特色民族药——艾纳香研究10余年成果的总结。围绕艾纳香全产业链开发思路，分上、中、下3篇，分别对艾纳香资源培育、艾纳香提取加工以及艾纳香产品开发进行介绍。上篇包括艾纳香属资源与分子系统研究、艾纳香药用成分积累调控研究、艾纳香种质资源鉴定评价研究和艾纳香药材规范化生产技术研究4章。中篇包括艾纳香化学成分研究、艾纳香提取加工工艺与设备研制和艾纳香提取物质量标准研究3章。下篇包括艾纳香提取物生物活性研究、艾纳香健康产品研制与转化2章。希望以艾纳香为代表的中药品种全产业链研究开发思路和实践介绍，对其他中药品种的全产业链开发有参考借鉴意义。本书适合从事中药研究、教学、生产的工作者使用。

主编简介

庞玉新 博士、博士生导师、教授。现任贵州中医药大学药学院院长，贵州中医药大学艾纳香研究中心主任。主要从事中药民族药资源领域的教学与科研工作。兼任国家中医药管理局高水平中医药重点学科中药资源学（药用植物学）学科带头人，贵州中医药大学中药学后备学科带头人。同时任贵州省药学会药食同源专业委员会副主任委员、中国热带作物学会科技成果转化工作委员会副主任委员、中国中药协会精准中药专业委员会委员等。主持国家、省部级项目 50 余项，发表论文 200 余篇，出版专著 3 部，研发产品 100 余种，获国家专利 50 余件，获省部级奖励 4 项。

于福来 博士、研究员。现任中国热带农业科学院热带作物品种资源研究所南药与健康研究中心主任，海南省艾纳香工程技术研究中心主任，农业农村部中药材生物学与栽培重点实验室副主任。先后入选海南省“南海名家青年”，海南省“拔尖人才”，中国热带农业科学院“热科优青”培养对象等。主要从事中药（南药）资源定向培育及综合开发利用研究。主持国家、省部级项目近 20 项，发表论文近 50 篇，发布农业行业标准 2 项，获授权专利 20 件，获省部级奖励 4 项。

编 委 会

主　编：庞玉新　于福来

副主编：陈晓鹭　王　丹　元　超　官玲亮
　　　　袁　媛　杨　全

编　委：谢小丽　王　凯　胡　璇　黄　梅
　　　　陈振夏　张影波　江　芊　刘育辰
　　　　刘　刚　钟　可　鞠志刚　桑思宏
　　　　朱　月　汪祖华　刘　畅　罗夫来
　　　　王华磊　刘红昌　邹纯礼　龙友邻
　　　　符致坚　王定湖

PREFACE | 序

传承创新发展中医药是新时代中国特色社会主义事业的重要内容，是中华民族伟大复兴的大事。中医药凭借自身在疾病预防、治疗、康复等方面的独特优势，始终向世界传递着中华民族的生命智慧和哲学思想，为推动人类医药卫生文明进步做出了巨大贡献。艾纳香是我国特色的民族药之一，应用历史悠久。始载于唐代孙思邈所著的《备急千金要方》，也是《中华人民共和国药典（2020年版）》收载的艾片来源植物。在医药、化妆品、食品等行业应用广泛。

作者团队长期从事艾纳香等民族药资源的开发与利用研究，以庞玉新博士为首的青年科学家率先组建了一支专门从事艾纳香全产业链研究和开发的队伍。本书作者团队聚焦艾纳香全产业链开发关键科学与技术问题，采用现代多学科、多技术手段，为阐释艾纳香的传统应用提供了科学证据；并通过现代加工工艺，创新和发展了艾纳香的潜在用途。全书从艾纳香的资源培育、提取加工以及多元化健康产品开发多个维度进行了研究和探索，尤其对艾纳香产业化、市场化进行了尝试，并取得了一系列可喜的进展，这为其他民族药的系统研究和开发提供了很好的参考和借鉴。

本书是作者团队对艾纳香十余年研究成果的总结，作者团队对艾纳香产业化开发有了一个较系统的认识，然而*l*-龙脑如何特异性地在艾纳香体内积累富集，如何大幅提高艾纳香药用成分含量等多个科学问题和技术问题尚待解答。希望作者团队继续面向人民生命健康，坚持传承创新发展的理念，深耕艾纳香基础和应用基础研究以及市场化应用研究，早日实现“小小艾纳香，服务大健康”的愿景，为“健康中国”战略添砖加瓦。

有鉴于此，欣然为之作序。

中国工程院院士
中国中医科学院院长
[signature]

二〇二三年七月

FOREWORD | 前　言

艾纳香［*Blumea balsamifera*（L.）DC.］又名大风艾，在我国主要分布于海南、贵州、广西、云南等省份，是我国历史悠久的特色民族药，具有杀菌止痒、消肿散瘀、祛风除湿等功效，广泛应用于医药、化妆品、食品等行业。艾纳香含有挥发油、黄酮等多种活性成分，其中左旋龙脑是艾纳香最具代表性的成分，也是中药艾片的主要成分。挥发油已被成功应用于“金喉健喷雾剂”“咽立爽滴丸”等中成药品种。艾纳香作为传统民间草药，在我国黎族和苗族地区以及东南亚各国被用于创伤修复、妇女产后护理等。以艾纳香提取物为功效成分的艾纳香系列药妆品已在海南、贵州等地开发上市。

本书作者团队长期从事艾纳香全产业链开发研究，自2009年起先后承担国家自然科学基金、贵州省重大科技计划以及科学技术部科研院所技术开发研究专项等50余项课题，建立起国内唯一一支从事艾纳香全产业链研究开发的团队。围绕艾纳香资源培育、艾纳香提取加工以及艾纳香产品开发进行全产业链开发探索，经过10余年的研究，获省部级奖励3项，发表研究论文100余篇，授权专利30余件，研发艾纳香上市产品30余款，其中“艾纳香系列药妆品”“艾纳香提取加工设备”“熊猫叶草本牙膏”“熊猫叶鲜萃舒缓亮肤系列药妆品”等荣获中国国际高新技术成果交易会优秀产品奖。团队拥有海南省艾纳香工程技术研究中心，并与企业合作实现部分成果转化，形成较为成熟的思路与开发模式。

本书是作者团队对艾纳香研究10余年成果的总结，分上、中、下3篇共9章，分别对艾纳香资源培育、艾纳香提取加工以及艾纳香产品开发进行介绍。上篇包括4章，第一章为艾纳香属资源与分子系统研究，主要介绍艾纳香属种质资源、民族药学、分子系统学等方面的工作，并重点对艾纳香种质资源遗传多样性进行探讨。第二章为艾纳香药用成分积累调控研究，重点从艾纳香药用器官结构发育、主要次生代谢产物合成的关键基因（基因群）挖掘等方面进行系统研究。第三章为艾纳香种质资源鉴定评价研究，重点介绍艾纳香种质资源系统评价、优良种质选择方法以及新品种选育相关工作。第四章为艾纳香药材规范化生产技术研究，重点介绍种苗繁育技术、种植技术、营养调控技术、采收和初加工技术等工作。中篇包括3章，第五章为艾纳香化学成分研究，重点对艾纳香及其内生真菌中的黄酮、绿原酸等非挥发性成分进行系统分离，并进行抑菌活性测试与筛选。第六章为艾纳香提取加工工艺与设备研制，主要对艾纳香活性部位提取工艺进行优化，并重点对艾纳香挥发性活性部位规模化提取工艺和设备进行研究。第七章为艾纳香提取物质量标准研究，重点制定了艾纳香提取物艾粉和艾纳香油的质量评价标准。下篇包括2章，第八章为艾纳香提取物生物活性研究，主要对艾纳香油、艾粉、艾片以及酚类、黄酮类开展抑菌、抗氧化、促进皮肤创伤愈合、缓解口腔溃疡等生物活性研究，并对艾纳香油以及冰片进行皮肤刺激性、急性毒性和生殖毒性等安全性评价。第九章为艾纳香健康产品研制与转化，重点对以艾纳香提取物为原料的健康产品进行系统研发，创制了系列艾纳香药妆品、卫生护理用品等，如艾纳香晒后修护面膜（霜）、鼻清爽、祛斑霜、艾纳香牙膏、口腔咀嚼片、口腔护理液、妇科洗液等，并重点对艾纳香牙膏以及护肤系列健康产品进行转化探索。

在以上工作研发过程中，作者团队培养的研究生做了大量卓有成效的工作，在此特别感谢已毕业的研究生范佐旺、张文晴、吴丽芬、韦睿斌、闻庆、邹婧、宛骏、李小婷、李海艳、陈策、马青松、刘立伟、王中洋、孙懂华、丁健、蓝惠萍、许罗凤、陈艳、夏奇峰、梁一彪、谭湘杰、白琳、王鸿发、查英、舒雪纯、陈悦、肖永锋等为本书研究内容所作的贡献。

艾纳香产业化开发过程中得到了中国中医科学院黄璐琦院士，中国热带农业科学院热带作物品种资源研究所陈业渊研究员、王家保研究员、王祝年研究员、李琼研究员，香港浸会大学陈虎彪教授、赵中振教授，中国医学科学院药用植物研究所王文全教授，北京中医药大学刘春生教授以及贵州大学赵致教授的关心、指导和帮助，在此一并表示感谢。

本书出版得到了农业农村部农业品种改良提升专项、中国热带农业科学院基本科研业务费专项（1630032022008；1630032022022）、海南省重点研发计划（ZDYF2020167）等项目的资助，以及国家热带植物种质资源库的大力支持。

希望本书以艾纳香为代表的中药品种全产业链研究开发思路和实践介绍，对其他中药全产业链开发有参考借鉴意义。本书适合从事中药研究、教学、生产的工作者使用。

编　者

2023年6月

CONTENTS | 目 录

上　篇
艾纳香资源培育

Resources Cultivation of *Blumea balsamifera*

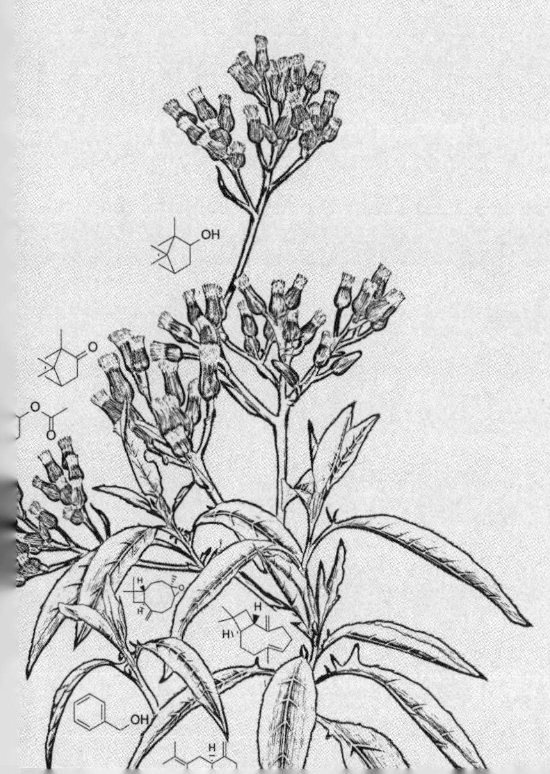

第一章　艾纳香属资源与分子系统研究

艾纳香属（*Blumea*）是菊科中一个较大的属，全世界约有 80 种。长期以来，艾纳香属植物类群的系统位置争议较大，种的鉴定特征也较为模糊。本章对艾纳香属种质资源、民族药学、分子系统学等方面的研究进行整理汇总，重点对该属植物中开发应用较好的一个种——艾纳香［*Blumea balsamifera*（L.）DC.］的资源遗传多样性进行探讨，可为艾纳香属植物种质资源保护、遗传改良、新品种选育、生物多样性保护及其生药资源的可持续利用提供理论依据。

第一节　艾纳香属资源与民族药学研究

一、艾纳香属资源种类与分布

（一）艾纳香属植物资源种类及区域分布特点

艾纳香属是菊科植物中具有重要分类意义的属，广泛分布于热带、亚热带的亚洲、非洲和大洋洲。我国有艾纳香属植物近 30 种，其中，可供药用的有 16 种。调研发现，这些药用种在民间具有广泛的应用基础，多具有祛风除湿、清热解毒和利水消肿的功效，该属植物多含有挥发油。近年来，研发利用程度较好的种有艾纳香和假东风草（*B. riparia*），以其为主要原料的产品层出不穷，艾纳香属药用植物独特的功效已经被人们所认知并高度关注，但是对该属的资源状况还未见报道，前期主要调研信息如下：

2002—2007 年，先后对我国 9 个省份 42 个市（县）的艾纳香属植物资源进行为期 5 年的不定期调查。采用合理布点、居群调查、形态观测、标本采集与制作、系统采样及走访调查等方式，对艾纳香属植物资源的分布、蕴藏量、濒危程度、民间药用以及开发利用现状等进行系统全面的调查。调查区域包括海南 16 个县（市）、广西 3 个县（市）、云南 3 个县（市）、广东 4 个县（市）、贵州 6 个县（市）、江西 3 个县（市）、浙江 3 个县（市）、福建 3 个县、四川 1 个县，涉及 9 个省份 42 个县（市）。调查结果确定了 29 种艾纳香属植物，其中包括 2 个新记录种［峨眉艾纳香（*B. emeiensis*）和条叶艾纳香（*B. linearis*）］，1 个海南新分布种［馥芳艾纳香（*B. aromatica*）］，其中，可供药用种有 16 个，分类检索表见表 1－1－1。

研究结果表明，艾纳香属植物在我国主要分布于长江以南的大部分省份，且多集中在亚热带和热带气候区域，尤其在广东、广西、海南、贵州南部分布的频率、多度和相对盖度均较大。水平分布特点：在从四川的峨眉山脉延伸至云贵高原，下至贵州干热河谷一带，延伸至云南、广东、广西的亚热带和热带区域，海南全岛以及雷州半岛、台湾岛热带季风气候区域分布广泛，在福建、江西、浙江及湖南等地也有零星分布。垂直分布特点：从海南零海拔的沿海地带纵深到云贵高原海拔 2 800 m 都有该属植物分布，例如，从海岸线到海拔 1 380 m 的云南勐腊，都可以发现大量艾纳香种群；在海拔 2 800 m 的云贵高原和澜沧江一带发现了密花艾纳香的踪迹。其他各种集中分布在海拔 500～900 m。

表 1-1-1　中国艾纳香属植物分类检索表

1. 外层总苞片卵形或卵状长圆形；花托被密毛；冠毛白色 ……………………………… 2
1. 外层总苞片线形、线状披针形或长圆形，如为卵状披针形或长圆状披针形，则冠毛非白色，花托不被密毛 ……………………………… 4
2. 攀缘状藤本；老叶下面被极疏的柔毛或后脱毛，边缘有规则的疏生的细齿 ……………… 3
2. 直立或斜生草本；老叶下面被密长柔毛或绒毛，边缘有重锯齿 ……………………………… 高艾纳香 *Blumea repanda*（Roxf.）Hand.-Mazz.
3. 头状花序径 1.5～2.0 cm，通常 1～7 个在叶腋或枝端排列成疏圆锥花序；总苞半球形；花托宽，径 8～11 mm ……………………………… 东风草 *Blumea megacephala*（Randeria）Chang et Tseng
3. 头状花序径 5～8 mm，多数在叶腋或枝端排列成密圆锥花序；总苞钟形或圆柱状；花托狭，径 2～3 mm ……………………………… 假东风草 *Blumea riparia*（Bl.）DC.
4. 冠毛红褐色、棕红色、黄褐色、污黄色或黄色 ……………………………… 5
4. 冠毛白色 ……………………………… 11
5. 叶基部戟形；雌花花冠顶端呈二唇形 ……………… 戟叶艾纳香 *Blumea sagittata* Gagnep.
5. 叶基部圆形或尖；雌花花冠 2～4 等裂 ……………………………… 6
6. 叶羽状浅或深裂，裂片大，具向上的细齿 ……………… 密花艾纳香 *Blumea densiflora* DC.
6. 叶边缘具细或粗齿，稀有羽状齿裂 ……………………………… 7
7. 茎、叶及花序轴被白色厚棉毛 ……………… 裂苞艾纳香 *Blumea martiniana* Vaniot
7. 茎、叶及花序轴被各种柔毛或绒毛，但不被白色棉毛 ……………………………… 8
8. 外层总苞片卵状披针形；叶上面有泡状突起，干时变黑色 …… 千头艾纳香 *Blumea lanceolaria*（Roxb.）Druce
8. 外层总苞片长圆形、线形或线状披针形；叶上面无泡状突起，干时不变黑色 ……………… 9
9. 叶基部常有 1～5 对线形或长圆形的叶状附属物，叶下面和总苞片背面被密毛，无腺体 ……………………………… 艾纳香 *Blumea balsamifera*（L.）DC.
9. 叶基部无叶状附属物，叶下面和总苞片背面被毛，杂有密腺体 ……………………………… 10
10. 叶基部渐狭，边缘有粗或粗细相间的锯齿 ……………… 馥芳艾纳香 *Blumea aromatica* DC.
10. 叶基部长渐狭，边缘有细齿或小尖头 ……………… 台北艾纳香 *Blumea formosana* Kitam.
11. 头状花序极少数，1 个或数个腋生和顶生，排列成间断的总状花序；叶狭窄，线状披针形 ……………………………… 狭叶艾纳香 *Blumea tenuifolia* C. Y. Wu
11. 头状花序少数至多数，排列成圆锥花序，稀密集成球状作间断或顶端紧密的穗状花序 ……… 12
12. 叶边缘具刺状齿；花药退化或部分退化；瘦果无条棱 ……………… 尖齿艾纳香 *Blumea oxyodonta* DC.
12. 叶边缘有粗齿、细齿、重齿或不同程度的分裂，但无刺状齿；花药 5 枚，全部发育；瘦果具条棱，稀近有角至平滑 ……………………………… 13
13. 叶不分裂，边缘仅有粗锯齿、细齿或重齿 ……………………………… 14
13. 叶琴状分裂或羽状全裂 ……………………………… 24
14. 花托无毛 ……………………………… 15
14. 花托被毛 ……………………………… 21
15. 瘦果近有角至平滑 ……………………………… 16
15. 瘦果有明显的纵条棱 ……………………………… 17
16. 花冠黄色 ……………………………… 见霜黄 *Blumea lacera*（Burm. F.）DC.
16. 花冠紫红色 ……………………………… 柔毛艾纳香 *Blumea axillaris*（Lamarck）Candolle
17. 叶下面被白色绢毛或棉毛 ……………………………… 18
17. 叶下面无白色绢毛或棉毛 ……………………………… 20
18. 叶主要茎生，椭圆形或长椭圆形，边缘有规则的硬尖齿；总苞片顶端紫红色 ……………………………… 毛毡草 *Blumea hieraciifolia*（D. Don）DC.
18. 叶主要基生，倒卵状匙形或倒卵状长圆形，边缘有密或疏细齿，或重齿，有时具不明显的齿；总苞绿色或麦秆黄色 ……………………………… 少叶艾纳香 *Blumea hamiltonii* DC.

19. 叶主要茎生，具长 2.5～3.5 cm 的柄；头状花序多数，排列成疏的大圆锥花序；总苞片绿色，花冠黄色 …………………………………………………………… 芜菁叶艾纳香 *Blumea napifolia* DC.

19. 叶主要基生，近无柄，茎叶 4～6 个，离生；头状花序少数，排成球状圆锥花序；总苞片和花冠紫红色 …………………………………………………… 纤枝艾纳香 *Blumea veronicifolia* Franch.

20. 头状花序径 8～12 mm …………………………………………………………… 21

20. 头状花序径 3～6 mm …………………………………………………………… 22

21. 叶边缘有规则的尖锯齿；头状花序无柄或有长 2～3 mm 的短柄，排列成狭而紧密的圆锥花序；最内层总苞片宽达 1 mm，顶端短尖 ……………………………… 七里明 *Blumea clarkei* Hook. f.

21. 叶边缘具重锯齿；头状花序常有长达 2cm 的柄，排列成开展的圆锥花序；最内层总苞片宽约 0.5 mm，顶端尾状渐尖 ………………………………………… 长圆叶艾纳香 *Blumea oblongifolia* Kitam.

22. 茎绿色，上部被长柔毛，杂有具柄腺毛；叶长圆形或长圆状披针形，两面被具柄腺毛；头状花序少数，排列成短而密的总状圆锥花序 …………………………… 具腺艾纳香 *Blumea adenophora* Franch.

22. 茎常紫红色，上部被柔毛或绒毛，而无腺毛；叶倒卵形至倒披针形，仅被长柔毛；头状花序多数，无柄，排列成间断或顶端紧密的穗状圆锥花序 ………………… 节节红 *Blumea fistulosa*（Roxb.）Kurz

23. 叶两面被白色丝状绒毛或棉毛 …………………………… 见霜黄 *Blumea lacera*（Burm. F.）DC.

23. 叶被疏或密柔毛，或有时近无毛 ……………………………………………… 24

24. 头状花序簇生成球状，又排列成间断或顶端紧密的穗状花序；总苞片绿色或禾秆黄色，顶端短尖，在花后开展，不反折……………………………… 无梗艾纳香 *Blumea sessiliflora* Decne.

24. 头状花序排列成密或疏的圆锥花序，近无柄或具不等长的花序柄；总苞片在花后反折 ………… 25

25. 花托径 4～5 mm，被毛；总苞片顶端带紫红色 ………………………………… 26

25. 花托径 2～3 mm，无毛；总苞片绿色 ……………………………………………… 27

26. 叶琴状分裂，基部不扩大，不抱茎，中脉在两面均凸起；瘦果具 10 条棱 …………………………………………………………… 六耳铃 *Blumea sinuata*（Lour.）Merr.

26. 叶羽状全裂，基部扩大，抱茎，中脉在上面凹入而成宽 1 mm 的沟槽；瘦果具 6 条棱…………………………………………… 全裂艾纳香 *Blumea saussureoides* Chang et Tseng

27. 茎和花序轴和总苞片无毛或仅被疏短毛，但无腺毛或腺体 ……………… 绿艾纳香 *Blumea virens* DC.

27. 茎和花序轴被腺毛和柔毛；总苞片被柔毛，杂有多数腺体 ……………………………… 28

28. 叶顶部裂片卵状长圆形或椭圆形，顶端短尖；头状花序近无柄或有极短的柄，排列成紧密的窄圆锥花序 ……………………………………………… 长柄艾纳香 *Blumea membranacea* DC.

28. 叶顶部裂片近圆形，顶端浑圆；头状花序具柄，排列成开展的圆锥花序 ……………………………………………………………… 芜菁叶艾纳香 *Blumea napifolia* DC.

注：条叶艾纳香 *Blumea linearis* C. I Peng & W. P. Leu 和峨眉艾纳香 *Blumea emeiensis* Z. Y. Zhu 的分类依据尚需进一步证实，故未在表中列出。

（二）艾纳香属植物资源蕴藏量与濒危状况

1. 资源蕴藏量

艾纳香属植物虽然有广泛的分布区域，但是，真正具有植物资源属性的种较少，多数种达不到一定的允收量。调查结果显示，艾纳香、假东风草和东风草（*B. megacephala*）的资源蕴藏量较大，千头艾纳香（*B. lanceolaria*）、柔毛艾纳香（*B. mollis*）和毛毡草（*B. hieraciifolia*）次之，馥芳艾纳香和六耳铃（*B. laciniata*）也有一定的蕴藏量，其他各种均未见较大居群，多数样方仅能满足压制标本和采集分析样品的需要，少数种仅获得标本（表 1-1-2）。

2. 濒危状况

调研结果显示，由于农业产业结构调整和人们对野生植物资源保护意识的淡薄，大面积的野生植被被农用地所取代，较多的艾纳香属植物逐渐被剥夺其赖以生存的群落环境，农药的使用和频繁的作物轮作，使该属植物所在群落结构被破坏，多数群落生物多样性丰富度急剧降低，如海南和云南大面积砍伐森林和烧山，规模化种植橡胶等热带作物，部分存活的艾纳香属植物所在的生物群落被直接置于乔木层的荫蔽环境之下，另外，一些外来物种在艾纳香属植物群落中加剧了种间竞争，如小叶桉、刚果桉、飞机草、蟛蜞菊等，这使艾纳香属的种群恢复周期变长，恢复难度变大，个别种群处于急剧变小趋势直至濒危，如条叶艾纳香、绿艾纳香（*B. virens*）处于极度濒危状态，前者仅在台湾有20株左右，后者仅限于云南的标本记录，在实地考察中未发现其踪迹。

表1-1-2　中国艾纳香属植物资源分布及蕴藏量统计表

种名	海南 (14)	广西 (16)	广东 (14)	贵州 (14)	云南 (24)	福建 (10)	浙江 (7)	四川 (6)	重庆 (4)	湖南 (6)	江西 (9)	台湾 (15)	香港 (9)	澳门 (5)
Blumea aromatica 馥芳艾纳香	#	+++	++	+++	+++	++	+	++		++	+	+		
Blumea balsamifera 艾纳香	+++	+++	+	+++	+++	+		+				++	+	+
Blumea densiflora 密花艾纳香					++									
Blumea fistulosa 节节红	+	++	+		++									
Blumea hieraciifolia 毛毡草	+	++	++	+	+++		++				+	+	+	+
Blumea lacera 见霜黄	+++	+++	++	+++	+++	++			+			++	+	
Blumea sinuata 六耳铃	+++	+++	+++	+++	+++	++			++			+++	+	
Blumea lanceolaria 千头艾纳香	++	+++	+	++	++					+		++	+	
Blumea megacephala 东风草		+++	+++	+++	+++	++	++	++	++	++	++	++	+	+
Blumea axillaris 柔毛艾纳香	+++	+++	+++	+++	+++	++	+	++	++	+	+	++	+	+
Blumea sagittata 戟叶艾纳香		+		+	+									
Blumea riparia 假东风草		+++		++	++							++		
Blumea repanda 高艾纳香					++									
Blumea martiniana 裂苞艾纳香					+									
Blumea formosana 台北艾纳香						+	++			++	+++	++		
Blumea hamiltonii 少叶艾纳香				+	+									
Blumea veronicifolia 纤枝艾纳香								*						
Blumea napifolia 芜菁叶艾纳香	+				+									
Blumea clarkei 七里明	++	+	++	+		+					+	+	+	+
Blumea oblongifolia 长圆叶艾纳香	+++	++	+++			++	+++	++			++	++		
Blumea sessiliflora 无梗艾纳香			+								+		+	
Blumea saussureoides 全裂艾纳香	+		+		+									
Blumea membranacea 长柄艾纳香	+				+							+		
Blumea virens 绿艾纳香					*									
Blumea tenuifolia 狭叶艾纳香														
Blumea linearis 条叶艾纳香												*		
Blumea adenophora 具腺艾纳香					*									
Blumea oxyodonta 尖齿艾纳香					*									

注：+++表示资源蕴藏量较大；++表示中等；+表示较少；*表示濒危；#表示新分布种。

二、艾纳香属植物民族药学研究

（一）艾纳香属药用植物民间应用

艾纳香属药用植物具有重要的药用价值，其在民族地区的广泛使用是该属植物的药用价值的最好诠释。调查发现，艾纳香应用范围最广，知名度最大，被称为“大风艾”，在海南岛、广东、云南和贵州民族地区被广泛使用，多用于妇女产后祛风除湿、杀菌止痒，多数山区和农村妇女皆知此功用，而假东风草在广西深受欢迎，功用类似艾纳香，该属药用植物见表 1－1－3，千头艾纳香（俗称走马风、火油草）、柔毛艾纳香（俗称紫背倒提壶）等也都有广泛的民间应用。

表 1－1－3 中国艾纳香属植物民族药用功效

植物学名	中药名	功能	民间应用	功效出处	海拔与生境	分布区域
馥芳艾纳香	香艾、山风	祛风除湿、止痒止血	风湿性关节疼痛、皮肤瘙痒、外伤出血	《广西本草选编》《福建药物志》	600～1 700 m；林缘、荒坡、山谷	西南地区、华南地区、台湾
艾纳香	艾纳香、大风艾	祛风除湿、温中止泻	风寒感冒、头风头痛、皮肤瘙痒	《开宝本草》《海药本草》	10～1 280 m；路旁、林缘、山谷	华南地区、西南地区、台湾
七里明	七里明	清热解毒	咽喉肿痛、胃火牙痛、瘰疬结核	《浙南本草新编》《福建药物志》	400～700 m；山谷林中、湿地	华南地区、福建、台湾
节节红	草骨黄	滋补强壮	肾虚腰痛	《台湾原住民药用植物汇编》	300～1 900 m；林缘、草地、溪边	华南地区、西南地区、台湾
密花艾纳香	大黑蒿	清热凉血、截疟	感冒发热、肠炎、疟疾	《云南中草药》	1 500～2 800 m；密林下、山谷林缘	西南地区
毛毡草	毛毡草、鹅掌风、臭草	清热解毒	肠炎腹泻、肿痒疼痛、毒虫咬伤	《广西本草选编》	100～1 600 m；田边、路旁、灌丛	华南地区、西南地区、福建、台湾
见霜黄	红头草、白毛倒提壶、甲冬仗	清热泻火、解毒消肿	肺热咳嗽、咽喉肿痛、口舌生疮	《云南中草药》《广西药用植物名录》	20～1 000 m；草地、路旁、田边	华南地区、西南地区、福建、台湾
裂叶艾纳香	走马风、吊钟黄、牛耳三稔	祛风除湿、通络止痛	风湿骨痛、头风头痛、产后风痛	《广西民间常用草药手册》《广东中草药》	120～1 100 m；田畦、草地、路旁	华南地区、西南地区、福建、台湾
千头艾纳香	火油草、走马风	祛风活血、通络止痛	产后风痛、风湿骨痛、跌打肿痛	《广西本草选编》《全国中草药汇编》	20～1 500 m；林缘、山谷、溪边	华南地区、西南地区、台湾
东风草	东风草、大头艾纳香、毛千里光	清热明目、祛风除湿	目赤肿痛、风疹、痈肿疖疔	《海南常用中草药手册》《全国中草药汇编》	20～1 000 m；林缘、灌丛、溪谷	华南地区、西南地区、湖南、台湾
柔毛艾纳香	红头小仙、紫背倒提壶、肥儿宝	清肺止咳、解毒之痛	肺热咳喘、小儿疳积、肺炎、咳嗽	《昆明民间常用草药》《湖南药物志》	20～1 000 m；草地、田野、林缘	华南地区、西南地区、湖南、东南地区
假东风草	白花九里明、管牙、华艾纳香	祛风除湿、散瘀止血	风湿骨痛、跌打肿痛、血瘀崩漏、痈疖疥疮	《广西本草选编》	350～2 200 m；林边、路边、溪旁	华南地区、西南地区、台湾

（续）

植物学名	中药名	功能	民间应用	功效出处	海拔与生境	分布区域
裂苞艾纳香	裂苞艾纳香、走马胎	祛风止痛	风湿痹症	《广西药用植物名录》	700～1 200 m；路边、林缘、山谷	广西、贵州、云南
台北艾纳香	台湾艾纳香	清热解毒、利尿消肿	肺热咳嗽、痰黄而稠，湿热痢疾	《浙江药用植物志》	150～1 000 m；路边、林缘、山谷	华南地区、湖南、福建、台湾
少叶艾纳香	丝毛毛毡草、拟毛毡草	清热利尿	急慢性肾炎、肿毒疮疡	《福建药物志》《全国中草药汇编》	500～800 m；路旁、田边、山谷	西南地区、华南地区、湖南、台湾
长圆叶艾纳香	大黄草、大红草、白叶	清热解毒、利尿消肿	急性气管炎、痢疾、肠炎	《全国中草药汇编》	100～1 000 m；路边、林缘、山谷	华南地区、西南地区、福建、台湾

（二）艾纳香属植物研发现状

文献查考结果表明，我国艾纳香属植物中有 16 种已作药用，这些药用植物在治病救人的过程中发挥着重要作用。随着科研水平的不断提高，许多与艾纳香属植物相关的民间偏方和验方得到系统整理和深入挖掘，产生了大量的特效民族药，如以艾纳香或其提取物为原料组成的咽立爽口含滴丸、金喉健喷雾剂等，以假东风草（药材名：滇桂艾纳香）为药源的妇血康颗粒。科研院所也针对该属植物的化学成分和药理药效进行深入、系统的研究，其应用前景较好。

第二节　艾纳香属分子系统与遗传多样性研究

一、艾纳香属分子系统研究

艾纳香属是菊科中较大的属，广泛分布于太平洋周围的古老热带地区。华南地区是该属的一个多样性中心，共有 30 种。鉴于其形态的多样性，自该属首次被描述以来，其系统发育分析和性状表征一直备受争议。本研究使用核糖体 DNA（nrDNA）内部转录间隔区（ITS）和叶绿体 DNA（cpDNA）trnL-F 序列重建系统发育关系，并估计艾纳香属在中国的起源时间。结果表明，艾纳香属是单系，可以分为两个进化支，它们的栖息地、形态、染色体类型和种间的化学组成均不同。根据菊科植物的两个起源时间，估计了艾纳香属的起源时间。结果表明，菊科距今 7 600 万～6 600 万年的起源时间可相对准确的估计艾纳香属的起源时间，艾纳香属可能在距今 4 900 万～1 843 万年起源，这个共同的祖先在渐新世和中新世期间发生爆发式扩张，并且在这 2 960 万年［距今 4 523 万～1 776 万年，95% HPD（最高后验概率密度）］间出现两个主要的进化支。与古地理和古气候有关的研究已证实，艾纳香属经历了分化，并在渐新世和中新世出现爆发性扩张。

（一）材料和方法

1. 植物材料

本研究采集并测序了 16 个来自中国的样品，其中 12 个物种属于艾纳香属的 3 个组，并保存在中国热带农业科学院植物标本馆（标本馆代码：CATCH）。从 GenBank 下载了 9 个艾纳香属参考样本和 7 个外群样本（6 属 7 种）。表 1－2－1 中提供了这些种质的序列信息、地点和其他详细信息。

表 1-2-1 样品信息表

组	编码	拉丁名	地点	GenBank 序列号		材料来源
				ITS	trnL-F	
半被覆组（2 种）	*B. megacephala*	*Blumea megacephala*（Randeria）C. C. Chang et Y. Q. Tseng	中国广西	KP052666	KP052682	本研究
	B. riparia	*B. riparia* DC.	中国云南	KP052668	KP052685	本研究
大叶组（6 种）	*B. balsamifera* p1	*B. balsamifera*（L.）DC.	中国贵州	KP052658	KP052674	本研究
	B. balsamifera p2	*B. balsamifera*（L.）DC.	中国云南	KP052659	KP052675	本研究
	B. balsamifera p3	*B. balsamifera*（L.）DC.	中国海南	KP052660	KP052676	本研究
	B. aromatic p1	*B. aromatica* DC.	中国贵州	KP052656	KP052672	本研究
	B. aromatic p2	*B. aromatica* DC.	中国海南	KP052657	KP052673	本研究
	B. oxydonta	*B. oxyodonta* DC.	泰国	EU195665	EU195630	Pornpongrungrueng et al.，2009
	B. densiflora	*B. densiflora* DC.	泰国	EF210934	EF211029	Pornpongrungrueng et al.，2007
	B. saxatilis	*B. saxatilis* Zoll. et Mor.	澳大利亚	EF210945	EF211040	Pornpongrungrueng et al.，2007
	B. formosana	*B. formosana* Kitam.	中国浙江	KP052665	KP052678	本研究
圆锥花序组（11 种，2 变种）	*B. clarkei*	*B. clarkei* Hook. f.	泰国	EF210974	EF211069	Pornpongrungrueng et al.，2007
	B. fistulosa	*B. fistulosa*（Roxb.）Kurz	中国云南	KP052661	KP052677	本研究
	B. hieraciifolia	*B. hieraciifolia*（Spreng.）DC.	中国云南	KP052662	KP052679	本研究
	B. hieraciifolia var. *hamiltonii*	*B. hieraciifolia* var. *hamiltonii*	缅甸	EF210972	EF211067	Pornpongrungrueng et al.，2007
	B. hieraciifolia var. *macrostachya*	*B. hieraciifolia* var. *macrostachya*	泰国	EF210937	EF211032	Pornpongrungrueng et al.，2007
	B. lanceolaria	*B. lanceolaria*（Roxb.）Druce	中国广西	KP052664	KP052681	本研究
	B. lacera	*B. lacera*（Burm. f.）DC.	中国浙江	KP052663	KP052680	本研究
	B. mollis	*B. mollis*（D. Don）Merr.	中国海南	KP052670	KP052683	本研究
	B. napifolia	*B. napifolia* DC.	泰国	EF210959	EF211054	Pornpongrungrueng et al.，2007
	B. oblongifolia	*B. oblongifolia* Kitam.	中国海南	KP052667	KP052684	本研究
	B. saussureoides	*B. saussureoides* Chang et Tseng	中国云南	KP052669	KP052686	本研究
	B. sinuata	*B. sinuata*（Lour.）Merr.	泰国	EF210948	EF211043	Pornpongrungrueng et al.，2007
	B. virens	*B. virens* DC.	泰国	EF210957	EF211052	Pornpongrungrueng et al.，2007
不确定	*Blumeopsis flava*	*Blumeopsis flava* Gagnep.	泰国	EF210960	EF211055	Pornpongrungrueng et al.，2007

（续）

组	编码	拉丁名	地点	GenBank 序列号		材料来源
				ITS	trnL - F	
外类群	*Caesulia axillaris*	*Caesulia axillaris* Roxb.	印度	EF210949	EF211044	Pornpongrungrueng et al.，2007
	Pluchea carolinensis	*Pluchea carolinensis* (Jacq.) G. Don.	中国台湾	AF437850	EU385104	Panero et al.，2008
	Laggera alata	*Laggera alata* (D. Don) Sch. - Bip. ex Oliv.	泰国	EF210930	EF211025	Pornpongrungrueng et al.，2007
	L. pterodonta	*L. pterodonta* (DC.) Sch. - Bip. ex Oliv.	泰国	EF210929	EF211024	Pornpongrungrueng et al.，2007
	Schlechtendalia luzulifolia	*Schlechtendalia luzulifolia*	澳大利亚	KF989506	KF989612	Funk et al.，2014
	Barnadesia caryophylla	*Barnadesia caryophylla*	澳大利亚	AY504686	AY504768	Funk et al.，2014
	Elephantopus scaber	*Elephantopus scaber* L.	中国海南	KP052671	KP052687	本研究

2. DNA 分离

按照制造商的说明，使用 QIAGEN DNeasy Plant Minikit（QIAGEN，Düsseldorf，Germany）从上述种质中分离基因组 DNA。将 DNA 稀释至 30 ng/μL，使用 A260 处的紫外吸收值。

3. DNA 扩增和测序：ITS 和 trnL-F 序列扩增和测序

ITS 和 trnL-F 序列扩增和分析根据庞玉新等（2010）建立的方法进行。PCR 混合物由 60 ngDNA、每种引物（Invitrogen Corp，Carlsbad，CA，USA）1.0 μmol/L 和 25.0 μL2×Taq PCR Master Mix（Taq 聚合酶 0.1 U/μL、每种 dNTP 500 μmol/L、Tris-HCl 20 mmol/L、100 mmol/L KCl、3 mmol/L $MgCl_2$，pH 8.3；天根，北京），体积为 50 μL。PCR 循环方法基于先前建立的方法。获得的 PCR 产物在 1.2%琼脂糖凝胶上分离，然后从凝胶上切下预期大小的条带并使用 QIAquick 凝胶提取试剂盒（QIAGEN Inc，Valencia，CA，USA）根据制造商的说明进行纯化，对纯化的 PCR 产物进行测序（Invitrogen，上海）。

4. 序列处理、转换和分析

（1）单序列

首先，去除 ITS 和 trnL - F 片段（Invitrogen，上海）原始序列的低质量部分。然后将编辑后的序列提交给 GenBank（表 1 - 2 - 2）。两个基因座的序列使用 MEGA7.0 与默认选项对齐，并以 *.nexus和 *.aln 格式保存。使用 PAUP 4.0a164 将交错的 *.nexus 文件转换为非交错的 *.nex 格式。使用 DAMBE 和 jModelTest 2.1.7 分析序列饱和度和最佳替代模型，然后使用 Gblocks0.91b 去除每个对齐序列中对齐不良的位置和发散区域，使用过滤 Guillou 描述的参数。

（2）组合序列

ITS 和 trnL-F 序列数据集输入到 PAUP *（https：//paup.phylosolutions.com/）中进行相容性测试（ILD test）。ITS 与 trnL-F 序列间的相容性（ILD）无显著性差异（$P=0.19$）。随后，使用 SequenceMatrix1.8 对序列进行合并，并以 *.nex 格式保存。

5. 系统发育树构建

为了更准确地重建艾纳香属的系统发育，首先采用单序列或组合序列构建系统发育树，同时采用 4 种系统发育树构建方法：在 PAUP 4.0a164、IQ - TREE 和 MrBayes 3.2.6 中的邻接法（NJ）、最大简约法（MP）、最大似然法（ML）和贝叶斯推理法（BI）。然后，在 TreePuzzle 5.3 rc16 和 CONSEL 中用不同的方法对系统发育树的拓扑结构进行评估。利用 FigTree 1.4.2（http://tree.bio.ed.ac.uk/software/figtree/）和 Inkscape 0.9.2（https://inkscape.org/）编辑拓扑结构最佳的系统发育树。

（1）邻接法（NJ）

NJ 分析采用 PAUP 4.0a164 版本，在所有字符权重相等的逐步加法算法的随机选项下启发式搜索。采用自展法（bootstrap），通过 1 000 次重复的启发式搜索，重建 Bootstrap 50%多数规则一致树。

（2）最大简约法（MP）

与 NJ 方法相同，使用 PAUP 4.0a164 重构 MP 分析，并使用自展法，进行 1 000 次重复的启发式搜索。

（3）最大似然法（ML）

在使用 IQ-TREE 进行 ML 分析之前，使用 jModelTest 2.1.7 计算单个或组合序列的最佳替代模型。随后，使用默认设置，用 IQ-TREE 分析 ML 方法的系统发育树，用 1 000 个自展值进行树评估。

（4）贝叶斯推理法（BI）

使用 jModelTest 2.1.7 计算出的最佳替代模型和参数，使用 MrBayes 3.2.6 进行 BI 分析，但并非所有由 jModelTest 2.1.7 计算出的替代模型都在 MrBayes 3.2.6 中可用。因此，BI 分析采用不等速率和不等基频的一般时间可逆（GTR）模型，根据 jModelTest 2.1.7 的结果设置核酸的基频和颠换或转换率。将分析参数设置为 4 条链，同时运行 1000 万代或直到分裂频率的平均标准差低于 0.01。每隔 100 代对树木进行采样，初始样本共生成 2 万棵树。随后，使用 LogCombiner 1.10.4 和 TreeAnnotator 1.10.4 对一致树进行合并，首先将参数设置为 10%，然后初始丢弃，选取后验证概率（PP）值 50%以上的一致树。

6. 起源时间估计

（1）时间节点选择与校正

由于艾纳香属和旋覆花族其他属没有明确的化石，其起源和变化时间难以估计。本研究以文献报道的两种起源时间为校正时间对艾纳香起源时间进行准确估计，其中最近为 Barreda 等（2015）估计的菊科起源时间在 76～66 Ma；其他研究者普遍认为的时间为 49～42 Ma。随后选取琼州海峡和海南岛的地质年龄 5.8～3.7Ma 作为贵州和海南的馥芳艾纳香样品最新分化时间。本研究利用 BAMM（http://bamm-project.org/）和 BAMMtools（https://cran.rstudio.com/web/packages/BAMMtools/index.html），比较了菊科起源时间两种假说对艾纳香属的物种形成率的影响。

（2）起源时间估计与进化事件假说

所有的起源时间和进化事件都是在使用 BEAST 1.10.4（http://beast.community/）时假设的。首先，利用似然比检验（LRT）确定 ITS 或 trnL-F 数据是否符合分子钟假说。结果表明，艾纳香属数据不符合分子钟假设（$P=0.03$）。随后，使用 BEAST 1.10.4，结合不相关对数正态时钟模型和出生—死亡物种形成过程，分析差异时间，并将核苷酸替代模型与 jModelTest 结果进行比较。该模型参数与 MrBayes 3.2.6 分析过程中使用的参数相似，并且使用 4 个 γ 分类，分别用马尔可夫链蒙特卡罗法（MCMC）运行 10 000 000 代，每 10 000 代采样 1 次，在分区之间取消替换和时钟模型的链接。用 Tracer 1.7 分析了参数的收敛性和有效样本量（>200）。使用 LogCombiner 1.10.4 和 TreeAnnotator 1.10.4 对一致树进行汇总，将最初设置为 10%的树作为初始丢弃，使用 PP 值在 50%以上的一致树。最后，使用 R 语言的 ggtree 程序包对 BEAST 的结果进行可视化，以反映艾纳香属的起源时间，特别是地质时间尺度。

（二）结果

1. 艾纳香中 nrDNA ITS 和 cpDNA trnL-F 序列的特征

基于 MEGA7.0、DAMBE 和 jModelTest2.1.7 的单序列或组合序列的特征和替代模型的结果，表明：

①nrDNA ITS 序列范围为 694～738 bp。对齐后的序列包含 657 个字符，其中，固定字符 230 个（35.01%），信息字符 314 个（47.79%），非信息字符 114 个（17.35%）。

②叶绿体 DNA（cpDNA）trnL-trnF 基因间隔区序列为 766～850 bp；对齐后的序列包含 858 个字符，其中 730 个固定字符（85.08%）、58 个信息字符（6.76%）和 70 个非信息字符（8.16%）。

③组合序列范围为 1 423～1 507 bp，包括 960 个固定字符（62.14%）和 375 个信息字符（24.27%）。PAUP 4.0a164 的 ILD 测试结果表明 nrDNA ITS 序列和 cpDNA trnL-F 序列可以组合（$P=0.19$）。

jModelTest 2.1.7 的最佳替代模型与赤池信息量准则（AIC）和贝叶斯信息准则（BIC）的结果表明，ITS、trnL-F 或组合序列的最佳替代模型分别是 SYM（对称模型）+I（不变位点的比例）+G（伽马分布）、TVM（平移模型）+G 和 GTR（一般时间可逆）+I+G（表 1-2-2）。

表 1-2-2　艾纳香的核糖体 DNA（nrDNA）内部转录间隔区（ITS）和叶绿体 DNA（cpDNA）tRNA 基因 L 区（trnL）-tRNA 基因 F 区（trnL）基因间间隔区序列的特征

DNA 区域	字符数	固定字符数	可变字符数	信息字符数	信息字符数比率/%	最优替代模型	模型矩阵			
							Rates	Ncat	P-invar	Gamma shape
nrDNA ITS	657	230	427	314	47.79	SYM+I+G[a]	γ	4	0.239 0	2.177 0
cpDNA trnL-F 组合序列	858	700	158	70	8.16	TVM+G[b]	γ	4	0.0	0.924 0
Combined sequence	1 545	960	551	375	24.27	GTR+I+G[c]	γ	4	0.0	0.730 2

注：[a] 为 SYM（对称模型）+I（不变位点的比例）+G（伽马分布）；[b] 为 TVM（换位模型）+G；[c] 为 GTR（一般时间可逆）+I+G。

2. 种间的系统发育关系

基于 nrDNA ITS 序列，采用 NJ、MP、ML 和 BI 4 种不同的系统发育分析方法，结果均表明艾纳香属属于单系，但是 4 种方法的拓扑结构不同（表 1-2-3）。例如：NJ 的拓扑结构（图 1-2-1A）表明艾纳香属可以分为两个分支。馥芳艾纳香的系统发育关系可能较清晰，但是其他分支的系统发育关系混乱，后验概率很低。MP 的结果（图 1-2-1B）似乎更符合艾纳香的传统分类关系，该属可以划分为 3 个类群，艾纳香是基生类群，馥芳艾纳香可能是过渡类群，其他类群可能是较高类群，

表 1-2-3　基于拓扑结构比较的 4 种发育树构建方法比较

DNA 区域	建树方法	排位	obs	au	np	bp	pp	kh	sh	wkh	wsh
nrDNA ITS	NJ	3	2.6	0.358	0.331	0.095	0.067	0.337	0.557	0.285	0.635
	MP	4	26.5	0.002	0.002	0.002	0.000 000 000 003	0.013	0.025	0.013	0.019
	ML	1	−2.6	0.681	0.669	0.674	0.866	0.662	0.859	0.662	0.885
	BI	2	2.6	0.357	0.331	0.229	0.067	0.338	0.558	0.338	0.648
cpDNA trnL-F	NJ	4	0.4	0.337	0.274	0.275	0.176	0.300	0.309	0.300	0.309
	MP	3	0.0	0.410	0.213	0.210	0.274	0.326	0.743	0.326	0.620
	ML	2	0.0	0.503	0.357	0.351	0.274	0.453	0.682	0.453	0.655
	BI	1	0.0	0.731	0.163	0.164	0.275	0.547	0.997	0.547	0.992
结合序列	NJ	4	8.5	0.097	0.077	0.077	0.000 1	0.125	0.229	0.125	0.187
	MP	3	0.0	0.328	0.293	0.301	0.009	0.297	0.435	0.297	0.413
	ML	2	0.0	0.165	0.055	0.056	0.495	0.085	0.753	0.085	0.691
	BI	1	0.0	0.867	0.578	0.566	0.496	0.915	0.982	0.915	0.986

注：NJ 为邻接法；MP 为最大简约法；ML 为最大似然法；BI 为贝叶斯法；obs 为最佳拓扑的对数似然差；au 为近似无偏估计；np 为自举抽样法；bp 为含 10 000 个自举重复集合的 np；pp 为贝叶斯后验概率模型；kh 为 Kishino-Hasegawa 检验；sh 为 Shimodeira-Hasegawa 检验；wkh 为加权的 Kishino-Hasegawa 检验；wsh 为加权的 Shimodeira-Hasegawa 检验。

具有广泛的环境适应性，如生活史为1年、生境多样、形态多样等。BI（图1-2-1C）的结果与NJ相似，也有较高的后验概率，但是千头艾纳香被归在馥芳艾纳香分支中。将4种方法的拓扑结构用TreePuzzle5.3进行比较，结果表明，ML是最合适的方法。根据ITS序列的系统发育分析和MP（图1-2-1D），艾纳香属可分为两个主要的进化支。分支Ⅰ由3种大叶植物（艾纳香、密花艾纳香、馥芳艾纳香）和千头艾纳香组成。分支Ⅱ由3个亚支和两个单一物种（绿艾纳香和节节红）组成，具有较高的支持率（根据自展值判断），第一亚支有3个种（全裂艾纳香、长圆叶艾纳香和见霜黄），第二个亚支由3个种（尖齿艾纳香、毛毡草、柔毛艾纳香）和2个变种（少叶艾纳香、裂苞艾纳香）。亚支Ⅲ由7种组成，两种为东风草和假东风草，两种为台北艾纳香和戟叶艾纳香，两种为芜菁叶艾纳香和七里明，还有1种是拟艾纳香。

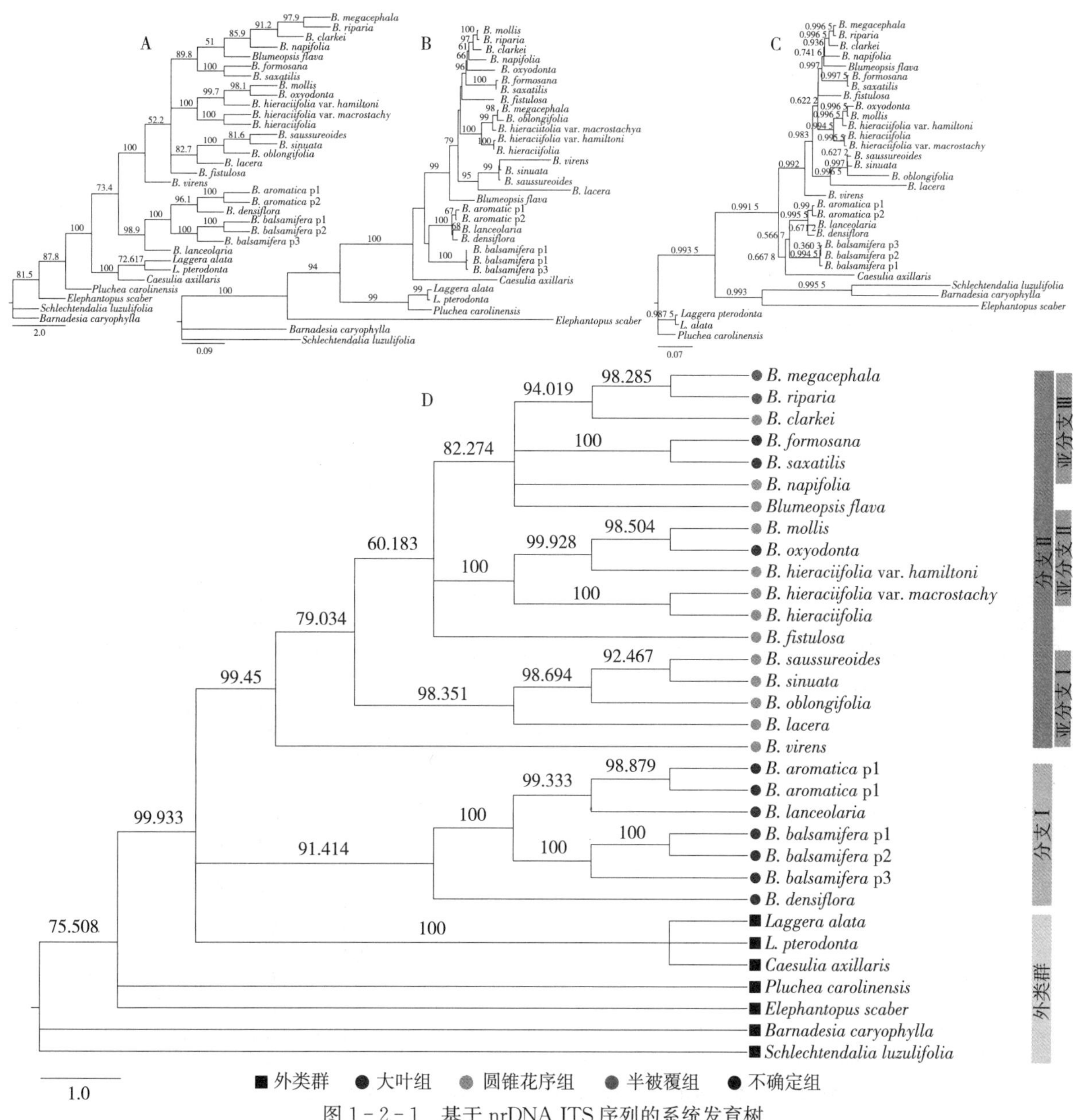

图1-2-1　基于nrDNA ITS序列的系统发育树

A. 使用PAUP通过NJ确定的系统发育树　B. 具有最佳拓扑结构的系统发育树（采用MP，使用PAUP确定）　C. 使用MrBayes通过BI确定的系统发育树　D. 使用IQtree通过ML确定的系统发育树

注：分支上方的数字表示引导值或后验概率。

通过 cpDNA trnL-F 序列，4 种方法的结果表明艾纳香属可分为 2 个进化支，但 4 种方法显示的亲缘关系不同，尤其是进化支Ⅱ中的物种（图 1－2－2）。结合拓扑结构，BI 可能是最合适的方法（表 1－2－3）。用 BI 可以将艾纳香属划分为两个分支：进化支Ⅰ由 3 种大叶植物（馥芳艾纳香、密花艾纳香、艾纳香）和千头艾纳香组成，其他物种合并到进化支Ⅱ，但后验概率较小（图 1－2－2D）。NJ、MP 和 ME 也得到了同样的结果（图 1－2－2A～C）：该属可分为两个分支，但引导值较低，尤其是 NJ 和 MP。这可能是由于 trnL-F 序列中信息不足造成的。

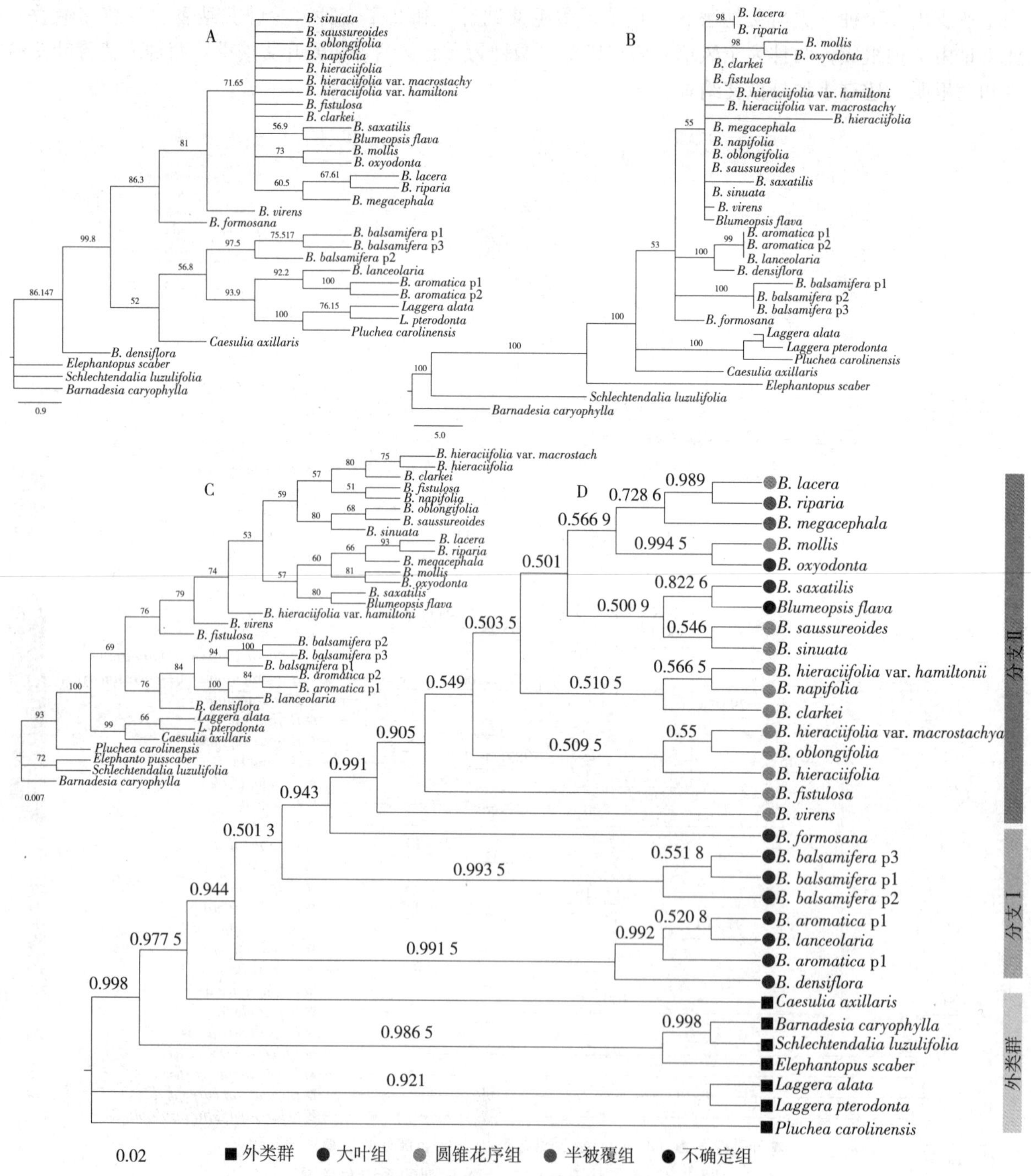

图 1－2－2 基于 cpDNA trnL-F 序列的系统发育树

A. 使用 PAUP 程序通过 NJ 确定的系统发育树 B. 具有最佳拓扑结构的系统发育树（由 MP 使用 PAUP 程序确定） C. 使用 IQtree 通过 ML 确定的系统发育树 D. 采用 BI，使用 MrBayes 确定的系统发育树

注：分支上方的数字表示引导值或后验概率。

组合序列的结果表明BI是最适合组合序列的树重建方法（表1-2-2），具有基于nrDNA ITS序列的相同拓扑结构（图1-2-3）。艾纳香属可分为两个进化支，进化支Ⅱ由3个亚进化支和2个单一物种组成（图1-2-3D）。从NJ、MP和ME的结果（图1-2-3A～C）中观察到同样的情况，并具有更好的支持值。这意味着组合序列可以改善由单个序列引起的较低的后验概率。

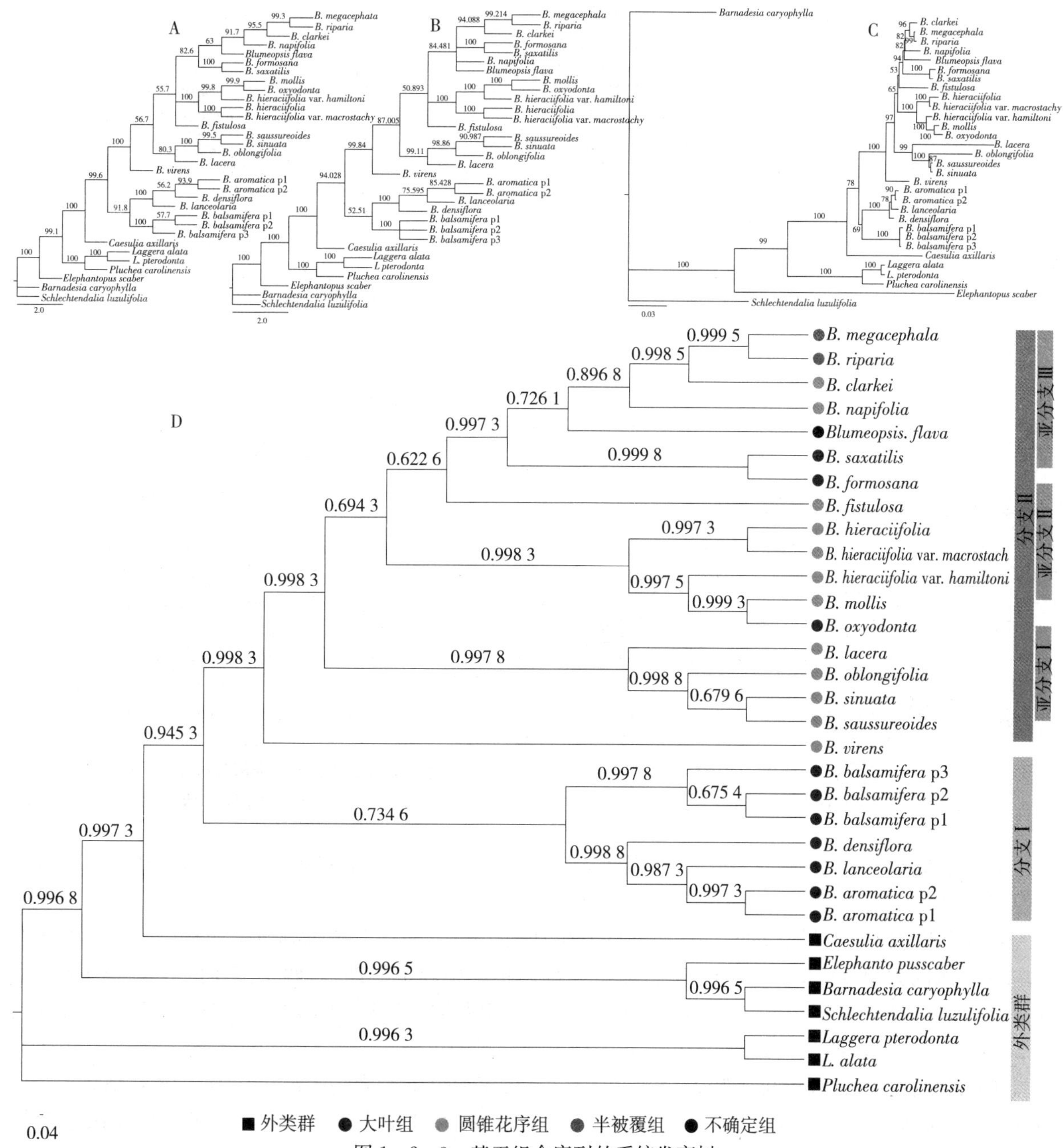

图1-2-3　基于组合序列的系统发育树

A. 使用PAUP通过NJ确定的系统发育树　B. 使用PAUP通过MP确定的系统发育树　C. 使用IQtree通过ML确定的系统发育树　D. 系统发育树使用MrBayes通过BI确定

注：分支上方的数字表示引导值或后验概率。

3. 起源时间估计与进化事件假说

通过比较菊科起源时间和地理物种分化时间两个定标点，估算了一系列进化事件和分化时间（图1-2-4、图1-2-5）。菊科起源时间为距今4 900万～4 200万年（图1-2-4），估计艾纳香属分化时间为距今 2 320 万年，最高置信度（HPD）为距今 3 286 万～1 451 万年（渐新世晚期至中新世早期）。艾纳香属两个主要进化时间估计为距今 2012 万年（HPD 区间距今 2 889 万～1 240 万年）。用 BAMM 和 BAMMtools 进一步调查发现，在中新世期间，该属经历了爆发式的扩张，在此期间出现了许多新物种（图 1-2-4A）。

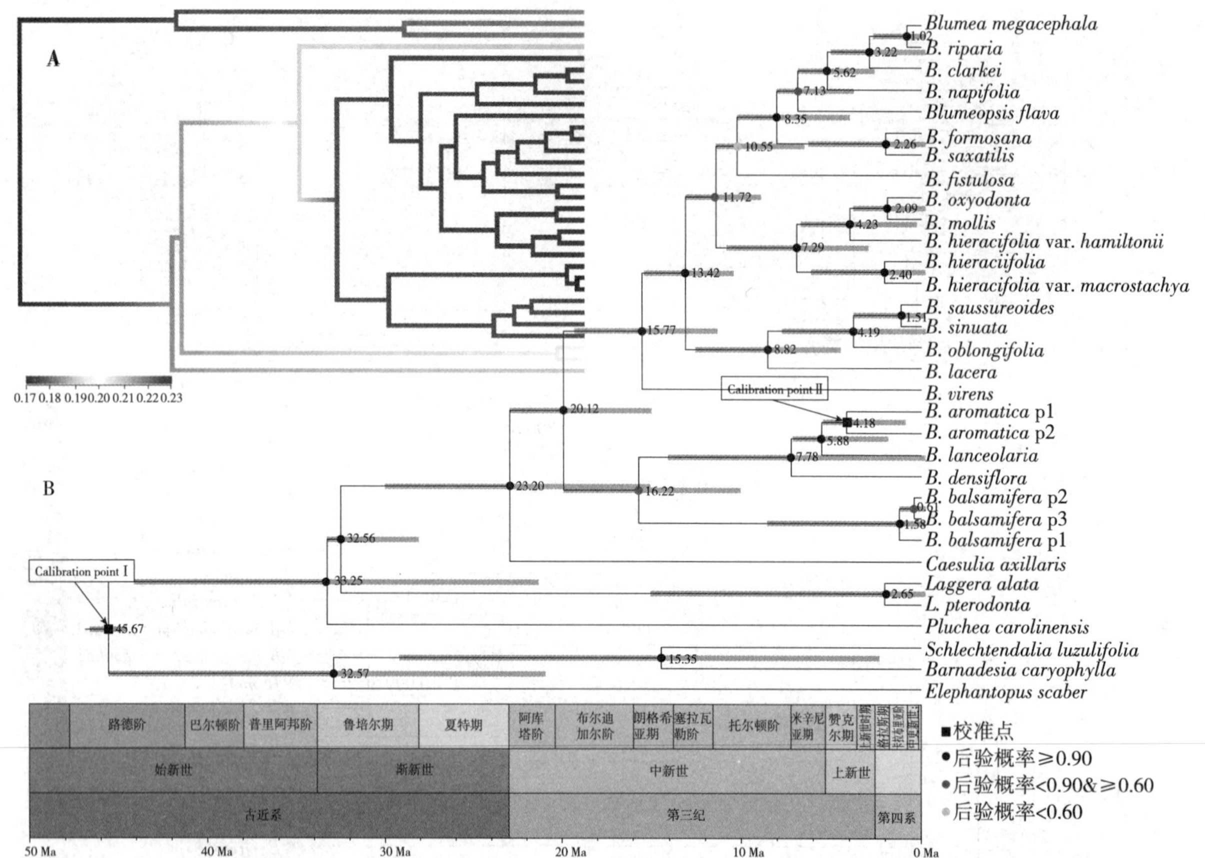

图 1-2-4　基于菊科起源时间为距今 4 900 万～4 200 万年和组合序列的起源时间估计和物种形成-灭绝率分析

A. 用 BAMM 和 BAMMtools 进行的物种形成-灭绝率分析　B. 利用 BEAST1.10.4 估计起源时间，以及可视化的地质时间尺度

注：节点旁边的值表示估计的中值分化时间，误差线表示分化的 95% HPD。节点上的黑色方块表示校准时间。黑色、灰色和白色圆圈分别表示后验概率大于 0.90、0.60～0.90 和小于 0.60。

菊科的起源时间为距今 7 600 万～6 600 万年（图 1-2-5），艾纳香属分化时间估计为 3 409 万年，HPD 区间为距今 4 900 万～1 843 万年（晚渐新世、中新世早期），两个主要的起源时间估计为距今 4 523 万～1 776万年（中位时间为 2 960 万年）。用 BAMM 和 BAMMtools 进一步调查发现（图 1-2-4A），自与 Caesulia 分离以来，该属经历了爆发式的扩张。

以菊科两种不同起源时间（距今 7 600 万～6 600 万年和距今 4 900～4 200 万年）为例，估算了两个序列的起源时间（图 1-2-4、图 1-2-5）。使用 TimeTree 用于进一步估计起源时间并做出最终结果，结果表明，艾纳香的中位起源时间可能为中新世早期，大约在 2 600 万年前（图 1-2-6）。结合 TimeTree 的结果与菊科起源时间的两个校准点，本研究认为用距今 7 600 万～6 600 万年的菊科起源时间估计艾纳香属的起源时间相对准确。渐新世的古地理和古气候（图 1-2-6），古近纪的温度下降，被渐新世打断，从3 250万年开始并持续到 2 550 万年前气候逐步升高，也伴随着 CO_2/O_2 率的降低，同一时期是草原和森林扩张的最重要时期，向日葵科也在此期间经历了爆发式扩张。早中新世是马来西亚植物群形成和分化的时期。古老的中国大陆由于气候相对温暖，曾是地球上最肥沃的地区，成为地球的多样性中心。大部分起源于古热带地区的艾纳香属植物已经迁移到中国南方，同时也伴随着更多草本成员的爆发式扩张，如全裂艾纳香、长圆叶艾纳香、见霜黄等，更适应低 CO_2/O_2 环境。

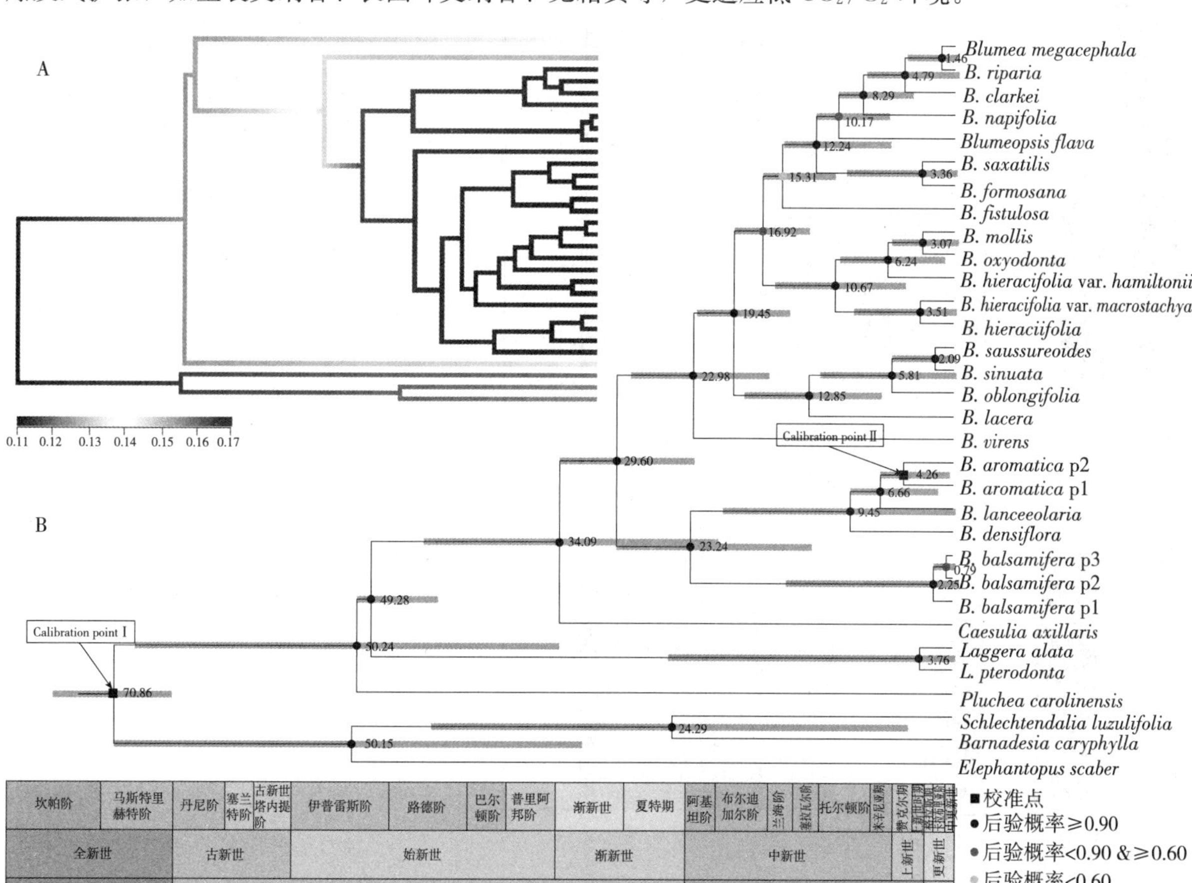

图 1-2-5 基于菊科起源时间为距今 7 600 万～6 600 万年和组合序列的起源时间估计和物种形成-灭绝率分析

A. 用 BAMM 和 BAMMtools 分析物种形成-灭绝率 B. 用 BEAST1.10.4 估计起源时间，以及可视化的地质时间尺度

注：节点旁边的值表示估计的中值分化时间，误差线表示分化的 95%HPD。节点上的黑色方块表示校准时间。黑色、灰色和白色圆圈分别表示后验概率大于 0.90、0.60～0.90 和小于 0.60。

（三）结论

结合古地理、古气候和菊科两种起源时间学说，估计艾纳香属的起源时间为距今 4 900 万～1 843 万年；两个主要进化支的起源时间为距今 4 523 万～1 776 万年。在渐新世和中新世期间，该属经历了爆发式的扩张。

二、艾纳香遗传多样性研究

（一）艾纳香野生种群克隆多样性及克隆结构研究

一般认为艾纳香兼具有性繁殖和无性繁殖的特点，其繁殖手段包括种子繁殖和根、茎的扦插。但在野外资源调查和田间试验研究过程中发现，其种子发芽率极低（低于 1‰），根和茎的扦插也并不容易成活。为探明艾纳香自然种群规模和居群结构保持相对稳定的原因和机制，有必要对艾纳香自然环境下的繁殖方式和不同野生生境下的种群结构进行研究。本研究利用随机扩增多态性 DNA（RAPD）分子标记技术对艾纳香不同野生种群进行克隆多样性和克隆结构研究，以期为艾纳香的克

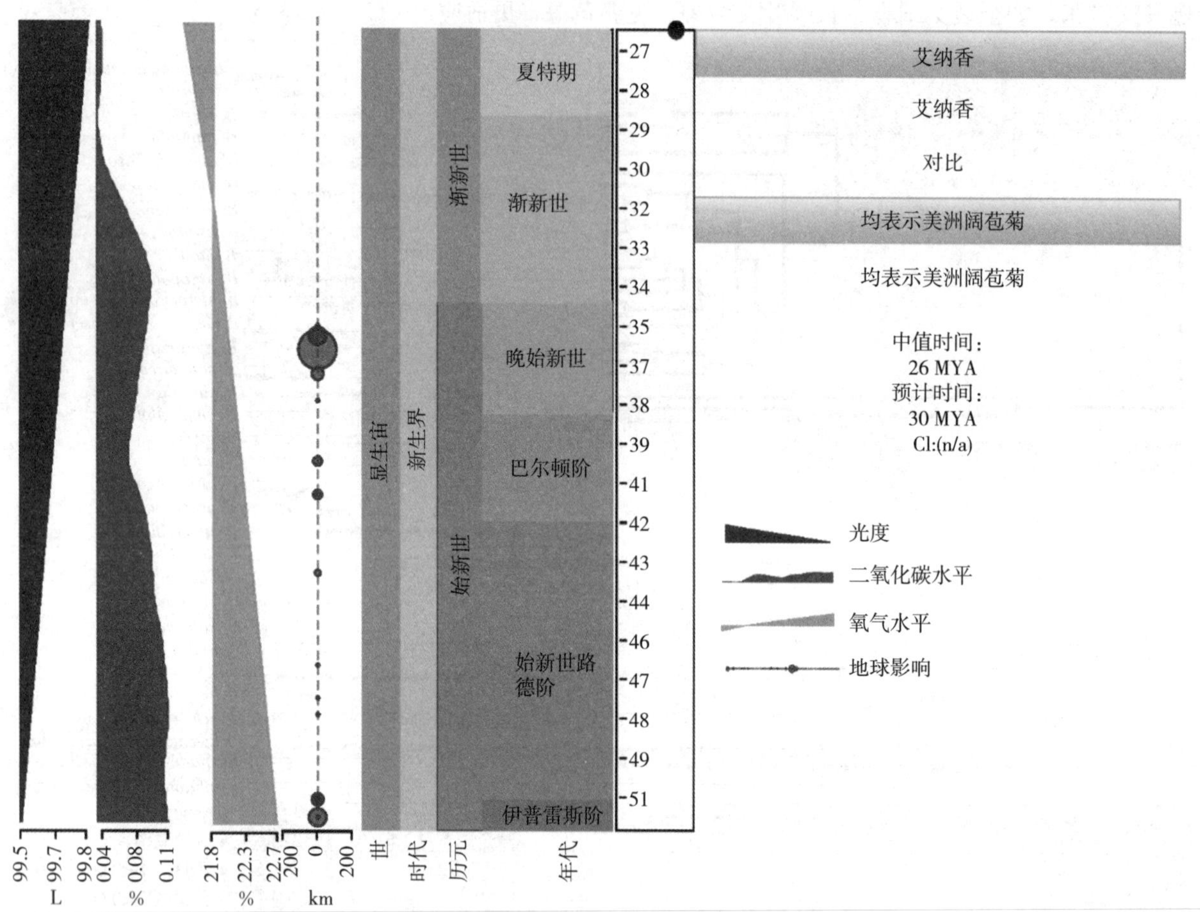

图 1-2-6　基于 TimeTree 的艾纳香属起源时间估计

隆生长、生态适应性、资源保存、引种驯化、遗传改良以及艾纳香属的分子系统学等研究提供基础资料和科学依据。

1. 材料与方法

（1）材料

根据文献调研以及对中国国家植物标本馆馆藏艾纳香标本的考证，结合实地采样，选取 4 个典型的艾纳香野生种群进行研究（表 1-2-4）。利用 Magellan GPS 仪对取样样本进行定位，用 MapSend 传输和编辑航点信息。根据种群的大小，采用平均间隔法，选取 20 个健康的艾纳香植株，选取 2～5 g 叶片，置于放有 10 倍量的变色硅胶的容器中，使叶片在 12 h 内快速干燥，备用。

表 1-2-4　艾纳香 4 个野生种群的取样情况

种群代号	采集地点	生境	伴生植物	取样数	经纬度	海拔/m
1	海南省儋州市海南热带植物园	路边草地	鸡屎藤（*Paederia scandens*）、莎草（*Cyperus rotundus*）等	20	19°50′5.58″N 109°49′13.44″E	148
2	海南省五指山市五指山	五指山余脉，山坡	紫茎泽兰（*Eupatorium adenophorum*）、莎草等	20	18°54′21.42″N 109°40′15.48″E	711
3	海南省万宁市兴隆热带花园	湿地	菝葜（*Smilax china*）、毛稔（*Melastoma sanguineum*）、巴戟天（*Morinda officinalis*）等	20	18°41′33.48″N 110°13′4.56″E	57
4	云南省西双版纳州勐海县南糯山	南糯山高山湿地	钩藤（*Uncaria rhynchophylla*）、紫茎泽兰等	20	21°57′42.24″N 100°35′26.76″E	1 374

(2) 方法

①总 DNA 提取 称取 0.2 g 干燥艾纳香嫩叶，用改良 CTAB 法提取基因组 DNA，0.8%琼脂糖电泳检测 DNA 的纯度、完整性及产量。

②RAPD 引物筛选 引物筛选时采用两轮筛选。首先，每个种群取 2 个样品，对 50 条 RAPD 引物（Invit rogen，USA）进行第一轮筛选，筛选出扩增片段清晰、特异性好的引物 15 条，然后用这 15 条引物对每个种群的 4 个样品进行扩增，筛选出扩增带形稳定、重复性好的 10 条引物作为全部样品扩增引物（表 1-2-5）。选取每个种群的 20 个样品进行 PCR 扩增。采用 25.0 μL 的反应体系：模板 1.0 μL（50～100 ng/μL），2×PCR Mix（天根，北京）12.5 μL，引物 2.0 μL（10 μmol），双蒸水（ddH_2O）9.5 μL。PCR 扩增程序：94 ℃预变性 4 min；94 ℃变性 1 min，35 ℃退火 1 min，72 ℃延伸 2 min，40 个循环；72 ℃延伸 10 min。在含有溴化乙锭（EB）的 1.5%琼脂糖凝胶上电泳 2～3 h，然后在凝胶成像系统上观察比较并拍照保存。

表 1-2-5 用于艾纳香扩增的 RAPD 引物序列及其检测的位点数

引物	序列（5'→3'）	DNA 总位点数	多态位点数
R1	GGTGACGCAG	8	8
R4	CTGGGGACTT	6	6
R6	CTGACGTCAC	5	5
R9	GAATCGGCCA	7	5
R14	AGAGGGCACA	10	8
R23	AGCCAGCGAA	7	6
R31	TGACGCATGG	5	4
R37	AGCCTGAGCC	6	4
R42	CACGAGTCTC	10	9
R50	AGCAGCGCAC	6	5

③数据处理与统计分析 统计 10 条引物在所有 DNA 样品中扩增的电泳带总数与多态带的数目，有电泳带记为 1，无电泳带记为 0，作 0/1 矩阵输入计算机。运用 POPGENE1.31 对全部种群进行遗传参数分析，分别计算种群的观察等位基因数（*Na*）、有效等位基因数（*Ne*）、根井正利（Nei's）基因多样性指数（*H*）、香农（Shannon）表型信息指数（*I*）和多态位点百分率（PPB）。

克隆多样性的检测采用以下指数：基株数目（*G*）：将全部位点基因型相同的植株视为来自同一基株，*G* 即为种群中基株总数；平均克隆大小（*NC*），$NC=N/G$，*N* 为样品个体数；基因型比值（*PD*），$PD=G/N$；辛普森（Simpson）多样性指数（*D*），$D=1-\sum[n_i(n_i-1)]/[n(n-1)]$，其中 n_i 为具有第 *i* 个基因型的分株数；局限性基因型：只在一个种群中出现的基因型；广布性基因型：在 75%以上种群中出现的基因型。

2. 结果与分析

(1) 艾纳香野生种群的克隆多样性

艾纳香的各项克隆多样性指数见表 1-2-6。4 个种群的克隆数目（基株数目）大小不同，有的种群含有 20 个，有的只有 13 个。所有种群都是由多基因型构成，没有发现单克隆的种群。4 个艾纳香种群的 *NC* 为 1.250，基株含有的克隆分株数在 1.000～1.538，五指山种群的最高，为 1.538。根据 *D* 评价克隆多样性，五指山种群的 *D* 最低，为 0.842；4 个种群的 *D* 在 0.942～1.000，平均为 0.973。在种群水平上，*D* 为 0.993。不管是种群平均值，还是种群水平，均表现出较高的克隆多样性。海南热带植物园种群的 *PD* 最大，为 1.000；五指山的 *PD* 最小，为 0.650。在 4 个种群中的变幅范围为0.650～1.000，平均与种群水平的*PD*均为0.800。共分析了4个种群80个分株，检测到64个基因型，平均每个种群有16个克隆。若按Norman等（1987）关于局限基因型和广布基因型的标准，艾纳香基因型均为局限基因型，没有广布基因型。

表1-2-6　艾纳香野生种群的克隆多样性

种群代号	样品数	*G*	基株分布	*NC*	*PD*	*D*
1	20	20	1/2/3/4/5/6/7/8/9/10/11/12/13/14/15/16/17/18/19/20	1.000	1.000	1.000
2	20	13	1，2，3，4/5/6，7/8，9，10/11/12/13/14/15/16/17/18，19/20	1.538	0.650	0.942
3	20	16	1/2/3/4，5/6，14/7/8/9/10/11/12/13，16，17/15/18/19/20	1.250	0.800	0.974
4	20	15	1，2/3/4，5/6/7/8/9/10/11/12/13，16/14，19/15，17/18/20	1.333	0.750	0.974
平均值	—	16		1.250	0.800	0.973
种群水平	80	64		1.250	0.800	0.993

（2）艾纳香野生种群的遗传多样性

用POPGENE 1.31对4个艾纳香种群的遗传多样性进行统计分析，结果表明，艾纳香种群间的遗传多样性存在一定差异（表1-2-7）。其中，*Ne*、*H*和*I*所揭示的艾纳香种群间的遗传多样性规律一致，种群1>种群2>种群3≥种群4。

表1-2-7　艾纳香克隆种群的遗传多样性

种群代号	分株数	基株数	*Na*	*Ne*	PPB/%	*H*	*I*
1	20	20	1.57	1.29	57.14	0.18	0.28
2	20	13	1.51	1.28	51.43	0.17	0.25
3	20	16	1.49	1.25	48.57	0.15	0.23
4	20	15	1.46	1.25	45.71	0.15	0.23

（3）艾纳香野生种群间的遗传一致度和遗传距离

遗传相似性系数和遗传距离是衡量种群间遗传分化程度的重要指标。由表1-2-8可以看出，各种群间的遗传一致度在0.890 1～0.934 2，说明艾纳香野生种群间的相似程度较高。艾纳香种群1和3两个种群间的遗传距离最小，为0.068 0，种群2和4两个种群间的遗传距离最大，为0.130 0。根据Nei遗传距离构建种群间非加权组平均法（UPGMA）聚类图。从图1-2-7中可以看出，4个种群共聚成2组：第一组为海南类群，第二组为云南类群。

表1-2-8　艾纳香野生种群间的遗传一致度和遗传距离

种群代号	1	2	3	4
1	****	0.920 7	0.934 2	0.901 4
2	0.082 6	****	0.927 5	0.878 1
3	0.068 0	0.075 3	****	0.890 1
4	0.103 8	0.130 0	0.116 5	****

注：**** 上方是Nei′s遗传一致度，下方是遗传距离。

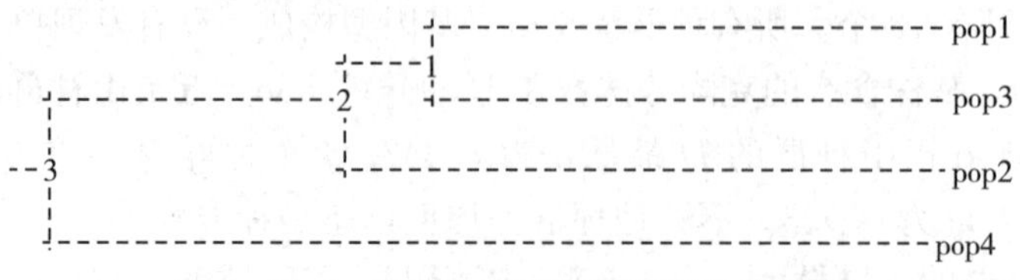

图1-2-7　艾纳香种群间UPGMA聚类图

3. 结论

初步研究4个野生艾纳香种群的克隆结构和克隆多样性（单克隆种群或多克隆种群）。结果表明：

①10对10bp随机引物共检测到70条谱带，其中多态带为60条，占85.71%，检测到64个基因型，全部为局限基因型。

②与Ellstrand等（1987）总结的克隆多样性平均值（*PD*=0.17，*D*=0.62）相比，艾纳香的种群克隆多样性水平稍高，*D*平均为0.973，*PD*平均为0.800。

③遗传一致度和遗传距离分析表明，4个艾纳香野生种群被分成两组，一组是海南的所有种群，另外一组是云南类群。

（二）基于SRAP和AFLP标记的艾纳香遗传多样性研究

利用分子标记技术分析艾纳香的遗传多样性，对高效评估艾纳香遗传多样性指数及制定艾纳香遗传多样性保护策略具有重要意义。本研究采用分子标记中常用的相关序列扩增多态性（SRAP）和扩增片段长度多态性（AFLP）分子标记方法，对35份艾纳香资源的遗传多样性进行对比研究，为探索分子标记用于艾纳香遗传多样性的有效性和艾纳香遗传多样性的评估奠定基础，进而为艾纳香遗传多样性保护策略的制定提供数据支撑。

1. 材料与方法

（1）材料

根据文献调研和标本馆馆藏艾纳香标本的考证，在海南、云南、贵州、广东、广西、福建等地采样，并选取了35份典型的艾纳香材料进行遗传多样性研究，其来源地和地理信息见表1-2-9。

表1-2-9　艾纳香样品及地理位置信息

序号	编号	原产地	省份	地理信息			备注
				纬度（N）	经度（E）	海拔/m	
1	HN1	白沙	海南	19°02′22.32″	109°34′8.76″	506.5	野生
2	HN2	万宁	海南	18°43′50.58″	110°13′35.46″	10.9	野生
3	HN3	琼中	海南	18°99′47.1″	109°82′22.74″	198.0	野生
4	HN4	保亭	海南	18°68′58.98″	109°54′1.26″	58.0	野生
5	HN5	屯昌	海南	19°33′0.54″	110°08′49.92″	74.0	野生
6	HN6	琼海	海南	19°02′27.36″	109°30′0.36″	210.5	野生
7	HN7	万宁	海南	18°44′50.58″	110°23′23.46″	20.9	野生
8	HN8	五指山	海南	18°54′21.42″	109°40′15.48″	711.5	野生
9	HN9	白沙	海南	19°19′45.54″	109°44′20.1″	67.0	野生
10	HN10	白沙	海南	19°19′45.54″	109°44′20.1″	67.0	栽培
11	HN11	儋州	海南	19°42′26.28″	109°16′30.3″	37.5	栽培
12	HN12	吊罗	海南	18°78′57.84″	109°89′12.72″	148.0	野生
13	YN1	景洪	云南	21°57′42.24″	100°35′26.76″	1374.0	野生
14	YN2	普洱	云南	22°41′58.68″	100°56′49.08″	1312.0	野生
15	YN3	普洱	云南	22°43′2.82″	100°56′16.38″	1145.0	野生
16	YN4	普洱	云南	22°37′10.56″	100°59′39.66″	959.7	野生
17	YN5	富宁	云南	23°36′41.4″	105°37′21.6″	818.0	野生
18	GX1	钦州	广西	22°41′36.6″	109°34′8.58″	256.4	野生
19	GX2	玉林	广西	22°61′24.06″	110°28′29.04″	256.6	栽培
20	GX3	南宁	广西	22°75′12.72″	108°47′37.5″	147.0	栽培

（续）

序号	编号	原产地	省份	地理信息			备注
				纬度（N）	经度（E）	海拔/m	
21	GX4	百色	广西	23°53′53.4″	106°32′54.54″	132.0	野生
22	GX5	百色	广西	23°54′56.04″	106°28′6.12″	126.0	野生
23	GZ1	罗甸	贵州	25°47′21.6″	105°40′32.1″	800.0	野生
24	GZ2	兴义	贵州	24°52′39.78″	105°00′37.68″	845.0	野生
25	GZ3	兴义	贵州	25°07′45.48″	105°55′59.4″	395.1	野生
26	GZ4	兴义	贵州	25°11′1.86″	106°06′48.06″	690.0	野生
27	GZ5	兴义	贵州	25°01′30.78″	105°44′5.34″	934.1	野生
28	GZ6	兴义	贵州	25°07′45.48″	105°55′59.4″	395.1	野生
29	GZ7	兴义	贵州	24°52′39.78″	105°00′37.68″	845.0	野生
30	GZ8	兴义	贵州	24°51′54.6″	105°01′25.68″	805.9	野生
31	GZ9	关岭	贵州	25°55′37.14″	105°35′51.84″	731.5	野生
32	GZ10	关岭	贵州	25°53′25.5″	105°39′5.52″	656.3	野生
33	GZ11	兴义	贵州	25°03′16.02″	105°56′14.1″	397.7	野生
34	GD1	茂名	广东	23°07′58.38″	113°29′6.06″	68.0	栽培
35	GD2	广州	广东	21°93′47.7″	111°35′44.52″	537.0	栽培

（2）试验方法

①DNA 提取。参照 DNeasy 植物微量提取试剂盒（QIAGEN，DEV）使用说明书，对 35 份艾纳香样品的基因组 DNA 进行提取，然后依据其紫外吸光值 A_{260} 将样品 DNA 稀释至 30 ng/μL。

②AFLP 扩增与分析。参照 AFLP 试剂盒操作说明（GIBCO BRL Life Technologies，USA），8 对 PstI/MseI 选择性扩增引物组合（表 1-2-10）被用于选择性扩增，其数据结果使用该试剂盒配套的软件 sagaMX 统计，并按照软件的操作说明分别标记泳道和标准分子量（marker），并获得 0/1 标记，然后将所有样品的 0/1 条带转化成数据矩阵。

表 1-2-10　10 对 AFLP 选择性扩增引物

序号	引物	PstI 酶切选择性扩增引物	选择性扩增引物
1	PstI-1/MseI-3	GACTGCGTACATGCAGAA	GATGAGTCCTGAGTAACAG
2	PstI-2/MseI-1	GACTGCGTACATGCAGAC	GATGAGTCCTGAGTAACAA
3	PstI-2/MseI-2	GACTGCGTACATGCAGAC	GATGAGTCCTGAGTAACAC
4	PstI-2/MseI-3	GACTGCGTACATGCAGAC	GATGAGTCCTGAGTAACAG
5	PstI-3/MseI-1	GACTGCGTACATGCAGAG	GATGAGTCCTGAGTAACAA
6	PstI-3/MseI-2	GACTGCGTACATGCAGAG	GATGAGTCCTGAGTAACAC
7	PstI-3/MseI-3	GACTGC GTACATGCAGAG	GATGAGTCCTGAGTAACAG
8	PstI-4/MseI-3	GACTGCGTACATGCAGAT	GATGAGTCCTGAGTAACAG

③SRAP 扩增与分析。SRAP 分析参照 Li 和 Quiros 于 2001 年建立的方法，引物见表 1-2-11。其 25 μL PCR 反应体系为 30 ng 模板 DNA，0.8 μM 引物（invitrogen，USA），12.5 μL2×Taq PCR Master Mix［0.1 U/μL Taq 酶活，500 μmol/L/μL dNTP，20 mmol/L/μL Tris-盐酸（pH8.3），100 mmol/L/μL 氯化钾，3 mmol/L/μL 氯化镁］（天根，北京）。PCR 反应程序：94 ℃预变性

5 min，95 ℃变性 40s，54 ℃退火 1 min，72 ℃扩增 30 s，40 个循环，最后在 72 ℃保持 10 min，PCR 产物在 2.0% 琼脂糖凝胶（含 0.5 μg/mL EB）电泳，电压为 80V，电泳时间为 2 h。用 Gel Doc XR+（Bio-Rad 公司）凝胶成像系统拍照并分析，用 Cross Checker5.0 打开胶图，并按照软件的操作说明分别标记泳道和 marker，并获得 0/1 标记，然后将所有样品的 0/1 条带转化成数据矩阵。

表 1-2-11　SRAP 引物

正向引物		反向引物	
F1	TGAGTCCAAACCGGATA	R1	GACTGCGTACGAATTAAT
F2	TGAGTCCAAACCGGAGC	R2	GACTGCGTACGAATTTGC
F3	TGAGTCCAAACCGGAAT	R3	GACTGCGTACGAATTGAC
F4	TGAGTCCAAACCGGACC	R4	GACTGCGTACGAATTTGA
F5	TGAGTCCAAACC GGAAG	R5	GACTGCGTACGAATTAAC
F6	TGAGTCCAAACCGGACA	R6	GACTGCGTACGAATTGCA
F7	TGAGTCCAAACC GGACG	R7	GACTGCGTACGAATTCAA
F8	TGAGTCCAAACC GGACT	R8	GACTGCGTACGAATTCAC
F9	TGAGTCCAAACCGGAGG	R9	GACTGCGTACGAATTCAG
F10	TGAGTCCAAACC GGAAA	R10	GACTGCGTACGAATTCAT
F11	GTAGCACAAGCCGGAGC	R11	GACTGCGTACGAATTCTA
F12	GTAGCACAAGCCGGACC	R12	GACTGCGTACGAATTCTC
F13	CGAATCTTAGCCGGATA	R13	GACTGCGTACGAATTCTG
F14	CGAATCTTAGCCGGAGC	R14	GACTGCGTACGAATTCTT
F15	CGAATCTTAGCCGGCAC	R15	GACTGCGTACGAATTGAT
F16	CGAATCTTAGCCGGAAT	R16	GACTGCGTACGAATTGTC
F17	GATCCAGTTACCGGCAC	R17	GACTGCGTACGAATTGAG
F18	GATCCAGTTACCGGAAT	R18	GACTGCGTACGAATTGCC
		R19	GACTGCGTACGAATTTCA
		R20	GACACCGTACGAATTGAC
		R21	GACACCGTACGAATTTGA
		R22	CGCACGTCCGTAATTAAC
		R23	CGCACGTCCGTAATTCCA

（3）数据统计与分析

①引物特征信息统计。将所有样品的 SRAP 和 AFLP 条带转化成 0/1 矩阵。参照 Róldan-Ruiz 等（2000）的统计方法，对 SRAP 和 AFLP 的标记特征进行统计，统计项目有条带数目、多样性条带数目、稀有条带数目、平均多样性指数、有效多样性比率（EMR）和引物指数（MI）。在这些指数中，多样性指数参照 Róldan-Ruiz 等（2000）的计算方法，$PIC_i=\sum 2\ f_i\ (1-f_i)\ /n$，其中 n 为有效等位基因数目，f_i 或 $1-f_i$ 是该等位基因存在与否，其值来源于 POPGENE version 1.31 计算的结果；有效多样性比率（EMR）是指有效等位基因的数目；引物指数（MI）参照 Rajeev 等（2007）描述的统计方法，$MI=\sum PIC \cdot EMR/m$，其中 m 是引物组合数目。

②聚类树图生成。基于 SRAP 和 AFLP 引物的 0/1 数据矩阵，利用 NTSYSpc-2.11F 中的 SimQual 程序求各个个体之间的 DICE 相似系数，然后利用 SHAN 程序中的 UPGMA 进行聚类分析，并通过 Tree plot 模块生成聚类图，并计算相关系数。

2. 结果与分析

（1）引物特征信息统计

分子标记指数，如多样性条带（polymorphic fragments）、单一条带（monomorphic fragments）、稀有条带（unique fragments）、近似条带（similar fragments）、共有条带（shared fragments）、多样性条带比率（polymorphism）、PIC、有效多样性指数（Mean effective multiplex ratio，NMR）和标记指数（Mean marker index，MI）等分子标记特征指数被用于SRAP和AFLP分子标记特征及有效信息评估。27对SRAP引物组合共产生271条条带，其中，265条为多样性条带，变异范围5～16条，平均多样性指数为97.78%，其中，唯一条带、稀有条带、近似条带和共有条带分别为18、22、109、116条，PIC、平均有效多样性指数和平均标记指数分别为0.438 1，8.10和4.31；8对AFLP引物组合共产生1367条条带，其中，1 360条为多样性条带，变异范围为123～198条，平均多样性指数为99.48%，唯一条带、稀有条带、近似条带和共有条带分别为264、423、556、117条，平均有效信息位点指数、平均有效多样性指数和平均标记指数分别为0.438 1、8.10、4.31（表1-2-12）。

表1-2-12 AFLPs和SRAPs引物特征和多样性指数

引物特征	分子标记类型	
	AFLP	SRAP
引物组合/对	8	27
条带/条	1 367	271
多样性条带/条	1 360	265
唯一条带/条	264	18
稀有条带/条	423	22
近似条带/条	556	109
共有条带/条	117	116
平均多样性指数/%	99.48	97.78
平均有效信息位点指数（PIC）	0.177 3	0.438 1
平均有效多样性指数	198	8.1
平均标记指数	301.134 8	4.314 1

注：唯一条带指在样品中出现1次的条带；稀有条带指出现在10%以下样品中的条带；近似条带指出现在10%～70%样品中的条带；共有条带指出现在70%以上样品中的条带。

（2）聚类分析

通过NTSYSpc-2.11F中的SimQual程序对35份艾纳香样品间的Jaccard相似系数进行计算，结果表明：35份艾纳香样品间的相似系数为0.445 0～0.917 9，基于265个SRAP多样性条带间的遗传相似系数为0.445 0～0.917 9（图1-2-8），基于1 360条AFLP多样性条带间的遗传相似系数为0.665 1～0.902 0（图1-2-9），基于AFLP标记和SRAP标记的相关系数分析表明其遗传相关性为r=0.47，呈现一定的相关性。

利用NTSYSpc-2.11F中的SHAN程序，采用UPGMA对35份样品进行聚类分析，结果表明：

①基于SRAP分子标记（图1-2-8），遗传相似度为0.60时，可以分为5个类群，其中，类群Ⅰ包括3份来源于贵州的样品，样品编号分别为GZ1、GZ2和GZ3，遗传相似度为0.845 4～0.870 7；样品类群Ⅱ包括18份样品，涵盖了样品数目的50%以上，遗传相似度为0.697 2～0.917 9，同样可以分为3个亚类群，其中亚类群Ⅰ包括8份来源于贵州的样品，样品编号涵盖GZ4～GZ11，样品间的平均相似系数为0.854 9；亚类群Ⅱ包括5份来源于广西的样品，样品编号涵盖GX1～GX5，相

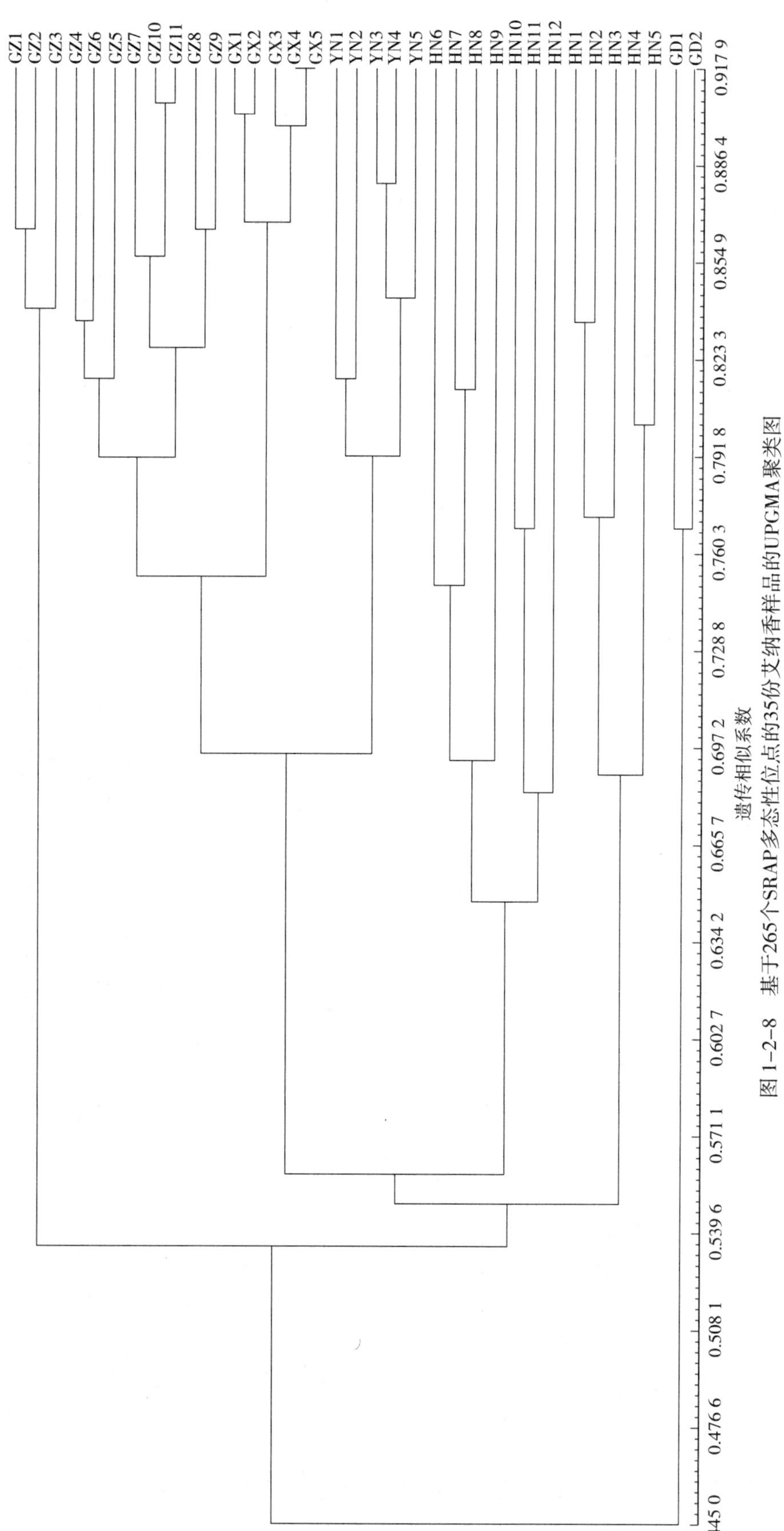

图1-2-8　基于265个SRAP多态性位点的35份艾纳香样品的UPGMA聚类图

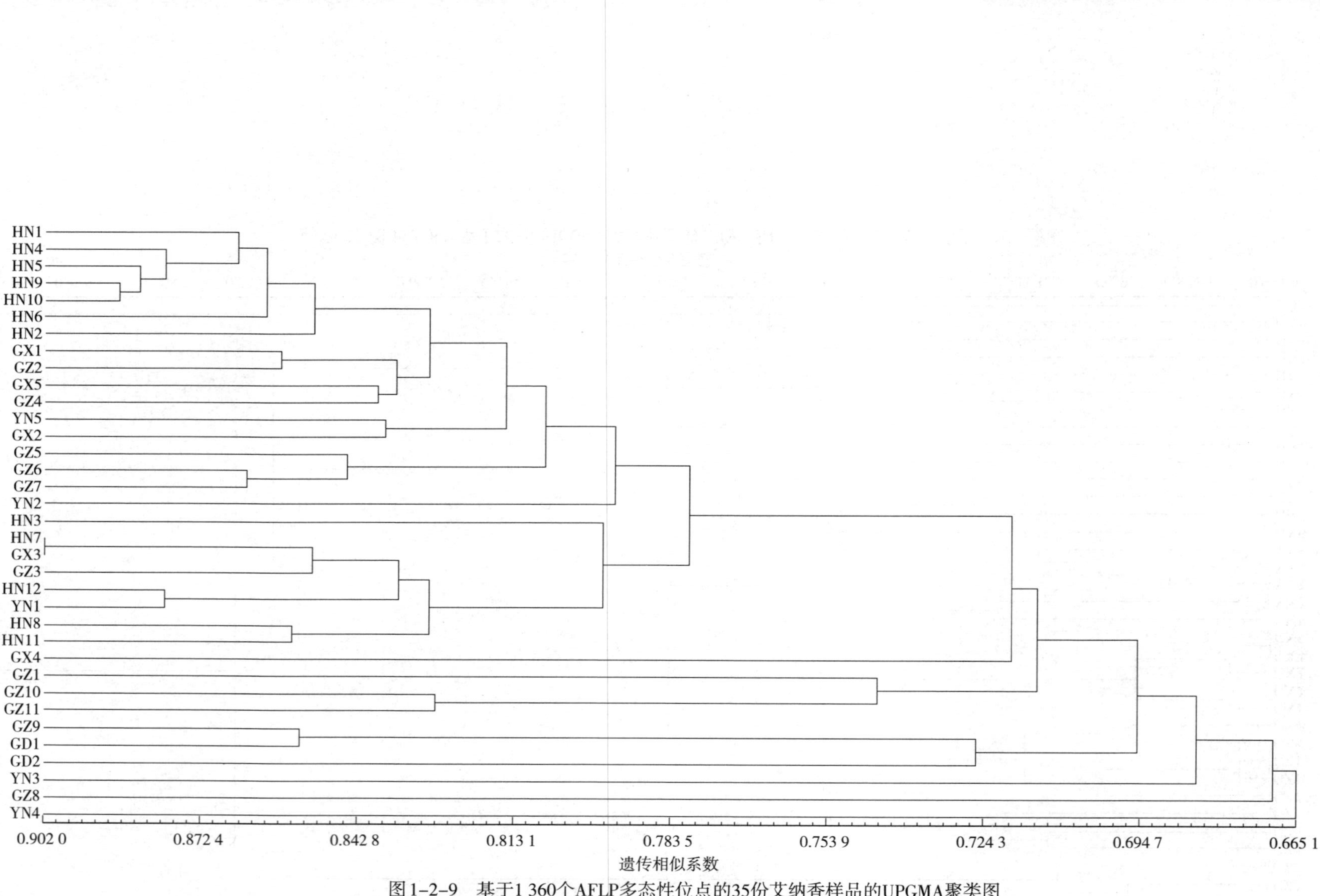

图1-2-9　基于1 360个AFLP多态性位点的35份艾纳香样品的UPGMA聚类图

似系数为 0.886 4；亚类群Ⅲ包括 5 份来源于云南的样品，样品编号涵盖 YN1～YN5，相似系数为 0.791 8～0.886 4；样品类群Ⅲ包括 7 份来源于海南的样品，样品编号为 HN6～HN12，遗传相似度为 0.648 6～0.817 0；样品类群Ⅳ包括 5 份来源于海南的样品，样品编号为HN1～HN5，遗传相似度为 0.690 9～0.845 4；样品类群Ⅴ包括 2 份来源于广东的样品，样品相似度为 0.766 6，该样品类群与其他样品类群的遗传相似度低，为 0.445 0，推测来源于广东的样品有可能有独特的起源或与广东独特的地理位置有关。

②基于 AFLP 引物的 UPGMA 聚类分析结果表明（图 1-2-9），遗传距离为 0.694 7 时，同样可以分为 4 个类群，其中类群Ⅰ涵盖超过 80%的样品，可以分为 4 个亚类群，其中，亚类群Ⅰ包括海南的 12 份样品、贵州的 6 份样品、广西的 4 份样品和云南的 2 份样品，遗传相似系数为 0.783 5～0.902 0；亚类群Ⅱ包括 1 份来源于贵州的样品，为 GZ4；亚类群Ⅲ包括 3 份来源于贵州的样品为 GZ1、GZ10、GZ11；亚类群Ⅳ包括 3 份样品，分别为来源于广东的 GD1、GD2 和来源于贵州的 GZ9。类群Ⅰ、Ⅲ和Ⅳ都包括单独的样品类群，分别为 YN3、GZ8 和 YN4。与 SRAP 分子标记聚类图相比，AFLP 分子标记的结果显示更高的遗传多样性，其聚类图与地理位置的相关性较小，不同来源的样本常被分为多个类群，推测与 AFLP 分子标记的高灵敏度有关。

3. 结论

AFLP 和 SRAP 分子标记均可用于艾纳香的遗传多样性研究，但是 AFLP 更适合艾纳香遗传多样性研究，因为其具有多样性位点多、分子标记指数高等优点。对艾纳香的遗传多样性评估表明，虽然现阶段艾纳香的遗传多样性指数较高，但是需要制定一个长期的保护策略，以应对栖息地被破坏和野生资源过度开发等问题。

参 考 文 献

庞玉新，王文全，张影波，等，2010. 艾纳香野生种群克隆多样性及克隆结构研究［J］. 广西植物，30（2）：209-214.

袁媛，庞玉新，王文全，等，2011a. 中国艾纳香属植物资源调查［J］. 热带生物学报，2（1）：78-82.

袁媛，庞玉新，王文全，等，2011b. 中国艾纳香属植物资源与民族药学研究［J］. 热带农业科学，31（4）：22-27.

张影波，袁媛，庞玉新，等，2016. 艾纳香遗传多样性的 SRAP 和 AFLP 对比分析［J］. 南方农业学报，47（8）：1261-1267.

Barreda V D，Palazzesi L T，Maria C，et al.，2015. Early Evolution of the Angiosperm Clade Asteraceae in the Cretaceous of Antarctica［J］. Proceedings of the National Academy of Sciences of the United States of America，112（35）：10989-10994.

Funk V A，Sancho G，Roque N，et al.，2014. A Phylogeny of the Gochnatieae：Understanding a Critically Placed Tribe in the Compositae［J］. TAXON，63（4）：859-882.

Li G，Quiros C F，2001. Sequence-related Amplified Polymorphism（SRAP），a New Marker System Based on a Simple PCR Reaction：Its Application to Mapping and Gene Tagging in Brassica［J］. Theoretical and Applied Genetics，103（2-3）：455-461.

Norman C E，Mikeal L R，1987. Patterns of Genotypic Diversity in Clonal Plant Species［J］. American Journal of Botany，74（1）：123-131.

Panero J L，Funk V A，2008. The Value of Sampling Anomalous Taxa in Phylogenetic Studies：Major Clades of the Asteraceae Revealed［J］. Mol Phylogen（47）：757-782.

Pornpongrungrueng P，Borchsenius F，Englund M，et al.，2007. Phylogenetic Relationships in Blumea（Asteraceae：Inuleae）as Evidenced by Molecular and Morphological Data［J］. Plant Systematics and Evolution，269（3-4）：223-243.

Pornpongrungrueng P，Borchsenius F，Gustafsson M H G，2009. Relationships within Blumea（Inuleae，Asteraceae）and the Utility of the 5S-NTS in Species-level Phylogeny Reconstruction［J］. TAXON，58（4）：1181-1193.

Rajeev K V, Kamel C, Prasad S H, et al., 2007. Comparative Assessment of EST - SSR, EST - SNP and AFLP Markers for Evaluation of Genetic Diversity and Conservation of Genetic Resources Using Wild, Cultivated and Elite Barleys [J]. Plant Science, 173 (6): 638 - 649.

Róldan-Ruiz I, Dendauw J, Van Bockstaele E J, et al., 2000. AFLP Markers Reveal High Polymorphic Rates in Ryegrasses (Lolium spp.) [J]. Molecular Breeding, 6 (2): 125 - 134.

Zhang Y B, Yuan Y, Pang Y X, et al., 2019. Phylogenetic Reconstruction and Divergence Time Estimation of Blumea DC. (Asteraceae: Inuleae) in China Based on nrDNA ITS and cpDNA trnL-F Sequences [J]. Plants, 8 (7): 210.

第二章 艾纳香药用成分积累调控研究

艾纳香作为我国重要的民族药物，是提取天然冰片（艾片）的重要来源植物。对艾纳香冰片进行分析表明，其主要成分为左旋龙脑（l-龙脑），这是一种典型的双环单萜类物质。单萜类物质是植物在长期进化过程中与生存环境相互作用的产物，其产生和分布通常具有种属、器官、组织和生长发育时期的特异性。因此，应该对次生代谢产物积累规律进行深入研究，明确外界因素变化对植物造成的影响，研究生物机体的生理生化变化，找出与植物次生代谢产物合成的关键基因（基因群），进而系统地研究次生代谢合成途径、限速步骤，解析次生代谢产物的调控机制，为药用植物的品质育种提供理论依据，也为分子育种提供靶标位点。

第一节 艾纳香精油分泌结构和发育

一、艾纳香叶片和腺毛的形态和发育研究

艾纳香的l-龙脑主要集中在叶片，因此，叶片是研究艾纳香精油分泌结构的主要器官。冷冻切片技术操作便捷，可随时根据观察的需要调节切片的厚度，易于保留叶片表皮毛状结构特别是含油脂结构的完整性。半薄切片技术则能用于组织显微结构观察。为进一步了解艾纳香叶片的形态学特征，补充植物分类和鉴定资料，完善基于显微观察的艾纳香评价手段，有必要对艾纳香叶片的结构进行进一步研究。

1. 材料与试剂设备

（1）材料

本研究所使用的植物材料引种自海南省儋州市市郊。经引种，保存在位于海南省儋州市的农业农村部儋州热带药用植物种质资源圃中，露天栽培，常规水肥管理。

（2）仪器设备与试剂

本研究使用的仪器设备包括德国徕卡（Leica）DMI4000B 数码光学显微成像系统、德国徕卡（Leica）冷冻切片机、德国徕卡（Leica）RM2155 薄切片机；使用试剂为德国徕卡（Leica）Jung 组织冷冻剂；染色剂甲苯胺蓝。

2. 方法

（1）冷冻切片方法的优选

①不同冷凝温度对艾纳香叶片冷冻切片的效果比较。取新鲜叶片，用锋利刀片切取叶片中部至边缘的一部分叶片，切取 4 mm×4 mm 的方块，使用德国徕卡（Leica）冷冻切片机专用的德国徕卡（Leica）Jung 组织冷冻剂（批号：03663438201306）在载物台上直接包埋，分别在－10、－18、－28 ℃环境下冷凝 10 min，修片后切片，切片厚度为 20 μm，用洁净载玻片吸贴，在德国徕卡（Leica）DMI4000B 数码光学显微成像系统下观察并拍照，比较切片效果。

②不同冷凝时间对艾纳香叶片冷冻切片的效果比较。取新鲜叶片，用锋利刀片切取叶片中部至边缘的一部分叶片，切取 4 mm × 4 mm 的方块，使用德国徕卡（Leica）Jung 组织冷冻剂在载

物台上直接包埋，分别于－18 ℃ 下冷凝 5、10、30 min，修片后切片，切片厚度为 20 μm，用洁净载玻片吸贴，在德国徕卡（Leica）DMI4000B 数码光学显微成像系统下观察并拍照，比较切片效果。

③不同回温操作时间对艾纳香叶片冷冻切片的效果比较。取新鲜叶片，用锋利刀片切取叶片中部至边缘的一部分叶片，切取 4 mm × 4 mm 的方块，使用德国徕卡（Leica）Jung 组织冷冻剂在载物台上直接包埋，于－18 ℃下冷凝 10 min 后修片，分别回温将载物台连同包埋块拿到切片机冷冻箱外，在室温（20 ℃）环境下放置一段时间，使包埋块温度回升 0、10、30、90 s 后将其重新固定在样品夹上，30 s 内切片，切片厚度为 20 μm，用洁净载玻片吸贴，在德国徕卡（Leica）DMI4000B 数码光学显微成像系统下观察并拍照，比较切片效果。

（2）艾纳香叶片冷冻切片与观察

本研究的试验采用优化后的冷冻切片法对艾纳香叶片显微结构进行切片，具体步骤：取洁净健康无病虫害的新鲜成熟叶片，用锋利刀片切取叶片中部至边缘的一部分叶片及叶片中部的主脉各一方块（4 mm × 4 mm），使用 Jung 组织冷冻剂固定，在载物台上直接包埋，分别在－18 ℃环境下冷凝 10 min，待材料迅速冷却并固定在载物台后进行修片，回温 30 s 后重新将其固定在样品夹上，在 30 s 内进行切片，切片厚度为 20～30 μm，用洁净载玻片吸贴，在德国徕卡（Leica）DMI4000B 数码光学显微成像系统下观察并拍照。

（3）数据统计与分析

包埋块稳定度按以下公式计算：包埋块稳定度/%＝（1－修块或切片过程中脱落的包埋块个数/包埋块总数）×100。照片经 Adobe Photoshop CC 图像处理系统处理制版。数据分析采用 IBM 公司的 SPSS 19.0 软件进行，数据记录格式为平均值±标准误差（SD）。2 组数据的差异显著性分析使用独立样本 t 检验；3 组或以上数据的差异显著性分析使用邓肯多重范围检验，差异显著性水平定为 $P<0.05$。

3. 结果与分析

（1）冷冻切片方法的优选

①不同冷凝温度对艾纳香叶片冷冻切片的效果比较。分别比较冷凝温度为－10、－18、－28 ℃（冷凝 10 min 时）的切片效果，结果见表 2-1-1 和图 2-1-1，包埋稳定度随冷凝温度的下降而上升，冷冻箱和样品夹的冷凝温度均设定为－18 ℃时效果较好（图 2-1-1A）。当温度为－10 ℃时，叶片横切面结构被挤压变形，且修块和切片过程中包埋块容易脱落；当温度为－28 ℃时，叶片组织容易碎裂，造成切片不完整（图 2-1-1B）。

表 2-1-1　不同冷凝温度对艾纳香叶片冷冻切片效果比较

冷凝温度/℃	包埋稳定度/%	描述
－10	(62.50±18.30) b*	包埋块易脱落
－18	(87.50±12.50) a	能够获得完整切片
－28	(100±0.00) a	组织碎裂，不能获得完成切片

注：* 表示数值在冷凝 10 min 时测量，数值格式为平均值±标准误差。同列数值后标有不同字母表示在邓肯多重范围检验中差异显著（$P<0.05$）。

②不同冷凝时间对艾纳香叶片冷冻切片的效果比较。从表 2-1-2 可知，包埋稳定度随冷凝时间的延长而提高。在－18 ℃冷凝 10 min 最适合，此时切片较完整（图 2-1-2A）。冷凝时间为 5 min 时，冷凝胶未能完全凝固，且紧贴载物台，在修片和切片的过程中，容易导致包埋块脱落；冷凝时间为 30 min 时，样品组织发生碎裂，难以观察完整的组织形态（图 2-1-2B）。

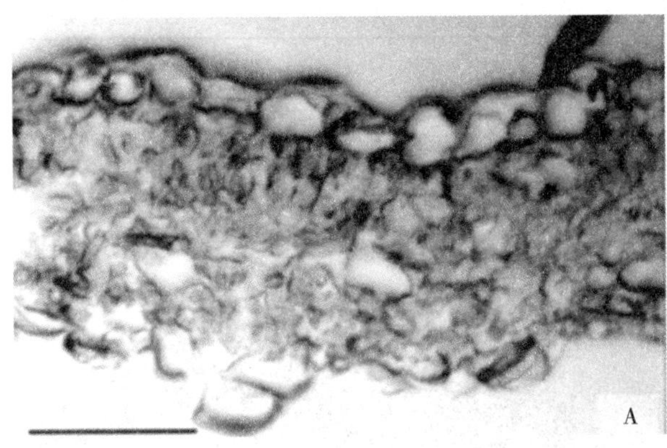
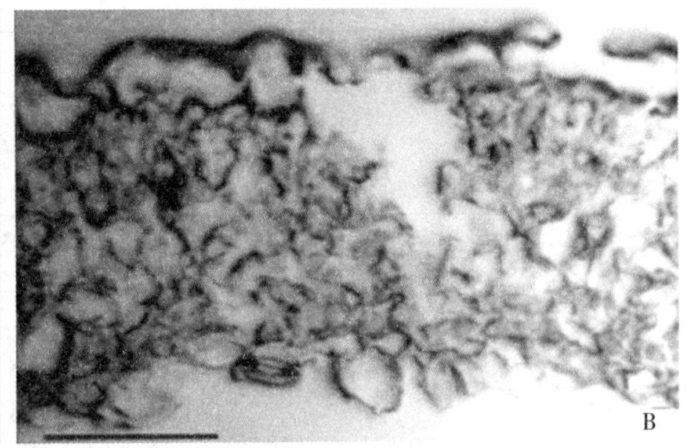

图 2-1-1　不同冷凝温度对艾纳香叶片冷冻切片的效果比较（标尺：50 μm）

A. 于－18 ℃冷凝 10 min　B. 于－28 ℃冷凝 10 min

表 2-1-2　不同冷凝时间对艾纳香叶片冷冻切片的效果比较

冷凝时间/min	包埋稳定度/%	效果	描述
5	(45.45±15.75) b*	－	包埋块易脱落
10	(90.91±9.09) a	＋	能够获得完整切片
30	(100±0.00) a	＋	组织碎裂，不能获得完成切片

注：* 表示数值在冷凝温度为－18 ℃的条件下测定，数值格式为平均值±标准误差。同列数值后标有不同字母表示在邓肯多重范围检验中差异显著（$P<0.05$）。

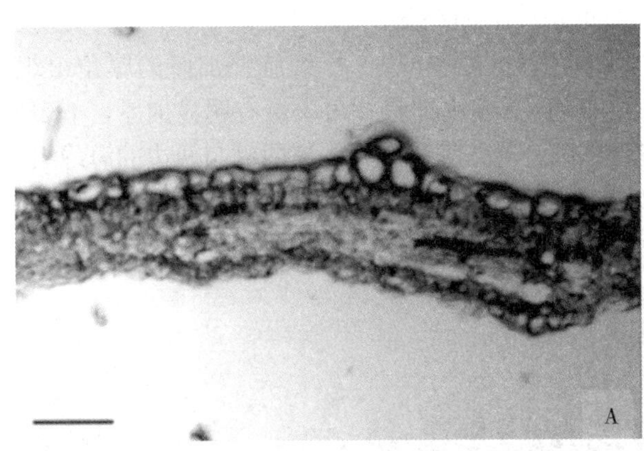
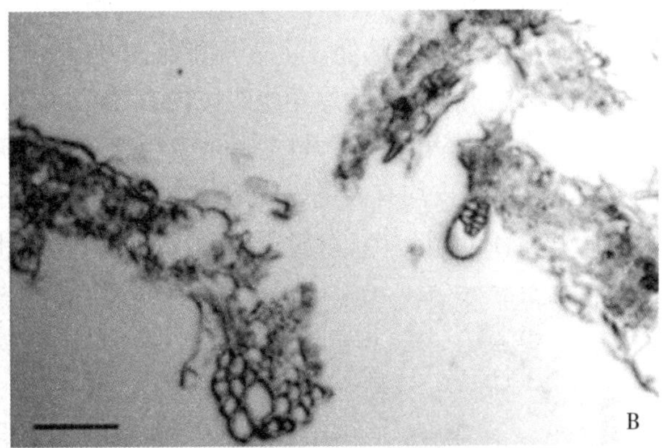

图 2-1-2　不同冷凝时间对艾纳香叶片冷冻切片的效果比较（标尺：50 μm）

A. 冷凝时间为 10 min　B. 冷凝时间为 30 min

③不同回温操作时间对艾纳香叶片冷冻切片的效果比较。从表 2-1-3 可知，包埋稳定度随回温时间的延长而有所下降，但在 90 s 内下降不显著。在对艾纳香叶进行冰冻切片时，适当进行回温操作有利于获得结构完整的切片。在冷凝温度为－18 ℃、冷凝时间为 10 min、室温为 20 ℃的条件下，回温时间为 30 s 效果最佳（图 2-1-3A）。回温时间为 10 s 时，切片结果与不进行回温操作的结果相似，均容易使组织破碎；回温时间为 90 s 时，容易导致切片实际厚度大于设定的厚度，且艾纳香的叶肉结构变形（图 2-1-3B）。

表 2-1-3　不同回温时间对艾纳香冰冻切片的效果比较

回温时间/min	包埋稳定度/%	效果	描述
0	(90.91±9.09) a*	＋	能够获得完整切片

（续）

回温时间/min	包埋稳定度/%	效果	描述
10	(83.33±11.24) a	++	能够获得完整切片
30	(81.82±12.20) a	+++	容易获得完整切片
90	(72.73±14.08) a	−	细胞重叠；包埋块易脱落，难以切片

注：* 表示室温为 20 ℃时测量，数值格式为平均值±标准误差。同列数值后标有不同字母表示在邓肯多重范围检验中差异显著（$P<0.05$）。

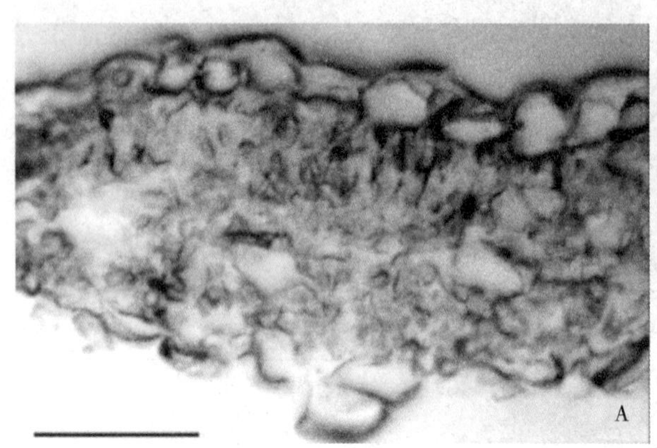

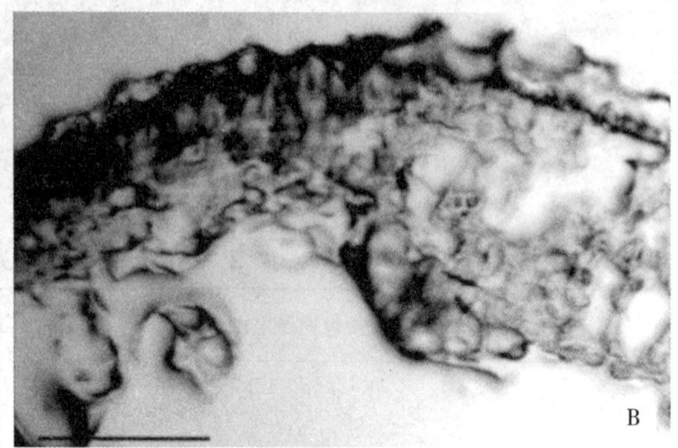

图 2-1-3　不同回温时间对艾纳香叶片冷冻切片的效果比较（标尺：50 μm）

A. 回温时间为 30 s　B. 回温时间为 90 s

（2）艾纳香叶片的显微结构

艾纳香叶片为羽状网脉，成熟中脉和侧脉在上面可辨，下面明显凸起（图 2-1-4A）。横切面上，中脉最粗。叶中脉处，上表皮细胞与维管束之间靠近表皮处有 6～9 层细胞壁加厚的厚角组织，与两边的栅栏组织相连，厚角组织以内有 3～8 层薄壁细胞。下表皮细胞外角质层有明显加厚，下表皮内有 2～6 层的厚角组织，其内为 6～7 层较疏松的薄壁细胞，薄壁细胞较大，其两侧与两边的海绵组织相连。上、下表皮均有大量表皮毛分布，有非腺毛和腺毛。叶中脉横切面上，维管束呈扇形排列，为外韧维管束，有 4～11 个，维管束的韧皮部外有厚角组织构成的维管柱鞘。木质部导管为螺纹导管。

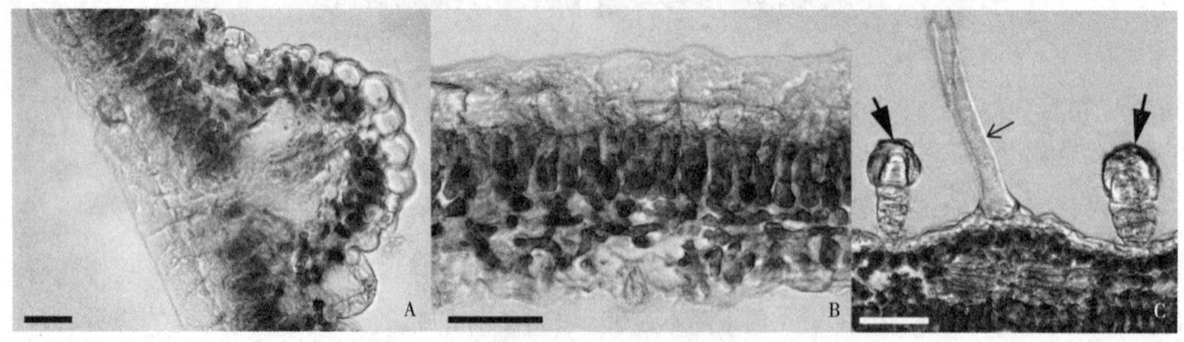

图 2-1-4　艾纳香叶片显微结构（标尺：50 μm）

A. 叶脉　B. 叶肉　C. 腺毛（粗箭头）和非腺毛（细箭头）

成熟叶片厚度为（110.19±1.01）μm，叶肉组织发达，栅栏组织和海绵组织的分化明显。栅栏组织由 1 层排列较紧密的柱状细胞构成，厚度为（36.10±0.44）μm，含有丰富的叶绿体；海绵组织细胞排列较疏松，细胞间隙发达（图 2-1-4B），厚度为（44.26±0.92）μm，栅海比为 0.82～1.22。叶片横切面上、下表皮细胞大小相近，多为不规则形或近方形，叶脉下表皮处表皮细胞为规则的圆形或近方形（图 2-1-4B）。上表皮厚度为（17.45±0.42）μm，下表皮厚度为（7.87±0.22）μm，独立样本 t 检验结果显示，上表皮厚度显著大于下表皮厚度。上、下表皮均可见非腺毛和腺毛分布，大部分腺毛长度约为 48 μm。腺毛的形态为头状腺毛，由基细胞、柄细胞和分泌细胞组成，其中，基细胞 1 个或 2 个并排，柄细胞 1～2 对并排形成，分泌细胞 1～6 对，顶部的分泌细胞由 1 对半球形细胞并排形成，在分泌细胞外可见由分泌物构成的一层半透明囊泡包裹（图 2－1－4C）。

（3）艾纳香叶片的发育与腺毛的形成

艾纳香叶片的生长发育起源于茎尖附近的叶原基，第 1 片叶生长得非常迅速，有丝分裂旺盛，且细胞质分泌快速，从茎尖的横切和纵切来看，第 1 片和第 2 片真叶很小，只有几百微米长，而且几乎看不出叶的形态，在茎尖生长点旁边产生（图 2－1－5A、B）。叶中脉的发育早于叶片的发育（图 2－1－5C）。艾纳香叶片发育的最初阶段，尚未分化出明显的上表皮、下表皮、海绵组织和栅栏组织（图 2－1－6A～D）。随着叶片的生长，开始分化出上表皮、下表皮及维管束（图 2－1－6E），直至叶片成熟，分化出完整的上表皮、下表皮、海绵组织和栅栏组织（图 2－1－6F）。

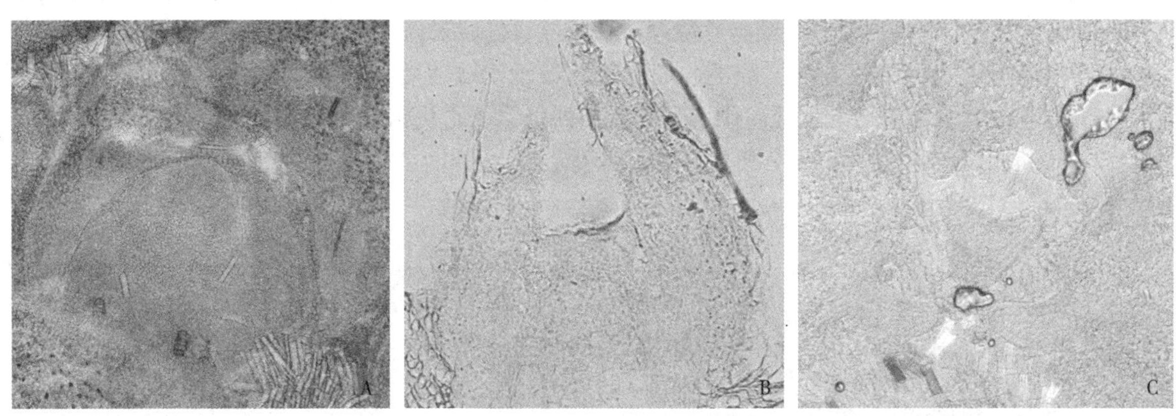

图 2－1－5　艾纳香茎尖显微结构

A. 叶原基分生组织横切面　B. 叶原基分生组织纵切面　C. 第 1 片真叶横切面

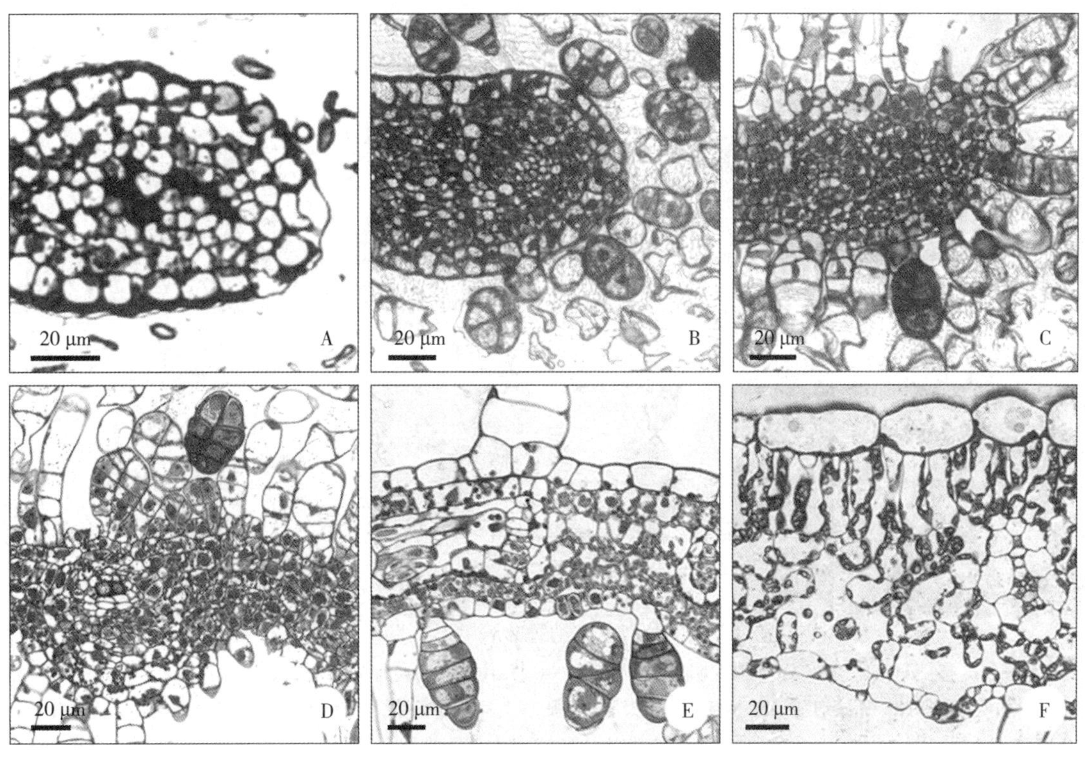

图 2－1－6　艾纳香叶形态发育

A. 叶原基发育初始阶段　B. 叶原基　C. 第 1 片真叶发育初始阶段　D. 第 1 片真叶　E. 第 2 片真叶　F. 成熟叶片

表皮毛主要有两种：非腺毛和腺毛。非腺毛无分泌结构，不分泌精油，是由一系列单细胞组成的长形毛。腺毛为精油分泌的主要部位，由两列密集的细胞组成，长度比非腺毛短，通常为 40～60 μm（图 2-1-6D）。多数表皮毛产生于第 1 片真叶表皮细胞（图 2-1-6C、D），随着叶片的生长发育，表皮毛密度逐渐减小，成熟叶片的表皮毛已经很少了（图 2-1-6F）。

（4）艾纳香叶片腺毛的结构和发育

在第 1 片真叶的背面已经能够观察到表皮毛生成，但不是腺毛，而是非腺毛。也就是说，腺毛的形成会晚于非腺毛的形成。腺毛最初为原始细胞突起，然后细胞纵向分裂为左右两个细胞（图 2-1-7A、B、C）。平周分裂为下层基细胞、上层的柄细胞和腺头原始细胞，柄细胞和腺头原始细胞核上移，准备继续平周分裂（图 2-1-7D、E、F）。腺毛正面，精油（长箭头）和分泌物聚集在角质层下腔形成的囊（短箭头）（图 2-1-7I）。第 1 片真叶：腺毛和非腺毛密集分布，大量产生，偶见气孔，叶肉中细胞多为方形，排列紧密，细胞质浓厚，细胞核明显，未分化栅栏组织和海绵组织（图 2-1-7J）。第 2 片真叶：仍可观察到许多腺毛和非腺毛，展示出分泌物聚集在角质层下腔形成的囊（箭头），表皮细胞、维管组织分化明显，细胞稍圆，排列仍紧密，仍未分化出栅栏组织和海绵组织（图 2-1-7K）。最后形成功能叶：腺毛和非腺毛密度明显低于幼叶，气孔、栅栏组织、海绵组织和维管组织分化完全（图 2-1-7L）。

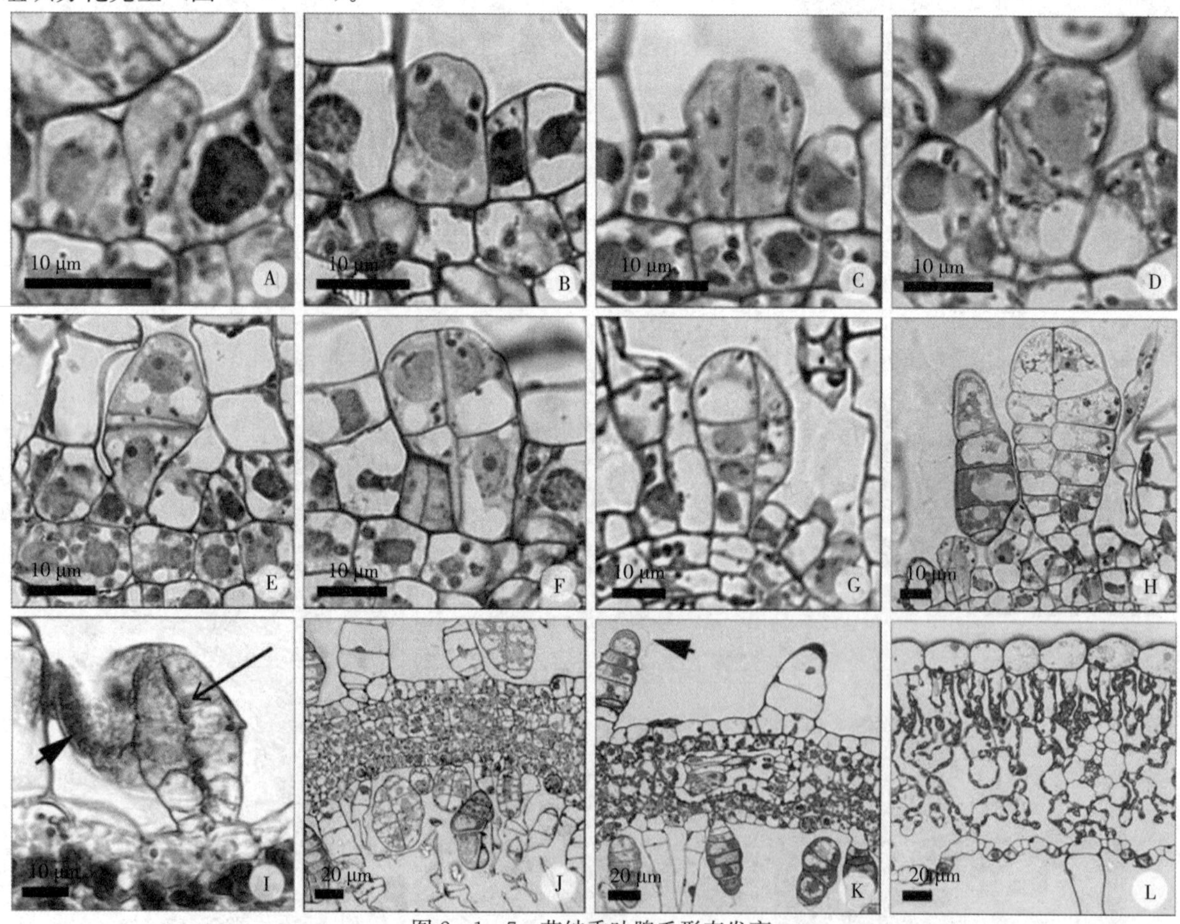

图 2-1-7　艾纳香叶腺毛形态发育

A. 原始细胞突起　B. 细胞质浓厚，细胞核明显，准备分裂　C. 细胞纵向分裂为左右 2 个细胞　D. 腺毛侧面，平周分裂为下层基细胞、上层的柄细胞和腺头原始细胞　E. 柄细胞和腺头原始细胞核上移，准备继续平周分裂　F. 腺毛正面，2 个基细胞和 2 个柄细胞和头原始细胞　G. 腺毛正面，2 个基细胞、4 个柄细胞、2 个半球形腺头细胞　H. 腺毛侧面和正面，其中正面的腺毛为 2 列：2 个基细胞、11 个柄细胞、2 个半球形腺头细胞　I. 腺毛正面，展示出精油（长箭头）和分泌物聚集在角质层下腔形成的囊（短箭头）　J. 第 1 片真叶　K. 第 2 片真叶　L. 功能叶

4. 结论

腺毛的个体发育和精油的生物合成过程、转变机制对确定艾纳香最佳采收条件、改进采后储运和提取工艺均有实践意义，也是生产和采收过程中了解艾纳香品质的重要理论基础，可作为艾纳香资源评价、定向选育和规范化种植的一项重要指标。因此，对于艾纳香腺毛的深入研究工作还有待展开。

二、艾纳香叶片与腺毛的结构和发育及精油累积的关系

l-龙脑是艾纳香挥发油中的一种单萜类化合物，本研究发现腺毛是艾纳香精油的分泌结构，进而推断腺毛的发育与 *l*-龙脑的积累存在密切关联，是研究采收条件的关键。通过对艾纳香腺毛的结构和发育过程中显微、超微结构及器官发育的变化，结合化学定位和分析，有望阐明艾纳香腺毛结构、发育及其与 *l*-龙脑积累的关系，在此基础上确定艾纳香最佳采收条件和品质控制综合评价指标。

1. 材料与试剂设备

（1）材料

本实验所使用的植物材料引种自海南省儋州市市郊。经引种，保存在位于海南省儋州市的农业农村部儋州热带药用植物种质资源圃中，露天栽培，常规水肥管理。

（2）仪器设备与试剂

本研究使用的仪器设备包括德国徕卡（Leica）DMI4000B 数码光学显微成像系统、德国徕卡（Leica）冷冻切片机、德国徕卡（Leica）RM2155 薄切片机；使用试剂包括德国徕卡（Leica）Jung 组织冷冻剂、固定液（4%甲醛-5%戊二醛、2%锇酸），缓冲液（pH7.0 磷酸）和染色剂（苏丹Ⅲ、甲苯胺蓝）。

2. 方法

（1）冷冻切片法

采用冷冻切片法对艾纳香叶片显微结构进行观察，具体步骤：取洁净健康无病虫害的新鲜成熟叶片，用锋利刀片切取叶片中部至边缘的一部分叶片及叶片中部的主脉各 4 mm×4 mm 方块，使用德国徕卡（Leica）冷冻切片机专用的德国徕卡（Leica）Jung 组织冷冻剂（批号：03663438 2013 06）固定在载物台上直接进行包埋，分别在−18 ℃环境下冷凝 10 min，使材料迅速冷却并固定在载物台上之后进行修片。部分样品进行回温操作：将载物台连同包埋块拿出切片机冷冻箱 30 s 后重新固定，在 30 s 内进行切片；部分样品不进行回温操作直接切片。切片厚度 20 μm。用洁净载玻片吸贴，用苏丹Ⅲ染色，在德国徕卡（Leica）DMI4000B 数码光学显微成像系统下观察并拍照，比较不同条件下的切片效果。照片经 Adobe Photoshop CC 图像处理系统处理制版。

（2）半薄切片法

采用半薄切片法对艾纳香叶片显微结构进行观察，具体步骤：取洁净健康无病虫害的新鲜成熟叶片，用锋利刀片切取叶片部分 1 mm × 3 mm 长方块，厚度为叶片本身厚度，迅速放入 4%甲醛-5%戊二醛固定液中，并放入压力为 0.8 psi 真空环境下 40 min，直至材料全部沉入固定液中，用封口膜封好后放入冰箱固定 12 h，用 pH7.0 磷酸缓冲液清洗 3 次，每次 15 min，加入 2%锇酸固定液，在室温 25 ℃环境下进行后固定，即浸泡 12 h，pH7.0 磷酸缓冲液清洗 3 次，每次 15 min，乙醇梯度脱水后，丙酮过渡，Epon812 环氧树脂包埋，40 ℃聚合 12 h，60 ℃聚合 24 h，使用德国徕卡（Leica）RM2155 薄切片机切片，厚度 900 nm，甲苯胺蓝染色，德国莱卡（Leica）DMI4000B 数码光学显微成像系统观察并拍照，查看切片效果。照片经 Adobe Photoshop CC 图像处理系统处理制版。

3. 结果与分析

冷冻切片和苏丹Ⅲ染色对艾纳香进行精油的组织化学定位，结果在叶和嫩茎表皮均发现大量富含精油、被染成橘红色的腺毛（图 2-1-8A、B，长箭头），在腺毛头部有分泌物聚集在角质层下腔形成的囊状物（图 2-1-8A、B，短箭头），在叶肉中观察到被染成橘色的油滴，但未发现油细胞、油

室等特化组织（图 2-1-8A、B）；进一步采用半薄切片法研究艾纳香功能叶的显微结构，也未在叶肉中发现油细胞或油腔等结构（图 2-1-8C）。此外，初步观察发现腺毛在艾纳香表皮的分布规律为幼嫩器官大于衰老器官，与挥发油和 *l*-龙脑的组织分布一致。

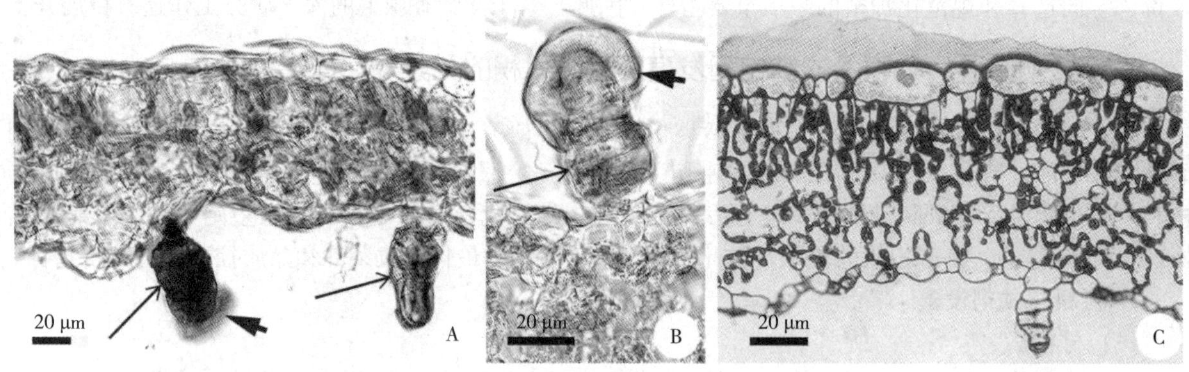

图 2-1-8　艾纳香精油分泌结构的显微鉴定

注：A、B 为冷冻切片（苏丹Ⅲ染色），腺毛因富含精油被染成橘红色至红色，分泌物形成的囊也被染成橙色，叶肉中可以观察到被染成橘色的油滴；C 为半薄切片（甲苯胺蓝染色），叶肉组织中未观察到油细胞、油囊、油道等与精油分泌功能有关的特化结构（长箭头表示腺毛，短箭头表示分泌物聚集在角质层下腔形成的囊状物）。

4. 结论

冷冻切片和苏丹Ⅲ染色对艾纳香进行精油的组织化学定位，结果在叶和嫩茎表皮均发现大量富含精油、被染成橘红色的腺毛，而半薄切片中并未在艾纳香叶肉细胞中寻找到油细胞或者精油分泌腔等结构，因此，本研究初步断定腺毛是艾纳香的精油分泌结构，成熟的腺毛分泌精油，部分存储在腺毛细胞和叶肉细胞中，部分精油经腺毛头部细胞转移到角质层下腔，可能随着角质层的破裂释放到外界。

第二节　艾纳香转录组调控研究

一、艾纳香比较转录组研究

（一）不同部位艾纳香比较转录组分析

近年来迅速发展起来的高通量测序技术从转录组、蛋白组及代谢组水平为研究植物次生代谢产物形成的生物合成途径、功能基因挖掘、信号转导及代谢工程等研究提供了技术保障。本研究在前期对艾纳香资源收集、评价、有效成分提取、分离及检测的研究基础上，采用转录组测序的方法，并对数据进行统计分析等，为后期挖掘萜类化合物和黄酮类化合物代谢途径上的相关基因，从分子水平揭示艾纳香活性成分代谢途径和调控机制，为提高艾纳香活性成分含量奠定理论基础。

1. 试验材料

艾纳香供试材料栽培于海南省儋州市，选取农业农村部儋州热带药用植物种质资源圃中艾纳香长势良好的叶片。

2. 方法

(1) 核糖核酸（RNA）的提取与分离

以 Trizol 试剂（厂商 Invitrogen）提取艾纳香花和叶的总 RNA，使用磁力架（厂商 Invitrogen）以磁珠法分离信使核糖核酸（mRNA）。分离到 mRNA 之后进行扩增、构建文库以及测序（表 2-2-1）。

表 2-2-1 RNA 提取与分离的方法

实验步骤	试剂仪器名称	厂商
总 RNA 提取	Trizol Reagent	Invitrogen
mRNA 分离	磁力架	Invitrogen
建库试剂	Truseq™ RNA sample prep Kit	Illumina
定量	TBS380（Picogreen）	Invitrogen
文库回收	Certified Low range Ultra Agarose	Bio-Rad
桥式扩增	cBot Truseq PE cluster Kit v3-cBot-HS	Illumina
上机测序	Hiseq2000 Truseq SBS Kit v3-HS（200cycles）	Illumina

（2）转录组数据的获得

提取艾纳香总 RNA，以 5μg 总 RNA 起始量建库；磁珠法分离 mRNA 后，离子打断 mRNA（Truseq™ RNA sample prep Kit）；双链 cDNA 合成、补平、3' 端加 A、连接 index 接头（Truseq™ RNA sample prep Kit）；文库富集，PCR 扩增 15 个 cycles；2%琼脂糖胶回收目的条带（Certified Low Range Ultra Agarose）；TBS380（Picogreen）定量，按数据比例混合上机；cBot 上进行桥式 PCR 扩增，生成 clusters；Hiseq2000 测序平台，进行 2 * 100bp 测序。

（3）原始数据处理及生物信息学分析

Illumina Hiseq 2000 测序得到的原始图像数据经过 Base Calling 转化为序列数据，结果文件以 FASTQ 文件格式来存储。得到原始测序数据后，先对测序结果进行统计和评估，再根据接头信息去除那些有接头污染的序列。得到原始的 FASTQ 数据后，对其进行质量控制得到高质量的测序结果（clean data）。将经过质量控制后得到的高质量序列进行 de novo 拼接。

基因表达水平的高低可以通过所获取转录本的丰度来体现，转录本丰度越高，则基因表达水平越高。在 RNA-seq 分析中，将测序得到的读长（reads）与前面所得的拼接结果进行比对（mapping）。通过对定位到基因组区域的测序序列（clean reads）的数量来估计基因的表达水平，使用 Trinity 软件对拼接结果进行开放阅读框架（ORF）预测。采用 GO 数据库和 COG 数据库对基因的功能进行分类，基于 KEGG 数据库，运用 BLAST 算法（blastx/blastp 2.2.24+）将所有基因与 KEGG 的基因数据库（GENES）进行比对，根据比对得到的 KO 编号去查找具体的生物学通路，提供所分析基因可能参与的所有生物学通路。

3. 结果与分析

（1）转录组数据组装

对艾纳香叶片进行转录组测序后，经原 reads 片段除杂，共获得 98 341 536 个高质量 reads 片段，包含 8 477 385 401 个核苷酸序列信息。将经过质量控制后得到的高质量序列进行 de novo 拼接。结果显示，拼接得到的总单基因（Unigene）片段达到100 341条，平均长度为 1 314.85 bp，最长的 Unigene 片段为 14 243 bp，最短的 Unigene 片段为 351 bp。总共得到 487 62 条基因。在拼接得到的 100 341 条 Unigene 片段中，长度在 400～600 bp 的片段最多，多达 20 765 条，其次是长度在 600～800 bp 的片段，有 12 986 条；长度在 800～1 000 bp 的片段，约 9 506 条（图 2-2-1）。

转录本的丰度体现基因的表达水平，转录本丰度越高，则基因表达水平越高。在分析中，将测序得到的 reads 与前面所得的拼接结果进行比对（mapping）。结果显示，艾纳香花中转录本丰度略高于叶，花与叶的转录本丰度均较高（≥70%）（表 2-2-2）。

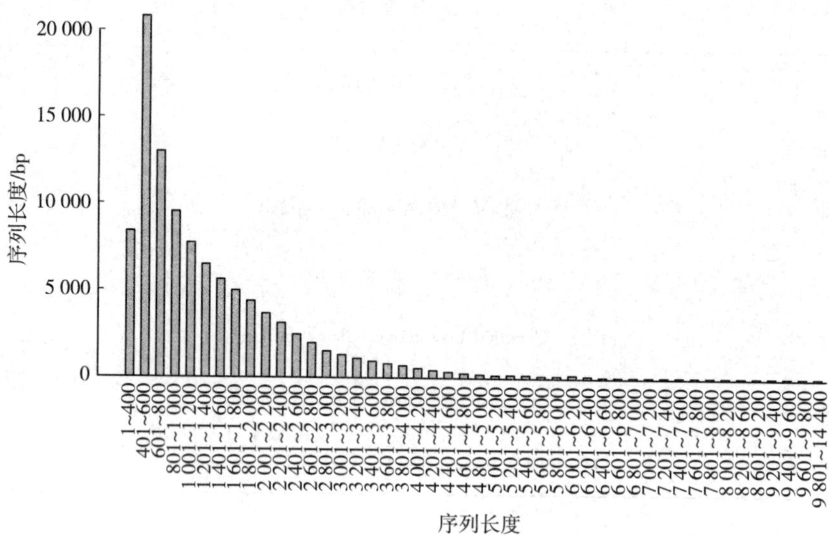

图 2-2-1　Unigene 序列长度分布统计

表 2-2-2　reads 片段与 Unigene 拼接片段对比结果

样本	序列数/条	占比/%
花	55 587 824/74 648 116	75
叶	19 003 076/27 469 676	70

（2）转录组数据拼接结果及基因预测

基于艾纳香花和叶的转录组测序，通过 Trinity 软件对拼接结果进行 ORF 预测，总共预测到 60 476个 ORF 序列，有 39 865 个序列未预测出 ORF。对已预测到的 ORF 进行蛋白质序列预测，共预测到 62 895 个蛋白质序列。

（3）基因功能注释

①GO 分类。GO（gene ontology）数据库是基因本体论联合会建立的数据库，是标准化不同数据库中的关于基因和基因产物的生物学术语，对基因和蛋白的功能进行限定和描述。利用 GO 数据库，可以按照基因参与的生物学过程、构成细胞的组分、实现的分子功能等进行分类。

根据分析发现，共有 219 789 条 Unigene 可以与数据库中的基因具有相似性，较多的单条 Unigene 能够与多种基因相对应，因此建立了 219 789 条对应关系，从而得到尽可能多的注释和分类。艾纳香花和叶转录组中的 Unigene 根据 GO 功能大致可分为生物过程、细胞组分和分子功能 3 个大类 43 个分支（图 2-2-2）。通过对每一类的基因数量进行统计分析，结果表明，在生物过程这一大类中有 97 468 条，其中代谢过程涉及的基因最多，在细胞组分这一大类中，细胞部分涉及的基因最多，有 18 072 条，其次是组成细胞器的基因也较多，达到 13 448 条。在分子功能这一大类中，具有催化活性功能涉及的基因最多，有 20 770 条，其次是具有连接体功能的基因也较多，达到 19 243 条（表 2-2-3）。

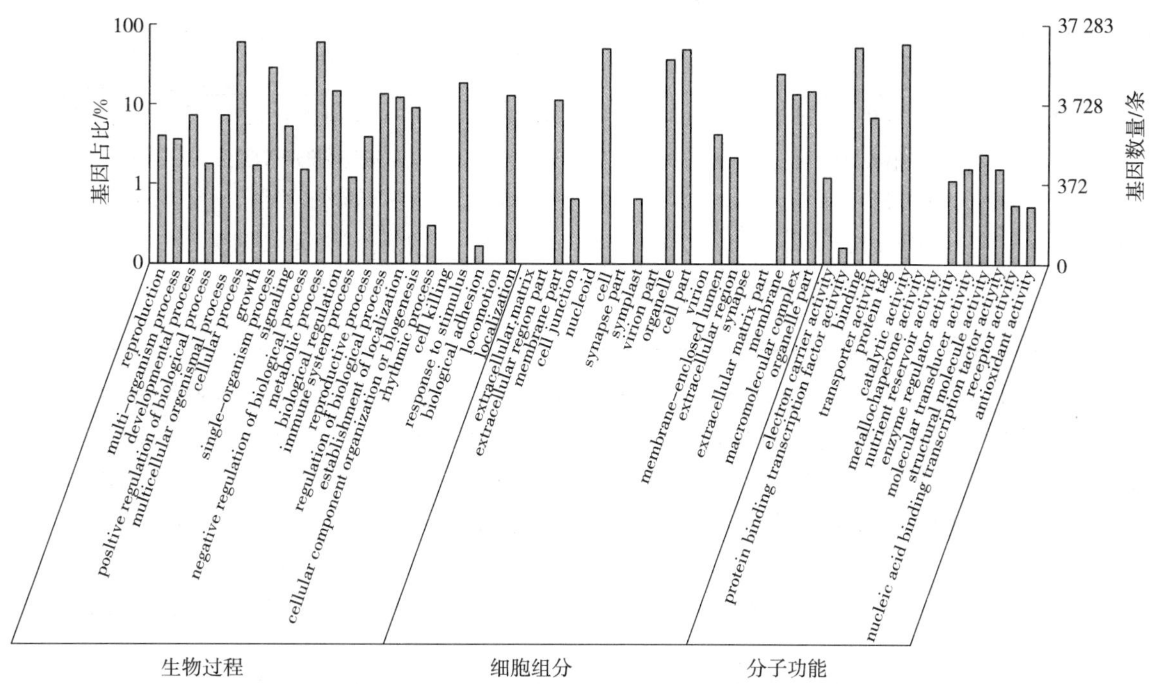

图 2-2-2　艾纳香花和叶转录组的 Unigene GO 功能分类

注：图中基因功能从左到右依次为繁殖、多生物过程、发展过程、生物过程的正调控、多细胞生物过程、细胞过程、生长、单生物过程、信号、生物过程的负调控、代谢过程、生物调控、免疫系统过程、生殖过程、生物过程调控、组织定位、细胞组织成分生物合成、节律过程、细胞杀伤、对刺激的反应、生物黏附、运动、定位、共质体、病毒体部分、组成细胞器、细胞部分、病毒粒子、膜封闭腔、突触部分、神经元突触、细胞外基质成分、膜、大分子复合物、细胞器部分、细胞外基质、细胞外区域组成、膜部、细胞连接、拟核、细胞、突触部分、电子转运体活性、蛋白结合转录因子、连接体、转运体活性、蛋白质标签、催化活性、金属伴侣蛋白活性、营养盐储层活性、酶调节活性、分子转换器活性、结构分子活性、核酸结合转录因子活性、受体活性、抗氧化活性。

表 2-2-3　艾纳香花和叶转录组的 Unigene GO 功能分类

本体功能类别	基因功能	基因数量/条	本体功能类别	基因功能	基因数量/条
生物过程	繁殖	1 482	生物过程	定位	4 706
生物过程	多生物过程	1 321	细胞组分	共质体	236
生物过程	发展过程	2 643	细胞组分	病毒体部分	8
生物过程	生物过程的正调控	645	细胞组分	组成细胞器	13 448
生物过程	多细胞生物过程	2 688	细胞组分	细胞部分	18 072
生物过程	细胞过程	21 483	细胞组分	病毒粒子	12
生物过程	生长	640	细胞组分	膜封闭腔	1 554
生物过程	单生物过程	10 493	细胞组分	突触部分	2
生物过程	信号	1 904	细胞组分	神经元突触	2
生物过程	生物过程的负调控	555	细胞组分	细胞外基质成分	1
生物过程	代谢过程	21 459	细胞组分	膜	9 103
生物过程	生物调控	5 482	细胞组分	大分子复合物	5 007
生物过程	免疫系统过程	441	细胞组分	细胞器部分	5 504
生物过程	生殖过程	1 405	细胞组分	细胞外基质	8
生物过程	生物过程调控	5 026	细胞组分	细胞外区域组成	16
生物过程	组织定位	4 597	细胞组分	膜部	4 254
生物过程	细胞组织成分生物合成	3 391	细胞组分	细胞连接	240
生物过程	节律过程	109	细胞组分	拟核	30
生物过程	细胞杀伤	4	细胞组分	细胞	18 072
生物过程	对刺激的反应	6 896	细胞组分	突触部分	2
生物过程	生物黏附	61	分子功能	电子转运体活性	447
生物过程	运动	37	分子功能	蛋白结合转录因子	60

（续）

本体功能类别	基因功能	基因数量/条	本体功能类别	基因功能	基因数量/条
分子功能	连接体	19 243	分子功能	酶调节活性	408
分子功能	转运体活性	2 569	分子功能	分子转换器活性	580
分子功能	蛋白质标签	4	分子功能	结构分子活性	885
分子功能	催化活性	20 770	分子功能	核酸结合转录因子活性	572
分子功能	金属伴侣蛋白活性	5	分子功能	受体活性	202
分子功能	营养盐储层活性	19	分子功能	抗氧化活性	193

②KEGG 代谢途径分类。利用 KEGG 数据库作为参考，依据代谢通路将转录组中的数据分成 111 类，包括生化代谢通路、植物病原体互作、DNA 剪切、植物激素生物合成、苯丙氨酸生物合成、萜类化合物与类固醇类化合物合成、脂类代谢、RNA 降解等，共涉及基因 22 955 条（表 2-2-4）。其中，次生代谢物的生物合成涉及基因 2 158 条，占整体的 9.4%。如黄酮类（包括黄酮、黄酮醇、类黄酮）的基因有 44 条，占总体的 0.192%；萜类（包括单萜、二萜、三萜、倍半萜、萜类化合物骨架）涉及的基因有 201 条，占整体的 0.88%；类胡萝卜素代谢途径中涉及基因有 81 条，占总体的 0.35%。

表 2-2-4　艾纳香花和叶转录组的 Unigene KEGG 代谢途径分类

编号	代谢途径	基因数量/条	代谢途径 ID	编号	代谢途径	基因数量/条	代谢途径 ID
1	丁酸代谢	85	ko04664	23	赖氨酸生物合成	77	ko00300
2	错配修复	68	ko03430	24	组氨酸代谢	81	ko00340
3	光转导	72	ko04745	25	丙氨酸、天冬氨酸、谷氨酸代谢	129	ko00250
4	烟酸与烟酰胺代谢	45	ko00760				
5	蛋白质输出	125	ko03060	26	β-丙氨酸代谢	131	ko00410
6	同源重组	103	ko03440	27	D 谷氨酰胺与 D 氨谷氨酸代谢	9	ko00471
7	碱基切除修复	87	ko03410	28	苯丙氨酸、酪氨酸、色氨酸生物合成途径	95	ko00400
8	嘧啶代谢	267	ko00240				
9	萜类化合物骨架生物合成	103	ko00900	29	氰基氨基酸代谢	95	ko00460
10	倍半萜、三萜生物合成	59	ko00909	30	缬氨酸、亮氨酸、异亮氨酸降解	185	ko00280
11	二萜化合物生物合成	29	ko00904				
12	单萜化合物生物合成	10	ko00902	31	缬氨酸、亮氨酸、异亮氨酸生物合成	35	ko00290
13	嘌呤代谢	343	ko00230				
14	多环芳烃的降解	18	ko00624	32	精氨酸与脯氨酸代谢	206	ko00330
15	果糖和甘露糖代谢	127	ko00051	33	半胱氨酸与甲硫氨酸代谢	171	ko00270
16	泛素介导的蛋白质水解	269	ko04120	34	酪氨酸代谢	103	ko00350
17	氨基酸与核苷酸糖代谢	267	ko00520	35	苯丙氨酸代谢	124	ko00360
18	戊糖与葡萄糖醛酸转换	198	ko00040	36	氨基酸的生物合成	590	ko01230
19	丙酮酸代谢	223	ko00620	37	苯甲酸降解	26	ko00362
20	赖氨酸降解	101	ko00310	38	丙酸代谢	127	ko00640
21	色氨酸代谢	110	ko00380	39	糖酵解途径	283	ko00010
22	甘氨酸、丝氨酸、苏氨酸代谢	130	ko00260	40	光合生物碳固定	153	ko00710

（续）

编号	代谢途径	基因数量/条	代谢途径 ID	编号	代谢途径	基因数量/条	代谢途径 ID
41	光合作用	81	ko00195	77	趋化因子信号通路	76	ko04062
42	磷酸戊糖途径	130	ko00030	78	膦酸盐和膦酸盐的代谢	20	ko00440
43	氧化磷酸化	476	ko00190	79	非同源末端连接	40	ko03450
44	脂肪酸生物合成	67	ko00061	80	植物病原体相互作用	481	ko04626
45	三羧酸循环	189	ko00020	81	生物素代谢	30	ko00780
46	RNA 降解	299	ko03018	82	内吞作用	369	ko04144
47	RNA 转运	507	ko03013	83	核黄素代谢	17	ko00740
48	RNA 聚合酶	82	ko03020	84	玉米素的生物合成	35	ko00908
49	剪接	568	ko03040	85	硫胺素代谢	44	ko00730
50	mRNA 监测途径	408	ko03015	86	氮素代谢	98	ko00910
51	DNA 复制	82	ko03030	87	脂肪酸延长	62	ko00062
52	DNA 胞浆检测	52	ko04623	88	其他多糖降解	24	ko00511
53	亚油酸代谢	42	ko00591	89	内质网中的蛋白质处理	529	ko04141
54	细胞凋亡	70	ko04210	90	类胡萝卜素生物合成	81	ko00906
55	叶酸生物合成	68	ko00790	91	谷胱甘肽代谢	183	ko00480
56	次生代谢产物的生物合成	2 158	ko01110	92	泛酸和辅酶 A 合成	86	ko00770
57	磷脂酰肌醇信号系统	208	ko04070	93	光传导	61	ko04744
58	昼夜节律	20	ko04711	94	ABC 转运	73	ko02010
59	减数分裂	172	ko04113	95	植物激素信号转导	448	ko04075
60	氨酰 tRNA 生物合成	124	ko00970	96	硫辛酸代谢	31	ko00785
61	苯乙烯降解	25	ko00643	97	过氧化物酶体	216	ko04146
62	黏多糖的降解	25	ko00531	98	核苷酸的切除修复	134	ko03420
63	钙信号途径	191	ko04020	99	甘油磷脂代谢	451	ko00564
64	磷酸肌醇代谢	162	ko00562	100	淀粉和蔗糖的代谢	515	ko00500
65	柠檬烯和蒎烯的降解	44	ko00903	101	黄酮和黄酮醇的生物合成	12	ko00944
66	细胞周期	228	ko04110	102	类黄酮的合成	32	ko00941
67	异喹啉类生物碱的合成	45	ko00950	103	油菜素内酯的合成	13	ko00905
68	核糖体	640	ko03010	104	类固醇合成	94	ko00100
69	N 糖链的合成	179	ko00510	105	吲哚生物碱合成	2	ko00901
70	各种类型的 N 种糖链的合成	111	ko00513	106	光合作用天线蛋白	24	ko00196
71	其他类型 O 他聚糖的生物合成	36	ko00514	107	乙醛酸和二羧酸的代谢	139	ko00630
72	维生素 B_6 代谢	20	ko00750	108	咖啡因的代谢	2	ko00232
73	卟啉与叶绿素代谢	84	ko00860	109	硫代谢	56	ko00920
74	真核生物核糖体合成	349	ko03008	110	矿物吸收	35	ko04978
75	不饱和脂肪酸的生物合成	127	ko01040	111	亚麻酸的代谢	69	ko00592
76	植物昼夜节律	110	ko04712				

③COG 功能分类。将艾纳香花和叶的转录组通过 de novo 拼接得到的 Unigene 片段与 COG 数据库进行比对，发现共有 25 596 条 Unigene 可以与 COG 数据库中的基因具有相似性，且较多的单条 Unigene 能够与多种基因相对应，建立了 25 596 条对应关系。艾纳香花和叶转录组中的 Unigene 根据功能大致可分为 25 类（图 2-2-3），并对每一类的基因数量进行统计。结果显示，Unigene 的 COG 功能种类比较全面，涉及大多数的生命活动，仅作为一般功能预测的基因数量最多，有 5 299 条；其次是基因的复制、重组、修复等，涉及的基因达到 2 721 条。其他种类基因的表达丰度也不尽相同，具体种类和数量见表 2-2-5。

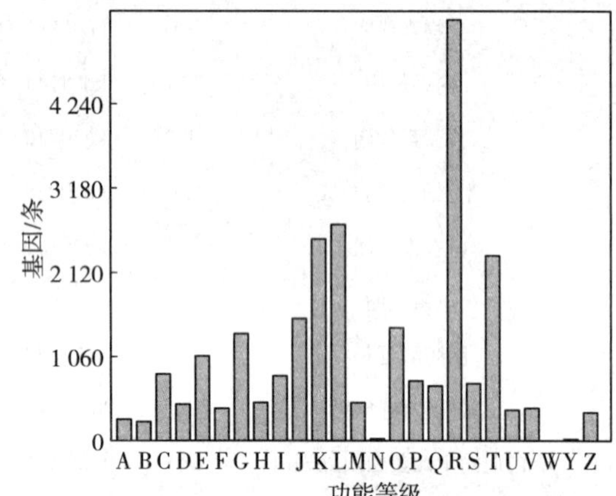

A.核糖核酸加工与修饰
B.染色质结构与动力学
C.能量生产和转换
D.细胞周期调控，细胞分裂，染色体分割
E.氨基酸转运与代谢
F.核苷酸转运与代谢
G.碳水化合物转运与代谢
H.辅酶转运与代谢
I.脂类转运与代谢
J.翻译，核糖体结构和生物合成
K.转录
L.复制，重组和修复
M.细胞壁、膜、膜的发生
N.细胞活力
O.翻译后修饰，蛋白质周转，伴侣
P.无机离子转运与代谢
Q.次生代谢产物的生物合成，运输和代谢
R.一般功能预测
S.功能未知
T.信号转导机制
U.细胞内转运，分泌和小泡运输
V.防御机制
W.胞外结构
Y.核结构
Z.细胞骨架

图 2-2-3　艾纳香花和叶转录组的 Unigene COG 功能分类

表 2-2-5　艾纳香花和叶转录组的 Unigene COG 功能分类

编号	功能分类	基因数量/条
A	核糖核酸加工与修饰	268
B	染色质结构与动力学	234
C	能量生产和转换	844
D	细胞周期调控，细胞分裂，染色体分割	462
E	氨基酸转运与代谢	1 064
F	核苷酸转运与代谢	411
G	碳水化合物转运与代谢	1 340
H	辅酶转运与代谢	484
I	脂类转运与代谢	817
J	翻译，核糖体结构和生物合成	1 543
K	转录	2 538
L	复制，重组和修复	2 721
M	细胞壁、膜、膜的发生	482
N	细胞活力	9
O	翻译后修饰，蛋白质周转，伴侣	1 419
P	无机离子转运与代谢	758
Q	次生代谢产物的生物合成，运输和代谢	692
R	一般功能预测	5 299
S	功能未知	718

（续）

编号	功能分类	基因数量/条
T	信号转导机制	2 332
U	细胞内转运，分泌和小泡运输	386
V	防御机制	412
W	胞外结构	0
Y	核结构	5
Z	细胞骨架	358

4. 结论

通过对艾纳香转录组的统计分析及功能分类，可从次生代谢调控途径中挖掘相关的功能基因及其序列，并直观了解其在代谢通路中的调控位置。通过后期的基因序列验证，及其与活性成分含量的相关性分析，以及对外源诱导因子的响应等研究，揭示艾纳香活性成分代谢途径的调控机制。并对限制性步骤的关键酶基因进行转基因技术研究，增加其表达量，从而提高活性成分的含量。因此，本研究为艾纳香的育种及活性成分含量的提高奠定了坚实的理论基础。

（二）不同激素诱导下艾纳香比较转录组分析

茉莉酸甲酯（methyl jasmonates，MeJA）是一种广泛存在于自然界的植物生长调节剂，在植物损伤信号防御反应中起着重要作用。实验前期采用不同浓度的水杨酸、茉莉酸甲酯、乙烯供体乙烯利等信号物质对艾纳香成熟叶片进行喷雾。前期研究结果表明，1 mmol/L MeJA 对艾纳香成熟叶片中L-冰片的积累效果优于其他信号物质。本研究采用转录组测序技术，对分别喷洒 1 mmol/L MeJA、10 mmol/L MeJA 和去离子水的 3 种艾叶进行序列测定，并与转录组数据进行比较，为其次生代谢途径的分子调控机制奠定了基础。

1. 相关材料

艾纳香供试材料栽培于海南省儋州市的农业农村部儋州热带药用植物种质资源圃，直接对象为长势良好的艾纳香，选择田间生长状况良好的艾纳香单株进行无性繁殖，生长期为 3 个月，获得艾纳香田间表现基本一致的单株。

2. 方法

转录组测序

提取艾纳香总 RNA，检测 RNA 质量，样品检测合格后，通过带有 Oligo（dT）的磁珠富集 mRNA。然后加入碎片缓冲液打断 mRNA，以断裂的 mRNA 为模板，经过用 6 个碱基随机引物合成一链互补脱氧核糖核酸（cDNA），并合成二链 cDNA，再进行末端修复、加 A 尾并连接测序接头以纯化双链 cDNA。根据片段大小对双链 cDNA 进行筛选。最后进行 PCR 扩增，纯化 PCR 产物，得到最终的文库。使用 Agilent 2100 对文库进行检测，对结果进行生物信息学分析。表 2-2-6 为生物信息学分析数据库及软件。

表 2-2-6 生物信息学分析数据库及软件

数据库	软件及参数
NR（NCBI non-redundant protein sequences，NCBI 官方的蛋白序列数据库）	diamond v0.8.22 e-value = $1e^{-5}$，—more-sensitive
NT（NCBI nucleotide sequences，NCBI 官方的核酸序列数据库）	NCBI blast 2.2.28+e-value = $1e^{-5}$
PFAM（Protein family，最全面的蛋白结构域注释的分类系统）	HMMER 3.0 package，hmmscan e-value = 0.01

（续）

数据库	软件及参数
KOG（直系同源基因家族数据库）	diamond v0.8.22 e-value = $1e^{-3}$，—more-sensitive
SWISS-PROT（手动注释和审查的蛋白质序列数据库）	diamond v0.8.22 e-value = $1e^{-5}$，—more-sensitive
KEGG（Kyoto Encyclopedia of Genes and Genomes）	KAAS，KEGG Automatic Annotation Server e-value= $1e^{-10}$
GO（Gene Ontology，一套国际标准化的基因功能描述的分类系统）	Blast2GO v2.5 和自写脚本 e-value = $1e^{-6}$

3. 结果与分析

（1）不同浓度 MeJA 诱导下艾纳香叶片的转录组数据组装及基因功能注释

①转录组数据组装。为探索 MeJA 对艾纳香叶片中萜类合成的调控机理，选择非诱导和诱导条件下艾纳香中成熟叶进行 Illumina 高通量第二代测序以获得转录组。测序产生 7 个原始读数。原始数据为保证后续分析的质量，严格把控净数据（clean data）的筛选标准：首先应去除带接头（adapter）的读数，然后去除占比大于 10%且无法确定碱基信息的读数，再去除质量值 Q≤20 的读数，获得表 2-2-7 的高质量读数，并且所有分析都基于高质量的净数据。样品命名规则：采样时间—诱导浓度，D1-1表示 1.00 mmol/L 诱导后第 1 天（24 h）样品，D2-1 表示 1.00 mmol/L 诱导后第 2 天（48 h）样品，D5-1 表示 1.00 mmol/L 诱导后第 5 天（120 h）样品，D1-10 表示 10.00 mmol/L 诱导后第 1 天（24 h）样品，D2-10 表示 10.00 mmol/L 诱导后第 2 天（48 h）样品，D5-10 表示 10.00 mmol/L 诱导后第 5 天（120 h）样品，每个样品重复 3 次。21 个样品中 Q30 值满足试验标准，样本之间 GC 含量接近，转录组测序的质量较高，取 3 个重复样本的并集进行后续的生物信息分析。

对于无参考基因组，分析序列前采用 Trinity 软件对获得的净读数进行拼接。初步组装产生总共 509 285 个转录本，最小和最大长度分别为 201 bp 和 23 172 bp，并且其中大多数（280 个，106 个）在 200～500 bp，随后是在 501～1 000 bp 的 82 683 个转录本。此外，观察到 68 679 个转录物在 1 001～2 000 bp，77 817 个转录物大于 2 000 bp。平均 989 bp 的转录物长度，N50 为 2 088 bp（表 2-2-7、表 2-2-8、表 2-2-9）。

表 2-2-7　RNA-seq 数据的统计数据

样本	原始读数	净读数	净值	误差/%	Q20/%	Q30/%	GC/%
D1-1-1	47 671 118	47 081 960	7.06G	0.03	97.70	93.65	45.06
D1-1-2	49 427 244	48 806 792	7.32G	0.03	96.85	91.61	45.11
D1-1-3	50 942 130	50 296 998	7.54G	0.03	97.41	93.05	44.85
D1-10-1	48 008 386	47 219 794	7.08G	0.03	97.50	93.25	44.68
D1-10-2	56 054 632	55 178 626	8.28G	0.03	97.53	93.30	45.08
D1-10-3	55 474 222	54 768 820	8.22G	0.03	97.35	92.87	44.01
D2-1-1	54 079 612	53 210 378	7.98G	0.03	97.57	93.41	44.89
D2-1-2	49 979 816	49 185 178	7.38G	0.03	97.55	93.35	44.93
D2-1-3	52 676 460	51 861 690	7.78G	0.03	97.71	93.71	45.48
D2-10-1	52 363 074	51 436 338	7.72G	0.03	97.69	93.66	44.15
D2-10-2	43 512 326	42 763 388	6.41G	0.03	97.48	93.20	44.23
D2-10-3	52 950 582	52 082 340	7.81G	0.03	97.61	93.47	44.21
D5-1-1	46 409 544	45 669 384	6.85G	0.03	97.67	93.60	44.75
D5-1-2	48 040 350	47 144 070	7.07G	0.03	97.66	93.56	44.89

（续）

样本	原始读数	净读数	净值	误差/%	Q20/%	Q30/%	GC/%
D5-1-3	47 588 392	46 520 936	6.98G	0.03	97.62	93.53	44.05
D5-10-1	46 749 308	45 924 944	6.89G	0.03	97.47	93.19	44.54
D5-10-2	51 712 864	50 744 778	7.61G	0.03	97.57	93.41	44.90
D5-10-3	50 408 694	49 516 826	7.43G	0.03	97.41	93.08	44.79
CK-1	45 066 894	44 571 154	6.69G	0.03	97.66	93.58	45.36
CK-2	45 512 560	44 924 094	6.74G	0.03	97.63	93.51	45.01
CK-3	44 748 858	44 059 732	6.61G	0.03	97.51	93.26	44.85

表 2-2-8　转录本拼接长度频数分布

转录本长度间隔	200～500 bp	500～1 000 bp	1 000～2 000 bp	>2 000 bp	合计
转录本数量/个	280 106	82 683	68 679	77 817	509 285
单基因数量/个	52 997	67 941	68 452	77 788	267 178

表 2-2-9　转录本拼接长度分布表

单位：bp

	最小长度	平均长度	中间长度	最大长度	N50	N90	总核酸长度
转录本	201	989	435	23 172	2 088	336	503 730 767
单基因	201	1 602	435	23 172	2 460	748	427 965 433

②基因功能注解。艾纳香转录组数据与数据库比对结果如表 2-2-10 所示，通过 BLAST 搜索（E 值≤10^{-5}），267 178 条 unigene 被分别比对到 NR（NCBI 非冗余蛋白质序列）、NT（NCBI 非冗余核苷酸序列）、PFAM（蛋白质家族）、KOG（蛋白质的直系同源群集）、SWISS-PROT（手动注释和评论的蛋白质序列数据库）、KO（KEGG Ortholog 数据库）和 GO（Gene Ontology）数据库，7 个数据库中，被注释的比例为 23.47%～65.36%。

表 2-2-10　基因注释成功率统计

数据库	基因数量/条	注释成功率/%
NR 注释	152 200	56.96
NT 注释	89 958	33.66
KO 注释	62 720	23.47
SWISS-PROT 注释	119 494	44.72
PFAM 注释	121 156	45.34

（续）

数据库	基因数量/条	注释成功率/%
GO 注释	121 156	45.34
KOG 注释	45 533	17.04
在所有数据库中都注释的数目	24 037	8.99
至少在 1 个数据库中注释的数目	174 629	65.36
总基因数	267 178	100

在 NR 数据库中，对不同植物物种之间同源性的进一步分析，如图 2-2-4 所示，在艾纳香中 13.6%的注释序列与葡萄（*Vitis vinifera*）的序列相似，其次是芝麻（*Sesamum indicum*，7%），中果咖啡（*Coffea canephora*，6.5%），美花烟草（*Nicotiana sylvestris*，4.1%）和茸毛烟草（*Nicotiana tomentosiformis*，4.0%）。基于 NR 和 PFAM 两部分的蛋白注释结果进行 GO 分类。经过 GO 数据库比对后（图 2-2-5），共有 666 086 条 unigene 序列被归类到三大本体中，其中 198 296 条 unigene 被显著匹配到细胞组分（cellular component）功能类别，148 057 条 unigene 被显著匹配到分子功能（molecular function）类别，319 733 条 unigene 被显著匹配生物过程（biological process）功能类别。在细胞组分本体中，占比最大的条目是“细胞”类基因（cell）（38 078 条）和“细胞组分”类基因（cell part）（38 078 条）。在分子功能类别中，两个最丰富的是“结合”类基因（binding）（66 829 条）和“催化活性”类基因（catalytic activity）（56 157 条）。在生物过程域中，3 个最常见的类别是“细胞过程”类基因（cellular process）（71 601 条）、“代谢过程”类基因（metabolic process）（66 542 条）和“单一生物过程”类基因（single-organism process）（52 263 条）。

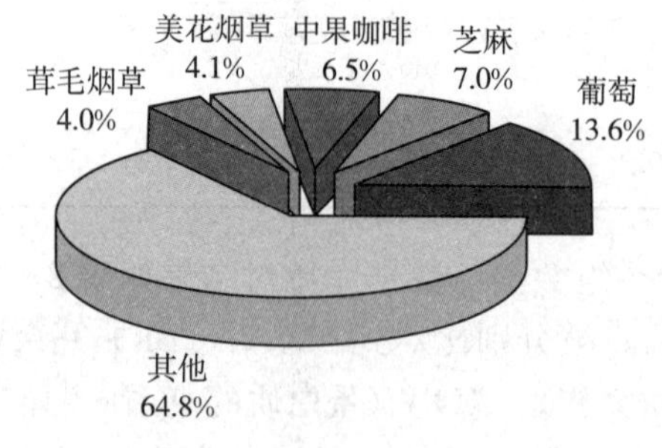

图 2-2-4　物种同源性分布

为进一步分析艾纳香转录组中单基因簇（unigenes）的功能，进行 KOG 功能分类分析（图 2-2-6）。KOG 注释成功的 unigenes 按 KOG 的途径分类为 25 个途径。“翻译后修饰，蛋白质周转，伴侣”（posttranslational modification，protein turnover，chaperones）这一途径包含最高丰度的 6 248 条 unigenes，其次是“翻译，核糖体结构和生物合成”（translation，ribosomal structure and biogenesis，5 963 条），2 383 条 unigenes 与“转录”（Transcription）有关。在 KO 注释基因后，为了鉴定富含艾纳香的生物途径，将注释的 unigenes 映射到 KEGG 数据库的途径中，如图 2-2-7 所示，根据参与的 KEGG 代谢途径将 unigenes 分到细胞过程（cellular processes），环境信息处理（environmental information processing），遗传信息处理（genetic information processing），代谢（metabolism），有机系统（organismal systems）五大类的 19 个途径中，共鉴定了 62 720 条 unigenes，最丰富类别为代谢类。这些注释和分类为艾纳香中特定途径如 *l*-龙脑等生物合成途径的调查提供了资源。

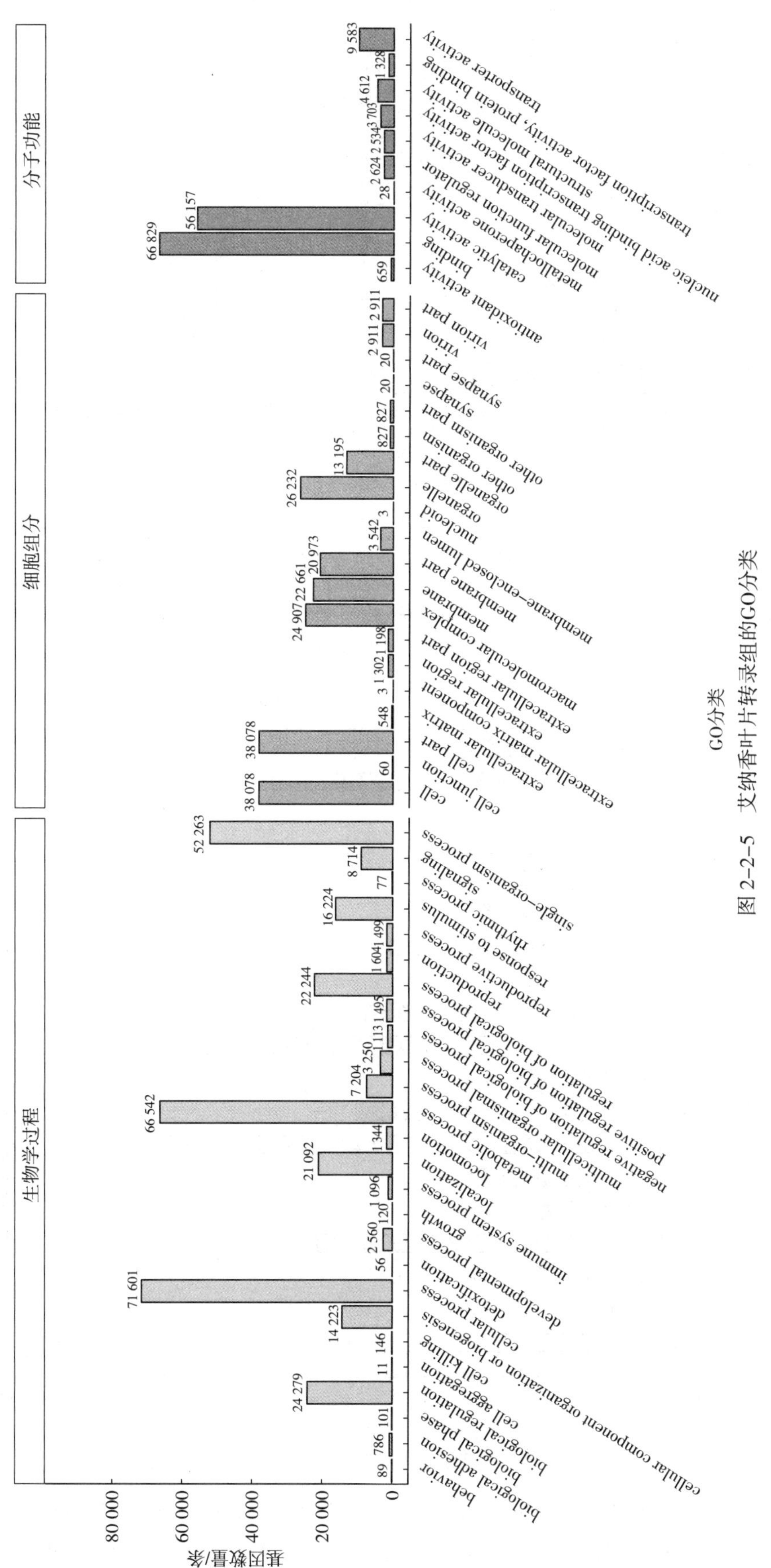

图 2-2-5　艾纳香叶片转录组的GO分类

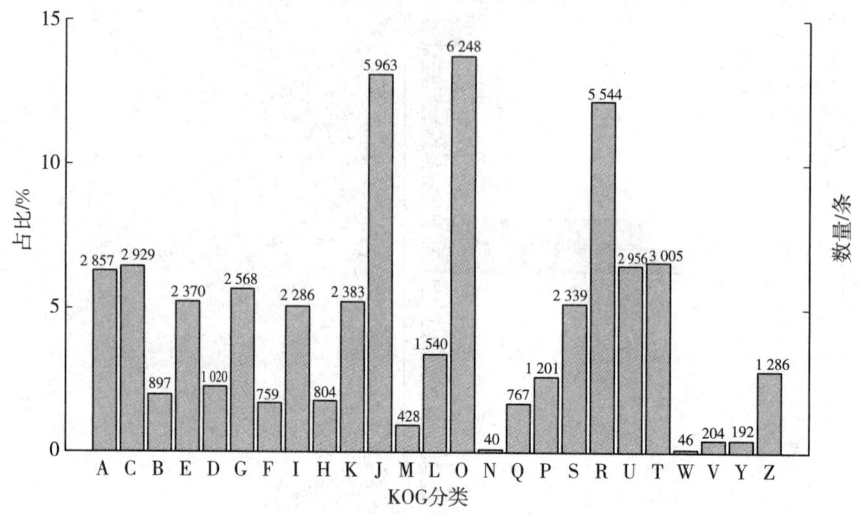

图 2-2-6　艾纳香叶片转录组的 KOG 分类

A. 核糖核酸加工与修饰　B. 染色质结构与动力学　C. 能量生产和转换　D. 细胞周期调控，细胞分裂，染色体分割　E. 氨基酸转运与代谢　F. 核苷酸转运与代谢　G. 碳水化合物转运与代谢　H. 辅酶转运与代谢　I. 脂类转运与代谢　J. 翻译，核糖体结构和生物合成　K. 转录　L. 复制，重组和修复　M. 细胞壁、膜、膜的发生　N. 细胞活力　O. 翻译后修饰，蛋白质周转，伴侣　P. 无机离子转运与代谢　Q. 次生代谢产物的生物合成，运输和代谢　R. 一般功能预测　S. 功能未知　T. 信号转导机制　U. 细胞内转运，分泌和小泡运输　V. 防御机制　W. 胞外结构　Y. 核结构　Z. 细胞骨架

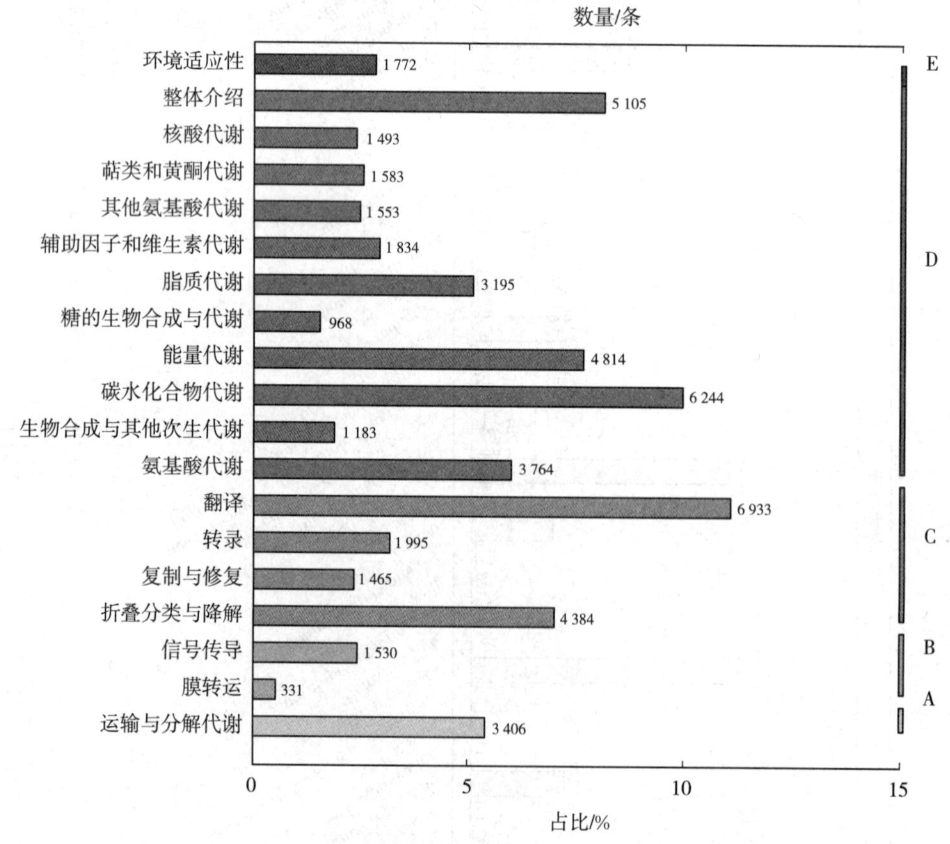

图 2-2-7　艾纳香叶片转录组的 KEGG 分类

③SSR 分析。采用 MISA（1.0 版，默认参数）对基因进行 SSR 检测，结果如表 2-2-11 所示：经鉴定得 SSR 以单核苷酸和二核苷酸重复为主，分别占 SSR 位点总数（SSRs）的约 54.24%

（66 861个），21.32%（26 316 个）；较少的重复为五核苷酸，仅有 215 个，占位点总数的 0.18%。

表 2-2-11　艾纳香基因组中 SSR 位点信息

SSr 类型	数量/个	占比/%	主要类型
单核苷酸	66 861	54.24	A/T
二核苷酸	26 316	21.32	AG/CT
三核苷酸	13 923	11.27	AAG/CTT，AGG/CCT
四核苷酸	1 319	1.07	AAAC/GTTT，AAAG/CTTT，AAAT/ATTT
五核苷酸	215	0.18	AAAAG/CTTTT，AAAAT/ATTTT，AAACC/GGTTT
六核苷酸	477	0.37	ACTCAG/AGTCTG，AGAGGG/CCCTCT，ACACGG/CCGTGT
复合型	14 384	11.65	—

（2）基于转录组分析挖掘艾纳香单萜合成相关基因

①茉莉酸甲酯（MeJA）诱导艾纳香叶片的基因差异表达。对基因表达水平分析中得到的 readcount 数据进行差异表达分析。对于有生物学重复的样品，采用 DESeq2 进行分析，筛选阈值为 $padj<0.05$ 且 $|\log2FoldChange|>1$：获得在不同浓度 MeJA 处理下艾纳香叶片中差异表达基因（differential expression gene，DEG）（图 2-2-8A）。

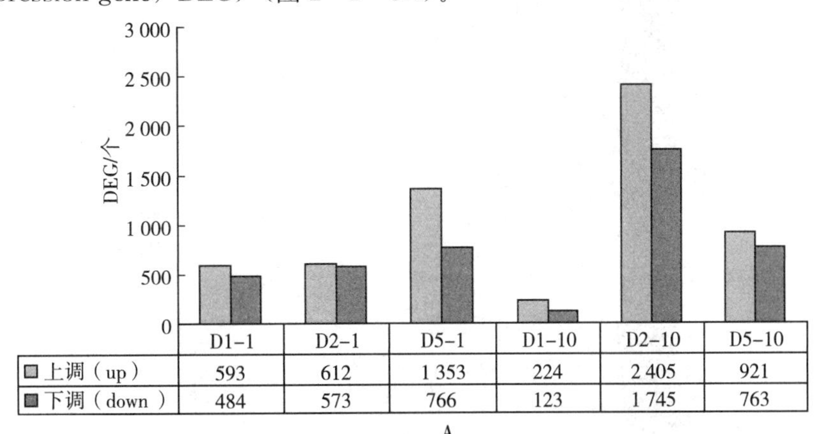

A

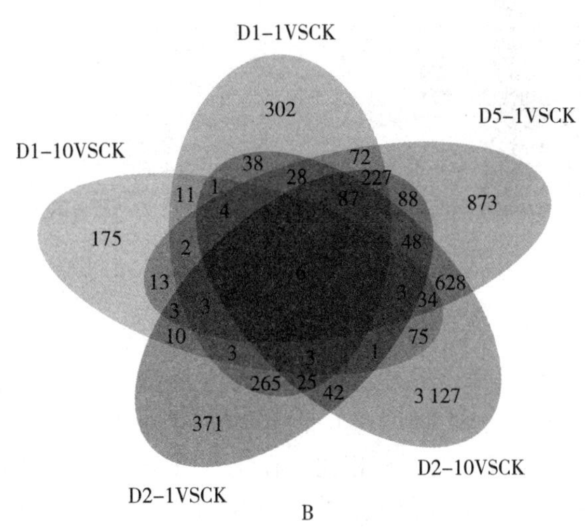

B

图 2-2-8　艾纳香转录本的差异表达分析

A 表示与 CK 相比，每种样品中上调和下调的转录物的显著数量　B 为不同浓度 MeJA 处理艾纳香中 DEG 数量的维恩图

与CK相比，在1 mmol/L MeJA处理下的艾纳香叶片中，诱导24 h后，有1 077个DEG，随着时间的推移，到48 h，有1 185个DEGs，然后到120 h，DEG有2 119个，在这3个时间点，上、下调的DEG分别为593个和484个，612个和573个，1 353个和766个；与所有其他5个样品相比，在10 mmol/L MeJA处理下的艾纳香叶片中，在24、48、120 h 3个时间点，DEG分别为347、4 150、1 684个，其中上、下调的基因分别为224个和123个，2 405个和1 745个，921个和763个。由此可见，与对照CK相比，外源高浓度的MeJA对艾纳香叶片的影响大于低浓度的，能引起更多的基因差异表达，这可能与高浓度抑制艾纳香萜类合成有关。此外，如果其DEG读数仅来自单个处理样本，将定义为具有对MeJA处理的特异性表达。总共4 848个DEG特异性表达，302、175，873、3 127个DEG分别来自不同浓度MeJA处理相同采样时间和同一浓度处理不同采样时间的样品（图2-2-8B）。

②差异基因表达水平聚类分析。此外，为了研究差异不同MeJA诱导条件下的动态表达，使用标准化读数计数进行层次聚类分析。全部4 848个DEG用于转录本丰度的层次聚类分析。聚类分析表明，同一浓度处理不同采样时间和不同浓度处理同一采样时间显示出不同的基因表达水平，浓度越高且采样时间越早与其他样本的差异是最大的（图2-2-9）。

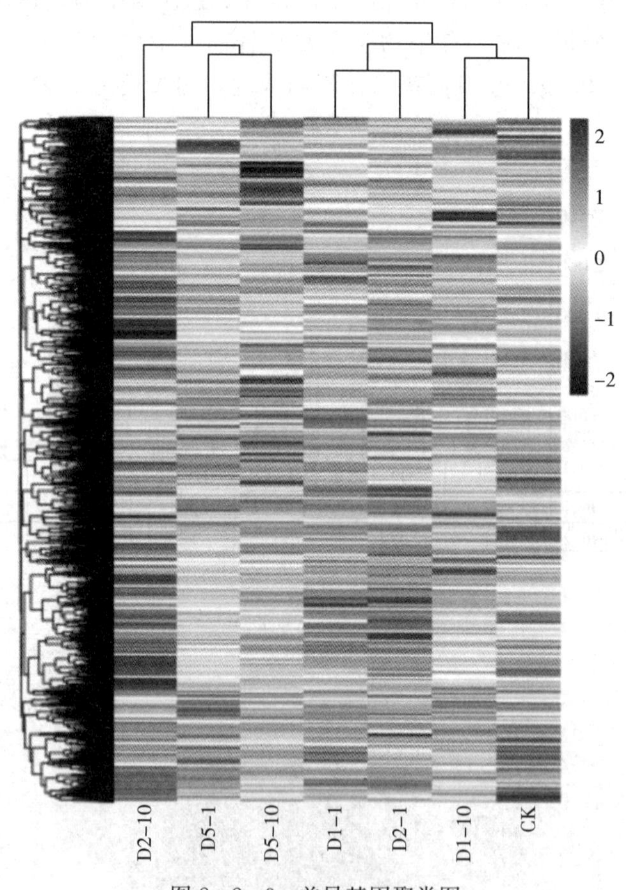

图2-2-9 差异基因聚类图

③差异基因GO富集分析。为了更好地对差异表达基因（DEG）的功能进行研究，对D1-1、D2-1、D5-1、D1-10、D2-10和D5-10 6个样本与CK比较，DEG根据上调或下调分开分别进行富集分析。如图2-2-10可知：与CK相比，在1.00 mmol/L MeJA处理下，24 h（D1-1）和48 h（D2-1）有DEG，但无显著富集结果；在120 h（D5-1）时，DEG有显著富集结果，主要功能分布在生物学过程和分子功能两大类中（图2-2-10D），GO富集将其DEG的功能分为参与葡萄糖分解代谢过程（glucose catabolic process）和已糖分解代谢过程（hexose catabolic process）以及

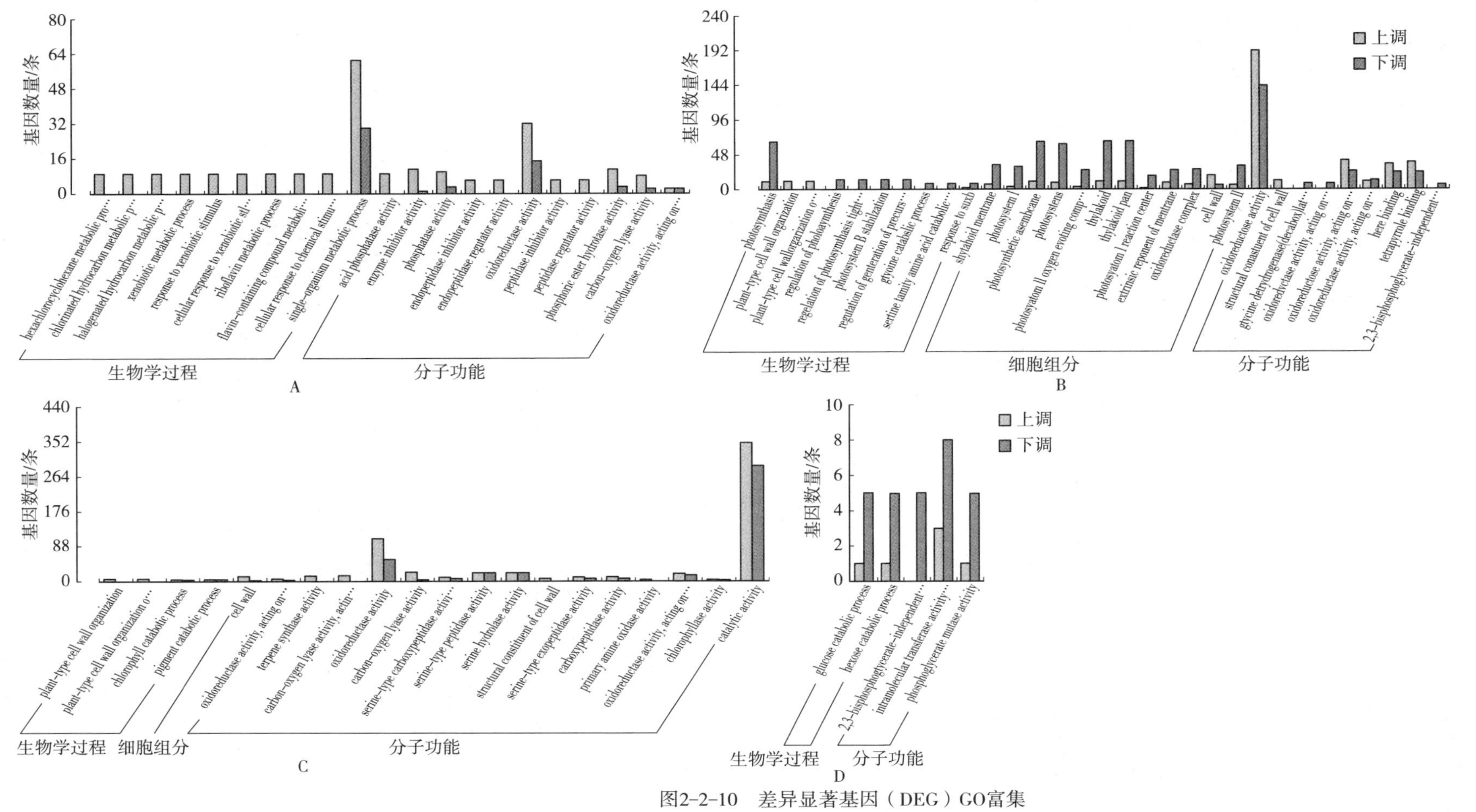

图2-2-10　差异显著基因（DEG）GO富集

A. D1-10 VS CK　B. D2-10 VS CK　C. D5-10 VS CK　D. D5-1 VS CK

注：A的横坐标从左到右依次为六氯环己烷代谢过程、氯化烃类代谢过程、卤代烃类代谢过程、异源物种代谢过程、外源应激反应、细胞对外源性刺激的反应、核黄素代谢过程、含黄素化合物代谢过程、细胞对化学刺激的反应、单体代谢过程、酸性磷酸酶活性、酶抑制剂活性、磷酸酶活性、内肽酶调节活性、氧化还原酶活性、肽酶抑制剂活性、肽酶调节活性、磷酸酯水解酶活性、碳氧裂解酶活性、氧化还原酶活性；B的横坐标从左到右依次为光合作用、植物型细胞壁组织、型细胞壁组织和生物发生、光合作用调节、光合作用的光周期调节、Ⅱ型光合作用稳定、前体生成的调节、甘氨酸分解代谢过程、丝氨酸锑氨基酸分解代谢、生长素反应、类囊体膜、光系统Ⅰ、光合膜、光系统、光系统Ⅱ出氧复合体、类囊体、类囊体部分、光系统Ⅰ反应中心、膜的外在成分、氧化还原酶复合体、细胞壁、光系统Ⅱ、氧化还原酶活性、细胞壁的结构成分、甘氨酸脱氢酶、作用于配对供体的氧化还原酶活性、作用于过氧化物的氧化还原酶活性、氧化还原酶作用于醛的活性、血红素结合、四吡咯绑定、2,3-二磷酸甘油酸非依赖性磷酸甘油酸变异酶；C的横坐标从左到右依次为植物型细胞壁组织、细胞壁糖蛋白、叶绿素分解代谢过程、色素分解代谢过程、细胞壁、氧化还原酶活性作用于供体CH-OH基团、萜烯合成酶活性、作用于磷酸盐的碳氧裂解酶活性、氧化还原酶活性、碳氧裂解酶活性、丝氨酸型羧肽酶活性、丝氨酸水解酶活性、细胞壁的结构成分、丝氨酸型外肽酶活性、羧肽酶的活动、伯胺氧化酶活性、氧化还原酶作用于NAD的活性、叶绿素酶活性、催化活性；D的横坐标从左到右依次为葡萄糖分解代谢过程、己糖分解代谢过程、2,3-二磷酸甘油酸非依赖性磷酸甘油酸变异酶、分子内转移酶活性、磷酸甘油酸变异酶活性。

2,3-二磷酸甘油酸独立的磷酸甘油酸变位酶活性功能（2,3-bisphosphoglycerate-independent phosphogly-cerate mutase activity）、分子内转移酶活性功能（intramolecular transferase activity）、磷酸甘油酸变位酶活性功能（phosphoglycerate mutase activity）。与 CK 相比，在 10.00 mmol/LMeJA 处理下，24 h（D1-10）、48 h（D2-10）和 120 h（D5-10），DEG 有显著富集结果，主要分布在生物学过程、细胞成分、分子功能三大类中。其中 D1-10 VS CK 分布最多差异表达基因功能是生物学过程中的参与单一生物代谢过程（single-organism metabolic process）和分子功能中的氧化还原酶活性功能（oxidoreductase activity）；D2-10 VS CK 分布最多差异表达基因功能是分子功能中的氧化还原酶活性功能（oxidoreductase activity）；而 D5-10 VS CK 分布最多差异表达基因功能是分子功能中的催化活性功能（catalytic activity）。总体来看通过对艾纳香比较转录组的 GO 富集，发现经过 MeJA 处理后基因在代谢途径中的变化（上、下调），寻找到相应代谢通路中的调控位置，进而能够发现 MeJA 处理对艾纳香次生代谢调控，挖掘其萜类途径中功能基因及其序列。

④艾纳香萜类代谢途径分析。艾纳香转录组数据在 KEGG 数据库中比对 4 条萜类代谢通路，分别是：萜类骨架代谢途径，编号为 Ko00900；倍半萜与三萜代谢途径，编号为 Ko00909；二萜代谢途径，编号为 Ko00904；单萜代谢途径，编号为 Ko00902。对 D1-1、D2-1、D5-1、D1-10、D2-10 和 D5-10 这 6 个样本和 CK 比较，找到 KEGG 途径中的上、下调基因，如表 2-2-12 所示：不同处理组中的上、下调基因不同，主要的上调基因为 1-脱氧-D-木酮糖-5-磷酸合酶，下调基因为（+）-新薄荷醇脱氢酶。

表 2-2-12　艾纳香萜类生物合成中上、下调基因信息

代谢途径	主要的基因（上调/下调）		
	D1-1 VS CK	D2-1 VS CK	D5-1 VS CK
萜类代谢	上调：1-脱氧-D-木酮糖-5-磷酸合酶、醛脱氢酶（NAD+）、牻牛儿基焦磷酸合成酶、萜类合酶	上调：1-脱氧-D-木酮糖-5-磷酸合酶、二磷酸多糖聚丙二酯合酶、贝壳杉烯合酶、牻牛儿基焦磷酸合成酶、萜类合酶 下调：（+）-新薄荷醇脱氢酶	上调：1-脱氧-D-木酮糖-5-磷酸合酶、法尼基焦磷酸合酶、芳樟醇合成酶、醛脱氢酶（NAD+） 下调：法尼基焦磷酸合酶、（+）-新薄荷醇脱氢酶
代谢途径	主要的基因（上调/下调）		
	D1-10 VS CK	D2-10 VS CK	D5-10 VS CK
萜类代谢	上调：芳樟醇合成酶、牻牛儿基焦磷酸合成酶、萜类合酶、脱落醛氧化酶、黄毒素脱氢酶 下调：1-脱氧-D-木酮糖-5-磷酸还原异构酶	上调：1-脱氧木酮糖-5-磷酸还原异构酶、法尼基焦磷酸合酶、Ⅲ型基二磷酸合成酶、芳樟醇合成酶醛脱氢酶（NAD+）、2-β-赤霉素双加氧酶、香叶基芳樟醇合成酶 下调：（+）-新薄荷醇脱氢酶、醛脱氢酶（NAD+）、贝壳杉烯氧化酶	上调：1-脱氧-D-木酮糖-5-磷酸合酶、法尼基焦磷酸合酶、（3S）-芳樟醇合成酶、醛脱氢酶（NAD+） 下调：4-羟基-3-2-1-甲基二磷酸还原酶、（+）-新薄荷醇脱氢酶、贝壳杉烯氧化酶

4. 结论

以最适浓度 1.00 mmol/L 和抑制浓度 10.00 mmol/L 诱导艾纳香植株，选择 3 个不同时段（24、48、120 h）的叶片进行比较转录组测序，以去离子水为对照（CK）。组装得到 509 285 个转录本，拼接后得到 267 178 个 unigene，与 7 个数据库进行比对。通过对艾纳香比较转录组数据分析，从 KEGG 代谢调控中找到与萜类代谢相关的代谢调控通路，并挖掘到 4 个单萜合酶。

二、艾纳香药用成分生物合成途径分析

（一）艾纳香萜类物质生物合成途径分析

基于艾纳香的转录组信息，将艾纳香的转录组数据在 KEGG 数据库中进行检索比对，找到并进一步梳理了艾纳香中萜类物质的生物合成途径。对艾纳香中萜类物质合成的具体步骤进行具体分析，对位到每一个反应步骤的催化酶。将艾纳香转录组的基因信息与酶的表达合成联系起来，有望在将来从分子水平对艾纳香萜类代谢的过程进行调控，提高艾纳香萜类活性物质的生物合成量，从而增大艾纳香的药用价值。

1. 材料

艾纳香供试材料栽培于海南省儋州市的农业农村部儋州热带药用植物种质资源圃中，选取材料为艾纳香长势良好的花和叶。

2. 方法

用总 RNA 提取试剂盒提取艾纳香花和叶的总 RNA，送样到上海美吉生物工程技术服务有限公司进行转录组测序。基于转录组测序信息以及 KEGG 数据库比对结果，对艾纳香的萜类代谢进行整理与分析。

3. 结果与分析

（1）代谢途径与涉及基因

转录组数据比对结果显示，在 KEGG 数据库中比对分析之后，艾纳香中与萜类相关的代谢通路有 4 条，分别是：萜类骨架代谢途径，编号为 Ko00900，艾纳香转录组中与之相关的基因有 103 条；单萜代谢途径，编号为 Ko00902，艾纳香转录组中与之相关的基因有 10 条；二萜代谢途径，编号为 Ko00904，艾纳香转录组中与之相关的基因有 29 条；倍半萜与三萜代谢途径，编号为 Ko00909，艾纳香转录组中与之相关的基因有 59 条（表 2－2－13）。

表 2－2－13　艾纳香萜类代谢途径与相关基因

代谢途径	途径编号	基因数量/条
萜类骨架代谢	Ko00900	103
单萜代谢	Ko00902	10
二萜代谢	Ko00904	29
三萜与倍半萜代谢	Ko00909	59

（2）萜类骨架生物合成途径分析

香叶基焦磷酸合成酶（GPPS）催化一分子异戊烯焦磷酸（IPP）和一分子二甲烯丙基焦磷酸（DMAPP）合成香叶基焦磷酸（GPP），香叶基焦磷酸又被称为牻牛儿基焦磷酸。GPP 与单萜的生物合成密切相关，芳樟醇合酶催化 GPP 生成芳樟醇，在芳樟醇的基础上合成一系列单萜化合物。法尼基焦磷酸合酶（FPPS）催化 GPP 生成法尼基焦磷酸（FPP），FPP 又在香叶基香叶基焦磷酸合酶（GGPPS）的催化下合成了香叶基香叶基焦磷酸（GGPP）。萜类骨架生物合成途径见图 2－2－11。

萜类骨架生物合成途径中，甲羟戊二酸单酰 CoA、5－焦磷酸甲羟戊酸、异戊烯焦磷酸（IPP）、二甲烯丙基焦磷酸（DMAPP）等物质都是代表性的关键物质，这些物质的合成对萜类物质的代谢影响巨大。关键物质的化学结构见表 2－2－14。

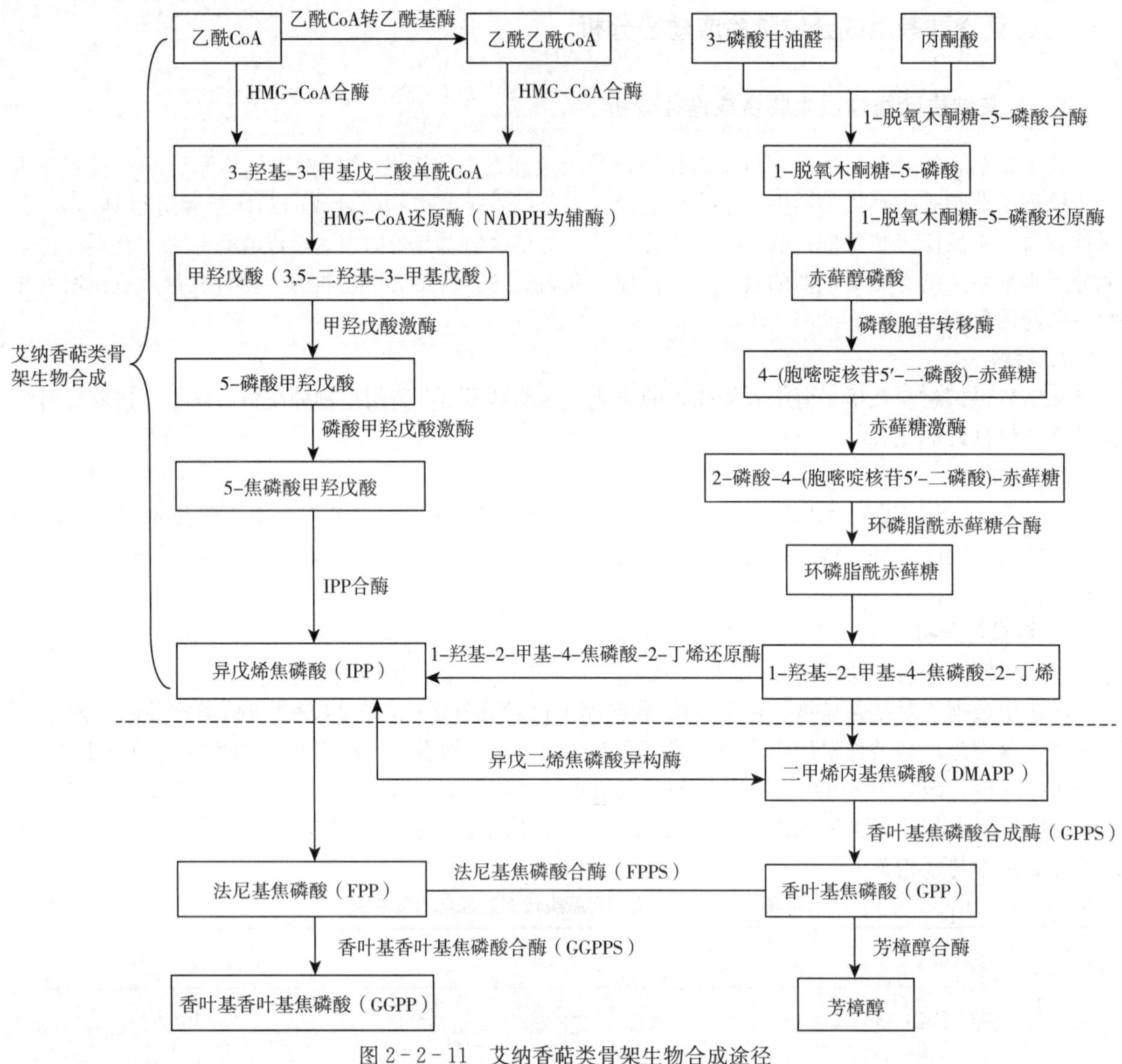

图 2-2-11　艾纳香萜类骨架生物合成途径

表 2-2-14　艾纳香萜类骨架生物合成关键物质的化学结构

物质名称	催化酶	化学结构
3-羟基-3-甲基戊二酸单酰 CoA	HMG-CoA 合酶	
甲羟戊酸（3,5-二羟基-3-甲基戊酸）	HMG-CoA 还原酶	
异戊烯焦磷酸（IPP）	IPP 合酶	
二甲烯丙基焦磷酸（DMAPP）	异戊二烯焦磷酸异构酶	

（续）

物质名称	催化酶	化学结构
1-脱氧木酮糖-5-磷酸	1-脱氧木酮糖-5-磷酸合酶	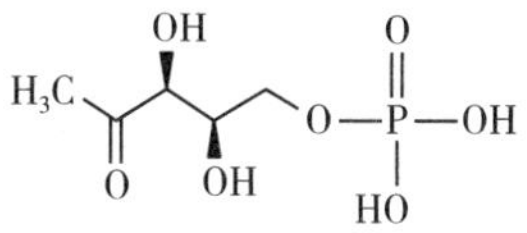
4-（胞嘧啶核苷 5′-二磷酸）-赤藓糖	磷酸胞苷转移酶	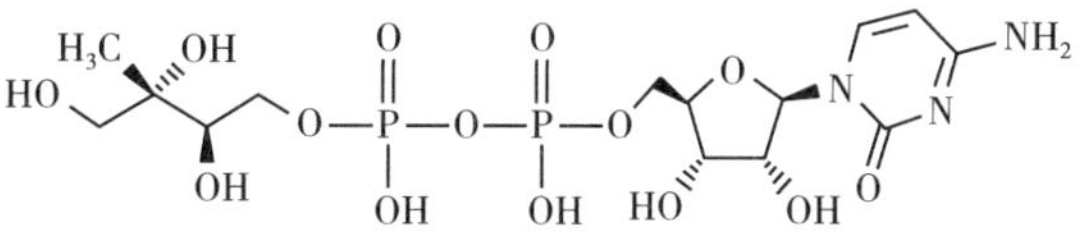
香叶基焦磷酸（GPP）	香叶基焦磷酸合成酶（GPPS）	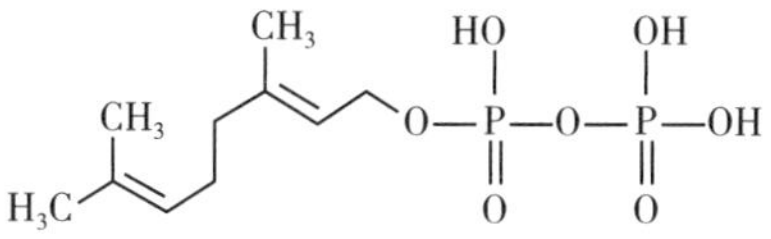
法尼基焦磷酸（FPP）	法尼基焦磷酸合酶（FPPS）	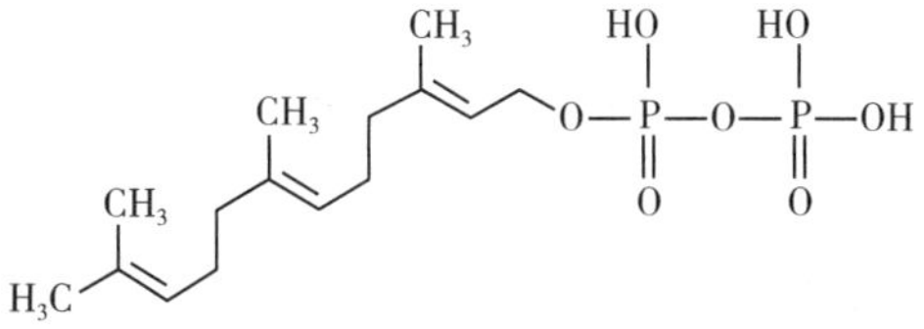
香叶基香叶基焦磷酸（GGPP）	香叶基香叶基焦磷酸合酶（GGPPS）	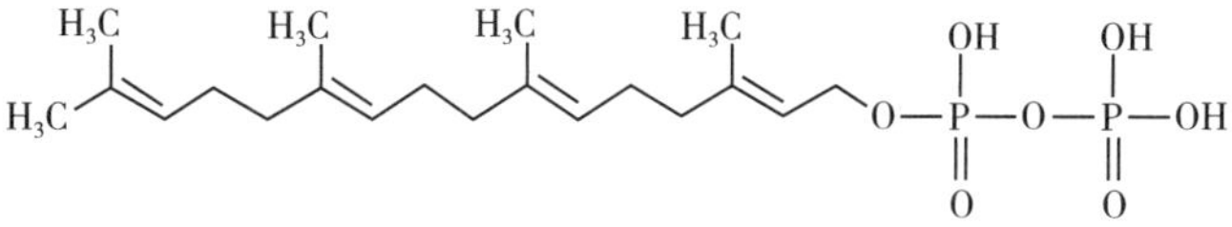

（3）单萜生物合成途径分析

单萜是指由二分子异戊二烯聚合而成的萜类化合物及其含氧衍生物。

本次分析显示在艾纳香中与单萜合成相关的基因最少，仅有 10 条基因在 KEGG 数据库中比对上，可以推测艾纳香萜类物质中单萜所占的比重较小。单萜类物质是萜类家族中结构相对简单的物质，单萜类物质一般的特点是分子量较小、种类较多。因此导致催化单萜类物质合成的酶在催化活性上的专一性较低，其专一性不如催化其他结构复杂的高级萜类合成的酶高。单萜合酶在不同的植物种类中催化合成的单萜类物质种类差别较大，这也体现了单萜类物质在不同植物中的个性差异。艾纳香中主要的单萜类物质及其化学结构见表 2-2-15。

表 2-2-15　艾纳香中主要单萜类物质及其化学结构

物质名称	化学结构
l-龙脑	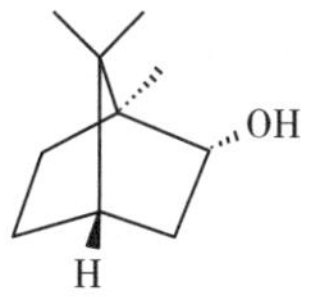
异龙脑	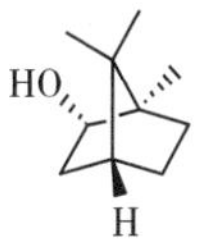

（续）

物质名称	化学结构
柠烯	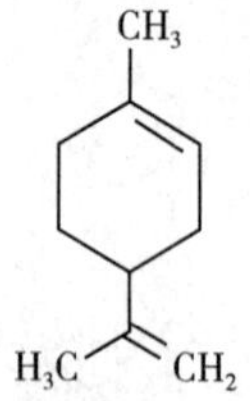
蒎烯	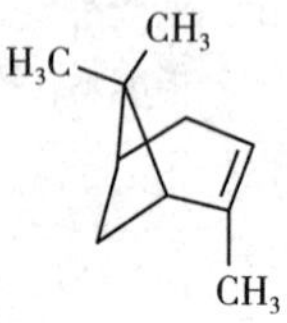
菊油环酮	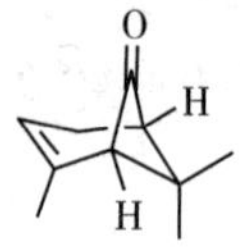
反-氧化芳樟醇	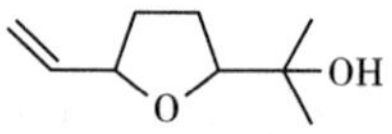
右旋樟脑	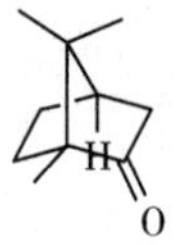
芳樟醇	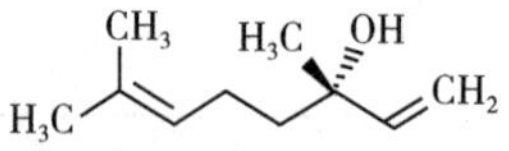

（4）二萜生物合成途径分析

二萜是含有 4 个异戊二烯单位的萜类化合物。香叶基香叶基焦磷酸合酶（GGPPS）催化法尼基焦磷酸合成的香叶基香叶基焦磷酸（GGPP）与二萜的生物合成关系密切，合成的二萜类化合物主要是赤霉素（GA），GA 是高等植物体内广泛存在的植物激素，化学结构属于二萜类酸，是植物体内极为重要的一类二萜化合物。艾纳香二萜的生物合成途径见图 2-2-12，关键物质的化学结构见表 2-2-16。

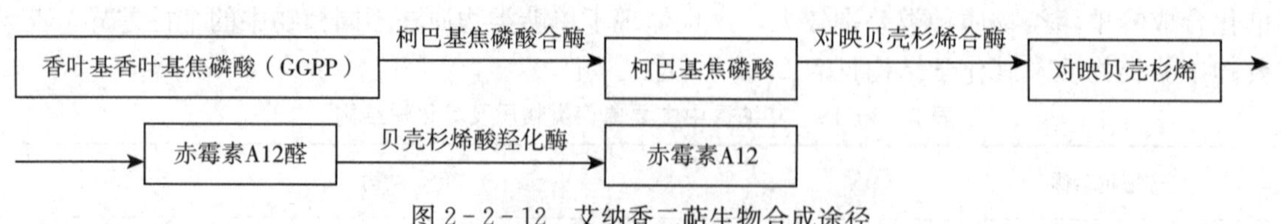

图 2-2-12　艾纳香二萜生物合成途径

表 2-2-16　艾纳香二萜生物合成途径中关键物质的化学结构

物质名称	催化酶	化学结构
柯巴基焦磷酸	柯巴基焦磷酸合酶	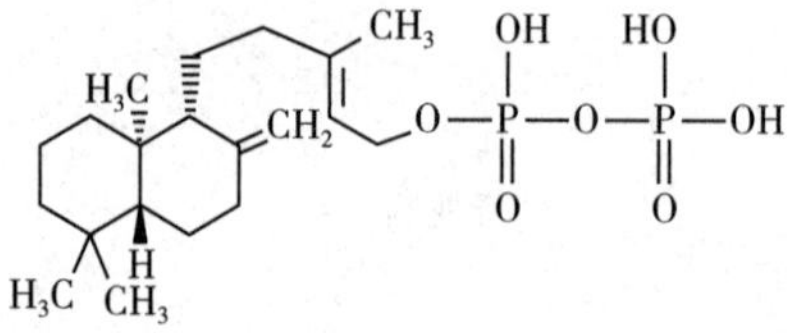

（续）

物质名称	催化酶	化学结构
对映贝壳杉烯	对映贝壳杉烯合酶	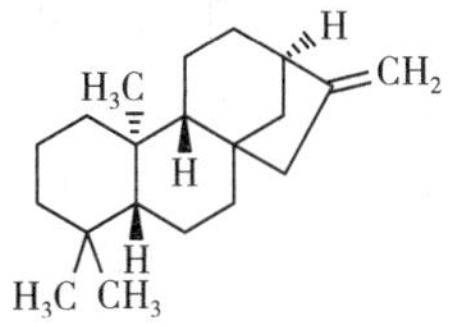
赤霉素 A12	贝壳杉烯酸羟化酶	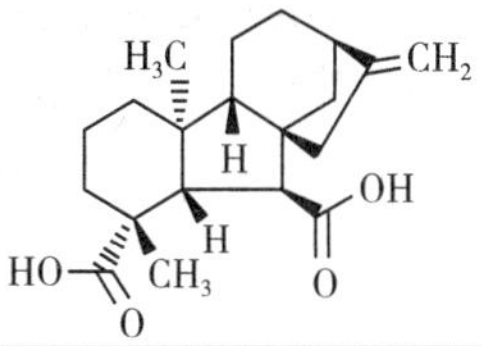

注：赤霉素（GA）是一大类物质，已经发现的赤霉素有 38 种，相互之间具有同样的基本结构，仅因局部化学基团的修饰造成彼此的差异。此处以赤霉素 A12 的结构作为代表。

（5）三萜与倍半萜生物合成途径分析

三萜由 30 个碳原子构成基本碳架，大多数可看作由 6 个异戊二烯单体联结而成；倍半萜是指分子中含 15 个碳原子的天然萜类化合物。法尼基焦磷酸（FPP）与三萜、倍半萜生物合成密切相关，FPP 在法尼酰二磷酸酯法尼酰基转移酶的催化下合成原角鲨烯二磷酸、鲨烯，鲨烯又在鲨烯单加氧酶的催化下合成环氧角鲨烯，鲨烯和环氧角鲨烯能够转化为各种三萜、倍半萜类化合物。生物合成途径见图 2－2－13，关键物质化学结构见表 2－2－17。

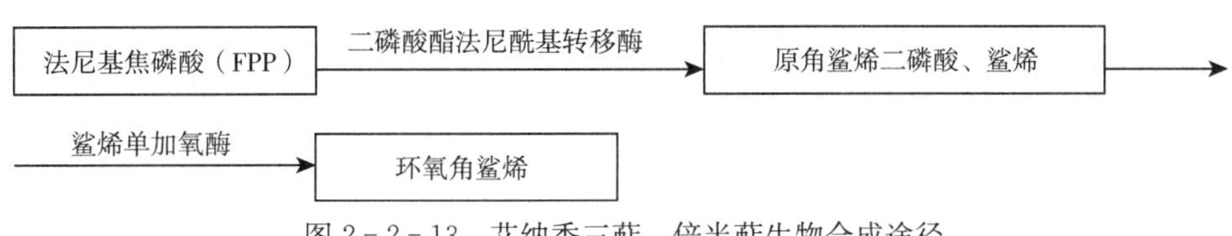

图 2－2－13 艾纳香三萜、倍半萜生物合成途径

表 2－2－17 艾纳香三萜、倍半萜生物合成途径中关键物质的化学结构

物质名称	催化酶	化学结构
原角鲨烯二磷酸	法尼酰二磷酸酯法尼酰基转移酶	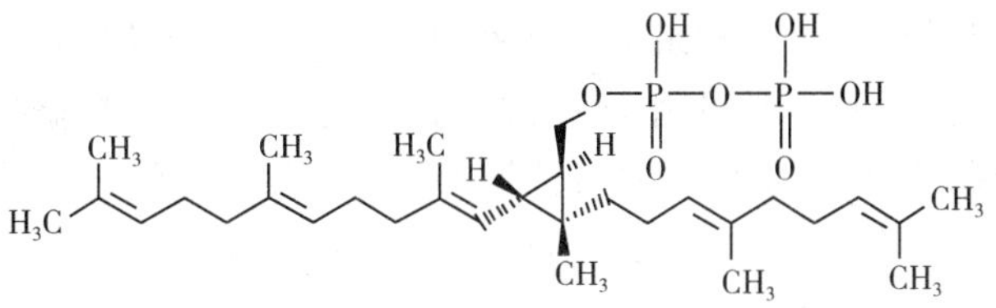
鲨烯	法尼酰二磷酸酯法尼酰基转移酶	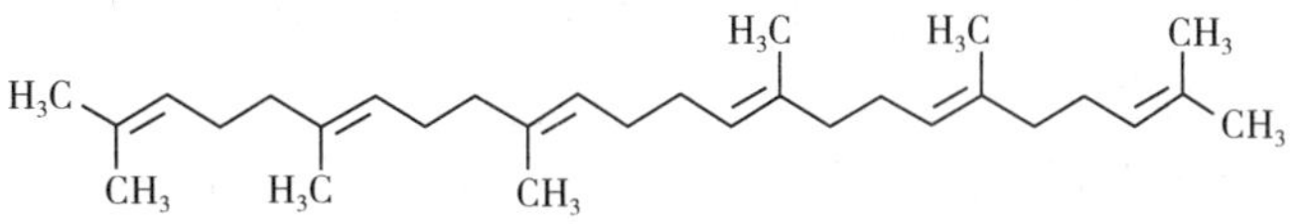
环氧角鲨烯	鲨烯单加氧酶	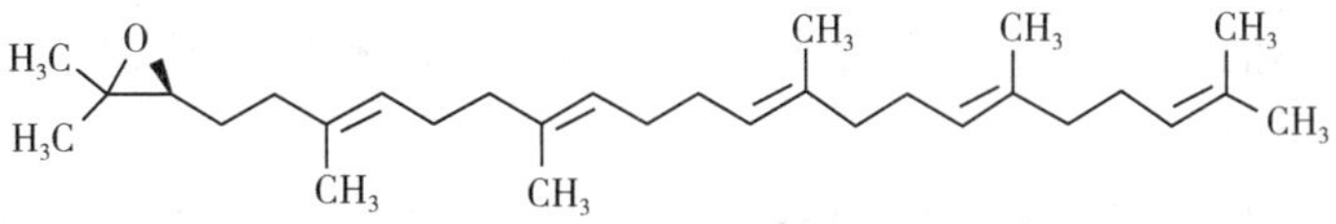

（6）艾纳香萜类生物合成途径中的关键酶分析

在1-脱氧木酮糖-5-磷酸途径中，1-脱氧木酮糖-5-磷酸合酶是研究得相对较多的酶，它以维生素 B_1 作为辅酶，催化丙酮酸与3-磷酸甘油醛缩合形成1-脱氧木酮糖-5-磷酸，它也是在植物萜类合成途径中相对重要的一个酶。

在甲羟戊酸途径中，甲羟戊酸是在HMG-CoA还原酶的催化下合成的，是萜类合成重要的调控位点。HMG-CoA还原酶是一个基因家族，在植物体中多拷贝。

烯丙基转移酶系也是萜类合成途径中的关键酶。烯丙基转移酶系是由基因超家族编码合成的酶，其中包括香叶基焦磷酸合成酶（GPPS）、法尼基焦磷酸合酶（FPPS）、香叶基香叶基焦磷酸合酶（GGPPS）。GGPPS是二萜合成途径的重要控制位点，而GPPS是仅次于HMG-CoA还原酶的第二个限速酶。

4. 结论

本次分析结果表明艾纳香中萜类骨架生物合成途径与其他物种中的合成途径大体相似，在艾纳香中也预测到甲羟戊酸途径与1-脱氧木酮糖-5-磷酸途径。根据其他多种植物目前的研究成果以及热力学分析推测，艾纳香萜类骨架生物合成途径中的限速酶很可能也是HMG-CoA还原酶与香叶基焦磷酸合成酶（GPPS），GPPS属于烯丙基转移酶超家族的成员，其中还包括法尼基焦磷酸合酶（FPPS）和香叶基香叶基焦磷酸合酶（GGPPS），FPPS是与三萜、倍半萜合成密切相关的酶，GGPPS是与二萜合成密切相关的酶。从分子生物学的角度，HMG-CoA还原酶、GPPS、FPPS、GGPPS可以成为分子调控的重要靶点，有望从分子水平提高艾纳香中萜类活性物质的生物合成产量，从而提高艾纳香的药用价值。

三、艾纳香转录因子生物信息学分析

（一）MYB转录因子家族

本研究在前期艾纳香全长转录组测序的基础上，利用生物信息学挖掘艾纳香MYB家族转录调控因子，并对其结构域、系统进化、蛋白质理化性质及氨基酸高级结构进行分析，为进一步对艾纳香MYB家族基因的研究及其功能鉴定提供科学依据。

1. 序列来源

从艾纳香全长转录组数据库中挖掘到127条MYB序列，通过SMART和NCBI Blast预测得到47条具有MYB转录因子保守结构域的蛋白序列。根据牛义岭等对MYB基因家族结构的分类，将47条艾纳香MYB蛋白序列归类到1R-MYB、R2R3-MYB类转录因子中。拟南芥（At）的MYB蛋白序列从TAIR（https：//www.arabidopsis.org/）中下载。

2. 序列分析

利用ExPaSy提供的在线Protparam软件（http：//web.expasy.org/protparam/）对艾纳香MYB转录因子编码蛋白的氨基酸数目、分子量、等电点、脂肪族氨基酸数和蛋白质疏水性等理化性质进行分析。

通过Weblogo网站（http：//weblogo.berkeley.edu/）对艾纳香MYB转录因子蛋白进行保守氨基酸基序分析。

利用DNAMAN6.0软件对47个艾纳香MYB转录因子蛋白和与其结构相似的26个拟南芥MYB蛋白的氨基酸序列进行多序列比对。然后利用MEGA5.05构建邻接树，设置Bootstrap为1 000次重复。

利用SOPMA（https：//npsa-prabi.ibcp.fr/NPSA/npsa_sopma.html）在线软件进行蛋白质二

级结构分析，并利用 Swiss-Model 程序对艾纳香 MYB 转录因子编码蛋白进行三级结构同源建模。

3. 结果与分析

（1）艾纳香 MYB 转录因子家族基因的挖掘以及蛋白序列的分类

从艾纳香全长转录组数据库中挖掘到 127 条 MYB 序列，通过 SMART 和 NCBI Blast 预测，去除重复序列及冗余转录本后，最终得到 47 条具有完整 MYB 保守结构域的序列，命名为 BbMYB1～BbMYB47；其中 1R－MYB 序列有 32 条，长度分布在 916～3 185 bp，R2R3－MYB 序列有 15 条，长度分布在 1 615～5 173 bp。

（2）艾纳香 MYB 转录因子家族蛋白质理化性质分析

通过 Protparam 在线软件对艾纳香 MYB 转录因子编码蛋白的理化性质（表 2－2－18）进行分析可知，R2R3－MYB 基因的蛋白氨基酸残基数为 158～1 307，1R－MYB 基因的蛋白氨基酸残基数为 140～799；蛋白等电点在碱性范围内的数量多于酸性范围的数量，表明该家族蛋白富含碱性氨基酸；而且整个家族蛋白的总平均亲水性（GRAVY）均为负值，表明均属于亲水性蛋白且热稳定性较高。

表 2－2－18　艾纳香 MYB 转录因子家族蛋白理化性质

基因编号	类型	氨基酸残基数	分子量（Da）	脂肪系数	等电点	总平均亲水性
BbMYB1	R2R3－MYB	294	31 982.39	60.41	6.26	−0.718
BbMYB3	R2R3－MYB	804	92 171.87	73.25	6.72	−0.935
BbMYB4	R2R3－MYB	158	18 353.65	57.41	9.16	−1.089
BbMYB6	R2R3－MYB	305	34 021.06	56.89	8.34	−0.704
BbMYB7	R2R3－MYB	368	41 595.82	55.76	6.13	−0.908
BbMYB8	R2R3－MYB	395	43 216.10	71.37	9.26	−0.459
BbMYB9	R2R3－MYB	303	33 920.11	66.01	7.61	−0.712
BbMYB10	R2R3－MYB	219	25 298.57	53.47	9.53	−1.016
BbMYB11	R2R3－MYB	546	60 109.08	64.29	5.14	−0.691
BbMYB12	R2R3－MYB	188	21 278.31	70.53	9.47	−0.820
BbMYB13	R2R3－MYB	239	27 447.15	69.71	8.93	−0.714
BbMYB14	R2R3－MYB	457	53 107.84	84.27	8.73	−0.653
BbMYB16	R2R3－MYB	357	41 968.78	74.31	8.23	−0.796
BbMYB17	R2R3－MYB	827	92 670.50	66.37	5.09	−0.748
BbMYB47	R2R3－MYB	1 307	142 984.70	65.36	5.74	−0.662
BbMYB2	1R－MYB	503	56 870.07	69.58	6.05	−0.674
BbMYB5	1R－MYB	222	25 181.41	73.83	6.24	−0.801
BbMYB15	1R－MYB	298	34 950.43	83.46	9.20	−0.573
BbMYB18	1R－MYB	662	73 575.78	56.87	9.20	−1.226
BbMYB19	1R－MYB	615	68 143.18	69.72	5.70	−0.694
BbMYB20	1R－MYB	400	44 308.55	59.15	8.47	−0.831

（续）

基因编号	类型	氨基酸残基数	分子量（Da）	脂肪系数	等电点	总平均亲水性
BbMYB21	1R - MYB	799	88 442.20	64.12	6.25	−0.660
BbMYB22	1R - MYB	146	16 815.87	52.6	5.52	−0.855
BbMYB23	1R - MYB	373	41 411.59	60.29	9.27	−0.832
BbMYB24	1R - MYB	448	52 263.28	64.60	9.38	−1.028
BbMYB25	1R - MYB	327	35 118.95	66.48	5.87	−0.516
BbMYB26	1R - MYB	259	28 817.59	69.23	7.11	−0.607
BbMYB27	1R - MYB	296	33 140.47	68.48	8.78	−0.646
BbMYB28	1R - MYB	167	18 967.51	70.06	10.19	−0.634
BbMYB29	1R - MYB	449	50 334.14	76.28	9.30	−0.695
BbMYB30	1R - MYB	200	22 312.07	70.70	9.85	−0.608
BbMYB31	1R - MYB	467	52 388.68	78.97	9.25	−0.622
BbMYB32	1R - MYB	143	15 947.70	62.80	10.20	−0.850
BbMYB33	1R - MYB	140	15 660.00	85.14	11.58	−0.509
BbMYB34	1R - MYB	210	24 681.50	45.48	7.81	−1.022
BbMYB35	1R - MYB	696	76 791.71	61.82	5.89	−0.796
BbMYB36	1R - MYB	716	78 648.78	61.62	5.59	−0.756
BbMYB37	1R - MYB	229	25 487.85	66.81	7.75	−0.347
BbMYB38	1R - MYB	308	34 412.54	72.82	5.40	−0.681
BbMYB39	1R - MYB	211	23 546.53	66.11	5.86	−0.547
BbMYB40	1R - MYB	625	69 380.68	71.58	5.83	−0.638
BbMYB41	1R - MYB	225	24 703.54	72.40	8.54	−0.616
BbMYB42	1R - MYB	559	61 754.45	62.33	5.82	−0.700
BbMYB43	1R - MYB	541	59 732.29	63.33	5.77	−0.693
BbMYB44	1R - MYB	406	45 500.58	77.07	5.82	−0.497
BbMYB45	1R - MYB	152	17 120.45	89.74	4.70	−0.245
BbMYB46	1R - MYB	753	83 001.81	61.43	5.63	−0.714

（3）艾纳香 MYB 转录因子家族蛋白保守基序分析

利用 DNAMAN6.0 和 Weblogo 网站对 47 个艾纳香 R2R3 - MYB 以及 1R - MYB 类转录因子分别进行多序列比对保守区域以及两个亚类的基序进行分析（图 2 - 2 - 14），结果表明，1R 结构在第 5 位和第 24 位各有 1 个保守的色氨酸（W），而第 3 个色氨酸被组氨酸（H）、赖氨酸（K）以及精氨酸（R）取代。通过分析 R2R3 - MYB 类蛋白的保守结构域，发现 R2、R3 结构都包括 3 个极度保守的色氨酸，且色氨酸之间间隔 19～20 个氨基酸，符合 MYB 结构域特征；其次 R3 基序除第 2 个色氨酸高度保守外，第 1 个和第 3 个色氨酸处还包括有苯丙氨酸（F）；此外 R2、R3 结构域中还包括其他保守的氨基酸残基，如 R2 结构中的谷氨酸（E）、天冬氨酸（D）、天冬酰胺（N）、半胱氨酸（C）、精氨酸（R）和亮氨酸（L）；R3 结构中的谷氨酸（E）、脯氨酸（P）、甘氨酸（G）、天冬酰胺（N）、精氨酸（R）和赖氨酸（K），这些氨基酸残基对维持 MYB 结构域的螺旋-转角-螺旋（HTH）结构有关。

（4）艾纳香 MYB 转录因子家族系统进化分析

利用 MEGA5.05 软件构建艾纳香和拟南芥 MYB 蛋白家族系统进化树（图 2 - 2 - 15），分析显示艾纳香和拟南芥 MYB 基因被聚为 2 个大类（Ⅰ、Ⅱ），其中 1R - MYB 主要是分布在Ⅱ类，占艾纳

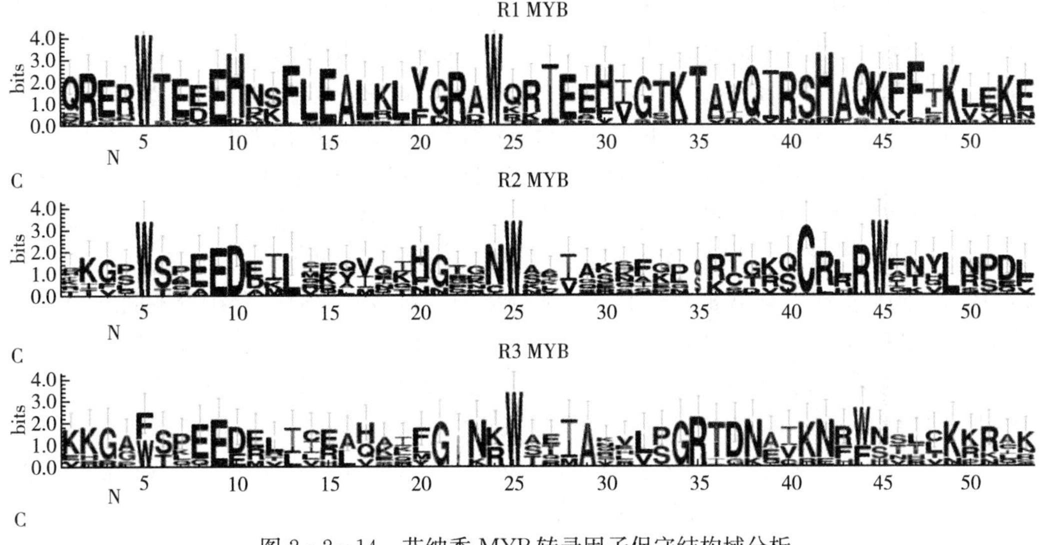

图 2-2-14　艾纳香 MYB 转录因子保守结构域分析

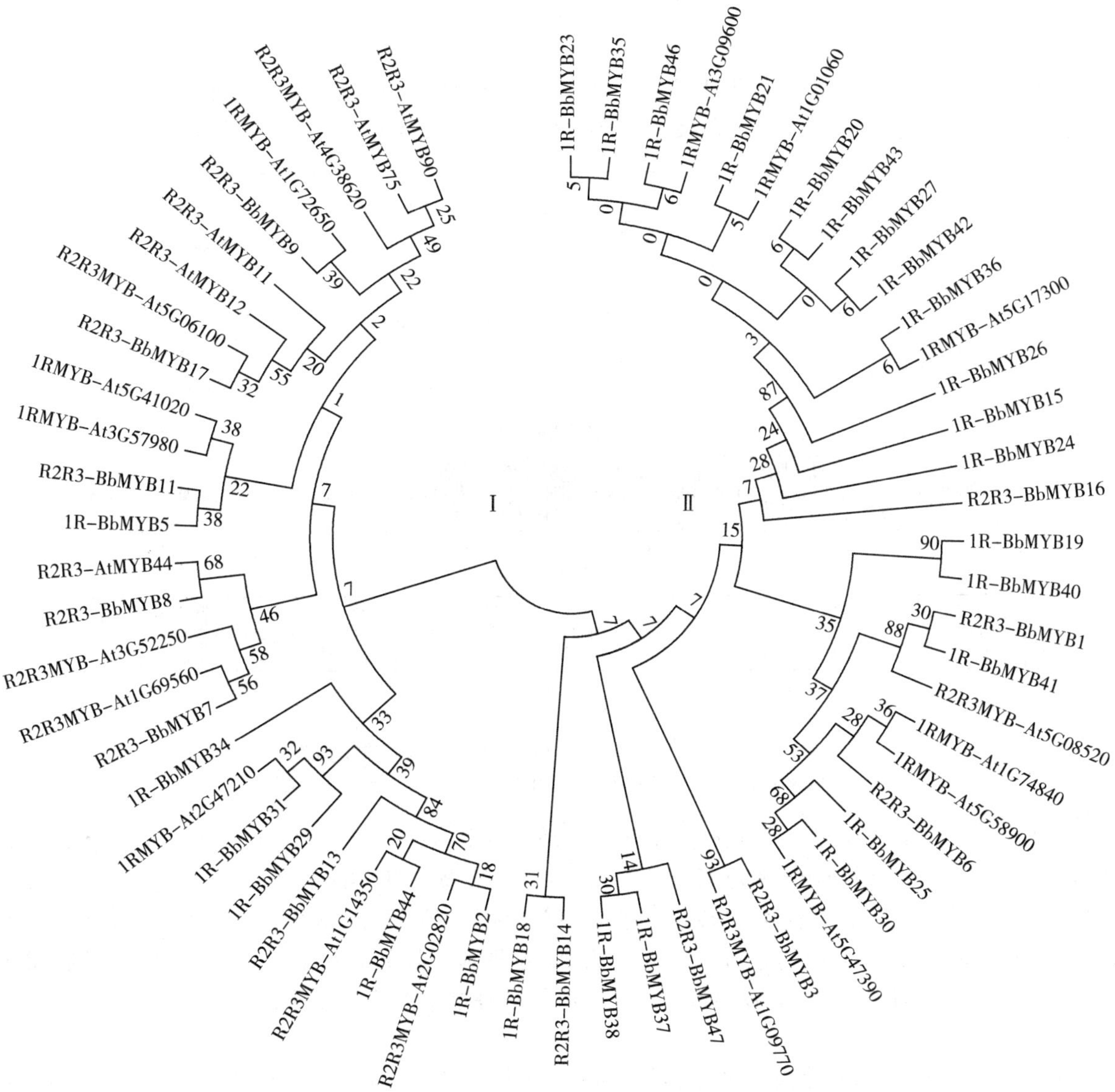

图 2-2-15　艾纳香与拟南芥 MYB 转录因子系统发生树

香总 1R－MYB 类转录因子的 76.9%，R2R3－MYB 主要被聚在第Ⅰ类中，占艾纳香总 R2R3－MYB 类转录因子的 58.3%。第Ⅰ类被分为 2 个亚类，其中 R2R3－BbMYB9 与 1RMYB－At4G72650 相邻，且与 R2R3－AtMYB90、R2R3－AtMYB75 位于同一个进化亚类不同分支；R2R3－BbMYB17 与 R2R3MYB－At5G06100 相邻，且是在 R2R3－AtMYB12 的基础上进化来的；1R－BbMYB31、1R－BbMYB29、R2R3－BbMYB13、1R－BbMYB44 以及 1R－BbMYB2 被聚在同一小类不同分支，其中 1R－BbMYB31 相对于 1R－BbMYB29 与 1RMYB－At2G470210 的进化关系更近，而 1R－BbMYB44 与 1R－BbMYB2 是在 R2R3－BbMYB13 上进化来的。第Ⅱ大类又被分为 5 个亚类，1R－BbMYB18 与 R2R3－BbMYB14 相邻且是第Ⅱ大类中最先被分化的。在该进化树中存在着不同结构域但同源性却较高的情况，如 R2R3－BbMYB11 与 1R－BbMYB5、R2R3－BbMYB1 与 1R－BbMYB41 相邻；同时存在着相同结构域同源性高的情况，如 R2R3－BbMYB3 与 R2R3MYB－At1G09770，1R－BbMYB30 与 1RMYB－At5G47390，1R－BbMYB21 与 1RMYB－At1G01060，1R－BbMYB36 与 1RMYB－At5G17300F 分别相邻。总体表明，艾纳香 MYB 家族蛋白与拟南芥 MYB 家族蛋白同源性高，在相邻或较近进化关系上的蛋白有可能具有相似的功能。

（5）艾纳香 MYB 转录因子家族蛋白高级结构预测

①蛋白质二级结构预测。利用 SOPMA 方法对艾纳香 MYB 蛋白质进行二级结构预测（图 2－2－16），结果显示大部分蛋白都以无规则卷曲为主，α－螺旋、β－转角、β－折叠散布于整个蛋白序列中；其中 R2R3－BbMYB4 与 1R－BbMYB15 蛋白是以 α－螺旋为主，β－转角、β－折叠以及无规则卷曲分布与蛋白序列中，可以推测 α－螺旋是保守结构域的位置，参与维持 MYB 家族 HTH 结构。

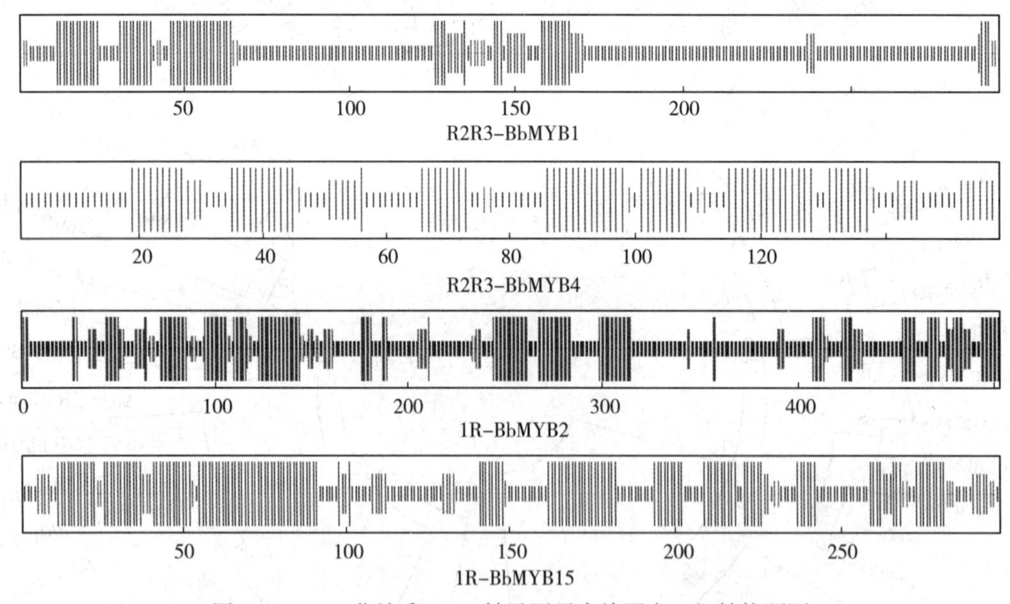

图 2－2－16　艾纳香 MYB 转录因子家族蛋白二级结构预测

注：按照竖线的长短，由长到短依次为 α－螺旋、β－折叠、β－转角、无规则卷曲。

②蛋白质三级结构预测。分别选取 R2R3－BbMYB9、R2R3－BbMYB4、1R－BbMYB2、1R－BbMYB15 序列进行三级结构同源建模（图 2－2－17），结果表明艾纳香 MYB 家族所有蛋白均具有 α－螺旋、无规则卷曲、β－折叠和 β－转角，这与二级结构预测相符合。R2R3－BbMYB 亚族蛋白三级结构相似性较高，R2、R3 结构分别有 3 个 α－螺旋，能明显看到 HTH 结构，主要是在无规则卷曲长度有所不同。对于 1R－BbMYB 亚族蛋白，主要是在 α－螺旋数量上有差异。

4. 结论

通过对艾纳香 MYB 转录因子的保守结构域基序分析以及氨基酸高级结构的预测，为研究艾纳香

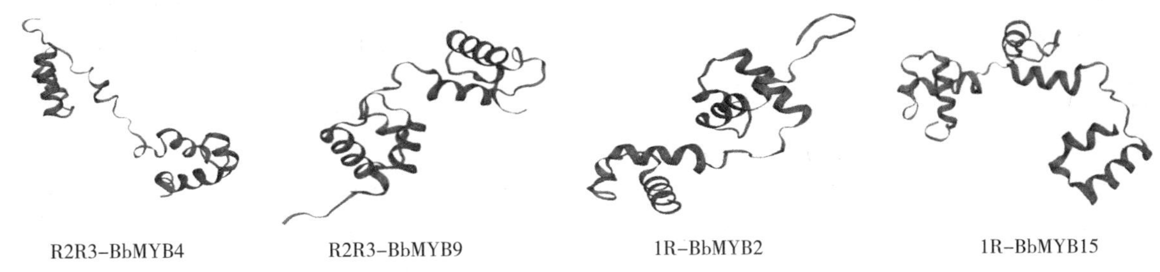

图 2-2-17　MYB 蛋白质三级结构预测

属及菊科植物的 MYB 转录因子的结构和功能进化提供基础。本研究参考拟南芥 MYB 转录因子家族，通过多种生物信息学软件分析艾纳香 MYB 基因家族的结构特征，有利于为进一步开展艾纳香 MYB 转录因子功能研究奠定基础。

（二）AP2/EREBP 转录因子家族

植物中存在大量的转录因子，其对植物的生长发育、生理生化信号途径以及对外界环境的响应起着重要的作用。AP2/EREBP 是植物最大的转录因子家族之一，也称 AP2/ERF。本研究在前期艾纳香全长转录组测序的基础上，利用生物信息学挖掘艾纳香 AP2/EREBP 家族转录调控因子，并对其进行结构域、系统进化、蛋白质理化性质以及氨基酸高级结构分析，为进一步研究艾纳香 AP2/EREBP 基因功能提供参考。

1. 序列来源

从艾纳香全长转录组数据库中挖掘到 57 条 AP2/EREBP 序列，通过 DNAMAN 软件寻找开放阅读框架（open reading frame，ORF），筛选到 18 条艾纳香 AP2/EREBP 转录因子全长序列。根据赵金玲等对拟南芥 AP2/EREBP 家族分类情况，从拟南芥（At）基因组数据库（https：//www. arabidopsis. org/）中下载 50 条 AP2/EREBP 转录因子家族的氨基酸序列。

2. 方法

方法参考本章第二节（一）。

3. 结果与分析

（1）艾纳香 AP2/EREBP 转录因子家族基因的挖掘

本研究从艾纳香全长转录组数据库中挖掘到 57 个 AP2/EREBP 转录因子基因。通过 DNAMAN 软件查找开放阅读框架，筛选到 18 条艾纳香 AP2/EREBP 转录因子全长序列，且其互补脱氧核糖核酸（cDNA）长度在 957～1 533bp。

（2）艾纳香 AP2/EREBP 转录因子家族蛋白质理化性质分析

通过 Protparam 在线软件对艾纳香 AP2/EREBP 转录因子编码蛋白的理化性质进行分析（表 2-2-19），结果表明艾纳香 AP2/EREBP 家族蛋白氨基酸残基数为 316～507，分子量介于 34 682.30～56 042.28Da；蛋白等电点在酸性范围内数量多于碱性范围的数量，表明该家族蛋白富含酸性氨基酸；而且总平均亲水性（GRAVY）均为负值，表明 AP2/EREBP 家族蛋白均属于亲水性蛋白且热稳定性较高。

表 2-2-19　艾纳香 AP2/EREBP 转录因子家族蛋白理化性质

基因编号	分子式	氨基酸残基数	分子量（Da）	脂肪系数	等电点	总平均亲水性
Bbc14958/f11p2/1786-1	$C_{2866}H_{4777}N_{957}O_{1184}S_{259}$	318	35 398.35	55.00	5.24	-0.639

（续）

基因编号	分子式	氨基酸残基数	分子量（Da）	脂肪系数	等电点	总平均亲水性
Bbc16544/f2p0/1753－2	$C_{3195}H_{5318}N_{1074}O_{1324}S_{27}$	357	38 700.53	64.48	9.85	－0.528
Bbc2133/f2p0/1738－3	$C_{3919}H_{6529}N_{1311}O_{1631}S_{250}$	436	48 267.54	56.44	7.62	－0.869
Bbc2333/f2p1/1728－4	$C_{2973}H_{4964}N_{984}O_{1248}S_{210}$	327	36 015.89	54.95	5.18	－0.659
Bbc3102/f2p0/1977－5	$C_{3037}H_{5050}N_{1026}O_{1258}S_{224}$	341	37 668.06	62.90	4.81	－0.676
Bbc8781/f2p3/1831－6	$C_{4381}H_{7312}N_{1452}O_{1826}S_{295}$	483	53 666.72	65.05	6.29	－0.598
Bbc9345/f2p1/2407－7	$C_{3879}H_{6473}N_{1287}O_{1623}S_{255}$	428	47 278.25	54.04	8.89	－0.675
Bbc11068/f1p0/1825－8	$C_{4172}H_{6960}N_{1386}O_{1745}S_{293}$	461	51 562.39	65.01	6.73	－0.668
Bbc5742/f1p2/1512－9	$C_{3221}H_{5367}N_{1077}O_{1322}S_{245}$	358	40 367.49	59.22	7.09	－0.872
Bbc17739/f1p2/1982－10	$C_{3992}H_{6660}N_{1326}O_{1654}S_{307}$	441	49 281.12	64.63	8.42	－0.608
Bbc19908/f1p1/1725－11	$C_{3639}H_{6059}N_{1221}O_{1509}S_{278}$	406	44 433.86	56.08	8.92	－0.766
Bbc5222/f1p4/2463－12	$C_{2882}H_{4815}N_{951}O_{1189}S_{200}$	316	35 630.39	59.97	7.02	－0.802
Bbc29335/f1p0/2025－13	$C_{4615}H_{7699}N_{1533}O_{1926}S_{256}$	450	51 677.83	69.60	5.60	－0.876
Bbc34605/f1p4/2233－14	$C_{4386}H_{7304}N_{1470}O_{1819}S_{332}$	489	54 378.74	54.66	6.40	－0.811
Bbc37356/f1p0/2259－15	$C_{2869}H_{4798}N_{942}O_{1187}S_{203}$	313	34 682.30	51.41	8.24	－0.770
Bbc49442/f1p1/2168－16	$C_{2862}H_{4773}N_{953}O_{1190}S_{250}$	317	35 082.92	57.57	5.84	－0.583
Bbc60305/f1p1/2070－17	$C_{4562}H_{7602}N_{1524}O_{1891}S_{354}$	507	56 042.28	46.23	6.47	－0.843
Bbc72858/f1p0/2069－18	$C_{3139}H_{5233}N_{1047}O_{1294}S_{261}$	348	38 282.12	53.07	8.00	－0.727

（3）艾纳香 AP2/EREBP 转录因子家族多序列比对

序列比对结果表明，艾纳香 AP2/EREBP 转录因子的结构域与拟南芥 AP2/EREBP 的结构域存在差异，但核心的结构域（YRG 和 RAYD 元件）高度保守，如图 2－2－18 所示。大部分序列都含 YRG 元件，只有 Bbc16544/f2p0/1753－2 序列含有的是 FRG 元件；而对于 RAYD 元件，序列 Bbc16544/f2p0/1753－2、Bbc3102/f2p0/1977－5、Bbc14958/f11p2/1786－1、Bbc49442/f1p1/2168－16、Bbc8781/f2p3/1831－6、Bbc5742/f1p2/1512－9 分别含有 MVYD、RAYE、LAYD、LAYD、EAYD、TAYD 元件；其中艾纳香 Bbc16544/f2p0/1753－2、Bbc2333/f2p1/1728－4、Bbc3102/f2p0/1977－5、Bbc72858/f1p0/2069－18、Bbc14958/f11p2/1786－1、Bbc49442/f1p1/2168－16与拟南芥 ERF－B4 _ AT5G50080、DERB－A1 _ AT4G25490 序列保守程度相对较高，且都含有 1 个保守的 WLG 基序；从图 2－2－18 中可以看出，在 Bbc16544/f2p0/1753－2、Bbc2333/f2p1/1728－4、Bbc3102/f2p0/1977－5、Bbc72858/f1p0/2069－18 序列的保守结构域内第 14 位及第 19 位分别为丙氨酸、天冬氨酸，这与拟南芥 ERF－B4 _ AT5G50080 序列情况一致，这可以推测上述序列属于 ERF 亚族。而 Bbc14958/f11p2/1786－1、Bbc49442/f1p1/2168－16 与拟南芥 DERB－A1 _ AT4G25490 保守结构域的第 14 位均为缬氨酸，第 19 位不同，艾纳香为亮氨酸而拟南芥为谷氨酸，可能是在进化上发生了变化。

（4）艾纳香 AP2/EREBP 转录因子家族系统进化分析

为更好地分析与明确艾纳香 AP2/EREBP 转录因子家族之间的进化关系，根据拟南芥 AP2/EREBP 转录因子家族蛋白，选取 50 个艾纳香 AP2/EREBP 序列，利用 MAGA5.05 软件，构建系统进化树（图 2－2－19）。分析显示，18 个艾纳香 AP2/ EREBP 序列被聚在 ERF、DREB、AP2 3 个亚族中，AP2 亚族中有 12 个艾纳香 AP2/EREBP 转录因子；DREB 亚族包含艾纳香转录因子最少，仅 2 个；ERF 亚族有 4 个转录因子。其中属于 ERF 亚族的艾纳香序列是 Bbc3102/f2p0/1977－5、Bbc7

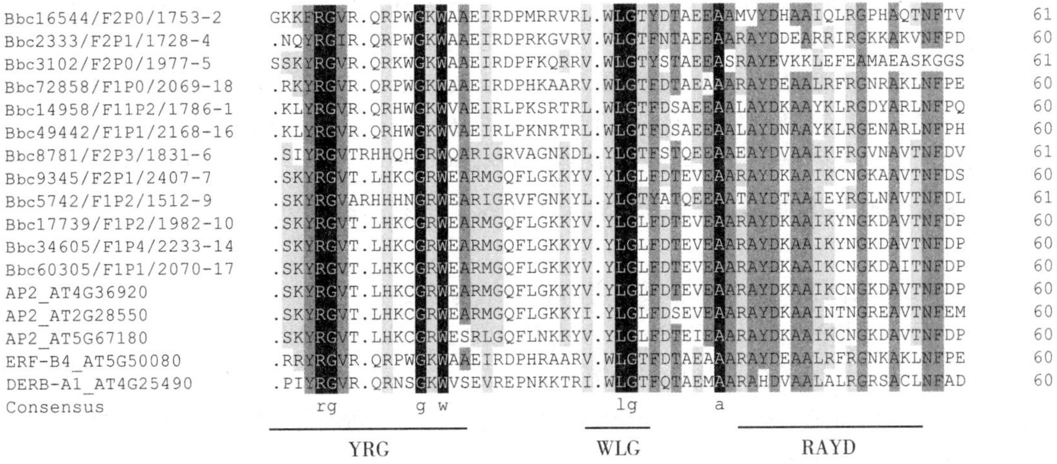

图 2-2-18　艾纳香与拟南芥 AP2/EREBP 保守结构域比对

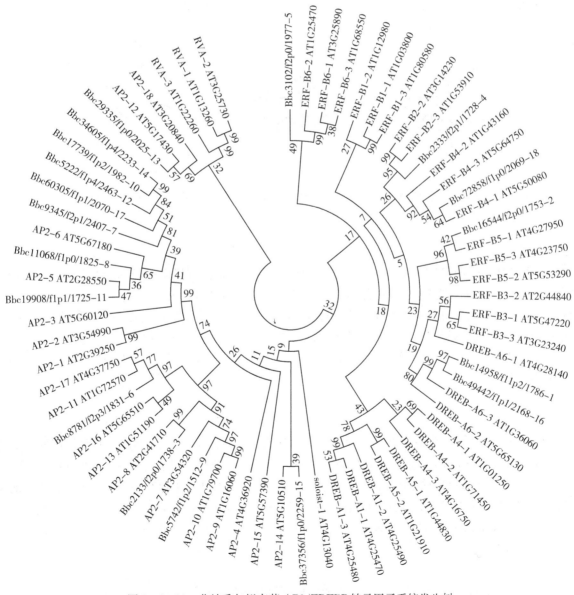

图 2-2-19　艾纳香与拟南芥 AP2/EREBP 转录因子系统发生树

2858/f1p0/2069 - 18、Bbc2333/f2p1/1728 - 4、Bbc16544/f2p0/1753 - 2，分别与 ERF - B6 - 2AT1G25470、ERF - B4 - 1At5G50080、ERF - B2 - 3AT1G53910、ERF - B5 - 1At4G27950 的距离近，这表明艾纳香 ERF 亚族的序列分别又属于 B6、B4、B2、B5 亚组。艾纳香 DREB 亚类中的 Bbc49442/f1p1/2168 - 16、Bbc14958/f11p2/1786 - 1 与拟南芥 DREB - A6 亚族处于同一分支，其同源性高。总体表明，艾纳香 AP2/EREBP 家族蛋白的分类与拟南芥 AP2/EREBP 家族蛋白分类情况类似，虽然艾纳香与拟南芥的 AP2/EREBP 转录因子家族的氨基酸序列之间存在差异但也存在较高的保守性。

（5）艾纳香 AP2/EREBP 转录因子家族蛋白高级结构预测

①蛋白质二级结构预测。利用 SOPMA 方法对艾纳香 AP2/EREBP 蛋白质进行二级结构预测，结果显示全部蛋白都以无规则卷曲为主，α-螺旋、β-转角、β-折叠散布于整个蛋白序列。

②蛋白质三级结构预测。从 3 个亚族中选取具有代表性的序列进行三级结构同源建模，DREB 家族选取 Bbc49442/f1p1/2168 - 16，ERF 亚族选取 Bbc16544/f2p0/1753 - 2，AP2 亚族选取 Bbc19908/f1p1/1725 - 11。结果表明（图 2 - 2 - 20）ERF 亚族与 DREB 亚族蛋白的三级结构相似性高，主要表现在 β-转角不同。而 AP2 亚族蛋白在 β-转角、β-折叠及无规则卷曲长度与 ERF、DREB 亚族不同，从而造成空间角度不同而导致功能不同。

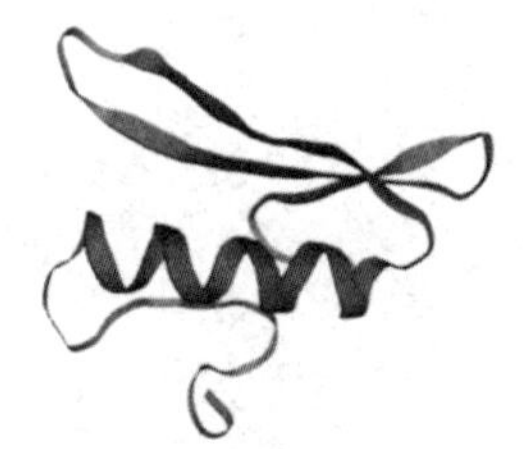

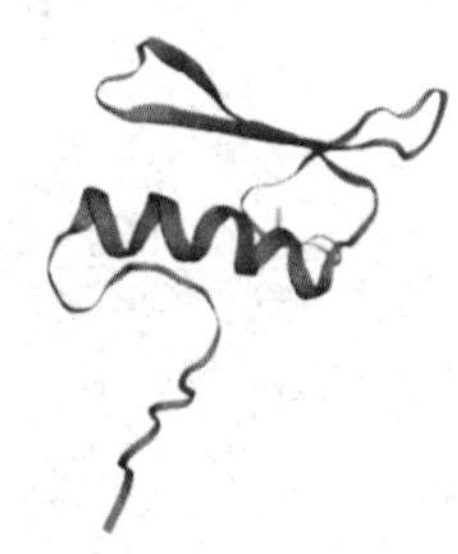

DREB Bbc49442/f1p1/2168-16　　ERF Bbc16544/f2p0/1753-2　　AP2 Bbc19908/f1p1/1725-11

图 2 - 2 - 20　AP2/EREBP 蛋白质三级结构预测

4. 结论

艾纳香 AP2/EREBP 家族蛋白的二级结构预测表明，全部蛋白都以无规则卷曲为主，α-螺旋、β-转角、β-折叠散布于整个蛋白序列。从 3 个亚族中选取具有代表性的序列进行三级结构同源建模，发现同一亚家族中的蛋白质三级结构差异不明显，不同亚族之间有差异，主要表现在 β-转角、β-折叠及无规则卷曲长度不同。参考拟南芥 AP2/EREBP 转录因子家族，通过多种生物信息学软件分析艾纳香 AP2/EREBP 基因家族的结构特征，有利于为进一步开展艾纳香 AP2/EREBP 转录因子功能研究奠定基础。

（三）脱氢酶基因家族

艾纳香叶片挥发性成分中主要为 *l*-龙脑，同时含有少量 *d*-樟脑。为什么 *d*-龙脑可以脱氢氧化为 *d*-樟脑，而 *l*-龙脑却不能进一步氧化为 *l*-樟脑，这是艾纳香特异活性成分积累的关键问题之一。本研究通过艾纳香转录组数据进行序列挖掘与分析发现，艾纳香叶片中存在多个与其他植物脱氢酶相似的基因。然而这是否因为艾纳香中脱氢酶基因的底物特异性，只针对 *d*-龙脑进行氧化脱氢，从而导致 *l*-龙脑的大量积累尚需进一步验证。

1. 供试材料

（1）植物材料

艾纳香供试材料栽培于海南省儋州市农业农村部儋州热带药用植物种质资源圃。

（2）试剂

RNA 提取试剂盒、反转录试剂盒、载体连接试剂盒、异丙基硫代半乳糖苷（IPTG）、X-gal、多功能 DNA 纯化回收试剂盒。

2. 方法

按照 RNA 提取试剂盒说明书，提取艾纳香叶片的总 RNA，采用反转录-聚合酶链式反应（RT-PCR）合成互补脱氧核糖核酸（cDNA）第一链。通过从前期对叶片转录组的信息，挖掘艾纳香中脱氢酶相关基因的序列片段，设计特异引物扩增 cDNA。以 cDNA 为模板进行 PCR 扩增。艾纳香脱氢酶的 PCR 产物经 1.0%的琼脂糖凝胶电泳检测，用胶回收试剂盒对目的片段进行回收，回收后将其连接到 pEASY-Blunt cloning vector 载体上，转化 E. coliTrans1-T1 感受态细胞，涂布于添加氨苄青霉素、IPTG、X-gal 的 LB 平板上，于 37 ℃培养箱中培养过夜，随机挑取阳性克隆，使用 M_{13} Pf/Pr 引物，经 PCR 检测后扩菌培养，再送样进行测序，获得重组载体 pEASY-Blunt-BbADH，其余序列均从 NCBI 数据库中下载获得，序列登录号、物种以及基因种类见表 2-2-20。

表 2-2-20　植物的序列来源及登录号

物种名称	相似性/%				序列	登录号
	BbADH1	BbADH2	BbADH3	BbADH4		
青蒿素	82	86	80	79	AaADH	PWA85459.1
莴苣	82	85	81	74	LsADH	XP_023730777.1
向日葵	81	83	58	78	HaADH	XP_022017183.1
番茄	68	77			SlADH	NP_001316484.1
巨桉	69	75	55		EgADH	XP_010053674.1
葡萄	68	76	57	56	VvADH	XP_002267348.2
锦葵	70	69			GhADH	XP_016676893.1
亚洲棉	70	68			GaADH	XP_017647505.1
毛果杨	67	70	56		PtADH	XP_002301348.1
马铃薯	67	71			StADH	XP_006339532.1
木薯	68	71		57	MeADH	XP_021615637.1
橡胶树	68	72	54	61	HbADH	XP_021653042.1
可可树	69		54		TcADH	XP_017969593.1
辣椒	66				CaADH	PHT74473.1
红蔷薇	68	67	57		RcADH	PRQ57903.1
金丝小枣	68	70	54	54	ZjADH	XP_015888644.1
烟草	66	67			NtADH	XP_016443912.1
榴莲	68	69	55	56	DzADH	XP_022733902.1
桃	67	69	52		PpADH	ONI22969.1
梅花	65	71	55		PmADH	XP_008246061.1
胡杨	64	66	57		PeADH	XP_024464232.1
芝麻	68	73			SiADH	XP_011080505.1
苦瓜		72			McADH	XP_022157338.1
南天竹			60	56	NdADH	ACN87275.1

数据分析方法同本章第二节（一）。

3. 结果与分析

（1）艾纳香 BbADH 基因 cDNA 序列分析

本研究总共获得 4 条脱氢酶相关基因。其中艾纳香 BbADH1 的 cDNA 序列全长 1 349 bp，开放阅读框架（ORF）在 cDNA 序列上的区域为第 129～1 029 个核苷酸，ORF 全长 900 bp，编码 300 个氨基酸残基。艾纳香 BbADH2 的 cDNA 序列全长 1 226 bp，开放阅读框架（ORF）在 cDNA 序列上的区域为第 130～1 042 个核苷酸，ORF 全长 912bp，编码 304 个氨基酸残基。艾纳香 BbADH3 的 cDNA 序列全长 1 050bp，开放阅读框架（ORF）在 cDNA 序列上的区域为第 35～922 个核苷酸，ORF 全长 887 bp，编码 295 个氨基酸残基。艾纳香 BbADH4 的 cDNA 序列全长 1 230 bp，开放阅读框架（ORF）在 cDNA 序列上的区域为第 148～1 057 个核苷酸，ORF 全长 909 bp，编码 303 个氨基酸残基。

（2）艾纳香 BbADH 氨基酸序列理化性质分析

如图 2-2-21 所示：艾纳香 BbADH 氨基酸的 4 个肽链分别含有 20 种氨基酸，包括天冬酰胺和谷氨酰胺。含量最多的氨基酸种类为亮氨酸（Leu），其次是丙氨酸（Ala）和缬氨酸（Val）。而半胱氨酸（Cys）、组氨酸（His）、蛋氨酸（Met）和色氨酸（Trp）的含量则相对较少，其中色氨酸（Trp）最少。带负电荷氨基酸残基总数（Asp+Glu）分别为 38、35、39、41 个，带正电荷氨基残基总数（Arg+Lys）为 33、39、33、38 个。等电点分别为 5.56、8.70、5.30、6.3。蛋白质的不稳定系数分别为 23.33、39.19、32.79、37.87，均属于稳定蛋白。

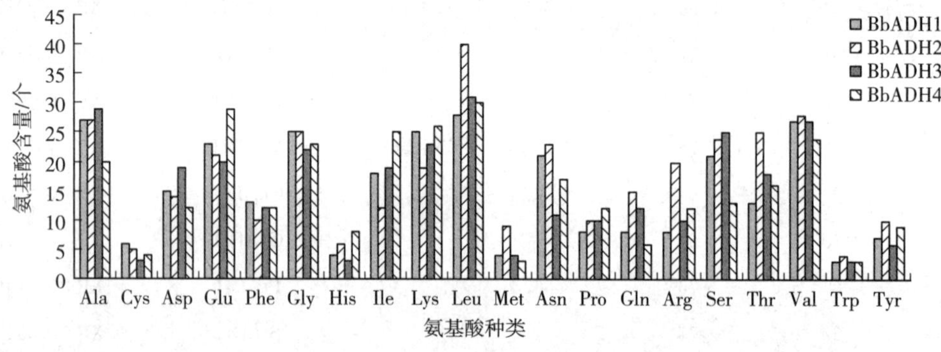

图 2-2-21　BbADH 的氨基酸含量

（3）艾纳香 BbADH 氨基酸序列疏水性及信号肽分析

对艾纳香 BbADH 蛋白质的疏水性进行在线分析（图 2-2-22）发现：BbADH1、BbADH3 和 BbADH4 在第 150～250 个氨基酸残基，有 1 个强亲水区域，而 BbADH2 的强亲水区域在 200～300 个氨基酸残基，4 个 BbADH 序列的 GRAVY 值分别为－0.108、－0.254、－0.038、－0.187。分析结果表明，GRAVY 值均小于艾纳香脱氢酶亲水性且略大于疏水性，属于亲水蛋白。预测 BbADH 的跨膜区域结果表明，4 种脱氢酶均无跨膜区，属于膜外在蛋白。分析 4 个艾纳香脱氢酶蛋白，均没有发现信号肽，表明该蛋白为非分泌蛋白。

（4）艾纳香 BbADH 氨基酸序列比对分析

4 条 BbADH 序列在蛋白质数据库中进行比对，结果表明艾纳香 BbADH 蛋白与其他植物 ADH 蛋白具有高度的同源性（表 2-2-20），其中青蒿素脱氢酶序列相似性最高，分别为 82%、86%、80%、79%；其次是莴苣，且具有脱氢酶的特征功能域。

（5）4 个艾纳香 BbADH 氨基酸序列保守区分析

用艾纳香叶片中的 4 个脱氢酶序列与不同科属脱氢酶序列进行比对，结果如图 2-2-23 和表 2-2-21 所示：发现 3 个相对保守的区域——保守区Ⅰ、保守区Ⅱ和保守区Ⅲ。3 个保守区分别为：

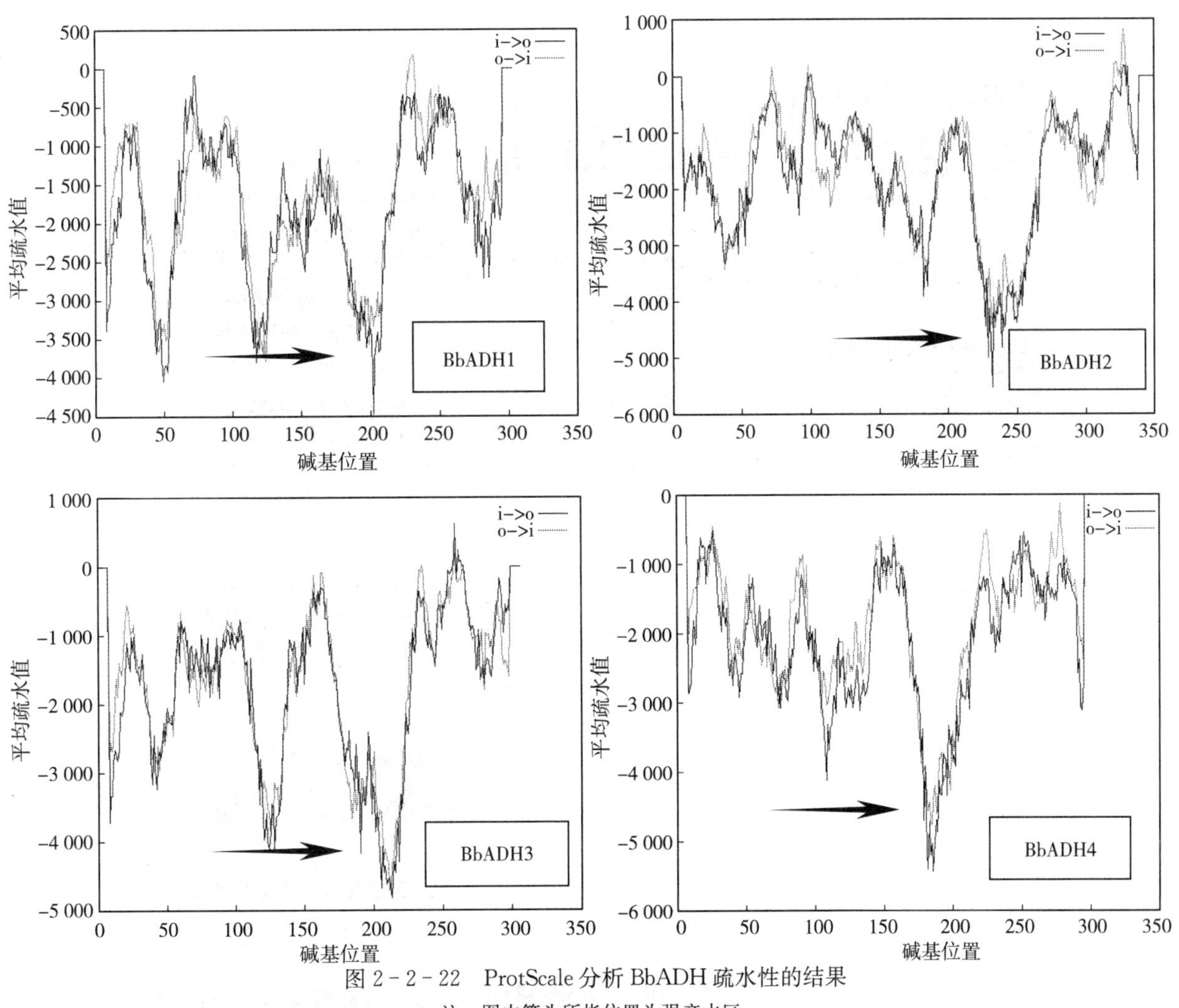

图 2-2-22　ProtScale 分析 BbADH 疏水性的结果

注：图中箭头所指位置为强亲水区。

AVVTG**A**NKGIG、**VV**FHQLD**V**、**FG**KLDILVN**NG**。大多数植物中保守区Ⅰ为 AVVTGANKGIG，而在菊科艾纳香 BbADH3 和 BbADH4、木棉科榴莲 DzADH 和小檗科南天竹 NdADH 序列中保守区Ⅰ的第 6 个氨基酸发生变化，分别为 AVVTGGNKGIG 和 AVVTGSNKGIG，丙氨酸转变成甘氨酸或丝氨酸。因此，推测保守区Ⅰ中的第 6 个氨基酸残基与该基因的进化或功能域结构、大小的变化有一定的相关性。

保守区Ⅱ的主要类型为 **VV**FHQLD**V**，其中第 1 位、第 2 位和第 8 位氨基酸残基在不同物种中略有差异。特殊类型有巴豆亚科木薯 MeADH、桃金娘科巨桉 EqADH、巴豆亚科橡胶树 HbADH、葡萄科葡萄 VvADH 的第 1 位氨基酸残基发生变化，其中巴豆亚科木薯 MeADH 和桃金娘科巨桉 EqADH 为 **I**VFHQLDV，缬氨酸变为异亮氨酸；巴豆亚科橡胶树 HbADH 和葡萄科葡萄 VvADH 为 **L**VFHQLDV，缬氨酸变为亮氨酸。菊科青蒿素 AaADH 和莴苣 LsADH 均为 VIFHQLDV，第 2 位缬氨酸变为异亮氨酸，而菊科艾纳香 BbADH4 最后一个氨基酸由缬氨酸变为异亮氨酸。

植物中保守区Ⅲ为 **FG**KLDILVN**NG**，而菊科青蒿素 AaADH 的第 11 个氨基酸发生变化，菊科莴苣 LsADH 和向日葵 HaADH 中第 10 和 11 个氨基酸都发生改变，菊科艾纳香 BbADH4 和蔷薇科红蔷薇 RcADH 的氨基酸改变都发生在第 1 或第 2 个氨基酸。

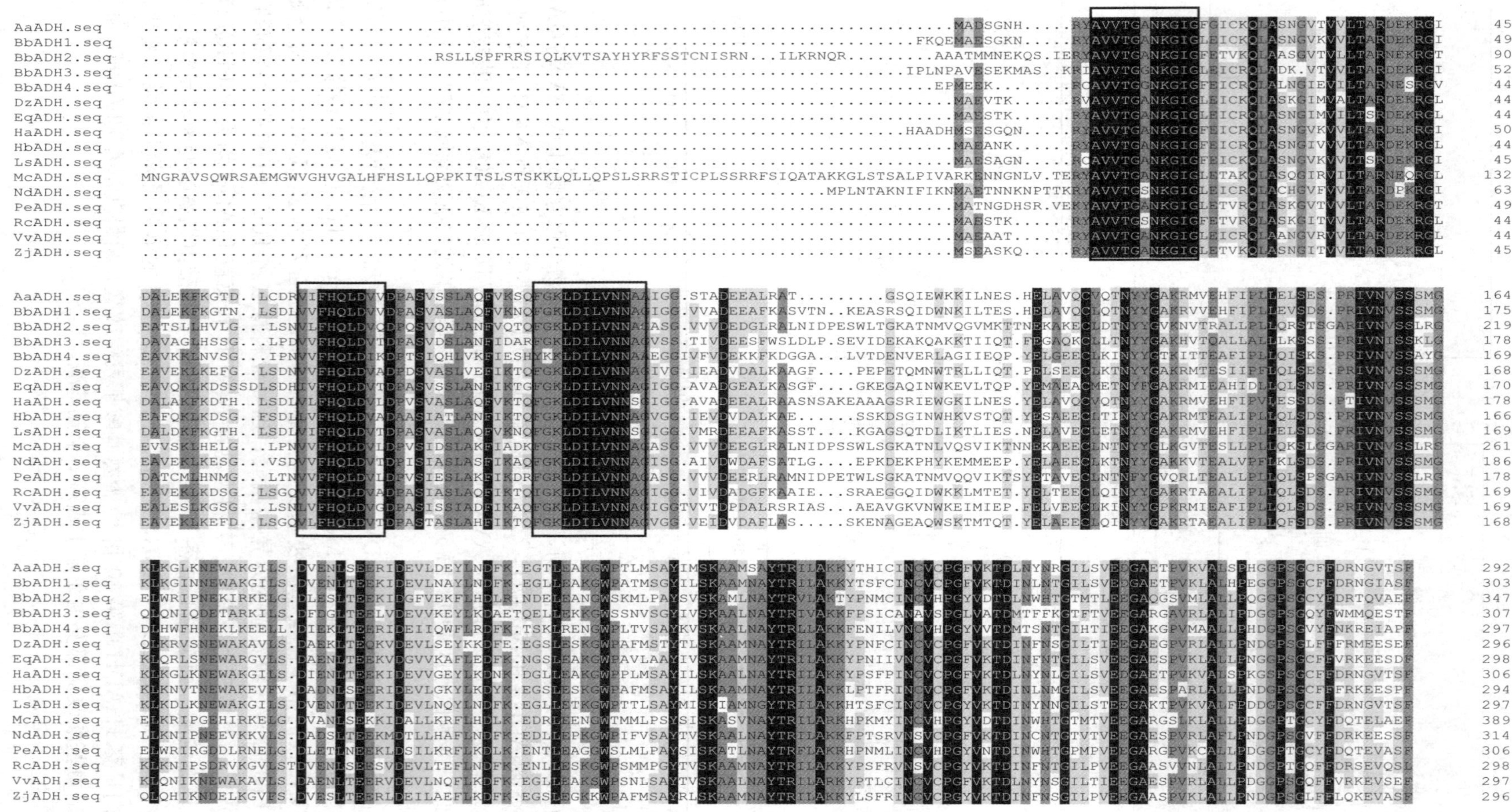

图2-2-23 BbADH多序列比对结果

注：相对保守区由方框表示。

表 2-2-21 4 条艾纳香 BbADH 氨基酸序列保守区分析

物种名称		类型	保守区Ⅰ	保守区Ⅱ	保守区Ⅲ
菊科	AaADH	主要类型	AVVTG**A**NKGIG	**VV**FHQLD**V**	**FG**KLDILVN**NG**
		特殊类型		V**I**FHQLDV	FGKLDILVNN**A**
	LsADH			V**I**FHQLDV	FGKLDILVN**SG**
	HaADH				FGKLDILVN**SG**
	BbADH1				
	BbADH2				
	BbADH3		AVVTG**G**NKGIG		
	BbADH4		AVVTG**G**NKGIG	VVFHQLD**I**	**YK**KLDILVNNG
桃金娘科	EqADH			**I**VFHQLDV	
葡萄科	VvADH			**L**VFHQLDV	
杨柳科	PeADH				
巴豆亚科	HbADH			**L**VFHQLDV	
	MeADH			**I**VFHQLDV	
蔷薇科	RcADH				**I**GKLDILVNNG
鼠李科	ZjADH				
木棉科	DzADH		AVVTG**S**NKGIG		
小檗科	NdADH		AVVTG**S**NKGIG		

(6) 艾纳香 BbADH 系统进化分析

对艾纳香 BbADH 氨基酸序列与从 NCBI 数据库中其他物种相似序列（表 2-2-21）进行系统进化分析，结果如图 2-2-24 所示，系统发育树形成 4 个分支，艾纳香 BbADH1 和 BbADH3 处于发育树同 1 个分支中，此分支中南天竹 NdADH 独处于 1 个次分支，说明其与艾纳香 BbADH1 和 BbADH3 物种之间亲缘关系较远，而胡杨 PeADH 与艾纳香 BbADH1 和 BbADH3 物种亲缘关系较近。在系统发育树中，艾纳香 BbADH2 和 BbADH4 分别处于 2 个分支中，其中艾纳香 BbADH4 与葡萄 VvAD*H* 亲缘关系最近，艾纳香 BbADH2 与烟草 NtADH 物种亲缘关系较近。

(7) 艾纳香 BbADH 蛋白质二级结构预测和三维建模

对艾纳香 BbADH 的二级结构预测，结果表明：艾纳香 BbADH1、BbADH2 和 BbADH4 无规则卷曲（C）占多数，α-螺旋次之，β-折叠最少。但艾纳香 BbADH3 α-螺旋（H）占多数，无规则卷曲次之，β-折叠（E）最少。对艾纳香 BbADH 的三维结构进行预测（图 2-2-25），从图中可以看到，艾纳香 BbADH 三维结构的预测结果与蛋白质二级结构预测相吻合。

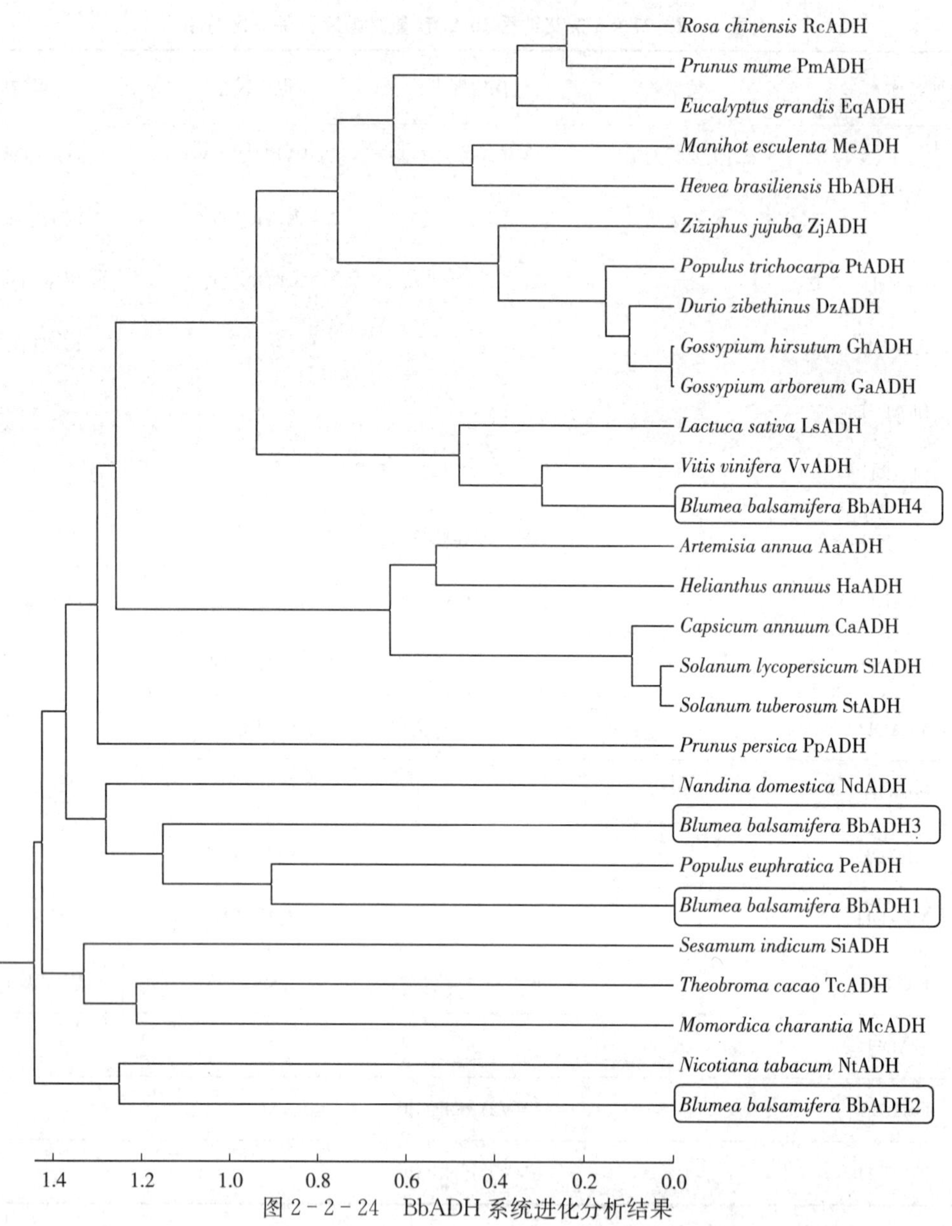

图 2-2-24　BbADH 系统进化分析结果

注：*Rosa chinensis* 为月季花，*Prunus mume* 为红梅，*Eucalyptus grandis* 为大桉，*Manihot esculenta* 为木薯，*Hevea brasiliensis* 为橡胶树，*Ziziphus jujuba* 为酸枣，*Populus trichocarpa* 为毛果杨，*Durio zibethinus* 为榴莲，*Gossypium hirsutum* 为陆地棉，*Gossypium arboreum* 为木本棉，*Lactuca sativa* 为莴苣，*Vitis vinifera* 为葡萄，*Blumea balsamifera* 为艾纳香，*Artemisia annua* 为黄花蒿，*Helianthus annuus* 为向日葵，*Capsicum annuum* 为辣椒，*Solanum lycopersicum* 为番茄，*Solanum tuberosum* 为马铃薯，*Prunus persica* 为桃，*Nandina domestica* 为南天竹，*Populus euphratica* 为胡杨，*Sesamum indicum* 为芝麻，*Theobroma cacao* 为可可，*Momordica charantia* 为苦瓜，*Nicotiana tobacum* 为烟草。艾纳香 BbADH 序列用方框标出

4. 结论

ADH 是具有催化醇类物质的氧化和醛类以及酮类物质还原的一类酶，广泛存在于人类、其他动物、植物、微生物体内，且 ADH 存在于多个不同的蛋白家族，每种蛋白家族都有其独特的结构组织和特定催化特性。对艾纳香 BbADH 与同源性较高的多条序列进行比对，发现其与菊科的青蒿素 AaADH 和莴苣 LsADH 序列相似性极高，且具有 3 个相对保守区和脱氢酶的特征功能域，证明 BbADH 同属于脱氢酶 ADH 蛋白超家族中的一员。对于艾纳香中 *l*-龙脑而言，其为何没有进一步通过 BbADH 催化形成 *l*-樟脑，可能与 BbADH 基因的位置有关系，需对 BbADH 从位置进行进一步

预测鉴定，并且对其功能进行验证。

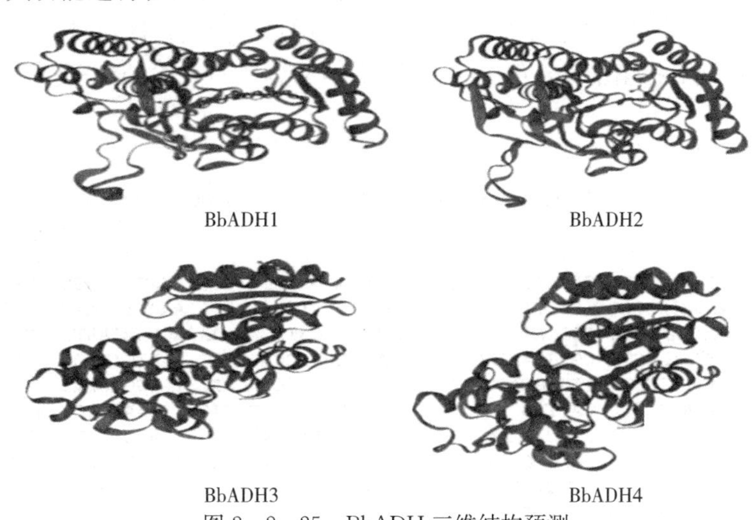

图 2-2-25 BbADH 三维结构预测

第三节 艾纳香药用成分功能基因挖掘

一、艾纳香牻牛儿基焦磷酸合成酶基因 BbGPPS

萜类化合物是由异戊二烯为基本结构单元构建的一类化合物，异戊烯焦磷酸（IPP）与二甲烯丙基焦硫酸（DMAPP）被称为“活性异戊二烯”，是萜类合成真正的前体，香叶基焦硫酸合成酶（GPPS）催化 1 分子的 IPP 与 DMAPP 形成香叶基焦硫酸（GPP），为单萜合成提供碳骨架。

GPPS 在高等植物中普遍存在，属于蛋白超家族，高等植物不同物种之间的 GPPS 在氨基酸序列上都具有保守区域，蛋白质结构域分析表明，不同物种间的 GPPS 具有保守的结构域。对艾纳香 BbGPPS 进行研究，有望从分子水平揭示艾纳香活性成分代谢途径和调控机制，为提高艾纳香活性成分的含量奠定理论基础。

1. 试验材料

（1）植物材料

艾纳香供试材料栽培于海南省儋州市农业农村部儋州热带药用植物种质资源圃，试验材料为艾纳香长势良好的花和叶。

（2）试剂

总 RNA 提取试剂盒、反转录试剂盒、载体连接试剂盒、异丙基硫代半乳糖苷（IPTG）、X-gal、多功能 DNA 纯化回收试剂盒。

2. 方法

（1）叶片总 RNA 提取及 BbGPPS 全长 cDNA 的克隆

按照总 RNA 提取试剂盒说明书，提取艾纳香叶片和花的总 RNA，通过反转录-聚合酶链式反应（RT-PCR）合成互补脱氧核糖核酸（cDNA）第一链，基于艾纳香花和叶转录组的 BbGPPS 基因序列，设计特异性引物扩增 cDNA。正向引物 Pf：5’TCCGATAGATACCCCTCA 3’、反向引物 Pr：5’CATCACTACTCACCCAACTC 3’，以 cDNA 为模板进行 PCR 扩增，反应条件：94 ℃、5 min；94 ℃、30 s，53 ℃、30 s，72 ℃、60 s，30 个循环；72 ℃后延伸 10 min。并进行克隆、测序及序列分析。

（2）BbGPPS 基因的测序与分析

BbGPPS PCR 产物经 1.0%的琼脂糖凝胶电泳检测，用胶回收试剂盒对目的片段进行纯化，纯化后将其连接到 pEASY-Blunt cloning vector 载体上，转化 E. coli Trans1-T1 感受态细胞，涂布于添加氨苄青霉素、IPTG、X-gal 的 LB 平板上，37 ℃培养箱中培养过夜，随机挑取阳性克隆，引物使用 M_{13}Pf/Pr，经 PCR 检测后扩菌培养，再送样进行测序，获得重组载体 pEASY-Blunt-BbGPPS。

3. 结果与分析

（1）BbGPPS cDNA 序列分析

通过克隆、测序，对 cDNA 扩增产物进行序列直接验证，保证了 cDNA 克隆的完整性和正确性。cDNA 测序结果见图 2－3－1。

```
1       GTTTACTATA TATATTCACT TCCTCCGATA GATACCCCTC AGATGCTCTC ACTTGACGAC
61      AAGCCTCTCT TCCTTTTTAA CATTTGTGTC ATCACACACA AAACTCTATC TTAATCTATC
121     CAAGAACCAC GGTGACGCCG TGACGGTGCT CATACAAAAA ACCCACAGTT TCCTCCATTT
181     TTGCAACCTT CGAGCAAAAC CATCAATTTC TGCCAAACAT GAATCTTGTG AATCCGACAA
241     CTTTGTCCTA TGGAGCACCC ATTAGAACCA GATCTACAAC TATGCTCTAC CCGACCCGAA
301     GATATCAACC CATTTCCTCA TTCTCTGCAT CGTCCTTCTC ATCAATCTCT GCAGTATTGA
361     CAAAAGAAGA GCACTCAAAC CCACGAAAAA ATAAAAATAA TGAAATTGAT TTACAACCGC
421     CGTTTGATTT CAAGTCTTAC ATGGTGGCAA AAGCTAATTC GGTGAATCAA GCCTTAGACG
481     CCGCCATTCC ACTCAAAGAC CCGGTAAAGA TTCATGAATC TATGCGGTAC TCCCTTCTCG
541     CCGGCGGGAA ACGTGTCCGG CCGATACTTT GTATCGCCGC CTGTGAATTG GTTGGGGGTG
601     ATGAGTTAAC TGCCATGCCC GCCGCCTGCG CCGTGGAGAT GATTCACACC ATGTCGTTAA
661     TGCACGACGA CCTTCCGTGC ATGGATAACG ACGATTTCCG CCGTGGAAAA CCGACCAACC
721     ACAAGGTGTT TGGCGAGGAA ATCGCGGTCC TCGGAGGCGA CGCCTTGCTC TCATTTTCCT
781     TCGAACTTAT CGCCACCGCG ACGAAAGGCG TCTCCTCCGA CAAGATTCTC CGTGCCATCG
841     GCGAACTCGC GAAGTGTATC GGGTCGGAAG GCCTGGTCGC CGGTCAGGTT GTTGATGTAT
901     GCTCCGAAGG CGCCGATGTC GGATTAGACC AGTTGGAGTT TATCCATTTA CACAAGACGG
961     CGGCGTTGCT TGAGGCCTCA GTCGTACTCG GCGCCATACT CGGCGGCGGA ACCGAGGAAG
1021    AAATCGGAAA ACTGCGGAAA TTTGCGCGAT CGATAGGACT GTTATTTCAG GTGGTGGATG
1081    ACATTCTTGA TGTGACAAAA TCTTCAGAAG AATTGGGGAA AACTGCCGGG AAAGATTTGG
1141    TGTCCGACAA GACAACGTAT CCAAAACTTT TAGGGATCGA AAAATCAAGA GAGTTCGCCG
1201    GAAAACTCAA CAAGGAAGCG CAAGAACAGT TGTCGGAGTT TGATCAGCAG AAGGCAGCTC
1261    CATTAATTGC TCTTGCTAAT TACATTGCTT ATAGACATAA TTAATCCATC TTTTAATAAT
1321    CGCAATCAAT CATCATATCG TTTGAATCTT GAAAATTTCA AATGGTTGCA TAATTTATCG
1381    TTATGGGTTT GAATTTCTGC TTTAAAAGTC GTTTTGTCAA TGGTCATATG GAATTTAGCA
1441    TATTTGCTGA AGATACGATT CTGTTAGATG CGGCAATTTT GATTTATCAG GGTTAAATTA
1501    GTTGTTTTGT GGTATAAATG ATGTTGAAAG AATTAAATGG GTCATGCTAA AAAGTTAGGT
1561    AATACCGTAT CATGGAAATA GAACGTTTTA AGGGGTTGGT ATTGGTGAGT TGGGTGAGTA
1621    GTGATGGAGC CCTCTCACAC AATGTGATGG TTGTTTCTTC TTTATTGTTT TTGTATTATA
1681    TATTAATTGA AA
```

图 2－3－1　BbGPPS 基因的 cDNA 序列

使用 DNAMAN 软件对 BbGPPS 基因的 cDNA 序列进行组分分析，结果表明 BbGPPS 基因的 cDNA 序列全长 1 692bp，其中腺嘌呤核苷酸（A）有 468 个，占总体 27.7%；胞嘧啶核苷酸（C）有 374 个，占总体 22.1%；鸟嘌呤核苷酸（G）有 372 个，占总体 22%；胸腺嘧啶核苷酸（T）共有 478 个，占总体 28.2%（图 2－3－2）。

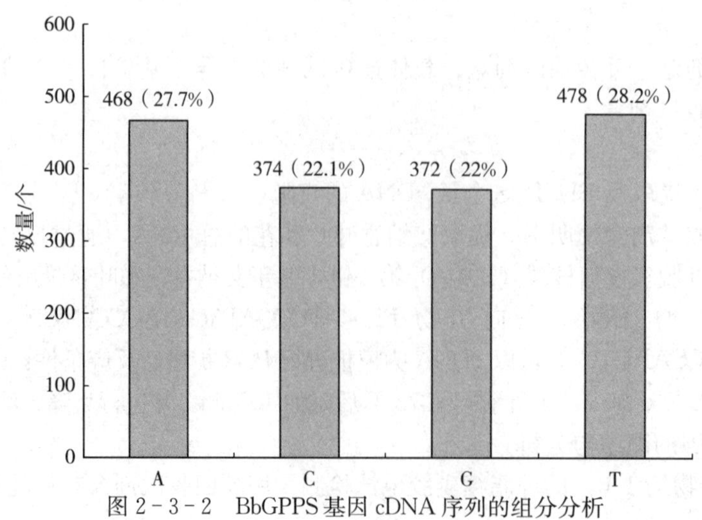

图 2－3－2　BbGPPS 基因 cDNA 序列的组分分析

（2）BbGPPS 氨基酸序列分析

通过 BbGPPS cDNA 序列可以得到其编码的氨基酸序列，使用 ExPASy-ProtParam tool 工具在线对 BbGPPS 的氨基酸序列进行理化性质分析，可知 BbGPPS 肽链由 361 个氨基酸组成，分子量为 39 130.8，等电点为 5.83。肽链的总分子式为 $C_{1727}H_{2790}N_{470}O_{532}S_{15}$，总共包含 5 534 个原子（图 2－3－3、图 2－3－4）。

```
1     MNLVNPTTLS YGAPIRTRST TMLYPTRRYQ PISSFSASSF SSISAVLTKE EHSNPRKNKN
61    NEIDLQPPFD FKSYMVAKAN SVNQALDAAI PLKDPVKIHE SMRYSLLAGG KRVRPILCIA
121   ACELVGGDEL TAMPAACAVE MIHTMSLMHD DLPCMDNDDF RRGKPTNHKV FGEEIAVLGG
181   DALLSFSFEL IATATKGVSS DKILRAIGEL AKCIGSEGLV AGQVVDVCSE GADVGLDQLE
241   FIHLHKTAAL LEASVVLGAI LGGTEEEIG KLRKFARSIG LLFQVVDDIL DVTKSSEELG
301   KTAGKDLVSD KTTYPKLLGI EKSREFAGKL NKEAQEQLSE FDQQKAAPLI ALANYIAYRH
361   N
```

图 2－3－3　BbGPPS 氨基酸序列

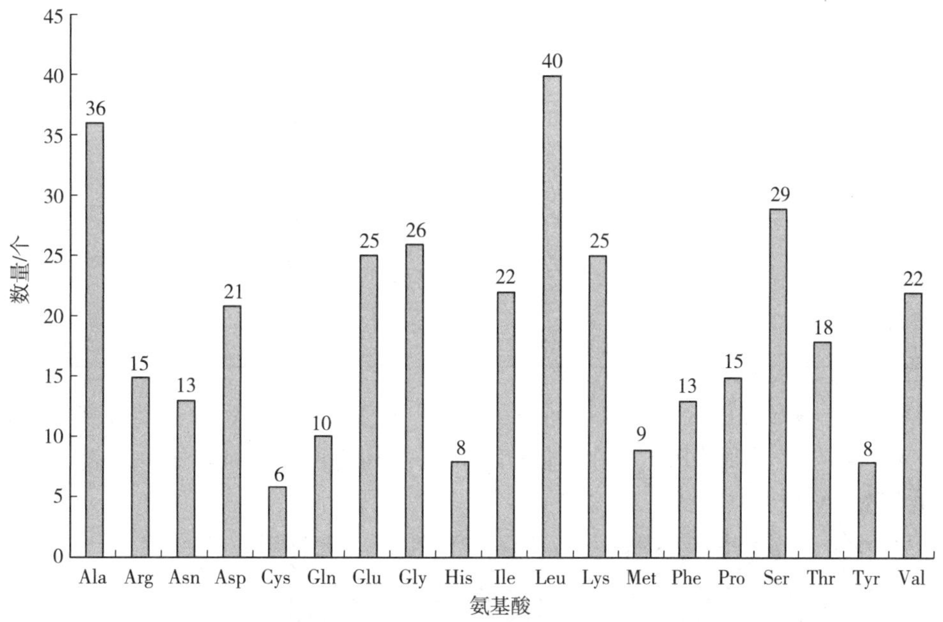

图 2－3－4　BbGPPS 的氨基酸组成

（3）BbGPPS 跨膜区、信号肽、亚细胞定位分析

使用 TMHMM 预测 BbGPPS 的跨膜区域，分析结果表明，BbGPPS 无跨膜区，属于膜外在蛋白；利用 ExPASy SignalP4.0Serve 分析 BbGPPS 蛋白，并没有发现信号肽，表明该蛋白为非分泌蛋白；用 WoLFPSORT 工具对 BbGPPS 进行亚细胞结构定位预测，预测结果表明，BbGPPS 最可能定位于叶绿体，定位系数为 8（chlo：8）。

（4）BbGPPS 疏水性分析

使用 BioEdit 软件对 BbGPPS 进行疏水性分析，分析结果表明，BbGPPS 亲水性略大于疏水性，BbGPPS 属于亲水蛋白。在第 50～60 个氨基酸残基，有 1 个强亲水区域，大约在第 165 个氨基酸残基处，还有 1 个亲水性较强的区域（图 2－3－5）。

（5）BbGPPS 序列比对

使用 NCBI 数据库的 BLAST 工具，将 BbGPPS 序列在蛋白质数据库中进行比对搜索。BbGPPS 在蛋白质数据库中比对上不同物种的 41 条蛋白质序列，其中 BbGPPS 与万寿菊 GPPS（TeGPPS）序列相似性最高，达到 84%（图 2－3－6）。BLAST 比对后搜索到的高同源性（相似性>70%）GPPS 序列见表 2－3－1。

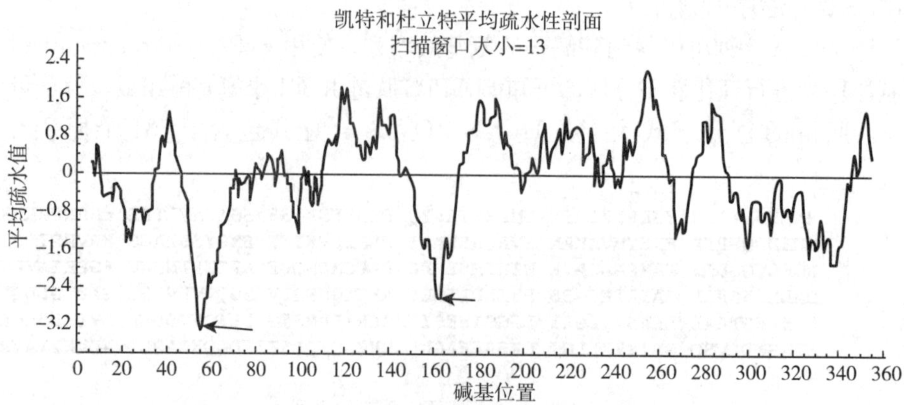

图 2-3-5　BioEdit 分析 BbGPPS 疏水性的结果

注：箭头所指为强亲水区。

表 2-3-1　BLAST 比对高同源性（相似性>70%）GPPS 序列

物种	相似性/%	序列	登录号
万寿菊	84	TeGPPS	AAG10424.1
野菊花	77	CbGPPS	AGU91431.1
案头菊	77	CxmGPPS	BAE79550.1
甜菊	76	SrGPPS	ABD92926.2
番薯	72	IbGPPS	ACF37217.1
长春花	72	CrGPPS	AGL91645.1
小叶胡颓子	71	EuGPPS	ACO59905.1

利用 DNAMAN 将 BbGPPS 氨基酸序列与从 NCBI 数据库中挑选的同源性较高的部分已知序列进行多序列比对，结果表明 BbGPPS 蛋白与已知蛋白存在高度保守区域，进一步表明其为异戊烯基合酶家族成员（图 2-3-6）。

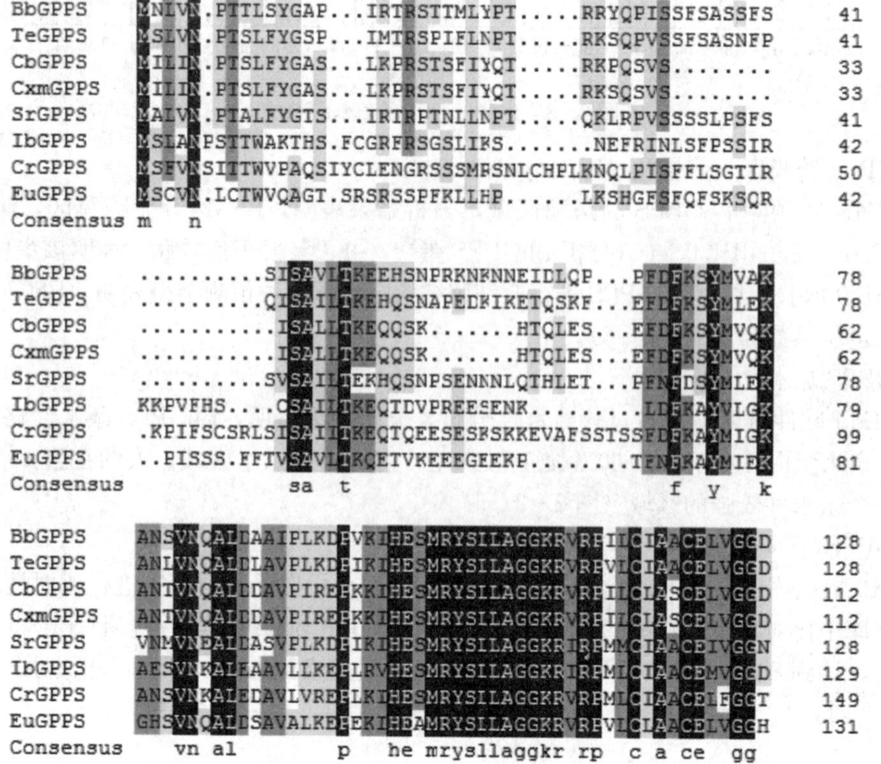

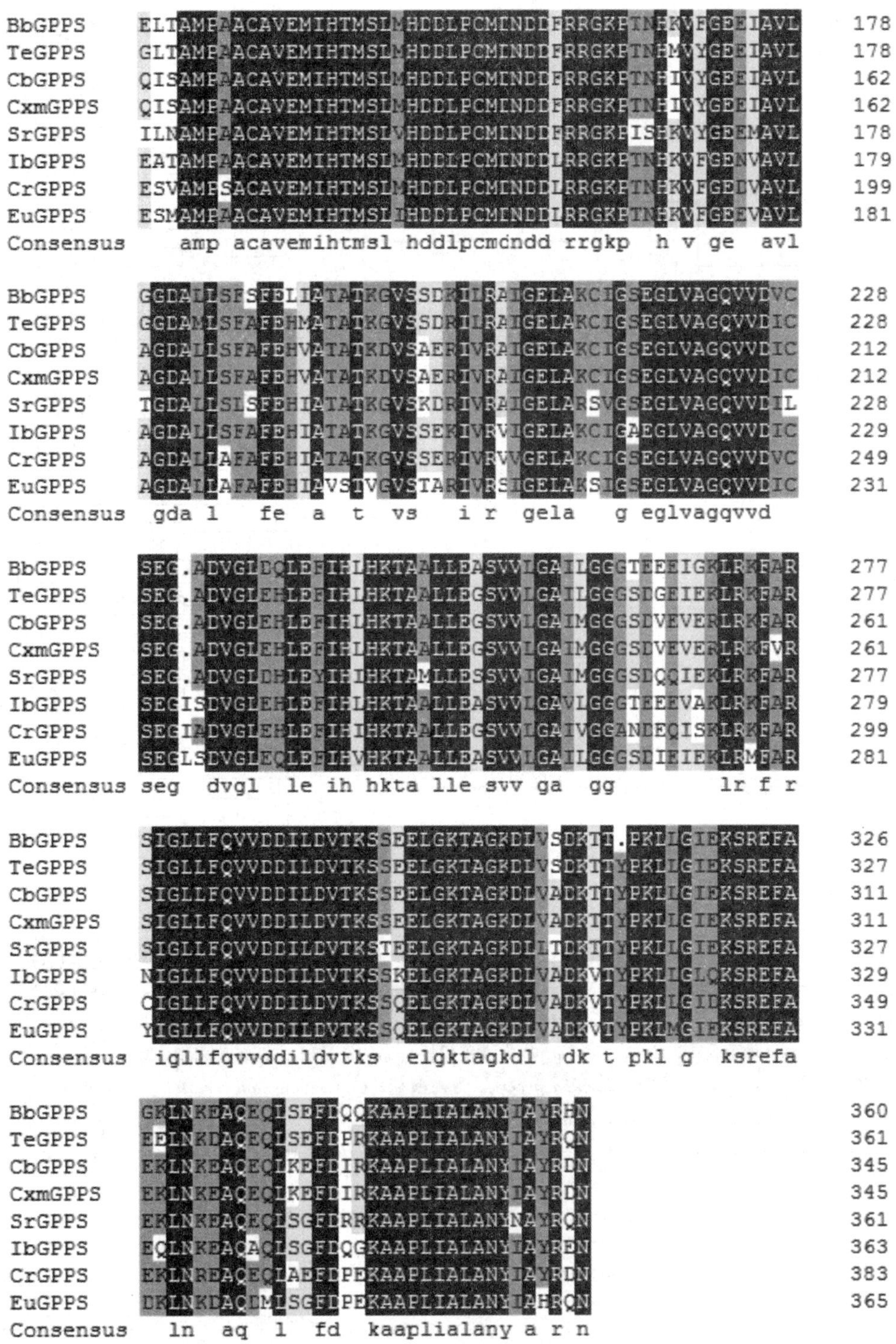

图 2-3-6　BbGPPS 多序列比对结果

(6) BbGPPS 与其他物种 GPPS 间系统进化分析

利用 Mega5.0 将 BbGPPS 氨基酸序列与从 NCBI 数据库中进行 BLAST 比对搜索得到的序列进行系统进化分析，由结果可知位于系统发育树最下方的川桑（MnGPPS）、苹果（MdGPPS）、杜仲（EuGPPS）、金鱼草（AmGPPS）、野甘草（SdGPPS）成为一个独立的初级分支，这表明这一个分支的物种与其余物种之间亲缘关系较远；在另一个初级分支下可细分出 2 个大的次级分支，艾纳香

(BbGPPS)、万寿菊（TeGPPS）、案头菊（CxmGPPS）、野菊（CbGPPS）、甜菊（SrGPPS）同属于菊科植物，均位于一个大的次级分支上，其中艾纳香与万寿菊、甜菊位于同一条多级进化分支上，表明其亲缘关系较近（图 2-3-7，表 2-3-2）。

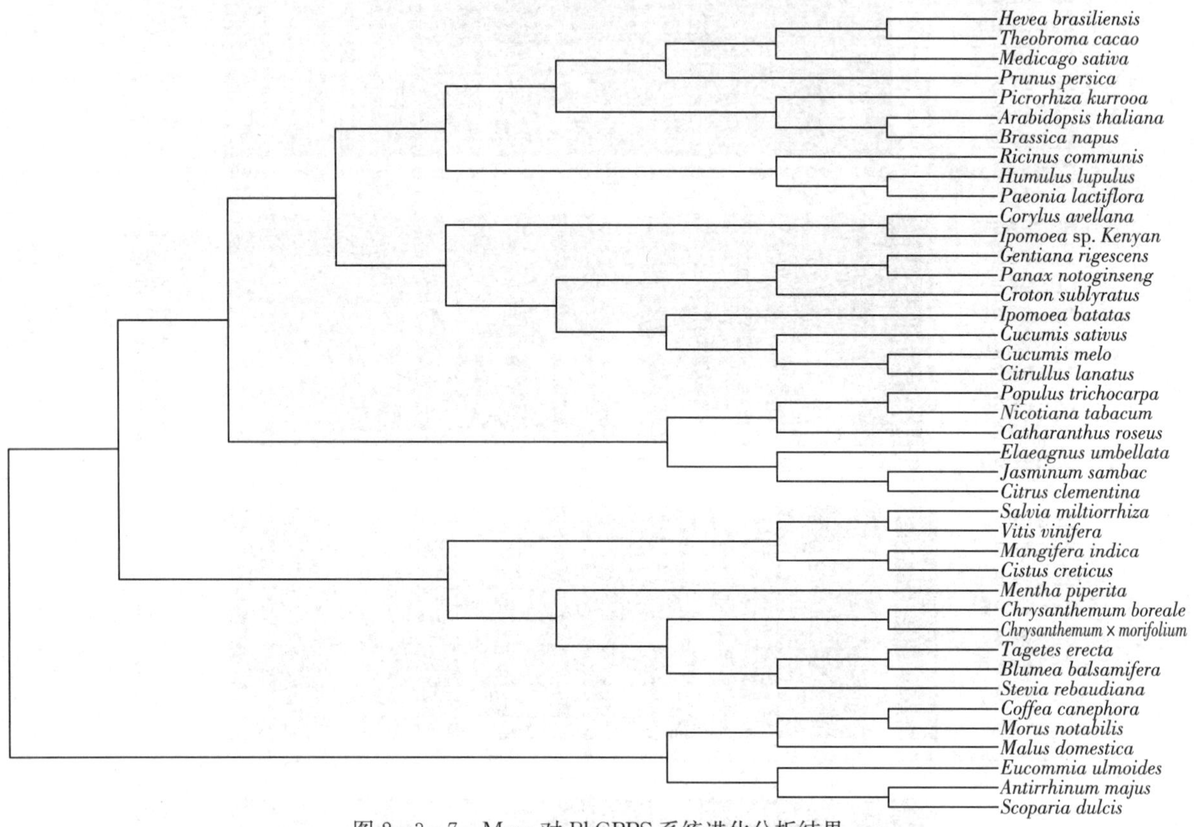

图 2-3-7　Mega 对 BbGPPS 系统进化分析结果

注：*Hevea brasiliensis* 为橡胶树，*Theobroma cacao* 为可可，*Medicago sativa* 为苜蓿，*Prunus persica* 为毛桃，*Picrorhiza kurrooa* 为胡黄连，*Arabidopsis thaliana* 为拟南芥，*Brassica napus* 为甘蓝油菜，*Ricinus communis* 为蓖麻，*Humulus lupulus* 为啤酒花，*Paeonia lactiflora* 为芍药，*Corylus avellana* 为欧洲榛，*Ipomoea* sp. *Kenyan* 为番薯，*Gentiana rigescens* 为滇龙胆草，*Panax notoginseng* 为三七，*Croton sublyratus* 为矮巴豆，*Ipomoea batatas* 为红薯，*Cucumis sativus* 为黄瓜，*Cucumis melo* 为甜瓜，*Citrullus lanatus* 为西瓜，*Populus trichocarpa* 为毛果杨，*Nicotiana tabacum* 为烟草，*Catharanthus roseus* 为长春花，*Elaeagnus umbellata* 为夏茱萸，*Jasminum sambac* 为茉莉花，*Citrus clementina* 为克莱门柚，*Salvia miltiorrhiza* 为丹参，*Vitis vinifera* 为葡萄，*Mangifera indica* 为芒果，*Cistus creticus* 为蔷薇，*Mentha piperita* 为辣薄荷，*Chrysanthemum boreale* 为北野菊，*Chrysanthemum* × *morifolium* 为杭白菊，*Tagetes erecta* 为万寿菊，*Blumea balsamifera* 为艾纳香，*Stevia rebaudiana* 为甜叶菊，*Coffea canephora* 为中果咖啡，*Morus notabilis* 为川桑，*Malus domestica* 为苹果，*Eucommia ulmoides* 为杜仲，*Antirrhinum majus* 为金鱼草，*Scoparia dulcis* 为野甘草。

表 2-3-2　系统发育树部分序列信息

物种	相似性/%	序列	登录号
川桑	70	MnGPPS	XP010095287.1
苹果	72	MdGPPS	AHA61556.1
杜仲	80	EuGPPS	AGJ03661.1
金鱼草	69	AmGPPS	AAS82860.1
野甘草	68	SdGPPS	BAA86285.1

4. 结论

本试验项目基于艾纳香花和叶的转录组数据信息，根据 BbGPPS 基因序列设计特异性引物从艾纳香总 RNA 中扩增 BbGPPS 的全长 cDNA 序列。将扩增得到的 cDNA 通过克隆、测序验证，证实扩增得到的 cDNA 序列是正确的。本次 cDNA 测序结果、BbGPPS 氨基酸序列预测结果与前人对其他物种 GPPS 的序列分析结果相似，证明本次克隆的 BbGPPS 也是异戊烯基合酶超家族成员。

二、艾纳香香叶基焦硫酸合成酶基因 BbGGPS

香叶基香叶基焦磷酸合酶（GGPPS）在二萜生物合成途径中起着关键性的作用，GGPPS 催化法尼基焦磷酸（FPP）与异戊烯焦磷酸（IPP）形成的香叶基香叶基焦磷酸（GGPP），它是二萜生物合成的共同前体。在 GGPP 的结构基础上，经过环化异构形成各种阳离子中间产物，之后进一步环化形成一系列二萜化合物。本研究基于艾纳香的转录组测序信息，以预测所得的 1 条可能的 GGPS 基因序列作为模板，设计特异引物克隆了 1 条 BbGGPS 基因，并进行基因序列与其编码的蛋白质序列的生物信息学分析。

1. 材料与试剂

（1）植物材料

艾纳香供试材料栽培于海南省儋州市农业农村部儋州热带药用植物种质资源圃，试验材料为艾纳香长势良好的叶片。

（2）试剂

总 RNA 提取试剂盒、反转录试剂盒、载体连接试剂盒、异丙基硫代半乳糖苷（IPTG）、X-gal、多功能 DNA 纯化回收试剂盒。

2. 方法

方法同第三节（一）。

3. 结果与分析

（1）艾纳香 BbGGPS 基因的克隆

以艾纳香新鲜叶片的 cDNA 为模板，基于转录组测序预测的 GGPS 基因序列设计 1 对特异引物扩增出的 PCR 产物在 1 450bp 左右，与预期片段大小一致，电泳结果见图 2－3－8。将目的条带回收，构建重组载体 pEASY-Blunt-BbGGPS 转化大肠杆菌，将 PCR 鉴定为阳性的克隆送样测序。

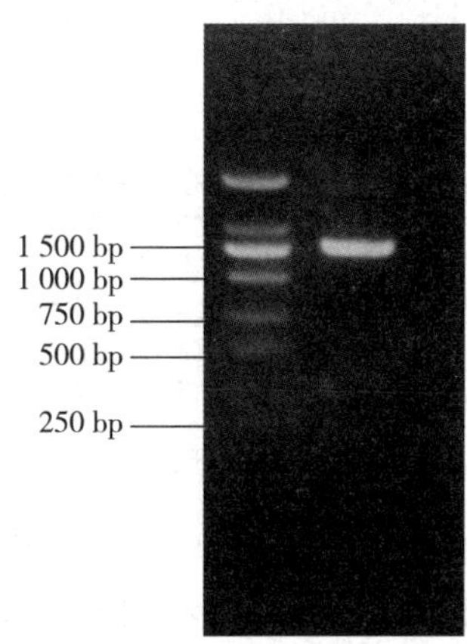

图 2－3－8　从艾纳香中克隆所得的 GGPS 基因片段

测序之后得到 1 475bp 的 cDNA 序列，通过在线 ORF Finder 分析，发现其中包含 1 个 1 002bp 的 ORF，编码 333 个氨基酸。碱基序列见图 2－3－9。将此氨基酸序列在 NCBI blastp 对比 NR 数据库，比对结果表明该序列与菊科植物刺菜蓟的聚戊烯合成酶序列相似性最高，为 86%；其次与地黄的 GGPS 序列相似性高达 78%。从而可以推测，克隆所得的 cDNA 序列编码 GGPS 蛋白，将此基因命名为 BbGGPS。

```
1       GTAATTTGCA TCTCATCTGA TATTCGAAAG ACGTTAGCTC GCTTTGTTCG TCTCGAACTG
61      TGTCCACGAC GAATCGCCGG CGACGGCGAC GCCCTGCTCT CTGCCAGAGT CCACTCACGG
121     TTGCGCTCTT CTTTAATTTC CGACATTTGG TTGACAGCAT TGCATAAACA CCAATCCGTA
181     CAGAAAGAGG AAGAAAAAAA TGGTGTTCCC AACAGCCATA ACATCATGTC CCTATATTCA
241     TTTACCAAAG AGCCTTTCTG TGACTCAACA AAAGATTAGA TGCTCTTCAA CTACATCTTC
301     AGTTTCTACC AATTTTGACC TTAAAACTTA CTGGTCGACT CTGAGAGAAG AAATTAACCA
361     GAAACTTGAT GAAGCTATAC CTGTTCAGTA CCCAGCTCAG ATTTATGAAT CCATGCGGTA
421     TTCAGTTCTT GCAAAAGGAG CTAAAAGAGC ACCACCGGTT ATGTGTGTTG CCGCTTGTGA
481     GCTCCTTGGC GGCAACCGCC TCGCCGCCTT CCCCACCGCC TGTGCCCTTG AAATGGTGCA
541     CGCTGCATCT TTAATCCATG ATGACTTGCC ATGCATGGAC GATGACCCAT CCCGAAGGGG
601     TCAGCCTTCC AACCACACAG TCTTTGGGAT GGACATGGCC ATCCTAGCTG GCGACGCTTT
661     ATTCCCACTA GGGTTCCGCC ACATAGTCTC CCACACCCCA ACCAATCTTG TCCCAGAAAC
721     CCGACTTCTT GCAGTCATCA CCGAAATTGC ACGAGCCGTT GGGTCCACGG GCATGGCCGC
781     CGGCCAGTTT GTTGATCTCG AGGGCCCACC AAACGCCATA GAATTCATCC AGGAAAAGAA
841     GTATGGTGAG ATGGGTGAAT GCTCTGCTGT TTGTGGAGGA CTTTTAGCCG GTGCTAATGA
901     TGATGAAATC CAACGGCTTA GAAAATATGG GAGAGCTGTC GGGATTTTGT ATCAAGTTGT
961     TGATGATGTG TTGGAAGCAC AAACGACACC CGAAGCAGAT AATAAGAAAG AAGAGGAAAA
1021    AAAACGGAAG AGTTACGTGG CTGTGTATGG CGTTGAGAAG GCTGTGAAAG TGGTGGAGGA
1081    ACTTCGAGCT GAGGCTAAAA GAGAGTTGGA AGCTTTTGAG AAGTATGGTG ACAAGGTGCT
1141    TCCCTTGTAT AGCTTTGTGG ATTATGCTGT TGACAGAGGT TTTAGCTTTG CTGATCAGGT
1201    TTGATCCTTA TTTTTGTGTT GTAACATCTT ATGATCATAA AAATATGATC CCTAATATGT
1261    ACTATATGGT TTGTATCATC TTATTATCTT CTATTTATGT CGATTGTTTT TTCTCACCAG
1321    CAAATAAGGG TGTAAAGGGT AAACGAGTGG AGCCGAAACT CAACTAAGCT CGAGTTTGGC
1381    TTTTCTAGCT TGAGGGAGCT CACGCTGGCG ATTTTGGCCA AGACAAAATT TAACAAGCTC
1441    GAGCTTGACT TGAGCTCTTG GGTTTTGGCG TTTTG
```

图 2-3-9　艾纳香叶片中 BbGGPS 基因的 cDNA 碱基序列

注：图中阴影分别是起始密码子与终止密码子。

（2）BbGGPS 氨基酸序列分析

①理化性质分析。通过 BbGGPS cDNA 序列预测得到其编码的氨基酸序列，使用 ProtParam tool 工具分析其理化性质。结果显示 BbGGPS 肽链包含有 334 个氨基酸残基，分子量为 36 710.9，等电点为 5.32（图 2-3-10）。氨基酸的种类分布如图 2-3-11 所示，该肽链总共含有 20 种氨基酸，包括天冬酰胺和谷氨酰胺。含量最多的氨基酸种类为亮氨酸和缬氨酸，其次是亮氨酸和谷氨酸。而半胱氨酸、组氨酸的含量则相对较少，色氨酸仅有 1 个。带负电荷氨基酸残基总数（Asp＋Glu）为 45 个，带正电荷氨基酸残基总数（Arg＋Lys）为 36 个。总体而言，非极性氨基酸的含量相对较高。不稳定系数为 37.92，属于稳定蛋白。

```
1       MVFPTAITSC PYIHLPKSLS VTQQKIRCSS TTSSVSTNFD LKTYWSTLRE EINQKLDEAI
61      PVQYPAQIYE SMRYSVLAKG AKRAPPVMCV AACELLGGNR LAAFPTACAL EMVHAASLIH
121     DDLPCMDDDP SRRGQPSNHT VFGMDMAILA GDALFPLGFR HIVSHTPTNL VPETRLLAVI
181     TEIARAVGST GMAAGQFVDL EGPPNAIEFI QEKKYGEMGE CSAVCGGLLA GANDDEIQRL
241     RKYGRAVGIL YQVVDDVLEA QTTPEADNKK EEEKKRKSYV AVYGVEKAVK VVEELRAEAK
301     RELEAFEKYG DKVLPLYSFV DYAVDRGFSF ADQV
```

图 2-3-10　BbGGPS 氨基酸序列

②BbGGPS 跨膜区、信号肽、亚细胞定位分析。使用 TMHMM 预测 BbGGPS 的跨膜区域，分析结果表明，BbGGPS 无跨膜区，属于膜外在蛋白；利用 ExPASy SignalP4.0Serve 分析 BbGGPS 蛋白，并没有发现信号肽，表明该蛋白为非分泌蛋白；用 WoLFPSORT 工具对 BbGGPS 进行亚细胞结构定位预测，预测结果表明，BbGGPS 最可能定位于叶绿体。

③疏水性分析。使用 ExPASy - ProtScale 工具对艾纳香 GGPS 蛋白质的疏水性进行在线分析，分析结果表明，BbGGPS 亲水性略大于疏水性，BbGGPS 属于亲水蛋白。在第 100 与第 150 个氨基酸残基之间，有 1 个强亲水区域，大约在第 270 个氨基酸残基处，还有 1 个很强的亲水区（图 2-3-12）。

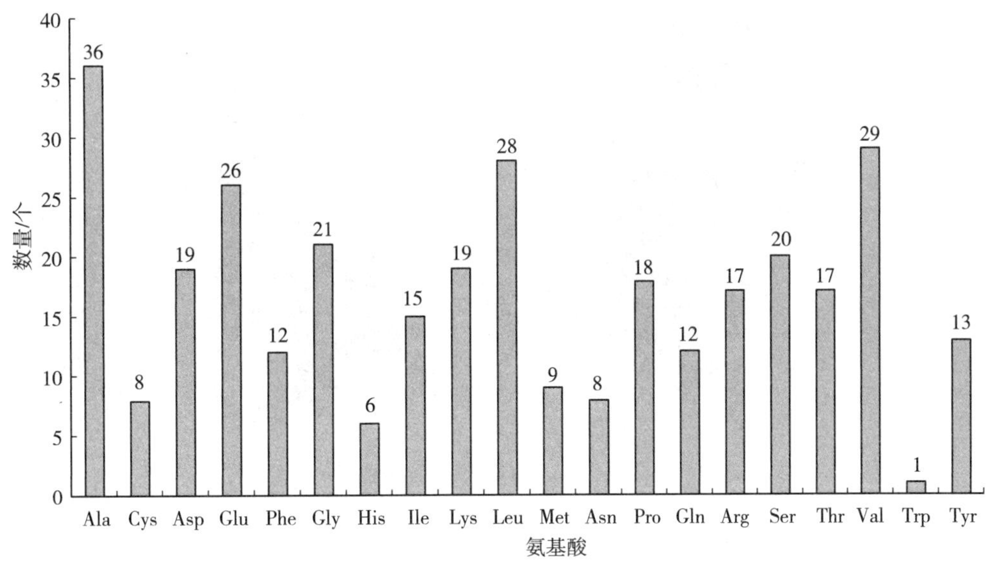

图 2-3-11 BbGGPS 的氨基酸组成

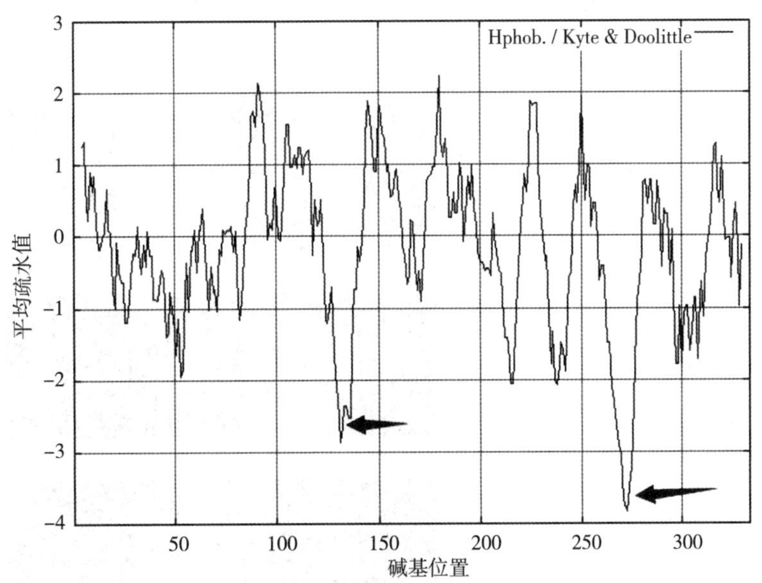

图 2-3-12 ProtScale 分析 BbGGPS 疏水性的结果

注：图中箭头所指位置为强亲水区。

④蛋白质二级结构预测和三维建模。利用 SSpro 4.0（http://download.igb.uci.edu/sspro4.html）对 BbGGPS 进行二级结构预测。结果表明该蛋白二级结构中 α-螺旋（H）占 64.8%，β-折叠（E）占 1.7%，无规则卷曲（C）占 33.5%。

使用 Swiss-model 工具对 BbGGPS 的三维结构在线进行预测（图 2-3-13）。从图中可以看到，BbGGPS 的三维结构主要由 α-螺旋构成，其次是无规则卷曲。β-折叠只占有很少的一部分，三维结构预测的结果与二级结构预测相吻合。分析结果表明，BbGGPS 属于 α-螺旋型蛋白。其三维结构的“口袋”区域，可能是 BbGGPS 起催化作用的活性中心所在。

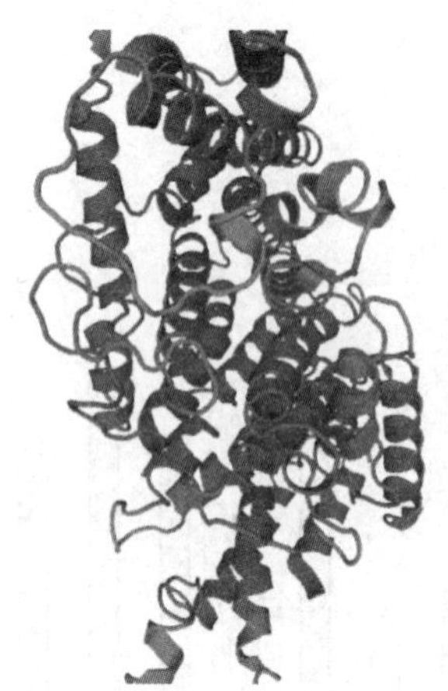
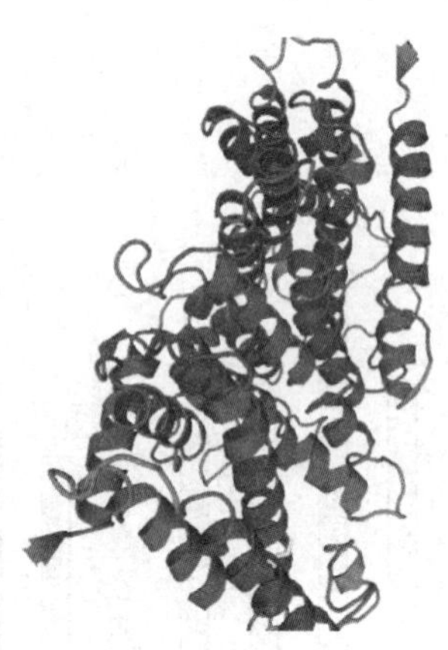

图 2-3-13　BbGGPS三维结构预测

（3）多序列比对与系统进化分析

①多序列比对。使用 NCBI 数据库的 BLAST 工具，将 BbGGPS 序列在蛋白质数据库中进行比对搜索。BbGGPS 在蛋白质数据库中比对上不同物种的 19 条蛋白质序列，其中刺菜蓟的聚戊烯合成酶序列相似性最高，为 86%；其次与地黄的 GGPS 序列相似性高达 78%。利用 DNAMAN 将 BbGGPS 氨基酸序列与从 NCBI 数据库中挑选的部分同源性较高的已知序列进行多序列比对，结果表明 BbGGPS 蛋白与其他植物中 GGPS 蛋白具有高度的同源性（图 2-3-14）。

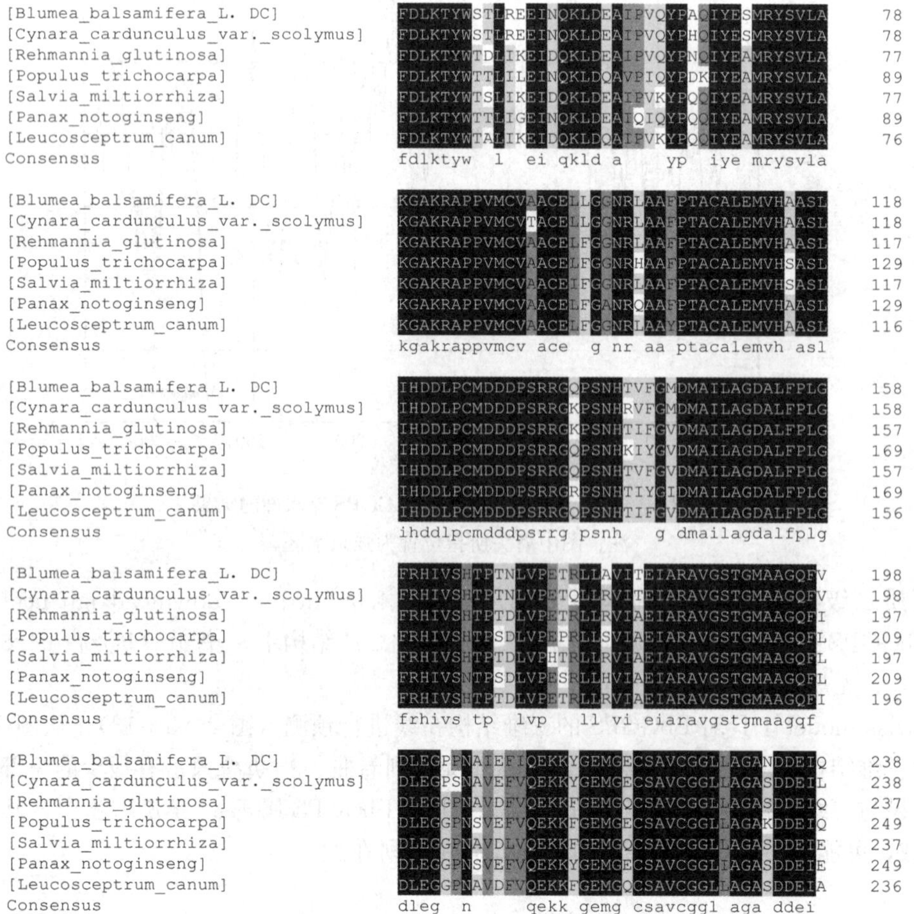

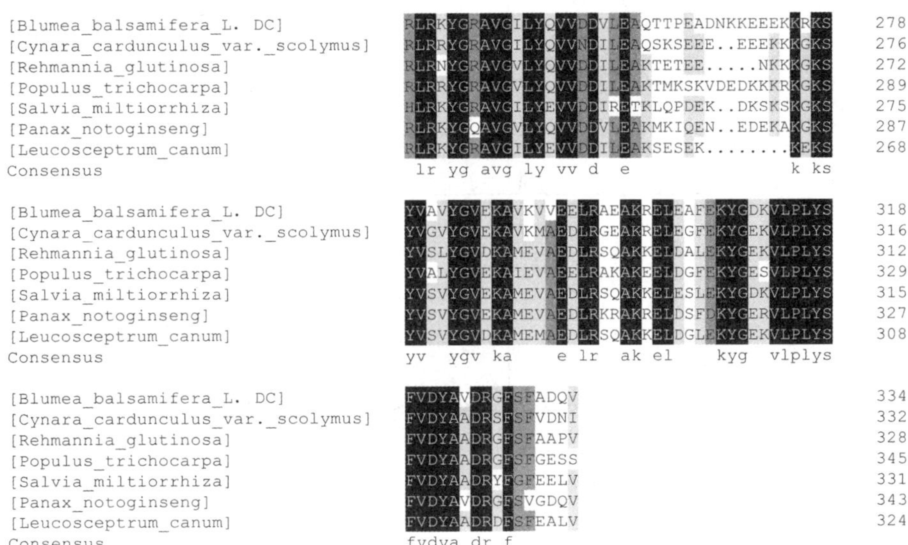

图 2-3-14　BbGGPS 多序列比对结果

②系统进化分析。利用 Mega6.0 将 BbGGPS 氨基酸序列与从 NCBI 数据库中 BLAST 比对搜索得到的高分值序列（表 2-3-3）进行系统进化分析，由结果可知位于系统发育树最下方的三七（PnGGPS）、毛果杨（PtGGPS）、菜豆（PvGGPS）成为一个独立的初级分支，表明这一个分支的物种与其余物种之间亲缘关系较远；艾纳香（BbGGPS）、刺菜蓟（CvGGPS）同属于菊科植物，位于一个分支上，表明其亲缘关系较近（图 2-3-15），这与形态学植物分类结果相似，表明 GGPS 基因可为植物分类方面的分析或研究提供一定的佐证。

表 2-3-3　BLAST 比对高同源性 GGPS 序列

物种	相似性/%	序列	登录号
刺菜蓟	86	CvGGPS	KVH9658.1
地黄	78	RgGGPS	AMK5109.1
毛果杨	75	PtGGPS	XP 002312936.2
丹参	76	SmGGPS	AEZ55680.1
田七	80	PnGGPS	AIZ00598.1
米团花	78	LcGGPS	ALT07954.1
川桑	78	MnGGPS	XP 010102651.1
印楝	71	AiGGPS	AIG15450.1
橡胶树	78	HbGGPS	BAF98303.1
菜豆	68	PvGGPS	AGZ15403.1
柴龙树	68	NnGGPS	AIL49064.1
拟南芥	67	AtGGPS	AAA81879.1

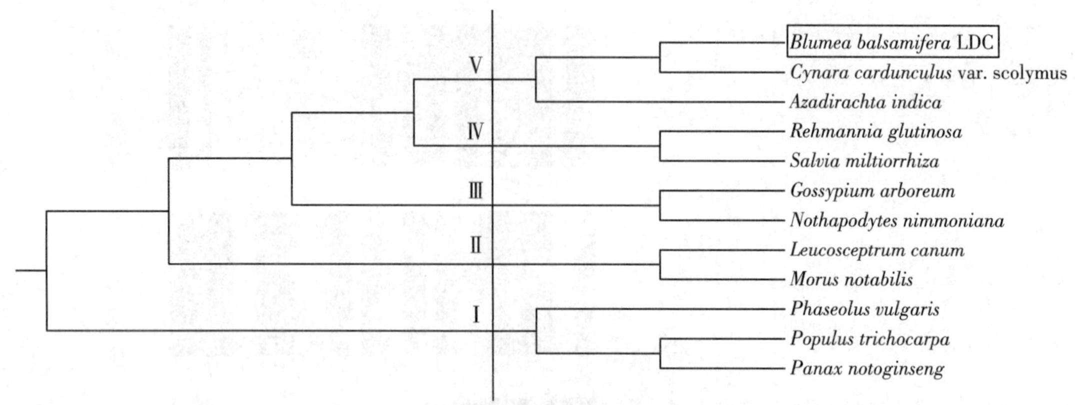

图 2-3-15 MEGA 对 BbGGPS 系统进化分析结果

注：*Blumea balamifera* 为艾纳香，*Cynara cardunculus* var. scolymus 为洋蓟，*Azadirachta indica* 为印楝，*Rehmannia glutinosa* 为地黄，*Salvia miltiorrhiza* 为丹参，*Gossypium arboreum* 为木本棉，*Nothapodytes nimmoniana* 为青脆枝，*Leucosceptrum canum* 为米团花，*Morus notabilis* 为川桑，*Phaseolus vulgaris* 为菜豆，*Populus trichocarpa* 为毛果杨，*Panax notoginseng* 为三七。艾纳香 BbGGPS 序列用方框标出。

4. 结论

本研究基于艾纳香叶片的转录组数据信息，根据挖掘到的 GGPS 基因的序列片段，设计特异性引物从艾纳香总 RNA 中扩增 BbGGPS 的全长 cDNA 序列。将扩增得到的 cDNA 通过克隆、测序验证，扩增得到的 cDNA 序列正确。本次测序得到的艾纳香叶片转录组数据中多个不同序列的 GGPS 基因，有些基因序列并不完整，有待将来通过 RACE 技术获取全长序列之后进一步研究其生物学功能。本研究克隆得到艾纳香二萜化合物合成的关键酶基因 GGPS，并对所得序列进行详细的生物信息学分析，以期从分子生物学的角度揭示艾纳香二萜生物合成的内在机制，为艾纳香的后续深入研究奠定基础。

参 考 文 献

刘立伟，陈晓鹭，庞玉新，等，2016. 贵州罗甸与海南儋州的艾纳香种质叶片的显微结构比较 [J]. 贵州农业科学，44 (4)：120-122.

陈晓鹭，刘立伟，杨全，等，2016. 利用冰冻切片法观察艾纳香叶显微结构 [J]. 热带作物学报，37 (6)：1086-1091.

官玲亮，夏奇峰，庞玉新，等，2016. 艾纳香萜类物质生物合成途径分析 [J]. 中国中药杂志，41 (9)：1585-1591.

官玲亮，夏奇峰，石小兵，等，2016. 基于转录组信息的艾纳香牻牛儿基焦磷酸合成酶基因（BbGPPS）的克隆及序列分析 [J]. 热带作物学报，37 (5)：901-909.

夏奇峰，赵致，刘红昌，等，2016. 基于转录组信息的艾纳香牻牛儿基牻牛儿基焦磷酸合成酶基因（BbGGPS）的克隆及序列分析 [J]. 山地农业生物学报，35 (4)：23-29.

查英，白琳，谢小丽，等，2019. 艾纳香 AP2/EREBP 转录因子家族生物信息学分析 [J]. 分子植物育种，17 (18)：5953-5959.

官玲亮，查英，白琳，等，2020. 艾纳香 MYB 转录因子家族生物信息学分析 [J]. 热带作物学报，41 (7)：1305-1312.

白琳，官玲亮，查英，等，2020. 艾纳香脱氢酶基因家族的生物信息学分析 [J]. 热带作物学报，41 (6)：1145-1153.

刘立伟，2016. L-龙脑积累与艾纳香结构和发育关系 [D]. 广州：广东药科大学.

夏奇峰，2017. 艾纳香萜类合成途径中关键基因克隆与表达分析 [D]. 贵阳：贵州大学.

白琳，2019. 茉莉酸甲酯（MeJA）对艾纳香中 *l*-龙脑生物合成的影响及关键基因的挖掘 [D]. 大庆：黑龙江八一农垦大学.

查英，2020. 艾纳香中 *l*-龙脑生物合成相关转录因子 *AP2/ERF* 的挖掘及其对 MeJA 的响应［D］. 大庆：黑龙江八一农垦大学.

Chen X L，Zhang Y B，Pang Y X，et al.，2016. Microscopic Structural Comparison between Epidermal Trichomes in Blumea balsamifera（L.）DC. and Blumea laciniata（Roxb.）DC［J］. Journal of Biosciences and Medicines，4（12）：70－75.

第三章　艾纳香种质资源鉴定评价研究

艾纳香为热带、亚热带地区重要的经济作物，是制取天然冰片（艾片）的主要来源植物。艾纳香产业目前面临着精准评价与鉴定技术不完善、种质资源的特异性状深度鉴定不足、优良品种缺乏等问题，本章在对艾纳香种质资源系统评价基础上，建立了优良种质筛选技术与特征识别体系。进一步通过集团选择和单株选择方式筛选富含 l-龙脑的新品种，并对其进行品种繁育研究，以期为艾纳香产业提供优良品种以及为艾纳香提取加工提供标准的优质药材。

第一节　艾纳香种质资源评价规范研究

一、艾纳香种质资源描述规范制定

艾纳香拥有丰富的遗传多样性，植株间的植物学性状、产量性状、抗性和品质等特性差异较大。本部分通过对艾纳香在植物学性状、产量性状、抗性和品质等特性的差异进行研究，制定艾纳香种质资源描述规范，有利于规范艾纳香种质资源的收集、整理和保存等基础性工作，对于今后艾纳香种质资源评价以及 DUS 测试* 等具有重要的指导意义。

1. 试验材料

将从海南省、贵州省、广西壮族自治区及广东省收集的 55 份不同的艾纳香种质，分别种植于中国热带农业科学院热带作物品种资源研究所艾纳香种质资源圃，具体信息如表 3-1-1 所示。

表 3-1-1　供试材料表

序号	编号	名称	材料类型
1	GZ-W001	沟亭布苏 1	野生群体
2	GZ-W002	沟亭布苏 2	野生群体
3	GZ-W003	沟亭布苏 3	野生群体
4	GZ-W004	沟亭打燃	野生群体
5	GZ-C005	罗苏过石	栽培群体
6	GZ-C006	罗苏沿河	栽培群体
7	GZ-W007	红水河下宜	野生群体
8	GZ-W008	红水河把等 1	野生群体
9	HN-D011	C5-5	单株选育
10	HN-D012	C10-3	单株选育
11	HN-D013	C13-7	单株选育

* DUS 测试是对申请保护的植物新品种进行特异性（distinctness）、一致性（uniformity）和稳定性（stability）的栽培鉴定试验或室内分析测试的过程，即植物新品种测试。——编者注

（续）

序号	编号	名称	材料类型
12	HN - D014	C26 - 9	单株选育
13	HN - D015	C33 - 1	单株选育
14	HN - D016	C34 - 2	单株选育
15	HN - D017	C40 - 8	单株选育
16	HN - D018	C79 - 10	单株选育
17	HN - D019	C84 - 4	单株选育
18	HN - D020	C92 - 6	单株选育
19	HN - W021	14 琼中双万	野生群体
20	HN - W022	6 琼中新寨	野生群体
21	HN - W023	20 琼中崩坎	野生群体
22	HN - W024	琼中新寨	野生群体
23	HN - W025	琼中双万	野生群体
24	HN - C026	18 热艾 1	栽培群体
25	HN - C027	狭长叶	栽培群体
26	HN - G028	19 - 2 红水河 1	集团选择
27	HN - G029	5 - 1 红水河 2	集团选择
28	HN - G030	13 - 2 红水河 3	集团选择
29	HN - G031	7 - 1 狭长叶 1	集团选择
30	HN - G032	16 - 1 狭长叶 2	集团选择
31	HN - G033	18 - 1 热艾 1	集团选择
32	HN - G034	12 - 1 热艾 3	集团选择
33	GZ - C035	红水河羊里	栽培群体
34	HN - V036	狭长叶	变异类型
35	HN - V037	热艾	变异类型
36	HN - W038	屯昌大罗	野生群体
37	HN - W039	琼中新坡	野生群体
38	GX - W040	隆林新州	野生群体
39	GX - W041	田林八渡	野生群体
40	GX - W042	田林潞城	野生群体
41	GX - W043	田林八渡	野生群体
42	GX - W044	田林潞城	野生群体
43	GX - W045	田林乐里	野生群体
44	GX - W046	田林潞城	野生群体
45	GX - W047	西林八达	野生群体
46	GX - W048	西林那劳	野生群体
47	GX - W049	田林潞城	野生群体
48	GX - W050	西林普合	野生群体
49	GZ - W051	贞丰珉谷	野生群体
50	GX - C052	广西中医	栽培群体

（续）

序号	编号	名称	材料类型
51	GD-C053	广药1	栽培群体
52	GD-C054	广药2	栽培群体
53	GZ-W055	望谟王母	野生群体
54	HN-W056	五指山涯边	野生群体
55	HN-W057	万宁东和	野生群体

2. 方法

本部分主要针对艾纳香的种质资源类型、形态特征和生物学特征、品质特性等进行调查，并以此编制艾纳香种质资源描述规范。性状、测量时期及测量标准如表3-1-2所示。

表3-1-2 性状、测量时期及测量标准

序号	性状名称	测量时期	测量标准
1	植株：姿态	末花期	目测植株茎的伸展状态
2	植株：高度	杈状花枝出现期	植株从地面根茎到植株最高点的垂直高度，单位为cm
3	植株：冠幅	杈状花枝出现期	植株最宽处大小及与其相互垂直位置的宽度，取其平均值，单位为cm
4	主茎：粗度	杈状花枝出现期	植株最粗的茎秆地表上方1cm的直径，单位为mm
5	茎秆：数量	杈状花枝出现期	所有萌发的新茎秆的数量，单位为个。
6	主茎：茎皮花青苷显色强度	一次分枝发生期	主茎上部未木质化的茎皮花青苷显色强度
7	主茎：绒毛	杈状分枝出现期	主茎上部未木质化的茎皮上是否着生绒毛
8	叶片：长度	杈状分枝出现期	植株中部成熟且未衰老功能叶片的叶柄头部至叶尖端的距离，单位为cm
9	叶片：宽度	杈状分枝出现期	植株中部的成熟且未衰老的功能叶片的最宽处距离，单位为cm
10	叶片：厚度	杈状分枝出现期	植株中部成熟且未衰老的功能叶片的厚度，单位为mm
11	叶片：形状	杈状分枝出现期	植株中部的叶片形状
12	叶片：绿色程度	杈状分枝出现期	在正常一致的光照条件下植株中部的叶片颜色
13	叶片：光滑度	杈状分枝出现期	植株中部成熟叶片的叶面光滑程度
14	叶片：波缘状程度	杈状分枝出现期	植株中部成熟叶片的波缘状程度
15	叶片：叶背面绒毛	杈状分枝出现期	植株中部成熟叶片背面是否着生绒毛
16	叶片：叶尖形状	杈状分枝出现期	植株中部成熟叶片的叶尖形状
17	叶片：叶基形状	杈状分枝出现期	植株中部成熟叶片的叶基形状
18	叶片：叶前端边缘缺刻程度	杈状分枝出现期	植株中部成熟叶片的叶前端边缘缺刻程度
19	叶片：心叶边缘花青苷显色有无	一次分枝发生期	植株自顶端心叶边缘花青苷显色情况
20	叶片：嫩叶边缘花青苷显色有无	一次分枝发生期	植株自顶端向下第4～8片叶子的边缘花青苷显色情况
21	叶脉：嫩叶叶脉花青苷显色强度	一次分枝发生期	植株自顶端向下第4～8片叶子的叶脉花青苷显色强度
22	叶脉：侧脉明显程度	杈状分枝出现期	植株中部成熟叶片的侧脉明显程度
23	叶柄：长度	杈状分枝出现期	植株中部成熟且未衰老功能叶片叶轴基部至叶片基部的距离，单位为cm
24	叶柄：嫩叶叶柄花青苷显色强度	一次分枝发生期	植株自顶端向下第4～8片叶子的叶柄花青苷显色强度

（续）

序号	性状名称	测量时期	测量标准
25	翼叶：对数	杈状分枝出现期	选取生长于植株1/2主茎至杈状分枝间成熟且未衰老的叶片，其叶柄上着生的叶附属物数量，单位为个
26	花：盛花期	盛花期	艾纳香植株全树50%～80%的花朵开放的日期为盛花期
27	花序：花色	盛花期	植株花朵开放时花瓣的颜色
28	花序：花枝长度	盛花期	完整的聚伞圆锥花序上第一枝小花枝着生处到花序顶端的垂直距离，单位为cm
29	花序：花枝数量	盛花期	完整的聚伞圆锥花序上着生在主花序轴上的花枝数量，单位为个
30	花序：花枝开张角度	盛花期	完整的聚伞圆锥花序顶端着生的花枝间最大的夹角，单位为°
31	叶片：*l*-龙脑含量	杈状花枝出现期	植株成熟功能叶片中*l*-龙脑的含量，单位为mg/g
32	叶片：质地	杈状分枝出现期	植株成熟功能叶片用手适度揉搓时的手感
33	叶片：手捻黏手感	杈状分枝出现期	用食指和拇指对植株成熟功能叶片进行捻搓后手指间的粘连程度

3. 结果与分析

（1）艾纳香种质资源性状观察与测定

①植株：姿态。具体方法是在末花期，目测植株茎的伸展状态（图3-1-1）。

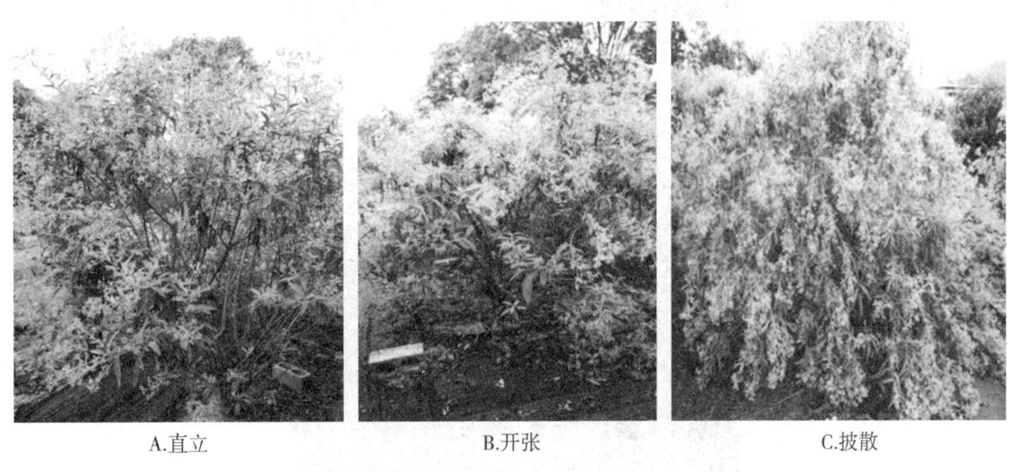

A.直立　　B.开张　　C.披散

图3-1-1　植株：姿态

②植株：高度。具体方法是在杈状花枝出现期，测量艾纳香从地面根茎至植株最高点的垂直高度，单位为cm。

③植株：冠幅。具体方法是在杈状花枝出现期，测量植株最宽处大小及与其相互垂直位置的宽度，取其平均值，单位为cm。

④主茎：粗度。具体方法是在杈状花枝出现期，选取最粗的茎秆，测量其地表上方1cm的直径，单位为mm。

⑤茎秆：数量。具体方法是在杈状花枝出现期，对所有萌发的新茎秆进行计数，单位为个。

⑥主茎：茎皮花青苷显色强度。具体方法是观察一次分枝发生期时主茎上部未木质化的茎皮花青苷显色强度（图3-1-2）。

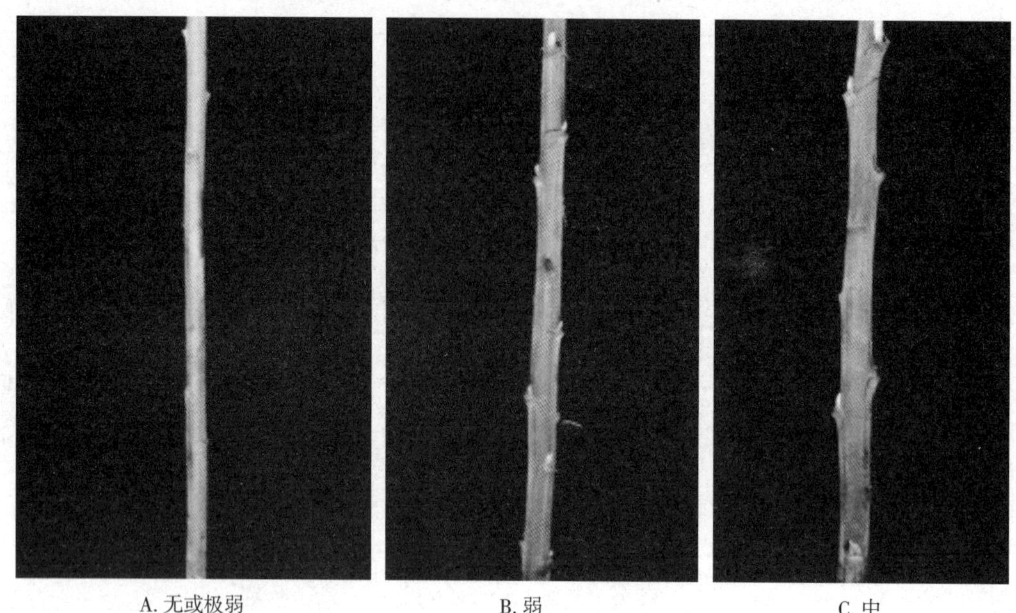

图 3-1-2　主茎：茎皮花青苷显色强度

⑦叶片：长度。具体方法是在杈状分枝出现期，于每个小区选取 10 个植株，测量生长于 1/2 主茎至杈状分枝间相同区位（植株中部）成熟且未衰老的功能叶片，用直尺测量叶片基部（叶柄头部）至叶尖端长度，取平均值，单位为 cm（图 3-1-3）。

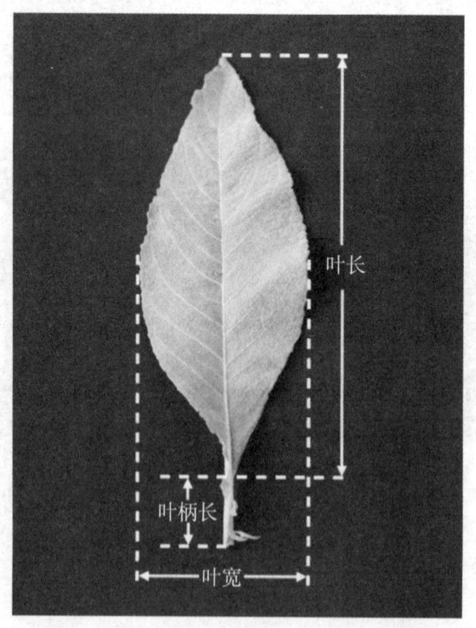

图 3-1-3　叶片：长度、宽度、叶柄长

⑧叶片：宽度。具体方法是在杈状分枝出现期，于每个小区选取 10 个植株，测量生长于 1/2 主茎至杈状分枝间相同区位（植株中部）成熟且未衰老叶片的最宽处，取平均值，单位为 cm（图 3-1-3）。

⑨叶片：厚度。具体方法是在杈状分枝出现期，于每个小区选取 10 个植株，测量生长于 1/2 主茎至杈状分枝间相同区位（植株中部）成熟且未衰老叶片的厚度，取平均值，单位为 mm。

⑩叶片：形状。具体方法是在杈状分枝出现期，观察植株中部的叶片形状（图 3-1-4）。

⑪叶片：绿色程度。具体方法是在杈状分枝出现期，观察植株中部的叶片颜色（图 3-1-5）。

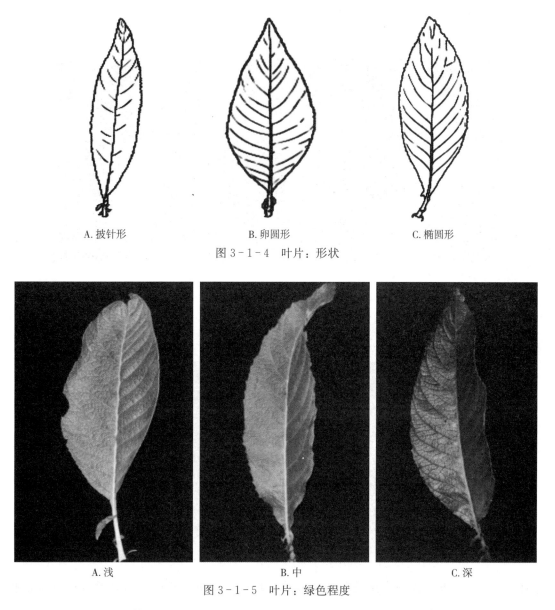

A. 披针形　　B. 卵圆形　　C. 椭圆形

图 3-1-4　叶片：形状

A. 浅　　B. 中　　C. 深

图 3-1-5　叶片：绿色程度

⑫叶片：光滑度。具体方法是在杈状分枝出现期，观察植株中部成熟叶片的叶面光滑程度（图 3-1-6）。

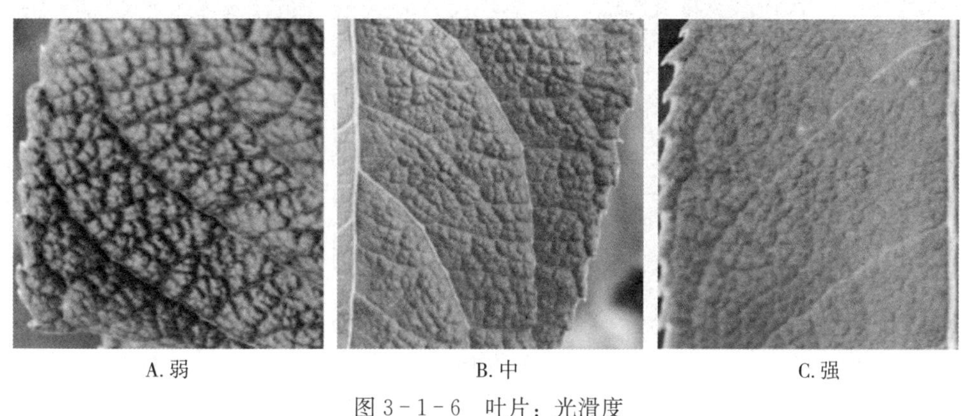

A. 弱　　B. 中　　C. 强

图 3-1-6　叶片：光滑度

⑬叶片：波缘状程度。具体方法是在杈状分枝出现期，观察植株中部成熟叶片的波缘状程度（图3-1-7）。

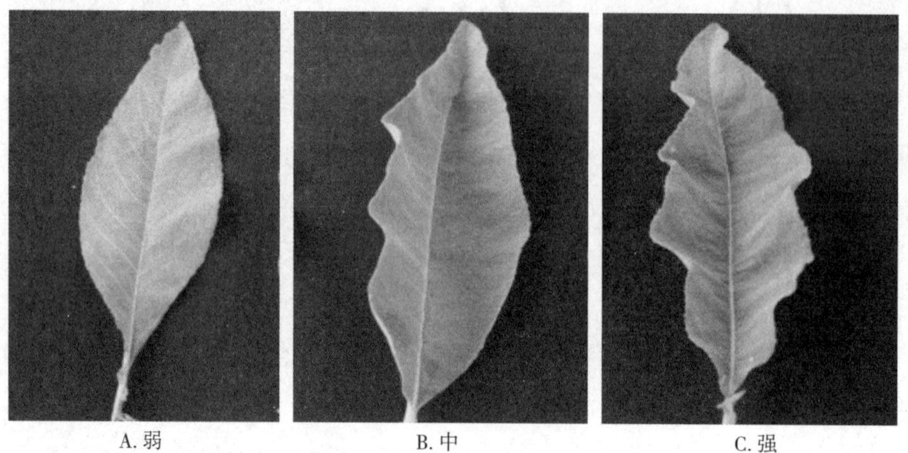

A. 弱　　B. 中　　C. 强

图3-1-7　叶片：波缘状程度

⑭叶片：叶尖形状。具体方法是在杈状分枝出现期，观察植株中部成熟叶片的叶尖形状（图3-1-8）。

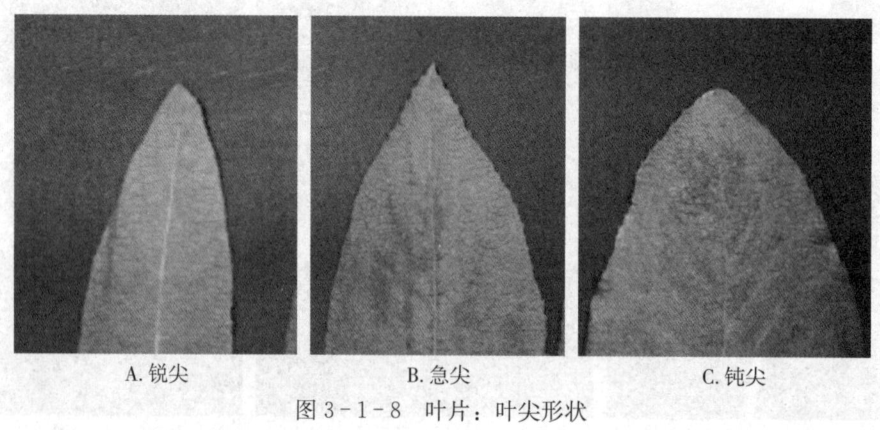

A. 锐尖　　B. 急尖　　C. 钝尖

图3-1-8　叶片：叶尖形状

⑮叶片：叶基形状。具体方法是在杈状分枝出现期，观察植株中部成熟叶片的叶基形状（图3-1-9）。

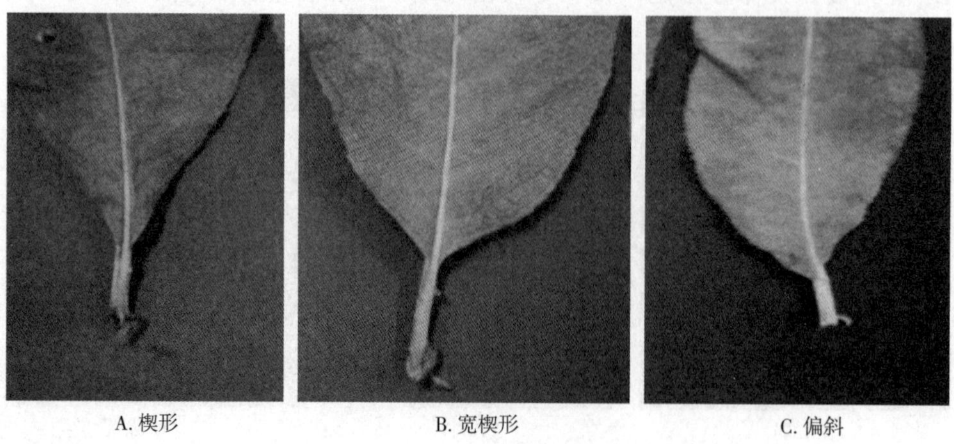

A. 楔形　　B. 宽楔形　　C. 偏斜

图3-1-9　叶片：叶基形状

⑯叶片：叶前端边缘缺刻程度。具体方法是在杈状分枝出现期，观察植株中部成熟叶片的叶前端边缘缺刻程度（图 3-1-10）。

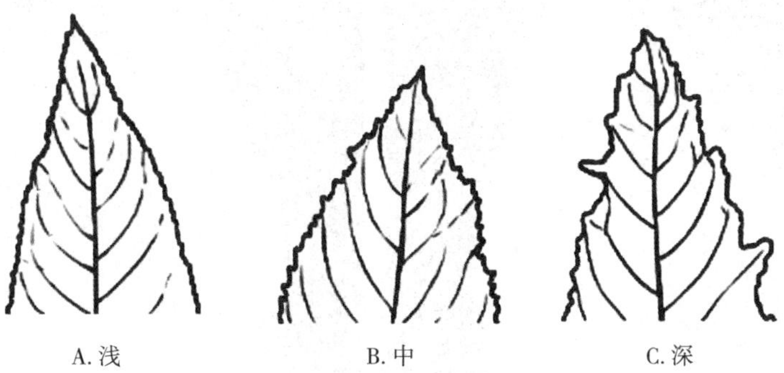

图 3-1-10　叶片：叶前端边缘缺刻深浅

⑰叶片：嫩叶边缘花青苷显色有无。具体方法是在一次分枝发生期，观察自顶端向下第 4～8 片叶子的边缘花青苷显色情况（图 3-1-11）。

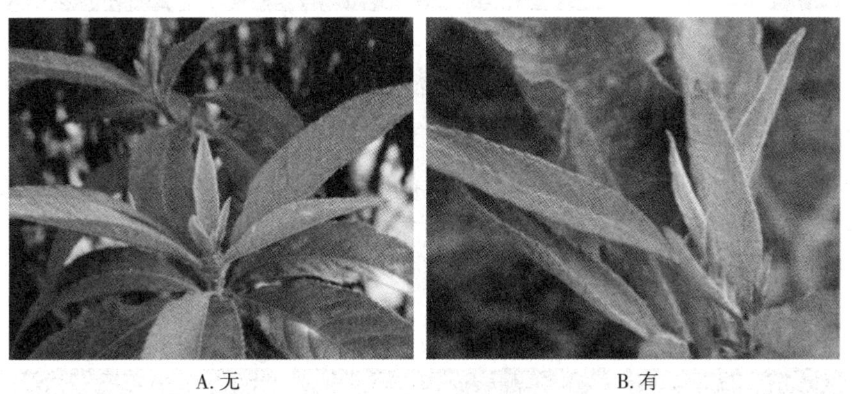

图 3-1-11　叶片：嫩叶边缘花青苷显色有无

⑱叶脉：嫩叶叶脉花青苷显色强度。具体方法是在一次分枝发生期，观察自顶端向下第 4～8 片叶子的叶脉花青苷显色强度（图 3-1-12）。

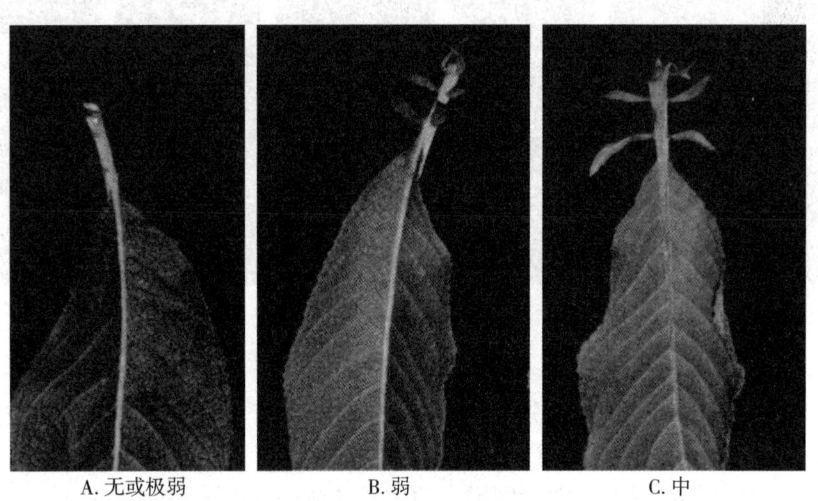

图 3-1-12　叶脉：嫩叶叶脉花青苷显色强度

⑲叶脉：侧脉明显程度。具体方法是在杈状分枝出现期，观察植株中部成熟叶片的侧脉明显程度

(图 3 - 1 - 13)。

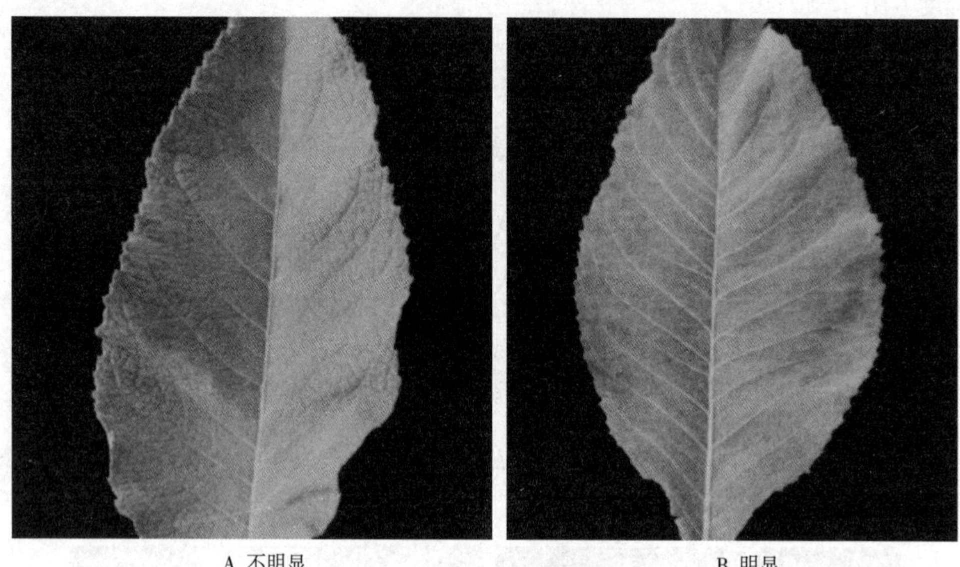
A. 不明显　　B. 明显

图 3 - 1 - 13　叶脉：侧脉明显程度

⑳叶柄：长度。具体方法是在杈状分枝出现期，于每个小区选取 10 个植株，选取生长于 1/2 主茎至杈状分枝间相同区位（植株中部）成熟且未衰老的叶片，测量其叶片基部到茎秆连接部分（叶轴基部）的长度，取平均值，单位为 cm（图 3 - 1 - 3）。

㉑叶柄：嫩叶叶柄花青苷显色强度。具体方法是在一次分枝发生期，观察自顶端向下第 4～8 片叶子的叶柄花青苷显色强度（图 3 - 1 - 14）。

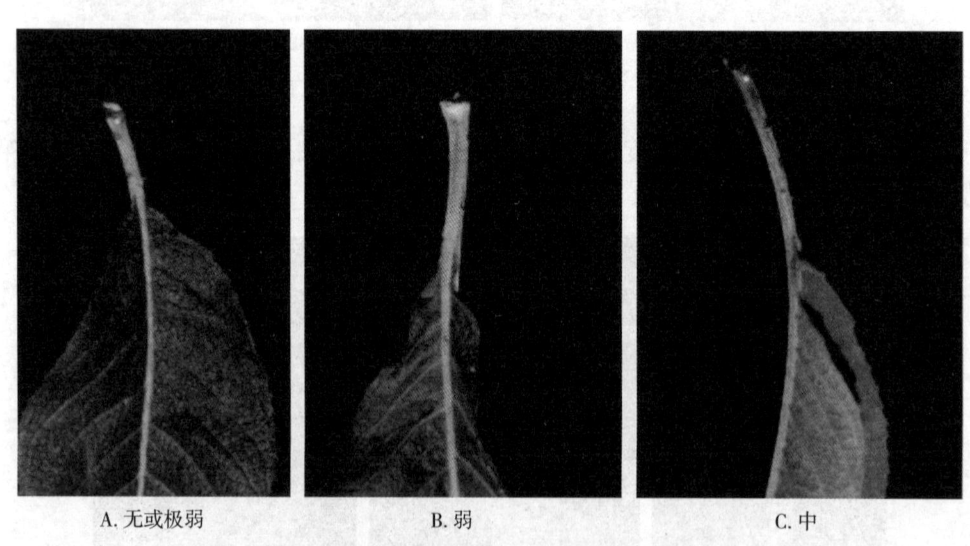
A. 无或极弱　　B. 弱　　C. 中

图 3 - 1 - 14　叶柄：嫩叶叶柄花青苷显色强度

㉒翼叶：对数。具体方法是在杈状分枝出现期，选取生长于 1/2 主茎至杈状分枝间成熟且未衰老的叶片，对叶柄上着生的叶附属物进行计数，单位为个。

㉓花：盛花期。盛花期就是开花数量剧增，约占总花数的 50%～80%的时期。

㉔花序：花枝长度。花枝长度就是盛花期时，在一个完整的聚伞圆锥花序上从第一枝小花枝着生处到花序顶端的垂直距离，单位为 cm（图 3 - 1 - 15）。

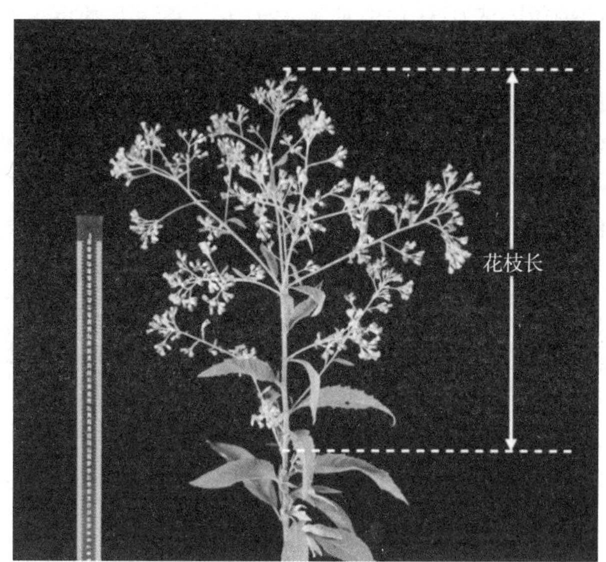

图 3-1-15　花序：花枝长度

㉕花序：花枝数量。花枝数量就是盛花期时，在一个完整的聚伞圆锥花序上着生在主花序轴上的花枝数量，单位为个。

㉖花序：花枝开张角度。花枝开张角度就是盛花期时，在一个完整的聚伞圆锥花序顶端着生的花枝间最大的夹角，单位为°（图 3-1-16）。

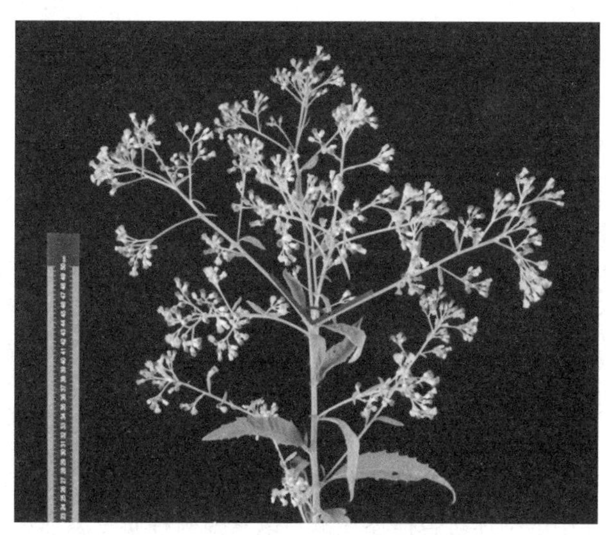

图 3-1-16　花序：花枝开张角度

㉗叶片：质地。质地就是在杈状分枝出现期，摘取成熟功能叶片后用手适度揉搓时的手感。

㉘叶片：手捻黏手感。手捻黏手感就是在杈状分枝出现期，摘取成熟功能叶片，用食指和拇指对叶片进行捻搓后手指间的粘连程度。

㉙叶片：*l*-龙脑含量。具体前期步骤是在杈状花枝出现期，采收成熟功能叶，阴干，之后可以参考庞玉新等（2014）的方法测定 *l*-龙脑含量，单位为 mg/g。

（2）艾纳香种质资源描述规范制定

①艾纳香种质资源描述规范制定的原则与方法。参照王祝年（2006）《南药种质资源描述规范》中的原则和方法，制定《艾纳香种质资源描述规范》。

《艾纳香种质资源描述规范》的制定原则与方法：应优先考虑现有数据库中符合描述规范的描述，

结合当前需要，以艾纳香的种质资源研究和育种需求为主，兼顾艾纳香的生产与天然冰片的市场需要，优先考虑艾纳香在我国的现有基础，兼顾将来发展。《艾纳香种质资源描述规范》原则上明确了艾纳香种质资源描述的范围，确定了艾纳香种质资源描述符、资源描述定义，规范了描述符代号、性质、代码及详细说明。艾纳香种质资源描述内容，分为7类77个描述项，根据描述项的性质和内容，又分为必选描述符M（必要鉴定评价描述符）、可选描述符O（有选择的鉴定评价描述符）、条件描述符C（特定种质鉴定评价描述符）；描述符代号由描述符类别号和顺序号组成；描述符的代码必须有序且与实际相关内容符合；每个描述符都有基本的定义或说明，数量性状指明单位，质量性状应有评价标准和等级划分。

②艾纳香种质资源描述规范内容表制定。整理艾纳香种质资源有关性状在生长中的差异观察内容，参考与艾纳香有关性状描述文献和有关数据库中的描述符合描述规范，撰写出艾纳香种质资源描述规范有关内容。

艾纳香种质资源描述规范内容主要分7类：植物学性状、农艺性状、品质性状、抗逆性状、抗病虫害性状、分子标记、细胞学性状。

植物学性状内容包括株龄、株高、株分枝数、主茎粗度、茎皮颜色、叶片形状、叶片颜色、叶片纹理、叶片质地、叶片手感、叶片厚度、叶长、叶宽、叶长与叶宽比、叶柄色、叶柄长、叶柄长与叶长比、叶尖形状、叶基形状、叶缘色、叶边缘、叶片绒毛、花序、小花数量、花序梗长度、小花直径、花冠形状。

农艺性状内容包括移栽期、缓苗期、分枝期、采收期、花期（初花期、盛花期、末花期）、采收期、产量特性（鲜叶重、枯叶重、嫩枝茎重、折干率、经济产量、枯叶比、嫩枝茎比、生物产量、经济系数）。

品质性状内容包括叶气味、艾粉产率、*l*-龙脑含量、总黄酮含量、艾粉指纹图谱、抗氧化活性、抑菌活性。

抗逆性状内容包括抗寒性、抗风性、抗旱性、抗涝性。

抗病虫害性状内容包括病害（根腐病、斑枯病、灰斑病、霜霉病、红点病）、虫害［蛀心虫、大青叶蝉、缘蝽（象）、菜蝽（象）等］。

分子标记内容包括随机扩增多态性DNA标记（RAPD）、扩增片段长度多态性标记（AFLP）、简单序列间重复标记（ISSR）、简单重复序列标记（SSR）等分子标记类型。

细胞学性状内容则包括染色体数目（条）、染色体倍数（单倍体、二倍体、三倍体、四倍体或非整倍体）。

4. 结论

整理艾纳香植株间植物学性状、农艺性状、抗性和品质等特性的差异内容，查阅与艾纳香有关的性状描述文献和有关数据库中的描述符合描述规范，以《南药种质资源描述规范》为依据，对艾纳香种质资源的植物学性状、农艺性状、抗性和品质等特性的描述规范化，制定《艾纳香种质资源描述规范》。

二、艾纳香品种DUS测试指南制定

艾纳香市场需求量增长速度很快，为保护并开发艾纳香种质资源，促进艾纳香新品种选育、新品种保护，需尽快启动艾纳香新品种特异性、一致性和稳定性测试指南的制定工作。这不仅可以为艾纳香品种权益保护提供技术支撑，激励对艾纳香种质资源的挖掘、利用，同时可以促进艾纳香新品种选育与保护，对推动和维护我国艾纳香产业的安全发展极为重要。

1. 试验材料

将从海南省、贵州省、广西壮族自治区及广东省收集的55份不同的艾纳香种质，分别种植于中国热带农业科学院热带作物品种资源研究所艾纳香种质资源圃，具体信息见表 3－1－3。

表 3－1－3　供试材料表

序号	编号	名称	材料类型
1	GZ－W001	沟亭布苏 1	野生群体
2	GZ－W002	沟亭布苏 2	野生群体
3	GZ－W003	沟亭布苏 3	野生群体
4	GZ－W004	沟亭打燃	野生群体
5	GZ－C005	罗苏过石	栽培群体
6	GZ－C006	罗苏沿河	栽培群体
7	GZ－W007	红水河下宜	野生群体
8	GZ－W008	红水河把等 1	野生群体
9	HN－D011	C5－5	单株选育
10	HN－D012	C10－3	单株选育
11	HN－D013	C13－7	单株选育
12	HN－D014	C26－9	单株选育
13	HN－D015	C33－1	单株选育
14	HN－D016	C34－2	单株选育
15	HN－D017	C40－8	单株选育
16	HN－D018	C79－10	单株选育
17	HN－D019	C84－4	单株选育
18	HN－D020	C92－6	单株选育
19	HN－W021	14 琼中双万	野生群体
20	HN－W022	6 琼中新寨	野生群体
21	HN－W023	20 琼中崩坎	野生群体
22	HN－W024	琼中新寨	野生群体
23	HN－W025	琼中双万	野生群体
24	HN－C026	18 热艾 1	栽培群体
25	HN－C027	狭长叶	栽培群体

（续）

序号	编号	名称	材料类型
26	HN-G028	19-2红水河1	集团选择
27	HN-G029	5-1红水河2	集团选择
28	HN-G030	13-2红水河3	集团选择
29	HN-G031	7-1狭长叶1	集团选择
30	HN-G032	16-1狭长叶2	集团选择
31	HN-G033	18-1热艾1	集团选择
32	HN-G034	12-1热艾3	集团选择
33	GZ-C035	红水河羊里	栽培群体
34	HN-V036	狭长叶	变异类型
35	HN-V037	热艾	变异类型
36	HN-W038	屯昌大罗	野生群体
37	HN-W039	琼中新坡	野生群体
38	GX-W040	隆林新州	野生群体
39	GX-W041	田林八渡	野生群体
40	GX-W042	田林潞城	野生群体
41	GX-W043	田林八渡	野生群体
42	GX-W044	田林潞城	野生群体
43	GX-W045	田林乐里	野生群体
44	GX-W046	田林潞城	野生群体
45	GX-W047	西林八达	野生群体
46	GX-W048	西林那劳	野生群体
47	GX-W049	田林潞城	野生群体
48	GX-W050	西林普合	野生群体
49	GZ-W051	贞丰珉谷	野生群体
50	GX-C052	广西中医	栽培群体
51	GD-C053	广药1	栽培群体
52	GD-C054	广药2	栽培群体
53	GZ-W055	望谟王母	野生群体
54	HN-W056	五指山涯边	野生群体
55	HN-W057	万宁东和	野生群体

2. 方法

(1) 数量性状的分级

调查方法。在杈状分枝出现期，选取生长于植株中部成熟且未衰老的功能叶片 6 片，分别测量叶片长度、叶片宽度、叶片厚度、叶柄长度，计算平均值；在杈状花枝出现期，对株高和株幅进行测量，记录其从根部或者老桩上萌发出的茎秆数量，并采集成熟功能叶片用于 l-龙脑含量测定；于盛花期对花枝数量、花枝长度及花枝开张角度进行测量。

(2) 艾纳香观测性状分析

调查方法。在艾纳香处于营养生长期的一次分枝发生期时，对资源圃中的艾纳香单株进行茎皮、嫩叶边缘、嫩叶叶脉及嫩叶叶柄的花青苷显色强度进行调查，对茎皮花青苷显色强度进行观测时，需观测植株上部未木质化的部分。对叶片各部分的花青苷显色强度进行观测时，应选取位于未木质化嫩枝上的嫩叶进行观测。在营养生长期的杈状分枝出现期时对叶片绿色程度、叶片光滑度、叶片形状、叶尖与叶基形状、叶前端边缘缺刻程度、叶片波缘状程度、叶脉明显程度、翼叶对数进行观测，均应选取成熟的功能叶片进行观测。同时记录艾纳香进入盛花期的时间。并在末花期调查植株的姿态。

3. 结果与分析

(1) 数量性状的分级

①数量性状调查结果分析。统计调查性状的极值、极差、平均值 (X)、标准差 (S) 和变异系数 (*CV*)，结果如表 3-1-4 所示。并用 SPSS 19.0 检验各性状的分布是否为正态分布类型，并绘制分布直方图，发现此 12 个性状基本上呈正态分布（图 3-1-17）。采用 ($\overline{X}-1.2818$ S)、($\overline{X}-0.5246$ S)、($\overline{X}+0.5246$S)、($\overline{X}+1.2818$ S) 4 个分点值来分为 5 级，或用 ($\overline{X}-0.5246$ S) 和 ($\overline{X}+0.5246$ S) 2 个分点值分为 3 级。12 个数量性状的分级情况见表 3-1-5、表 3-1-6。其中株高、株幅、主茎粗度、叶片长度、花枝长度、l-龙脑含量分为 5 级，茎秆数量、叶片宽度、叶片厚度、叶柄长度、花枝数量及花枝开张角度则分为 3 级。

表 3-1-4　12 个数量性状的数据

调查性状	极小值	极大值	极差	平均值	标准差	CV/%
株高/cm	84	295	211	189.4	41.2	21.8
株幅/cm	71.5	246	174.5	158.1	35.6	22.5
主茎粗度/mm	6.2	33.9	27.7	18.7	4.8	25.6
茎秆数量/个	1	28	27	12.3	5.6	45.5
叶片长度/cm	16.7	30.5	13.7	24.1	2.7	11.2
叶片宽度/cm	5.9	12.6	6.7	9.2	1.2	13.5
叶片厚度/mm	0.4	0.5	0.2	0.4	0	7
叶柄长度/cm	2.3	4.5	2.2	3.2	0.5	14.1
花枝数量/个	1	10	9	5.5	2	35.6
花枝长度/cm	18.2	49.3	31.1	33.4	6.2	18.7
花枝开张角度/°	124.8	145	20.2	134.5	4.3	3.2
l-龙脑含量/(mg/g)	1.2	15.3	14.1	5.7	3.3	57.2

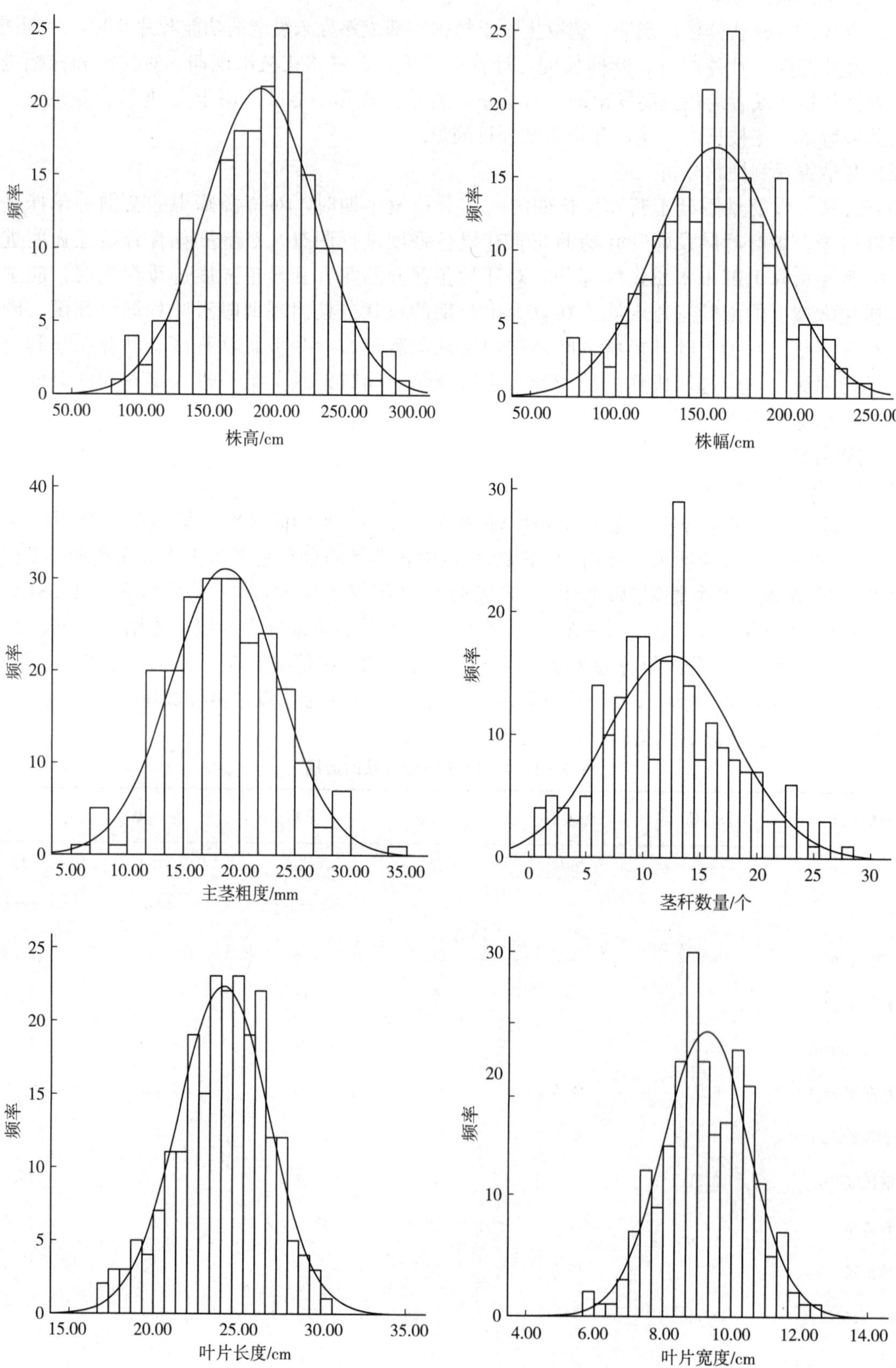

频率
株高/cm
50.00
100.00
150.00
200.00
250.00
300.00
株幅/cm
主茎粗度/mm
茎秆数量/个
叶片长度/cm
叶片宽度/cm

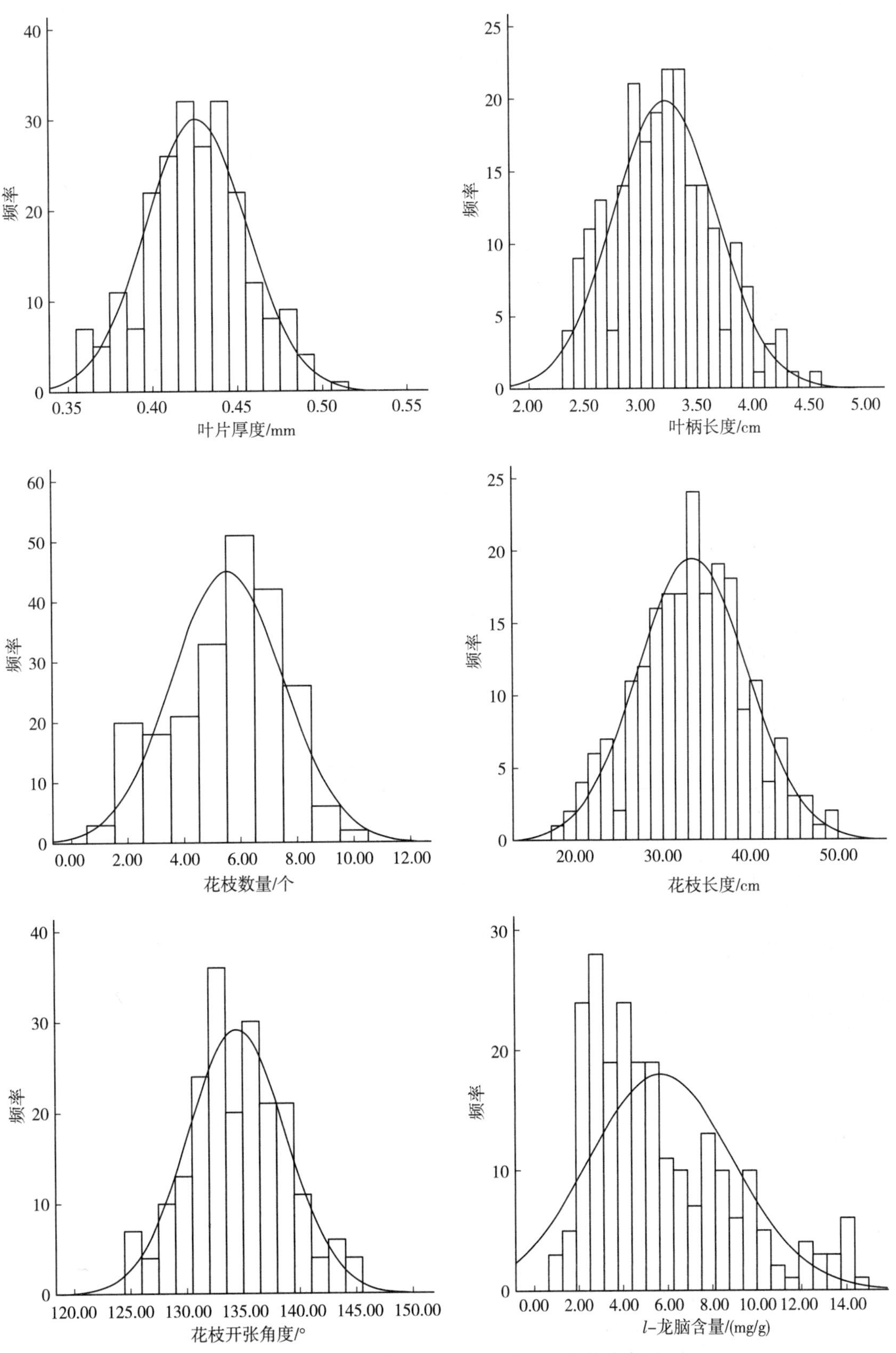

图 3-1-17　艾纳香 12 个数量性状的次数分布图

表 3-1-5　艾纳香种质资源数量性状分级的分点值

性状	分点值			
	1	2	3	4
株高/cm	136.5	167.7	211.0	242.2
株幅/cm	112.5	139.5	176.8	203.7
主茎粗度/mm	12.6	16.2	21.3	24.9
茎秆数量/个	—	9.4	15.3	—
叶片长度/cm	20.7	22.7	25.6	27.6
叶片宽度/cm	—	8.6	9.9	—
叶片厚度/mm	—	0.41	0.44	0.46
叶柄长度/cm	—	3.0	3.45	—
花枝数量/个	—	4.5	6.6	—
花枝长度/cm	25.4	30.1	36.7	41.4
花枝开张角度/°	—	132.2	136.8	—
l-龙脑含量/（mg/g）	1.5	4.0	7.45	9.9

表 3-1-6　艾纳香种质资源数量性状分级标准

性状	分级标准								
	1	2	3	4	5	6	7	8	9
株高/cm			≤136.5	136.6～167.5	167.6～211.0	211.1～242.0	≥242.0		
株幅/cm			≤112.5	112.6～139.5	139.6～176.5	176.6～203.5	≥203.6		
主茎粗度/mm			≤12.5	12.6～16.0	16.1～21.0	21.1～24.5	≥24.6		
茎秆数量/个				≤9.0	9.1～15.0	≥15.1			
叶片长度/cm			≤20.5	20.6～22.5	22.6～25.5	25.6～27.5	≥27.5		
叶片宽度/cm				≤8.5	8.6～10.0	≥10.1			
叶片厚度/mm				≤0.4	0.41～0.45	≥0.46			
叶柄长度/cm				≤3.0	3.1～3.5	≥3.5			
花枝数量/个				≤4.0	4.1～6.0	≥6.1			
花枝长度/cm			≤25.5	25.6～30.0	30.1～36.5	36.6～41.0	≥41.1		
花枝开张角度/°				≤132.0	132.1～136.5	≥136.5			
l-龙脑含量/（mg/g）			≤1.5	1.6～4.0	4.1～7.5	7.5～10.0	≥10.1		

②数量性状相关性分析。通过计算各数量性状间的相关系数（表3-1-7），结果表明株高、主茎粗度、茎秆数量、叶片宽度、花枝长度均与株幅呈显著性正相关，茎秆数量、叶片长度、叶片宽度、叶柄长度及花枝长度与主茎粗度呈显著性正相关，叶柄长度与叶片长度、叶片宽度呈显著性正相关，花枝开张角度与花枝数量呈显著性负相关，但与花枝长度呈极显著正相关。*l*-龙脑含量与株幅、主茎粗度、叶片厚度、叶柄长度、花枝长度与花枝开张角度呈显著性负相关。

表3-1-7　各数量性状间的相关系数

性状	株高	株幅	主茎粗度	茎秆数量	叶片长度	叶片宽度	叶片厚度	叶柄长度	花枝数量	花枝长度	花枝开张角度	*l*-龙脑含量
株高	1											
株幅	0.643**	1										
主茎粗度	0.056	0.174*	1									
茎秆数量	0.067	0.166*	0.284**	1								
叶片长度	0.061	0.111	0.192**	0.011	1							
叶片宽度	−0.01	0.173*	0.301**	0.077	0.554**	1						
叶片厚度	0.069	0.133	0.111	0.074	−0.031	0.028	1					
叶柄长度	−0.021	0.089	0.286**	0.065	0.446**	0.452**	−0.042	1				
花枝数量	−0.02	−0.047	−0.097	0.008	0.046	0.031	0.051	−0.039	1			
花枝长度	0.121	0.293**	0.176*	0.112	0.054	0.198**	0.129	0.250**	0	1		
花枝开张角度	0.013	0.086	0.085	−0.006	0.039	−0.034	−0.104	0.005	−0.153*	0.233**	1	
l-龙脑含量	−0.02	−0.163*	−0.189**	−0.041	−0.091	−0.088	−0.174**	−0.225**	0	−0.152*	−0.142*	1

注：** 表示在0.01水平上极显著相关；* 表示在0.05水平上显著相关。

③不同部位叶片长度、宽度差异。艾纳香植株中上中下部叶片长宽差异较大，因此观测部位不同会形成不同的判定结果。根据艾纳香不同的生育阶段，选取1/2主茎至杈状分枝间、杈状分枝上部和花枝基部共3个部分的叶片的叶长和叶宽进行差异性分析，结果表明6份资源的叶片的叶长与叶宽均是1/2主茎至杈状分枝间＞杈状分枝上部＞花枝基部。通过方差分析发现，花枝基部的叶长和叶宽差异性较小。6份资源中，杈状分枝上部的叶片叶长差异最为显著，1/2主茎至杈状分枝间叶片的叶宽差异性最为显著，因此，1/2主茎至杈状分枝间、杈状分枝上部的叶片均可作为测试指标。但是到艾纳香杈状分枝出现期后，杈状分枝下部主茎的叶片均枯死掉落，因此很多叶片性状，如叶色、叶片姿态、叶片边缘缺刻程度等均在杈状分枝出现前就需要进行测定。因此，为了便于集中测定，宜选择1/2主茎至杈状分枝间的叶片进行叶长、叶宽的测定（图3-1-18）。

（2）艾纳香观测性状分析

对各观测性状进行鉴定与分类，结果如表3-1-8所示。植株姿态分为直立、半倒伏、倒伏3种，分别所占的比例为59.90%、21.78%、18.32%。主茎茎皮分3种颜色，即绿色、浅紫、紫色，

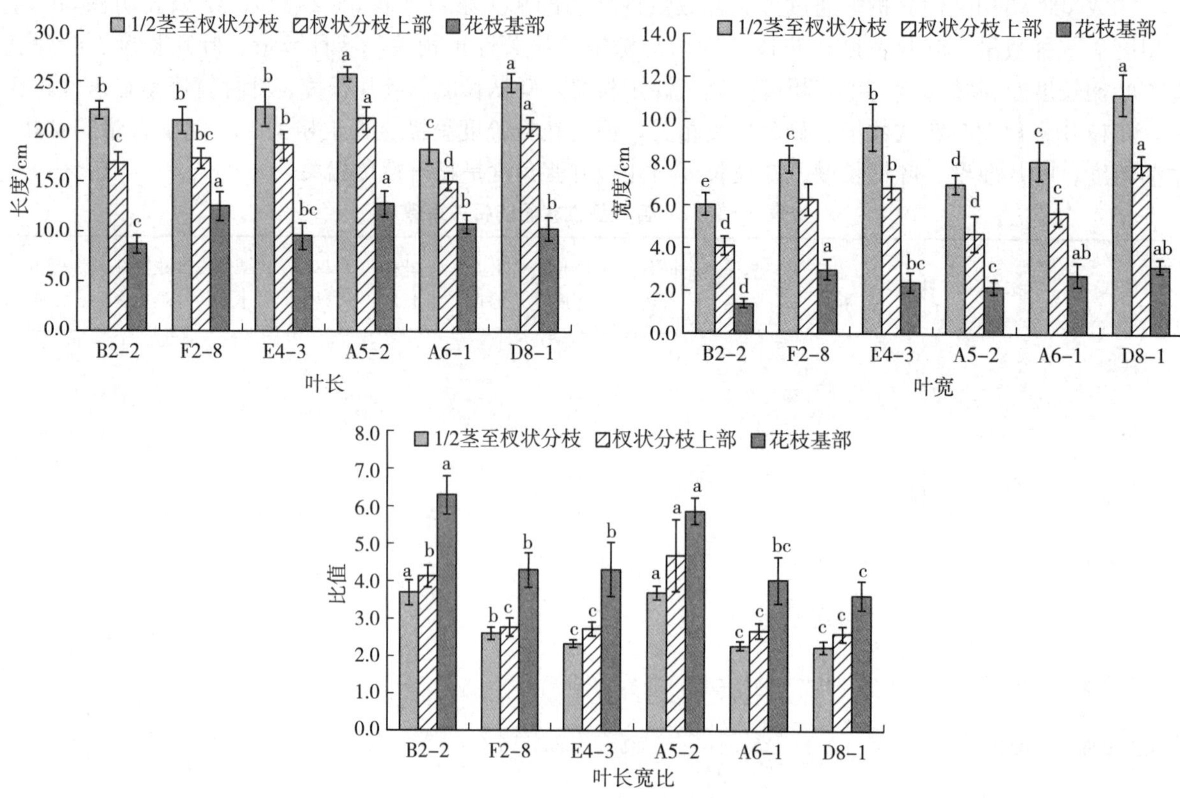

图 3-1-18 不同部位叶片长度、宽度差异

注：图中小写字母表示不同部位叶片数据在 0.05 水平上差异显著。

分别对应的花青苷显色强度为无或极弱、弱、中，其中绿色所占比例最大，为 70.09%，其次分别为浅紫色 29.06%、紫色 0.85%。叶片绿色程度分为浅（黄绿色）、中（绿色）、深（墨绿色），其中绿色所占比例最大，为 73.50%，黄绿色次之，为 16.24%，墨绿色较少，为 10.26%。叶片光滑度分为低、中、高 3 个等级，其中中级所占比例最大，为 67.09%。叶片形状分为 5 种，即披针形（从下部到上部渐窄，且叶长宽比在 3 以上）、长卵形（从叶下部到上部渐窄，叶长宽比为 2.5～3）、卵圆形（从叶下部到上部渐窄，叶长宽比小于 2.5）、长椭圆形（叶中部最宽，叶长宽比在 2.5～3）、椭圆形（叶中部最宽，叶长宽比小于 2.5），其中长卵形所占比例最大，为 57.69%，其次为披针形（20.09%）、卵圆形（9.83%）、长椭圆形（6.41%）、椭圆形（5.98%）。叶尖形状分为渐尖、急尖和钝尖，其中渐尖所占比例最大，为 65.22%，钝尖所占比例较少，仅为 1.81%。叶基形状分为楔形、渐狭和偏斜形，其中楔形所占比例最大，为 89.32%，渐狭次之，为 8.97%。在观测过程中，发现偏斜这个性状不太稳定，同一植株中并不是所有的叶基都呈现偏斜这一性状，所以此性状在确定时，只要大部分的叶基呈偏斜即可。嫩叶边缘花青苷显色有无分为无（39.74%）、有（60.26%）2 个等级。叶前端边缘缺刻程度分为浅、中、深 3 个等级，其中缺刻较浅的所占比例最大，为 68.38%；中度缺刻次之，为 31.20%；深度缺刻最少，为 0.43%。叶片波缘状程度分为低、中、高 3 个等级，其中波缘状程度较低的所占比例最大，为 49.15%，中度次之，为 46.15%，波缘状程度较高的所占比例最小，为 4.7%。嫩叶叶柄和嫩叶叶脉花青苷显色强度分为无或极弱（绿色）、弱（浅紫色）、中（紫色），其中两者均为绿色最多，大于 70%；浅紫色次之；紫色最少。侧脉明显程度分为不明显和明显 2 种，其中不明显所占比例最大，为 75.21%。翼叶的数量有 3 对（少）、4 对（中）、5 对（多）之分，其中 4 对的情况最多，约有 56.84%，其次为 3 对，所占比例约为 36.75%。

表 3-1-8　各观测性状的鉴定与分类情况

编号	性状	表达状态	占总数的百分比/%	编号	性状	表达状态	占总数的百分比/%
1	植株：姿态	直立	59.9	8	叶片：嫩叶边缘花青苷显色有无	无	39.74
		半倒伏	21.78			有	60.26
		倒伏	18.32	9	叶片：叶前端边缘缺刻程度	浅	68.38
2	主茎：茎皮花青苷显色强度	无或极弱	70.09			中	31.2
		弱	29.06			深	0.43
		中	0.85	10	叶片：波缘状程度	低	49.15
3	叶片：绿色程度	浅	16.24			中	46.15
		中	73.5			高	4.7
		深	10.26	11	叶脉：嫩叶叶脉花青苷显色强度	无或极弱	79.91
4	叶片：光滑度	低	15.38			弱	18.38
		中	67.09			中	1.71
		高	17.52	12	叶脉：侧脉明显程度	不明显	75.21
5	叶片：形状	披针形	20.09			明显	24.79
		长卵形	57.69	13	叶柄：嫩叶叶柄花青苷显色强度	无或极弱	73.5
		卵圆形	9.83			弱	23.93
		长椭圆形	6.41			中	2.56
		椭圆形	5.98	14	叶：翼叶对数	少	36.75
6	叶片：叶尖形状	渐尖	65.22			中	56.84
		急尖	32.97			多	6.41
		钝尖	1.81	15	花：盛花期	早	8.5
7	叶片：叶基形状	楔形	89.32			中	54.66
		渐狭	8.97			晚	36.84
		偏斜形	1.71				

（3）主成分分析

主成分分析法可以将多个变量简化为较少的几个综合性指标而便于理解与分析，并且仍可再现原有变量与综合指标之间的关系。利用 SPSS 21 对株高、主茎粗度等 25 个性状进行主成分分析，选择特征值大于 1、贡献率较大的 9 个主成分，如表 3-1-9 所示。9 个主成分累计方差贡献率达 66.987%，即 9 个主成分代表了 25 个指标中 66.987%的信息，可基本反映总体情况，达到降维的目的。

由表 3-1-9、3-1-10 可知，第 1 主成分的方差贡献率为 15.304%，主要影响性状为株高、株幅、主茎粗度、叶片宽度、花枝长度，该因子与产量有关；第 2 主成分的方差贡献率为 11.486%，主要影响性状为茎皮花青苷显色强度、叶脉嫩叶叶脉花青苷显色强度、叶脉侧脉明显程度和嫩叶叶柄花青苷显色强度，该因子与植株的花青苷显色有关；第 3 主成分的方差贡献率为 7.888%，主要影响性状为花枝数量、花枝长度、植株姿态。第 4 主成分的方差贡献率为 6.705%，主要影响性状为叶片长度、叶片绿色程度。第 5 主成分的方差贡献率为 6.117%，主要影响性状为叶片厚度。第 6 主成分的方差贡献率为 5.376%，主要影响性状为花枝开张角度、叶基形状。第 7、8、9 主成分的方差贡献率较少，主要影响叶片的部分性状。

表 3-1-9 入选的 9 个主成分特征值、贡献率及累计贡献率

主成分	特征值	方差贡献率/%	累计方差贡献率/%
1	3.826	15.304	15.304
2	2.871	11.486	26.789
3	1.972	7.888	34.678
4	1.676	6.705	41.383
5	1.529	6.117	47.500
6	1.344	5.376	52.876
7	1.238	4.952	57.828
8	1.160	4.640	62.468
9	1.130	4.519	66.987

表 3-1-10 主成分载荷量

性状	成分								
	1	2	3	4	5	6	7	8	9
株高	0.668	0.052	−0.084	−0.129	0.38	0.09	0.145	−0.063	0.378
株幅	0.745	0.053	0.142	−0.02	0.141	−0.07	0.01	−0.245	0.419
主茎粗度	0.522	0.06	0.026	0.394	0.069	0.281	−0.265	0.316	0.005
茎秆数量	0.243	0.09	−0.326	0	−0.447	0.324	0.143	0.329	0.258
叶片长度	−0.02	0.521	0.024	0.636	−0.05	−0.014	0.247	−0.188	−0.02
叶片宽度	0.541	0.456	0.228	0.254	−0.193	−0.158	0.254	0.042	−0.068
叶片厚度	0.216	0.006	0.138	−0.324	0.403	0.087	0.407	0.009	−0.308
叶柄长度	0.386	0.429	−0.047	0.33	−0.165	−0.245	−0.005	−0.366	−0.125
花枝数量	−0.214	0.107	0.674	−0.026	0.199	−0.079	−0.033	0.317	0.173
花枝长度	0.64	0.026	0.465	−0.139	−0.062	0.102	−0.1	−0.144	0.062
花枝开张角度	0.114	−0.076	0.005	−0.195	−0.366	0.54	−0.039	−0.06	0.053
l-龙脑含量	−0.674	0.312	0.092	0.073	−0.25	0.058	−0.028	−0.17	0.186
植株姿态	0.316	−0.308	0.557	0.065	−0.066	−0.117	−0.41	−0.151	−0.064
茎皮花青苷显色强度	0.097	0.605	−0.302	−0.331	0.08	0.038	−0.359	0.035	0.049
叶片绿色程度	0.262	0.067	−0.157	0.447	0.347	0.094	−0.037	0.453	0.11
叶片光滑度	−0.328	−0.313	−0.324	0.309	0.23	−0.064	0.158	−0.058	0.313
叶片形状	0.351	0.145	−0.016	−0.436	−0.114	−0.462	0.106	0.327	0.001
叶基形状	0.214	−0.031	0.288	0.06	−0.326	0.442	0.088	0.091	−0.252
嫩叶边缘花青苷显色有无	−0.445	0.265	0.371	0.038	0.147	0.01	0.039	0.315	−0.043
叶片边缘缺刻程度	−0.028	0.103	0.015	−0.248	−0.405	−0.207	0.233	0.038	0.403
叶片波缘状程度	−0.193	0.301	0.241	−0.168	0.237	0.384	0.52	−0.176	0.021
嫩叶叶脉花青苷显色强度	−0.289	0.756	0.035	−0.08	0.196	0.047	−0.154	−0.028	−0.086
叶脉侧脉明显程度	0.183	0.532	−0.133	−0.052	−0.226	−0.23	0.101	0.242	−0.208
嫩叶叶柄花青苷显色强度	0.066	0.597	−0.29	−0.23	0.227	0.243	−0.316	−0.153	−0.003
花期	0.52	−0.327	−0.413	−0.032	0.071	−0.018	0.142	−0.034	−0.403

第二节　艾纳香种质资源质量评价研究

一、艾纳香种质资源化学评价研究

（一）黔、琼不同产地艾纳香 l-龙脑和总黄酮含量评价

不同产地的药材质量间存在差异，其化学成分种类和质量分数不尽相同，中药材讲究来源的道地性，即中药材必须在一定的地理环境下才能优质生长、保证疗效，因此探讨不同产地的中药材质量差异对于指导临床用药具有重要现实意义。本部分在建立 l-龙脑和总黄酮测定方法的基础上，分析贵州（黔）和海南（琼）两个主产区不同居群间艾纳香这两类化学成分质量分数的差异，进一步比较两个产区的药材质量，为艾纳香药材种植、提取加工及相关生产实践提供依据。

1. 材料与仪器试药

（1）材料

本试验材料为黔琼两地采集的 39 份艾纳香的功能叶片，详见表 3-2-1。

（2）仪器试药

7890A 气相色谱仪（美国安捷伦科技公司，包括氢火焰离子化检测器（FID）、G4513A 16 位自动进样器）、电子分析天平（$1/1\times10^5$）、超声波清洗器、紫外可见分光光度计、l-龙脑对照品（质量分数>98%）、芦丁对照品（质量分数为 92.5%），其余试剂均为国产分析纯，H_2O 为蒸馏水。

表 3-2-1　艾纳香来源信息表

序号	采集地点	采集时间	资源类型	样品数量/份
1	贵州安龙县	2013 年 11 月	野生	5
2	贵州罗甸县	2013 年 11 月、2013 年 12 月	野生、栽培	9
3	贵州望谟县	2013 年 11 月	野生	3
4	贵州兴义市	2013 年 6 月、2013 年 11 月	栽培	3
5	海南白沙县	2013 年 9 月	野生、栽培	6
6	海南儋州市	2013 年 12 月	栽培	2
7	海南琼中县	2013 年 9 月	野生、栽培	7
8	海南五指山市	2013 年 5 月	野生	4

2. 方法

（1）气相色谱法（GC）测定艾纳香中 l-龙脑的质量分数

①色谱条件。HP-5 石英毛细管色谱柱（0.32 mm×30 m，0.25 μm）；以 80 ℃为起始温度，保持 2 min；以 5 ℃/min 升温至 100 ℃，再以 20 ℃/min 升温至 200 ℃；进样口温度为 220 ℃；氢火焰离子化检测器，检测器温度为 240 ℃；进样量为 0.6 μL，分流比为 9∶1。按上述条件测定，水杨酸甲酯+l-龙脑对照品、艾纳香供试品溶液的气相色谱图见图 3-2-1。

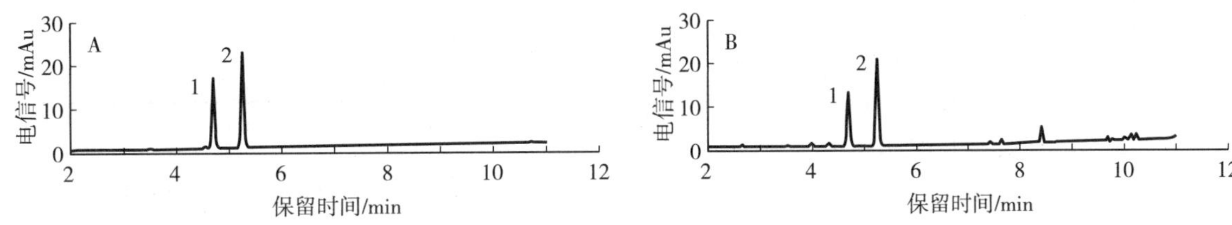

图 3-2-1　l-龙脑对照品（A）、供试品（B）溶液的气相色谱图

1. l-龙脑　2. 水杨酸甲酯

②*l*-龙脑对照品溶液的制备。精密称取 *l*-龙脑对照品 100.00 mg，置于 100 mL 容量瓶，加入乙酸乙酯定容，摇匀，即得质量浓度为 1.031 7 mg/mL 的 *l*-龙脑对照品溶液。

③内标物溶液的制备。精密称取水杨酸甲酯 250.00 mg，置于 250 mL 容量瓶，加乙酸乙酯定容，摇匀，即得质量浓度为 1.014 4 mg/mL 的内标物溶液。

④供试品溶液的制备。取艾纳香叶片粉末（过 20 目筛）2 g，精密称定，置于 50 mL 具塞三角瓶，加入乙酸乙酯 25 mL，称定质量，在 40 kHz、功率为 400 W 的条件下超声提取 30 min，放冷，称定质量，用乙酸乙酯补足减失的质量，摇匀，滤过，取 1 mL 续滤液至 10 mL 容量瓶中，加入 1 mL内标物溶液，用乙酸乙酯定容，摇匀，即得。

⑤标准曲线的绘制。精密称取“2.（1）②”项下对照品溶液 0.1、0.2、0.5、1.0、2.0 mL，置于 10 mL 容量瓶中，精密加入“2.（1）③”项下内标溶液 1.0 mL，再加入乙酸乙酯定容至刻度，摇匀，即得到混合对照品溶液。精密吸取 0.6 μL，按照“2.（1）①”项下色谱条件测定。以 *l*-龙脑质量浓度（mg/mL）为横坐标（X），对照品 *l*-龙脑与内标物水杨酸甲酯的峰面积比为纵坐标（Y）绘制标准曲线。

⑥方法学考察。分别进行精密度试验、重复性试验、稳定性试验，加样回收率试验对建立的方法进行考察。

⑦样品中 *l*-龙脑的测定。取表 3-2-1 中艾纳香药材，各 2 g，精密称定，按照“2.（1）④”项下方法制备供试品溶液，按“2.（1）①”项下色谱条件测定，根据线性回归方程计算各产地艾纳香中 *l*-龙脑的质量分数。

（2）紫外分光光度法测定艾纳香中总黄酮的质量分数

①显色剂的配制。称取亚硝酸钠（$NaNO_2$）25 g，用蒸馏水（H_2O）定容至 500 mL，配成 5%（质量浓度，下同）的 $NaNO_2$ 溶液，备用；称取九水合硝酸铝［$Al(NO_3)_3 \cdot 9H_2O$］88 g，用 H_2O 定容至 500 mL，配成 10%的硝酸铝［$Al(NO_3)_3$］溶液，备用；称取 20 g 氢氧化钠（NaOH），用 H_2O 定容至 500 mL，配成 4%的 NaOH 溶液，备用。

②芦丁对照品溶液的制备。精密称取于 105 ℃干燥至恒重的芦丁对照品 12.00 mg，置于 50 mL 容量瓶，加适量 75%（体积分数，下同）乙醇，置水浴锅上微热溶解，放冷，加 75%乙醇溶液定容，摇匀，即得质量浓度为 0.235 9 mg/mL 的芦丁对照品溶液。

③供试品溶液的制备。称取艾纳香药材粉末（过 20 目）0.5 g，至具塞锥形瓶中，加入 75%乙醇溶液 25 mL，称定质量，在 40 kHz、功率为 400 W 的条件下超声提取 40 min，放冷。称定质量，用 75%乙醇溶液补足减失的质量，摇匀，滤过，即得供试品。

④测定波长的选择。分别精密量取对照品溶液 2.00 mL、供试品溶液 0.50 mL，分别置于 25 mL 容量瓶，各加 75%乙醇溶液至 10 mL。分别加 5% $NaNO_2$ 溶液 1 mL，摇匀，放置 5 min；再分别加 10% $Al(NO_3)_3$ 溶液 1 mL，摇匀，放置 5 min；加 4% NaOH 溶液 10 mL，最后加入 75%乙醇溶液至刻度，摇匀，放置 15 min。以相应的试剂溶液为空白对照，在 300～999 nm 波长进行全波长扫描，选择最适测试波长为 509 nm。吸收曲线如图 3-2-2 所示。

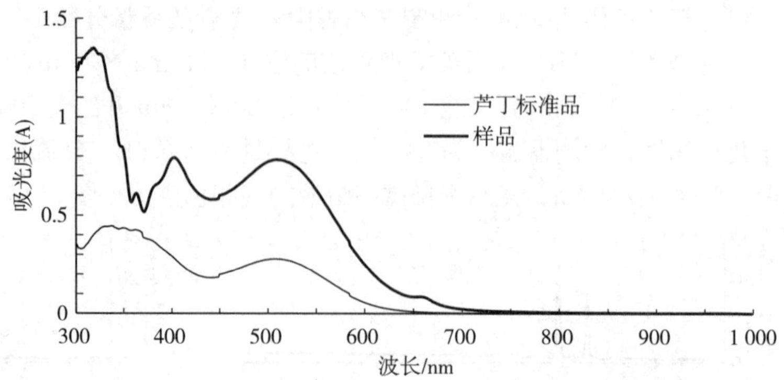

图 3-2-2　芦丁对照品、供试品溶液的全波长扫描图

⑤标准曲线的绘制。精密量取芦丁对照品溶液 1.00、2.00、4.00、6.00、8.00 mL，分别置于 25 mL 容量瓶，按“2.（2）④”项下方法进行显色反应，以相应的试剂溶液为空白对照，在 509 nm 处测定吸光度（A）。以对照品浓度（ρ）为横坐标，吸光度（A）为纵坐标绘制标准曲线。

⑥方法学考察。分别进行精密度试验、重复性试验、稳定性试验、加样回收率试验对建立的方法进行考察。

⑦样品中总黄酮的测定。取表 3-2-1 中艾纳香药材，各 0.5 g，按“2.（2）③”项下方法制备供试品溶液，按“2.（2）④”项下方法测定各供试品溶液的吸光度，计算各产地艾纳香中总黄酮的质量分数。

3. 结果与分析

（1）不同产地艾纳香 l-龙脑含量差异分析

①标准曲线制定。以对照品中 l-龙脑质量浓度（mg/mL）为横坐标（X），对照品中 l-龙脑与内标物水杨酸甲酯的峰面积比为纵坐标（Y），绘制标准曲线，得到线性回归方程为：$Y=14.823X+0.0129$，$r=0.9999$，线性范围 10.37～207.428 μg/mL。

②精密度试验。取贵州兴义市采集的艾纳香药材，约 2 g，精密称定，按“2.（1）④”项下方法制备供试品溶液，按“2.（1）①”项下色谱条件连续测定 6 次，记录色谱图。计算得 l-龙脑与水杨酸甲酯峰面积比的相对标准偏差（*RSD*）为 2.1%，表明本方法精密度良好。

③重复性试验。分别取贵州兴义市采集的艾纳香药材 5 份，每份约 2 g，精密称定，按“2.（1）④”项下方法制备供试品溶液，按“2.（1）①”项下色谱条件进行测定。结果测得 l-龙脑质量分数的 *RSD* 为 3%，表明本方法重复性良好。

④稳定性试验。取贵州兴义市采集的艾纳香药材 1 份，约 2 g，精密称定，按“2.（1）④”项下方法制备供试品溶液，于室温下放置，分别于 0、2、4、8、12、24 h 按方法测定。结果 l-龙脑与水杨酸甲酯峰面积比的 *RSD* 为 0.49%，表明供试品在 24 h 内稳定性良好。

⑤加样回收率试验。取已知质量分数的艾纳香叶片粉末（过 20 目筛）1 g，精密称定，共 6 份。分别加入 l-龙脑对照品约 5 mg，按“④”项下方法制备供试品溶液，按“2.（1）①”项下色谱条件测定并计算加样回收率，结果见表 3-2-2。

表 3-2-2 艾纳香中 l-龙脑的加样回收率试验结果

编号	样品量/g	样品中的量/mg	加入量/mg	测得量/mg	回收率/%
1	1.000 37	5.06	5.22	10.52	104.74
2	1.001 95	5.07	5.33	10.35	99.01
3	1.007 46	5.1	5.08	10.24	101.18
4	1.009 66	5.11	5.15	10.52	105.09
5	1.007 03	5.1	5.65	10.76	100.2
6	1.007 57	5.1	5.69	10.81	100.39

注：平均回收率=101.77%，*RSD*=2.50%。

⑥样品中 l-龙脑含量测定结果。从表 3-2-3 可知，海南白沙县的艾纳香中 l-龙脑质量分数最高，为 6.99 mg/g；贵州望谟的质量分数最低，为 3.86 mg/g，不同居群间 l-龙脑含量无显著性差异，贵州与海南两产区间也无显著性差异。

表 3-2-3 不同居群艾纳香叶中 *l*-龙脑的质量分数

序号	采集地点	质量分数/(mg/g)	序号	采集地点	质量分数/(mg/g)
1	贵州安龙县	5.25a	5	海南白沙县	6.99a
2	贵州罗甸县	6.67a	6	海南儋州市	5.70 a
3	贵州望谟县	3.86a	7	海南琼中县	6.82a
4	贵州兴义市	4.22a	8	海南五指山市	4.01 a
平均值		5.00A	平均值		5.88A

注：数值后标有相同字母表示 *l*-龙脑质量分数差异无统计学意义，即 $P>0.05$（a 代表不同居群间的差异性比较，A 代表贵州与海南 2 个产区间的差异性比较）。

(2) 不同产地艾纳香总黄酮含量差异分析

①标准曲线制定。以对照品浓度（C）为横坐标，吸光度（A）为纵坐标，绘制标准曲线，得到线性回归方程为 $Y=12.847X+0.0093$，$R^2=1$。线性范围为：9.176 ～73.408 μg/mL。

②精密度试验。取质量浓度为 0.235 9 mg/mL 的对照品溶液 2 mL，置于 25 mL 容量瓶，按“2.(2)④”项下方法测定吸收值，连续测定 6 次，吸光度的 *RSD* 为 1.05%，表明本方法精密度良好。

③稳定性试验。取同一供试品溶液，置于 25 mL 容量瓶，按“2.(2)④”项下方法操作，每隔 10 min 测定其吸光度，共计 60 min。结果溶液在显色后 40 min 内吸光度的 *RSD* 为 1.89%，表明供试品溶液在 40 min 内较稳定。

④重复性实验。分别取同一批采自热带农业科学院热带作物品种资源研究所药用植物资源圃中的艾纳香药材 6 份，每份 0.5 g，精密称定，按“2.(2)③”项下方法制备供试品溶液，取 0.5 mL 供试品溶液，按“2.(2)④”项下方法测定并计算总黄酮质量分数。结果测得总黄酮质量分数的 *RSD* 为 3.8%，表明本方法重复性良好。

⑤加样回收率试验。取已知质量分数的艾纳香叶片粉末（过 20 目筛）0.25 g，精密称定，共 6 份。分别加入芦丁对照品约 30 mg，按“2.(2)③”项下方法制备供试品溶液，取 0.5 mL 供试品溶液，按“2.(2)④”项下色谱条件测定并计算加样回收率，结果见表 3-2-4。

表 3-2-4 艾纳香叶中总黄酮加样回收率试验结果（$n=6$）

编号	样品量/g	样品中的量/mg	加入量/mg	测得量/mg	回收率/%
1	0.250 12	34.79	30.92	66.33	101.78
2	0.250 06	34.78	30.03	64.67	99.61
3	0.250 35	34.82	30.14	64.67	99.18
4	0.250 44	34.84	30.06	66.52	104.66
5	0.250 10	34.79	30.11	65.74	102.43
6	0.250 07	34.78	30.26	64.77	99.23

注：平均回收率=101.15%，*RSD*=2.17%。

⑥样品中总黄酮含量测定结果。从表 3-2-5 可知，海南儋州市的总黄酮质量分数远超过其他居群，为 127.29 mg/g，是质量分数最低的（11.48 mg/g）贵州望谟县产艾纳香的 11.09 倍，贵州罗甸县产艾纳香质量分数为 52.64 mg/g，位列第 2 位，不同居群间质量分数差异具有统计学意义，但海南与贵州 2 个产区质量分数差异不具有统计学意义。

表 3-2-5 不同居群艾纳香叶中总黄酮的质量分数

序号	采集地点	质量分数/（mg/g）	序号	采集地点	质量分数/（mg/g）
1	贵州安龙县	26.37abc	5	海南白沙县	26.82abc
2	贵州罗甸县	52.64b	6	海南儋州市	127.29d
3	贵州望谟县	11.48c	7	海南琼中县	40.00abc
4	贵州兴义市	24.95abc	8	海南五指山市	29.39abc
平均值		28.86A	平均值		55.88A

注：数值后标有不同字母表示总黄酮质量分数差异有统计学意义，即 $P<0.05$（a、b、c、d代表不同居群间的差异性比较，A 代表贵州与海南 2 个产区间的差异性比较）。

4. 结论

本部分对贵州和海南 2 个产区的艾纳香中 l-龙脑和总黄酮的质量分数进行比较。结果表明，海南白沙县样品的 l-龙脑质量分数最高，海南琼中县位居第 2，但方差分析显示，各居群间 l-龙脑质量分数差异无统计学意义。海南儋州市样品总黄酮质量分数最高，为最低的贵州望谟县样品的 11.09 倍，同时各居群间总黄酮质量分数差异有统计学意义（$P<0.05$），但海南和贵州 2 个产区间的差异无统计学意义。一定程度上说明海南产艾纳香作为提取加工原料的可行性。本部分所建立的含量测定方法简便、快速、准确，可用于艾纳香 l-龙脑与总黄酮的测定。

（二）不同单株艾纳香 l-龙脑和总黄酮含量评价

艾纳香具有无性克隆繁殖特性，通过系统选育优良单株，建立优良材料无性系是实现艾纳香品种选育的重要途径。植物化学成分为数量性状，其合成积累受基因型和环境双重因素影响。本研究从艾纳香化学成分定向选择角度出发，通过测定同一栽培环境下相同株龄 100 个艾纳香单株的 l-龙脑和总黄酮含量，进而阐释艾纳香栽培群体内化学成分在个体间变异规律，以期为高含量材料的选择提供依据，为优良艾纳香品种的定向选育奠定基础。

1. 材料与仪器试药

（1）材料

2013 年 12 月于海南儋州市艾纳香栽培基地随机标记 100 个同一年生单株（实生苗），每株选取功能叶片 20 片，阴干后粉碎作为测试样品。

（2）仪器试药

安捷伦 7890A 气相色谱仪、氢火焰离子化检测器（FID）、安捷伦 G4513A 16 位自动进样器、电子分析天平（$1/1\times10^5$）、超声仪、紫外分光光度计。l-龙脑对照品（纯度>98%）、芦丁标准品（纯度为 92.5%），水杨酸甲酯、乙酸乙酯、亚硝酸钠（$NaNO_2$）、九水合硝酸铝［$Al(NO_3)_3\cdot 9H_2O$］、氢氧化钠（NaOH）、乙醇等试剂均为国产分析纯。

2. 方法

艾纳香 l-龙脑与总黄酮的含量测定参考庞玉新等（2014）的测定方法。

3. 结果与分析

（1）不同单株艾纳香叶片 l-龙脑和总黄酮含量基本统计量

100 株艾纳香叶片 l-龙脑和总黄酮含量数据统计结果见表 3-2-6，图 3-2-3，两组数据符合正态分布。其中，l-龙脑最大值达 10.71 mg/g，最小值仅 1.50 mg/g，*CV* 为 37.39%。而总黄酮最大值为 206.59 mg/g，最小值为 65.63 mg/g，*CV* 为 20.13%。说明艾纳香栽培群体内单株间化学成分含量差异显著。

表 3-2-6　不同单株艾纳香叶片 *l*-龙脑和总黄酮含量基本统计量

基本统计量	*l*-龙脑/（mg/g）	总黄酮 /（mg/g）
均值	3.833	142.959
标准差	1.433	28.780
标准误	0.143	2.878
方差	2.054	828.274
中值	3.475	143.465
偏度	1.570	−0.105
峰度	4.632	0.003
极小值	1.500	65.630
极大值	10.710	206.590
全距	9.210	140.960
CV/%	37.39	20.13

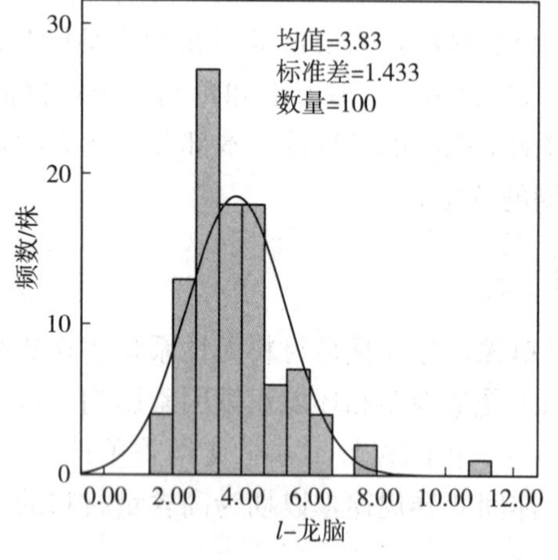

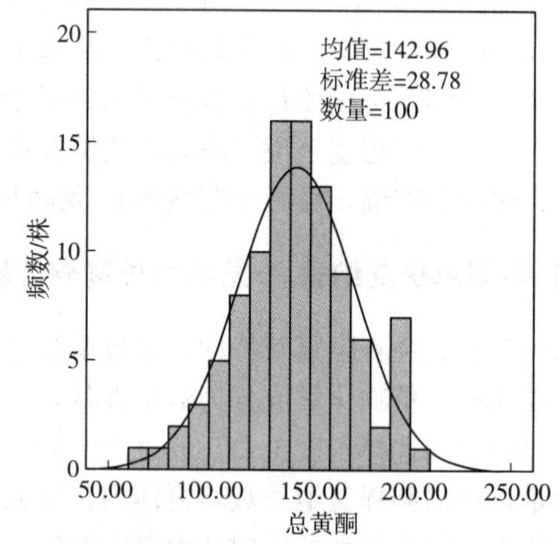

图 3-2-3　艾纳香单株叶片 *l*-龙脑和总黄酮含量正态分布

（2）不同组别艾纳香单株 *l*-龙脑和总黄酮含量差异分析

采用标准差法进行分组，均值加 1 倍标准差定为高、中组别临界值，均值减 1 倍标准差定为中、低组别临界值。据此将 100 个单株 *l*-龙脑和总黄酮含量数据划分为高、中、低 3 组，同时对不同组别采用邓肯氏法（Duncan's 法）进行多重比较，其结果列于表 3-2-7。2 类成分分别在 3 个组别间差异达到极显著（$P<0.001$）水平。其中，*l*-龙脑高含量组植株数量占 14%，总黄酮高含量组植株数量占 15%。结果显示，从现有栽培群体内可实现优良单株选择。

表 3-2-7　不同组别艾纳香单株 *l*-龙脑和总黄酮含量差异分析

组别	*l*-龙脑			总黄酮		
	临界值	含量/（mg/g）	占比/%	临界值	含量/（mg/g）	占比/%
高含量组	>5.26	6.470±1.405a	14	>171.74	188.149±10.461a	15
中含量组	2.38～5.26	3.639±0.719b	73	114.18～171.74	144.354±14.132b	67
低含量组	<2.40	2.089±0.246c	13	<114.18	100.104±14.280c	18
平均值	—	3.833±1.433	100	—	142.959±28.780	100

注：不同组别间多重比较采用 Duncan's 法；同一列数值后标有不同字母表示差异极显著，即 $P<0.001$。

（3）艾纳香叶片 *l*-龙脑与总黄酮含量相关分析

为探讨 *l*-龙脑与总黄酮在艾纳香叶片中积累的协同性，进一步通过皮尔逊相关性分析

（图 3－2－4）表明，两者之间存在正相关关系（$r=0.084$，$n=100$），但不具有统计学意义（$P>0.05$）。结果显示，同时选择 l－龙脑和总黄酮高含量单株存在较大难度。

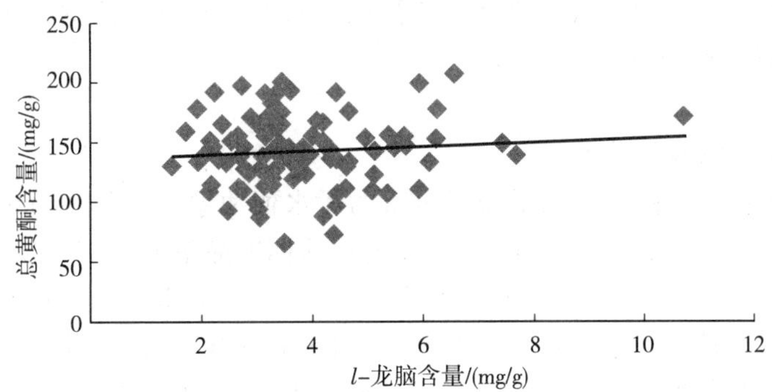

图 3－2－4　艾纳香叶片 l－龙脑与总黄酮含量皮尔逊相关性分析

4. 结论

（1）艾纳香栽培群体内单株化学成分含量变异较大，可为高含量育种提供材料

艾纳香栽培群体内 l－龙脑和总黄酮含量在单株间表现出较大差异，CV 分别为 37.39% 和 20.13%。同时 l－龙脑含量最大值（10.71 mg/g）和最小值（1.50 mg/g）相差达 7.14 倍；总黄酮含量最大值（206.59 mg/g）和最小值（65.63 mg/g）亦相差 3.15 倍。因此，当以 l－龙脑或总黄酮为育种目标时，从现有栽培群体内筛选高含量单株具有较大的选择潜力。

（2）艾纳香叶片中 l－龙脑和总黄酮积累不具有协同性，应分别对其进行选择

本研究通过对 100 个样本的 l－龙脑和总黄酮相关分析表明，两类成分不具有统计学意义的相关性（$P>0.05$）。提示两类成分在叶片中积累不具有协同性。同时，植物次生代谢产物合成存在组织分布特异性和积累时期特异性。所以，以 l－龙脑或总黄酮为育种目标时，对优良材料进行选择时应将两类成分分开选择。

（三）不同产地艾纳香糖类成分评价

糖类化合物指多羟基醛或多羟基酮及其衍生物或聚合物，存在于植物的根、茎、花、果实、种子等器官中。糖类化合物，尤其是多糖类化合物具有增强机体免疫力、抗肿瘤、抗炎、降血脂等多种药理作用，诸如黄芪多糖注射液、人参多糖注射液、茯苓多糖口服液等多糖类制剂已广泛应用于临床。本研究建立了艾纳香糖类物质含量测定方法，旨在为艾纳香的质量评价提供参考指标，为建立艾纳香多指标质量评价体系提供科学依据。

1. 材料与仪器试药

（1）材料

采自贵州、海南和广西 3 个省份的菊科植物艾纳香，样品编号及产地见表 3－2－8。

表 3－2－8　样品编号及产地

批号	产地	批号	产地
2014121501	贵州罗甸县	2014121507	贵州罗甸县
2014121502	贵州罗甸县	2014121508	海南琼中县
2014121503	海南白沙县	2014121509	海南白沙县
2014121504	海南白沙县	2014121510	贵州册亨县
2014121505	海南儋州市	2014121511	广西右江区
2014121506	贵州罗甸县	2014121512	贵州罗甸县

（2）仪器试药

恒温水箱、超声波清洗器、循环水式多用真空泵、电热鼓风干燥箱、纯水蒸馏器、多功能粉碎机、紫外可见分光光度计。乙醇、氢氧化钠、浓盐酸、酚酞、酒石酸钾钠（四水）、浓硫酸、蒽酮，均为分析纯。3,5-二硝基水杨酸（化学纯）。

2. 方法

（1）艾纳香总糖及还原糖含量测定

①标准工作曲线的制备。精密称取干燥至恒重的无水葡萄糖对照品 50 mg 于 50 mL 容量瓶中，加蒸馏水溶解并定容至刻度，混匀，配制成 1 mg/mL 的标准品溶液。取 7 支试管（编号为 0～6），按表 3-2-9 加试剂至各管，混合均匀，在沸水浴中加热 5 min，取出后立即在冷水中冷却，再向各管加入蒸馏水至 10 mL，混匀，先使用空白对照除去溶剂的影响，然后再测定葡萄糖溶液的最大吸收波长。于紫外可见光分光光度计 483 nm 处测定光密度，并以葡萄糖浓度为横坐标，以吸光度的数值为纵坐标绘制标准曲线。

表 3-2-9　总糖和还原糖标准曲线试液的制备

试剂编号	葡萄糖标准液/mL	蒸馏水/mL	3,5-二硝基水杨酸/mL
0	0	2.0	1.5
1	0.2	1.8	1.5
2	0.4	1.6	1.5
3	0.6	1.4	1.5
4	0.8	1.2	1.5
5	1.0	1.0	1.5
6	1.2	0.8	1.5

②总糖测定液的制备。精密称取样品 500 mg，放入锥形瓶中，加蒸馏水 30 mL、6 mol/L 盐酸 20 mL，于沸水浴中加热水解 40 min。取 1 滴水解液于白瓷板上，以碘-碘化钾试剂检查，水解液不呈蓝色为水解完全，冷却后加 1 滴酚酞指示剂以 6 mol/L 氢氧化钠中和并滤至 100 mL 容量瓶中，残渣以蒸馏水冲洗，然后定容至刻度，混匀，备用。

③还原糖测定液的制备。精密称取样品 500 mg 于 50 mL 锥形瓶中，加少量水调成糊状，再加 20 mL水，放入 80 ℃水浴中加热 40 min，过滤后放入 100 mL 容量瓶中，以蒸馏水冲洗残渣，定容至刻度，混匀，备用。

④方法学考察。分别以精密度试验、重复性试验、稳定性试验、加样回收率试验对建立的方法进行考察。

⑤样品的测定。取不同产地艾纳香，按“2.（1）②”和“2.（1）③”项制备供试品溶液，按“2（1）①”项下方法显色并按照方法测定显色后吸光度，计算样品中总糖和还原糖含量。

（2）艾纳香多糖含量测定

①标准工作曲线的制备。将葡萄糖置于 60 ℃下烘 1 h，再逐渐升温至 105 ℃干燥至恒重。精密称取 5 mg 置于 25 mL 容量瓶中，用蒸馏水溶解并定容至刻度。取 6 支试管，按表 3-2-10 加试剂。加入显色剂后，于沸水浴中加热 10 min，冷却 1 h 至室温，于 625 nm 处测定吸光度，并以葡萄糖浓度为横坐标，以吸光度的数值为纵坐标绘制标准曲线。

表 3-2-10　多糖标准曲线试液的制备

试剂编号	葡萄糖标准液/mL	蒸馏水/mL	蒽酮—浓硫酸/mL
0	0.0	1.0	4
1	0.2	0.8	4

（续）

试剂编号	葡萄糖标准液/mL	蒸馏水/mL	蒽酮一浓硫酸/mL
2	0.4	0.6	4
3	0.6	0.4	4
4	0.8	0.2	4
5	1.0	0.0	4

②可溶性多糖测定液的制备。精密称取艾纳香粉末（恒重）1.000 g，置于100 mL具塞三角瓶中，加80%乙醇溶液45 mL，浸泡30 min，超声30 min，静置过滤。重复1次，两次滤液合并，置于100 mL容量瓶中，用80%乙醇溶液定容，备用。

③粗多糖测定液的制备。提取后的滤渣蒸干，加2%的盐酸45 mL，置于沸水浴中提取1 h，充分放冷，滤过后滤液置于100 mL容量瓶中，滤渣重复提取1次，过滤，洗涤滤纸，合并滤液及洗涤液放入容量瓶中，最后用2%盐酸定容至刻度，备用。

④方法学考察。分别以精密度试验、重复性试验、稳定性试验、加样回收率试验对建立的方法进行考察。

⑤样品的测定。取不同来源艾纳香，按“2.（2）②”和“2.（2）③”项制备供试品溶液，按“2.（2）①”项下方法显色并按照方法测定显色前后吸光度，计算样品中多糖含量。

3. 结果与分析

（1）艾纳香总糖及还原糖含量测定

①标准工作曲线的绘制。以葡萄糖浓度为横坐标，以吸光度的数值为纵坐标绘制标准曲线，计算得回归方程：$Y=6.0918X-0.0114$（$r=0.9994$），说明葡萄糖在0.020 6～0.123 7 mg/mL内线性关系良好。

②方法学考察。精密度试验时，精确吸取葡萄糖对照品溶液1 mL，依法显色定容后测定，测定吸光度的数值，*RSD*为1.07%，表明仪器的精密度良好。

重复性试验时，精密称取同一样品6份，每份0.500 g，依法显色定容后测定，测得样品中总糖的平均含量为35.85%，*RSD*为2.92%；还原糖的平均含量为6.67%，*RSD*为2.92%，表明重复性良好。

稳定性试验时，精确称取样品分别按“2.（1）②”和“2.（1）③”项制备供试品溶液，依法显色后放置0、10、20、30、40、50、60 min测定吸光度，总糖吸光度的*RSD*为2.1%，还原糖吸光度的*RSD*为1.25%。结果表明供试品溶液显色后60 min内基本稳定，说明样品在60 min内稳定性良好。

加样回收率试验时，精密称定已知含量的艾纳香粉末6份，每份0.25 g，置于圆底烧瓶中，加入葡萄糖对照品溶液适量。按“2.（1）②”和“2.（1）③”项制备供试品溶液，在483nm最大吸收波长处测定吸光度，总糖平均加样回收率为98.78%，*RSD*为2.07%；还原糖平均加样回收率为99.13%，*RSD*为2.56%，具体见表3-2-11和表3-2-12，结果表明该方法可行。

表3-2-11　总糖加样回收率试验

编号	称样/g	样品/mg	对照品/mg	测得量/mg	回收率/%	平均回收率/%	*RSD*/%
1	0.250 2	0.448 5	0.412 2	0.866	101.30	98.78	2.07
2	0.250 1	0.448 3	0.412 2	0.856 4	99.01		
3	0.250 4	0.448 8	0.412 2	0.847 9	96.82		
4	0.250 8	0.449 6	0.412 2	0.862 7	100.24		
5	0.250 6	0.449 2	0.412 2	0.844 5	95.91		
6	0.250 4	0.448 8	0.412 2	0.858 5	99.39		

表 3-2-12 还原糖加样回收率试验

编号	称样/g	样品/mg	对照品/mg	测得量/mg	回收率/%	平均回收率/%	*RSD*/%
1	0.250 8	0.337 6	0.309 1	0.646 6	99.97	99.13	2.56
2	0.250 2	0.336 8	0.309 1	0.654 8	102.88		
3	0.250 4	0.337	0.309 1	0.636 6	96.91		
4	0.250 3	0.336 9	0.309 1	0.64	98.04		
5	0.250 3	0.336 9	0.309 1	0.648 5	100.81		
6	0.250 7	0.337 4	0.309 1	0.634 8	96.19		

对于样品的测定，样品中总糖和还原糖的含量见表 3-2-13。总糖含量大多数在 20%左右，还原糖含量在 2%～8%。2 号、5 号、6 号样品中 2 种糖的含量则相对偏高一些。2 号的总糖和还原糖含量最高，分别为 43.28%、7.75%，6 号次之，4 号的总糖含量最低，为 14.32%。1 号的还原糖含量最低，为 2.73%。

表 3-2-13 不同产地艾纳香中总糖、还原糖的含量

批号	总糖/%	还原糖/%
1	20.69	2.73
2	43.28	7.75
3	27.69	4.93
4	14.32	4.36
5	35.66	6.67
6	41.18	7.28
7	26.21	3.50
8	21.59	6.85
9	23.23	4.44
10	21.49	6.22
11	18.69	6.17
12	16.96	3.79

（2）艾纳香多糖含量测定

①标准工作曲线的绘制。以葡萄糖浓度为横坐标，以吸光度的数值为纵坐标绘制标准曲线，计算得回归方程：$Y=12.265X-0.010\,1$，$R^2=0.999\,7$，$n=6$。

②方法学考察。精密度试验时，精确吸取葡萄糖对照品溶液 1 mL，依法显色定容后测定，测定吸光度值，*RSD* 为 0.26%，结果表明，仪器的精密度良好。

重复性试验时，精密称取同一样品 6 份，每份 1.0 g，依法显色定容后测定，测得样品中多糖的平均含量为 32.61%，*RSD*=1.00%，表明重复性良好。

稳定性试验时，精确称取样品分别按“2.（2）②”和“2.（2）③”制备供试品溶液，依法显色后放置 0、10、20、30、40、50、60 min 测定吸光度，多糖吸光度的 *RSD* 为 0.97%，结果表明供试品溶液显色后 60 min 内基本稳定，说明样品在 60 min 内稳定性良好。

加样回收率试验时，精密称定已知含量的艾纳香粉末 6 份，每份 0.5 g，置于圆底烧瓶中，加入葡萄糖对照品溶液适量。按“2.（2）②”和“2.（2）③”项制备供试品溶液，在 625 nm 最大吸收波长处测定吸光度，多糖平均加样回收率为 99.93%，*RSD* 为 2.21%。具体见表 3-2-14，结果表明该方法可行。

表 3-2-14　多糖加样回收率试验

编号	称样量/g	样品/mg	对照品/mg	测得量/mg	回收率/%	平均回收率/%	RSD/%
1	0.500 7	0.326 6	0.320 8	0.643 2	98.7	99.93	2.21
2	0.501	0.326 8	0.320 8	0.635 5	96.24		
3	0.500 4	0.326 4	0.320 8	0.646 6	99.83		
4	0.501 1	0.326 8	0.320 8	0.650 6	100.93		
5	0.500 2	0.326 2	0.320 8	0.654 7	102.39		
6	0.500 5	0.326 4	0.320 8	0.651 9	101.46		

对于样品的测定，根据下列公式计算多糖含量：多糖含量=可溶性多糖含量+粗多糖含量，结果见表 3-2-15。可溶性多糖含量范围是 1.45%～4.98%，粗多糖含量范围是 8.16%～29.24%。其中 2 号、5 号和 6 号的可溶性多糖和粗多糖含量较多，4 号的最少。

表 3-2-15　不同产地艾纳香中多糖的含量

批号	可溶性多糖/%	粗多糖/%	多糖含量/%
1	2.61	15.51	18.12
2	4.98	29.24	34.22
3	3.41	19.17	22.58
4	1.45	8.16	9.61
5	4.97	24.67	29.64
6	4.92	29.06	33.98
7	3.31	19.75	23.06
8	2.17	13.3	15.47
9	2.69	15.38	18.07
10	2.38	13.49	15.87
11	1.89	10.57	12.46
12	1.93	11.39	13.32

4. 结论

通过测定不同产地艾纳香中总糖、还原糖和多糖的含量发现，总糖含量大多数在 20%左右，2 号、5 号、6 号样品的含量则相对偏高一些。还原糖含量在 2%～8%，可溶性多糖含量在1.45%～4.98%，粗多糖在 8.16%～29.24%。贵州红水河所栽培的艾纳香含糖量相对较高，其他产地的没有明显区别。采用上述分析方法简便快速可靠，为建立艾纳香的多指标质量评价体系提供了科学参考。

（四）基于气相色谱法（GC）指纹图谱及聚类分析评价黔琼产艾纳香质量

为艾纳香药材资源的进一步合理开发与缓解艾纳香原料供需矛盾，在前期研究的基础上，本研究通过采用 GC 对 12 批采自贵州和海南艾纳香药材进行指纹图谱研究，结合相似度分析（SA）和聚类分析（HCA），建立的模式识别方法可对黔琼艾纳香质量评价提供参考，以期为艾纳香药材在贵州道地产区外的海南广泛种植提供科学依据。

1. 材料与仪器试药

（1）材料

试验材料为从贵州、海南两省份采集的菊科艾纳香属植物艾纳香的地上功能叶部分，详见表 3-

2-16。

(2) 仪器试药

气相色谱仪（配有氢火焰离子化检测器，即 FID）、OpenLAB CDS 工作站、G4513A 自动进样器、电子天平（$1/1\times10^4$）、超声波清洗器。对照品 *l*-龙脑（纯度≥98%），试剂均为国产分析纯，H_2O为蒸馏水。

表 3-2-16 供试艾纳香样品来源

样品编号	样品来源	采集类型	采收日期	样品编号	样品来源	采集类型	采收日期
S1	贵州安龙县	野生、栽培	2013/11/17	S7	贵州望谟县	野生	2013/11/17
S2	贵州黎平县	野生	2013/11/17	S8	贵州兴义市	野生	2013/11/19
S3	贵州罗甸县龙坪镇	野生	2013/12/6	S9	海南儋州市	栽培	2013/12/4
S4	贵州罗甸县红水河镇	野生、栽培	2013/11/29	S10	海南琼中县	野生、栽培	2013/9/26
S5	贵州罗甸县红水河镇	野生、栽培	2013/11/29	S11	海南五指山市	野生	2013/5/3
S6	贵州罗甸县罗苏乡	栽培	2013/11/18	S12	海南白沙县	野生	2013/9/24

2. 方法

(1) 色谱条件

HP-5 毛细管柱（30 m × 0.32 mm，0.25 μm），执行升温程序 40 ℃并保持 3 min，以 5 ℃/min的速度升温至 50 ℃，以 4 ℃/min 的速度快速升温至 100 ℃，以 2 ℃/min 的速度升温至 108 ℃，以 1 ℃/min 的速度升温至 112 ℃，以 4 ℃/min 的速度升温至 120 ℃，以 6 ℃/min 的速度升温至 180 ℃后保持 6 min，以5 ℃/min 的速度升温至 220 ℃后保持 10 min。FID 温度 240 ℃，进样口温度 240 ℃，载气为高纯氮气，流速 6.5 mL/min，不分流，进样量 0.6 μL。

(2) 对照品储备液的制备

精密称取 *l*-龙脑对照品 10.00 mg，置于 10 mL 棕色容量瓶中，加入乙酸乙酯定容，摇匀，即得质量浓度为 1.012 mg/mL 的 *l*-龙脑对照品溶液。

(3) 供试品溶液的制备

取艾纳香供试品 2 g，精密称定，置于 10 mL 具塞三角瓶中，加入乙酸乙酯 10 mL，称定质量，在频率 40 kHz、功率 400 W 的条件下超声提取 20 min。放冷，称定质量，加入乙酸乙酯补足减失的质量，摇匀，用 0.45 μm 微孔滤膜滤过，即得。

(4) 方法学考察

①精密度试验。取同一供试品（样品编号 S4），按照“2.（1）”项下方法，连续进样 6 次。以 *l*-龙脑为参照物峰，计算各共有峰相对峰面积和相对保留时间的 *RSD*。

②重复性试验。取供试品（样品编号 S4），按照“2.（1）”项下方法平行制备 6 份供试品溶液，分别进样。以 *l*-龙脑为参照峰，计算各共有峰相对峰面积和相对保留时间的 *RSD*。

③稳定性试验。取同一供试品溶液（样品编号 S4），分别于 0、2、4、8、12、24 h 时间点按照“2.（1）”项下方法进样分析。以 *l*-龙脑为参照峰，计算各共有峰相对峰面积和相对保留时间的 *RSD*。

(5) 样品测定

取不同产地的艾纳香药材，按“2.（3）”项下方法制备供试品溶液，按照“2.（1）”项下色谱条件测定，分别得到 12 批样品的指纹图谱（图 3-2-5）。

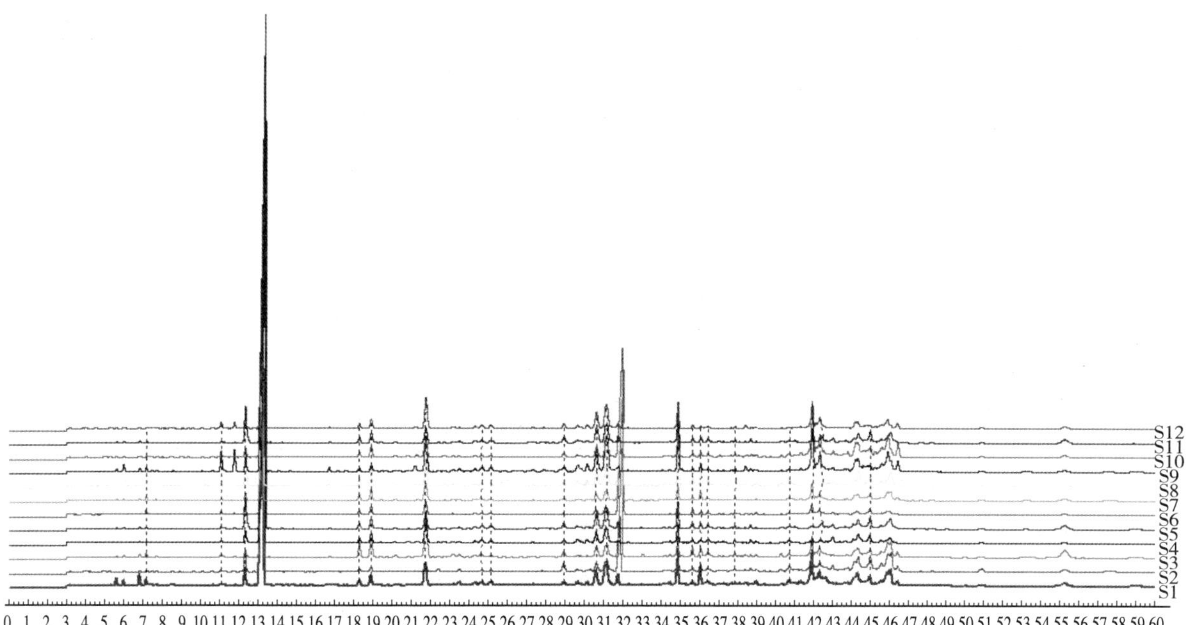

图 3－2－5　不同产地艾纳香药材指纹图谱

3. 结果与分析

（1）方法学考察

精密度试验结果为共有峰相对峰面积的 *RSD* 小于 1.21%，相对保留时间的 *RSD* 小于 0.02%，表明仪器精密度良好；重复性试验结果为各共有峰相对峰面积的 *RSD* 小于 2.08%，相对保留时间的 *RSD* 小于 0.05%，表明实验重复性良好；稳定性试验结果为各共有峰相对峰面积 *RSD* 小于 1.68%，相对保留时间的 *RSD* 小于 0.03%，表明供试品在 24 h 内稳定，均符合指纹图谱的要求。

（2）指纹图谱的建立及相似度分析

参照物峰保留时间为 1.000，以此计算其他各共有峰与参照物峰间保留时间的比值，从而得出各共有峰的相对保留时间，结果见表 3－2－17 和表 3－2－18。将 12 批艾纳香色谱图采用国家药典委员会颁布的“中药色谱指纹图谱相似度评价系统”（2004A 版）进行分析，以 S1 为参照图谱，采用中位数，时间窗宽度 0.1，生成艾纳香药材共有模式的对照指纹图谱，标定 21 个共有峰，共有峰峰面积占总峰面积 85%以上，见图 3－2－6。12 批所测供试品色谱图与对照指纹图谱相似度结果见表 3－2－19。结果表明，S2、S6 和 S7 样品的相似度小于 0.900，其他批艾纳香药材样品的相似度均在 0.900 以上。

表 3－2－17　12 批艾纳香共有峰的相对保留时间

单位：min

峰号	样品编号												均值	*RSD*/%
	S1	S2	S3	S4	S5	S6	S7	S8	S9	S10	S11	S12		
1	0.538	0.545	0.542	0.54	0.538	0.544	0.543	0.542	0.54	0.538	0.543	0.538	0.541	0.49
2	0.833	0.84	0.837	0.833	0.829	0.84	0.84	0.836	0.84	0.83	0.837	0.831	0.835	0.48
3	0.926	0.935	0.931	0.927	0.922	0.936	0.934	0.931	0.93	0.926	0.933	0.926	0.93	0.46
4	1	1	1	1	1	1	1	1	1	1	1	1	1	0
5	1.375	1.388	1.382	1.375	1.368	1.388	1.386	1.381	1.380	1.373	1.382	1.372	1.379	0.48
6	1.421	1.434	1.428	1.422	1.414	1.434	1.432	1.427	1.430	1.419	1.429	1.419	1.426	0.47

（续）

峰号	样品编号												均值	*RSD*/%
	S1	S2	S3	S4	S5	S6	S7	S8	S9	S10	S11	S12		
7	1.634	1.649	1.643	1.635	1.626	1.649	1.647	1.642	1.64	1.634	1.644	1.632	1.64	0.46
8	1.854	1.872	1.86	1.855	1.845	1.872	1.866	1.862	1.87	1.852	1.865	1.851	1.86	0.45
9	1.89	1.908	1.899	1.891	1.881	1.908	1.905	1.898	1.9	1.888	1.901	1.887	1.897	0.47
10	2.175	2.195	2.185	2.175	2.164	2.195	2.192	2.184	2.19	2.172	2.187	2.171	2.182	0.47
11	2.301	2.323	2.313	2.302	2.291	2.323	2.32	2.312	2.32	2.299	2.315	2.298	2.309	0.46
12	2.342	2.365	2.354	2.34	2.33	2.36	2.361	2.352	2.36	2.337	2.352	2.337	2.349	0.48
13	2.621	2.646	2.633	2.621	2.608	2.645	2.642	2.633	2.64	2.618	2.635	2.618	2.63	0.46
14	2.677	2.703	2.69	2.678	2.664	2.703	2.699	2.689	2.69	2.674	2.692	2.673	2.686	0.48
15	2.708	2.734	2.722	2.71	2.695	2.736	2.730	2.721	2.73	2.705	2.724	2.704	2.718	0.48
16	2.735	2.762	2.75	2.737	2.723	2.762	2.758	2.748	2.75	2.732	2.751	2.731	2.745	0.48
17	2.844	2.872	2.859	2.845	2.831	2.871	2.868	2.858	2.86	2.841	2.86	2.84	2.854	0.47
18	3.062	3.091	3.077	3.063	3.047	3.09	3.087	3.076	3.08	3.058	3.078	3.057	3.072	0.47
19	3.152	3.182	3.166	3.156	3.138	3.181	3.177	3.169	3.17	3.15	3.169	3.147	3.163	0.45
20	3.182	3.212	3.197	3.185	3.176	3.211	3.207	3.206	3.2	3.179	3.199	3.177	3.194	0.43
21	3.382	3.417	3.399	3.383	3.366	3.415	3.41	3.397	3.4	3.378	3.401	3.377	3.394	0.48

表 3-2-18　12 批艾纳香共有峰的相对峰面积

单位：mAu

峰号	样品编号												均值	*RSD*/%
	S1	S2	S3	S4	S5	S6	S7	S8	S9	S10	S11	S12		
1	0.009	0.004	0.01	0.002	0.001	0.019	0.014	0.007	0.01	0.004	0.001	0.002	0.007	85.95
2	0.003	0.008	0.006	0.004	0.002	0.014	0.005	0.009	0.03	0.007	0.002	0.019	0.009	94.17
3	0.031	0.116	0.02	0.028	0.057	0.032	0.028	0.117	0.02	0.032	0.057	0.017	0.046	76.23
4	1	1	1	1	1	1	1	1	1	1	1	1	1	0
5	0.012	0.022	0.05	0.012	0.008	0.03	0.031	0.03	0.01	0.022	0.008	0.019	0.021	60.46
6	0.025	0.033	0.106	0.025	0.017	0.064	0.07	0.064	0.01	0.05	0.017	0.04	0.044	64.47
7	0.061	0.068	0.22	0.055	0.029	0.115	0.127	0.111	0.09	0.11	0.029	0.16	0.098	57.16
8	0.015	0.012	0.021	0.012	0.007	0.021	0.033	0.02	0.01	0.014	0.008	0.022	0.017	43.45
9	0.014	0.011	0.012	0.011	0.007	0.019	0.013	0.019	0.01	0.011	0.007	0.023	0.013	34.71
10	0.011	0.078	0.026	0.006	0.01	0.009	0.013	0.017	0.02	0.021	0.011	0.023	0.02	95.26
11	0.043	0.083	0.052	0.031	0.035	0.044	0.043	0.07	0.06	0.056	0.035	0.091	0.054	35.95
12	0.091	0.162	0.089	0.06	0.054	0.083	0.091	0.14	0.13	0.105	0.055	0.176	0.103	39.67
13	0.056	0.128	0.059	0.037	0.036	0.044	0.066	0.092	0.08	0.089	0.038	0.093	0.068	42.27
14	0.008	0.02	0.029	0.007	0.006	0.026	0.015	0.031	0	0.016	0.006	0.013	0.015	63.1
15	0.036	0.049	0.034	0.008	0.008	0.02	0.04	0.067	0.01	0.02	0.009	0.011	0.026	72.94
16	0.02	0.033	0.027	0.012	0.007	0.02	0.016	0.036	0.01	0.019	0.006	0.013	0.018	53.54
17	0.005	0.01	0.012	0.003	0.004	0.006	0.01	0.016	0	0.011	0.004	0.01	0.008	51.25
18	0.016	0.05	0.015	0.013	0.007	0.015	0.025	0.028	0.01	0.018	0.007	0.005	0.017	74.77
19	0.082	0.142	0.08	0.006	0.009	0.06	0.094	0.03	0.09	0.248	0.009	0.117	0.081	85.45
20	0.048	0.055	0.066	0.006	0.017	0.041	0.059	0.026	0.04	0.12	0.017	0.058	0.046	64.8
21	0.033	0.185	0.059	0.021	0.017	0.029	0.071	0.054	0.03	0.08	0.018	0.046	0.053	86.91

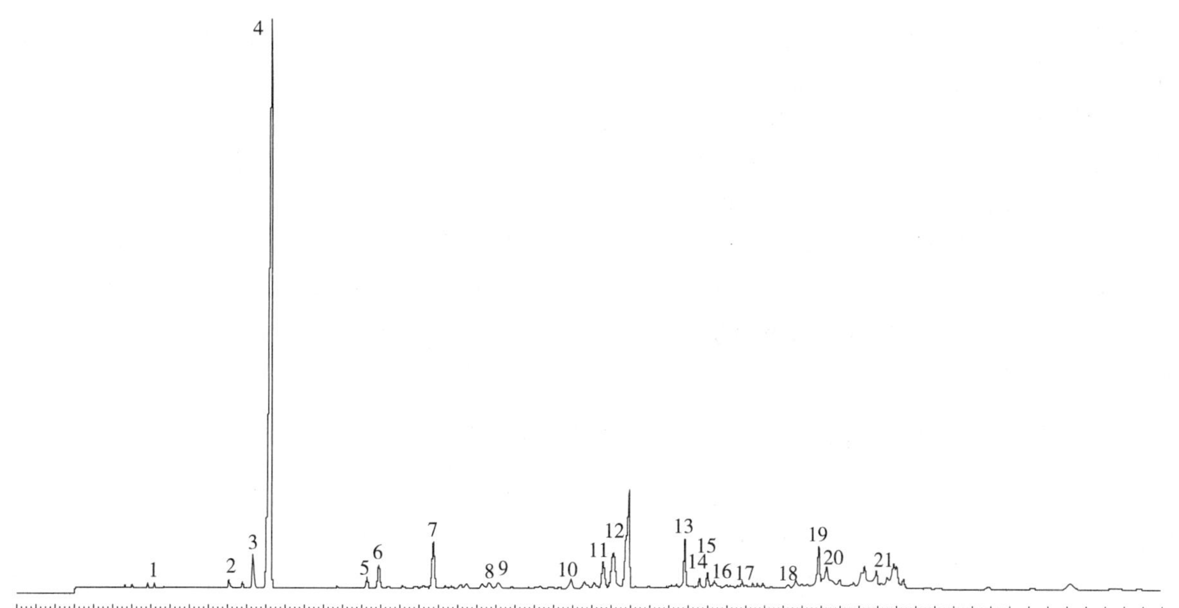

图 3-2-6　艾纳香药材对照指纹图谱

注：4 为 l-龙脑。

表 3-2-19　相似度分析结果

序号	相似度	序号	相似度
S1	0.981	S7	0.888
S2	0.884	S8	0.931
S3	0.950	S9	0.978
S4	0.977	S10	0.923
S5	0.976	S11	0.976
S6	0.711	S12	0.969

（3）艾纳香药材聚类分析

运用 SPSS16.0 软件对本试验 12 批艾纳香药材的指纹图谱进行聚类分析。其中数据源为 21 个共有峰的峰面积，所有数据经过标准化处理，聚类方法采用类内平均链锁及平方欧式距离，结果见图 3-2-7。根据树形图，12 批样品被划分为 4 类，其中 S2、S6 和 S7 为一类，聚类分析所得到的样品之间的相关性，与相似度计算得到的样品之间的相关性结果较一致。

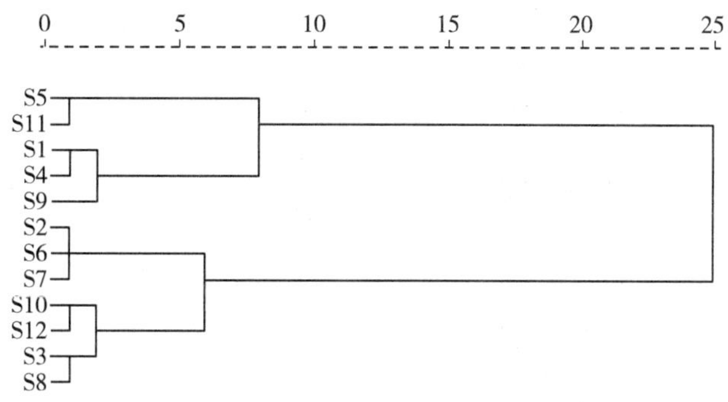

图 3-2-7　样品聚类分析树状图

4. 结论

本研究建立了艾纳香气相色谱指纹图谱方法，该方法重复性好、简单、易行，可为艾纳香整体质量评价提供依据。通过本研究发现，12 批黔、琼产艾纳香中 9 批次药材指纹图谱整体图与其共有模式相比相似度均达到 0.90 以上，因此确定了黔、琼产艾纳香的指纹图谱。对艾纳香药材指纹图谱的比较发现，各产地药材指纹图谱具有基本相同的色谱峰数目，各峰相对保留时间符合程度较好，但各峰之间相对峰面积的比值相差较大，这说明艾纳香药材的各化学成分基本相同。通过对药材产地与采收期等因素进行比较可以发现，黔、琼产艾纳香野生种与栽培种在相似度上未有显著性差异；从以上不同采收期艾纳香药材的相似度（高于 0.90）评价可以看出，采收期在 11—12 月的黔产艾纳香与采收期在 5 月、9 月、12 月的琼产艾纳香相似度较高。根据相似度和聚类分析结果还发现，贵州黎平县、罗苏乡、望谟县等地产艾纳香与道地产区罗甸红水河相似度较低。

（五）基于高效液相色谱法（HPLC）指纹图谱和黄酮类成分评价艾纳香药材质量

随着艾纳香在医药、日化用品等领域应用日益广泛，其需求量不断攀升，其药材从野生到栽培的分布区域也日趋扩大分散，从主产区贵州辐射周边热带地区，包括海南、广东、广西、云南等地区均有艾纳香资源的分布，而因为土壤、光照、水分、二氧化碳（CO_2）浓度等因素的不同造成的地域差异性也成为艾纳香整体质量评价需要考虑的因素。本研究采用高效液相色谱法，建立艾纳香的 HPLC 指纹图谱，从艾纳香指纹图谱特征成分，结合聚类分析（HCA）、主成分分析（PCA）以及正交偏最小二乘法-判别分析（OPLS-DA）等化学模式识别方法分析比较不同产区艾纳香质量差异。在课题组前期提取分离得到的艾纳香单体成分基础上，指认并测定了 5 个黄酮类成分的含量，通过多成分含量测定进一步寻找产区差异性成分，为全面、系统地评价艾纳香药材质量提供科学的理论依据。

1. 材料与仪器试药

（1）材料

34 批不同产区的艾纳香药材收集于广东、广西、贵州和海南 4 个省份，艾纳香样品信息见表 3-2-20。

表 3-2-20　艾纳香样品信息表

序号	样品编号	产区	序号	样品编号	产区
1	GD-1	广东广州市	18	GZ-2	贵州罗甸县沟亭乡
2	GD-2	广东广州市	19	GZ-3	贵州罗甸县沟亭乡
3	GD-3	广东广州市	20	GZ-4	贵州罗甸县沟亭乡
4	GD-4	广东广州市	21	GZ-5	贵州罗甸县罗苏乡
5	GX-1	广西隆林县新州镇	22	GZ-6	贵州罗甸县罗苏乡
6	GX-2	广西南宁市	23	GZ-7	贵州罗甸县罗苏乡
7	GX-3	广西田林县八渡瑶族乡	24	GZ-8	贵州望谟县
8	GX-4	广西田林县八渡瑶族乡	25	GZ-9	贵州贞丰县珉谷镇
9	GX-5	广西田林县乐里镇	26	HN-1	海南琼中县长征镇
10	GX-6	广西田林县潞城瑶族乡	27	HN-2	海南琼中县长征镇
11	GX-7	广西田林县潞城瑶族乡	28	HN-3	海南琼中县中平镇
12	GX-8	广西田林县潞城瑶族乡	29	HN-4	海南琼中县中平镇
13	GX-9	广西田林县潞城瑶族乡	30	HN-5	海南琼中县营根镇
14	GX-10	广西西林县八达镇	31	HN-6	海南琼中县营根镇
15	GX-11	广西西林县那劳镇	32	HN-7	海南屯昌县南吕镇
16	GX-12	广西西林县普合乡	33	HN-8	海南万宁市长丰镇
17	GZ-1	贵州罗甸县沟亭乡	34	HN-9	海南五指山市

（2）仪器试药

高效液相色谱仪（G1311C 四元泵、G1316A 柱温箱、G1329B 全自动进样器、G1315D 二极管阵列检测器）；安捷伦化学工作站（Agilent ChemStation）；超声波清洗器；超纯水系统；电子天平（$1/1\times10^4$）。

5 个二氢黄酮对照品均来自前期通过制备色谱从艾纳香中系统分离纯化获得的单体化合物，分别为 3,3′,5,7-四羟基-4′-甲氧基二氢黄酮、圣草酚、3,3′,5-三羟基-4′,7-二甲氧基二氢黄酮、艾纳香素、樱花素（sakuranetin）。乙腈、甲醇为色谱纯，水为超纯水，其他试剂均为分析纯。

2. 方法

（1）指纹图谱及含量测定色谱条件

色谱柱：Agilent TC-C18 柱（250 mm×4.6 mm，5 μm）；流动相：乙腈（A）-0.5%磷酸溶液（B），梯度洗脱（0～15 min，15%～22% A；15～21 min，22%～24% A；21～30 min，24%～30% A；30～45 min，30%～33% A；45～55 min，33%～38% A；55～70 min，38%～55% A）；检测波长 285 nm；柱温 35 ℃；流速 0.9 mL/min；进样量 10 μL。

（2）溶液的制备

①对照品溶液的制备。精密称取对照品 3,3′,5,7-四羟基-4′-甲氧基二氢黄酮、圣草酚、3,3′,5-三羟基-4′,7-二甲氧基二氢黄酮、艾纳香素、樱花素适量，配置成浓度分别为 1.02、0.241、0.203、0.205、0.016 mg/mL 的混合对照品储备液。

②供试品溶液的制备。34 份不同产区艾纳香叶样品粉碎后过 30 目筛，精密称取样品 0.5 g 于具塞锥形瓶中，精密加入 90%甲醇溶液 10 mL，称定重量，超声处理 45 min，放至室温再称定质量，用 90%甲醇溶液补足减失重量，摇匀，过滤，取续滤液，即得。

（3）方法学考察

①线性关系及定量限、检测限。精密量取 3,3′,5,7-四羟基-4′-甲氧基二氢黄酮、圣草酚、3,3′,5-三羟基-4′,7-二甲氧基二氢黄酮、艾纳香素混合对照品储备液和樱花素对照品储备液用倍比稀释的方法以 90%甲醇溶液制成系列对照品溶液，在“2.（1）”项色谱条件下，所得溶液 10 μL 进样测定其峰面积。以峰面积（Y）对质量浓度（X）进行线性回归，计算回归方程。按“2.（2）①”项下方法配制混合对照品溶液用 90%甲醇溶液逐级稀释，按照信噪比（S/N）为 3∶1 的对照品溶液质量浓度为检测限，以 S/N 为 10∶1 的对照品溶液质量浓度确定为定量限。

②精密度试验。精密称取艾纳香样品（GD-1）粉末 0.5 g，依照“2.（2）②”项下方法制备供试品溶液，按“2.（1）”项下的色谱条件进行测定，连续进样 6 次，记录其指纹图谱，以 3,3′,5,7-四羟基-4′-甲氧基二氢黄酮为参比峰，计算各共有峰的相对保留时间和相对峰面积。

③重复性试验。精密称取艾纳香样品（GD-1）粉末，依照“2.（2）②”项下方法平行制备 6 份供试品溶液，按“2.（1）”项下的色谱条件进行分析，记录其指纹图谱，以 3,3′,5,7-四羟基-4′-甲氧基二氢黄酮为参比峰，计算各共有峰的相对保留时间和相对峰面积。

④稳定性试验。取艾纳香样品（GD-1）供试品溶液，分别于供试品溶液制备后 0h、2 h、4 h、8 h、12 h、24 h 按“2.（1）”项下的色谱条件进样，记录其指纹图谱，以 3,3′,5,7-四羟基-4′-甲氧基二氢黄酮为参比峰，计算各共有峰的相对保留时间和相对峰面积。

⑤加样回收率试验。精密称定已测定的艾纳香样品粉末，取已知含量的艾纳香样品粉末约 0.5 g，置于 10 mL 容量瓶中，分别精密加入配置好适量浓度的 3,3′,5,7-四羟基-4′-甲氧基二氢黄酮、圣草酚、3,3′,5-三羟基-4′,7-二甲氧基二氢黄酮、艾纳香素、樱花素混合溶液 0.5、1.0、1.5 mL，每个体积重复 3 次，加入一定量 90%甲醇溶液定容至 10 mL，按照“2.（2）②”项下方法制备供试品溶液，按照“2.（1）”项色谱条件进行含量测定，计算平均加样回收率和 *RSD*。

3. 结果与分析

（1）方法学考察

①线性关系及定量限、检测限。5 种成分的线性方程、线性范围，检测限及定量限见表3-2-21。

表 3-2-21　5 种成分的回归方程、相关系数（r）及线性范围、定量限和检测限

成分	回归方程	r	线性范围/(mg/mL)	检测限/(μg/mL)	定量限/(μg/mL)
3,3′,5,7-四羟基-4′-甲氧基二氢黄酮	$Y=25\ 275X+86.72$	0.999 9	0.050～1.02	0.04	0.77
圣草酚	$Y=37\ 687X+8.96$	0.999 9	0.003～0.24	0.13	0.31
3,3′,5-三羟基-4′,7-二甲氧基二氢黄酮	$Y=32\ 410X+6.49$	0.999 9	0.01～0.22	0.35	0.52
艾纳香素	$Y=36\ 976X+6.56$	0.999 9	0.01～0.24	0.16	0.65
樱花素	$Y=46\ 779X-2.34$	0.999 8	0.000 4～0.016	0.11	0.29

②精密度试验

相对保留时间的 RSD 在 0.06%～0.29%，各共有峰相对峰面积的 RSD 在 0.04%～1.5%。精密吸取混合对照品溶液，计算后得到 3,3′,5,7-四羟基-4′-甲氧基二氢黄酮、圣草酚、3,3′,5-三羟基-4′,7-二甲氧基二氢黄酮、艾纳香素、樱花素峰面积的 RSD 分别为 0.11%、0.09%、0.11%、0.10%、0.20%，表明仪器精密度良好。

③重复性试验。各共有峰相对保留时间的 RSD 在 0.03%～0.18%，相对峰面积的 RSD 在 0.27%～3.12%。计算 3,3′,5,7-四羟基-4′-甲氧基二氢黄酮、圣草酚、3,3′,5-三羟基-4′,7-二甲氧基二氢黄酮、艾纳香素、樱花素峰面积的 RSD 分别为 2.98%、2.64%、2.52%、2.46%、2.59%，表明方法重复性良好。

④稳定性试验。各共有峰相对保留时间的 RSD 在 0.03%～0.18%，相对峰面积的 RSD 在 0.08%～2.75%。计算 3,3′,5,7-四羟基-4′-甲氧基二氢黄酮、圣草酚、3,3′,5-三羟基-4′,7-二甲氧基二氢黄酮、艾纳香素、樱花素峰面积的 RSD 分别为 0.28%、0.33%、0.19%、0.21%、2.32%，表明供试品溶液在 24 h 内稳定性良好。

⑤加样回收率试验。3,3′,5,7-四羟基-4′-甲氧基二氢黄酮、圣草酚、3,3′,5-三羟基-4′,7-二甲氧基二氢黄酮、艾纳香素、樱花素平均加样回收率分别为 101.1%、100.7%、100.4%、100.9%、99.6%，RSD 分别为 1.21%、2.15%、2.44%、1.47%、2.21%。

（2）指纹图谱的建立

①指纹图谱共有模式的建立及相似度评价。将 4 个产区 34 批艾纳香样品在检测波长为 285 nm 处的色谱图以 AIA 格式导出并导入"中药色谱指纹图谱相似度评价系统"（2004 版）软件，以 GD-1 编号样品的指纹图谱作为参照图谱，采用中位数法，时间宽度为 0.5，进行多点校正和色谱峰匹配，得到艾纳香叠加指纹图谱（图 3-2-8）。保留时间为 20.78 min 的 7 号色谱峰分离良好且为所有样品共有，故确定选取其作为参照峰，其余特征峰以 1、2、3……N 进行标定，共标定 15 个共有特征峰，见图 3-2-9A。经与对照品对比，其中 7、8、11、13、15 号共有峰分别对应 3，3′，5，7-四羟基-4′-甲氧基二氢黄酮（a）、圣草酚（b）、3，3′，5-三羟基-4′,7-二甲氧基二氢黄酮（c）、艾纳香素（d）和樱花素（e），艾纳香对照指纹图谱和混合对照液的高效液相色谱图分别见图 3-2-9A 和图 3-2-9B。

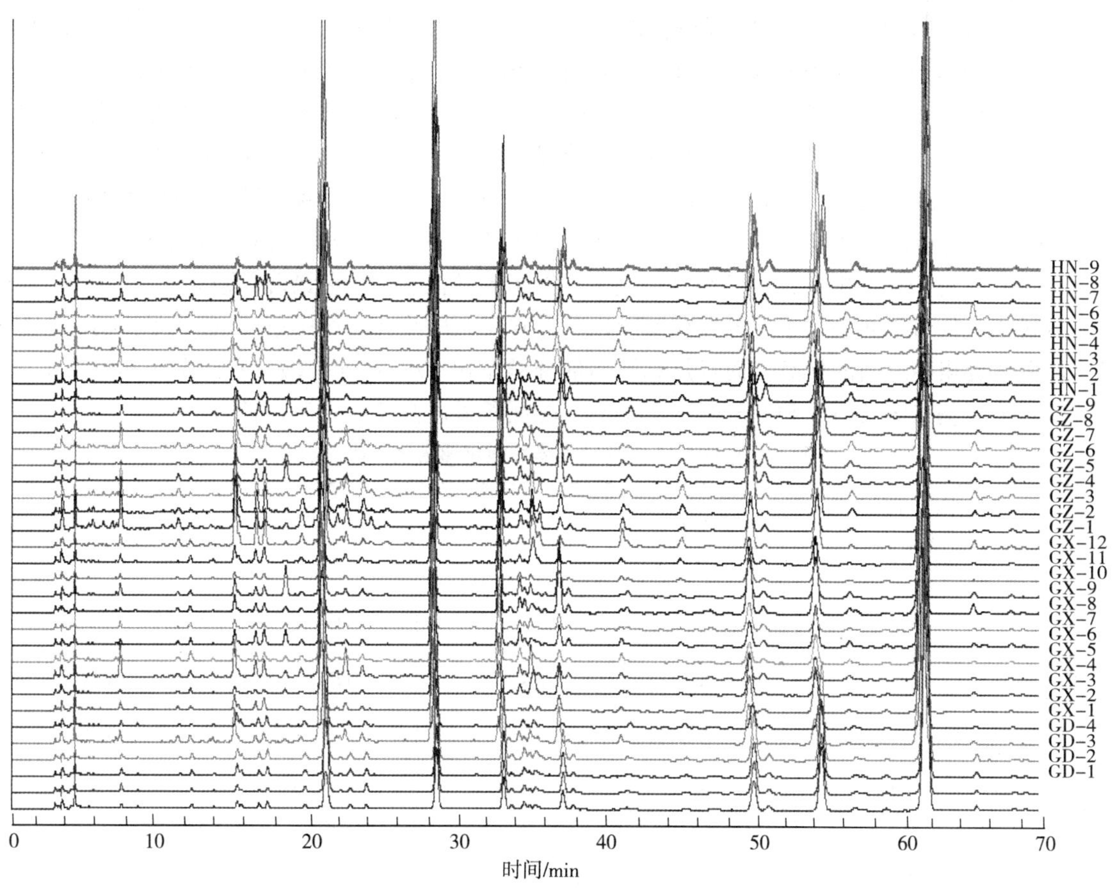

图 3-2-8　34 批不同产区艾纳香样品的 HPLC 叠加指纹图谱

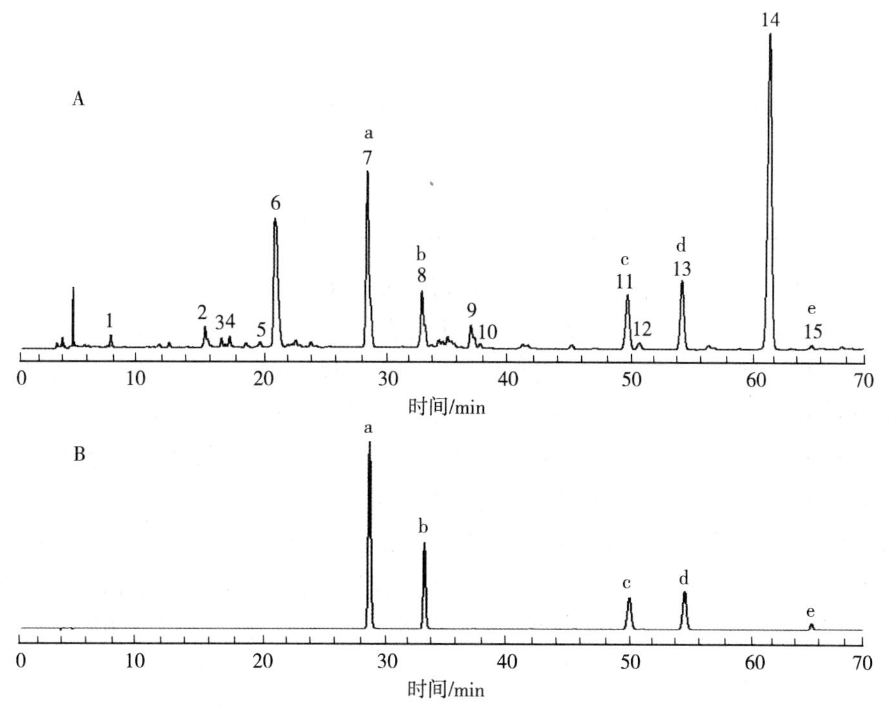

图 3-2-9　艾纳香对照指纹图谱（A）和混合对照液的高效液相色谱图（B）

a. 3,3′,5,7-四羟基-4′-甲氧基二氢黄酮　b. 圣草酚　c. 3,3′,5-三羟基-4′,7-二甲氧基二氢黄酮　d. 艾纳香素　e. 樱花素

将 4 个产区 34 批不同艾纳香药材图谱与对照指纹图谱进行相似度评价，相似度结果见表 3-2-22。与对照指纹图谱相比，广东和广西样品相似度比较高，其中除了样品 GD-2、GX-2、GX-10 相似度低于 0.90，其他样品相似度结果均大于 0.90，而贵州和海南样品具有较低的相似度，除了样品 GZ-1 和 GZ-7，其他贵州产样品相似度结果均低于 0.90，海南相似度介于 0.433～0.894。结果表明，不同产区的艾纳香样品药材质量存在一定地域差异性。广东和广西样品化学组分特征更为相似，贵州和海南样品的化学组分特征较为相似，这几个产区表现出的组分差异集中在 21～29 min 和 34～38 min，每个样品的图谱中贵州和海南 0～40 min 段化学组分色谱峰信息量显著多于广东和广西，且不同产区色谱峰面积大小上也存在差异，广东和广西样品在 50～70 min 段化学组分 14 号峰峰面积显著高于贵州和海南的样品，而贵州和海南部分样品在 20～30 min 段化学组分 7 号（3,3′,5,7-四羟基-4′-甲氧基二氢黄酮）和 8 号峰（圣草酚）峰面积显著高于广东和广西样品。

表 3-2-22 34 批艾纳香样品指纹图谱相似度评价

样品编号	相似度	样品编号	相似度	样品编号	相似度
GD-1	0.903	GX-9	0.946	GZ-9	0.839
GD-2	0.895	GX-10	0.643	HN-1	0.569
GD-3	0.900	GX-11	0.977	HN-2	0.534
GD-4	0.900	GX-12	0.955	HN-3	0.467
GX-1	0.962	GZ-1	0.960	HN-4	0.433
GX-2	0.877	GZ-2	0.671	HN-5	0.709
GX-3	0.988	GZ-3	0.466	HN-6	0.435
GX-4	0.920	GZ-4	0.663	HN-7	0.644
GX-5	0.963	GZ-5	0.682	HN-8	0.567
GX-6	0.965	GZ-6	0.883	HN-9	0.894
GX-7	0.940	GZ-7	0.977		
GX-8	0.966	GZ-8	0.880		

②聚类分析（HCA）。将艾纳香各个共有峰的峰面积相对于参照峰 7 号（3,3′,5,7-四羟基-4′-甲氧基二氢黄酮）峰面积进行量化，得到 15×34 阶数据矩阵，导入 SPSS 19.0 软件中，数据标准化后进行聚类分析，采用 Ward 联结法，欧式距离平方和作为样本测度，聚类树状图见图 3-2-10。根据聚类结果可以看出，当判别距离为 10 时，34 批艾纳香样品大致样品可以分成 3 类，Ⅰ类（9 份广西、8 份贵州和 6 份海南）、Ⅱ类（4 份广东、3 份广西和 1 份贵州），Ⅲ类（3 份海南），这些产区依旧存在个体差异较大的样品。当聚类距离为 5 时，34 批样品可以划分为 5 类，Ⅰ类（8 份贵州、7 份广西和 1 份海南样品），Ⅱ类（5 份海南和 2 份广西），Ⅲ类（4 份广东、3 份广西和 1 份贵州），Ⅳ类（2 份海南），Ⅴ类（1 份海南），4 个产区的艾纳香样品依旧比较分散，但是两次结果的第Ⅰ类仍能将大部分的贵州和广西样品聚为一类，说明贵州和广西的大部分样品具有一定的相似性，相对于其他产区样品来说，海南产样品自身存在较大差异。

③主成分分析（PCA）。进一步探讨 4 个产区艾纳香化学成分之间的差异，将上述 15×34 阶矩阵导入 SIMCA-P+14.1 软件中，以 15 个共有色谱峰的相对峰面积值作为变量，采用非监督模式识别方法 PCA 来观察不同产区 34 份艾纳香样品的自然聚集。模型拟合选择 4 个主成分，累计贡献率为

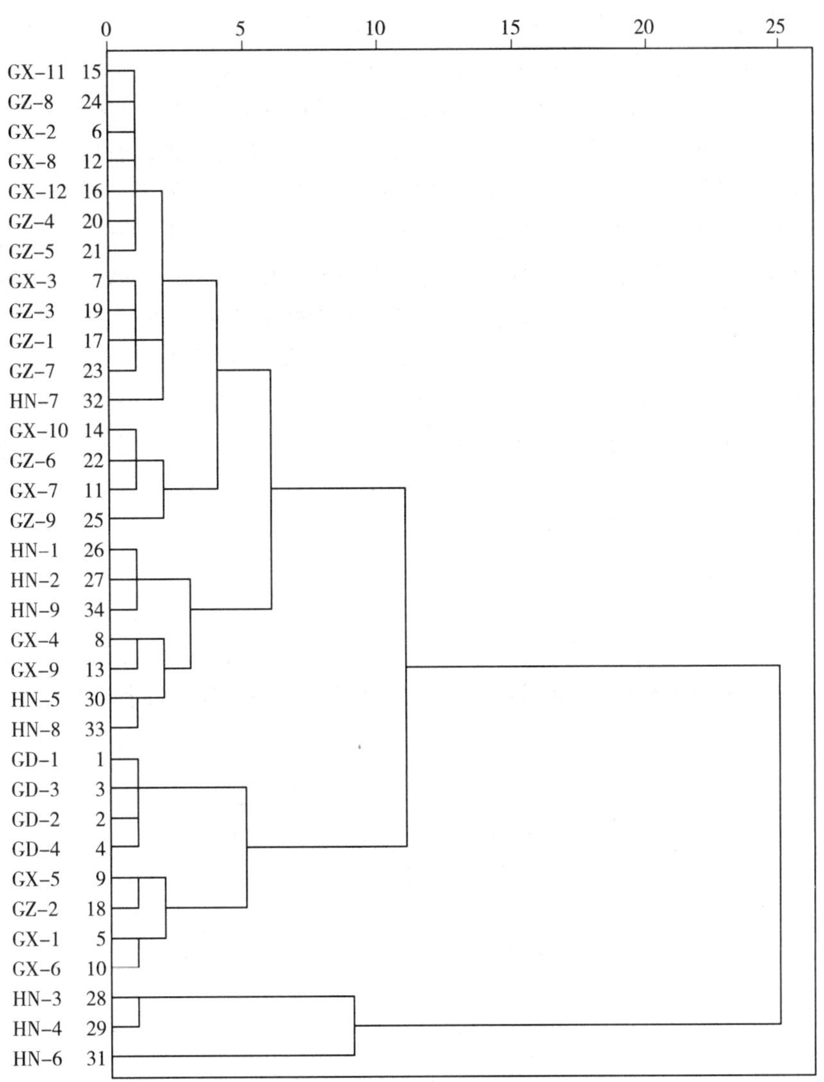

图 3－2－10　艾纳香样品聚类分析树状图

82.90％，模型拟合能力良好，34 批艾纳香样品的三维 PCA 矩阵图见图 3－2－11。可以看出海南产区艾纳香样品化学成分的量上与其他产区样品具有明显差异，基本能与其他产区区分，海南样品的分

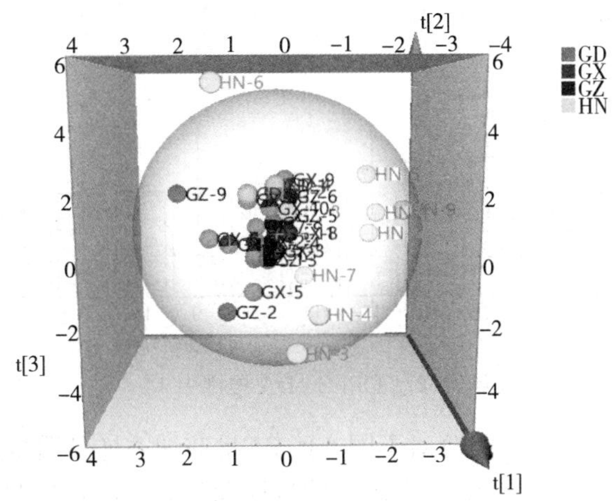

图 3－2－11　34 批艾纳香样品的主成分分析得分图

注：t[1]、t[2]、t[3]分别指 X 轴、Y 轴、Z 轴，无实际意义。

散性与聚类的结果基本一致，其中 HN－6 单独一类，HN－4、HN－3 一类，HN－5、HN－1、HN－9、HN－2 一类，但是其他产区样品并不能很好地区分开来。除了 GZ－9、GZ－2、GX－6、GX－1、GX－5，大部分贵州、广西以及广东样品存在交叉情况，化学成分含量具有一定的相似性。

④偏最小二乘判别分析（OPLS－DA）。在 PCA 的基础上进一步选择有监督模式的 OPLS－DA 对不同产区 34 份艾纳香样品进行分析，筛选出对引起组间差异贡献率较大的成分。在建立的 OPLS－DA 模型中，累计解释能力参数 R2X 和 R2Y 分别为 0.893 和 0.665，预测能力参数 Q2 为 0.446，提示本实验所建立 OPLS－DA 模型的稳定性及预测能力较好。由 OPLS－DA 得分图可知（图 3－2－12），4 个产区的艾纳香药材基本上可以分为 4 类，8 份海南样品单独可以分为一类，4 份广东样品和 1 份广西样品可聚为一类，9 份贵州样品、8 份广西样品和 1 份海南样品聚为一类，3 份广西样品单独聚为一类。每个产区大部分样品各自分布于不同的象限，不同产区之间有交叉样品，主要表现在大部分的贵州和广西的样品可聚为一类，这与聚类分析的结果基本一致。每个产区样品之间的离散程度较大，结果显示每个产区的样品本身质量就存在较大差异，尤其是海南和广西样品。

对 4 组数据的差异性进行整体分析，得到变量权重重要性排序（variable importance in projection，VIP）预测值，在 0.95 的置信区间内。OPLS－DA 模型中 14 个色谱峰的 VIP 见图 3－2－13，VIP 越大，表明该色谱峰对于不同产区艾纳香的分类贡献越大，也即为最能导 4 个产区艾纳香样品相区分的差异成分，选取 VIP＞1 的 5 个化合物作为差异性标志物，按 VIP 大小排序依次为 14 号峰＞8 号峰（圣草酚）＞12 号峰＞2 号峰＞10 号峰，这些成分在区分不同产区间艾纳香起到重要作用，是其差异的主要标志。

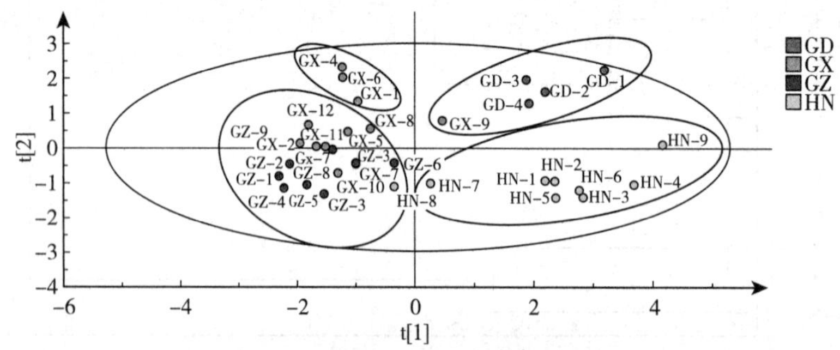

图 3－2－12　34 批艾纳香样品的偏最小二乘判别分析得分图

注：t[1]、t[2]分别指 X 轴、Y 轴，无实际意义。

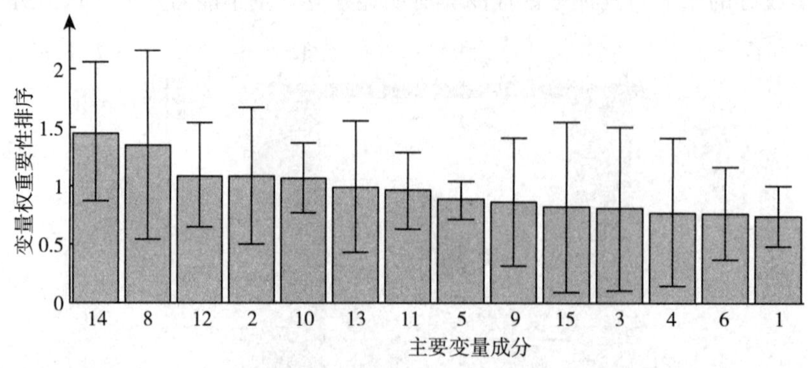

图 3－2－13　艾纳香样品 OPLS－DA 模型中 14 个色谱峰的 VIP

⑤综合质量评分。以上述 4 个主成分对不同产区 34 批艾纳香样品质量进行综合评分，由 15 个共有峰因子的载荷向量及特征值计算得到 15 个因子的特征向量，以特征向量为系数构建 4 个主成分的线性方程 $F_1 = 0.286X_1 + 0.314X_2 + 0.291X_3 + 0.301X_4 + 0.350X_5 + 0.290X_6 - 0.090X_7 - 0.005$

$X_8+0.254X_9+0.283X_{10}+0.290X_{11}+0.268X_{12}+0.268X_{13}+0.017X_{14}+0.237X_{15}$；$F_2=-0.320X_1+0.010X_2-0.312X_3-0.294X_4-0.136X_5-0.316X_6-0.163X_7+0.264X_8+0.366X_9+0.104X_{10}+0.246X_{11}+0.059X_{12}+0.365X_{13}+0.151X_{14}+0.366X_{15}$；$F_3=0.022X_1-0.267X_2-0.023X_3-0.025X_4-0.001X_5+0.096X_6+0.543X_7-0.064X_8+0.211X_9-0.180X_{10}+0.151X_{11}-0.155X_{12}+0.180X_{13}-0.636X_{14}+0.240X_{15}$；$F_4=0.154X_1+0.147X_2+0.030X_3+0.090X_4+0.161X_5+0.190X_6+0.028X_7+0.503X_8+0.120X_9-0.395X_{10}-0.234X_{11}-0.540X_{12}+0.028X_{13}+0.258X_{14}+0.211X_{15}$。$X_1\sim X_{15}$为指纹图谱共有峰相对峰面积，根据特征值$\lambda_1=6.769$，$\lambda_2=2.939$，$\lambda_3=1.397$，$\lambda_4=1.330$，得综合得分评价方程$F=AF_1+BF_2+CF_3+DF_4=0.544F_1+0.236F_2+0.112F_3+0.107F_4$，其中$A=\lambda_1/(\lambda_1+\lambda_2+\lambda_3+\lambda_4)$，$B=\lambda_2/(\lambda_1+\lambda_2+\lambda_3+\lambda_4)$，$C=\lambda_3/(\lambda_1+\lambda_2+\lambda_3+\lambda_4)$，$D=\lambda_4/(\lambda_1+\lambda_2+\lambda_3+\lambda_4)$。综合得分越高表示单个药材样品整体质量越好，HN-6（海南琼中县营根镇），HN-4（海南琼中县中平镇），HN-3（海南琼中县中平镇）是综合得分前3的样品，也是聚类分析和主成分分析中成分含量差异比较大的样品，4份广东产样品综合得分也比较高，列居前10位，具体综合质量评分情况见表3-2-23。

表3-2-23　34批艾纳香样品主成分因子得分及排名

编号	F_1	F_2	F_3	F_4	综合得分	排名
GD-1	1.169	1.781	−4.233	2.449	0.843	5
GD-2	1.227	1.225	−3.151	2.133	0.832	6
GD-3	1.238	1.475	−3.878	2.458	0.85	4
GD-4	0.923	1.306	−2.774	1.828	0.695	7
GX-1	1.258	0.569	−3.712	2.458	0.665	8
GX-2	0.422	0.406	−1.739	1.28	0.267	29
GX-3	0.733	0.264	−1.058	1.041	0.454	15
GX-4	0.6	1.632	−6.016	2.923	0.349	22
GX-5	0.882	0.039	−2.2	1.732	0.427	18
GX-6	0.803	0.615	−3.204	2.224	0.461	13
GX-7	0.237	0.335	−0.924	0.957	0.207	33
GX-8	0.467	0.474	−2.229	1.419	0.268	27
GX-9	0.561	1.218	−3.001	1.715	0.439	17
GX-10	0.391	0.002	0.488	0.491	0.321	23
GX-11	0.365	0.375	−1.394	1.052	0.243	31
GX-12	0.414	0.586	−2.562	1.539	0.241	32
GZ-1	0.446	−0.011	−0.367	0.735	0.278	26
GZ-2	1.297	−0.947	−0.071	1.312	0.615	10
GZ-3	0.716	−0.206	0.645	0.423	0.459	14
GZ-4	0.598	−0.216	0.512	0.464	0.382	20
GZ-5	0.146	0.121	0.37	0.274	0.179	34
GZ-6	0.309	0.346	−0.01	0.604	0.313	24
GZ-7	0.875	0.187	−1.214	1.252	0.518	12
GZ-8	0.356	0.511	−1.382	1.011	0.268	28
GZ-9	0.45	0.673	−1.29	1.477	0.417	19

（续）

编号	F_1	F_2	F_3	F_4	综合得分	排名
HN-1	0.304	0.178	0.548	0.098	0.28	25
HN-2	0.514	−0.025	0.669	0.181	0.368	21
HN-3	2.17	−1.034	1	1.019	1.158	2
HN-4	1.948	−0.771	1.093	0.847	1.091	3
HN-5	0.802	0.607	0.52	0.178	0.657	9
HN-6	2.016	1.157	1.463	0.721	1.612	1
HN-7	0.397	−0.148	0.255	0.436	0.256	30
HN-8	0.716	0.292	0.41	0.443	0.552	11
HN-9	0.626	0.653	−1.216	0.796	0.444	16

（3）不同产地样品含量测定

在艾纳香指纹图谱建立的基础上，发现经上述色谱条件进样检测，指认的5个色谱峰3,3′,5,7-四羟基-4′-甲氧基二氢黄酮、圣草酚、3,3′,5-三羟基-4′,7-二甲氧基二氢黄酮、艾纳香素、樱花素色谱峰均能达到很好的分离效果。根据进样结果依次记录5个指认峰峰面积，计算其含量。

利用SPSS 19.0统计软件对含量测定结果进行分析，发现4个产区5个成分样本量不满足正态性检验，故采用非参数独立样本Kruskal-Wallis检验进行不同产区含量差异分析，并借助GraphPad-Prism7.0软件数据绘图工具绘制差异分析箱式图（图3-2-14）。结果显示5个成分中3,3′,5,7-四羟基-4′-甲氧基二氢黄酮、圣草酚、3,3′,5-三羟基-4′,7-二甲氧基二氢黄酮和樱花素均以贵州产艾纳香样品整体含量较高，艾纳香素以海南产整体含量较高；3,3′,5,7-四羟基-4′-甲氧基二氢黄酮方面，贵州产区与其他3个产区艾纳香样品具有一定差异（$P<0.01$，$P<0.05$），3,3′,5-三羟基-4′,7-二甲氧基二氢黄酮和艾纳香素方面，贵州产区与广西产区艾纳香样品具有显著性差异（$P<0.01$），

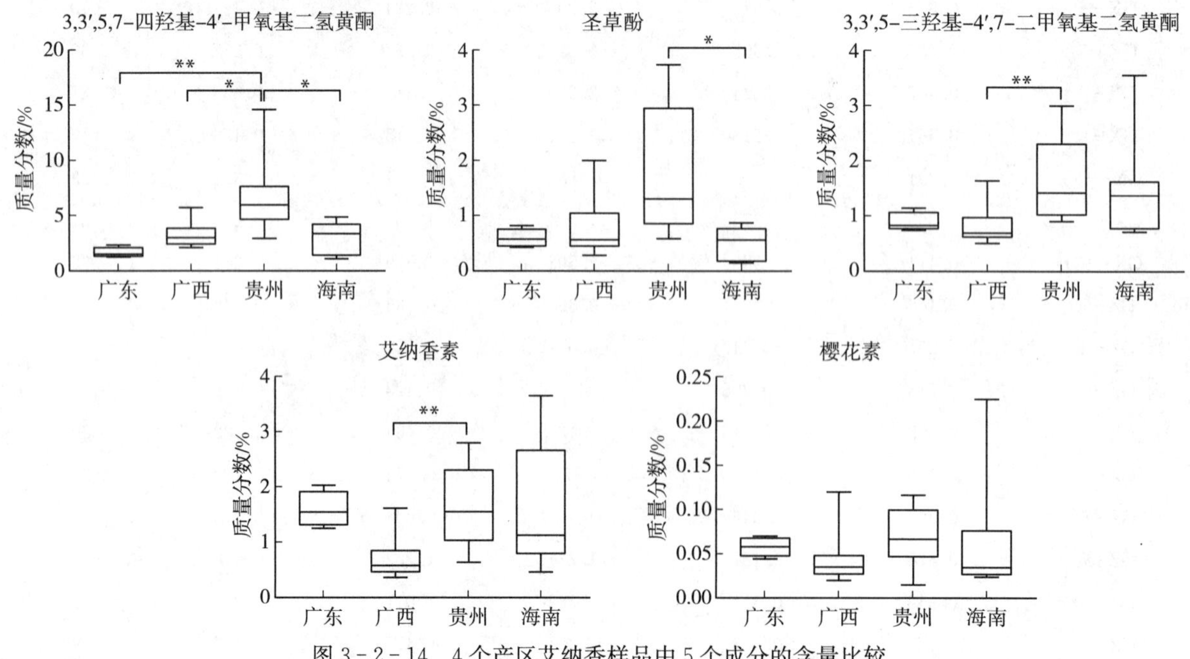

图3-2-14　4个产区艾纳香样品中5个成分的含量比较

注：* 表示差异显著，** 表示 $P<0.01$，* 表示 $P<0.05$。

樱花素方面，4个产区艾纳香样品没有差异。由于在指纹图谱分析结果中3,3′,5,7-四羟基-4′-甲氧基二氢黄酮（7号峰）作为特征峰，其相对峰面积值为1，在变量权重重要性排序没有得到体现。根据4个产区图谱峰面积以及含量测定结果可以看出该峰是区分4个产区的一个重要成分之一。

4. 结论

本研究采用高效液相色谱法，建立了34批4个产区的艾纳香药材HPLC化学指纹图谱，化学指纹图谱共标定15个共有峰，各批艾纳香样品相似度在0.433～0.977，4个产区艾纳香样品在化学组分和含量上存在差异。4个产区的艾纳香药材基本上可以分为4类，每个产区大部分样品各自分布于不同的象限，不同产区之间有交叉样品，样品之间的离散程度较大，每个产区的样品本身质量就存在较大差异，尤其是海南和广西样品。通过变量权重重要性排序（VIP）值图确定了5个产区差异性指标成分，综合质量评分中3份海南琼中产样品评分排在前3位。测定5个黄酮类成分含量中3,3′,5,7-四羟基-4′-甲氧基二氢黄酮、圣草酚、3,3′,5-三羟基-4′,7-二甲氧基二氢黄酮和樱花素均以贵州产整体含量较高，艾纳香素以海南产整体含量较高。本研究所建立的HPLC指纹图谱及多成分定量方法具有良好的精密度、重复性和稳定性，简便可靠，分析结果可为艾纳香药材质量控制和优良种质资源选育提供参考依据。

二、艾纳香质量快速评价方法研究

（一）艾纳香质量近红外（NIR）快速评价方法研究

艾纳香的主要成分是挥发油和黄酮类化合物，如*l*-龙脑、槲皮素和艾纳香素，传统上采用气相色谱和紫外可见分光光度法测定。而近红外（NIR）光谱（12 500～4 000 cm^{-1}）已在制药行业中与化学计量学方法结合使用，快速识别特定的活性药物成分（APIs），具有所需样品少、分析时间短和环境友好型等优点。同时近红外也用于不同样品的定性分析，包括区分其地理来源等。本研究旨在建立基于红外光谱的艾纳香样品的定性和定量分析方法，以确定艾纳香样品的地理来源，并对其APIs进行定量分析。采用气相色谱法（GC）和紫外-可见光分光光度法（UV-VIS）测定临界质量参数的参考值。采用化学计量学指标对新模型的性能特征进行评价，以证明近红外技术分析的可靠性。

1. 材料与仪器试药

（1）材料

所有的艾纳香样品来自中国热带农业科学院热带作物品种资源研究所艾纳香种质资源圃（表3-2-24）。这些材料主要收集于中国艾纳香的不同地理分布区。

表3-2-24　不同来源艾纳香样品信息

序号	来源	采集时间	序号	来源	采集时间
1～5	贵州罗甸县	2013年3月	47～52	海南儋州市	2013年12月
6～9	海南五指山市	2013年5月	53～55	贵州罗甸县	2013年12月
10～11	贵州兴义市	2013年6月	56～61	海南儋州市	2013年4月
12	广西百色市	2013年6月	62～67	海南儋州市	2013年5月
13～18	海南白沙县	2013年9月	68～73	海南儋州市	2013年6月
19～25	广西钦州市	2013年9月	74～79	海南儋州市	2013年7月
26	贵州兴义市	2013年11月	80～85	海南儋州市	2013年8月

（续）

序号	来源	采集时间	序号	来源	采集时间
27～33	贵州安龙县	2013年11月	86～91	海南儋州市	2013年9月
34～36	贵州册亨县	2013年11月	92～97	海南儋州市	2013年10月
37～39	贵州望谟县	2013年11月	98～103	海南儋州市	2013年11月
40～46	贵州罗甸县	2013年11月	104～109	海南儋州市	2013年12月

（2）仪器试药

Antaris傅里叶变换近红外光谱仪、气相色谱仪（配有氢火焰离子化检测器，即FID）、安捷伦G4513A 16位自动进样器、电子分析天平（$1/1\times10^5$）、超声仪、紫外-可见光分光光度计。*l*-龙脑和芦丁标准品（纯度在98%以上）。所有试剂均为分析纯，水由Mill-Q水净化系统制备。

2. 方法

（1）近红外光谱测定

采用Antaris傅里叶变换近红外光谱仪，以积分球扩散模式收集艾纳香粉末的近红外光谱，扫描范围4 000～10 000 cm^{-1}，分辨率8 cm^{-1}，扫描次数64次。以仪器内部的空气为参比，每个样品扫描1次。

（2）气相色谱法（GC）测定*l*-龙脑含量

采集完光谱数据后对所有样品进行气相色谱测定分析。参考庞玉新等（2014）的*l*-龙脑的测定方法，即精密称定艾纳香叶片粉末（过20目筛）约2 g，置于50 mL具塞三角瓶中，加入乙酸乙酯25 mL，称定重量，在40 kHz的超声条件下提取30 min，放冷，用乙酸乙酯补足减失的重量，摇匀，静置，经0.22 μm微孔滤膜过滤，取续滤液即得。色谱方法为：HP－5石英毛细管色谱柱（0.32 mm×30 m，0.25 μm）；以80 ℃为起始温度，保持2 min，然后以5 ℃/min升温至100 ℃，再以20 ℃/min升温至200 ℃；进样口温度为220 ℃；FID温度为240 ℃；进样量0.6 μL，分流比为9∶1。

（3）紫外-可见分光光度法（UV－VIS）测定总黄酮含量

参考本章庞玉新等（2014）总黄酮的测定方法，精密称取艾纳香样品0.5 g，加75%乙醇溶液25 mL，在40 kHz、400 W的条件下超声提取40 min。提取液经Millipore滤器（0.22 μm）过滤。采用$NaNO_2$－Al（NO_3）$_3$－NaOH法进行显色，用紫外-可见光分光光度法测定总黄酮含量。供试品溶液0.50 mL，分别置于25 mL容量瓶中，各加75%乙醇溶液至10 mL。分别加5% $NaNO_2$溶液1 mL，摇匀，放置5 min；再分别加10% Al（NO_3）$_3$溶液1 mL，摇匀，放置5 min；加4% NaOH溶液10 mL，最后加入75%乙醇至刻度，摇匀，放置15 min，然后用紫外-可见光分光光度计进行分析，波长为509 nm。以芦丁为标准品，制备标准曲线。根据标准曲线，用线性方程计算总黄酮含量。

3. 结果与分析

（1）艾纳香中*l*-龙脑和总黄酮定量分析

GC和UV－VIS法分别用来分析*l*-龙脑和总黄酮含量，在样品测定之前进行方法学考察。图3－2－15为含有样品和标准品的气相色谱图，样品*l*-龙脑保留时间和标准品一致。同时根据先前报道以芦丁作为对照品来测定总黄酮，芦丁标品和样品UV－VIS吸收曲线如图3－2－16。

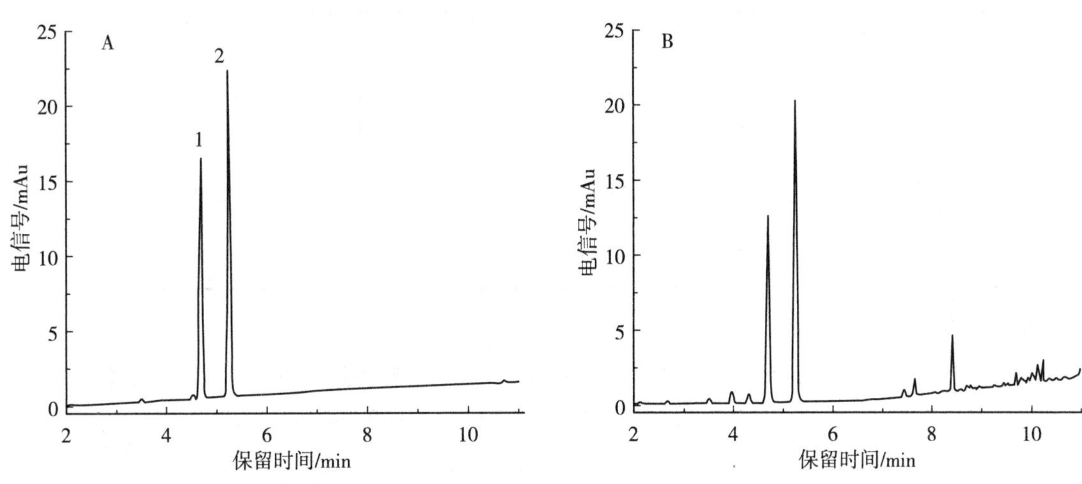

图 3-2-15　l-龙脑对照品（A）和供试品（B）色谱图

1. l-龙脑　2. 水杨酸甲酯

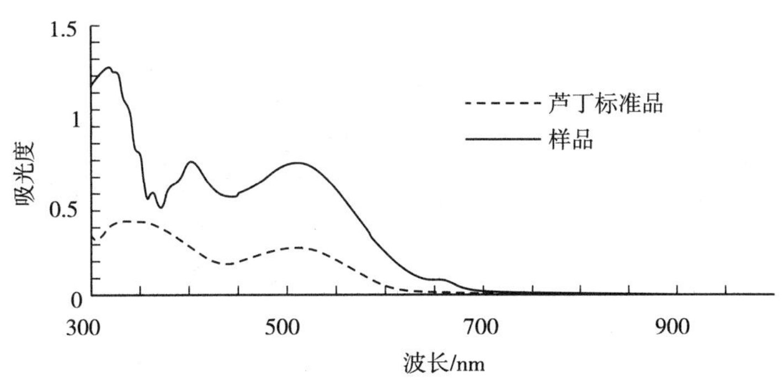

图 3-2-16　芦丁对照品、供试品溶液的全波长扫描图

对 GC 法和 UV-VIS 法进行方法学考察，结果见表 3-2-25。l-龙脑与总黄酮的线性范围分别为 10.371～207.428 μg/mL 和 9.176～73.408 μg/mL，标准曲线在规定的浓度范围内呈现良好的线性特性。被测样品提取液的含量范围应在标定曲线的线性范围内。重复性、中间精密度和回收率等结果表明，本方法可作为定量分析艾纳香中 l-龙脑和总黄酮含量的参考方法。

表 3-2-25　校准曲线及方法学考察参数

成分	参考方法	线性范围/（μg/mL）	标准曲线	相关系数（R^2）	精确度/ RSD（n=6）/%	重复率	稳定性/ RSD（n=6）/%	加样回收率/（n=6）/%
l-龙脑	GC	10.371～207.428	$Y_1=14.823X_1+0.0129$	0.999 9	2.1	3	0.49	103
总黄酮	UV-VIS	9.176～73.408	$Y_2=12.847X_2+0.0093$	1	1.05	3.8	1.89	110

表 3-2-26 为艾纳香 l-龙脑和总黄酮含量分析的统计结果，定量结果表明，l-龙脑和总黄酮含量范围分别为 1.00～13.80 mg/g 和 6.60～189.30 mg/g。总黄酮的含量范围比 l-龙脑宽。此外，艾纳香中 l-龙脑的含量远低于总黄酮。然而 l-龙脑是艾纳香中含量最高的挥发性活性成分，而总黄酮为主要的非挥发性成分。其中 31 份艾纳香样品来源于贵州省，77 份来源于海南省。海南采集的样品中 l-龙脑和总黄酮的平均含量高于贵州采集的样品。

表 3-2-26 艾纳香样品 *l*-龙脑和总黄酮含量统计

成分	全部样品			海南			贵州		
	含量范围/(mg/g)	均值/(mg/g)	标准差(*SD*)	含量范围/(mg/g)	均值/(mg/g)	标准差(*SD*)	含量范围/(mg/g)	均值/(mg/g)	标准差(*SD*)
l-龙脑	1.00～13.8	5.2	2.6	1.3～12.0	5.3	2.2	1.00～13.8	5.1	3.3
总黄酮	6.60～189.30	61.3	46.2	6.60～189.30	72.2	47.9	8.70～153.30	34.9	29.1

(2) NIR 光谱特征和离群值选择

所有样品的近红外光谱平均值和离群值结果如图 3-2-17 所示。所有这些光谱都呈现出明显的光谱叠加和基线漂移现象，其中在二级倍频区（FCOT，7 100～4 900 cm^{-1}）和组合频区（CR，4 900～4 000 cm^{-1}）呈现较大的波动。其中有 1 个样品远离其他光谱，将其作为离群值并剔除。

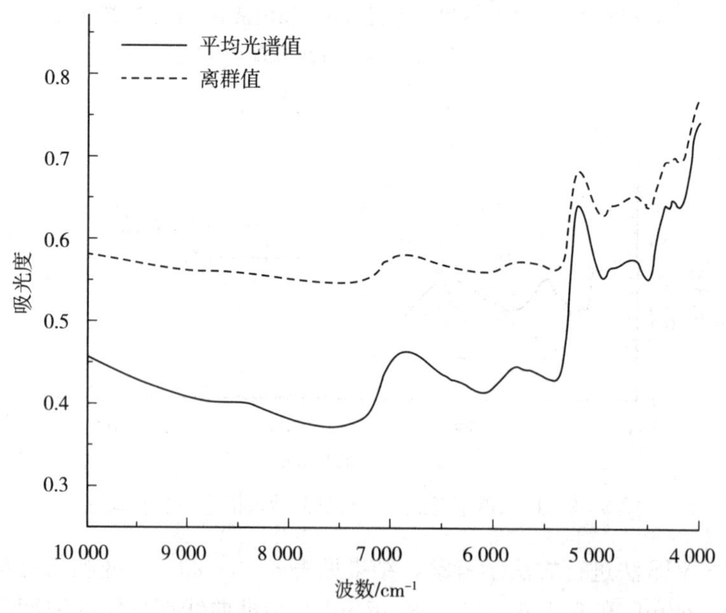

图 3-2-17 不同产地艾纳香样品的近红外光谱平均值和离群值

(3) 光谱预处理和校正模型的最佳潜在因子数确定

图 3-2-17 表明平均光谱重叠严重，并伴有随机噪音、基线漂移等干扰因素，需要用合理的光谱预处理方法消除各种噪声和干扰因素，以提取近红外光谱中待测对象的特征信息。比较定量模型几种光谱预处理各种方法效果，如标准正态变量（SNV）、卷积平滑（SG）、多元散射校正法（MSC）和结合导数光谱的 SG。潜在因素的最佳值由最小预测残差平方和（PRESS）值和 PRESS 图确定，PRESS 图是使用留一交叉验证过程计算的。PRESS 图上的第一个最小值通常用于确定具有最佳预测的最佳因子数。此外，潜在因素的数量不能太多，以免过度拟合。

以 *l*-龙脑为例，图 3-2-18 为不同预处理下的潜变量因子和 PRESS 值的关系。随着潜变量因子数量增加，PERSS 值变小。与其他预处理方法相比，将导数光谱与 SG 相结合有几个明显的优势，这导致 8 个潜在因素的 PRESS 值急剧下降。因此，这些结果表明，其他预处理方法不能有效地从重叠光谱中分离有用的光谱信息。

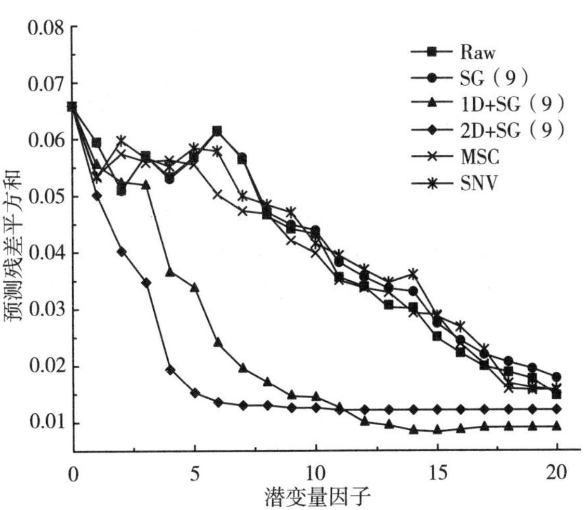

图 3-2-18　不同预处理下预测误差平方和与潜变量因子之间关系图

注：Raw 为原始光谱，MSC 为多元散射校正法，SNV 为标准正态变量，SG 为卷积平滑，1D 为一阶导数，2D 为二阶导数。

同时，表 3-2-27 为不同光谱预处理方法下总黄酮和 *l*-龙脑最小二乘法（PLS）模型结果。该模型是使用各种不同的光谱预处理方法产生的。根据交叉验证过程的结果选择合适的预处理方法。导数光谱的预处理结合 SG 表明，在本研究评估的所有预处理过程中，*l*-龙脑 PLS 模型的校准标准偏差（RMSEC）和内部交叉验证均方差（RMSECV）最小，R^2 接近 1。结果与图 3-2-18 一致。表明通过导数结合 SG 预处理光谱 *l*-龙脑模型较好。

表 3-2-27　不同光谱预处理方法下总黄酮和 *l*-龙脑最小二乘法模型的主要参数

成分	预处理方法	潜变量因子	校准标准偏差（RMSEC）		内部交叉验证均方差（RMSECV）	
			数值	相关系数（R^2）	数值	相关系数（R^2）
总黄酮	Raw	11	0.825 8	0.960 6	1.133 4	0.927 8
	SG（9）	11	0.834 1	0.959 8	1.134 9	0.927 6
	1D+SG（9）	7	0.822 9	0.960 9	1.167 7	0.923 4
	2D+SG（9）	6	0.726 9	0.969 5	1.657 8	0.845 7
	MSC	9	1.121 0	0.927 4	1.469 0	0.878 8
	SNV	4	1.412 7	0.884 7	1.596 1	0.856 9
l-龙脑	Raw	13	0.111 6	0.805 6	0.175 2	0.534 2
	SG（9）	13	0.117 9	0.782 9	0.182 9	0.491 9
	1D+SG（9）	14	0.031 5	0.984 5	0.182 9	0.872 2
	2D+SG（9）	6	0.055 7	0.951 5	0.115 8	0.796 6
	MSC	13	0.107 1	0.821 0	0.181 4	0.500 5
	SNV	13	0.116 4	0.788 6	0.186 6	0.471 2

注：Raw 为原始光谱，MSC 为多元散射校正法，SNV 为标准正态变量，SG 为卷积平滑，1D 为一阶导数，2D 为二阶导数。

(4) 校正模型的波长范围选择

协同偏最小二乘法(SiPLS)算法应用在校正模型的波长范围选择上，光谱集被分为不同的区间。根据最小均方差(RMSE)来选择子区间的最佳组合。SiPLS算法的参数需要优化，包括子区数量和组合。先前报道SiPLS算法的最佳参数为20个子区间和3个子区间的组合。因此，根据之前报告的结果，本研究中使用的SiPLS模型是由3个子区间和20个等距子区间随机组合而成的。

通过7个因子的3、6和7子区组合建立最佳的*l*-龙脑模型，即波长4 601～4 894、5 504～6 102 cm^{-1}(图3-2-19)。以同样的方法建立总黄酮的模型，波长范围为5 805～6 102、7 309～7 606、8 512～8 809 cm^{-1}。

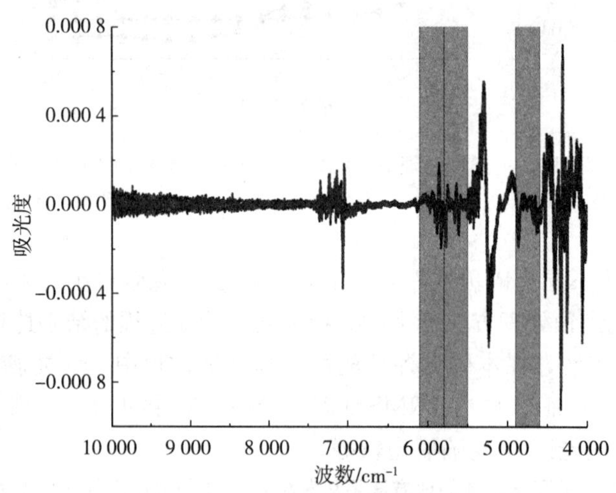

图3-2-19 协同偏最小二乘法方法的波长区域选择[2D+SG(9)预处理的*l*-龙脑定量测定模型]

(5) 校正模型的建立和验证

最佳模型评价依赖于RMSEC，RMSECV，预测均方差(RMSEP)，相关系数(R^2)等参数。如表3-2-26所示，以二阶导数结合SG[2D+SG(9)]的光谱预处理的*l*-龙脑SiPLS模型最好。

此外，建议结合4个RMSEP值($RMSEP_{0.25}$、$RMSEP_{0.5}$、$RMSEP_{0.75}$和$RMSEP_{1.0}$)，计算如下：

$$\mathrm{RMSEP}_{\frac{n}{N}}\sqrt{\frac{\sum_{i=1}^{n}(y_i+\hat{y}_i)^2}{n}} \tag{3-1}$$

其中，y_i和$\hat{y}_i$是验证中样品的测量和预测响应值。N是验证中的总样本数，N的范围为0～N。特别考虑$n=0.25N$、$n=0.5N$、$n=0.75N$和$n=1.0N$，并用$RMSEP_{0.25}$、$RMSEP_{0.5}$、$RMSEP_{0.75}$和$RMSEP_{1.0}$表示相应的RMSEP值。*l*-龙脑验证集的$RMSEP_{0.25}$、$RMSEP_{0.50}$、$RMSEP_{0.75}$和$RMSEP_{1.0}$值为0.053 2，0.063 5，0.062 9和0.077 9 mg/g，该验证集的R^2值为0.906 9。以上结果表明，*l*-龙脑的SiPLS模型具较好的预测性。同时，利用原始光谱建立了总黄酮的SiPLS模型，总黄酮验证集的$RMSEP_{0.25}$、$RMSEP_{0.50}$、$RMSEP_{0.75}$和$RMSEP_{0.50}$值分别为1.793 0，1.385 0，1.218 5和2.269 4 mg/g，该模型的R^2值为0.8013。图3-2-20展示了使用SiPLS模型获得的*l*-龙脑和总黄酮含量的结果。这些模型预测的值与气相色谱和紫外-可见分析得到的值非常接近，呈现出较好的相关性。

表 3-2-28　不同光谱预处理方法下总黄酮和 l-龙脑 SiPLS 模型的性能参数

成分	预处理方法	区间数	潜变量因子	校准标准偏差（RMSEC）		内部交叉验证均方差（RMSECV）	
				数值	相关系数（R^2）	数值	相关系数（R^2）
总黄酮	Raw	7，12，16	9	0.825 8	0.960 6	1.133 4	0.927 8
	SG（9）	7，12，16	9	0.834 1	0.959 8	1.134 9	0.927 6
	1D+SG（9）	1，14，17	7	0.822 9	0.960 9	1.167 7	0.923 4
	2D+SG（9）	3，7，15	7	0.726 9	0.969 5	1.657 8	0.845 7
	MSC	10，17，20	6	1.121 0	0.927 4	1.469 0	0.878 8
	SNV	8，12，16	5	1.412 7	0.884 7	1.596 1	0.856 9
l-龙脑	Raw	6，7，9	13	0.111 6	0.805 6	0.175 2	0.534 2
	SG（9）	6，7，9	13	0.117 9	0.782 9	0.182 9	0.491 9
	1D+SG（9）	6，7，10	10	0.031 5	0.984 5	0.182 9	0.872 2
	2D+SG（9）	3，6，7	6	0.055 7	0.951 5	0.115 8	0.796 6
	MSC	6，7，9	9	0.107 1	0.821	0.181 4	0.500 5
	SNV	6，9，10	12	0.116 4	0.788 6	0.186 6	0.471 2

注：Raw 为原始光谱，MSC 为多元散射校正法，SNV 为标准正态变量，SG 为卷积平滑，1D 为一阶导数，2D 为二阶导数。

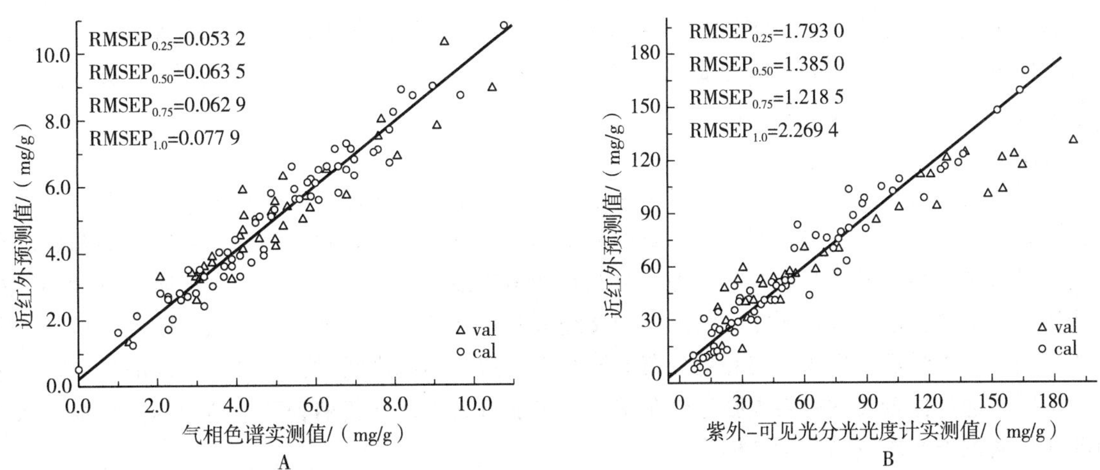

图 3-2-20　协同偏最小二乘法模型下 l-龙脑（A）和总黄酮（B）实测值和预测值相关性

（6）基于偏最小二乘回归（PLS-DA）模型的艾纳香来源判定分析

采用 PLS-DA 模型建立了不同来源艾纳香的判别方法，表 3-2-29 为不同预处理工艺对艾纳香样品的预测结果。基于不同的预处理方法，选择了模型的最佳潜在因子数和预测性能。利用一阶导数的 1D+SG（9）和 2D+SG（9）预处理过程，基于 8 个和 4 个最优潜在因子的预测准确率为 100%。

表 3-2-29　采用不同的光谱预处理方法获得的 PLS-DA 分类结果

预处理	潜变量因子	预测/%		
		总值	贵州	海南
Raw	9	97.30	90.91	100.00
SG（9）	9	97.30	90.91	100.00
1D+SG（9）	8	100.00	100.00	100.00

（续）

预处理	潜变量因子	预测/%		
		总值	贵州	海南
2D+SG (9)	4	100.00	100.00	100.00
MSC	13	91.89	81.82	96.15
SNV	12	91.89	72.73	100.00

注：Raw 为原始光谱，MSC 为多元散射校正法，SNV 为标准正态变量，SG 为卷积平滑，1D 为一阶导数，2D 为二阶导数。

4. 结论

本部分利用协同区间偏最小二乘算法选择最佳波长区域，建立偏最小二乘模型。l-龙脑和总黄酮模型预测的均方根误差分别为 0.077 9 mg/g 和 2.269 4 mg/g，R^2 分别为 0.906 9 和 0.801 3。采用偏最小二乘判别分析方法和最佳预处理方法，建立了确定贵州和海南艾纳香地理来源的判别模型，模型的预测准确率为 100%。该方法具有快速、简单、低成本、无污染等优势。

（二）快速辅助评估艾纳香质量的显微装置研制

近年来，随着艾纳香野生资源逐年减少，许多农户和药厂使用种子进行育苗、满足生活、生产的需求。但是，艾纳香是异花授粉植物，基因型高度杂合，种子苗性状分离严重，同一群体中的精油含量不同，难以满足生产所需。为了提高生产效率，育种者以精油含量作为定向选育艾纳香优良单株的重要指标之一。在现有技术中，为了选择精油含量较高的单株，达到提高精油产量的定向育种目的，育种者需要采集大量叶片，并在实验室中通过水蒸气蒸馏法等精油提取手段评估精油含量，耗时耗力，效率低下。因此，迫切需要补充简单实用、可在田间直接操作、可量化，且不对植株产生过大损害的艾纳香质量评价辅助设备和手段。

1. 设计原理

通过对艾纳香叶片进行显微观察，发现艾纳香叶片的上、下表面均有表皮毛大量分布，且其表皮毛有腺毛和非腺毛之分，其中，腺毛是重要的分泌结构，推测艾纳香腺毛与艾纳香精油的合成具有密切关联。显微观察结果显示艾纳香叶腺毛的分布在幼嫩阶段密度大，在成熟和衰老阶段密度小。对艾纳香叶片进行精油提取和含量测定，结果发现艾纳香叶精油的含量同样存在幼嫩叶阶段含量高，在成熟叶和衰老阶段含量低的规律，与腺毛分布规律基本一致。因此推断对艾纳香叶表皮的显微特征进行观察，特别是通过比较艾纳香表皮腺毛分布密度，可能有助于评估艾纳香叶中精油积累情况，从而作为辅助评估艾纳香叶质量的参考指标之一。

2. 显微装置制作方案

一种辅助评价艾纳香叶质量的装置（图 3-2-21、图 3-2-22、图 3-2-23），包括透镜固定筒 3 和切割环 4，所述切割环与透镜固定筒为可活动套接，其中，切割环的外径小于透镜固定筒的内径，使得切割环直接套在透镜固定筒内所述透镜固定筒外设有电源及控制器，透镜固定筒内嵌有透镜 1，透镜下方设有光源，光源下方设有可沿透镜固定筒上下移动的压环，且切割环的上缘设有夹圈，用于和压环一起夹住叶片。

透镜 1 为透凸镜、单透镜或透镜组，所述透镜的材料可为玻璃、有机玻璃、树脂、水晶、钻石等天然或人造的具有透光、折光功能的材料。透镜 1 上设有叶面积标定框 2，叶面积标定框在焦平面上投影的面积为 0.000 1～10 cm。透镜的外缘由透镜固定环 9 包裹固定。3 为透镜固定筒，设于切割环 4 外壁的螺纹 10 将切割环 4 固定在透镜固定筒 3 内。切割环 4 的内壁与透镜固定环 9 平行，透镜 1 下方设有光源包括设于透镜 1 下方的灯座 7，设于灯座 7 下表面的灯 8 和位于灯座 7 和灯 8 之间的反光材料，反光材料是涂布膜、金属箔等任何具有反光功能的材料，可为光滑面或磨砂面，可为平面或曲面，以实现到增强亮度、调整光线方向使光线均匀或聚集的功能。灯座 7 为长方形或梯形，灯轴与透镜 1 焦平面夹角为 0°～90°。灯 8 均匀分布于灯座表面或重点分布在灯座某一侧的表面可获得立体明暗反差显著，凸出对象的光照效果，便于观察和分辨。

透镜固定筒、切割环、压环、夹圈或螺纹的材质可为钢、铅、铜、铝合金等各种广义金属、塑料、植物纤维等任何能制成特定性状的、有弹性或无弹性、透明、半透明或不透明的材质。压环和夹圈可为连续或不连续圆盘状、交织网状、十字形交叉、平行线网状、一字形或若干个向内部凸起等任何能起固定、防脱落作用的结构。

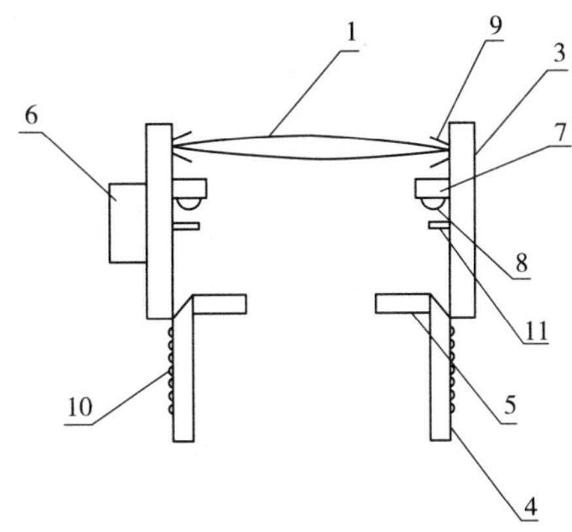

图 3-2-21　快速评价艾纳香叶质量装置的纵剖面图

1. 透镜　2. 叶面积标定框　3. 透镜固定筒　4. 切割环　6. 电源及控制器　7. 灯座　8. 灯　9. 透镜固定环　10. 螺纹　11. 压环

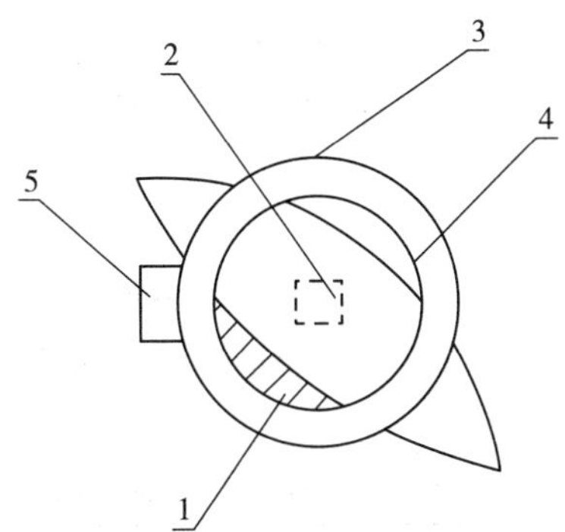

图 3-2-22　快速评价艾纳香叶质量装置的俯视图

1. 透镜　2. 叶面积标定框　3. 透镜固定筒　4. 切割环　5. 电源及控制器

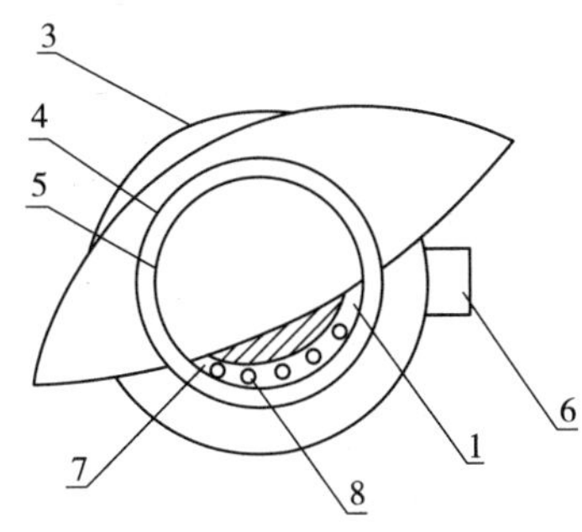

图 3-2-23　快速评价艾纳香叶质量装置的仰视图

1. 透镜　2. 叶面积标定框　3. 透镜固定筒　4. 切割环　5. 夹圈　6. 电源及控制器　7. 灯座　8. 灯

3. 装置使用方法

将艾纳香叶片在阴凉通风处晾 0.5～10 h，然后将艾纳香叶片置于切割环上，将切割环往上套入透镜固定筒，切割环将艾纳香部分叶片切割成适应透镜固定筒的形状，在透镜固定筒内壁，即光源下方设有可沿透镜固定筒上下移动的压环，位置靠近焦平面压环用于压住叶片防止叶片向上拱起，同时和切割环上的夹圈一起固定叶片与透镜之间的距离，使叶片位于焦平面上便于观察，防止切割环过于进入透镜固定筒，此时打开电源及控制器，光源通亮，即通过透镜观察艾纳香叶表面。通过观察，在叶面积标定框中统计所观察到的腺毛数量，从而统计得到艾纳香叶表面特定面积中的腺毛数量，即腺毛分布密度。通过比较不同艾纳香叶表皮的腺毛分布密度，初步评估此艾纳香叶片中精油含量的情况。对待测叶片的上、下表面随机抽取 3～4 个区域来计数，统计结果显示腺毛密度较大的艾纳香叶片，其中积累的精油含量较多的概率也较高。

4. 装置的使用效果

该装置小巧便携，可以使观察者的观察角度、放大倍率、观察距离等因素固定统一，通过设定叶面积标定框，可以达到使观察样本面积标准化的目的，使整个评估过程简单、快捷、稳定，可重复、可量化记录，具有实际的应用价值。

第三节　艾纳香优良品种选育研究

一、艾纳香种质资源表型变异研究

植物表型多样性是遗传多样性与环境多样性的综合体现，通过表型多样性评价种质资源比分子评价更直观。基于表型性状对植物进行遗传多样性分析，以筛选出核心种质的做法比较常见。本研究通过对中国热带农业科学院热带作物品种资源研究所艾纳香种质资源圃内 159 份不同来源艾纳香的 22 个表型性状进行研究，分析表型变异程度与多样性水平，以期为艾纳香种质资源遗传多样性研究和良种选育提供参考和依据。

1. 材料

供试材料为课题组近年收集的 159 份不同来源艾纳香种质资源，其中海南省 74 份、贵州省 70 份、广西壮族自治区 15 份，均保存于中国热带农业科学院热带作物品种资源研究所艾纳香种质资源圃内。供试材料的植株来源详细信息见表 3-3-1。

表 3-3-1　供试材料的植株来源表

来源地点	份数	编号	来源地点	份数	编号
广西隆林县	1	139	贵州贞丰县	4	152～155
广西南宁市	2	156、157	海南儋州市	57	24～34、45～90
广西田林县	10	140～149	海南琼中县	11	91～98、136～138
广西西林县	2	150、151	海南屯昌县	4	132～135
贵州罗甸县	66	1～23、35～44、99～131	海南万宁市	2	158、159

2. 方法

（1）数量性状测量

在杈状分枝出现期，选取生长于植株中部成熟且未衰老的叶片 6 片，分别测量叶片长度、叶片宽度、叶片厚度、叶柄长度，计算平均值；在杈状花枝出现期，对株高和冠幅进行测量；于盛花期对花枝数量、花枝长度及花枝开张角度进行测量。

（2）质量性状观测

一次分枝发生期时，进行茎皮、嫩叶边缘、嫩叶叶脉及嫩叶叶柄的花青苷显色强度调查，对茎皮花青苷显色情况进行观测时，需观测植株上部未木质化的部分。对叶片各部分花青苷显色情况进行观测时，应选取嫩叶进行观测；在杈状分枝出现期时对叶片绿色程度、叶片光滑度、叶片形状、叶基形状、叶片边缘缺刻程度、叶片波缘状程度、叶侧脉明显程度等 9 个性状进行观测，均应选取成熟的功能叶进行观测；在末花期，调查植株的姿态以及目测植株茎的伸展状态。艾纳香表型性状评价标准见表 3-3-2。

表 3-3-2　艾纳香表型性状评价标准

性状	评价标准
株高	地面根茎到植株最高点的垂直高度，单位为 cm
冠幅	植株中心相互垂直的长径与短径，取平均值，单位为 cm
叶长	叶片基部与叶柄连接处至叶基之间的距离，单位为 cm
叶宽	功能叶片的最宽处距离，单位为 cm
叶片厚度	用叶片厚度测量仪测量功能叶片的厚度，单位为 mm
叶柄长度	功能叶片的叶轴基部至叶片基部的距离，单位为 cm
花枝数量	在一个完整的聚伞圆锥花序上，着生在主花序轴上的花枝数量，取平均值，单位为个
花枝长度	在一个完整的聚伞圆锥花序上，从第一枝小花枝着生处到花序顶端的垂直距离，取平均值，单位为 cm
花枝开张角度	在一个完整的聚伞圆锥花序顶端着生的花枝间最大的夹角，取平均值，单位为°
茎皮花青苷显色强度	无或极弱＝1，弱＝2，中＝3
叶片绿色程度	浅＝1，中＝2，深＝3
叶片光滑度	弱＝1，中＝2，强＝3
叶片形状	披针形＝1，长卵形＝2，卵圆形＝3，长椭圆形＝4，椭圆形＝5
叶基形状	楔形＝1，渐狭形＝2，偏斜形＝3
叶片边缘花青苷显色强度	无或极弱＝1，弱＝2，中＝3
叶片边缘缺刻程度	浅＝1，中＝2，深＝3
叶片波缘状程度	弱＝1，中＝2，强＝3
叶脉花青苷显色强度	无或极弱＝1，弱＝2，中＝3
叶侧脉明显程度	不明显＝1，明显＝2
叶柄花青苷显色强度	无或极弱＝1，弱＝2，中＝3
植株姿态	直立＝1，开张＝2，披散＝3
盛花期	早＝1，中＝2，晚＝3

（3）数据处理

利用 EXCEL 2010 软件处理试验数据，计算各性状的最大值、最小值、平均值、标准差、*CV* 和遗传多样性指数。将 9 个数量性状进行分级，$\bar{x}$ 为各性状平均值，δ 为标准差，1 级$\leqslant x-2\delta$，10 级$>\bar{x}+2\delta$，中间每级间差 0.5δ，通过每级频率计算遗传多样性指数（*H*），计算公式为 $H=-\sum P_i Ln\ P_i$，式中 P_i 为某性状第 i 个级内材料份数占总份数的百分比。质量性状遗传多样性指数计算公式同数量性状。利用 SPSS 20.0 软件进行表型性状的相关分析、主成分分析以及聚类分析。

3. 结果与分析

（1）艾纳香种质资源数量性状遗传变异分析

对 159 份材料各自的 9 个数量性状进行遗传变异分析，结果如表 3-3-3 所示，*CV* 范围是

3.46%~32.76%，其中花枝数量的*CV*最高（32.76%），叶片厚度和花枝开张角度以外的7个数量性状*CV*均大于10%，说明供试材料间数量性状存在着较大程度的变异。

9个数量性状中遗传多样性指数（*H*）变化范围为1.928~2.072，其中最大的是株高（2.072），最小的是花枝开张角度（1.928），从大到小的排序为株高>冠幅>叶片厚度>花枝数量>叶长>花枝长度>叶宽>花枝开张角度。总体来说，艾纳香种质资源数量性状之间差异明显，遗传多样性丰富。

表3-3-3　159份艾纳香数量性状的遗传变异分析

性状	最大值	最小值	平均值	标准差（*SD*）	*CV*/%	遗传多样性指数（*H*）
株高/cm	295	81	188.15	43.98	23.37	2.072
冠幅/cm	250	63	156.18	38.42	24.6	2.069
叶长/cm	31.68	17.15	24.53	2.53	10.32	1.985
叶宽/cm	13.52	4.07	9.25	1.54	16.6	1.93
叶片厚度/mm	0.52	0.35	0.43	0.03	7.25	2.036
叶柄长度/cm	5.07	2.38	3.24	0.5	15.34	1.976
花枝数量/个	10.17	1.17	5.68	1.86	32.76	2.028
花枝长度/cm	48.62	15.8	32.35	5.79	17.88	1.982
花枝开张角度/°	145	115	133.75	4.63	3.46	1.928

（2）艾纳香种质资源质量性状遗传变异分析

对159份材料各自的质量性状进行遗传变异分析，如表3-3-4所示，*H*的变化范围为0.427~1.201，其中叶片形状的变异类型最为丰富且*H*最高（1.201），频率分布以长卵形为主（58.49%），*H*最低的是叶基形状（0.427），频率分布以楔形为主（88.05%）。茎皮花青苷显色强度以无或极弱为主，分布频率为73.58%；叶片绿色程度以中等为主，分布频率为72.33%；叶片光滑度以中等为主，分布频率为65.41%；叶片边缘花青苷显色强度以弱为主，分布频率为64.15%；叶片边缘缺刻程度以浅为主，分布频率为68.55%；叶片波缘状程度以低和中为主，分布频率分别为49.69%和44.03%；叶脉花青苷显色强度以无或极弱为主，分布频率为76.10%；侧脉明显程度*H*较低（0.557），以不明显为主，分布频率为75.47%；叶柄花青苷显色强度*H*较低（0.536），以无或极弱为主，分布频率为81.76%；植株姿态*H*较高（0.924），分布频率以直立为主（62.26%）；盛花期*H*较高（0.888），频率分布以中为主（64.15%）。

表3-3-4　159份艾纳香质量性状的遗传变异分析

性状	级别	赋值标准	分布频率/%	遗传多样性指数（*H*）
茎皮花青苷显色强度	无或极弱	1	73.58	0.607
	弱	2	25.79	
	中	3	0.63	
叶片绿色程度	浅	1	14.47	0.781
	中	2	72.33	
	深	3	13.21	
叶片光滑度	弱	1	17.61	0.885
	中	2	65.41	
	强	3	16.98	

（续）

性状	级别	赋值标准	分布频率/%	遗传多样性指数（H）
叶片形状	披针形	1	20.13	1.201
	长卵形	2	58.49	
	卵圆形	3	7.55	
	长椭圆形	4	6.92	
	椭圆形	5	6.92	
叶基形状	楔形	1	88.05	0.427
	渐狭形	2	9.43	
	偏斜形	3	2.52	
叶片边缘花青苷显色强度	无或极弱	1	27.04	0.852
	弱	2	64.15	
	中	3	8.81	
叶片边缘缺刻程度	浅	1	68.55	0.653
	中	2	30.82	
	深	3	0.63	
叶片波缘状程度	弱	1	49.69	0.883
	中	2	44.03	
	强	3	6.29	
叶脉花青苷显色强度	无或极弱	1	76.1	0.643
	弱	2	20.75	
	中	3	3.14	
叶侧脉明显程度	不明显	1	75.47	0.557
	明显	2	24.53	
叶柄花青苷显色强度	无或极弱	1	81.76	0.536
	弱	2	16.35	
	中	3	1.89	
植株姿态	直立	1	62.26	0.924
	开张	2	18.87	
	披散	3	18.87	
盛花期	早	1	11.95	0.888
	中	2	64.15	
	晚	3	25.79	

（3）艾纳香种质资源表型性状间的相关分析

①数量性状间相关分析。对159份艾纳香种质资源各自的9个数量性状进行相关性分析，结果如表3-3-5所示，株高与冠幅间的相关系数最大，为0.670（$P<0.01$）；叶宽与株高、冠幅、叶长、叶片厚度、叶柄长度、花枝长度呈极显著正相关（$P<0.01$）；花枝长度与花枝开张角度、冠幅、株高、叶柄长度呈极显著正相关（$P<0.01$）。

综上所述，叶片越宽，则叶片越长，叶片越厚，叶柄长度越长，株高越高，冠幅越大。即叶片越宽，则艾纳香植株的长势越好，生物产量越大。

表 3-3-5 受试材料中艾纳香 9 个数量性状的相关分析

性状	株高	冠幅	叶长	叶宽	叶片厚度	叶柄长度	花枝数量	花枝长度	花枝开张角度
株高	1								
冠幅	0.670**	1							
叶长	0.002	0.022	1						
叶宽	0.302**	0.402**	0.541**	1					
叶片厚度	0.214**	0.092	0.095	0.254**	1				
叶柄长度	0.149	0.320**	0.446**	0.506**	0.021	1			
花枝数量	−0.172*	−0.066	0.137	−0.05	0.03	−0.058	1		
花枝长度	0.413**	0.531**	−0.031	0.303**	0.173*	0.256**	0.083	1	
花枝开张角度	0.038	0.206**	0.007	0.134	0.071	0.06	−0.04	0.246**	1

注：** 表示在 0.01 水平（双侧）上极显著相关，* 表示在 0.05 水平（双侧）上显著相关。

②质量性状间相关分析。对 159 份材料各自的 13 个质量性状进行相关性分析，结果如表 3-3-6 所示，叶脉花青苷显色强度与茎皮花青苷显色强度、叶片边缘花青苷显色强度和叶柄花青苷显色强度呈极显著正相关（$P<0.01$），相关系数分别为 0.333、0.213、0.452；茎皮花青苷显色强度与叶柄花青苷显色强度呈极显著正相关（$P<0.01$），相关系数为 0.627，是质量性状之间相关系数的最大值，说明艾纳香各部位的显色强度存在显著相关性。此外，叶侧脉明显程度与茎皮花青苷显色强度、叶脉花青苷显色强度和叶片形状呈极显著正相关（$P<0.01$），与叶片光滑度呈极显著负相关（$P<0.01$）；叶片光滑度还与叶片形状、植株姿态呈极显著负相关（$P<0.01$）；盛花期与叶片边缘花青苷显色强度、叶脉花青苷显色强度呈极显著负相关（$P<0.01$）。

表 3-3-6 艾纳香 13 个质量性状的相关分析

性状	茎皮花青苷显色强度	叶片绿色程度	叶片光滑度	叶片形状	叶基形状	叶片边缘花青苷显色强度	叶片边缘缺刻程度	叶片波缘状程度	叶脉花青苷显色强度	叶侧脉明显程度	叶柄花青苷显色强度	植株姿态	盛花期
茎皮花青苷显色强度	1												
叶片绿色程度	0.014	1											
叶片光滑度	−0.157*	0.061	1										
叶片形状	0.097	−0.063	−0.320**	1									
叶基形状	−0.073	−0.02	−0.15	−0.001	1								
叶片边缘花青苷显色强度	−0.052	−0.029	−0.022	−0.11	−0.101	1							
叶片边缘缺刻程度	0.063	−0.034	−0.127	0.182*	0.02	0.007	1						
叶片波缘状程度	0.037	0.003	−0.148	−0.066	0.098	0.152	0.089	1					
叶脉花青苷显色强度	0.333**	0.083	−0.141	−0.04	−0.095	0.213**	−0.02	0.276**	1				

（续）

性状	茎皮花青苷显色强度	叶片绿色程度	叶片光滑度	叶片形状	叶基形状	叶片边缘花青苷显色强度	叶片边缘缺刻程度	叶片波缘状程度	叶脉花青苷显色强度	叶侧脉明显程度	叶柄花青苷显色强度	植株姿态	盛花期
叶侧脉明显程度	0.238**	0.041	−0.218**	0.240**	0.048	−0.023	0.106	0.07	0.300**	1			
叶柄花青苷显色强度	0.627**	0.091	−0.091	0.013	0.046	−0.128	−0.096	0.067	0.452**	0.103	1		
植株姿态	−0.145	0.047	−0.209**	−0.036	0.210**	0.048	0.085	−0.143	−0.021	−0.038	−0.145	1	
盛花期	−0.045	0.085	−0.051	0.12	0.071	−0.276**	−0.089	−0.163*	−0.267**	0.112	−0.034	0.074	1

注：** 表示在 0.01 水平（双侧）上极显著相关，* 表示在 0.05 水平（双侧）上显著相关。

（4）艾纳香种质资源表型性状的主成分分析

为体现艾纳香 22 个表型性状间起主导作用的综合指标，对其进行主成分分析，提取出特征值大于 1 的 8 个主成分，如表 3-3-7 所示，前 8 个主成分累积方差贡献率达 64.32%，其中第 1、第 2 个主成分的方差贡献率较大，可基本反映总体情况，达到降维的目的。

表 3-3-7　表型性状主成分分析

性状	主成分							
	1	2	3	4	5	6	7	8
冠幅	0.772	−0.101	0.243	0.042	−0.144	−0.08	−0.039	0.062
叶宽	0.701	−0.226	−0.26	0.003	0.387	0.129	0.012	−0.025
花枝长度	0.677	−0.065	0.248	0.091	−0.236	−0.345	−0.005	−0.106
株高	0.667	−0.166	0.248	0.169	−0.308	0.162	−0.072	0.264
叶柄长度	0.594	−0.084	−0.294	−0.115	0.329	0.001	0.198	−0.009
叶长	0.351	−0.099	−0.497	0.029	0.591	−0.018	0.067	0.04
叶片厚度	0.308	0.011	0.069	0.303	0.089	0.367	−0.194	0.089
花枝开张角度	0.3	0.21	0.334	−0.026	0.144	0.001	0.086	−0.7
叶脉花青苷显色强度	0.223	0.658	−0.238	−0.267	−0.228	0.073	0.099	0.106
茎皮花青苷显色强度	0.196	0.732	−0.015	0.236	−0.067	0.142	0.003	0.032
叶片边缘花青苷显色强度	0.176	−0.05	−0.149	−0.57	−0.381	0.144	−0.199	0.123
叶柄花青苷显色强度	0.14	0.736	−0.14	0.313	−0.166	−0.081	0.261	0.016
植株姿态	0.07	−0.194	0.474	−0.298	0.041	−0.02	0.399	0.164
叶片波缘状程度	0.024	0.315	−0.233	−0.531	0.055	−0.182	0.084	−0.278
叶侧脉明显程度	0.02	0.496	0.195	−0.049	0.231	0.221	−0.13	0.366
叶基形状	−0.038	−0.012	0.173	−0.079	0.192	−0.5	0.445	0.484
花枝数量	−0.054	0.236	−0.308	0.433	0.075	−0.535	−0.142	0.056
叶片形状	−0.059	0.246	0.413	0.011	0.437	0.126	−0.416	0.071

（续）

性状	主成分							
	1	2	3	4	5	6	7	8
叶片边缘缺刻程度	−0.099	0.124	0.065	−0.317	0.389	−0.133	−0.36	0.147
叶片光滑度	−0.137	−0.375	−0.555	0.337	−0.205	0.135	−0.02	0.071
叶片绿色程度	−0.138	0.067	−0.103	−0.048	0.091	0.595	0.513	0.035
盛花期	−0.262	−0.064	0.421	0.395	0.238	0.076	0.261	−0.108
主成分特征根	2.922	2.331	1.91	1.635	1.585	1.386	1.249	1.133
方差贡献率/%	13.28	10.59	8.68	7.43	7.21	6.30	5.68	5.15
累计方差贡献率/%	13.28	23.88	32.56	39.99	47.20	53.50	59.17	64.32

第 1 主成分特征根为 2.922，方差贡献率最高，为 13.28%，载荷绝对值较高性状的有冠幅（0.772）、叶宽（0.701）、花枝长度（0.677）、株高（0.667）和叶柄长度（0.594），载荷量较高的冠幅与叶宽、地上部生物产量有关，因而第 1 主成分可被认为是产量因子。第 2 主成分的特征根为 2.331，方差贡献率为 10.59%，载荷绝对值较高的性状有叶柄花青苷显色强度（0.736）、茎皮花青苷显色强度（0.732）、叶脉花青苷显色强度（0.658），这些性状均为显色性状，第 2 主成分可被认为是显色因子。第 3 主成分中叶片光滑度的载荷绝对值最大，为 0.555，可被认为是叶光滑度因子；第 4 主成分中载荷绝对值较高的性状有叶片边缘花青苷显色强度（−0.570）、叶片边缘状程度（−0.531），可被认为是叶片边缘因子；第 5 主成分中载荷绝对值较高的性状有叶长（0.591）、叶片形状（0.437）与叶宽（0.387），这些性状主要反映了叶片形状与大小，故第 5 主成分可被认为是叶片形状因子。第 6 主成分与第 7 主成分中载荷绝对值最大的性状均为叶片绿色程度，故将两者合并为叶片绿色因子；第 8 主成分中载荷绝对值最大的性状是花枝开张角度（−0.700），可被认为是花枝角度因子。

（5）艾纳香种质资源表型性状的聚类分析

采用离差平方和法（Ward 法）对 159 份艾纳香种质资源进行基于欧式遗传距离的聚类分析（图 3-3-1），结果表明：在平方欧氏遗传距离 $D^2=10$ 处可将供试材料分为 3 个类群，每个类群的 9 个数量性状平均值以及 13 个质量性状的主要特征指标列于表 3-3-8。

由表 3-3-8 看出，类群Ⅰ有 39 份材料，占总数的 24.53%，其中贵州资源 22 份、海南资源 14 份、广西资源 3 份。该类群的材料性状表现为：叶片厚度较厚，侧脉明显，叶片形状以长卵形为主，其次是卵圆形，茎皮花青苷显色强度中无或极弱与弱的比例接近，叶片波缘状程度多为中。

类群Ⅱ有 38 份样品，占总数的 23.90%，其中贵州资源 19 份、海南资源 12 份、广西资源 7 份。该类群的材料性状表现为：株高、冠幅、叶柄长度、花枝长度、花枝开张角度的均值最大，植株姿态以披散为主，盛花期多为中。

类群Ⅲ有 82 份样品，是最大的一个类群，占总数的 51.57%，其中海南资源 48 份、贵州资源 29 份、广西资源 5 份。该类群的材料性状表现为：叶长、叶宽与花枝数量的均值最大，叶片光滑度以中为主，其次是强，叶柄花青苷显色强度多为极弱但含有中等强度的种质，叶片边缘缺刻程度多为浅。

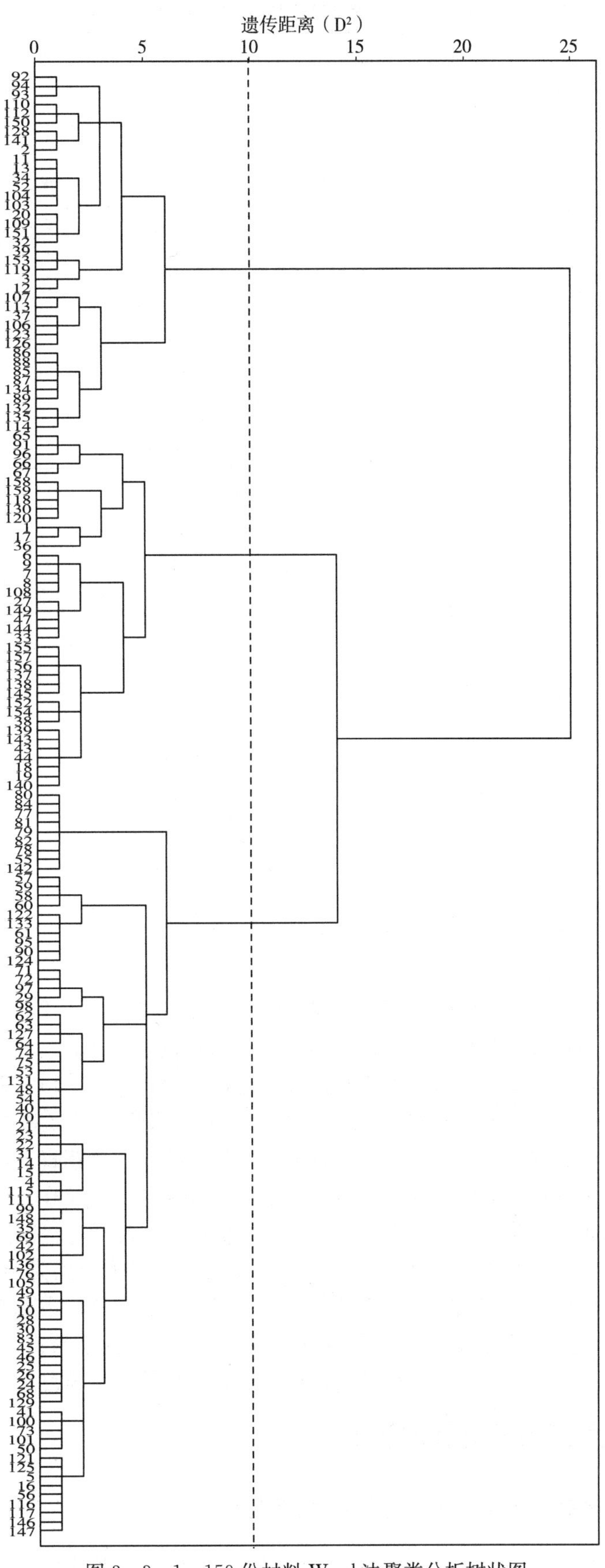

图 3-3-1　159 份材料 Ward 法聚类分析树状图

表 3-3-8　3 个类群表型性状的平均值与特征

性状	类群Ⅰ	类群Ⅱ	类群Ⅲ
株高/cm	191.49	192.74	184.44
冠幅/cm	156.15	166.61	151.35
叶长/cm	24.49	24.45	24.59
叶宽/cm	9.03	9.25	9.35
叶片厚度/mm	0.43	0.42	0.42
叶柄长度/cm	3.25	3.3	3.22
花枝数量/个	5.76	4.94	5.98
花枝长度/cm	31.29	33.71	32.23
花枝开张角度/°	134.08	134.3	133.34
茎皮花青苷显色强度	无或极弱，弱	多为无或极弱	多为无或极弱
叶片绿色程度	多为中	多为中	多为中
叶片光滑度	多为中，次为弱	多为中，次为弱	多为中，次为强
叶片形状	多为长卵形，次为卵圆形	多为长卵形，次为披针形	多为长卵形，次为披针形
叶基形状	多为楔形	多为楔形	多为楔形
叶片边缘花青苷显色强度	多为弱	多为弱	多为弱
叶片边缘缺刻程度	多为浅	多为浅	多为浅
叶片波缘状程度	多为中	多为弱	多为弱
叶脉花青苷显色强度	多为极弱	多为极弱	多为极弱
叶侧脉明显程度	均为明显	均为不明显	均为不明显
叶柄花青苷显色强度	多为极弱	多为极弱	多为极弱，但含中等
植株姿态	多为直立	多为披散，次为开张	多为直立
盛花期	多为中	多为中	多为中

4. 结论

本部分对供试材料 22 个表型性状进行遗传多样性分析，H 范围为 0.427～2.072，表明供试艾纳香种质存在丰富的遗传多样性。数量性状中遗传多样性指数最高的是株高（2.072），CV 最大的是花枝数量（32.76%）；质量性状中遗传多样性指数最高的是叶片形状（1.201）。相关性分析表明，在数量性状中，冠幅与株高、叶宽、叶柄长度、花枝长度、花枝开张角度呈极显著正相关（$P<0.01$）；在质量性状中，叶脉花青苷显色强度与茎皮花青苷显色强度、叶片边缘花青苷显色强度和叶柄花青苷显色强度呈极显著正相关（$P<0.01$）。前 8 个主成分的累计贡献率达到 64.32%，根据各性状的载荷量大小将各因子依次命名为产量因子、显色因子、叶光滑度因子、叶片边缘因子、叶片形状因子、叶片绿色因子和花枝角度因子。基于表型性状，以离差平方和法在遗传距离为 10 处将供试材料分为 3 个类群，类群Ⅰ有 39 份材料，占总数的 24.53%；类群Ⅱ有 38 份材料，占总数的 23.90%；类群Ⅲ有 82 份材料，占总数的 51.57%。即 159 份艾纳香种质资源的表型性状具有丰富的遗传多样性，叶片形状的变异类型较为丰富，叶宽可作为日后选育高产艾纳香种质的指导目标性状。

二、艾纳香优良种质特征识别指标研究

（一）艾纳香主要形态指标比较及其相互关系研究

艾纳香种质资源丰富、表现型多样，而且不同表现型叶片的产量和成分含量差异较大。本研究在

资源调查与收集的基础上，对不同产地来源的艾纳香种质资源进行比较研究，探寻艾纳香各形态指标、产量指标及种质特性之间的内在相关性，为艾纳香种质资源评价和优良种质选育提供参考依据。

1. 材料

试验所用艾纳香种质采自贵州罗甸县各地（表 3-3-9），所有种质均定植于罗甸县艾纳香种质资源圃，常规管理，根据生产习惯，每年冬季刈割，砍去地上部分，留桩 10 cm。

表 3-3-9　不同种质艾纳香来源

种质编号	种质来源	经纬度
LA-1	龙坪镇	25°24′40″N、106°47′50″E
LA-2	龙坪镇	25°25′13″N、106°47′36″E
LA-3	红水河镇	25°7′28″N、106°36′6.2″E
LA-4	红水河镇	25°10′52″N、106°35′29″E
LA-5	罗暮村	25°12′17″N、106°34′51″E
LA-6	逢亭镇	25°23′13″N、106°35′59″E
LA-7	八总村	25°23′20″N、106°48′28″E
LA-8	八总村	25°23′52″N、106°49′12″E
LA-9	八总村	25°24′23″N、106°49′57″E
LA-10	八总村	25°34′39″N、106°50′23″E
LA-11	沟亭乡	25°20′6.7″N、106°34′34.6″E
LA-12	罗苏乡	25°14′04″N、106°33′05″E
LA-13	罗苏乡	25°24′26″N、106°33′19″E
LA-14	罗苏乡	25°14′37″N、106°33′32″E
LA-15	罗苏乡	25°13′45″N、106°33′41″E
LA-16	罗苏乡	25°14′04″N、106°33′14″E

2. 方法

每个种质选择 5 个单株，于生长季后期（11 月上旬）产地艾纳香枝叶收获时测定各形态指标。用 Excel 和 SPSS 21.0 软件对数据进行计算处理和相关分析。

3. 结果与分析

（1）不同种质艾纳香形态指标比较

各形态指标测定结果见表 3-3-10。艾纳香不同种质的株高均在 110 cm 以上，大多在 150～200 cm，最高可达 245 cm 以上；基生主干数在 5 个以上，大多为 6～8 个，最多超过 14 个，主要是因为刈割促进了母桩隐芽萌发；一级分枝数在 5 个以上（LA-4 除外），大多为 6～11 个，最多超过 14 个；二级分支数大多为 1～4 个，最多超过 6 个；主干长 90 cm 以上，大多为 130～180 cm，最长在 200 cm以上；株叶片数在 90 片以上（LA-4 除外），大多为 110～180 片，最多超过 331 片；主干叶片数在 30 片以上，大多为 45～55 片，最多超过 60 片；一级分枝叶片数在 40 片以上（LA-4 除外），大多为 60～100 片，最多超过 132 片，一级分枝叶片数大多占单株总叶片数的 50%～60%；二级分枝叶片数大多为 4～15 片，最多超过 20 片；叶长在 23 cm 以上，大多在 27～29 cm，最长超过 32 cm；叶宽在 8cm 以上，大多在 9～11 cm，最宽超过 11 cm；叶形指数（叶长/叶宽）变化较小，大多在 2.65～2.95；株叶片总重在 490 g 以上，大多在 800～1 100 g，最重超过 1 482 g；其中健壮叶片重 249 g 以上，大多在 500～700 g，最重超过 880 g，健壮叶片占株叶片总重的 50%以上，大多为 65%左右，最高可达 72%；幼嫩叶片重 100 g 以上，大多在 190～270 g，最重超过 366 g，幼嫩叶片占株叶片总重的 19%以上，大多在 25%左右，最高可达 43%；老叶片重 70 g 以上（LA-4 除外），

表 3-3-10　不同种质艾纳香主要形态指标比较（$x \pm s$，$n=5$）

种质编号	基生主干数/个	株高/cm	主干长/cm	主干粗/mm	主干叶片数/片	一级分枝数/个	一级分枝叶片数/片	二级分枝/个数	二级分枝叶片数/片	叶长/cm
LA-1	8.20±0.79	233.84±5.28	177.73±8.72	15.34±0.73	48.21±0.41	14.09±2.07	101.98±14.42	2.27±0.73	9.70±2.74	28.58±0.65
LA-2	7.20±0.65	245.52±4.31	201.24±5.97	17.91±0.32	59.91±2.27	12.15±1.03	99.88±7.03	3.69±0.47	15.62±2.01	31.84±0.67
LA-3	8.60±0.78	169.88±3.29	127.20±4.87	13.54±0.50	44.66±1.96	7.89±0.74	66.89±5.84	0.15±0.07	1.03±0.46	27.30±0.74
LA-4	9.75±0.66	111.15±9.55	97.99±8.97	10.44±0.89	33.44±1.88	1.44±0.72	27.30±0.00	0.00±0.00	0.00±0.00	25.19±1.53
LA-5	14.00±1.42	194.80±6.86	155.60±5.99	13.62±0.50	45.83±3.05	5.73±0.74	51.40±7.40	0.00±0.00	0.00±0.00	27.57±0.76
LA-6	5.40±0.30	201.06±5.49	151.66±5.17	16.09±0.31	49.39±1.13	8.59±0.64	79.35±5.00	1.77±0.34	5.37±0.99	28.46±0.53
LA-7	8.75±1.65	180.80±8.15	152.47±5.11	15.00±0.55	49.17±2.37	9.69±1.42	77.22±11.03	2.03±0.39	5.70±1.33	28.69±0.35
LA-8	6.50±0.88	204.85±9.05	176.31±10.41	16.57±1.06	55.38±2.98	10.44±2.85	98.00±22.25	3.58±1.34	11.94±4.54	28.73±0.61
LA-9	7.75±0.25	192.73±7.71	150.80±8.81	14.60±0.94	50.53±2.73	11.72±0.99	98.45±11.91	3.51±1.00	19.75±6.51	27.21±0.72
LA-10	6.25±0.13	146.93±10.30	113.71±7.74	13.58±1.05	45.48±2.46	5.05±1.14	61.21±12.95	1.00±0.50	5.67±2.83	23.67±0.83
LA-11	5.50±0.48	194.05±2.61	163.95±5.51	17.10±0.96	55.60±3.26	9.13±0.77	90.96±5.60	2.13±0.39	7.04±1.17	30.57±1.12
LA-12	7.80±0.55	177.72±15.71	129.08±10.92	13.39±0.92	40.91±2.32	9.88±1.01	97.83±11.22	6.23±1.87	10.98±2.18	26.10±1.16
LA-13	7.00±0.81	202.60±5.42	167.45±6.73	18.81±1.07	55.31±3.18	12.61±1.63	132.01±16.52	6.01±1.42	19.44±4.94	29.97±0.65
LA-14	7.60±0.89	177.84±8.16	133.79±6.53	12.98±0.30	48.96±1.61	8.55±0.83	60.17±60.17	0.23±0.10	1.05±0.47	27.50±0.71
LA-15	7.20±0.38	156.56±5.64	134.36±3.90	12.80±0.40	41.54±0.85	6.38±0.51	47.09±3.73	1.00±0.45	4.27±1.91	27.18±0.46
LA-16	6.60±0.41	198.92±4.22	156.41±7.39	13.70±0.49	50.00±1.21	10.18±0.97	82.80±11.34	0.68±0.14	2.43±0.73	27.59±0.64

种质编号	叶宽/cm	叶形指数	株叶片数/片	下部大叶面积/cm^2	上部小叶面积/cm^2	老叶片重/g	健壮叶片重/g	幼嫩叶片重/g	株叶片总重/g
LA-1	10.58±0.26	2.71±0.03	159.88±16.23	998.93±64.38	502.61±32.77	168.60±24.41	753.40±67.82	279.80±24.53	1 201.80±78.27
LA-2	11.98±0.28	2.66±0.02	175.41±8.48	1 146.00±26.50	592.77±19.21	234.00±18.90	880.80±93.75	366.80±31.25	1 481.60±111.89
LA-3	9.50±0.19	2.87±0.05	112.57±7.14	786.92±18.16	480.49±9.31	142.00±10.50	644.40±68.05	263.20±31.42	1 049.60±102.33

（续）

种质编号	叶宽/cm	叶形指数	株叶片数/片	下部大叶面积/cm^2	上部小叶面积/cm^2	老叶片重/g	健壮叶片重/g	幼嫩叶片重/g	株叶片总重/g
LA-4	9.86±0.82	2.65±0.10	40.25±4.69	788.36±11.31	537.25±0.00	39.33±2.57	361.00±46.79	100.00±13.22	500.33±61.26
LA-5	10.06±0.31	2.75±0.02	95.98±10.12	847.35±11.70	475.13±2.34	119.80±7.42	663.80±59.17	236.60±17.34	1020.20±74.86
LA-6	9.90±0.28	2.90±0.05	134.11±4.30	1079.59±85.35	490.83±8.64	137.00±8.65	655.20±60.32	206.20±15.66	998.40±81.16
LA-7	10.01±0.25	2.90±0.10	132.08±13.18	732.21±54.02	555.86±47.00	109.00±23.20	503.50±88.73	219.50±34.72	832.00±122.10
LA-8	9.80±0.14	2.95±0.11	165.30±28.69	823.81±36.32	349.29±19.76	87.25±17.17	614.75±104.97	243.75±47.44	945.75±150.80
LA-9	9.38±0.35	2.94±0.08	168.73±20.67	860.40±46.41	497.09±36.42	91.75±11.28	701.50±95.62	261.75±31.57	1 055.00±136.96
LA-10	8.30±0.18	2.85±0.08	112.35±16.39	588.33±30.42	328.47±13.70	73.75±9.50	390.00±71.04	145.50±24.40	609.25±93.39
LA-11	10.91±0.53	2.83±0.04	154.35±7.58	967.05±81.90	486.15±32.92	104.25±5.36	505.00±35.17	194.00±9.36	803.25±47.05
LA-12	9.72±0.48	2.70±0.06	145.95±13.24	737.15±45.90	351.77±23.86	80.60±11.40	351.60±37.55	165.20±19.22	597.40±64.33
LA-13	10.80±0.15	2.78±0.06	198.76±22.51	1154.55±49.84	601.80±32.66	89.00±16.15	673.60±43.85	197.60±16.94	960.20±75.26
LA-14	9.86±0.32	2.81±0.05	110.17±8.16	1017.31±44.22	450.99±13.29	78.20±9.44	620.60±56.16	167.20±16.06	866.00±76.36
LA-15	10.13±0.18	2.70±0.06	92.90±4.08	858.23±19.85	508.29±23.52	84.60±7.84	249.40±27.55	157.60±12.11	491.60±21.16
LA-16	10.26±0.35	2.71±0.03	331.10±97.71	856.97±40.80	368.63±42.09	192.80±58.42	541.00±53.04	364.60±70.75	842.07±54.27

大多在 80～140 g，最重超过234 g，老叶片占株叶片总重的 23%以下，大多在 13%左右，最低只有 7.86%。

以上分析可见，艾纳香各形态指标均存在较丰富的变异，不同种质间各形态指标差异较大（表 3-3-11），除叶形指数（2.22～3.52）变异较小（*CV* 为 9.65%），其余各形态指标 *CV* 都在13%以上。其中二级分支数和二级分支叶片数 *CV* 最大，分别为 183.47%和 174.77%；株叶片数、老叶片重、一级分枝叶片数、一级分枝数、幼嫩叶片重、健壮叶片重、株叶片总重、基生主干数等性状的 *CV* 均在 49%～97%，分别为 96.34%、85.36%、67.23%、66.00%、64.64%、56.78%、50.20%、49.70%。综合各形态指标的平均值、最大值、最小值、标准差和 *CV* 可知，艾纳香各种质之间的形态指标差异明显，可从中筛选出优良株系。

表 3-3-11　艾纳香主要形态指标的变化范围（$x \pm s$，$n=74$）

形态指标	极小值	极大值	均值	标准差	*CV*/%
基生主干数/个	1.00	24.00	7.78	3.87	49.70
株高/cm	55.90	270.50	188.05	44.36	23.59
主干长/cm	45.20	248.40	149.92	39.63	26.43
主干粗/mm	5.27	28.05	14.73	3.68	24.95
主干叶片数/片	22.50	80.00	48.41	11.35	23.45
一级分枝数/个	0.00	28.70	9.06	5.98	66.00
一级分枝叶片数/片	0.00	231.30	78.76	52.95	67.23
二级分枝数/个	0.00	22.50	2.16	3.96	183.47
二级分枝叶片数/片	0.00	68.00	7.43	12.99	174.77
叶长/cm	16.50	36.40	27.93	3.85	13.79
叶宽/cm	5.10	13.90	10.11	1.64	16.28
叶形指数	2.22	3.52	2.79	0.27	9.65
株叶片数/片	22.50	1 203.30	146.98	141.60	96.34
下部大叶面积/cm^2	416.38	1 828.83	900.58	255.36	28.35
上部小叶面积/cm^2	79.00	791.20	481.65	137.45	28.54
老叶片重/g	18.00	715.00	117.58	100.37	85.36
健壮叶片重/g	34.00	1 350.00	570.54	323.97	56.78
幼嫩叶片重/g	17.00	986.00	225.65	145.85	64.64
株叶片总重/g	165.00	1 954.00	896.68	450.10	50.20

（2）艾纳香各形态指标相关性分析

艾纳香各形态指标间具有一定相关性，有的甚至达到显著或极显著水平。例如一级分枝数与株高、主干长、主干粗、二级分枝数、株叶片数、主干叶片数、一级分枝叶片数、二级分枝叶片数、叶长、叶宽呈极显著正相关关系，相关系数分别为 0.490、0.661、0.706、0.592、0.509、0.519、0.896、0.547、0.473、0.329；与基生主干数呈极显著负相关关系，相关系数为−0.386。株叶片数与株高、主干长、主干粗、一级分枝数、二级分枝数、主干叶片数、一级分枝叶片数、二级分枝叶片数、叶长、叶宽、老叶片重、幼嫩叶片重呈极显著正相关关系，相关系数分别为 0.364、0.514、0.454、0.509、0.348、0.317、0.640、0.331、0.340、0.308、0.645、0.695；与基生主干数和上部小叶面积呈显著负相关关系，但相关系数较小，分别为−0.279 和−0.293。一级分枝叶片数与株高、主干长、主干粗、一级分枝数、二级分枝数、株叶片数、二级分枝叶片数、叶长、叶宽、健壮叶片重、幼嫩叶片重、叶片总重均呈显著正相关关系，相关系数分别为 0.532、0.689、0.772、0.896、0.717、0.640、0.645、0.472、0.334、0.343、0.432、0.356。其余各形态指标间也存在显著或极显著相关关系。艾纳香各形态指标间的相关性见表 3-3-12。

表 3-3-12　艾纳香各形态指标间的相关性

	X_1	X_2	X_3	X_4	X_5	X_6	X_7	X_8	X_9	X_{10}	X_{11}	X_{12}	X_{13}	X_{14}	X_{15}	X_{16}	X_{17}	X_{18}	X_{19}
X_1	1																		
X_2	0.026	1																	
X_3	−0.172	0.814**	1																
X_4	−0.290*	0.606**	0.83**	1															
X_5	−0.339**	0.599**	0.711**	0.740**	1														
X_6	−0.386**	0.490**	0.661**	0.706**	0.519**	1													
X_7	−0.383**	0.532**	0.689**	0.772**	0.559**	0.896**	1												
X_8	−0.145	0.347**	0.480**	0.637**	0.372**	0.592**	0.717**	1											
X_9	−0.166	0.379**	0.446**	0.598**	0.470**	0.547**	0.645**	0.774**	1										
X_{10}	−0.300**	0.469**	0.709**	0.656**	0.501**	0.473**	0.472**	0.287*	0.152	1									
X_{11}	−0.240*	0.378**	0.614**	0.588**	0.424**	0.329**	0.334**	0.249*	0.081	0.814**	1								
X_{12}	−0.016	−0.014	−0.054	−0.085	−0.043	0.097	0.097	0.009	0.063	0.048	−0.533**	1							
X_{13}	−0.279*	0.364**	0.514**	0.454**	0.317**	0.509**	0.640**	0.348**	0.331**	0.340**	0.308**	−0.033	1						
X_{14}	−0.061	0.386**	0.409**	0.481**	0.324**	0.339**	0.298*	0.257*	0.205	0.509**	0.546**	−0.195	0.038	1					
X_{15}	0.083	0.098	0.074	0.261	0.152	0.082	0.004	0.206	0.326*	0.324*	0.338*	−0.128	−0.293*	0.622**	1				
X_{16}	0.09	0.410**	0.400**	0.202	0.168	0.1	0.178	0.012	0.005	0.302**	0.315**	−0.097	0.645**	0.024	−0.124	1			
X_{17}	0.089	0.532**	0.447**	0.423**	0.352**	0.296*	0.343**	0.155	0.189	0.302**	0.259*	−0.005	0.059	0.472**	0.254	0.08	1		
X_{18}	0.076	0.574**	0.546**	0.383**	0.302**	0.328**	0.432**	0.165	0.193	0.340**	0.320**	−0.048	0.695**	0.179	−0.129	0.661**	0.569**	1	
X_{19}	0.147	0.25**	0.522**	0.452**	0.393**	0.306**	0.356**	0.174	0.214	0.351**	0.302**	−0.009	0.123	0.450**	0.272*	0.266*	0.967**	0.680**	1

注：X_1 为基生主干数，X_2 为株高，X_3 为主干长，X_4 为主干粗，X_5 为主干叶片数，X_6 为一级分枝数，X_7 为一级分枝叶片数，X_8 为二级分枝数，X_9 为二级分枝叶片数，X_{10} 为叶长，X_{11} 为叶宽，X_{12} 为叶形指数，X_{13} 为株叶片数，X_{14} 为下部大叶面积，X_{15} 为上部小叶面积，X_{16} 为老叶片重，X_{17} 为健壮叶片重，X_{18} 为幼嫩叶片重，X_{19} 为株叶片总重；** 表示极显著（$P<0.01$），* 表示显著（$P<0.05$）。

（3）艾纳香各形态指标因子分析

将各形态指标标准化后，进行因子分析。结果表明，19 个形态指标可归属于 6 个主因子，这 6 个主因子能够解释总体 83.194%的变异，见表 3－3－13。第 1 主因子（F_1）的方差贡献率为 22.687%，主要由二级分枝叶片数、二级分枝数、一级分枝叶片数、一级分枝数和主干粗 5 个指标直接控制，可视为株型因子，育种时对该因子实行正向独立选择，可选育出分枝较多的品种。第 2 主因子（F_2）的方差贡献率为 16.294%，主要由老叶片重、幼嫩叶片重、株叶片数 3 个指标直接控制，由于老叶片重和幼嫩叶片重在叶片总重中占比较小，所以 F2 可视为叶片数量因子。第 3 主因子（F_3）的方差贡献率为 15.962%，主要由下部大叶面积、叶长、叶宽、上部小叶面积 4 个指标直接控制，可视为叶面积因子。第 4 主因子（F_4）的方差贡献率为 12.821%，主要由健壮叶片重和株叶片总重 2 个指标直接控制，可视为叶片重量因子。第 5 主因子（F_5）的方差贡献率为 9.066%，主要由基生主干数指标直接控制，可视为主干因子。第 6 主因子（F_6）的方差贡献率为 6.364%，主要由叶形指数指标直接控制，可视为叶形因子。

表 3－3－13　艾纳香形态指标的因子分析因子提取结果

形态指标	F_1	F_2	F_3	F_4	F_5	F_6
基生主干数	0.054	0.131	0.029	−0.009	−0.577	0.089
株高	0.06	0.161	0.077	0.036	−0.189	0.178
主干长	0.042	0.125	0.099	0.013	0.039	0.135
主干粗	0.126	−0.019	0.07	0.02	0.06	0.014
主干叶片数	0.054	−0.027	0.033	0.108	0.148	0.124
一级分枝数	0.146	−0.027	−0.038	0.026	0.152	0.077
一级分枝叶片数	0.199	−0.011	−0.117	0.033	0.124	−0.016
二级分枝数	0.31	−0.057	−0.056	−0.098	−0.202	−0.145
二级分枝叶片数	0.337	−0.072	−0.093	−0.054	−0.253	−0.087
叶长	−0.126	0.103	0.344	−0.084	0.114	0.226
叶宽	−0.09	0.066	0.236	−0.054	0.108	−0.262
叶形指数	−0.029	0.032	0.085	−0.03	−0.03	0.807
株叶片数	0.054	0.257	−0.112	−0.109	0.082	−0.088
下部大叶面积	−0.047	−0.088	0.327	−0.033	−0.041	0
上部小叶面积	0.071	−0.098	0.317	−0.1	−0.359	0.001
老叶片重	−0.073	0.386	0.085	−0.161	−0.207	0.052
健壮叶片重	−0.029	−0.124	−0.115	0.495	0.115	−0.068
幼嫩叶片重	−0.022	0.257	−0.128	0.15	−0.034	−0.092
株叶片总重	−0.026	−0.025	−0.071	0.431	−0.013	−0.021
特征根 λ	6.788	2.7	2.482	1.752	1.165	0.921
方差贡献率/%	22.687	16.294	15.962	12.821	9.066	6.364
累计方差贡献率/%	22.687	38.981	54.943	67.764	76.830	83.194

借助回归法对特征根和旋转后的因子载荷系数进行计算，以估计 6 个主因子在各种质上的因子得分，以各主因子的方差贡献率为权数进行线性加权求和，得到各种质的综合因子得分表达式为：$F=22.687\times F_1+16.294\times F_2+15.962\times F_3+12.821\times F_4+9.066\times F_5+6.364\times F_6$。

不同种质形态指标的综合因子得分计算结果表明（表 3－3－14），LA－2 的综合得分最高

(14 795.73)，说明 LA－2 的形态指标综合表现最好，LA－1 综合得分次之（12 564.73），而 LA－4 的综合得分最低（4 974.58），可知其形态指标相对于其他种质表现较差。各种质得分从大到小的顺序为：LA－2>LA－1>LA－13>LA－9>LA－6>LA－16>LA－8>LA－3>LA－5>LA－14>LA－7>LA－11>LA－12>LA－15>LA－10>LA－4。这一排序基本上与各种质产量大小排序相似。因此，基于形态特征的育种中，将重点培育 LA－2、LA－1、LA－13、LA－9、LA－6 这 5 个种质。

表 3－3－14　艾纳香形态指标的综合因子得分

种质编号	F_1	F_2	F_3	F_4	F_5	F_6	总分	排名
LA－1	−26.03	−21.81	312.18	821.18	−199.43	−30.32	12 564.73	2
LA－2	−39.56	−10.46	351.93	992.92	−242.67	−44.59	14 795.73	1
LA－3	−35.16	−16.27	228.31	723.53	−150.34	−32.89	10 285.77	8
LA－4	−25.63	−33.61	197.29	271.47	−63.87	8.36	4 974.58	16
LA－5	−60.54	−16.45	179.82	733.16	−65.86	−22.36	9 889.4	9
LA－6	−29.88	−56.49	368.19	678.36	−195.75	−20.74	11 069.34	5
LA－7	−19.57	7.3	211.31	570.13	−113.54	−12.81	9 246.64	11
LA－8	−18.64	−3.89	207.96	678.43	−94.37	−21.91	10 536.23	7
LA－9	−8.69	−42	269.26	743.79	−175.18	−38.53	11 119.23	4
LA－10	−16.24	2.28	159.01	428.62	−66.32	−6.45	7 059.96	15
LA－11	−19.12	−25.95	335.18	444.76	−166.55	−9.04	8 628.28	12
LA－12	−4.32	12.33	221.75	394.16	−96.32	−2.21	7 808.68	13
LA－13	0.47	−78.92	413.23	658.26	−217.08	−27.51	11 617.23	3
LA－14	−35.96	−74.64	321.32	624.1	−136.15	−18.92	9 743.57	10
LA－15	−16.41	−7.52	323.95	286.95	−149.59	11.61	7 072.84	14
LA－16	−23.33	113.8	219.75	575.17	−126.74	−38.45	10 813.2	6

（4）艾纳香单株叶片产量与形态指标关系的回归分析

叶片是艾纳香入药部位和提取冰片的原料，叶片生物量即是艾纳香的经济产量。本研究表明，艾纳香单株叶片产量在 490～1 500 g，其中 LA－2 最高，为（1 481.60±111.89）g，其次是 LA－1，为（1 201.80±78.27）g，最低的是 LA－15 和 LA－4，分别只有（491.60±21.16）g 和（500.33±61.26）g。

相关性分析表明，艾纳香株叶片总重与株高、主干长、健壮叶片重、幼嫩叶片重均呈极显著正相关关系，相关系数分别为 0.250、0.522、0.967、0.680，说明它们的变化对株叶片总重有较大影响；与主干粗、主干叶片数、一级分枝数、一级分枝叶片数、叶长、叶宽、下部大叶面积也均呈极显著正相关关系，相关系数分别为 0.452、0.393、0.306、0.356、0.351、0.302、0.450，说明它们的变化对株叶片总重也有重要影响；与上部小叶面积、老叶片重呈显著正相关关系，相关系数分别为 0.272、0.266，说明它们的变化对株叶片总重有一定影响；与二级分枝数和二级分枝叶片数、株叶片数均呈弱的相关关系，相关系数较小，且不显著。艾纳香各产量要素间也存在一定相关性。健壮叶片重与幼嫩叶片重呈极显著正相关关系，相关系数为 0.569；老叶片重与幼嫩叶片重呈极显著正相关关系，相关系数为 0.661。

通过逐步回归分析进一步研究单株叶片总重与各形态指标的关系，得到株叶片总重（Y）与叶形指数（X_1）、主干粗（X_2）、二级分枝叶片数（X_3）、一级分枝叶片数（X_4）、主干叶片数（X_5）、健壮叶片重（X_6）、幼嫩叶片重（X_7）、老叶片重（X_8）、一级分枝数（X_9）、株叶片数（X_{10}）这10个形态指标的最优回归方程为：$Y=-37.518+10.241X_1+1.758X_2+1.388X_3+1.081X_4+1.061X_5+1.003X_6+1.001X_7+1.001X_8+0.734X_9-1.291X_{10}$（$n=56$，$F=22\ 990.235$）。回归方程表明，这10个形态指标是影响株叶片总重的主要因子。通过该回归方程可以预测艾纳香单株叶片产量，为高产品种选育提供参考依据。

4. 结论

艾纳香各形态指标均存在较丰富的变异，不同种质间各形态指标差异较大，特别是分支数、叶片数、叶片重的CV都在50%以上，为品种选育提供了丰富的材料基础。艾纳香各形态指标间具有一定相关性，特别是株高、分枝数、叶片数、叶片重均呈显著或极显著正相关关系，且相关系数较大，均在0.5以上，在品种选育时，可以充分利用这种相关性，提高品种选育效率。艾纳香19个形态指标可归属于株型因子、叶片数量因子、叶面积因子、叶片重量因子、主干因子、叶形因子等6个主因子。对各因子实行定向独立选择育种，可选育出分枝多的品种、叶片数多的品种、叶面积大的品种、叶片产量高的品种。叶片是艾纳香主要收获器官，叶片产量是艾纳香种质筛选和新品种选育的关键指标之一。由于艾纳香是多年生木质植物，育种周期较长，充分利用叶片产量与各形态指标的相关性，可以尽早发现高产种质，加快育种进程，缩短育种周期。

（二）艾纳香高含优良种质特征识别指标研究

l-龙脑是中药艾片（天然冰片）的主要成分，分布于菊科植物艾纳香的叶片中。由于*l*-龙脑在艾纳香叶片中含量偏低，严重制约其工业化生产。同时，药用成分测定程序较为复杂，且合成与积累受环境因素影响较大，不利于对其含量直接测定与选择。基于此，本研究将10份艾纳香种质分株苗分别移栽在3种土壤（澄迈县、儋州市和临高县）进行盆栽对比试验，对其12个主要数量性状通过遗传变异及相关关系分析，阐释11个数量性状与*l*-龙脑含量的相互关系，确定与*l*-龙脑含量相关的选择指标，以期为高含优良的艾纳香品种选择提供理论依据。

1. 材料与仪器试药

（1）材料

2013年12月于海南儋州市艾纳香栽培基地随机标记100个同一年生单株（实生苗），依据*l*-龙脑含量从基地的100个1年生单株艾纳香中筛选出10个不同艾纳香种质，分别于2014年10月挖取这10份不同种质艾纳香分株苗作为材料，分别命名儋州1～10号，简称DZ1～DZ10（表3-3-15）。

表3-3-15 试验材料信息表

名称（自定义）	来源地
DZ1	海南儋州市
DZ2	海南儋州市
DZ3	海南儋州市
DZ4	海南儋州市
DZ5	海南儋州市
DZ6	海南儋州市
DZ7	海南儋州市
DZ8	海南儋州市
DZ9	海南儋州市
DZ10	海南儋州市

（2）仪器试药

气相色谱仪（包括氢火焰离子化检测器、G4513A 16 位自动进样器）、电子分析天平（1/1×10^5）、超声波清洗器、紫外可见分光光度计。*l*-龙脑对照品（质量分数>98%）、芦丁对照品（质量分数为 92.5%），其余试剂均为国产分析纯，H_2O 为蒸馏水。

2. 方法

（1）大田试验布置方法

2014 年 9—10 月分别从筛选出的 10 个母株上挖取 9 株分株苗（株系）进行盆栽，每个株系分别移栽到 3 种土壤（澄迈、儋州和临高）中种植，每种土壤移栽 3 株。试验采用随机区组设计，3 次重复。

（2）测定方法

2015 年 7 月在《艾纳香种质资源描述规范和数据标准》的指导下筛选出艾纳香主要数量性状株高、主茎粗、叶片面积、叶片周长、叶片厚度、叶长、叶宽、叶长/叶宽、叶柄长、叶柄长/叶长、总黄酮含量和 *l*-龙脑含量共 12 个指标。在田间用直尺、卷尺、游标卡尺等工具对包括株高、主茎粗和叶片厚度等数量性状进行测定；在试验室用相机对事先采摘好的功能叶片拍照并用 Image-Pro Plus 6.0 软件对叶片的叶片面积、叶片周长、叶长、叶宽和叶柄长等 5 个数量性状进行测量；分别参考庞玉新等（2014）的方法对 *l*-龙脑和总黄酮含量 2 个数量性状进行测定。

（3）统计分析方法

采用 SPSS 16.0 中对在 3 种土壤栽培下 10 份艾纳香种质的各数量性状的均值差异进行分析，采用 DPS 7.05 对艾纳香主要数量性状进行简单相关分析和通径分析。其中，通径分析中以 *l*-龙脑含量为因变量，其他性状为自变量。

3. 结果与分析

（1）艾纳香主要数量性状变异分析

分析种质和土壤对艾纳香主要数量性状变异的影响，将 10 份不同种质艾纳香的分株苗的主要数量性状的均值对比分析结果如表 3-3-16、表 3-3-17。

表 3-3-16 种质对艾纳香主要数量性状影响分析（n=10）

种质	株高/cm	主茎粗/mm	叶片面积/cm^2	叶片周长/cm	叶片厚度/mm	叶长/cm	叶宽/cm	叶长/叶宽	叶柄长/cm	叶柄长/叶长	总黄酮含量/(mg/g)	*l*-龙脑含量/(mg/g)
DZ1	80.24	24.98	84.02	42.4	0.33	22.56	6.64	3.42	2.4	0.11	131.73	6.87
DZ2	83	25.61	77.01	40.16	0.34	21	6.45	3.31	2.25	0.11	129.09	6.14
DZ3	103.3	28.36	86.87	41.47	0.35	21.52	6.67	3.28	2.36	0.11	131.31	5.03
DZ4	77.13	24.88	102.16	44.98	0.38	22.92	7.21	3.2	2.25	0.1	124.72	4.37
DZ5	78.8	24.34	101.7	47.94	0.36	25.89	6.51	4	2.93	0.11	137.67	11.41
DZ6	78.96	22.06	88.37	43.54	0.34	23.55	6.43	3.7	3	0.13	124.03	7.02
DZ7	76.96	23.47	72.54	38.35	0.33	19.68	6.12	3.22	1.95	0.1	144.18	3.66
DZ8	86.33	26.3	95.62	44.02	0.35	22.61	7.1	3.2	2.13	0.09	106.95	4.05
DZ9	89.62	26.08	104.13	47.18	0.35	24.47	7.38	3.33	2.26	0.09	133.97	4.62
DZ10	86.56	24.29	112.34	49.06	0.36	25.57	7.42	3.44	2.23	0.09	135.89	4.05
平均值	84.09	25.04	92.48	43.91	0.35	22.98	6.79	3.41	2.38	0.1	129.95	5.72
标准差	8.03	1.71	12.8	3.46	0.02	1.97	0.45	0.26	0.33	0.013	10.06	2.33
CV/%	9.55	6.85	13.85	7.89	4.37	8.58	6.63	7.51	14.09	12.16	7.74	40.73

表 3-3-17　土壤对艾纳香主要数量性状影响分析（$n=3$）

土壤来源	株高/cm	主茎粗/mm	叶片面积/cm^2	叶片周长/cm	叶片厚度/mm	叶长/cm	叶宽/cm	叶长/叶宽	叶柄长/cm	叶柄长/叶长	总黄酮含量/(mg/g)	*l*-龙脑含量/(mg/g)
澄迈县	83.65	25.46	89.65	43.17	0.35	22.36	6.59	3.45	2.24	0.1	140.02	6.06
儋州市	88.97	26.26	97.61	44.97	0.35	23.55	7	3.37	2.41	0.1	113.04	5.77
临高县	79.65	23.39	90.17	43.6	0.34	23.02	6.78	3.4	2.48	0.11	136.8	5.34
平均值	84.09	25.04	92.48	43.91	0.35	22.98	6.79	3.41	2.38	0.103	129.95	5.72
标准差	4.68	1.48	4.45	0.94	0.006	0.6	0.21	0.04	0.123	0.006	14.74	0.36
CV/%	5.56	5.92	4.82	2.14	1.66	2.59	3.02	1.19	5.19	5.59	11.34	6.33

种质对艾纳香主要数量性状均有影响，从表 3-3-16 可以看出，*CV* 最大的性状为 *l*-龙脑含量，达到 40.73%；其次为叶柄长、叶片面积和叶柄长/叶长，*CV* 分别为 14.09%、13.85%和 12.16%，其他性状的 *CV* 则均不高于 10%，如株高为 9.55%，主茎粗为 6.85%，叶片周长为 7.89%，叶片厚度为 4.37%，叶长为 8.58%，叶宽为 6.63%，叶长/叶宽为 7.51%，总黄酮含量为 7.74%。

土壤对艾纳香主要数量性状亦存在一定影响，见表 3-3-17，*CV* 最大的性状是总黄酮含量，达到 11.34%，但其他性状的 *CV* 均低于 10%，如株高为 5.56%，主茎粗为 5.92%，叶片面积为 4.82%，叶片周长为 2.14%，叶片厚度为 1.66%，叶长为 2.59%，叶宽为 3.02%，叶长/叶宽为 1.19%，叶柄长为 5.19%，叶柄长/叶长为 5.59%，*l*-龙脑含量为 6.33%。

综合种质和土壤对艾纳香主要数量性状的影响分析，在艾纳香的 12 个主要数量性状中，*l*-龙脑含量在种质的影响下有着较大的变异，说明 *l*-龙脑含量具有较大的遗传改良潜力。

（2）艾纳香主要数量性状相互关系分析

艾纳香 12 个数量性状间的简单相关系数见表 3-3-18。

表 3-3-18　艾纳香主要数量性状间的简单相关系数（$n=30$）

数量性状	株高	主茎粗	叶片面积	叶片周长	叶片厚度	叶长	叶宽	叶长/叶宽	叶柄长	叶柄长/叶长	总黄酮含量	*l*-龙脑含量
株高	1											
主茎粗	0.705**	1										
叶片面积	0.22	0.221	1									
叶片周长	0.169	0.078	0.965**	1								
叶片厚度	0.054	0.25	0.426*	0.334	1							
叶长	0.156	0.017	0.908**	0.972**	0.25	1						
叶宽	0.301	0.308	0.894**	0.817**	0.377*	0.762**	1					
叶长/叶宽	−0.06	−0.265	0.206	0.39*	−0.095	0.512**	−0.14	1				
叶柄长	−0	−0.154	0.444*	0.527**	−0.019	0.672**	0.288	0.674**	1			
叶柄长/叶长	−0.09	−0.185	−0.179	−0.129	−0.266	0.041	−0.27	0.459*	0.7**	1		
总黄酮含量	−0.15	−0.235	−0.083	−0.008	−0.326	0.032	−0.14	0.222	0.051	0.041	1	
l-龙脑含量	−0.17	−0.172	−0.042	0.111	0.004	0.228	−0.32	0.822**	0.499**	0.458*	0.075	1

注：* 表示 $P<0.05$；** 表示 $P<0.01$。

分析结果显示，在艾纳香的数量性状中，主茎粗与株高存在极显著（$P<0.01$）正相关关系；有关叶片的大部分性状相互间存在显著性相关关系；在与艾纳香 *l*-龙脑含量的相关关系中，叶长/叶宽、叶柄长和叶柄长/叶长与 *l*-龙脑含量存在显著性相关关系，其中叶长/叶宽和叶柄长与 *l*-龙脑含

量存在极显著（$P<0.01$）正相关关系，相关系数为 0.822 和 0.499；此外，总黄酮含量与其他数量性状则没有存在明显的相关关系。

艾纳香主要数量性状间的关系较复杂，以 l-龙脑含量为因变量，进一步进行艾纳香的其他 11 个主要数量性状与 l-龙脑含量间通径分析，见表 3-3-19。

表 3-3-19　艾纳香主要数量性状与 l-龙脑含量间通径分析（n=30）

数量性状	直接作用	间接作用										
		通过 X_1	通过 X_2	通过 X_3	通过 X_4	通过 X_5	通过 X_6	通过 X_7	通过 X_8	通过 X_9	通过 X_{10}	通过 X_{11}
株高 X_1	−0.32		0.22	−0.24	0.12	0.01	−0.06	0.18	−0.08	0.001	−0.02	0.014
主茎粗 X_2	0.32	−0.22		−0.24	0.05	0.05	−0.01	0.19	−0.32	0.03	−0.04	0.022
叶片面积 X_3	−1.07	−0.07	0.07		0.66	0.08	−0.37	0.54	0.25	−0.10	−0.04	0.008
叶片周长 X_4	0.68	−0.05	0.02	−1.03		0.06	−0.4	0.49	0.48	−0.12	−0.03	0.000 8
叶片厚度 X_5	0.18	−0.02	0.08	−0.46	0.23		−0.1	0.23	−0.12	0.004	−0.06	0.031
叶长 X_6	−0.41	−0.05	0.005	−0.97	0.66	0.05		0.46	0.62	−0.15	0.009	−0.003
叶宽 X_7	0.61	−0.09	0.1	−0.96	0.56	0.07	−0.31		−0.17	−0.06	−0.06	0.013
叶长/叶宽 X_8	1.22	0.02	−0.08	−0.22	0.27	−0.02	−0.21	−0.09		−0.15	0.1	−0.02
叶柄长 X_9	−0.22	0.001	−0.05	−0.48	0.36	−0.004	−0.27	0.17	0.82		0.17	−0.005
叶柄长/叶长 X_{10}	0.23	0.03	−0.06	0.19	−0.09	−0.05	−0.02	−0.16	0.56	−0.17		−0.004
总黄酮含量 X_{11}	−0.09	0.05	−0.07	0.09	−0.01	−0.06	−0.01	−0.08	0.27	−0.01	0.009	

注：剩余通径系数为 0.420 662；决定系数（R^2）为 0.823 043。

艾纳香的 11 个主要数量性状与 l-龙脑含量的通径分析结果见表 3-3-19。主茎粗、叶片周长、叶片厚度、叶宽、叶长/叶宽和叶柄长/叶长对 l-龙脑含量有正向直接作用，其中叶长/叶宽对 l-龙脑含量的直接通径系数达到 1.22，叶柄长/叶长的直接通径系数为 0.22，同时这 2 个数量性状与 l-龙脑含量存在显著性相关关系，当中叶长/叶宽与 l-龙脑含量存在极显著（$P<0.01$）正相关关系，说明叶长/叶宽与 l-龙脑含量有密切关联。但同时剩余通径系数为 0.42，表明除了分析的性状外，其他性状同样对 l-龙脑含量有贡献。

（3）艾纳香高含优良种质特征识别指标

药用植物的数量性状之间往往关系密切，分析数量性状与 l-龙脑含量的相关关系能够为艾纳香优良品种选育带来极大方便。在艾纳香主要数量性状的简单相关分析和通径分析中，叶长/叶宽与 l-龙脑含量既存在显著性相关关系，对 l-龙脑含量的直接通径系数又是正数，为 1.22，说明叶长/叶宽的值与艾纳香 l-龙脑含量密切关联，且叶长/叶宽是度量作物叶片的形状及其变异的一个指标，从而说明艾纳香的叶形与 l-龙脑含量之间有紧密的联系，叶形在艾纳香 l-龙脑高含量品种选育和栽培中应成为需要充分考虑的因素。

4. 结论

（1）l-龙脑含量选择潜力大，符合艾纳香高含优良品种主要选育目标

本研究通过种质和土壤对艾纳香主要数量性状的影响，并判断艾纳香各数量性状的变异程度，使选择更有预见性。在艾纳香的分株苗的 12 个主要数量性状的变异分析，受种质影响最大的数量性状是 l-龙脑含量，CV 达到 40.73%，同时，艾纳香的其他主要数量性状受种质和土壤的影响的 CV 都很小，说明 l-龙脑具有较大的遗传改良潜力，符合作为艾纳香高含优良品种选育目标。

（2）叶形与 l-龙脑含量有紧密关联，可为艾纳香高含优良种质间接选择指标

从艾纳香主要数量性状的简单相关分析和通径分析中可知，叶长/叶宽与 l-龙脑含量存在显著性正相关关系（$P<0.01$），且叶长/叶宽是度量作物叶片的形状及其变异的一个指标，说明艾纳香的叶

形与 *l*-龙脑含量之间有密切的联系，可考虑作为艾纳香高含优良种质间接选择的指标。

三、艾纳香优良种质综合评价研究

（一）基于主成分综合得分的艾纳香种质综合评价

艾纳香人工种植历史已有近百年，但长期以来，艾纳香药材以野生为主，优良品种缺乏的现状仍未改变，规范化生产技术研究与推广工作仍未落实到位，这直接导致艾纳香药材质量不稳定，难于有效控制。而通过人工定向选育良种是提高和稳定艾纳香药材质量的根本途径。基于此，本研究从贵州、海南等地收集的 16 份不同种质艾纳香收集种子并播种，把培育的种子苗移栽到试验地。于 2015 年 12 月从不同种质艾纳香的植物学性状、产量性状、品质性状共 3 个方面进行比较评价、综合分析，并初步筛选优良种质。

1. 材料与仪器试药

（1）材料

16 份艾纳香种质分别命名狭长叶 1、狭长叶 2、狭长叶 3、热艾 1、热艾 2、热艾 3、红水河 1、红水河 2、红水河 3、抗寒 1、抗寒 2、抗寒 3、鹦哥岭、崩坝、双万、新寨，简称 XCY1、XCY2、XCY3、RA1、RA2、RA3、HSH1、HSH2、HSH3、KH1、KH2、KH3、YGL、BB、SW、XZ。2015 年 4 月从 16 份种质艾纳香上采收种子进行播种，把培育的种苗作为材料（表 3－3－20）。

表 3－3－20　试验材料信息表

名称（自定义）	来源地
XCY1	贵州
XCY2	贵州
XCY3	贵州
RA1	贵州
RA2	贵州
RA3	贵州
HSH1	贵州
HSH2	贵州
HSH3	贵州
KH1	贵州
KH2	贵州
KH3	贵州
YGL	海南
BB	海南
SW	海南
XZ	海南

（2）仪器试药

气相色谱仪（包括氢火焰离子化检测器、G4513A 16 位自动进样器）、电子分析天平（十万分之一）、超声波清洗器、紫外可见分光光度计。*l*-龙脑对照品（质量分数＞98%）、芦丁对照品（质量分数为 92.5%），其余试剂均为国产分析纯，H_2O 为蒸馏水。

2. 方法

（1）大田试验布置方法

2015 年 6 月，将 16 份种质的种子苗移栽到试验地。试验采用随机区组设计，3 次重复。每小区 10 m^2，移栽株行距为 1 m×1 m。

（2）测定方法

2015 年 12 月在艾纳香高含优良种质筛选指标的指导下对 16 份不同种质艾纳香分别选取 15 株，对其主要数量性状进行测定。在田间用直尺、卷尺、游标卡尺等工具对包括株高、主茎粗和叶片厚度等数量性状进行测定；在实验室用电子秤对鲜叶、枯叶、嫩枝和茎秆进行称量，用相机对事先采摘好的功能叶片拍照并用 Image-Pro Plus 6.0 软件对叶片的叶片面积、叶片周长、叶长、叶宽和叶柄长等数量性状进行测量，分别参考庞玉新等（2014）的方法对 *l*-龙脑和总黄酮含量 2 个数量性状进行测定。

（3）统计分析方法

采用 SPSS 16.0、DPS 7.05 中对相关数据进行方差分析，采用加权评分法对 16 份不同种质艾纳香的种子苗进行评价对比。

加权评分法：以植物学性状（株高、地径、叶片面积、叶长和叶宽）、产量性状（鲜叶重、生物产量、经济产量和经济系数）、品质性状（*l*-龙脑含量、总黄酮含量）共 3 个方面 11 个指标对艾纳香种质进行综合评价。结合生产实际和药效，按照各影响因素的重要程度设定各因素的权重系数，其中植物学性状占 20%，产量性状占 30%，品质性状占 50%。

公式如下：

$$综合总分=（植物学性状总分/X\times 0.2+产量性状总分/Y\times 0.3+品质性状总分/M\times 0.5）\times 100 \quad (3-2)$$

式中，X 为植物学性状总分最高分；Y 为产量性状总分最高分；M 为品质性状总分最高分。

3. 结果与分析

（1）艾纳香主要性状基本信息统计

①艾纳香植物学性状评价。在艾纳香种质资源描述和数据标准的指导下选出株高、地径、叶片面积、叶长和叶宽作为植物学性状评价选项，将株高、地径、叶片面积、叶长和叶宽的相关数据进行多重比较分析，结果见表 3-3-21。植物学性状部分的评分方法：在各项指标中选出均值最大的种质，记 10 分，其他则按照各项中最大均值与分数的比例与之均值相乘得到各项评分；把各项指标评分相加得出植物学性状部分的评分。见表 3-3-22。

表 3-3-21 不同种质艾纳香的植物学性状的多重比较

种质	株高/cm	地径/mm	叶片面积/cm^2	叶长/cm	叶宽/cm
XCY1	103.31±17.93fh	28.57±4.95abcde	91.42±13.83ab	25.74±1.88a	6.16±0.65cde
XCY2	108.67±12.03cdefgh	26.55±4.99cde	78.40±13.85cd	21.61±3.17 def	6.05±0.41de
XCY3	109.45±14.65bcdefgh	29.52±5.25abcde	95.62±14.59a	23.35±2.79bc	6.86±0.56ab
RA1	106.43±17.12 defgh	27.80±5.52bcde	78.19±11.19d	21.95±2.23cdef	6.18±0.47e
RA2	112.48±12.98abcdefgh	32.65±13.56a	79.14±18.71cd	21.80±2.15cdef	6.00±0.88e
RA3	112.09±13.97bcdefgh	25.15±3.42e	86.21±10.61abcd	23.75±1.7b	6.21±0.52cde
KH1	121.16±8.65ab	31.24±4.71abc	87.03±12.6abcd	23.32±2.37bc	6.44±0.5bcde
KH2	108.83±20.85bcdefgh	29.46±6.67abcde	92.39±14.69ab	22.30±2.12bcde	6.90±0.9a
KH3	104.43±27.80efgh	30.60±7.31abcd	89.41±8.42ab	23.64±1.38b	6.57±0.8bcd
HSH1	115.94±14.49abcdefg	28.66±5.41abcde	88.49±13.35abc	23.74±2.12b	6.21±0.61cde
HSH2	119.44±10.39abc	29.07±5.61abcde	83.20±12.04bcd	23.17±1.72bcd	6.25±0.69cde

（续）

种质	株高/cm	地径/mm	叶片面积/cm²	叶长/cm	叶宽/cm
HSH3	115.96±25.78abcdef	31.89±7.12ab	86.56±13.2abcd	23.25±2.51bc	6.51±0.63bcde
XZ	116.53±20.08abcde	26.01±4.78de	83.74±22.75bcd	21.99±2.02cde	6.68±1.42bc
SW	118.57±11.98abcd	28.84±4.62abcde	77.74±11.95d	20.41±1.81f	6.54±0.66bcd
BB	115.45±21.39abcdefgh	31.78±5.99ab	83.10±10.2bcd	21.21±1.63ef	6.60±0.55bc
YGL	124.59±12.43a	32.47±7.54ab	85.37±13.55bcd	22.49±2.51bcde	6.27±0.57cde

注：表中数值格式为平均值±标准差（$n=15$），同列数值后标有不同字母表示差异显著（$P<0.05$）。

表 3-3-22 不同种质艾纳香的植物学性状评分

种质	株高/cm	株高评分	地径/mm	地径评分	叶片面积/cm²	叶片面积评分	叶长/cm	叶长评分	叶宽/cm	叶宽评分	植物学性状总分
XCY1	103.31	8.29	28.57	8.75	91.42	9.56	25.74	10	6.16	8.93	45.53
XCY2	108.67	8.72	26.55	8.13	78.4	8.2	21.61	8.40	6.05	8.77	42.22
XCY3	109.45	8.78	29.52	9.04	95.62	10	23.35	9.07	6.86	9.94	46.83
RA1	106.43	8.54	27.8	8.51	78.19	8.18	21.95	8.53	6.18	8.96	42.72
RA2	112.48	9.03	32.65	10	79.14	8.28	21.8	8.47	6	8.7	44.48
RA3	112.09	8.99	25.15	7.7	86.21	9.02	23.75	9.23	6.21	9	43.94
KH1	121.16	9.72	31.24	9.57	87.03	9.1	23.32	9.06	6.44	9.33	46.78
KH2	108.83	8.74	29.46	9.02	92.39	9.66	22.3	8.66	6.9	10	46.08
KH3	104.43	8.38	30.6	9.37	89.41	9.35	23.64	9.18	6.57	9.52	45.8
HSH1	115.94	9.31	28.66	8.78	88.49	9.25	23.74	9.22	6.21	9	45.56
HSH2	119.44	9.59	29.07	8.9	83.2	8.7	23.17	9	6.25	9.06	45.25
HSH3	115.96	9.31	31.89	9.78	86.56	9.05	23.25	9.03	6.51	9.43	46.6
XZ	116.53	9.35	26.01	7.97	83.74	8.76	21.99	8.54	6.68	9.68	44.3
SW	118.57	9.52	28.84	8.83	77.74	8.13	20.41	7.93	6.54	9.48	43.89
BB	115.45	9.27	31.78	9.73	83.10	8.69	21.21	8.24	6.6	9.57	45.5
YGL	124.59	10	32.47	9.94	85.37	8.93	22.49	8.74	6.27	9.09	46.7

由表 3-3-21 的结果可知，不同种质艾纳香的株高、地径、叶片面积、叶长和叶宽之间都呈显著性差异（$P<0.05$），说明不同种质艾纳香之间的植物学性状存在显著性差异。

由表 3-3-22 的结果可知，植物学性状评分最高前 3 名是 XCY3、KH1、YGL，分数分别为 46.83、46.78、46.70。其他按照分数高低排名为 HSH3、KH2、KH3、HSH1、XCY1、BB、HSH2、RA2、XZ、RA3、SW、RA1、XCY2。

②艾纳香产量性状评价。艾纳香的提取是主要选取部位为在鲜叶片和嫩枝，参照《艾纳香种质资源描述和数据标准》，选出鲜叶重、生物产量、经济产量（鲜叶重+嫩枝重）和经济系数（经济产量/生物产量）作为艾纳香产量性状评价的选项，其多重比较分析结果见表 3-3-23；产量性状部分的评分方法为在各项指标中选出均值最大种质，记 10 分，其他则按照各项中最大均值与分数的比例与之均值相乘得到各项评分；把各项指标评分相加得出植产量性状部分的评分。结果见表 3-3-24。

表 3-3-23 不同种质艾纳香产量性状的多重比较

种质	鲜叶重/kg	生物产量/kg	经济产量/kg	经济系数
XCY1	0.47±0.17ef	1.12±0.44de	0.56±0.18b	0.52±0.005ab
XCY2	0.46±0.16f	1.07±0.4e	0.56±0.2b	0.53±0.040ab
XCY3	0.62±0.19bcde	1.29±0.42cde	0.75±0.24ab	0.57±0.057a
RA1	0.48±0.15ef	1.21±0.44cde	0.56±0.18b	0.47±0.045b
RA2	0.62±0.25bcdef	1.49±0.57bcd	0.77±0.31ab	0.51±0.052ab
RA3	0.55±0.16cdef	1.27±0.44cde	0.69±0.27ab	0.55±0.088ab
KH1	0.57±0.16bcdef	1.39±0.38bcde	0.69±0.20ab	0.50±0.047ab
KH2	0.49±0.18 def	1.07±0.42e	0.57±0.21b	0.54±0.082ab
KH3	0.63±0.29bcde	1.44±0.75bcde	0.77±0.38ab	0.56±0.085ab
HSH1	0.58±0.19bcdef	1.38±0.46bcde	0.71±0.24ab	0.51±0.045ab
HSH2	0.61±0.26bcdef	1.42±0.48bcde	0.72±0.31ab	0.51±0.065ab
HSH3	0.64±0.27bcd	1.41±0.56bcde	0.75±0.31ab	0.53±0.055ab
XZ	0.5±0.17def	1.35±0.56bcde	0.62±0.21b	0.48±0.071b
SW	0.62±0.18bcdef	1.42±0.37bcde	0.75±0.20ab	0.53±0.069ab
BB	0.72±0.23ab	1.71±0.58ab	0.88±0.28ab	0.52±0.062ab
YGL	0.85±0.24a	2.07±0.61a	1.04±0.27a	0.51±0.048ab

注：表中数值格式为平均值±标准差（$n=15$），同列数值后标有不同字母表示差异显著（$P<0.05$）。

表 3-3-24 不同种质艾纳香的产量性状评分

种质	鲜叶重/kg	鲜叶重评分	生物产量/kg	生物产量评分	经济产量/kg	经济产量评分	经济系数	经济系数评分	产量性状总分
XCY1	0.47	5.53	1.12	5.41	0.56	5.42	0.52	8.99	25.35
XCY2	0.46	5.41	1.07	5.17	0.56	5.39	0.53	9.16	25.13
XCY3	0.62	7.29	1.29	6.23	0.75	7.18	0.57	10	30.7
RA1	0.48	5.65	1.21	5.85	0.56	5.41	0.47	8.19	25.1
RA2	0.62	7.29	1.49	7.2	0.77	7.42	0.51	8.93	30.84
RA3	0.55	6.47	1.27	6.14	0.69	6.66	0.55	9.51	28.78
KH1	0.57	6.71	1.39	6.71	0.69	6.68	0.5	8.7	28.8
KH2	0.49	5.76	1.07	5.17	0.57	5.48	0.54	9.49	25.9
KH3	0.63	7.41	1.44	6.96	0.77	7.45	0.56	9.7	31.52
HSH1	0.58	6.82	1.38	6.67	0.71	6.8	0.51	8.89	29.18
HSH2	0.61	7.18	1.42	6.86	0.72	6.98	0.51	8.8	29.82
HSH3	0.64	7.53	1.41	6.81	0.75	7.27	0.53	9.28	30.89
XZ	0.5	5.88	1.35	6.52	0.62	5.99	0.48	8.31	26.7
SW	0.62	7.29	1.42	6.86	0.75	7.2	0.53	9.22	30.57
BB	0.72	8.47	1.71	8.26	0.88	8.48	0.52	9.08	34.29
YGL	0.85	10	2.07	10	1.04	10	0.51	8.87	38.87

由表 3-3-23 的结果可知，不同种质艾纳香的鲜叶重、生物产量、经济产量和经济系数之间都呈显著性差异（$P<0.05$），说明不同种质艾纳香之间的产量性状存在显著性差异。

由表 3-3-24 的结果可知，产量性状评分中 30 分以上的有 7 份种质，从高分到低分排名分别是 YGL、BB、KH3、HSH3、RA2、XCY3、SW。其余的都低于 30 分。

③艾纳香品质性状评价。艾纳香的主要化学成分为 *l*-龙脑和总黄酮，不同种质艾纳香的 *l*-龙脑含量和总黄酮含量的多重比较分析结果见表 3-3-25。品质性状部分的评分方法：在各项指标中选出均值最大的种质，记 10 分，其他则按照各项中最大均值与分数的比例与之均值相乘得到各项评分；把各项指标评分相加得出品质性状部分的评分。结果见表 3-3-26。

表 3-3-25　不同种质艾纳香主要化学成分含量的多重比较

种质	*l*-龙脑/（mg/g）	总黄酮/（mg/g）
XCY1	9.27±3.17bc	125.58±56.31ab
XCY2	7.2±3.08efg	77.80±31.96ef
XCY3	7.65±2.25 def	87.29±38.41cdef
RA1	10.42±2.07ab	95.91±40.28bcde
RA2	8.58±1.6cde	148.19±28.73a
RA3	9.7±2.62abc	107.42±45.21bcde
KH1	9.15±1.68bcd	97.56±45.39bcde
KH2	5.91±2.62gh	116.90±29.77bc
KH3	7.36±1.48efg	104.90±43.89bcde
HSH1	10.07±1.92abc	106.45±47.13bcde
HSH2	11.18±1.61a	111.94±50.95bcd
HSH3	8.53±3.32cde	82.50±38.94 def
XZ	5.39±1.14 h	58.36±27.82f
SW	6.50±1.51fgh	98.41±51.31bcde
BB	7.09±1.45efg	100.93±43.11bcde
YGL	6.01±1.83gh	90.07±41.64cde

注：表中数值格式为平均值±标准差（$n=15$），同列数值后标有不同字母表示差异显著（$P<0.05$）。

表 3-3-26　不同种质艾纳香的品质性状评分

种质	总黄酮含量均值/（mg/g）	总黄酮含量评分	*l*-龙脑含量均值/（mg/g）	*l*-龙脑含量评分	品质性状总分
XCY1	125.58	8.47	9.27	8.29	16.77
XCY2	77.80	5.25	7.20	6.44	11.69
XCY3	87.29	5.89	7.65	6.84	12.73
RA1	95.91	6.47	10.42	9.32	15.79
RA2	148.19	10.00	8.58	7.67	17.67
RA3	107.42	7.25	9.70	8.68	15.93
KH1	97.56	6.58	9.15	8.18	14.77
KH2	116.90	7.89	5.91	5.29	13.17
KH3	104.90	7.08	7.36	6.58	13.66
HSH1	106.45	7.18	10.07	9.01	16.19
HSH2	111.94	7.55	11.18	10.00	17.55
HSH3	82.50	5.57	8.53	7.63	13.20
XZ	58.36	3.94	5.39	4.82	8.76
SW	98.41	6.64	6.50	5.81	12.45
BB	100.93	6.81	7.09	6.34	13.15
YGL	90.07	6.08	6.01	5.38	11.45

由表 3-3-25 可知，不同种质艾纳香的 l-龙脑含量和总黄酮含量都呈显著性差异（$P<0.05$）。

由表 3-3-26 可知，品质性状评分中有 6 份种质高于 15 分，从高分到低分排名分别是 RA2、HSH2、XCY1、HSH1、RA3、RA1。其余的评分都低于 15 分。

（2）艾纳香种质资源综合评价

在艾纳香种质资源综合评价中，以农作物和园艺作物种质评比方法作为参照，分清植物学性状、产量性状和品质性状在艾纳香实际生产中的重要性，设置各项指标的权重，并综合计算评分，评分方法参照 2.3。结果见表 3-3-27。

表 3-3-27 不同种质艾纳香综合评分

种质	植物学性状总分	植物学性状评分	产量性状总分	产量性状评分	品质性状总分	品质性状评分	综合评分
XCY1	45.53	0.194	25.35	0.196	16.77	0.475	84.46
XCY2	42.22	0.18	25.13	0.194	11.69	0.335	70.51
XCY3	46.83	0.2	30.7	0.237	12.73	0.36	79.72
RA1	42.72	0.182	25.1	0.194	15.79	0.447	82.3
RA2	44.48	0.189	30.84	0.238	17.67	0.5	92.8
RA3	43.94	0.188	28.78	0.222	15.93	0.451	86.1
KH1	46.78	0.199	28.8	0.222	14.77	0.418	84
KH2	46.08	0.197	25.9	0.2	13.17	0.373	76.94
KH3	45.8	0.196	31.52	0.243	13.66	0.387	82.54
HSH1	45.56	0.195	29.18	0.225	16.19	0.458	87.79
HSH2	45.25	0.193	29.82	0.23	17.55	0.497	92
HSH3	46.6	0.199	30.89	0.238	13.2	0.374	81.09
XZ	44.3	0.189	26.7	0.206	8.76	0.248	64.31
SW	43.89	0.187	30.57	0.236	12.45	0.352	77.57
BB	45.5	0.194	34.29	0.265	13.15	0.372	83.11
YGL	46.7	0.199	38.87	0.3	11.45	0.324	82.34

由表 3-3-27 的结果可知，综合评分 90 分以上的有 2 份种质，以分数从高到低依次排分别是 RA2、HSH2；综合评分 80～90 分的有 9 份种质，以分数从高到低依次排分别是 HSH1、RA3、XCY1、KH1、BB、KH3、YGL、RA1、HSH3；其余的都低于 80 分。

把 16 份种质分类，综合评分在 90 以上为优秀种质，85～90 分的为良好种质，85 分以下的为一般种质（表 3-3-28）。

表 3-3-28 16 份不同种质艾纳香的等级分类

等级分类	种质
优秀种质	RA2、HSH2
良好种质	HSH1、RA3
一般种质	XCY1、XCY2、XCY3、RA1、KH1、KH2、KH3、HSH3、XZ、SW、BB、YGL

（3）艾纳香优良单株初选

由于不同种质来源于种子苗，其分离较严重，在此基础上进一步对 4 份优良种质共 60 个单株进行再评价筛选。对 4 份优良种质各自的 15 个种子苗分别进行命名。以 l-龙脑含量和鲜叶重作为筛选指标，采用加权评分法评选，l-龙脑含量和鲜叶重的权重分别为 60%和 40%，公式参照式（3-2），结果见表 3-3-29。

表 3-3-29　艾纳香优良单株的综合评分

种质	鲜叶重/kg	鲜叶重评分	*l*-龙脑含量/（mg/g）	*l*-龙脑含量评分	综合评分
RA2-1	0.45	0.15	9.78	0.39	54.26
RA2-2	0.79	0.26	7.37	0.30	55.79
RA3-3	0.74	0.24	8.40	0.34	58.29
RA2-4	0.56	0.19	7.65	0.31	49.32
RA2-5	0.59	0.20	10.34	0.42	61.14
RA2-6	0.35	0.12	10.98	0.44	55.79
RA2-7	0.48	0.16	7.66	0.31	46.71
RA2-8	0.95	0.31	9.19	0.37	68.41
RA2-9	1.12	0.37	5.98	0.24	61.11
RA2-10	0.69	0.23	10.74	0.43	66.06
RA2-11	0.91	0.30	5.59	0.23	52.59
RA2-12	0.26	0.09	7.91	0.32	40.45
RA2-13	0.64	0.21	8.92	0.36	57.08
RA2-14	0.51	0.17	8.64	0.35	51.65
RA2-15	0.35	0.12	9.61	0.39	50.27
HSH2-1	0.59	0.20	10.25	0.41	60.78
HSH2-2	0.49	0.16	12.85	0.52	67.94
HSH2-3	0.41	0.14	12.72	0.51	64.78
HSH2-4	0.60	0.20	13.27	0.53	73.27
HSH2-5	0.55	0.18	11.64	0.47	65.05
HSH2-6	0.98	0.32	10.35	0.42	74.07
HSH2-7	0.64	0.21	13.67	0.55	76.20
HSH2-8	1.21	0.40	10.06	0.41	80.51
HSH2-9	0.39	0.13	8.49	0.34	47.08
HSH2-10	0.53	0.18	10.59	0.43	60.16
HSH2-11	0.52	0.17	10.22	0.41	58.34
HSH2-12	0.47	0.16	9.11	0.37	52.22
HSH2-13	0.63	0.21	12.70	0.51	71.97
HSH2-14	0.54	0.18	12.01	0.48	66.21
HSH2-15	0.38	0.13	9.76	0.39	51.86
HSH1-1	0.59	0.20	8.39	0.34	53.29
HSH1-2	0.87	0.29	10.48	0.42	70.96
HSH1-3	0.67	0.22	9.39	0.38	59.96
HSH1-4	0.88	0.29	9.71	0.39	68.19
HSH1-5	0.64	0.21	10.99	0.44	65.41
HSH1-6	0.64	0.21	13.81	0.56	76.77
HSH1-7	0.37	0.12	12.86	0.52	64.02

（续）

种质	鲜叶重/kg	鲜叶重评分	l-龙脑含量/（mg/g）	l-龙脑含量评分	综合评分
HSH1 - 8	0.63	0.21	11.06	0.45	65.36
HSH1 - 9	0.42	0.14	12.41	0.50	63.86
HSH1 - 10	0.96	0.32	8.12	0.33	64.43
HSH1 - 11	0.45	0.15	9.97	0.40	55.02
HSH1 - 12	0.39	0.13	10.29	0.41	54.33
HSH1 - 13	0.44	0.15	8.04	0.32	46.92
HSH1 - 14	0.37	0.12	8.02	0.32	44.53
HSH1 - 15	0.48	0.16	7.43	0.30	45.62
RA3 - 1	0.40	0.13	8.49	0.34	47.41
RA3 - 2	0.49	0.16	14.90	0.60	76.20
RA3 - 3	0.66	0.22	6.10	0.25	46.38
RA3 - 4	0.68	0.22	6.61	0.27	49.10
RA3 - 5	0.58	0.19	10.13	0.41	59.97
RA3 - 6	0.39	0.13	12.92	0.52	64.92
RA3 - 7	0.83	0.27	9.25	0.37	64.69
RA3 - 8	0.31	0.10	10.11	0.41	50.96
RA3 - 9	0.53	0.18	10.49	0.42	59.76
RA3 - 10	0.53	0.18	8.35	0.34	51.14
RA3 - 11	0.51	0.17	9.68	0.39	55.84
RA3 - 12	0.73	0.24	9.63	0.39	62.91
RA3 - 13	0.78	0.26	7.29	0.29	55.14
RA3 - 14	0.34	0.11	8.98	0.36	47.40
RA3 - 15	0.46	0.15	10.54	0.42	57.65

由表 3 - 3 - 30 结果可知，综合评分 70 分以上的有 HSH2 - 8、HSH2 - 4、HSH2 - 6、HSH2 - 7、HSH2 - 13、HSH1 - 2、RA3 - 2、RA3 - 6。这 8 份种质为本实验筛选出来的艾纳香优良单株。8 份艾纳香单株的相关数据见表 3 - 3 - 30。

表 3 - 3 - 30　艾纳香优良单株

种质	鲜叶重/kg	l-龙脑含量/（mg/g）	综合评分
HSH2 - 8	1.21	10.06	80.51
HSH2 - 4	0.64	13.81	76.77
HSH2 - 6	0.64	13.67	76.20
HSH2 - 7	0.49	14.90	76.20
HSH2 - 13	0.98	10.35	74.07

（续）

种质	鲜叶重/kg	*l*-龙脑含量/（mg/g）	综合评分
HSH1-2	0.60	13.27	73.27
RA3-2	0.63	12.70	71.97
RA3-6	0.87	10.48	70.96

4. 结论

把 16 份不同种质艾纳香的株高、地径、叶片面积、叶长、叶宽、鲜叶重、生物产量、经济产量、经济系数、总黄酮含量和 *l*-龙脑含量的相关数据进行方差分析，结果发现不同种质艾纳香在株高、地径、叶片面积、叶长、叶宽、鲜叶重、生物产量、经济产量、经济系数、总黄酮含量和 *l*-龙脑含量都存在显著性差异（$P<0.05$），说明其中选择空间潜力大，有利于艾纳香优良种质筛选；并运用加权评分方法从 16 份不同种质艾纳香中筛选出 RA2、HSH2、HSH1 和 RA3 共 4 份优良种质，再从 4 份优良种质的 60 株种子苗中筛选出艾纳香优良单株：HSH2-8、HSH2-4、HSH2-6、HSH2-7、HSH2-13、HSH1-2、RA3-2、RA3-6。

（二）艾纳香分株苗 *l*-龙脑稳定性及其优良单株筛选

近年来，随着中药艾片市场需求量增长，艾纳香人工种植面积增至近 10 万亩。由于艾纳香具有克隆生长习性，生产上通常以艾粉含量高的分株苗进行扩繁种植，然而作为艾纳香主要成分的 *l*-龙脑含量受遗传和环境双重影响。基于此，本研究以 10 个不同种质艾纳香为母株，建立其分株苗无性系，并分别盆栽至 3 个来源的土壤中，探讨艾纳香母株与分株苗之间 *l*-龙脑含量的稳定性，并对优良单株进行初选，以期为艾纳香品种选育和分株扩繁提供材料和依据。

1. 材料与仪器试药

（1）材料

试验材料 依据 *l*-龙脑含量，于 2013 年 12 月从海南儋州市基地的 100 个 1 年生单株艾纳香中筛选标记 10 株作为母株；2014 年 9—10 月分别从 10 个母株上挖取 9 株分株苗进行盆栽，共 3 种土壤（澄迈县、儋州市和临高县），每种土壤移栽 3 株。

（2）仪器试药

气相色谱仪、氢火焰离子化检测器（FID）、安捷伦 G4513A 16 位自动进样器、电子分析天平（$1/1\times10^5$）、超声仪，*l*-龙脑对照品（纯度>98%）、水杨酸甲酯、乙酸乙酯等试剂均为分析纯。

2. 方法

（1）*l*-龙脑含量测定方法

分别于 2014 年 8 月和 2015 年 7 月对母株和分株苗无性系中 *l*-龙脑含量进行测定。参照参考庞玉新等（2014）的方法对 *l*-龙脑含量进行测定。

（2）统计分析方法

应用 SPSS 16.0 对母株和分株苗无性系 *l*-龙脑含量进行相关分析；采用 DPS 7.55 分析种质和土壤及其互作效应；参照公式（3-3）对分株苗无性系的广义遗传力（重复力）进行估算；应用 Origin 8.5 进行相关绘图。

$$广义遗传力\ H=(MS_{种质间}-MS_{种质内})/MS_{种质间} \qquad (3-3)$$

式中，$MS_{种质间}$代表艾纳香分株苗无性系间的方差，$MS_{种质内}$代表艾纳香分株苗无性系内的方差。

3. 结果与分析

（1）艾纳香母株与分株苗的 *l*-龙脑含量

从图 3-3-2 可知，不同母株及不同分株苗无性系间 *l*-龙脑含量均存在一定差异，但分株苗无性系间与母株间的差异总体趋势一致，即母株 l-龙脑含量高，其分株苗无性系 l-龙脑含量亦高，从箱式图可知，除 C33 和 C13 外，其他分株苗无性系内 l-龙脑含量总体变异较小。

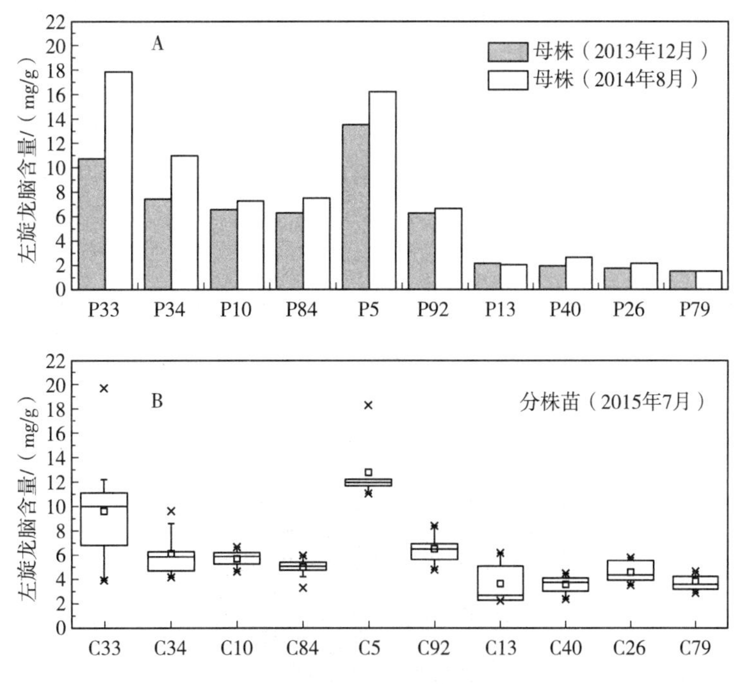

图 3－3－2　艾纳香母株和分株苗 l-龙脑含量变异比较

注：A 为 10 个母株 2 个时间（2013 年 12 月和 2014 年 8 月）l-龙脑含量测定结果柱形图，B 为 10 个分株苗无性系（每个无性系 9 株）l-龙脑含量 2015 年 7 月测定结果箱式图。

（2）艾纳香母株与分株苗 l-龙脑相关性

对艾纳香分株苗分别与母株两个时期的 l-龙脑含量进行相关分析表明（图 3－3－3），分株苗与母株两个时期的 l-龙脑含量间均存在极显著正相关关系（$P<0.01$），母株与分株苗间 l-龙脑含量变化趋势一致，进一步说明高含量母株的分株苗无性系 l-龙脑含量亦高。

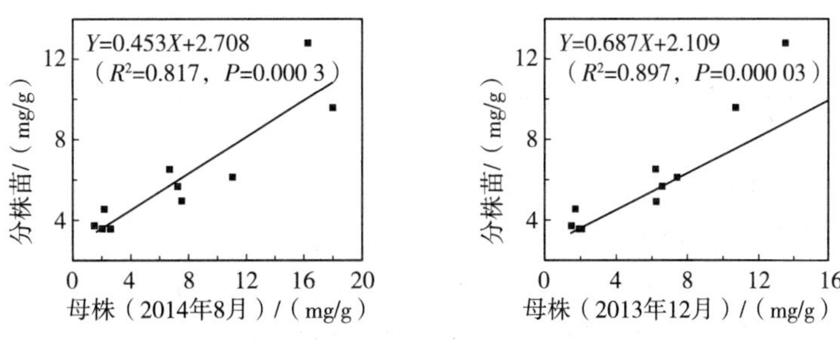

图 3－3－3　艾纳香母株与分株苗 l-龙脑含量相关分析

（3）艾纳香 l-龙脑遗传稳定性

从表 3－3－31 看出，种质、土壤及其互作效应对艾纳香 l-龙脑含量影响不同，种质对艾纳香的 l-龙脑含量的影响显著（$P<0.05$），土壤、种质与土壤互作的影响则不明显（$P>0.05$），在各因素占总变异平方和的百分比图中（图 3－3－4），种质所占比例也为最高，达到 69.65%，3 种土壤种植的 l-龙脑广义遗传力分别是 0.871 9、0.927 5 和 0.871 7（表 3－3－32），说明种质对分株苗无性系 l-龙脑含量影响最大，即 l-龙脑的变异主要由遗传因素决定。

表 3-3-31　种质和土壤对艾纳香 l-龙脑含量影响方差分析表

变异来源	自由度（DF）	离均差平方和（SS）	均方（MS）	统计量（F）	P 值
土壤内区组	6	33.071 7	5.511 9	1.713 2	0.135 6
土壤	2	4.666 2	2.333 1	0.725 2	0.488 9
种质	9	713.455 8	79.272 9	24.639 9	0.000 1
种质×土壤	18	99.358 6	5.519 9	1.715 7	0.065 0
误差	54	173.731 9	3.217 3		
总变异	89	1 024.284 1			

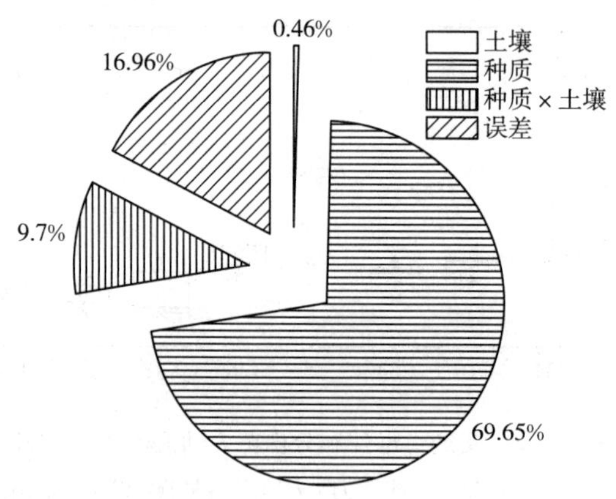

图 3-3-4　处理与交互作用内各因素所占平方和比例

表 3-3-32　三种土壤下 l-龙脑的广义遗传力分析（重复力）

变异来源	自由度（DF）	均方（MS）		
		澄迈县	儋州市	临高县
种质间（c）	9	32.545**	22.205**	35.562**
种质内（r）	20	4.170	1.609	4.561
广义遗传力（重复力）		0.871 9	0.927 5	0.871 7

注：** 表示差异极显著（P<0.01）。

（4）艾纳香优良单株初选

由 10 个不同分株苗无性系 90 个单株的 l-龙脑含量分布图可知（图 3-3-5），含量在 2～8 mg/g 的占 80%，含量在 8～14 mg/g 的占 16.7%，大于 14 mg/g 的仅有 3 株（3.3%），分别为C33-3、C5-1 和 C5-4。综合上面分析，这 3 份材料可作为优良单株继续扩繁进行后续比较研究。

4. 结论

艾纳香母株与分株苗 l-龙脑含量稳定性直接关系其药材的质量。研究结果表明，一方面，不同分株苗 l-龙脑含量无性系间和无性系内存在变异，但各母株与其分株苗无性系间 l-龙脑含量较一致，即 l-龙脑含量高的母株其分株含量也高，母株与分株苗无性系 l-龙脑含量的相关性极显著（P<0.01）。另一方面，种质、土壤及其互作效应对艾纳香主要药用成分 l-龙脑含量影响中，种质占总变异平方和的百分比达 69.65%，同时 3 种土壤种植的艾纳香 l-龙脑的广义遗传力>0.8，表明遗传因素对艾纳香的 l-龙脑含量起决定作用，艾纳香分株苗作为人工种植的苗源能保证艾纳香药材质

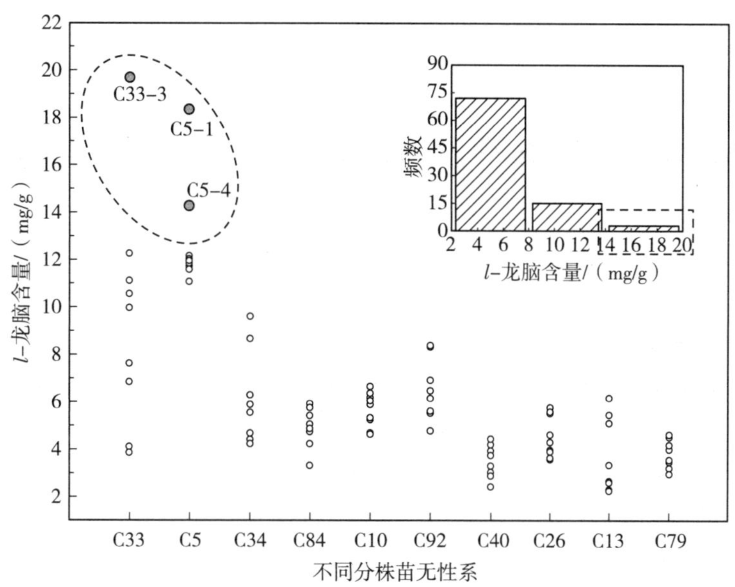

图 3-3-5　不同分株苗无性系单株（90 个）l-龙脑含量分布

注：右上角图为总体频数分布，虚线标注部分是含量最高的 3 株。

量的稳定性；10 个不同分株苗无性系中，C33-3、C5-1 和 C5-4 的 l-龙脑含量较高，均大于 14 mg/g，可作为优良单株扩繁优良株系，选育艾纳香优良品种；环境对艾纳香分株苗 l-龙脑含量的影响仅分析了土壤条件，未包括气候、水分等因素对药用成分的影响。因此，今后应进一步在整个产区基础上开展多年、多点的对比试验，更好地了解遗传和环境因素对艾纳香 l-龙脑含量的影响，为优良品系的繁育及推广提供科学依据。

参 考 文 献

陈策，于福来，庞玉新，等，2016. 艾纳香分株苗左旋龙脑稳定性及其优良单株筛选［J］. 贵州农业科学，44（5）：124-126.

陈晓鹭，庞玉新，刘立伟，等，2016. 一种辅助评估艾纳香质量的便携装置及快速评估艾纳香质量的方法：CN105466931A［P］. 2016-04-06.

胡璇，王鸿发，于福来，等，2021. 基于指纹图谱和多成分含量测定的艾纳香药材质量评价［J］. 中草药，52（12）：3679-3688.

刘刚，刘育辰，魏寒梅，等，2017. 苗药艾纳香糖类成分的含量测定［J］. 中国中医药现代远程教育，15（4）：135-137.

罗夫来，吴垒，谢丙质，等，2016. 艾纳香主要形态指标比较及其相互关系研究［J］. 中药材，39（3）：463-468.

庞玉新，黄梅，于福来，等，2014. 黔琼产艾纳香中主要化学成分含量差异分析［J］. 广东药学院学报，30（4）：448-452.

孙懂华，张影波，庞玉新，等，2016. 基于 GC 指纹图谱及聚类分析评价黔琼产艾纳香质量［J］. 中国现代中药，18（4）：435-439，447.

肖永锋，黄梅，于福来，等，2021. 艾纳香种质资源表型性状遗传多样性分析［J］. 福建农业学报，36（2）：157-167.

于福来，黄梅，庞玉新，等，2014. 栽培艾纳香单株左旋龙脑和总黄酮含量变异分析［J］. 中国现代中药，16（8）：640-644.

Yu F L，Na Z，Wu Z S，et al.，2017. NIR Rapid Assessments of Blumea balsamifera（Ai-na-xiang）in China［J］. Molecules，22（10）：1730.

第四章　艾纳香药材规范化生产技术研究

艾纳香是提取天然冰片（艾片）的重要来源植物，目前已被广泛应用于药品、食品和日化品等领域。近年来，由于对艾纳香原料需求量猛增，导致野生药材资源已不能满足市场需求，人工种植是解决艾纳香资源短缺问题的有效途径。艾纳香种植技术相对落后，栽培艾纳香中 *l*-龙脑和总黄酮等有效成分含量显著低于野生资源，药材产量和质量低下一直是限制艾纳香产业化发展的主要技术瓶颈。经过研究人员多年的努力，艾纳香栽培技术现已取得一定进展。本章就艾纳香药材规范化生产技术涉及的种苗繁育技术、种植技术、营养调控技术、采收和初加工技术等研究进行系统整理，为实现艾纳香的优质、高产提供技术支撑，为艾纳香示范推广奠定基础。

第一节　艾纳香种苗繁育技术研究

一、艾纳香种苗扦插繁育技术研究

（一）不同因素对艾纳香扦插生根的影响

艾纳香生产上以种子繁殖和分根繁殖为主，有性繁殖出苗率低，且后代无法保持亲本的优良遗传特性；分根繁殖繁殖系数较低，不易规模化推广。而扦插繁殖由于其具有操作简单，在短时间内可繁殖大量优质苗木等特点，能在一定程度上避免以上问题。因此，本研究以 4 年生艾纳香插条为扦插材料，对其进行系统的扦插繁殖研究，明确不同基质、扦插部位及生长调节剂对艾纳香扦插生根的影响，构建艾纳香扦插繁殖体系，以加快艾纳香优良品种选育进程，保证优良性状的稳定遗传，推动艾纳香产业的发展。

1. 材料与仪器试药

（1）材料

扦插材料均来自海南省儋州市的农业农村部儋州热带药用植物种质资源圃的艾纳香种植区。采集 4 年生艾纳香植株生长健壮的营养枝制备插条。插条长度为 12 cm 左右，上端平剪，下端斜剪。将剪好的插条放在 1 000 倍多菌灵溶液中消毒 15 min 后进行后续处理。试验使用 4 种基质，基质 1，河沙；基质 2，河沙：蛭石为 1：1；基质 3，泥炭土：河沙为 1：1；基质 4，河沙：泥炭土：蛭石为 1：1：1。基质 2～4 均为体积比。扦插前 3 d 对基质进行翻晒，装入穴盘中，并用 1 000 倍多菌灵溶液对基质进行消毒处理。

（2）仪器试药

生长调节剂：萘乙酸（NAA）、吲哚丁酸钾盐（K－IBA）、生根粉（ABT）、吲哚-3-乙酸（IAA）。

2. 方法

（1）不同基质对插条生根的影响

选用 4 年生实生苗当年萌发的中等木质化枝条，在 500 mg/L 的 NAA 中速蘸 10 s，于 4 种基质中扦插，每个处理组 35 支插条，重复 3 次。

(2) 不同扦插部位对插条生根的影响

分别选取4年生实生苗当年萌发的木质化程度较高、较硬的枝条(下部),木质化程度中等、略微硬的枝条(中部),半木质化程度、较软的枝条(上部)做插条,在500 mg/L的NAA中速蘸10 s,以基质4为基质进行扦插,每个处理组35支插条,重复3次。

(3) 不同生长调节剂对插条生根的影响

选用4年生实生苗当年萌发的中等木质化的枝条,以基质4为基质,将插条基部在浓度为500 mg/L的NAA、K-IBA、ABT、IAA这4种植物生长调节剂中分别速蘸10 s后扦插,同时以清水为对照(CK),每个处理组35支插条,重复3次。

(4) 数据采集及统计分析

扦插75 d后,调查不同处理组插条的生根率、平均生根数、平均根长、最长根长及根系效果指数(根系效果指数=平均根长×平均生根数量/总插条数)。采用Microsoft Excel 2010软件进行数据处理,采用SPSS 21.0软件进行方差分析。

3. 结果与分析

(1) 不同基质对艾纳香扦插生根的影响

从表4-1-1可知,生根率以基质3最高,与基质1和基质2差异显著,基质4次之,基质2的生根率最低。平均生根数以基质2最多,基质4次之,基质3最少,4种基质间差异均不显著。平均根长以基质4最长,基质3次之,两者间差异不显著,但均与基质1差异显著。最长根长以基质4最长,基质1最短,两者间差异显著。根系效果指数以基质4最高,基质1最低,两者间差异显著。综合考虑各指标情况,基质3的生根率最高,虽平均生根数、平均根长、最长根长及根系效果指数稍低于基质4,但两者间无显著差异。

表4-1-1 不同基质种类的艾纳香扦插生根效果

基质		生根率/%	平均生根数/条	根长/cm		根系效果指数
				平均	最长	
基质1	河沙	20.84±5.89b	29.44±6.74a	2.04±0.31b	5.53±0.65b	2.45±0.44b
基质2	河沙:蛭石=1:1	12.50±5.90b	36.13±3.71a	4.25±1.35a	13.30±7.99a	6.49±2.69a
基质3	泥炭土:河沙=1:1	40.28±12.03a	27.68±1.47a	4.47±0.76a	13.24±1.84a	5.14±0.81a
基质4	河沙:泥炭土:蛭石=1:1:1	26.39±8.67ab	34.50±6.36a	4.99±0.19a	15.16±3.07a	7.02±1.26a

注:表中同列数值后标有不同小写字母表示差异显著($P<0.05$)。

(2) 不同部位插条对艾纳香扦插生根的影响

从表4-1-2可知,下部枝条扦插的生根率最高,中部枝条次之,上部枝条最低,三者间差异显著。平均生根数以下部枝条最多,且与中部和上部枝条差异显著。平均根长以中部枝条最长,上部次之,三者间差异均不显著。最长根长及根系效果指数均以下部枝条最大,分别为12.64和7.16。综合各指标情况,以下部枝条扦插最好。

表4-1-2 不同部位插条的艾纳香扦插生根情况

扦插部位	生根率/%	平均生根数/条	根长/cm		根系效果指数
			平均	最长	
下部枝条	47.62±1.65a	58.76±11.92a	4.27±0.55a	12.64±1.08a	7.16±1.72a
中部枝条	20.00±7.56b	42.39±1.14b	4.88±0.65a	11.53±1.23a	5.90±0.66a
上部枝条	5.72±4.04c	42.00±1.41b	4.75±0.25a	11.20±0.99a	5.70±0.49a

注:表中同列数值后标有不同小写字母表示差异显著($P<0.05$)。

(3) 不同生长调节剂对艾纳香扦插生根的影响

从表 4-1-3 可知，在生长调节剂浓度均为 500 mg/L 时，生根率以 NAA 处理组最高，且与其他生长调节剂及 CK 差异显著，其他处理组间均无显著差异。平均生根数以 ABT 处理组最高，NAA 处理组次之，两者间无显著差异，但两者与其他生长调节剂及 CK 差异显著。平均根长以 K-IBA 处理组最长，与其他生长调节剂及 CK 间差异显著；NAA 处理组次之，且其与 IAA 处理组差异显著，与 ABT 处理组和 CK 无显著差异。最长根长以 ABT 处理组最长，与其他生长调节剂及 CK 间差异显著；K-IBA 处理组次之，与 NAA 处理组无显著差异，与除 NAA 以外的其他生长调节剂及 CK 差异显著。根系效果指数以 NAA 处理组最高，ABT 处理组次之，二者间无显著差异，均显著高于 K-IBA 处理组、IAA 处理组和 CK。综合各因素，以 NAA 处理组的扦插效果最好。

表 4-1-3　不同生长调节剂的艾纳香扦插生根情况

生长调节剂	生根率/%	平均生根数/条	根长/cm		根系效果指数
			平均	最长	
NAA	43.81±15.74a	21.52±4.88a	4.45±0.61b	11.52±1.17bc	2.68±0.26a
K-IBA	18.10±4.36b	9.61±1.27bc	5.85±0.47a	13.13±0.70b	1.61±0.23b
ABT	7.14±2.02b	22.00±2.83a	4.23±0.16b	17.80±3.11a	2.67±0.45a
IAA	8.57±0.00b	2.84±0.23c	2.50±0.33c	4.02±0.12 d	0.20±0.01c
CK	7.62±1.65b	13.17±4.65b	3.78±0.09b	9.88±1.78c	1.43±0.53b

注：表中同列数值后标有不同小写字母表示差异显著（$P<0.05$）。

4. 结论

艾纳香扦插时，需选取木质化程度最高的下部枝条，以泥炭土∶河沙为 1∶1 的基质生根效果较好；在生长调节剂浓度均为 500 mg/L 时，NAA 处理组的插条生根效果较好。下部枝条的生根率（47.62%）和生根数（58.76 条）显著高于中部及上部枝条。采用速蘸方式对插条进行生长调节剂处理，生根率除 NAA 较高外（42.81%），经过生长调节剂 K-IBA、ABT 和 IAA 处理的生根率均不高。

（二）艾纳香插条不定根发生与发育的解剖学观察

长期以来，艾纳香种植技术落后，优良品种缺乏，其中优良种质扩繁是难点。扦插繁殖操作简单，在短时间内可繁殖大量优质苗木，常被用于种质扩繁。前人研究发现基质、外源激素及扦插部位等对艾纳香扦插成活率均有一定影响。除此之外，从解剖学角度出发，皮层中有环状或多层厚壁组织时，或者缺乏潜在根原基时，则生根较难；反之，则生根较易。因此，研究植物扦插生根的形态特征和解剖特性，可以揭示扦插生根的本质。基于此，本研究从解剖学角度明确艾纳香不定根发生及发育对提高艾纳香扦插苗成活率的重要影响，为艾纳香插条生根机制的研究提供解剖学证据，从而为提高扦插生根率提供理论依据。

1. 材料与仪器试药

(1) 材料

试验材料选自海南省儋州市农业农村部儋州热带药用植物种质资源圃的 4 年生艾纳香植株。

(2) 仪器试药

HistoCore AUTOCUT 硬组织切片机、钨钢切片刀、生物组织摊片机、GFL-230 烤箱、载玻片、Nikon Eclipse E100 正置光学显微镜、Nikon DS-U3 成像系统。

番红固绿（植物）染液、无水乙醇、二甲苯、中性树胶、过氧化苯甲酰、甲基丙烯酸甲酯、过氧化苯甲酰、乙二醇乙醚乙酸酯。

2. 方法

选取 4 年生艾纳香实生苗当年萌发的健壮、无虫害营养枝下部枝条制备插条，插条长度 12 cm 左右，上端平剪，下端斜剪。将剪好的枝条放在 1 000 倍多菌灵溶液中消毒 15 min，在浓度为 500 mg/L 的 NAA 溶液中速蘸 10 s 后扦插。分别于扦插第 0、7、14、21、28、35、42 天随机选取 5～8 枝，直至不定根产生，进行外部形态观察和解剖学观测。将用于解剖观察的插条冲洗干净，从插条基部切取约 2.0 cm 长的穗段，进行硬组织切片（固定→脱水→浸塑→包埋→切片→脱塑→番红染色→脱色→固绿染色→透明封片），显微镜镜检，并进行图像采集分析。

3. 结果与分析

（1）艾纳香扦插生根过程插条的外部形态观察

从扦插到形成不定根需要约 35 d。由图 4-1-1 可知，艾纳香 4 年生木质化插条表皮呈黄褐色，韧皮部呈绿色（图 4-1-1A）。扦插 14 d 后，插条皮部的皮孔开始膨大，形成许多米粒状突起（图 4-1-1B）。约 35 d 后，极少部分的插条切面出现愈伤组织（图 4-1-1C），且插条皮部突起的顶端绽开，陆续长出白色晶莹的不定根（图 4-1-1D）。扦插 42 d 后，插条开始大量生根，且根部快速生长，长出侧根，插条上端萌发出的叶片也开始快速长大（图 4-1-1E、F）。从外部形态上看，不定根基本从插条皮部生出。因此，艾纳香扦插的生根类型为皮部生根型。

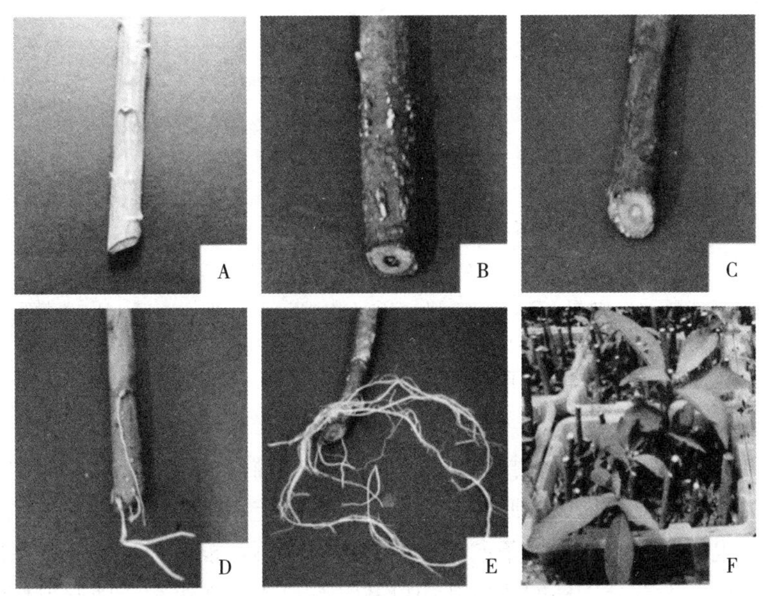

图 4-1-1　艾纳香插条生根过程外部形态

A. 扦插前插条基部形态　B. 插条皮部膨大　C. 愈伤组织形成　D. 插条生根　E. 侧根形成　F. 侧根形成

（2）艾纳香扦插生根过程中组织结构变化

①扦插前插条的解剖构造。观察艾纳香木质化枝条的横切面（图 4-1-2A、B）可知，艾纳香茎由外向内依次为：表皮、皮层、维管柱。表皮位于最外层，细胞呈长方形且排列紧密，主要起保护作用。皮层则由多层薄壁细胞组成，细胞较大，呈长方形至椭圆形。皮层以内为维管柱，由韧皮部、形成层、木质部和髓组成，木质部有明显的导管和辐射状的木射线。枝条中心部分是髓部，由较多体积较大的薄壁细胞组成。髓射线由薄壁细胞构成，起源于髓部，与木射线相连。木射线和髓射线一起贯穿木质部与韧皮部，连接髓与皮层，有横向运输作用。大量的切片观察表明，扦插前在艾纳香插条的皮层、韧皮部、形成层、木质部等各部位均未发现潜在根原基的存在，根原基应该是在扦插后诱导分化而来的，属于诱导生根型。

②扦插后插条的解剖结构变化及不定根的发生发育。艾纳香扦插不定根的形成主要经历了根原基

形成和不定根产生。扦插 14 d 后，维管形成层与木射线交叉处的细胞恢复分生能力，恢复分生能力的细胞胞质变浓，核质增加，分裂形成的一团细胞核较大、排列更为紧密、与周围细胞有明显区别的薄壁细胞。薄壁细胞又不断分裂，分化出细胞核较大、胞质较浓、染成红色的不定根原始细胞（图 4－1－2C）。不定根原始细胞继续分裂，与根原基相连的形成层周围的细胞分裂分化较快，最终形成了楔形的不定根原基（图 4－1－2D），不定根原基随后不断向前分裂突破皮层伸出形成不定根（图 4－1－2E），同时形成与插条输导组织联系起来的维管束。因此，依据不定根起源的部位，艾纳香插条扦插的生根类型为分生组织生根型。

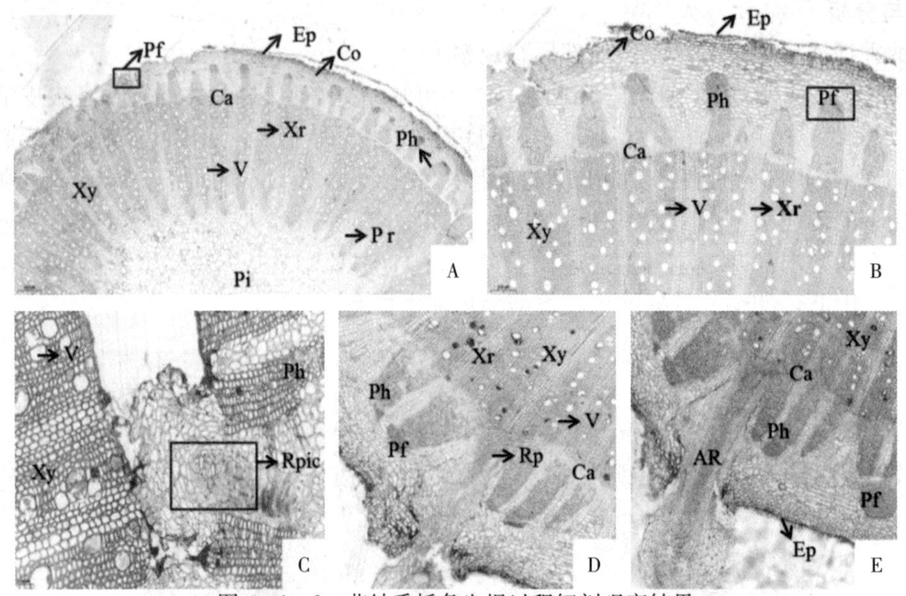

图 4－1－2 艾纳香插条生根过程解剖观察结果

Ar. 不定根 Ca. 形成层 Co. 皮层 Ep. 表皮 Pf. 韧皮纤维 Ph. 韧皮部 Pi. 髓 Pr. 髓射线 Rpic. 不定根原始细胞 Rp. 不定根原基 V. 导管 Xy. 木质部 Xr. 木射线 A. 4 年生插条横截面切片 B. 4 年生插条横截面切片（B 为 A 的局部放大） C. 不定根原始细胞形成 D. 不定根原基形成 E. 不定根形成

4. 结论

艾纳香的生根类型为诱导生根型。扦插过程中，艾纳香插条的维管形成层与木射线交叉部位的薄壁细胞恢复分裂能力，分裂分化形成根原基，继而发育成不定根。艾纳香插条中并无发现有环状厚壁组织，但扦插生根率也较低。艾纳香插条愈伤组织的形成与不定根产生是彼此独立的。仅有少数插条上有少量愈伤组织形成，大部分生根的插条其切口并没有形成愈伤组织，因此愈伤组织形成与否与生根并无直接关系。

二、艾纳香种苗组培快繁技术研究

（一）胚状体途径的艾纳香组培快繁体系

为解决艾纳香种苗繁育中存在繁殖周期长、脱毒率低、易褐化（增殖率＜20％）、变异率高、繁殖效率低、年繁殖种苗数量有限、成本高和遗传稳定性差等问题，本研究通过预处理、优化脱毒方法、愈伤组织诱导、愈伤组织增殖、丛生苗诱导、壮苗培养和生根培养程序，建立了一种低成本、稳定一致、增殖效率高的艾纳香胚状体途径的组培方法。

1. 材料与仪器试药

（1）材料

选取艾纳香茎尖外植体或叶片外植体作为实验材料。

（2）仪器试药

吐温 80、硝酸银、70%酒精、升汞和无菌水。

2. 方法

（1）渗透剂和保护剂对艾纳香外植体褐化的影响

将艾纳香茎尖外植体或叶片外植体分为 10 组，首先用含有不同浓度的吐温 80 和硝酸银处理 15～30 min，再用 70%酒精处理 30 s，然后用 0.1%升汞消毒 10 min，无菌水漂洗 5 次至 pH=7，每组处理 20 瓶，重复 3 次，接种于不含激素的 MS 培养基上，置于 30 ℃恒温培养箱全光照培养，于 10～12 d 后统计污染率与增殖率。

（2）消毒剂浓度和处理时间对艾纳香外植体消毒效果的影响

将艾纳香茎尖外植体或叶片外植体分为 10 组，先用 70%酒精消毒 30～150 s，用无菌水漂洗 3～5 次，再用含有 0.5%～2.0%吐温 80 和 5～30 mg/L 硝酸银的 0.1%升汞消毒 5～20 min，无菌水漂洗 5 次至 pH=7，每组处理 20 瓶，重复 3 次，接种于不含激素的 MS 培养基上，置于 30 ℃恒温培养箱全光照培养，于 10～12 d 后统计污染率与增殖率。

（3）基础培养基的筛选及优化

将艾纳香茎尖外植体或叶片外植体分为 20 组，先用 70%酒精消毒 30 s，用无菌水冲洗 3～5 次，再用含有 0.5%～2.0%吐温 80 和 5～30 mg/L 硝酸银的 0.1%升汞消毒 10 min，无菌水漂洗 5 次至 pH=7，每组处理 20 瓶，重复 3 次，接种于不同配方的改良 MS 培养基上，置于 30 ℃恒温培养箱全光照培养，于 10～12 d 后统计外植体生长状况。

（4）愈伤组织诱导培养基的筛选及优化

将艾纳香茎尖外植体或叶片外植体分为 10 组，先用 70%酒精消毒 30 s，用无菌水冲洗 3～5 次，再用含有 0.5%～2.0%吐温 80 和 5～30 mg/L 硝酸银的 0.1%升汞消毒 10 min，无菌水漂洗 5 次至 pH=7，接种于以改良 MS 培养基为基础，并附加不同浓度植物生长调节剂的愈伤组织诱导培养基，每组处理 20 瓶，重复 3 次，置于 30 ℃恒温培养箱全光照培养，于 10～12 d 后统计外植体生长状况。

（5）愈伤组织增殖培养基的筛选及优化

将艾纳香愈伤组织分为 10 组，接种于以改良 MS 培养基为基础，并附加不同浓度的植物生长调节剂的愈伤组织增殖培养基上，每组处理 20 瓶，重复 3 次，置于 30 ℃恒温培养箱全光照培养，于 10～12 d 后统计愈伤组织增殖状况。

（6）丛生苗诱导培养基的筛选及优化

将经增殖的艾纳香愈伤组织分为 10 组，接种于以改良 MS 培养基为基础，并附加不同浓度植物生长调节剂的丛生苗诱导培养基上，每组处理 20 瓶，重复 3 次，置于 30 ℃恒温培养箱全光照培养，于 10～12 d 后统计丛生苗诱导生长状况。

（7）壮苗诱导培养基的筛选及优化

将诱导的艾纳香丛生苗分为 11 组，每组处理 20 瓶，重复 3 次，接种于以改良 MS 培养基为基础，并附加不同浓度的有机营养物质上，置于 30 ℃恒温培养箱全光照培养，于 10～12 d 后统计丛生苗生长状况。

（8）生根培养基的筛选及优化

将经过壮苗培养的艾纳香丛生苗分为 10 组，每组处理 20 瓶，重复 3 次，接种于以改良 MS 培养基为基础，并附加不同浓度的植物生长调节剂的生根培养基上，置于 30 ℃恒温培养箱全光照培养，于 10～12 d 后统计外植体生根状况。

3. 结果与分析

（1）渗透剂和保护剂对艾纳香外植体褐化的影响

结果如表 4-1-4 所示，当控制吐温 80 浓度为 0.5%～2.0%，硝酸银浓度为 5～30 mg/L，处理时间为15～30 min时，均降低了艾纳香外植体的褐化率和污染率，增加了其存活率；当控制吐温80浓度为1.0%，硝酸银浓度为10 mg/L，处理时间为30 min时，显著降低了艾纳香外植体的褐化率和污染率，接种10 d，其外植体存活率为35±3%。

表4-1-4 渗透剂和保护剂外植体的影响

处理	处理方法			污染率/%	褐化率/%	存活率/%
	吐温80（质量分数）/%	硝酸银/（mg/L）	处理时间/min			
CK	—	—	—	60±7	35±5	5±7
1	0.5	5	15	45±7	40±7	15±5
2	0.5	10	20	40±4	40±3	20±4
3	0.5	30	30	40±4	40±5	20±5
4	1.0	5	20	40±3	35±4	25±4
5	1.0	10	30	35±5	30±5	35±3
6	1.0	30	15	40±5	30±5	30±5
7	2.0	5	30	35±5	35±5	30±5
8	2.0	10	15	40±5	30±5	30±5
9	2.0	30	20	30±5	35±5	35±2

（2）消毒剂浓度和处理时间对艾纳香外植体消毒效果的影响

结果如表4-1-5所示，与CK相比，在0.1%升汞中添加0.5%～2.0%吐温80和5～30 mg/L的硝酸银，均降低了艾纳香外植体的褐化率和污染率，增加了其存活率；当控制70%酒精消毒30 s，控制0.1%升汞消毒剂中的吐温80浓度为1.0%，硝酸银浓度为10 mg/L，消毒时间为10 min时，其消毒效果最佳，外植体存活率为60%±4%，褐化率为15%±3%。

表4-1-5 含有渗透剂和保护剂的消毒剂对外植体的影响

处理	70%酒精消毒/s	0.1%升汞消毒			污染率/%	褐化率/%	存活率/%
		吐温80（质量分数）/%	硝酸银/（mg/L）	处理时间/min			
CK	30	—	—	10	60±7	35±5	5±7
1	30	0.5	5	5	60±5	25±5	15±5
2	30	1.0	10	10	25±4	15±3	60±4
3	30	2.0	30	20	20±4	60±5	20±5
4	60	0.5	10	20	20±3	50±4	30±4
5	60	1.0	30	5	45±5	25±5	30±3
6	60	2.0	5	10	25±5	20±5	55±5
7	120	0.5	30	10	20±5	35±5	45±5
8	120	1.0	5	20	20±5	60±5	20±5
9	120	2.0	10	5	40±5	25±5	35±2

（3）基础培养基的筛选及优化

为寻找适宜于艾纳香组织培养的最优培养基，通过设置一系列的盐浓度梯度（MS、3/4MS和1/2MS）和附加10～30 mg/L的肌醇对艾纳香组织培养条件（外植体生长）进行优化，结果如表

4-1-6 所示，与 MS 基本培养基相比，在 MS 基本培养基附加 10～30 mg/L 的肌醇对艾纳香组培具有显著促进作用，提高了艾纳香增殖率，改善了艾纳香外植体的生长状况；适宜于艾纳香外植体生长培养的改良 MS 培养基为：3/4MS 培养基为基础培养基，并附加 20 mg/L 的肌醇作为营养物质，该方案为艾纳香外植体生长最佳基础培养基，下文所有的愈伤组织诱导培养基、愈伤组织增殖培养基、丛生苗诱导培养基、壮苗诱导培养基和生根培养均以此改良培养基为基础培养基，并附加不同浓度的植物生长调节剂；当以 3/4MS 培养基为基础培养基，并附加 20 mg/L 的肌醇作为营养物质后再附加其他营养成分，对艾纳香外植体生长无显著促进作用。

表 4-1-6　基础培养基的筛选及优化

处理	基本培养基	肌醇/（mg/L）	椰子水（质量分数）/%	褐化率/%	增殖率/%
CK	MS	—	—	40±5	60±5
1	1/2MS	10	—	30±5	85±5
2	1/2MS	20	—	20±5	88±5
3	1/2MS	30	—	18±5	90±5
4	3/4MS	10	—	20±5	90±5
5	3/4MS	20	—	0	100
6	3/4MS	30	—	0	100
7	MS	10	—	30±5	70±5
8	MS	20	—	20±5	80±5
9	MS	30	—	20±5	80±5
10	MS	—	—	40±5	60±5
11	1/2MS	—	5	20±5	80±5
12	1/2MS	—	10	15±5	85±5
13	1/2MS	—	20	15±5	85±5
14	3/4MS	—	5	15±5	80±5
15	3/4MS	—	10	18±5	90±5
16	3/4MS	—	20	20±5	88±5
17	MS	—	5	30±5	70±5
18	MS	—	10	20±5	80±5
19	MS	—	20	20±5	80±5

（4）愈伤组织诱导培养基的筛选及优化

合适的生长素/细胞分裂素比例有利于愈伤组织的增殖，当比例过高，容易导致愈伤组织褐化；过低则会使得愈伤组织不增殖或增殖系数较低，为寻找适宜艾纳香愈伤组织的增殖培养基，通过设置一系列的生长素和细胞分裂素浓度对艾纳香愈伤组织增殖条件进行优化，结果如表 4-1-7 所示，上述实验设计均诱导出艾纳香愈伤组织，但不同浓度的培养基组合的愈伤组织褐化率、诱导率和增殖率差异较大；艾纳香愈伤组织诱导的最适培养基为：改良培养基为基础培养基，并附加 0.5 mg/L 的 2,4-D、1.0 mg/L 的 NAA、0.2 mg/L 的 6-BA 和 0.2 mg/L 的 TDZ 为最佳诱导培养基，该培养基的诱导率为 100%，增殖率 800%，愈伤组织呈奶白色。

表 4-1-7 愈伤组织诱导培养基筛选及优化

处理	生长素/（mg/L）		细胞分裂素/（mg/L）		褐化率/%	诱导率/%	增殖率/%
	2,4-D	NAA	6-BA	TDZ			
1	0.5	0.5	0	0	20±5	80±5	500
2	0.5	1.0	0.2	0.2	0	100	800
3	0.5	2.0	0.5	0.5	40±5	60±5	300
4	1.0	0.5	0.2	0.5	60±5	40±5	200
5	1.0	1.0	0.5	0	80±5	20±5	100
6	1.0	2.0	0	0.2	80±5	20±5	100
7	2.0	0.5	0.5	0.2	30±5	70±5	300
8	2.0	1.0	0	0.5	60±5	40±5	100
9	2.0	2.0	0.2	0	80±5	20±5	100

（5）愈伤组织增殖培养基的筛选及优化

结果如表 4-1-8 所示，上述实验设计均诱导艾纳香愈伤组织增殖，但不同浓度的培养基组合的愈伤组织增殖率、褐化率及生长速度差异较大。艾纳香愈伤组织增殖的最适培养基为：改良培养基为基础培养基，并附加 0.5 mg/L 的 2,4-D、0.5 mg/L 的 NAA 和 0.5 mg/L 的 6-BA 或者 0.5 mg/L 的 2,4-D、1.0 mg/L 的 NAA 和 0.2 mg/L 的 TDZ 为最佳培养基，这两种培养基的增殖率为 100%，愈伤组织呈奶白色。

表 4-1-8 愈伤组织增殖培养基筛选及优化

处理	生长素/（mg/L）		细胞分裂素/（mg/L）		褐化率/%	增殖率/%	愈伤组织生长速度
	2,4-D	NAA	6-BA	TDZ			
1	0.2	0.2	0	0	20±5	80±5	+++
2	0.2	0.5	0.2	0.2	0	100	+++
3	0.2	1.0	0.5	0.5	40±5	60±5	++
4	0.5	0.2	0.2	0.5	60±5	40±5	++
5	0.5	0.5	0.5	0	0	100	++++
6	0.5	1.0	0	0.2	0	100	++++
7	1.0	0.2	0.5	0.2	40±5	60±5	++
8	1.0	0.5	0	0.5	0	100	+++
9	1.0	1.0	0.2	0	80±5	20±5	+

注：“+”表示愈伤组织生长速度一般；“++”表示生长速度良好；“+++”表示生长速度较快；“++++”表示生长速度快。

（6）丛生苗诱导培养基的筛选及优化

合适的细胞分裂素/生长素比例有利于丛生苗的诱导，当比例过高，容易导致丛生苗生长过密，苗株纤细；过低则会引起丛生苗繁殖系数过低，甚至愈伤组织化。为寻找适宜艾纳香丛生苗诱导的培养基，通过设置一系列的生长素和细胞分裂素浓度对艾纳香丛生苗诱导条件进行优化，结果如表 4-1-9所示，上述实验设计均诱导艾纳香愈伤组织分化出丛生苗，但丛生苗生长状况差异较大。艾纳香丛生苗诱导的最适培养基为改良培养基为基础培养基，并附加 0.5 mg/L 的 6-BA 和 TDZ 为最佳培养基，该培养基的丛生苗诱导率为 100%，月增殖系数≥30 代，苗呈现状态为粗壮。

表 4-1-9　从生苗诱导培养基筛选及优化

处理	生长素/（mg/L）		细胞分裂素/（mg/L）		增殖率/%	月增殖系数/代	苗生长状况
	2,4-D	NAA	6-BA	TDZ			
1	0	0	0.5	0.5	100	≥30	粗壮
2	0	0.2	1.0	1.0	100	≥50	纤细
3	0	0.5	2.0	2.0	60±5	≥50	纤细
4	0.2	0	1.0	2.0	60±5	≥50	纤细
5	0.2	0.2	2.0	0.5	70±5	≥50	纤细
6	0.2	0.5	0.5	1.0	80±5	≥30	纤细
7	0.5	0	2.0	1.0	70±5	≥50	纤细
8	0.5	0.2	0.5	2.0	100±5	≥50	纤细
9	0.5	0.5	1.0	0.5	80±5	≥50	纤细

（7）壮苗诱导培养基的筛选及优化

结果如表 4-1-10 所示，与不经过壮苗培养的艾纳香组培苗相比，经过壮苗培养的艾纳香组培苗均呈现茎粗壮、叶片厚且浓绿的状态；其中椰子水对艾纳香壮苗效果最为明显，但是本着经济因素考虑，适宜于艾纳香组培的最适壮苗培养基为：改良 MS 培养基，不附加其他营养物质。

表 4-1-10　复合有机营养对艾纳香壮苗的影响

处理	有机营养改良/（mg/L）			艾纳香苗生长状况
	椰子水	土豆泥	香蕉泥	
CK	—	—	—	++
1	10	—	—	+++
2	20	—	—	++++
3	30	—	—	++++
4	—	5	—	+++
5	—	10	—	+++
6	—	20	—	+++
7	—	—	5	+++
8	—	—	10	+++
9	—	—	20	+++

注：“+”表示生长速度一般；“++”表示生长速度良好；“+++”表示生长速度较快；“++++”表示生长速度快。

（8）生根培养基的筛选及优化

结果见表 4-1-11，与 CK 相比，0.05～0.20 mg/L 的生长素（NAA 和 IAA）和 0.10%～1.00%的活性炭均提高了艾纳香的生根率和炼苗移栽的成活率，但对组培苗生长状况无显著影响；艾纳香从生苗的最优生根培养基为改良培养基为基础，并附加 0.1 mg/L 的 NAA，该培养方法下的艾纳香从生苗生根效率高（100%），炼苗移栽成活率大于 95%，且苗生长粗壮，分支多。

表 4-1-11　生根培养基的筛选和优化

处理	NAA 浓度/（mg/L）	IAA 浓度/（mg/L）	活性炭/%	生根率/%	炼苗移栽成活率/%	生长状况
CK	—	—	—	80±5	50±5	+++
1	0.05	—	—	100	60±5	+++

（续）

处理	NAA 浓度/(mg/L)	IAA 浓度/(mg/L)	活性炭/%	生根率/%	炼苗移栽成活率/%	生长状况
2	0.1	—	—	100	95±5	++++
3	0.2	—	—	100	60±5	++
4	—	0.05	—	100	60±5	+++
5	—	0.1	—	100	70±5	+++
6	—	0.2	—	100	80±5	+++
7	—	—	0.1	100	50±5	+++
8	—	—	0.5	100	60±5	+++
9	—	—	1.0	100	70±5	+++

注："+"表示生长速度一般；"++"表示生长速度良好；"+++"表示生长速度较快；"++++"表示生长速度快。

（9）移栽和大田定植

本研究中一种艾纳香胚状体途径完成后，可进行苗木移栽和大田定植，即生根后的艾纳香组培苗继续培养15～20 d，然后移栽到塑料小钵中（小钵中的培养基质为草炭土和沙土的混合物），放到温室或大棚中进行培养，注意保持温室和大棚内良好的通风，移苗成活率达95%以上；待苗高15～40 cm时可供大田中生产定植。

4. 结论

本研究通过预处理、脱毒方法、胚性愈伤组织诱导、愈伤组织增殖、丛生苗诱导、壮苗培养和生根培养等过程优化，建立了一种艾纳香胚状体途径的组培方法，其特征培养基包括10～30 mg/L肌醇、0.1～2.0 mg/L 2,4-D、0.1～2.0 mg/L NAA、0.2～0.5 mg/L 6-BA和0.1～2.0 mg/L TDZ的3/4MS培养基，该培养基的增殖率为100%，月增殖系数≥30代，愈伤组织呈奶白色，繁殖率高（增殖系数>30代/年），成活率高（>85%），该途径通过愈伤组织途径，较适合多倍体诱导、突变诱导、转基因等种质创新。

（二）丛芽增殖途径的艾纳香组培快繁体系

依靠传统的分株繁殖法的繁殖效率较低使艾纳香难以实现规模化生产，因而选择利用植物组织培养手段对艾纳香种苗进行快速扩繁可加快艾纳香的种苗繁育进程，从而扩大艾纳香种植规模和推动艾纳香产业发展。且艾纳香的组培扩繁可通过带腋芽的茎段直接诱导产生不定芽，经过增殖扩繁即可产生大量丛生芽；再经过生根壮苗培养，可生产大量艾纳香无菌苗，最终通过炼苗移栽使无菌苗具备户外生存的能力，从而为艾纳香规模化育苗和规范化生产奠定基础。

1. 材料与仪器试药

（1）材料

初步鉴定与评价后筛选出的40份艾纳香种质资源，保存于中国热带农业科学院热带作物品种资源研究所艾纳香种质资源圃，剪取其带腋芽的幼嫩茎段作为组培扩繁的外植体。

（2）仪器试药

灭菌锅、超净工作台、pH计、净水器、电子天平（1/1 000）。

6-BA、NAA、肌醇、IAA、MS、1/2MS、PVP-K30、维生素C溶液、蔗糖、氯化汞、高锰酸钾、琼脂。

2. 方法

（1）外植体消毒

将剪取的带腋芽新鲜幼嫩艾纳香茎段用稀释1 000倍的高锰酸钾溶液进行第1次清洗，然后用洗衣粉溶液浸泡 20 min，流水冲洗 20 min。清洗之后，在超净工作台内将茎段剪成 3～4 cm 长、含 1～2 个腋芽的茎段或是顶芽并去除叶片，再使用消毒剂对外植体进行消毒处理。本试验选用 75%酒精和 2 g/L 升汞混合液作为消毒试剂，消毒处理设计详情见表 4-1-12。

表 4-1-12　不同消毒处理时间表

编号	75%酒精处理时间/s	升汞（2 g/L）处理时间/min
1	30	10
2	30	12
3	60	10
4	60	12
5	90	10
6	90	12
7	180	10
8	180	12

消毒处理后将材料以无菌短枝扦插的方式接入培养基中。培养基以 MS 为基本培养基，添加6-BA 2.0 mg/L+NAA 0.05 mg/L+维生素 C 10 mg/L+肌醇 20 mg/L+蔗糖 30 g/L+琼脂 6 g/L，pH 6.4。污染率、诱导率分别于外植体接种 14 d 后统计。其中，褐化率（%）=（褐化数/接种总数）×100%；污染率（%）=（污染数/接种总数）×100%；存活率（%）=（存活数/接种总数）×100%。

（2）初代诱导培养

以无叶片的茎段与带 1/4 叶片的顶芽为外植体，以无菌短枝扦插的方式接种到初代诱导培养基上，于（26±1）℃下光照培养，光照培养条件为：光照强度 1 200 lx，光照时长 12 h/d，组培室湿度（50±5)%。初代诱导过程中基于 MS+维生素 C 10 mg/L+肌醇 20 mg/L+蔗糖 30 g/L+琼脂 6 g/L+PVP 2 g/L的培养基成分，通过添加不同浓度的 6-BA 和 NAA，研究与分析植物激素对初代诱导培养的影响（表 4-1-13)。每个浓度配比接种 14 瓶，每瓶 2 个外植体，14 d 后统计出芽率、褐化率和污染率。其中，出芽率=（出芽的外植体数/总外植体数）×100%；褐化率=（褐化数/总外植体数）×100%；污染率=（污染数/总外植体数）×100%。

表 4-1-13　诱导培养基中不同植物激素浓度配比

编号	6-BA 浓度/（mg/L）	NAA 浓度/（mg/L）
1	0.5	0.05
2	1.0	0.05
3	1.5	0.05
4	2.0	0.05
5	1.5	0.025
6	1.5	0.05
7	1.5	0.075
8	1.5	0.1

注：6-BA 与 NAA 的对比试验分批次进行，编号 1～4 为第 1 批次试验，编号 5～8 为第 2 批次试验。

（3）继代增殖培养

将统计过初代诱导芽萌发情况的无菌外植体新萌芽，按芽的生长方向竖接种到 MS+维生素 C 10 mg/L+肌醇 20 mg/L+蔗糖 30 g/L+琼脂 6 g/L，pH 6.4，添加不同浓度 6-BA（表 4-1-14）

的增殖培养基上，将艾纳香嫩芽扦插接种于培养基中进行增殖培养。每个浓度接种 16 瓶，每瓶接种 5 个单芽，培养 30 d 后统计丛芽数、平均芽长、增殖系数、生根率。其中，丛芽数＝增殖后新萌发的芽苗总数（>1.0 cm）；平均芽长＝芽长总和/丛芽数；增殖系数＝丛芽数/有效单芽总数；生根率＝（生根苗个数/有效单芽总数）×100%。

表 4-1-14 增殖培养基中不同 6-BA 浓度配比

编号	6-BA 浓度/（mg/L）	NAA 浓度/（mg/L）
1	1.0	0.05
2	1.5	0.05
3	2.0	0.05
4	2.5	0.05
5	2.0	0.025
6	2.0	0.05
7	2.0	0.075
8	2.0	0.1

注：6-BA 与 NAA 的对比试验分批次进行，编号 1～4 为第 1 批次试验，编号 5～8 为第 2 批次试验。

（4）继代生根培养

将增殖培养中所得到的丛芽苗切成 1～3 cm 高的单芽，然后转接到含 MS+维生素 C 10 mg/L+肌醇 20 mg/L+蔗糖 30 g/L+琼脂 6 g/L，pH6.4 的生根培养基中，添加不同浓度的 NAA 或 IAA 对比不同生长素对艾纳香组培苗生根的影响（表 4-1-15），每管接种 1 个单芽，30 d 后统计生根率、总根数、平均根数和平均根长。其中，生根率＝（生根苗数/总苗数）×100%；平均根数＝总根数/芽苗总数；平均根长＝根长总和/总根数。

表 4-1-15 不同生长素对生根效果的影响

序号	生长素类别	浓度/（mg/L）
1	NAA	0.025
2		0.05
3		0.1
4		0.2
5	IAA	0.025
6		0.05
7		0.10
8		0.20

（5）组培苗根段诱导不定芽分化

将统计过初代诱导芽萌发情况的无菌外植体新萌芽，按芽的生长方向竖接种到 MS+维生素 C 10 mg/L+肌醇 20 mg/L+蔗糖 30 g/L+琼脂 6 g/L，pH 6.4，添加不同浓度植物激素（表 4-1-16）的分化培养基上进行无菌苗根部诱导从而使不定芽分化形成。根段平铺在培养基表面，形成 2 排 4 列的。培养 30 d 后统计出芽率。

表 4-1-16　分化培养基中不同植物激素浓度配比

编号	6-BA 浓度/（mg/L）	NAA 浓度/（mg/L）
1	0.5	0.05
2	0.75	0.05
3	1.0	0.05
4	2.0	0.05
5	1.0	0.025
6	1.0	0.05
7	1.0	0.075
8	1.0	0.10

注：6-BA 与 NAA 的对比试验分批次进行，编号 1～4 为第 1 批次试验，编号 5～8 为第 2 批次试验。

（6）无菌苗炼苗移栽

待艾纳香无菌苗经过生根培养长出 3～5 条长度大于 2 cm 苗壮根部的时候，可进行室外炼苗工作。炼苗时将幼苗带至无直射光的阴凉处，在接下来的 7 d 里逐渐将组培瓶盖打开，使其逐渐适应外界环境。1 周后取出小苗，用流水清洗干净苗根部附着的培养基后，在 0.2%浓度的多菌灵溶液中浸泡 2 min，随后移栽到装有椰糠＋红壤基质的育苗杯中，浇足水，20 d 后统计移栽成活率。成活率＝（成活的植株数/移栽的植株总数）×100%。

3. 结果与分析

（1）不同消毒时间对外植体初代诱导的影响

艾纳香植株在户外环境下附着着大量的细菌病毒，需选择合适的消毒剂处理浓度以及处理时间的配比，才能做到保证外植体存活率的同时控制外植体的褐化率与污染率。本试验外植体的消毒剂选择 2 g/L 的升汞与 75%浓度的酒精溶液搭配使用，处理结果见表 4-1-17，效果见图 4-1-3。

表 4-1-17　不同消毒时间对外植体诱导的影响

编号	75%酒精处理时间/s	升汞（2 g/L）处理时间/min	存活率/%	褐化率/%	污染率/%
1	30	10	18.75	25.00	56.25
2	30	12	12.50	37.50	50.00
3	60	10	25.00	37.50	37.50
4	60	12	18.75	50.00	31.25
5	90	10	50.00	25.00	25.00
6	90	12	37.50	37.50	25.00
7	180	10	6.25	81.25	12.50
8	180	12	0.00	75.00	25.00

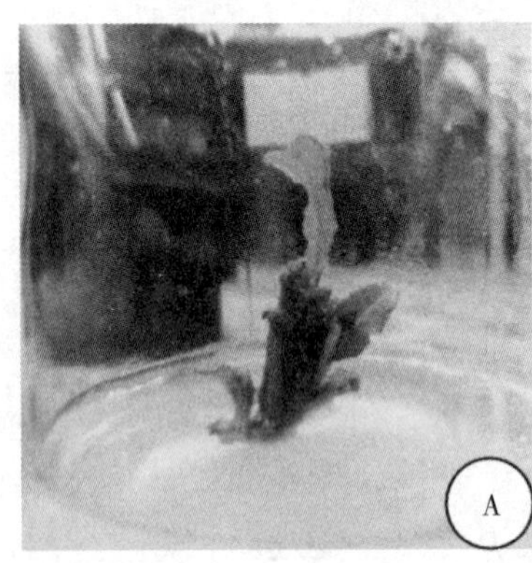
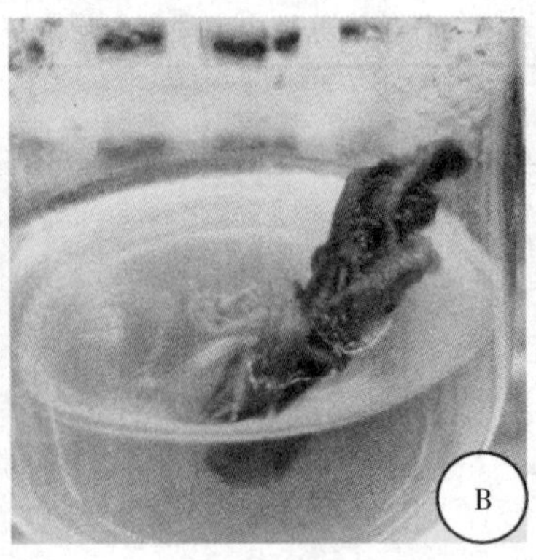
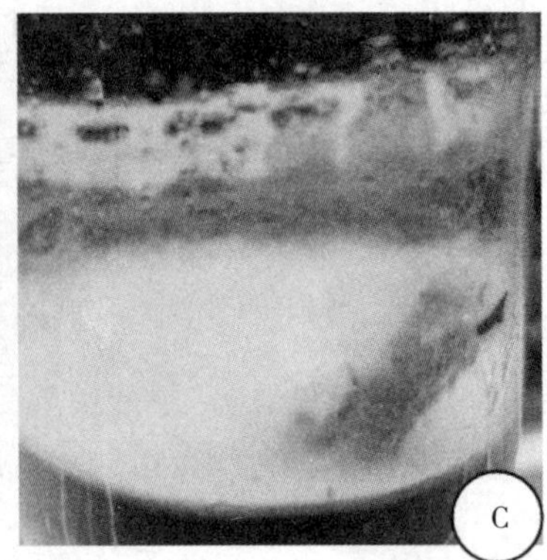

图 4-1-3 消毒效果

A. 存活的外植体 B. 褐化的外植体 C. 污染的外植体

从表中可以看出，褐化率基本随酒精处理时间的增加而上升，当酒精处理时间为 180 s 升汞处理时间为 12 min 时，褐化率为 75.00%，而存活率为 0%，说明此时艾纳香幼嫩茎段因 75%酒精浸泡时间过长已失去活性。此外，处理 5 的存活率是最高的，达到 50%，而褐化率与污染率均为 25%，处于较低的水平，说明在 75%酒精中浸泡 90 s，再到 2 g/L 升汞混合液中浸泡 10 min 的消毒处理可以保证外植体存活的情况下有效防控外植体污染现象的出现。

（2）不同植物激素浓度配比对初代诱导的影响

从表 4-1-18 中可以得知，当 NAA 浓度一定时，出芽率随 6-BA 浓度的增大，呈现先增长后降低的趋势，且 6-BA 浓度为 1.5 mg/L 时的出芽率最高，达到 28.57%。当 6-BA 浓度一定时，出芽率随 NAA 浓度的增大，同样呈现先增长后降低的趋势，且 NAA 浓度为 0.050 时的出芽率达到峰值，为 21.43%。从图 4-1-4 中可观察到，处理 3 和处理 6 的嫩芽长势较为茁壮，处理 1 和处理 5 的嫩芽较为幼小，处理 4 和处理 8 的嫩芽出现玻璃化的情况。

表 4-1-18 不同植物激素浓度配比对初代诱导的影响

编号	6-BA 浓度/（mg/L）	NAA 浓度/（mg/L）	出芽率/%	褐化率/%	污染率/%
1	0.5	0.05	14.29	28.57	28.57
2	1.0	0.05	21.43	14.29	28.57
3	1.5	0.05	28.57	14.29	28.57
4	2.0	0.05	7.14	14.29	57.14
5	1.5	0.025	10.7	25.00	39.29
6	1.5	0.05	21.43	32.14	17.86
7	1.5	0.075	14.29	53.57	17.86
8	1.5	0.1	10.71	25.00	46.43

试验结果可以发现植物激素浓度为 6-BA 1.5 mg/L+NAA 0.050 mg/L 时，初代诱导出芽效果最佳，认为 MS+维生素 C 10 mg/L+肌醇 20 mg/L+蔗糖 30 g/L+琼脂 6 g/L+PVP-K30% 2 g/L+6-BA 1.5 mg/L+NAA 0.050 mg/L 是最佳的诱导培养基成分组合。

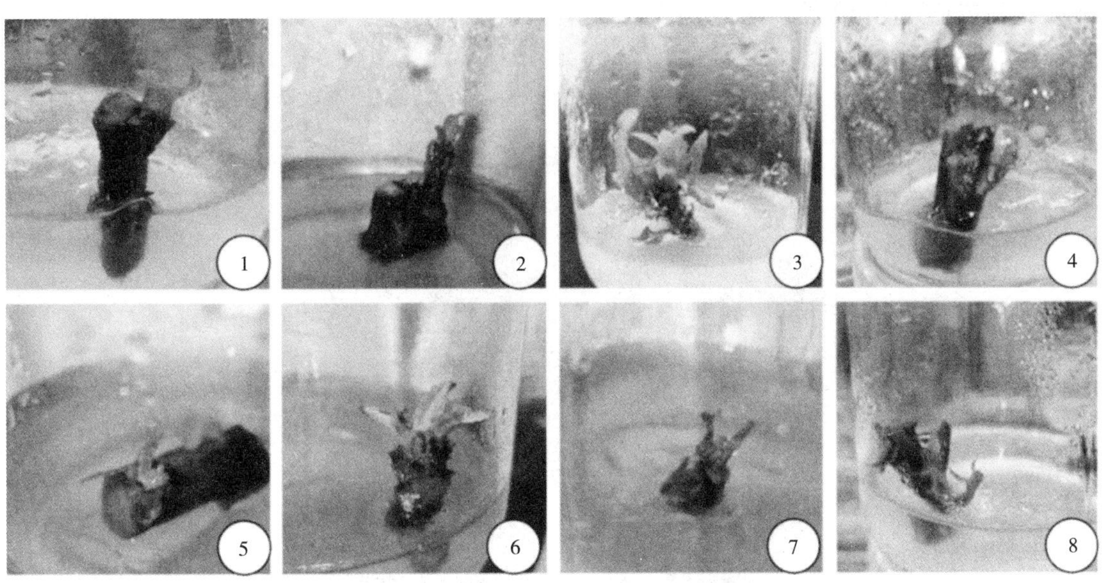

图 4－1－4　不同植物激素浓度配比初代诱导出芽效果

注：图中序号与处理编号相对应。

(3) 不同植物激素对继代增殖的影响

从表 4－1－19 中可以看出，处理 3 的丛芽数最多，为 274 个，同时增殖系数也是最大值，为 3.91；其次处理 6 的增殖系数为 3.75，但处理 3 与处理 6 的植物激素浓度一致，均为 2.0 mg/L 的 6－BA+0.050 mg/L 的 NAA。当 NAA 浓度一定时，随着 6－BA 浓度的增加，丛芽增殖系数呈现先增长后降低的趋势，生根率则逐渐降低。当 6－BA 浓度一定，在 NAA 为 0.050 mg/L 时丛芽数达到最高值，此后丛芽数随 NAA 浓度的增加而逐渐减少，增殖系数也随之降低，说明当 NAA 浓度大于 0.050 mg/L 时，生长素对继代增殖的促进作用会不断削弱。

表 4－1－19　不同植物激素浓度对继代增殖的影响

编号	6－BA 浓度/(mg/L)	NAA 浓度/(mg/L)	有效苗数/个	丛芽数/个	平均芽长/cm	生根率/%	增殖系数
1	1.0	0.05	50	134	1.76	20.00	2.68
2	1.5	0.05	65	213	2.27	18.46	3.28
3	2.0	0.05	70	274	2.64	12.86	3.91
4	2.5	0.05	60	192	1.89	8.33	3.20
5	2.0	0.025	60	145	1.99	10.00	2.42
6	2.0	0.05	60	225	2.47	15.00	3.75
7	2.0	0.075	55	184	1.83	21.82	3.35
8	2.0	0.1	55	167	1.71	18.18	3.04

注：有效苗数存在差异，是因为培养过程中出现污染的程度有差异，有效苗数仅记录无污染的未褐化的健康幼苗。

从图 4－1－5 中可以看出，处理 4 的叶片玻璃化现象严重，说明此时 6－BA 的浓度过高。处理 3 中的丛芽叶片翠绿，长势健康，丛芽数相比其他 3 个处理更多，处理 1 与处理 2 的丛芽增殖效果较差，但个别幼苗长势较为茁壮。

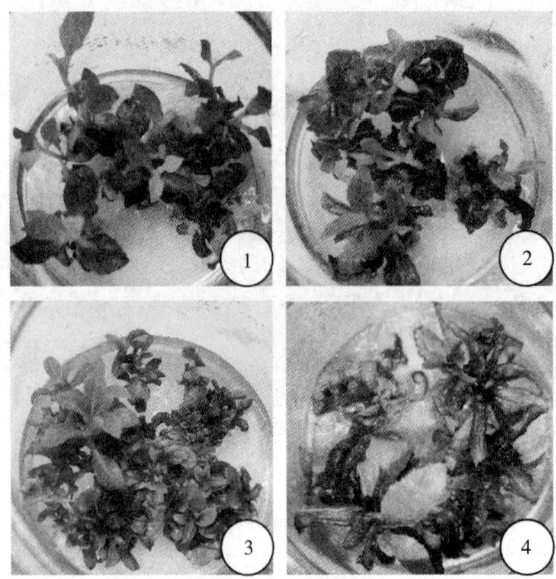

图 4-1-5　不同浓度 6-BA 条件下的增殖效果

注：图中序号与处理编号相对应。

综上所述，当植物激素为 6-BA 2.0 mg/L+NAA 0.050 mg/L 时，继代增殖效果最好，此时的丛芽数较多，芽壮叶绿，增殖系数高。因此，MS+维生素 C 10 mg/L+肌醇 20 mg/L+蔗糖 30 g/L+琼脂 6 g/L+6-BA 2.0 mg/L+NAA 0.050 mg/L 为最佳的继代增殖培养基成分组合。

(4) 不同生长素对继代生根的影响

从表 4-1-20 中可知，在不同浓度的 NAA 或 IAA 的 1/2MS 培养基上，艾纳香幼苗的生根率均为 100%，说明附加 NAA 或 IAA 0.025～0.200 mg/L 的 1/2MS 培养基对艾纳香组培苗的继代生根均可起到促进作用，其中，当 NAA 浓度为 0.100 mg/L 时，总根数最多，为 68 条，平均每个幼苗可长 3.78 条根，平均根长为 3.64 cm。从图 4-1-6 中可知，处理 3 的生根效果最好，不仅生根数较多、根须粗壮且出现大量二级根，说明 NAA 浓度为 0.100 mg/L 的 1/2MS 培养基最有利于艾纳香继代生根的培养。

表 4-1-20　不同生长素对继代生根的影响

序号	生长素类别	浓度/（mg/L）	生根率/%	总根数/条	平均根数/条	平均根长/cm
1	NAA	0.025	100	32	1.78	2.15
2		0.05	100	46	2.56	2.78
3		0.1	100	68	3.78	3.64
4		0.2	100	51	2.83	2.93
5	IAA	0.025	100	18	1.00	1.99
6		0.05	100	27	1.50	2.21
7		0.1	100	41	2.28	2.83
8		0.2	100	24	1.33	2.35

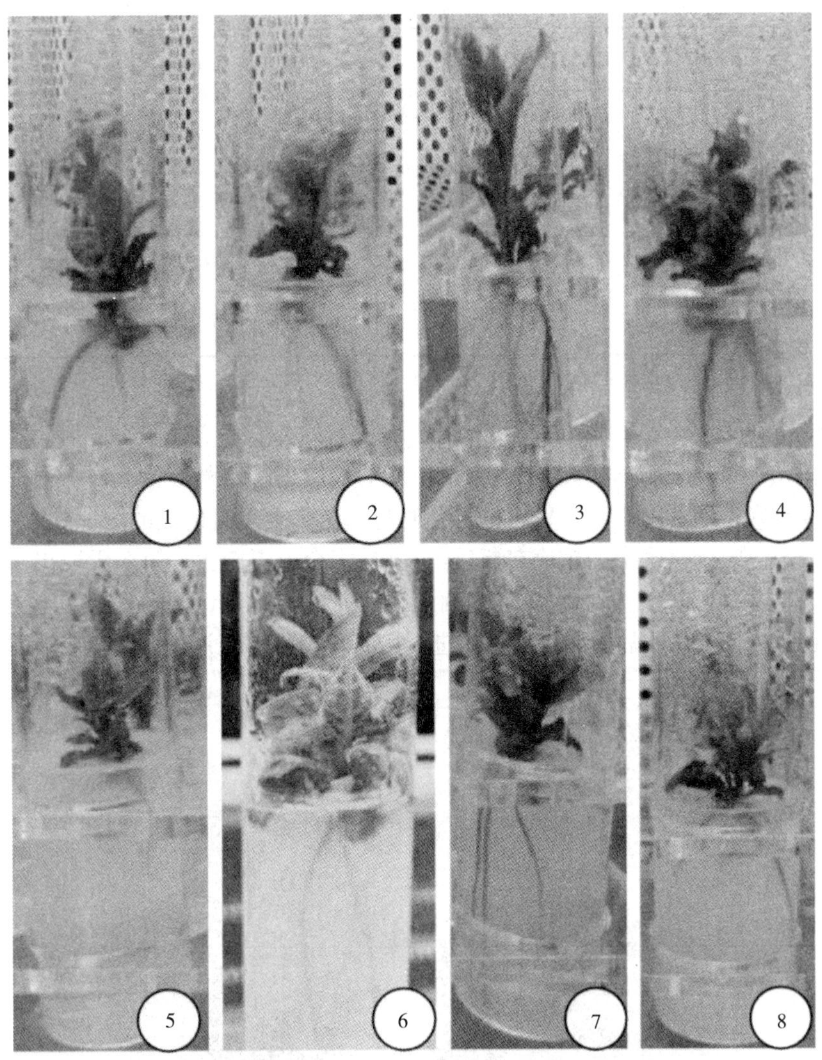

图 4-1-6　不同生长素的继代生根效果

注：图中序号与处理编号相对应。

经计算得知，添加 NAA 的培养基平均生根总数为 49.25 条，平均根长为 2.88 cm，而添加 IAA 的培养基平均生根总数为 27.50 条，平均根长为 2.35 cm。结合表 4-1-20 中数据与图 4-1-6 中生根情况，可知 NAA 比 IAA 的诱导生根效果更好，不仅生根总数较多，平均根长也更长，而且根须更粗壮，二级根的数量也更多。因此，NAA 更适合用于艾纳香组培苗的生根培养。

（5）不同植物激素浓度配比对根诱导不定芽分化的影响

以 MS 为基本培养基并添加不同浓度的 6-BA 与 NAA，其对根诱导不定芽分化的影响结果见表 4-1-21。结果发现，当 6-BA 浓度为 1.0 mg/L 时的出芽率最高，达到 65.63%，且 NAA 浓度一定时，出芽率随 6-BA 浓度的增加呈现先上升后下降的趋势，说明 6-BA 浓度过高会导致促进根诱导不定芽分化的效果逐渐减弱。当 6-BA 浓度一定时，出芽率随 NAA 浓度的增加呈现先上升后下降的趋势，当 NAA 浓度为 0.050 mg/L 时的出芽率为第 2 批次的最大值，为 11.61%。

表 4-1-21　不同植物激素浓度配比对根诱导不定芽分化的影响

编号	6-BA 浓度/（mg/L）	NAA 浓度/（mg/L）	出芽率/%
1	0.5	0.05	31.25

（续）

编号	6-BA 浓度/（mg/L）	NAA 浓度/（mg/L）	出芽率/%
2	0.75	0.05	45.83
3	1.0	0.05	65.63
4	2.0	0.05	46.88
5	1.0	0.025	10.42
6	1.0	0.05	11.61
7	1.0	0.075	5.56
8	1.0	0.1	5.36

注：6-BA 与 NAA 的对比试验分批次进行，编号 1～4 为第 1 批次试验，编号 5～8 为第 2 批次试验。

（6）无菌苗炼苗与移栽

待艾纳香无菌苗经过生根培养后长出 3～5 条茁壮的根后进行室外炼苗工作。根据容器不同，将炼苗阶段分为试管期与穴盆期（图 4-1-7），试管期时将幼苗带至无直射光的阴凉处，2 d 后稍微拧松瓶盖，4 d 后完全拧松瓶盖，6 d 后瓶盖虚掩在瓶口，7 d 后完全取下瓶盖。第 8 天取出小苗，用流水清洗干净苗根部附着的培养基，并在 0.2%浓度的多菌灵溶液中浸泡 2 min，随后移栽到装有椰糠和红壤等比例混合基质的育苗杯中，浇足水后置于育苗棚内进行培养，30 d 后统计成活率，成活率可达 92.2%。

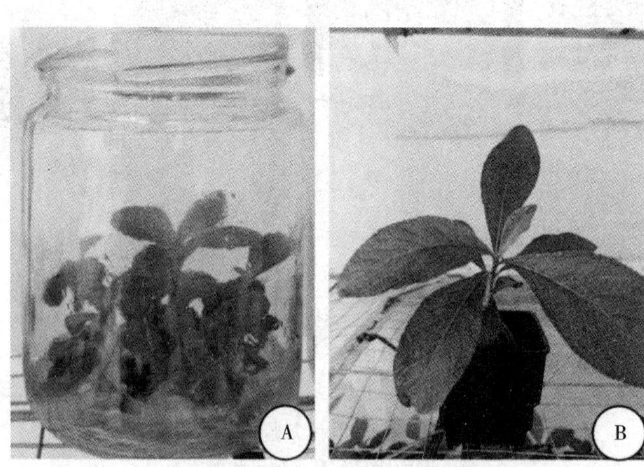

图 4-1-7　艾纳香炼苗阶段

A. 玻璃瓶阶段　B. 穴盆阶段

4. 结论

本研究发现艾纳香最佳外植体消毒时间处理为 75%酒精中浸泡 90 s+2 g/L 升汞混合液中浸泡 10 min。在诱导培养基中添加 6-BA 1.5 mg/L+NAA 0.05 mg/L 时外植体诱导效果最好。当增殖培养基植物激素浓度为 6-BA 2.0 mg/L+NAA 0.05 mg/L 时，丛芽继代增殖效果最好且增殖系数最高。艾纳香继代生根培养应选用 NAA 且浓度为 0.1 mg/L 时效果最佳。本试验研究出以无菌苗根段诱导不定芽分化的技术，可加快艾纳香进行二次扩繁的效率，其最佳的根诱导不定芽培养基成分组合为 MS+蔗糖 30 g/L+6-BA 1.0 mg/L+NAA 0.05 mg/L。

第二节　艾纳香种植技术研究

一、种苗等级

艾纳香野生变家种已获得成功，在栽培技术方面，已对其生物学特性、需肥特征、栽培技术等进行了一定程度的研究。而种子、种苗是药材栽培的基本生产资料，是药材安全生产的基础，种苗等级的划分有助于筛选优质种苗，优质种苗在提高药材产量和稳定药材质量方面起关键作用。因此，本节对艾纳香种苗分级研究进行整理，为艾纳香种苗标准的制定及高产栽培技术奠定基础。

1. 材料与仪器试药

艾纳香由贵州省黔西南州百信正丰源种植有限公司提供。

2. 方法

（1）扦插育苗

2013 年 10 月，剪取 5 年生以上艾纳香植株的 1 年生已木质化枝条作插条，每支插条留 2 个节，插条上端平剪，下端 45°斜剪，每 100 支插条扎成一捆，用生根粉 1 号溶液浸泡（按照生根粉的使用说明进行操作），捞出晾干进行营养杯育苗，放在温控大棚内培养。培养条件：白天（25±2)℃，夜间（14±2)℃，棚内相对湿度 58%～60%，不进行人工补光。

（2）分级方法

以单株的株高、叶长和地径为分级指标，随机抽取艾纳香扦插苗 100 株，准确测量每一株苗质量，求其平均数。对测定出的株高（cm）、叶长（cm）和地径（mm）用 K-Means 法进行聚类分析。

（3）种苗大田移栽

采用随机区组设计，重复 3 次。2013 年 4 月 6 日将各等级种苗移栽大田，株行距 50 cm×50 cm，厢距 45～50 cm，试验地四周设置保护行，按照常规方法进行田间管理。生长期间每隔 30 d 测量各等级苗的株高、叶长、叶宽、地径、叶片数、鲜重和干重。2013 年 11 月 6 日收获，并对各等级苗进行测产和品质比较。

（4）艾粉提取方法

采用回流冷凝法进行艾粉提取测定，将 300 g 新鲜、晾干的艾纳香叶置于圆底烧瓶中，加入 1 200 mL 蒸馏水，加热至沸腾时调节至微沸状态，保持 1 h；小心分开提取装置，用试管刷把艾粉从冷凝管壁刷至干燥且恒重的培养皿中，置于硅胶干燥器中 24 h，然后取出称重，重复 3 次。

3. 结果与分析

（1）种苗分级

根据聚类分析结果，将艾纳香种苗分为Ⅰ级、Ⅱ级和Ⅲ级 3 个等级。Ⅰ级苗：株高≥22.5 cm，叶长≥24.0 cm，地径≥6.9 mm；Ⅱ级苗：株高≥15.0 cm，叶长≥16.0 cm，地径≥5.3 mm；Ⅲ级苗：株高≥11.3 cm，叶长≥13.8 cm，地径≥4.7 mm。

（2）不同等级种苗的生长动态

由表 4-2-1 可知，艾纳香的生长主要集中在 6—10 月，各级种苗各项生长指标值从 4 月初开始一直呈上升趋势，3 个等级苗的生长发育规律基本一致，生长的拐点均在 6 月初，之后进入生长旺盛阶段，至 10 月上旬后生长较为缓慢，至 11 月上旬收获时，各生长指标变化不大。Ⅰ级艾纳香种苗的 5 项测定指标值均优于Ⅱ级种苗和Ⅲ级种苗。各级苗的植株高度与叶片数量呈正比，Ⅰ级艾纳香种苗植株高度最高，叶片数量也最多，且在整个生育期中Ⅰ级种苗的各项测定指标值均占有绝对优势；枝条长度、粗度、叶片数均以Ⅰ级苗的较优，其次是Ⅱ级苗；各等级苗地径的增粗速度较其他生长指标慢，以Ⅰ级种苗的速度较快。综合比较，种苗的优劣对后期植株的长势起着决定性的作用，这对生产中选苗移栽、保证药材产量具有现实的指导意义。

表 4-2-1　艾纳香不同等级种苗的生长指标（n=30）

测定时间	株高/cm	叶长/cm	叶宽/cm	地径/mm	叶片数/片
			Ⅰ级种苗		
4月6日	22.54	24.03	6.73	6.9	10.7

（续）

测定时间	株高/cm	叶长/cm	叶宽/cm	地径/mm	叶片数/片
Ⅰ级种苗					
5月6日	31.43	27.87	8.47	7.9	14.8
6月6日	42.33	32.38	10.67	9.1	17.4
7月7日	57.96	38.41	12.47	12.0	26.4
8月6日	72.96	41.56	15.31	13.6	31.7
9月6日	97.78	44.66	16.43	15.8	36.8
10月6日	105.05	45.31	17.04	16.8	38.9
11月6日	106.11	46.14	17.21	16.9	42.1
Ⅱ级种苗					
4月6日	14.95	16.03	5.05	5.3	8.3
5月6日	23.00	19.12	6.69	6.2	13.9
6月6日	32.29	26.59	9.89	8.5	16.7
7月7日	47.15	30.45	11.03	9.2	25.9
8月6日	54.39	37.89	13.61	11.2	30.1
9月6日	71.98	41.47	15.79	13.0	34.9
10月6日	80.47	43.12	16.21	15.3	37.0
11月6日	84.32	44.01	16.47	16.9	40.5
Ⅲ级种苗					
4月6日	11.39	13.75	4.51	4.7	8.5
5月6日	17.25	17.21	5.42	5.6	14.7
6月6日	26.38	23.56	7.92	6.5	15.9
7月7日	38.47	28.05	9.24	8.0	23.6
8月6日	47.24	35.67	12.49	9.8	27.9
9月6日	65.04	39.77	14.67	10.3	33.7
10月6日	71.28	42.41	15.14	11.5	36.1
11月6日	73.22	43.12	15.44	11.9	38.3

（3）不同等级种苗的叶鲜重及干物质积累动态

从图4-2-1可知，随着生育期延长，艾纳香各等级种苗的叶鲜重及干物质积累均呈逐渐上升状态。在6月之前，上升较缓慢，6月至10月上旬为迅速增长期。叶鲜重在10月后增速基本停止，干物质积累则呈下降趋势，原因是艾纳香为喜热植物，在贵州仅在罗甸县、望谟县、兴义市一带能安全越冬，气温下降后，艾纳香植株生长趋于缓慢、叶龄老化，地上部分叶片的光合能力减弱，合成产物减少，同时艾纳香植株干物质分配中心发生改变。不同等级苗叶的鲜重动态基本呈S形曲线，6月为生长的拐点。不同等级种苗叶干物质积累动态也基本呈S形曲线，6—10月是叶干物质积累的关键时期，且叶干重与种苗等级呈正相关，即种苗等级越高，干物质积累量越大。叶鲜重曲线与干重曲线之间的区域为叶含水量的变化趋势，不同等级苗的含水量变化趋势一致，即在6月之前含水量较少，之后至11月为含水量的上升期。艾纳香不同等级种苗叶的含水量变化趋势略呈喇叭口形。数据表明，6—10月为艾纳香植株生长的需水较多时期。

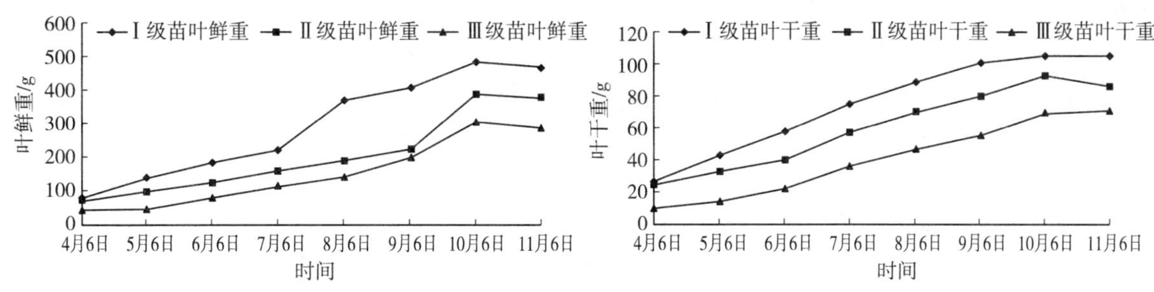

图 4-2-1　不同生长期各级艾纳香种苗叶的鲜重及干重

（4）不同等级种苗的产量

表 4-2-2 表明，艾纳香种苗单株鲜重和干重均是Ⅰ级种苗>Ⅱ级种苗>Ⅲ级种苗，各级种苗平均单株产量达极显著差异（$P>0.01$），单位产量以Ⅰ级种苗的最高，达 1 908.00 kg/667 m^2，且 3 个等级种苗的单位产量具有极显著差异。数据表明，移栽前的种苗等级分类对后期药材产量具有重要影响。

表 4-2-2　艾纳香不同等级苗产量（$n=3$）

种苗等级	鲜重/g	干重/g	鲜干比	小区产量/kg	单位产量/（kg/667 m^2）
Ⅰ	529.97a	93.83a	5.6	4.77	1 908.00a
Ⅱ	432.92b	75.92b	5.7	3.90	1 560.00b
Ⅲ	342.96c	58.13c	5.9	3.09	1 234.66c

注：表中同列数值后标有不同小写字母表示差异显著（$P<0.05$）。

（5）不同等级种苗的艾粉含量

从表 4-2-3 看出，Ⅰ级艾纳香种苗 100 g 鲜叶中平均含艾粉 0.23 g，Ⅱ级种苗为 0.24 g，Ⅲ级种苗最少，仅有 0.19 g。3 个等级种苗间艾粉含量无显著性差异（$P>0.05$）。表明，药材中艾粉的含量与种苗等级无线性关系。

表 4-2-3　艾纳香不同等级苗艾粉含量（$n=3$）

种苗等级	重复Ⅰ/g	重复Ⅱ/g	重复Ⅲ/g	平均值/g
Ⅰ	0.25	0.21	0.23	0.23a
Ⅱ	0.22	0.24	0.25	0.24a
Ⅲ	0.19	0.17	0.21	0.19a

注：表中同列数值后标有相同小写字母表示差异不显著（$P<0.05$）。

4. 结论

各等级艾纳香种苗生物量的积累量与种苗等级成正相关，在整个生育期，Ⅰ级艾纳香种苗的各项生长指标和产量最高。不同级别种苗的药材产量差异较大，以Ⅰ级种苗的最高，且与其他 2 个等级的种苗差异显著，充分说明了种苗质量与药材产量的密切关系。基于艾纳香植株生长的变化，不同等级种苗在成药期的产量有较大差异，以Ⅰ级种苗的植株生长量大、产量高，生产上宜选用株高≥22.5 cm，叶长≥24.5 cm，地径≥6.9 mm 的种苗作为生产用种苗。

二、种植密度

艾纳香的主要药用部位是叶片和嫩枝，被《中华人民共和国药典》收录的冰片（艾片）就是艾纳香叶片和嫩枝的升华物经加工而成的，艾纳香生物产量的高低直接影响升华物的多少。因此，在保证产量的前提下适当优化种植密度是艾纳香产量进一步提高的重要途径，艾纳香群体密度适宜可获得较好的生长状况和较高的产量。同时，采收期与药材的产量、品质及收获效率有着密切关系，艾纳香采收期适当可获得较高的产量和优质的品质。因此，本研究对不同种植密度及不同采收期对艾纳香的生物产量和品质的影响进行整理，为艾纳香规范化种植提供科学依据。

1. 材料与仪器试药

供试样品为菊科植物艾纳香。

试验地耕作层基础地力及当地气候条件见表 4-2-4。

表 4-2-4 试验地耕作层基础地力及当地气候条件

土层	碱解氮/(mg/kg)	速效磷/(mg/kg)	速效钾/(mg/kg)	有机质/(g/kg)	年降水量/mm	年平均气温/℃
耕作层	50.75	4.30	78.00	9.51	1 150.30	19.60

2. 方法

(1) 实验设计

试验于 2014 年 4 月至 2015 年 2 月在贵州省罗甸县艾纳香种植基地进行，共设置 4 个密度（表 4-2-5），4 个处理，3 个重复，共 12 个小区，小区面积为 4 m × 15 m，重复 3 次，随机排列，小区周围设 50 cm 走道，1 m 保护行。按表 4-2-5 中 4 种密度类型在 2014 年 5 月下旬选择生长较一致的 2 年生艾纳香根上长出的根蘖苗移栽定植（艾纳香 2013 年种植，根蘖苗 2014 年长出），于当年 10 月中旬开始采收，每隔 1 个月采收 1 次，一直到 12 月中旬。整个种植过程不施用任何肥料，在此期间视情况进行大田管理。

表 4-2-5 试验处理

编号	密度/（株/hm^2）	密度类型（株距×行距）/m
A_1	22 223	0.5 × 0.9
A_2	33 334	0.5 × 0.6
A_3	66 667	0.5 × 0.3
A_4	111 112	0.3 × 0.3

(2) 样品制备

于 10 月中旬、11 月中旬、12 月中旬 3 个时期进行田间性状调查，对艾纳香植株进行生长动态观察及产量测定，每一时期每一小区取样 10 株，其中将艾纳香新鲜叶片或嫩枝置于阴凉通风处，每 2 d 翻动 1 次自然晾干，剪成 1 cm × 1 cm 的碎片，用以测定挥发油含量，艾纳香新鲜叶片或嫩枝 50 ℃ 恒温至干，粉碎，过 40 目筛，用以测定总黄酮含量。

(3) 生长动态观察及产量测定

2014 年 10—12 月，每月中旬每处理随机取 10 株艾纳香测定每株株高、分枝数、最长分枝长、枯叶率，比较生长状况；测量单株叶片数、单株叶片重（鲜重）、单株鲜重，计算单位面积产量和干鲜比。

(4) 挥发油提取及含量测定

参照《中华人民共和国药典》(2010 年版) 的方法进行挥发油含量测定。取剪碎的艾纳香叶片或嫩枝样品 200 g，装入挥发油提取器的烧瓶中，加水至烧瓶的 2/3 处，连接装置，加热提取，从沸腾时开始计时，共提取 5 h，冷却后计量挥发油体积，重复 3 次。

(5) 总黄酮提取及含量测定

参照罗夫来等（2013）的方法进行总黄酮含量的测定。

(6) 数据分析

采用 Excel 2003 软件与 SPSS 17.0 软件对数据进行统计分析与差异显著性检验（LSD）。

3. 结果与分析

（1）种植密度及采收期对艾纳香生长状况的影响

由表 4-2-6 可知，分枝数多数为 2 个，最长分枝长多数为 20～50 cm，枯叶率多数在 8%～12%。方差分析表明，在同一采收期，不同密度下艾纳香的生长状况均无显著差异；A_4的枯叶率高于其他 3 个密度，A_1的枯叶率相对较低，A_2的各项指标总体来说优于其他密度，A_3、A_4两者差距不大，而 A_4的各项指标较其他 3 个密度差。在同一密度，不同采收期下艾纳香的生长状况均无显著差异，但随着生长时间的延长，艾纳香株高和枯叶率也呈上升趋势，12 月份的株高和枯叶率总体达到最高值；分枝数和最长分枝长增长最快的时期是 11 月，其极值也出现在 11 月。经单因素方差分析，各处理间无显著差异。

（2）种植密度及采收期对艾纳香产量的影响

由表 4-2-7 可知，不同密度下艾纳香单株叶片数差异较大，单株叶片数多数为 30～50 片，最高的是 12 月中旬采收的处理 A_3，多达 61.10 片，较 A_1、A_2、A_4分别高 189.6%、13.8%、13.4%；单株叶片重最高的是 11 月中旬采收的处理 A_2，为 97.55 g，最低的是 12 月中旬采收的处理 A_1，仅为 30.21 g；而单株鲜重多数为 160～200 g，最高的是 12 月中旬采收的处理 A_2，达到 209.67 g，较 A_1、A_3、A_4分别高 198.5%、7.9%、0.4%，最低的是 12 月中旬采收的处理 A_1，仅为 70.23 g；干鲜比多数为 28.1%～35.6%，干鲜比最高的是 11 月中旬的 A_1，达到 36.78%，较 A_2、A_3、A_4分别高 8.7%、30.6%、26.3%，最低的是 10 月中旬的 A_3，为 24.00%；单位面积产量随着密度的增加逐渐提高，最高的是 12 月中旬采收的处理 A_4，为 1 546.68 kg/hm。方差分析表明，在同一采收期，不同密度下艾纳香的单株叶片数除了 12 月中旬处理 A_1显著低于其他 3 个密度，均无显著差异；随着种植密度的减小，艾纳香的单位面积产量并没有呈现一定的变化趋势，但 A_2、A_3、A_4这 3 个处理的差距较小，而 A_1的艾纳香单位面积产量却低于 A_2、A_3、A_4。方差分析表明，在同一密度不同采收期下，艾纳香的生长状况均无显著差异；但随着生长期的延长，4 个密度的单株叶片数和单株叶片重呈减少趋势，而干鲜比却呈增大的趋势；随着生长期的延长，A_2、A_3、A_4的单株鲜重呈增长趋势，而 A_1却呈减少趋势。经单因素方差分析，各处理间差异不显著。

（3）种植密度及采收期对艾纳香药用部位挥发油含量的影响

由表 4-2-8 可知，艾纳香叶片的挥发油含量为 1.87～6.13 mg/kg，平均为 4.01 mg/kg；艾纳香叶片挥发油的含量明显高于嫩枝中挥发油的含量。方差分析表明，同一采收期，不同密度下，艾纳香叶片挥发油含量差异显著，10 月中旬采收的密度 A_1下叶片挥发油的含量较其他 3 个密度高，达到 6.13 mg/kg；11 月中旬采收的密度 A_1下叶片挥发油含量显著高于同一时期采收的密度 A_3、A_4，达到 4.87 mg/kg；12 月中旬采收的密度 A_3下叶片挥发油含量显著高于密度 A_2和密度 A_4，达到 4.80 mg/kg。4 个种植密度之间艾纳香叶片中挥发油的含量存在显著差异，A_1采收的艾纳香叶片中挥发油含量较高。单位面积挥发油产量随着密度的增加逐渐提高，最高的是 12 月中旬采收的处理 A_4，为 96.6 L/hm。同一密度不同采收期下，艾纳香叶片挥发油的含量差异显著，A_1密度下，10 月中旬采收的艾纳香叶片中挥发油的含量显著高于其他两个采收期；A_2密度下，10 月中旬和 11 月中旬采收的显著高于 12 月中旬；A_3密度下，12 月中旬采收的显著高于 11 月中旬，与 10 月中旬差异不显著；A_4密度下，10 月中旬和 12 月中旬采收的显著高于 11 月。

嫩枝挥发油含量为 0.17～0.73 mg/kg，平均为 0.43 mg/kg。方差分析表明，同一采收期不同密度下，艾纳香嫩枝挥发油含量差异显著，10 月中旬 A_3密度下采收的嫩枝中挥发油的含量显著高于同一时期 A_1密度和 A_2密度下采收的，与 A_4密度下采收的差异不显著；11 月中旬 A_2密度下采收的显著高于 A_1密度和 A_4密度下采收的，与 A_3密度下采收的差异不显著；12 月中旬 A_2密度下采收的显著高于 A_4，与 A_1和 A_3差异不显著。4 个种植密度之间对艾纳香嫩枝中挥发油的含量存在显著差异，A_2和 A_3密度下采收的艾纳香嫩枝中挥发油含量较高。同一密度不同采收期下，艾纳香嫩枝挥发油的含量差

表 4-2-6 不同种植密度及不同采收期下艾纳香的生长状况

密度	10 月中旬				11 月中旬				12 月中旬			
	株高/cm	分枝数/个	最长分枝长/cm	枯叶率/%	株高/cm	分枝数/个	最长分枝长/cm	枯叶率/%	株高/cm	分枝数/个	最长分枝长/cm	枯叶率/%
A_1	109.67a	1.10a	8.10c	5.63a	125.97a	1.23a	21.10bc	7.42a	153.10a	1.53a	33.33abc	11.41a
A_2	128.33a	1.87a	21.57bc	9.51a	144.33a	2.23a	56.23a	10.80a	160.53a	1.77a	41.33abc	12.36a
A_3	121.67a	1.63a	26.57abc	8.49a	149.67a	2.10a	50.53ab	9.76a	147.13a	1.77a	47.37ab	12.83a
A_4	122.33a	1.07a	10.87c	8.90a	131.80a	1.63a	47.33ab	11.32a	145.23a	1.43a	38.00abc	13.10a

注：表中同列数值后标有不同小写字母表示差异显著（$P<0.05$）。

表 4-2-7 不同种植密度及不同采收期下艾纳香的各项指标

密度	10 月中旬					11 月中旬					12 月中旬				
	单株叶片数/片	单株叶片重/g	单株鲜重/g	干鲜比/%	单位面积产量/(kg/hm^2)	单株叶片数/片	单株叶片重/g	单株鲜重/g	干鲜比/%	单位面积产量/(kg/hm^2)	单株叶片数/片	单株叶片重/g	单株鲜重/g	干鲜比/%	单位面积产量/(kg/hm^2)
A_1	30.13bc	51.30a	96.37a	31.77a	143.01	30.80bc	45.40a	83.03a	36.78a	121.08	21.10c	30.21a	70.23a	33.43a	104.18
A_2	41.53abc	76.36a	166.77a	28.16a	367.91	46.00abc	97.55a	185.10a	33.83a	413.70	53.67ab	74.19a	209.67a	30.87a	468.83
A_3	57.87ab	95.85a	198.97a	24.00a	885.84	44.00abc	78.80a	160.00a	28.17a	707.96	61.10a	70.76a	194.37a	35.33a	853.38
A_4	43.67abc	76.72a	161.33a	29.97a	1193.17	38.47abc	81.39a	163.20a	29.12a	1205.03	53.90ab	73.20a	208.77a	35.34a	1546.68

注：表中同列数值后标有不同小写字母表示差异显著（$P<0.05$）。

表 4-2-8　不同种植密度及不同采收期下艾纳香不同部位的挥发油含量

密度	10 月中旬				11 月中旬				12 月中旬			
	叶片/（mg/kg）	嫩枝/（mg/kg）	合计/（mg/kg）	单位面积挥发油产量/（L/hm^2）	叶片/（mg/kg）	嫩枝/（mg/kg）	合计/（mg/kg）	单位面积挥发油产量/（L/hm^2）	叶片/（mg/kg）	嫩枝/（mg/kg）	合计/（mg/kg）	单位面积挥发油产量/（L/hm^2）
A_1	6.13a	0.17e	6.30a	13.5	4.87b	0.20de	5.07bc	9.2	4.60bc	0.50abc	5.10b	8.0
A_2	4.47bc	0.27cde	4.73bc	26.1	3.87bcd	0.60ab	4.47bcd	27.7	2.60ef	0.73a	3.33e	23.4
A_3	4.33bc	0.60ab	4.93bc	65.5	3.67cd	0.47abcd	4.13cde	43.9	4.80b	0.63ab	5.43a	69.5
A_4	3.20de	0.37bcde	3.57de	63.8	1.87f	0.23cde	2.10f	37.9	3.73cd	0.43bcde	4.17bcde	96.6

注：表中同列数值后标有不同小写字母表示差异显著（$P<0.05$）。

异显著，12 月中旬采收的艾纳香，其嫩枝挥发油含量显著高于其他处理，A_1密度下，12 月中旬采收的艾纳香嫩枝中挥发油的含量显著高于其他 2 个采收期；A_2密度下，11 月中旬和 12 月中旬采收的显著高于 10 月中旬；A_3和 A_4密度下，3 个采收期之间无显著差异。3 个采收期之间艾纳香嫩枝中挥发油的含量差异显著，12 月中旬显著高于 10 月中旬和 11 月中旬。说明在 12 月中旬采收的艾纳香嫩枝中挥发油的含量较高。

艾纳香药用部位的挥发油总含量为 2.10～6.30 mg/kg，平均为 4.44 mg/kg。方差分析表明，同一采收期不同密度下，艾纳香药用部位挥发油含量差异显著；同一密度不同采收期下，艾纳香药用部位挥发油的含量差异也显著。

（4）种植密度及采收期对艾纳香药用部位总黄酮含量的影响

由表 4-2-9 可知，艾纳香叶片的总黄酮含量为 1.86～2.82 mg/g，平均为 2.31 mg/g；艾纳香叶片总黄酮的含量明显高于嫩枝中总黄酮的含量。方差分析表明，同一采收期不同密度下，艾纳香叶片总黄酮含量差异显著，10 月中旬采收的 A_1和 A_4密度叶片中总黄酮的含量显著高于 A_2和 A_3；11 月中旬采收的 A_3和 A_4密度叶片中总黄酮含量显著高于 A_1和 A_2；12 月中旬采收的 A_1密度叶片中总黄酮含量显著高于其他 3 个密度，达到 2.82 mg/g。4 个种植密度之间艾纳香叶片中总黄酮的含量存在显著差异，A_1和 A_4密度下采收的艾纳香叶片中总黄酮含量较高。同一密度不同采收期下，艾纳香叶片总黄酮的含量差异显著，A_1密度下，11 月中旬采收的艾纳香叶片中总黄酮的含量显著低于其他 2 个采收期；A_2密度下，3 个采收期间无显著差异；A_3密度下，11 月中旬采收的显著高于 10 月中旬和 12 月中旬采收的；A_4密度下，10 月中旬和 11 月中旬采收的显著高于 12 月中旬采收的。但 3 个采收期之间艾纳香叶片中总黄酮的含量差异不显著，说明采收期对艾纳香叶片中总黄酮的含量影响较小。

表 4-2-9　不同种植密度及不同采收期下艾纳香不同部位的总黄酮含量

单位：mg/g

密度	10 月中旬			11 月中旬			12 月中旬		
	叶片	嫩枝	合计	叶片	嫩枝	合计	叶片	嫩枝	合计
A_1	2.80a	0.48a	3.28a	1.88b	0.47ab	2.34cd	2.82a	0.44abc	3.26a
A_2	2.01b	0.41abcd	2.41cd	1.86b	0.31fg	2.17 d	1.96b	0.39cde	2.35cd
A_3	2.15b	0.40bcd	2.55bc	2.65a	0.26 g	2.91ab	2.05b	0.45abc	2.50cd
A_4	2.71a	0.34 def	3.06a	2.67a	0.32efg	3.00a	2.20b	0.40bcde	2.59bc

注：表中同列数值后标有不同小写字母表示差异显著（$P<0.05$）。

嫩枝总黄酮含量为 0.26～0.48 mg/g，平均为 0.39 mg/g。方差分析表明，同一采收期不同密度下，艾纳香嫩枝总黄酮含量差异显著，10 月中旬采收的 A_1密度嫩枝中总黄酮的含量显著高于 A_3和 A_4，与 A_2差异不显著；11 月中旬采收的 A_1密度嫩枝中总黄酮含量显著高于其他 3 个密度；12 月中旬采收的 4 个密度嫩枝中总黄酮含量差异不显著。4 个种植密度之间艾纳香嫩枝中总黄酮的含量存在显著差异，A_1密度嫩枝中总黄酮含量显著高于 A_2、A_3、A_4，说明在 A_1密度采收的艾纳香嫩枝中总黄酮的含量较高。同一密度不同采收期下，艾纳香嫩枝总黄酮的含量差异显著，A_1和 A_4密度下，3 个采收期之间艾纳香嫩枝中总黄酮的含量差异不显著；A_2和 A_3密度下，10 月中旬和 12 月中旬采收的显著高于 11 月中旬。3 个采收期之间艾纳香嫩枝中总黄酮的含量差异显著，10 月中旬和 12 月中旬显著高于 11 月中旬，在 10 月中旬和 12 月中旬采收的艾纳香，其嫩枝中总黄酮的含量较高。

艾纳香药用部位的总黄酮含量为 2.17～3.28 mg/g，平均为 2.70 mg/g。方差分析表明，同一采收期不同密度下，艾纳香药用部位总黄酮含量差异显著；同一密度不同采收期下，艾纳香药用部位总黄酮的含量差异也显著，但 3 个采收期之间艾纳香药用部位总黄酮的含量差异不显著。

4. 结论

当年根蘖苗种植的艾纳香，种植密度的减小使艾纳香的生物产量减少，艾纳香在密度 111 112 株/hm^2 且（0.3 m × 0.3 m）时，种植当年单位面积产量最高。种植密度的增大使艾纳香药用部位的单位面积挥发油产量增加；当种植密度较小时，艾纳香总黄酮的含量较高，当种植密度不断增大到一个范围内，艾纳香总黄酮含量又达到之前的水平。艾纳香叶片挥发油和总黄酮含量显著高于嫩枝，分别约为嫩枝的 8.4～11.2 倍和 7.5～11 倍。12 月中旬采收的艾纳香单位面积产量和单位面积挥发油产量最高，采收期对总黄酮的含量影响不显著。

第三节　艾纳香营养调控技术研究

一、艾纳香平衡施肥研究

（一）土壤因子对艾纳香药材有效成分含量的影响

道地药材的品质除了本身的遗传因素外，还受其生长环境如气候、土壤等因素的影响。土壤是陆地植物生活的基质，植物生长所需的水分及营养物质，绝大部分通过植物自身根系从土壤中获得，因此土壤中的矿质营养及肥力等因素直接影响植物品质。本研究通过对不同产地 26 份艾纳香的有效成分及其生长的土壤因子进行比较研究，揭示影响艾纳香有效成分积累的主导因子，为艾纳香的规范化栽培及适宜生长区的确定提供理论依据。

1. 材料与仪器试药

（1）材料

2013 年，在艾纳香主产地贵州册亨县、罗甸县、望谟县及海南白沙县、琼中县、五指山市采集艾纳香及其生长的土壤样品共 26 份（表 4－3－1）。供试材料为艾纳香的功能叶片，采集并阴干后，将其打粉，过 20 目筛，密封放入冰箱中冷藏备用。供试药材与土壤样品一一对应，土壤样品采集于 0～20 cm 的耕作层，充分混合，用四分法缩分，实验室自然风干，磨细备用。

表 4－3－1　试验样品及土壤来源信息

序号	采集地点	样品类型	土壤类型	样品数量/份
1	贵州册亨县	野生	棕壤、黄红壤、黄棕壤	4
2	贵州罗甸县	野生、栽培	棕壤、黄棕壤	4
3	贵州望谟县	野生	黄壤、浅棕壤	2
4	海南白沙市	野生、栽培	棕壤、红棕壤、黄壤	6
5	海南琼中县	野生、栽培	黄红壤、浅棕壤、棕壤	7
6	海南五指山市	野生	红壤、黄红壤	3

（2）仪器试药

7890A 气相色谱仪（包括氢火焰离子化检测器、G4513A 16 位自动进样器）；UNICO2012－PCS 紫外可见光分光光度计；AA－7000 原子吸收分光光度计；FP6410 火焰分光光度计；PHS－25 型实验室 pH 计。

l-龙脑对照品（质量分数>98%）；芦丁对照品（质量分数为 92.5%）；水杨酸甲酯（分析纯）；其余试剂均为分析纯，水为蒸馏水。

2. 方法

（1）*l*-龙脑含量测定

参考庞玉新等（2014）的提取及测定方法进行 *l*-龙脑含量测定，色谱条件为：HP－5 石英毛细管色谱柱（0.32 mm×30 m，0.25μm）；以 80 ℃为起始温度，保持 2 min；以 5 ℃/min 升温至 100 ℃，再以 20 ℃/min 升温至 200 ℃；进样口温度为 220 ℃；FID 温度为 240 ℃；进样量为 0.6μL，分流比为 9∶1。精密称取样品粉末（过 20 目筛）2 g，置于 50 mL 具塞三角瓶中，加入乙酸乙酯 25 mL，称定质量。在 40 kHz、功率为 400 W 的超声条件下提取 30 min，静置冷却，称定质量。用乙酸乙酯补足减失的质量，摇匀，过滤，取 1 mL 续滤液至 10 mL 容量瓶中，加入 1 mL 水杨酸甲酯内标物溶液，用乙酸乙酯定容，摇匀。取适量，经 0.45μm 微孔滤膜过滤，取续滤液在上述色谱条件下进样分析，并计算出 *l*-龙脑含量。

（2）总黄酮含量测定

参考庞玉新等（2014）的提取及测定方法进行总黄酮含量测定，精密称取样品粉末（过 20 目筛）适量，至具塞锥形瓶中，加 75%乙醇溶液 25 mL，称定质量。在 40 kHz、功率为 400 W 的超声条件下提取 40 min，静置冷却，称定质量，用 75%乙醇溶液补足减失的质量，摇匀，过滤，取 1 mL 续滤液置于 25 mL 容量瓶中，加 75%乙醇溶液约至 10 mL，加 5%亚硝酸钠（$NaNO_2$）溶液 1 mL，摇匀，放置 5 min，再加 10 硝酸铝［$Al(NO_3)_3$］溶液 1 mL，摇匀，放置 5 min 后，加 4%氢氧化钠（NaOH）溶液 10 mL，最后以 75%乙醇溶液定容至刻度，摇匀，放置 15 min。以相应的试剂溶液为空白对照，在 509nm 处测定吸光度 A，并计算其含量。

（3）土壤因子的测定

土壤因子的测定主要参考《中华人民共和国农业行业标准》和《土壤理化分析》，其中土壤有机质采用重铬酸钾容量法，碱解氮采用碱解蒸馏法，酸性土壤中有效磷采用 0.03 mol/L 氟化铵-0.025 mol/L 盐酸浸提-钼锑抗比色法，中性和石灰性土壤中有效磷用 0.5 mol/L 碳酸氢钠浸提-钼锑抗比色法，土壤速效钾采用 1 mol/L 乙酸铵浸提-火焰分光度计法，交换性钙、镁采用原子吸收分光光度法测定，有效硫采用硫酸钡比浊法测定。

3. 结果与分析

（1）不同产地艾纳香有效成分含量分析

不同产地艾纳香中 *l*-龙脑和总黄酮含量的基本统计数据如表 4-3-2 所示，其中 *l*-龙脑含量极大值为 12.04 mg/g，极小值为 0.00 mg/g，*CV* 为 57.34%；总黄酮含量极大值为 89.09 mg/g，极小值为 10.88 mg/g，*CV* 为 58.55%，说明不同产地的艾纳香材料中化学成分含量差异较大。

表 4-3-2　不同产地艾纳香叶片 *l*-龙脑和总黄酮含量基本统计量

基本统计量	*l*-龙脑/（mg/g）	总黄酮/（mg/g）
均值	5.52	30.16
标准差	3.17	17.66
标准误	0.62	3.46
方差	10.03	311.78
中值	4.75	27.65
偏度	0.61	1.70
峰度	−0.14	3.83
极小值	0.00	10.88
极大值	12.04	89.09
全距	12.04	78.21
CV/%	57.34	58.55

（2）相关性分析

运用 SPSS 19.0 软件进行相关系数计算，结果如表 4-3-3 所示，艾纳香中 *l*-龙脑的含量与有效硫呈显著负相关（$P<0.05$），即 l-龙脑含量随有效硫含量的增加而降低。艾纳香中总黄酮的含量与 pH、碱解氮、交换性钙和交换性镁呈显著负相关（$P<0.05$），即总黄酮含量随 pH、碱解氮、交换性钙和交换性镁含量的增加而降低。

表 4-3-3　艾纳香中有效成分与土壤因子间的相关系数

有效成分	pH	有机质	碱解氮	有效磷	速效钾	交换性钙	交换性镁	有效硫
l-龙脑	−0.225	0.026	−0.266	0.116	−0.161	−0.385	−0.097	−0.403*
总黄酮	−0.414*	−0.266	−0.390*	−0.171	−0.333	−0.388*	−0.399*	−0.161

注：* 表示同行指标差异显著（$P<0.05$）。

（3）逐步回归分析

由于土壤因子并非单独影响艾纳香中 l-龙脑与总黄酮的含量，为了确定影响艾纳香中有效成分含量的土壤主导因子，在相关分析的基础上，将与因变量间无显著相关关系的变量剔除后，应用逐步回归分析方法进一步对土壤因子进行筛选，以 l-龙脑含量（Y_1）及总黄酮含量（Y_2）为因变量，以土壤中的 pH（X_1）、有机质（X_2）、碱解氮（X_3）、有效磷（X_4）、速效钾（X_5）、交换性钙（X_6）、交换性镁（X_7）和有效硫（X_8）为自变量，利用 SPSS 19.0 软件进行逐步回归分析，回归方程如表 4-3-4 所示。

表 4-3-4　艾纳香中有效成分与土壤因子的逐步回归统计模型

有效成分	逐步回归模型	F 值	P 值
l-龙脑	$Y_1=8.307-0.08X_8$	4.651	0.041
总黄酮	$Y_2=80.203-7.084X_1$	4.967	0.035

从表 4-3-4 中可知，有效硫为影响 l-龙脑含量的主导因子，呈显著负相关（$P<0.05$），pH 为影响总黄酮含量的主导因子，呈显著负相关（$P<0.05$）。

（4）灰色关联度分析

为进一步探讨土壤因子与艾纳香中有效成分含量之间的关系，按照灰色系统理论，运用 DPS 7.05 软件对数据进行灰色关联度分析，分别以有效成分含量作为母序列，各土壤因子作为子序列，经灰色关联度分析得出各土壤因子与艾纳香有效成分含量的灰色关联度系数。结果如表 4-3-5 所示。

表 4-3-5　土壤因子与艾纳香中有效成分间的灰色关联度系数

有效成分	pH	有机质	碱解氮	有效磷	速效钾	交换性钙	交换性镁	有效硫
l-龙脑	0.559 6	0.576 3	0.559 2	0.413 3	0.498 4	0.395 7	0.516 4	0.543 2
总黄酮	0.589 3	0.511 4	0.547 4	0.407 5	0.505 6	0.465 5	0.506 6	0.575 5

从 l-龙脑含量角度考虑，8 个因子根据灰色关联度系数 R 的大小排序为：$R_{有机质}>R_{pH}>R_{碱解氮}>R_{有效硫}>R_{交换性镁}>R_{速效钾}>R_{有效磷}>R_{交换性钙}$，可见有机质是影响 l-龙脑含量的重要因子，其次是 pH、碱解氮和有效硫。从总黄酮含量角度考虑，8 个因子根据灰色关联度系数 R 的大小排序为：$R_{pH}>R_{有效硫}>R_{碱解氮}>R_{有机质}>R_{交换性镁}>R_{速效钾}>R_{交换性钙}>R_{有效磷}$，可见 pH 是影响总黄酮含量的重要因子，其次为有效硫和碱解氮。因此，综合考虑得出，pH 为影响艾纳香有效成分的重要因子，其次为有效硫和碱解氮。

4. 结论

本研究经相关性分析发现，艾纳香中 l-龙脑的含量与有效硫呈显著负相关，总黄酮的含量与 pH、碱解氮、交换性钙、交换性镁呈显著负相关，通过逐步回归分析发现，影响 l-龙脑含量的主导因子为有效硫，影响总黄酮含量的主导因子为pH；通过灰色关联度分析发现pH为影响艾纳香有效成分的重要因子，其次为有效硫和碱解氮。因此，栽培施肥时应根据具体情况适当控制氮、硫、钙和镁等元素的用量及土壤的 pH，碱性土壤不适宜艾纳香中有效成分的积累。

（二）氮、磷、钾配施对艾纳香产量及药材有效成分的影响

人工栽培是解决艾纳香野生资源短缺的必然途径，而施肥技术是影响艾纳香产量和质量的重要因素。在所有的肥料中以氮、磷和钾肥三要素影响最大。目前，有关氮、磷、钾肥配施对药用植物产量和质量影响的研究表明，不同药用植物的氮、磷、钾最佳配比不同，施肥量过大或单一营养元素偏高均对植物的生长发育有不利影响，且容易造成土壤肥料过剩，肥料利用率低等。因此，本研究采用“3414”施肥方案，以艾纳香的产量和有效化学成分 *l*-龙脑的相对含量为指标，研究艾纳香氮、磷、钾配施的最佳配比，为艾纳香的大规模栽培提供施肥理论依据。

1. 材料与仪器试药

选用由农业农村部儋州热带药用植物种质资源圃提供的艾纳香苗，高约 25 cm，以上述资源圃为试验基地，耕层土壤理化性质及肥力状况：pH 7.2，有机质 12.6 g/kg，全氮 0.73 g/kg，碱解氮 31.45 mg/kg，8.74 mg/kg，速效钾 76.8 mg/kg。选用氮（N）肥为尿素（N≥46.4%），磷（P）肥为过磷酸钙（P_2O_5≥16%），钾（K）肥为硫酸钾（K_2O≥60%）。

2. 方法

（1）试验设计

2015 年 4 月 17 日对海南种质艾纳香种子进行育苗，2015 年 7—12 月进行肥效试验。采用“3414”试验方案设计，设 3 因素（N、P 和 K）4 水平（表 4-3-6）。其中，0 水平为不施肥，2 水平施肥为 N 16.71 kg/667 m^2、P_2O_5 24.91 kg/667 m^2和 K_2O 12.40 kg/667 m^2，1 水平为 2 水平的 1/2，3 水平为 2 水平的 2 倍。F_1～F_{14}共 14 个处理，F_1为对照（CK，不施氮、磷、钾肥）。4 次重复，共 56 个小区。每个小区 4.8 m^2，以 0.6 m × 0.6 m 株行距各种植 2 行共 10 株，对 56 个小区的艾纳香苗进行随机分组。肥料施用方法：在艾纳香植株移植地里生长 1 月后（8 月下旬）穴施 80%尿素+100%过磷酸钙+80%硫酸钾，于艾纳香生长旺盛期（10 月末）追施剩余的 20%尿素+20%硫酸钾。

表 4-3-6　艾纳香不同氮、磷、钾配施处理的因素及水平

单位：kg/667 m^2

水平	各因素施用量			折合施肥量		
	N（N）	P（P_2O_5）	K（K_2O）	尿素	过磷酸钙	硫酸钾
0	0	0	0	0	0	0
1	8.35	12.46	6.20	18.04	78.01	10.35
2	16.71	24.91	12.40	36.07	156.02	20.70
3	33.42	49.82	24.80	71.11	312.04	41.40

（2）指标测定

在栽培过程中，结合中耕除草对艾纳香的生长指标和生理指标进行跟踪测定，并于 2015 年 12 月对艾纳香统一进行采收。以艾纳香地上部分作为艾纳香的生物产量，以艾纳香功能叶片的阴干重量作为艾纳香的经济产量，以缺单一肥料区产量占全肥区产量百分比为该缺肥区的相对产量。记录单株产量并折合 667 m^2产量。以艾纳香的阴干叶片为试验材料，进行粉碎并过 20 目筛密封冷藏。参照庞玉新等（2014）的方法利用气相色谱法（GC）进行艾纳香 *l*-龙脑含量测定。

（3）数据处理

试验数据采用 SPSS 软件及测土配方施肥“3414”试验分析法进行统计分析。

3. 结果与分析

（1）氮、磷、钾配施影响的艾纳香产量

艾纳香的生物产量和经济产量均与各肥料的施肥水平密切相关，而生物产量的增长也相应地增加了艾纳香的经济产量。从表4-3-7可知，不同施肥处理艾纳香的产量均较CK高。其中，F_4的生物产量和经济产量最高，分别为1 325.66 kg/667 m^2和133.35 kg/667 m^2，较CK增加171.69%和156.00%；其次是F_{12}、F_5和F_3，分别较CK增加159.02%和142.32%、148.29%和135.65%、144.63%和132.71%；F_2最低，仅分别比CK增加22.15%和15.40%。缺氮区（F_2）的相对产量为44.96%，缺磷区（F_6）相对产量为54.37%，缺钾区（F_9）相对产量为59.45%，即缺肥区产量表现为NP＞NK＞PK，表明氮、磷、钾缺乏均影响艾纳香的生长，氮磷钾对产量影响程度依次为N＞P＞K。F_4生物量分别比F_2、F_3和F_5增加122.43%、11.06%和9.42%，即艾纳香的产量随施氮量的增加上升至最高值后，施氮量继续增加艾纳香的产量反而下降；同理，在N_2K_2和N_2P_2水平下，随着施磷量和施钾量均增加至2水平时，艾纳香的产量最大，随肥料的继续加入产量减小。表明此试验中艾纳香在N_2、P_2和K_2水平上其生物产量和经济产量最高。

表4-3-7　氮、磷、钾配施影响的艾纳香产量

处理	组合	生物产量±标准差/（kg/667 m^2）	经济产量±标准差/（kg/667 m^2）
F_4	$N_2P_2K_2$	1 325.66±24.14a	133.35±10.10a
F_{12}	$N_1P_1K_2$	1 263.83±113.30ab	126.23±11.36ab
F_5	$N_3P_2K_2$	1 211.48±81.62abc	122.75±10.30ab
F_3	$N_1P_2K_2$	1 193.65±95.14abcd	121.22±9.75abc
F_{11}	$N_2P_2K_3$	1 136.28±107.29bcd	113.67±6.21bcd
F_8	$N_2P_3K_2$	1 123.47±108.10bcd	113.77±6.91bcd
F_{14}	$N_2P_1K_1$	1 097.85±81.65bcde	119.21±4.28abc
F_7	$N_2P_1K_2$	1 081.14±81.65bcde	108.15±7.61cd
F_{10}	$N_2P_2K_1$	993.69±81.65 de	101.23±8.68cde
F_{13}	$N_1P_2K_1$	931.30±86.78 gf	93.09±9.01 de
F_9	$N_2P_2K_0$	788.16±70.78fg	79.65±9.67ef
F_6	$N_2P_0K_2$	720.76±47.56 gh	73.17±7.27f
F_2	$N_0P_2K_2$	595.99±18.93 hi	60.11±9.63fg
F_1（CK）	$N_0P_0K_0$	487.93±5.68i	52.09±7.14 g

注：表中同列数值后标有不同小写字母表示差异显著（$P<0.05$）。

（2）氮、磷、钾配施影响的艾纳香l-龙脑相对含量

从表4-3-8可知，氮、磷、钾配施可显著提高艾纳香功能叶片中l-龙脑的相对含量。各施肥处理l-龙脑的相对含量均较CK高，且F_4、F_8、F_{10}、F_{11}、F_{12}与F_1差异均达显著水平。其中，以F_{10}和F_4最高，l-龙脑的相对含量分别为4.38 mg/g和3.84 mg/g，较CK分别增加110.58%和84.62%；F_1的l-龙脑相对含量最低，仅为2.08 mg/g。在P_2K_2水平上，随施氮量的增加，l-龙脑的相对含量呈现先增加后减少的趋势，其中以N_2水平最佳。$N_2P_2K_1$、$N_2P_2K_2$、$N_2P_2K_3$分别较$N_2P_2K_0$增加38.60%、21.52%和7.28%，说明钾肥可以有效促进艾纳香l-龙脑相对含量的积累，l-龙脑的相对含量随钾肥的增加呈现先增加后减少的趋势，其中以K_1水平最佳。同理，l-龙脑的相对含量随施磷量的增加呈先增加后减少趋势，其中以P_2水平最佳。不同氮、磷、钾

配比处理的艾纳香 *l*-龙脑相对含量依次为 $F_{10}>F_4>F_{12}>F_7>F_{14}>F_{11}>F_{13}>F_9>F_6>F_8>F_5>F_3>F_2>F_1$。

表 4-3-8 氮、磷、钾配施影响的艾纳香 *l*-龙脑相对含量

处理	组合	*l*-龙脑相对含量/（mg/g）	处理	组合	*l*-龙脑相对含量/（mg/g）
F_{10}	$N_2P_2K_1$	4.38±0.53a	F_9	$N_2P_2K_0$	3.16±0.53abc
F_4	$N_2P_2K_2$	3.84±0.59ab	F_6	$N_2P_0K_2$	3.08±0.53bc
F_{12}	$N_1P_1K_2$	3.65±0.56ab	F_8	$N_2P_3K_2$	3.07±0.37bc
F_7	$N_2P_1K_2$	3.60±1.78ab	F_5	$N_3P_2K_2$	3.06±0.39bc
F_{14}	$N_2P_1K_1$	3.45±1.08ab	F_3	$N_1P_2K_2$	3.05±0.46bc
F_{11}	$N_2P_2K_3$	3.39±0.80ab	F_2	$N_0P_2K_2$	2.94±1.11bc
F_{13}	$N_1P_2K_1$	3.19±0.49abc	F_1（CK）	$N_0P_0K_0$	2.08±0.86c

注：表中同列数值后标有不同小写字母表示差异显著（$P<0.05$）。

（3）氮、磷、钾肥的互作效应

①不同磷与钾肥用量对氮肥效果的影响。由图 4-3-1 可知，在 K_2 水平（12.40 kg/667 m^2）时，低氮处理（N_1 水平）艾纳香产量均随施磷量的增加而减少，$N_1P_2K_2$（1 193.63 kg/667 m^2）较 $N_1P_1K_2$（1 263.83 kg/667 m^2）减少 70.2 kg/667 m^2；中氮处理（N_2 水平）艾纳香产量均随施磷量的增加而增加，$N_2P_2K_2$（1 325.66 kg/667 m^2）较 $N_2P_1K_2$（1 081.14 kg/667 m^2）增加 244.52 kg/667 m^2。在 P_2 水平（24.91 kg/667 m^2）时，低氮和中氮同一水平处理艾纳香产量随施钾量增加而增加，约增加 262.33～332.03 kg/667 m^2。在 P_2K_2（24.91 kg/667 m^2+12.40 kg/667 m^2）水平时，中氮处理艾纳香产量高于其他各处理。

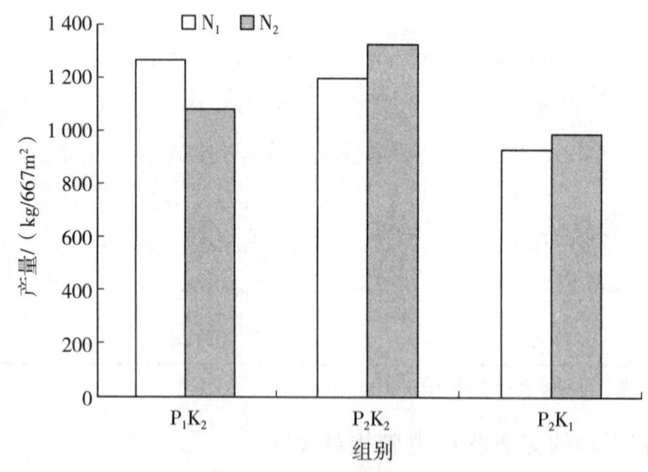

图 4-3-1 不同磷、钾肥用量的氮肥效应

②不同氮与钾肥用量对磷肥效果的影响。由图 4-3-2 可知，在 K_2 水平（12.40 kg/667 m^2）时，低磷处理（P_1 水平）的艾纳香产量随施氮量的增加而减少，约减少 182.69 kg/667 m^2；中磷处理（P_2 水平）艾纳香产量随施氮量增加而增加，约增加 132.01 kg/667 m^2。在 N_2 水平（16.7 kg/667 m^2）时，低钾和中钾处理艾纳香产量均随施磷量增加而减少，约减少 104.16～244.52 kg/667 m^2。在 N_2K_2 水平（16.71 kg/667 m^2+12.40 kg/667 m^2）时，中磷处理艾纳香的产量高于其他各处理。

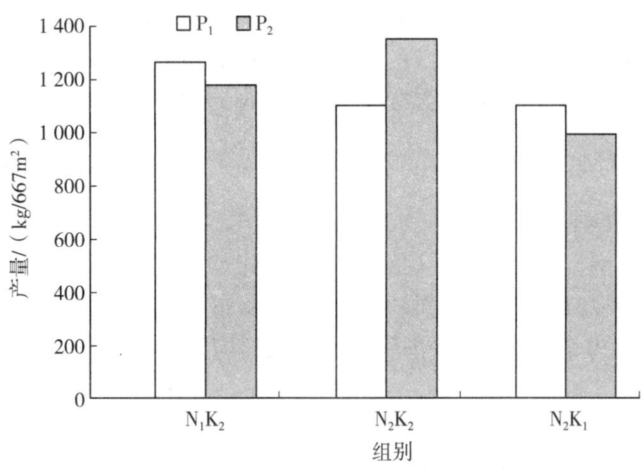

图 4-3-2　不同氮、钾用量的磷肥效应

（4）不同氮与磷肥用量对钾肥效果的影响

由图 4-3-3 可知，在 N_2水平（16.71 kg/667 m^2）时，低磷处理艾纳香产量随施钾量的增加而减少，略减少 16.71 kg/667 m^2；中磷水平艾纳香的产量随施钾量增加而增加，略增加 331.97 kg/667 m^2。在 P_2水平（24.91 kg/667 m^2）时，低氮和中氮处理艾纳香的产量均随施钾量增加而增加，增加量为 262.39～331.97 kg/667 m^2。在 N_2P_2水平时，中钾处理艾纳香的产量均高于其他处理。

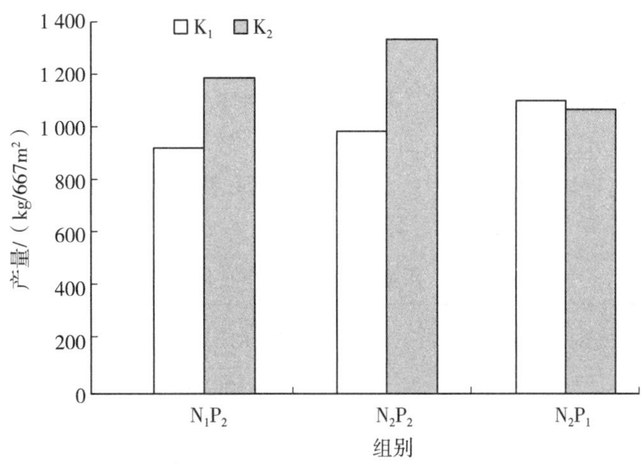

图 4-3-3　不同氮、磷用量的钾肥效应

4. 结论

氮、磷、钾配施可以显著提高艾纳香的产量及其药材品质。其中，$N_2P_2K_1$组合的 *l*-龙脑含量最高，$N_2P_2K_2$的产量最佳。氮、磷、钾配施最佳，其次是 NK 和 NP，PK 效果最差。氮、磷、钾互作效应结果表明，中氮、中磷和中钾最有利于肥料的利用。综合考虑产量、有效化学成分及肥料利用对艾纳香的影响，推荐 $N_2P_2K_2$为最佳施肥组合，最佳施肥量为氮 16.71 kg/667 m^2、磷 24.91 kg/667 m^2 和钾 12.40 kg/667 m^2，最佳施肥配比为 1∶1.49∶0.74；此条件下生物产量为 1 325.66 kg/667 m^2。

二、单一营养元素对艾纳香产量及药材有效成分的影响

（一）镁元素

1. 外源镁对冬季迟缓期的艾纳香生物量和有效成分含量的影响

施肥是提高药材产量和质量的有效途径，镁是合成植物叶绿素的必需元素，可显著促进植物

生长，促进药用植物有效成分的积累。本研究选择海南处于生长迟缓期的冬季艾纳香为研究对象，考察不同浓度外源镁对艾纳香生长指标、生物量及有效成分质量分数和单株质量影响的肥效，以期在证明肥效的同时，充分证明镁肥对艾纳香生长的促进作用，为该药材的后续施肥研究提供参考。

（1）材料与仪器试药

①材料。选择1年生艾纳香种子苗。

②仪器试药。7890A型气相色谱仪（氢火焰离子化检测器、G4513A型16位自动进样器）、CPA225D型电子分析天平（1/1 000）、2012－PCS型紫外分光光度计。*l*-龙脑对照品（纯度＞98%）、芦丁对照品（纯度为92.5%）、水杨酸甲酯等试剂均为分析纯。

（2）方法

①试验设计。选择1年生艾纳香种子苗。于2014年1月27日开始，每隔10 d进行艾纳香叶面喷施镁肥，共施肥3次，2014年3月7日取样，以七水合硫酸镁（$MgSO_4 \cdot 7H_2O$）提供镁元素，设置镁质量浓度分别为5、10、15 g/L，另外空白对照组（CK）不采取任何处理。

②生长指标的测定。将艾纳香植株按根、茎、叶分别取样，用直尺和卷尺分别测量株高、地径、叶长和叶宽，阴干后用天平分别测定艾纳香根、茎、叶的生物量。

③总黄酮含量的测定。参考庞玉新等（2014）的方法测定总黄酮含量。

④*l*-龙脑的含量测定。参考庞玉新等（2014）的方法测定*l*-龙脑含量。

⑤数据分析。采用excel软件进行数据录入及图表绘制，采用SPSS 16.0软件进行统计与单因素方差分析，并运用Duncan检验法进行多重比较。

（3）结果与分析

①外源镁对艾纳香生长指标的影响。在不同浓度镁处理下，艾纳香的地径、叶长和叶宽在各组间差异极显著，株高在各组间差异不显著。由表4－3－9可知，较CK相比，不同质量浓度镁处理对艾纳香地径、叶长和叶宽的增加具有显著促进作用。5、10、15 g/L镁处理下的地径和叶宽均显著高于CK，地径分别增加了34.21%、52.90%、51.59%，叶宽分别增加了100.99%、95.54%、107.92%。

表4－3－9　外源镁对艾纳香生长指标的影响

外源镁质量浓度/（g/L）	株高/cm	地径/mm	叶长/cm	叶宽/cm
0	22.57±1.33b	5.35±1.07b	7.73±2.46b	2.02±0.89b
5	25.66±0.50ab	7.18±0.46a	12.92±0.36ab	4.06±0.12a
10	24.18±3.50ab	8.18±0.22a	12.85±1.03ab	3.95±0.23a
15	26.58±2.98a	8.11±0.45a	13.33±2.67a	4.20±0.66a

注：表中同列数值后标有不同小写字母表示差异显著（$P<0.05$）。

②外源镁对艾纳香生物量的影响。不同浓度镁处理下，艾纳香叶、茎和根的生物量在各组间差异极显著，10 g/L和15 g/L镁处理的艾纳香叶和茎生物量均极显著高于5 g/L镁处理组和CK，见图4－3－4。10 g/L镁处理下的艾纳香叶片和茎生物量分别为CK的10.09倍和5.28倍，15 g/L镁处理下的艾纳香叶片和茎生物量分别为CK的10.91倍和5.50倍，差异极显著。5 g/L镁处理下叶、茎的生物量极显著低于10 g/L和15 g/L镁处理组。10 g/L镁处理组的艾纳香根生物量最高，极显著高于其他3组。

③外源镁对艾纳香不同部位总黄酮含量的影响。在不同质量浓度镁处理下，艾纳香叶中总黄酮质量分数在各组间差异极显著，而茎和根中总黄酮质量分数在各组间差异不显著。CK艾纳香叶中总黄酮质量分数最高，显著高于其他3个处理组，与5、10、15 g/L镁处理组相比，分别增加了132.29%、36.81%、70.23%，见图4－3－5；10 g/L镁处理组显著高于5 g/L镁处理组，增加了

67.79%。艾纳香叶、茎和根中总黄酮质量在各组间差异极显著，见图 4-3-6。10 g/L 和 15 g/L 镁处理下的叶、茎和根中总黄酮质量均显著高于 CK 和 5 g/L 镁处理组。但 5 g/L 镁处理组样品叶和茎中总黄酮质量极显著高于 CK。

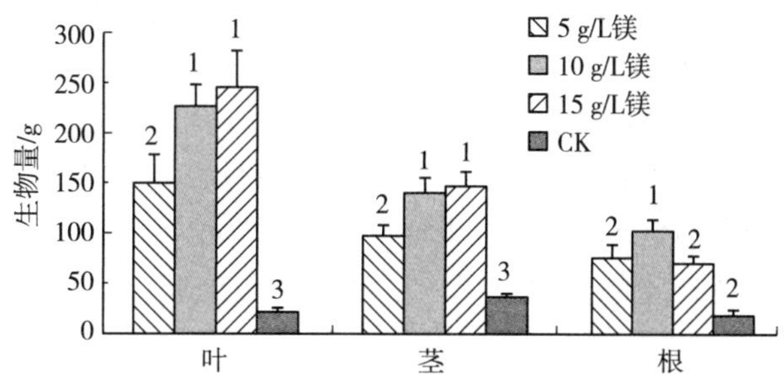

图 4-3-4 外源镁对艾纳香不同部位生物量的影响

注：1、2、3 表示不同处理组间在 0.05 水平上差异显著。

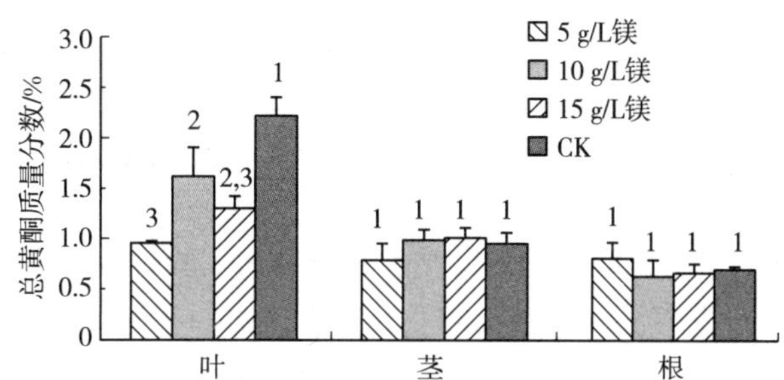

图 4-3-5 外源镁对艾纳香不同部位总黄酮质量分数的影响

注：1、2、3 表示不同处理组间在 0.05 水平上差异显著。

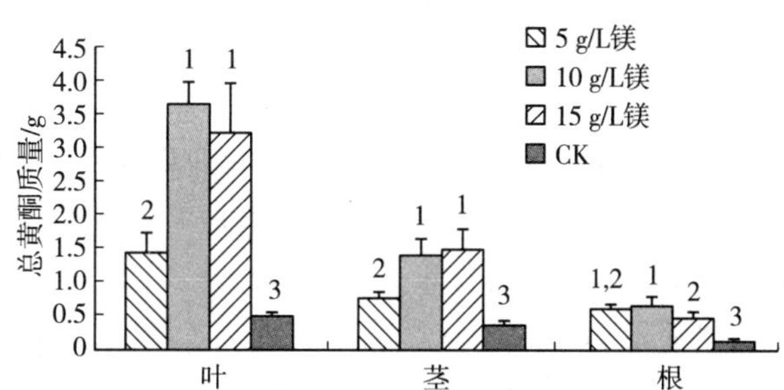

图 4-3-6 外源镁对艾纳香不同部位总黄酮质量的影响

注：1、2、3 表示不同处理组间在 0.05 水平上差异显著。

④外源镁对艾纳香叶片中 *l*-龙脑含量的影响。方差分析表明在不同质量浓度镁处理下，艾纳香叶中 *l*-龙脑质量分数在各组间差异不显著，但质量差异极显著。5、10、15 g/L 镁处理组及 CK 的艾纳香叶片中 *l*-龙脑质量分别为 0.23、0.34、0.40、0.04 g；质量分数依次为 0.15%、0.15%、0.16%、0.16%。

（4）结论

本文选择在海南的冬季施肥，此时是艾纳香生长的迟缓期，结果发现未施镁的艾纳香幼苗生长迟缓，大部分的植株停止生长，叶长和叶宽未增加，甚至叶片已脱落。而施加外源镁处理的艾纳香植物生长旺盛，叶、茎和根都显著增加，叶宽显著高于 CK；继而显著提高了艾纳香叶、茎和根生物量，其中 10 g/L 和 15 g/L 镁处理组的影响最显著。然而，对叶片中 *l*-龙脑质量分数的影响不显著，但增加了单株艾纳香叶片中 *l*-龙脑积累量。同时，本文证实在海南冬季艾纳香生长迟缓期，外源镁促进艾纳香生物量积累速率要快于 *l*-龙脑的积累。

2. 镁对生长期艾纳香内源激素、产量、有效成分和营养元素积累的影响

镁是植物所必需的元素，对植物生长发育起至关重要的作用。镁具有光合生理、酶活化功能等作用，可以促进药用植物有效成分的积累。研究发现，在冬季艾纳香生长的迟缓期，施用钙、镁、锰素以及萘乙酸、赤霉素和 DA-6 植物生长调节剂可以显著促进艾纳香生长，提高叶、茎和根的生物量，显著提高有效成分总黄酮和 *l*-龙脑的质量，但是对总黄酮和 *l*-龙脑质量分数的提高作用不显著。本研究选择水培的栽培方式，研究不同施镁水平对艾纳香药材产量和艾纳香叶片中内源激素赤霉素（GA_3）、生长素（IAA）、脱落酸（ABA）、玉米素（ZR）、营养元素含量的影响变化，以及有效成分 *l*-龙脑百分含量和 *l*-龙脑单株产量的变化情况，以期为合理施肥，提高艾纳香药材产量和品质提供理论依据和数据支撑。

（1）材料与仪器试药

①材料。长势一致的艾纳香种子苗。

②仪器试药。AA-70000 原子吸收光谱仪；Mars-5 微波消解系统；Milli-Q 超纯水发生器（美国密理博公司）；铜、铁、锰、钙、镁、钾、锌空心阴极灯；1 000μg/mL 的铁（Fe）、锰（Mn）、钙（Ca）、镁（Mg）、钾（K）、锌（Zn）、铜（Cu）标准液（国家有色金属及电子材料分析测试中心）；CPA225D 电子分析天平（1/1 000），KQ-500DB 型超声仪，凯氏定氮仪。

（2）方法

①试验设计。2015 年 7 月选择长势一致的艾纳香种子苗为实验材料，采用水培的方式，基质为珍珠岩，通过向其内浇灌 Hoagland 营养液以提供艾纳香所需的养分。Hoagland 营养液中各组分的浓度分别为：磷酸二氢钾（KH_2PO_4）136 mg/L、硼酸（H_3BO_3）2.86 mg/L、五水合硫酸铜（$CuSO_4 \cdot 5H_2O$）0.08 mg/L、七水合硫酸锌（$ZnSO_4 \cdot 7H_2O$）0.22 mg/L、钼酸钠（$Na_2MoO_4 \cdot 2H_2O$）0.52 mg/L、一水硫酸锰（$MnSO_4 \cdot H_2O$）1.81 mg/L、乙二胺四乙酸铁（Fe-EDTA）2.5 mg/L、硝酸钾（KNO_3）510 mg/L、硝酸钙［$Ca(NO_3)_2$］945 mg/L，用稀氢氧化钠（NaOH）和稀盐酸（HCl）调节 pH 到 7.0。每天补充 1 次水分，每隔 7 d 补充 1 次营养液。分别于 8 月和 9 月中旬进行叶面喷施镁元素，以 $MgSO_4 \cdot 7H_2O$ 提供镁元素，共设置 3 个质量浓度为 1.5、15.0、150.0 mg/mL，以不含镁的营养液为对照（CK），处理 120 d，每 30 d 取样 1 次，共取样 4 次。测定艾纳香药材产量以及药材有效成分 *l*-龙脑百分含量和 *l*-龙脑单株产量，以及艾纳香叶片中内源激素 GA_3、IAA、ABA、ZR 含量，于 12 月底取样，测定艾纳香叶片中氮、磷、钾、钙、镁、铁、锰、锌和铜元素的含量。

②药材产量的测定。取艾纳香的嫩枝和叶片，阴干后用电子秤测量其药材产量。

③*l*-龙脑百分含量测定。采用气相色谱法（GC）测定艾纳香中 *l*-龙脑百分含量。取艾纳香叶，精密称量 3.000 g 置于 50 mL 具塞试管中，加入乙酸乙酯 24 mL，封口，超声处理 40 min，静置并抽滤，滤液转移至 25 mL 容量瓶中，用乙酸乙酯定容至 25 mL，摇匀，精密移取 2.0 mL 到 10 mL 容量瓶中，水杨酸甲酯作为内标液，加入 1.0 mL，然后加乙酸乙酯稀释至刻度，摇匀，即得供试品溶液。使用 HP-5 石英毛细管色谱柱（0.32 mm×30 m，0.25 μm），起始温度 50 ℃，保持 2 min，先以 5 ℃/min 升温至 100 ℃，然后以 20 ℃/min 升温至 200 ℃，保持 3 min；进样口温度 220 ℃；检测器温度 240 ℃；进样量为 0.6 μL，不分流。

④*l*-龙脑单株产量的计算。将 *l*-龙脑百分含量与艾纳香单株药材产量相乘，得 *l*-龙脑单株产量。

⑤4 种内源激素含量测定。取相同部位的艾纳香成熟叶片，采用酶联免疫吸附法测定 GA_3、IAA、ABA、ZT 含量。试剂盒购自中国农业大学作物化学控制研究室。样品处理方法：取艾纳香叶片 1.0 g 于液氮中速冻，用 80%甲醇溶液［含二叔丁基对甲苯酚（BHT）1 mol/L］匀浆，4 ℃提取 8 h，离心率为 4 000 r/min 离心 15 min 沉淀，再用 80%甲醇重复提取 3 次，合并上清液，采用C-18

固相萃取柱法去掉艾纳香叶片叶绿素，氮气吹干，PBSTG 溶解定容，用于酶联免疫检测仪测定。

⑥氮含量测定。精密称取过 20 目筛的艾纳香叶片粉末 0.060 0 g，倒入25 mL消煮管中，加 2 mL 浓硫酸摇匀，放置过夜，然后放进消煮炉，在 240～260 ℃下进行消煮，每隔 30 min 往消煮管中滴加 7～8 滴 30%的过氧化氢（H_2O_2）溶液，直至消煮管的溶液变为无色透明即消煮完成。待溶液冷却后用纯水定容至 25 mL，使用凯氏定氮仪进行氮含量测定。

⑦磷含量测定。P 标准溶液的配置：称取 0.439 0 g 磷酸二氢钾（二级 150 ℃烘 2 h 后称取），溶于 200 mL 水中，加入 5 mL 浓硫酸，转入 1 L 容量瓶中，用水定容即为 100 mg 标准磷溶液。稀释 20 倍即为 5 mg/L 磷标准溶液。二硝基酚指示剂：0.2 g 溶于纯水中，定容至 100 mL 即可；酒石酸锑钾溶液：0.5 g 溶于纯水中，定容至 100 mL 即可。钼锑贮存液：将浓硫酸溶液 153 mL 缓慢倒入 400 mL水中，搅拌，冷却。10 g 钼酸铵溶于 60 ℃的 300 mL 水中冷却，将硫酸溶液缓慢加入钼酸铵溶液中再加入 100 mL 0.5%的酒石酸锑钾溶液稀释至 1 L。钼锑抗显色剂：称取 1.5 g 抗坏血酸溶于 100 mL 钼锑抗贮存液。含量测定方法：吸取供试品溶 2 mL 于 25 mL 容量瓶中，用纯水稀释至 10 mL，加 2 滴二硝基苯酚指示剂，用稀氢氧化钠溶液和稀硫酸溶液调 pH 至微黄色，加钼锑抗指示剂 5 mL 摇匀，同时做空白对照，放置 30 min 显色，于 700 nm 处测定吸光度。进而计算出磷含量。

标准曲线为：$Y=0.59X$，$R^2=0.999\ 4$。

$$\text{磷含量（mg/g）}=m_P/m_{样}=\frac{A\times V_1}{0.59\times V_{总}\times m_{总}} \qquad (4-1)$$

式中，V_1 为测定用试样消化液体积，$V_{总}$ 为试样总体积，$m_{样}$ 为试样称样量。

⑧营养元素含量测定。供试品溶液的制备：精密称取过 20 目筛的艾纳香叶片粉末 0.300 0 g，置于消解罐中，加入 5 mL 浓硝酸和 3 mL 纯水，封盖后放入微波消解仪中，同时做 2 份空白溶液。选择消解仪器程序的 3 步梯度升温方式消解，5 min 内由室温升至 120 ℃，保持 20 min；然后罐内温度升至 150 ℃，保持 30 min；最后罐内升至 180 ℃，保持 40 min，然后逐渐冷却到室温，取出消解罐，冷却后转移至 25 mL 刻度具塞试管中，用纯水定容 25 mL，超声 15 min，作为待测溶液。精密取上述溶液 0.5 mL，置 25 mL 刻度具塞试管中，定容至刻度，超声 10 min，作为测定钾、钙、镁、铁、锰、铜和锌元素的供试品溶液。所得供试品溶液放置 5 h 以上再使用原子吸收光谱仪测定含量。测定方法与仪器运作条件设置：使用 AA-70000 原子吸收光谱仪，燃气流量为 2.0 L/min，助燃气流量 15.0 L/min，原子化器高度为 6 mm，重复次序为 SM-M-M，点灯方式为 BGC-D2。标准曲线的制备：分别测定各元素的标准系列液，得到各元素标准曲线回归方程和相关系数，见表 4-3-10。

表 4-3-10 7 种营养元素测定标准曲线

待测元素	标准曲线	回归系数	检测限
钾	$Y=-0.034\ 1X^2+0.433\ 73X+0.005\ 2$	0.999 6	0.013 2～4.198
钙	$Y=0.084\ 2X^2+0.131\ 66X+0.003\ 2$	0.999 2	0.085 2～5.969 1
铁	$Y=-0.025\ 4X^2+0.321\ 7X+0.012\ 0$	0.999 9	0.004 4～4.997 5
锰	$Y=0.235\ 1X^2+1.121\ 3X-0.004\ 0$	0.999 9	0.003 4～2.018 8
镁	$Y=0.486\ 6X^2+1.406\ 2X-0.027\ 0$	0.999 8	0.0027～1.008 8
锌	$Y=-0.788\ 60X^2+1.718\ 9X-0.001\ 300\ 0$	1.000 0	0～1.504 7
铜	$Y=-0.110\ 54X^2+0.905\ 68X-0.001\ 702$	1.000 0	0.005 4～2.992 8

⑨数据分析。使用 Excel 进行数据录入、整理及图表的绘制，采用 SPSS 16.0 软件进行统计和分析，用 One-way ANOVA 进行方差分析，并用 Duncan 检验法进行多重比较分析。

（3）结果与分析

①镁对艾纳香药材产量的影响。由图 4－3－7 可知，在艾纳香的生长期中，随着时间的延长，不同施镁水平下艾纳香药材产量整体呈现出逐渐升高的趋势。在处理第 30 天，各处理间药材产量差异显著（$P<0.05$），1.5 mg/mL 和 15.0 mg/mL 镁处理组药材产量显著高于 CK，分别增加了 25.49%和 25.08%。在处理第 60 天和第 90 天，各处理间药材产量差异极显著（$P<0.01$）。15.0 mg/mL 镁处理组药材产量最高，显著高于其他 3 个处理组。

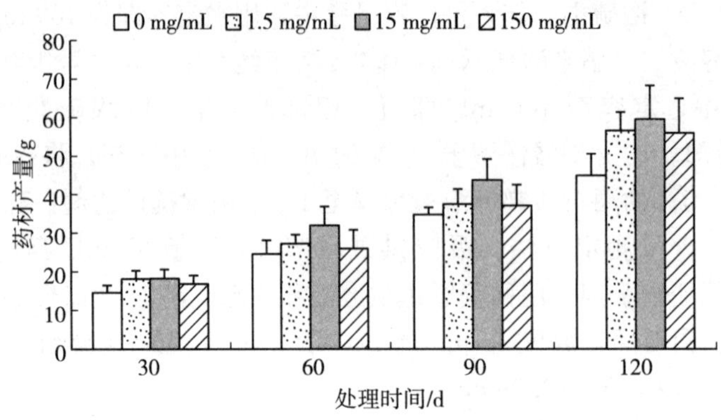

图 4－3－7　不同施镁水平对艾纳香药材产量的影响

②镁对艾纳香 *l*－龙脑百分含量的影响。由图 4－3－8 可知，在艾纳香生长期，随着时间的延长，不同施镁水平下艾纳香有效成分 *l*－龙脑百分含量整体表现为先升高再下降。在处理第 60 天和第 90 天，各处理间差异极显著（$P<0.01$）。在处理第 60 天，CK*l*－龙脑百分含量最低，较 1.5、15.0、150.0 mg/mL镁处理组分别显著降低了 34.37%、35.48%和 25.00%。然而，在处理第 90 天，1.5 mg/mL镁处理组 *l*－龙脑百分含量显著高于其他处理组。在处理第 30 天和第 120 天，各处理间差异不具有统计学意义（$P>0.05$）。

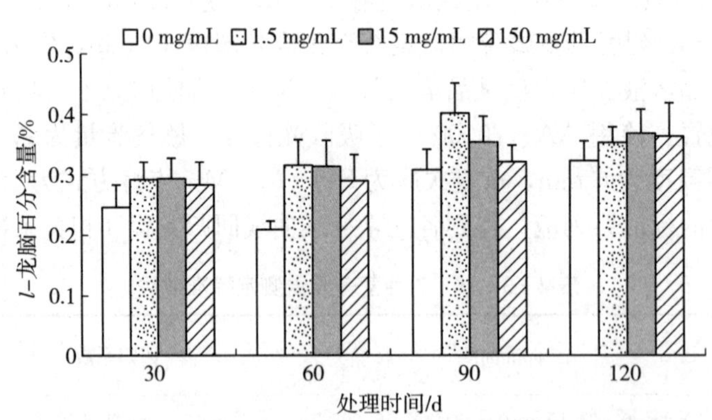

图 4－3－8　不同施镁水平对艾纳香中 *l*－龙脑百分含量的影响

③镁对艾纳香 *l*－龙脑单株产量的影响。由图 4－3－9 可知，在艾纳香生长期，随着时间的延长，不同施镁水平下艾纳香中 *l*－龙脑单株产量表现为逐渐上升。根据方差分析结果表明，各处理间差异极显著（$P<0.01$）。在处理第 30、60、120 天，与 CK 相比，其他 3 个施镁水平均显著提高了*l*－龙脑单株产量。在处理第 90 天，1.5 mg/mL 和 15.0 mg/mL 镁处理组 *l*－龙脑单株产量显著高于 0 mg/mL和 150.0 mg/mL 镁处理组，分别增加了 41.44%、25.00%和 44.96%、28.12%。

④镁对艾纳香叶片内源激素 GA_3 含量的影响。由图 4－3－10 可知，在处理第 30 天和第 90 天，与 CK 相比，其他 3 个施镁水平对艾纳香中 GA_3 含量增加均有显著的促进作用（$P<0.05$）。在处理第 30 天，与 CK 相比，1.5、15.0、150.0 mg/mL 镁处理 GA_3 分别显著增加了 31.82%、36.36%和 42.71%。在处理第 60 天和第 120 天，各处理间差异不具有统计学意义（$P>0.05$）。

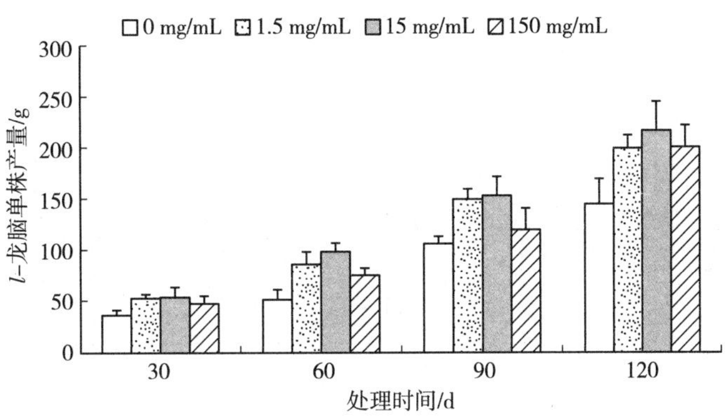

图 4-3-9 不同施镁水平对艾纳香中 l-龙脑单株产量的影响

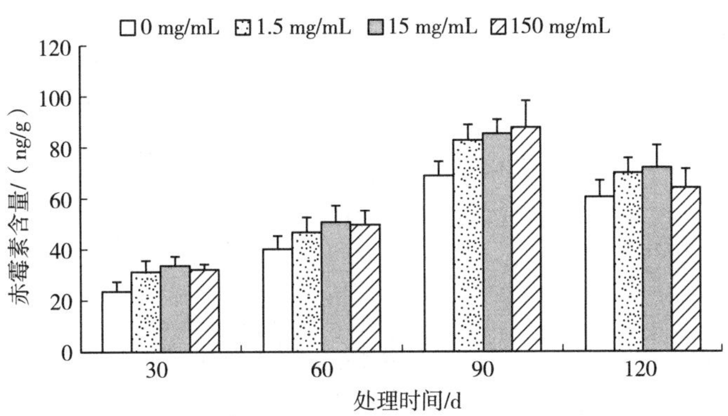

图 4-3-10 不同施镁水平对艾纳香中赤霉素含量的影响

⑤镁对艾纳香叶片内源激素 IAA 含量的影响。由图 4-3-11 可知，在整个处理过程中，镁元素极显著增加了艾纳香中的 IAA 含量（$P<0.01$）。在处理第 30 天，与 CK 和 1.5 mg/mL 镁水平相比，15.0 mg/mL 和 150.0 mg/mL 施镁水平极显著增加了 IAA 含量，分别是 CK 和 1.5 mg/mL 镁处理组的 2.56、1.45、2.40、1.36 倍，1.5 mg/mL 镁处理组是 0 mg/mL 镁处理组 IAA 含量的 1.77 倍（$P<0.01$）。

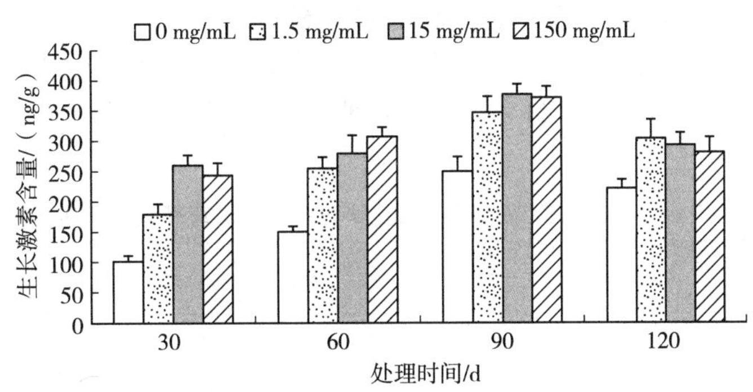

图 4-3-11 不同施镁水平对艾纳香中生长激素含量的影响

⑥镁对艾纳香叶片内源激素 ABA 含量的影响。由图 4-3-12 可知，在处理的第 30、60、90 天，镁显著增加了艾纳香中的 ABA 含量（$P<0.05$）。在处理第 30 天，与 CK 和 1.5 mg/mL 镁水平相比，15.0 mg/mL 和 150.0 mg/mL 施镁水平极显著增加了艾纳香中的 ABA 含量，分别是 CK 和 1.5 mg/mL镁处理的 1.4、1.25、1.32、1.18 倍，1.5 mg/mL 镁处理的 ABA 含量是 CK 的 1.12 倍

（P<0.01）。在处理第120天，各处理间差异不具有统计学意义（P>0.05）。

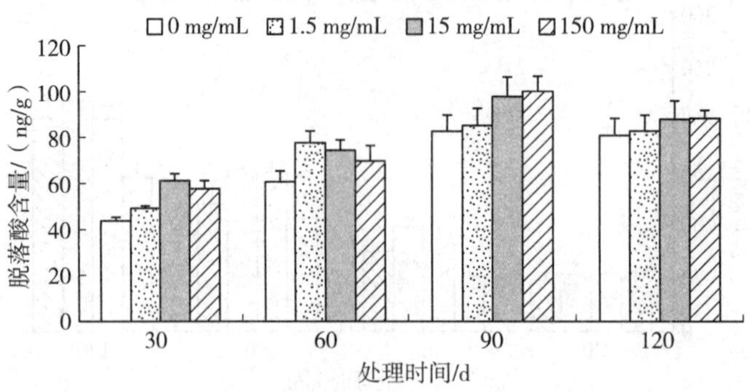

图4-3-12　不同施镁水平对艾纳香中脱落酸含量的影响

⑦镁对艾纳香叶片内源激素（ZR）含量的影响。由图4-3-13可知，在处理的第30、60、90天，镁显著增加了艾纳香中ZR含量（P<0.05）。在处理第30天，与CK和1.5 mg/mL镁水平相比，15.0 mg/mL和150.0 mg/mL施镁水平极显著增加了艾纳香中的ZR含量，分别是CK和1.5 mg/mL镁处理组的2.46、1.39、2.42、1.37倍，1.5 mg/mL镁处理组是CK ZR含量的1.76倍（P<0.01）。在处理第120天，各处理间差异不具有统计学意义（P>0.05）。

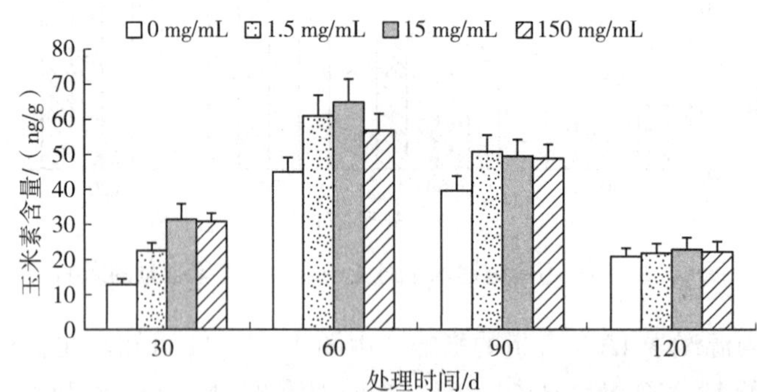

图4-3-13　不同施镁水平对艾纳香中玉米素含量的影响

⑧镁对艾纳香药材大量营养元素氮、磷、钾含量的影响。由表4-3-11可见，镁处理对艾纳香药材中氮元素含量的影响不显著。1.5 mg/mL镁处理组磷含量显著高于其他处理组，与CK相比，15 mg/mL和150 mg/mL镁处理组磷含量增加11.76%和8.82%。1.5 mg/mL镁处理组钾含量显著高于CK和150 mg/mL镁处理组。15 mg/mL和150 mg/mL镁处理组钾含量较CK显著增加了26.02%和11.74%（P<0.05）。以上结果说明，施加镁元素可以促进艾纳香对磷和钾元素的吸收和积累。

表4-3-11　不同处理浓度的镁对艾纳香药材大量营养元素含量的影响

镁处理浓度/（mg/mL）	氮/（mg/g）	磷/（mg/g）	钾/（mg/g）
0	41.22±2.11a	0.34±0.03b	11.76±1.48c
1.5	42.64±3.50a	0.44±0.04a	16.32±2.08a
15	43.72±4.32a	0.38±0.03b	14.82±2.14ab
150	39.92±4.32a	0.37±0.04b	13.14±1.90bc

注：表中同列数值后标有不同小写字母表示差异显著（P<0.05）。

⑨镁对艾纳香药材中量营养元素钙和镁含量的影响。由表4-3-12可见，与CK相比，1.5、15、150 mg/mL镁处理组钙含量显著降低，分别降低了15.26%、27.97%和26.28%。1.5 mg/mL

镁处理组镁含量高于其他处理组，较 CK、15、150 mg/mL 镁处理分别增加了 31.38%、37.68%和 24.85%，并且差异显著（$P<0.05$）。

表 4-3-12　不同处理浓度的镁对艾纳香药材中量营养元素含量的影响

镁处理浓度/（mg/mL）	钙/（mg/g）	镁/（mg/g）
0	1.18±0.22a	1.53±0.16b
1.5	1.00±0.06b	2.01±0.15a
15	0.85±0.12b	1.46±0.20b
150	0.87±0.20b	1.61±0.16b

注：表中同列数值后标有不同小写字母表示差异显著（$P<0.05$）。

⑩镁对艾纳香药材微量营养元素铁、锰、锌和铜含量的影响。由表 4-3-13 可见，与 CK 相比，1.5、15、150 mg/mL 镁处理组铁含量显著降低，分别降低了 15.47%、11.42%和 4.44%（$P<0.05$）。CK、1.5、150 mg/mL 镁处理组显著高于 15 mg/mL 镁处理组锰含量。150 mg/mL镁处理组锌含量高于其他处理组，较 CK、1.5、15 mg/mL 相比，增加了 12.75%、9.95%和 19.98%。CK、1.5、150 mg/mL 镁处理组艾纳香铜含量显著高于 15 mg/mL 镁处理组，分别增加了 14.00%、18.00%和 16.00%（$P<0.05$）。

表 4-3-13　不同处理浓度的镁对艾纳香药材微量营养元素含量的影响

镁处理浓度/（mg/mL）	铁/（μg/g）	锰/（μg/g）	锌/（μg/g）	铜/（μg/g）
0	89.11±13.16a	10.17±1.73a	8.63±1.18ab	0.57±0.05a
1.5	75.33±8.56c	10.68±1.50a	8.85±0.88ab	0.59±0.08a
15	78.94±10.76bc	7.95±1.16b	8.11±0.78b	0.50±0.06b
150	85.16±9.46ab	10.44±1.55a	9.73±1.21a	0.58±0.03a

注：表中同列数值后标有不同小写字母表示差异显著（$P<0.05$）。

（4）结论

在艾纳香生长期，施镁可以显著增加艾纳香叶片中内源激素 GA_3、IAA、ABA 和 ZT 含量，显著提高艾纳香的叶长、叶宽、株高和地径等指标以及叶、茎生物量、叶茎总生物量及药材产量。本研究发现，不同施镁水平可以不同程度的提高艾纳香中 *l*-龙脑百分含量和单株产量，尤其是 1.5 mg/mL和 15.0 mg/mL 镁效果最好。镁对艾纳香中矿质营养元素的积累影响各不相同，可以显著提高 9—11 月艾纳香叶片氮含量。镁素显著提高了艾纳香叶片中磷和钾含量。随着施镁量的增加，艾纳香中钙吸收量降低。本研究发现，15 mg/mL 镁处理艾纳香叶片中锰、锌和铜含量最低。

3. 镁对两年生艾纳香生物量、抗氧化酶活性及有效成分积累的影响

镁是植物细胞中重要的二价阳离子，是叶绿素的中心离子，还是很多酶的活化剂，参与植物能量代谢，对促进植物生物量积累等具有重要作用。通过前期研究发现，1.5、15、150 mg/mL 镁对一年生长期的艾纳香株高、地径、叶长、叶宽等生长指标以及药材产量有显著的促进作用，对 *l*-龙脑百分含量和单株产量的增加有促进作用。在此基础上，通过细化镁素浓度和增大样本量，进一步研究镁对两年生艾纳香生长期产量、抗氧化酶以及有效成分 *l*-龙脑和总黄酮百分含量和单株产量的影响。以期更加了解镁对不同生长年限艾纳香产量和质量的影响，确定最适宜的施肥时期、施肥量，为后期指导艾纳香施肥提供依据。

（1）材料与仪器试药

选择长势基本一致的两年生艾纳香苗为实验材料，以 $MgSO_4 \cdot 7H_2O$ 提供镁元素，共设置 5 个镁处理浓度，分别为 5、10、20、40、80 mg/mL，另设不施肥和水，不进行任何处理的空白对照组 CK。分别于 6 月 5 日和 7 月 5 日进行 2 次施肥，于 12 月 15 日进行取样，重复 4 次。

（2）方法

①生物量的测定。使用电子秤测定艾纳香药材叶片生物量。

② 3 种抗氧化酶活性测定。选取每个处理组下的每棵艾纳香植株的成熟叶片，去除叶脉，在固定的区域剪成长 1.0 cm，宽 0.2 cm 左右的细丝，混合均匀，精密称定 0.5 g，加入 4.5 mL 的 PBS 溶液（0.1 mol/L，pH＝7.4），按质量（g）体积（mL）比 1∶9 进行匀浆，6 000 r/min 离心 10 min，得到 10%的组织匀浆，置于－20 ℃下，备用。分别按照超氧化物歧化酶（SOD）、过氧化物酶（POD）和过氧化氢酶（CAT）活性测定试剂盒说明书的操作步骤进行测定。

③总黄酮百分含量和单株产量测定。参考庞玉新等（2014）总黄酮测定方法测定艾纳香中总黄酮百分含量。再将总黄酮百分含量与艾纳香单株生物量相乘，获得总黄酮单株产量。

④ *l*-龙脑百分含量和单株产量测定。参考王丹等（2020）的方法测定艾纳香中 *l*-龙脑百分含量。再将 *l*-龙脑百分含量与艾纳香单株生物量相乘，获得 *l*-龙脑单株产量。

（3）结果与分析

①镁对两年生艾纳香叶片生物量的影响。由图 4－3－14 可知，与 CK 相比，5 个浓度镁处理组艾纳香叶片生物量均显著增加，分别增加了 35.29%、46.28%、26.67%、33.33%和 38.04%。5 个镁处理组间叶片生物量差异不显著。

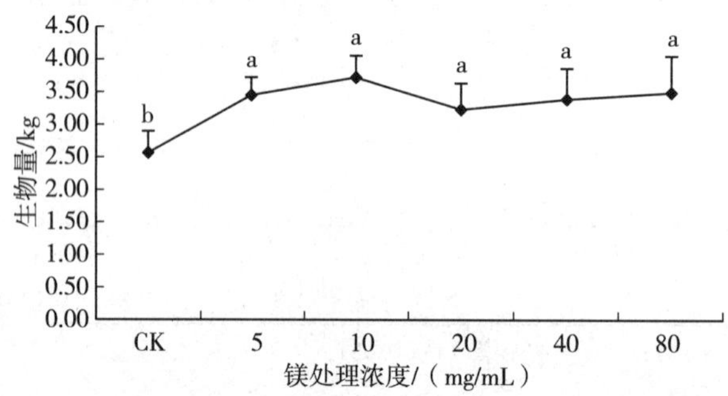

图 4－3－14　不同浓度的镁处理对艾纳香生物量的影响

注：图中小写字母表示不同处理组间在 0.05 水平上差异显著。

②镁对两年生艾纳香 SOD 活性的影响。由图 4－3－15 可知，随着镁浓度的增加，SOD 活性呈现出先下降再上升的趋势。CK 和 40 mg/mL 镁处理组的 SOD 活性最低，分别为 34.09 U/（gFW/min）和 33.30 U/（gFW/min），显著低于 5、10、80 mg/mL 镁处理组，分别降低 32.28%、28.58%、26.66%和 33.85%、30.23%、28.36%。

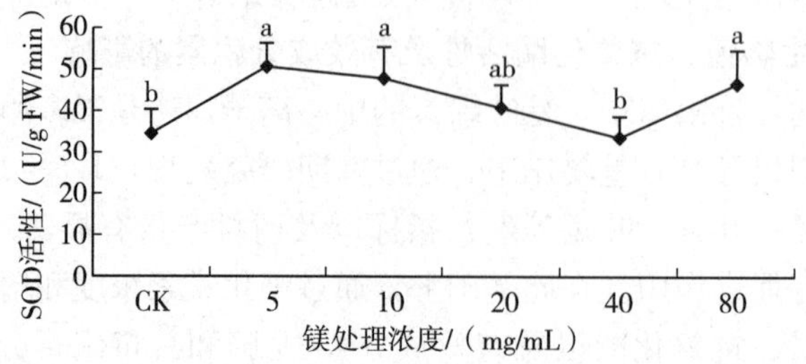

图 4－3－15　不同浓度的镁处理对艾纳香 SOD 活性的影响

注：图中小写字母表示不同处理组间在 0.05 水平上差异显著。

③镁对两年生艾纳香 POD 活性的影响。由图 4-3-16 可知，5、10、80 mg/mL 镁处理组 POD 活性最低，明显低于 40 mg/mL 镁处理组，分别降低了 18.67%、17.27%和 16.18%。

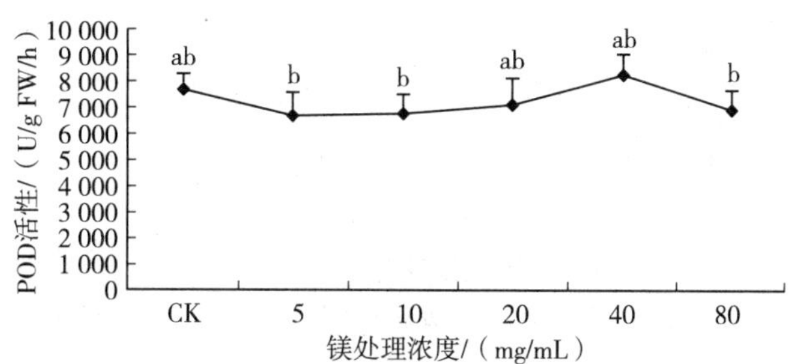

图 4-3-16　不同处理浓度的镁素对艾纳香 POD 活性的影响

注：图中小写字母表示不同处理组间在 0.05 水平上差异显著。

④镁对两年生艾纳香 CAT 活性的影响。由图 4-3-17 可知，不同浓度的镁处理对艾纳香 CAT 活性影响结果不同。5 mg/mL 和 80 mg/mL 镁处理组 CAT 活性最高，分别为 16.57 U/（gFW/min）和 15.32 U/（gFW/min），显著高于 CK45.35%和 34.39%，与其他处理间差异不显著。

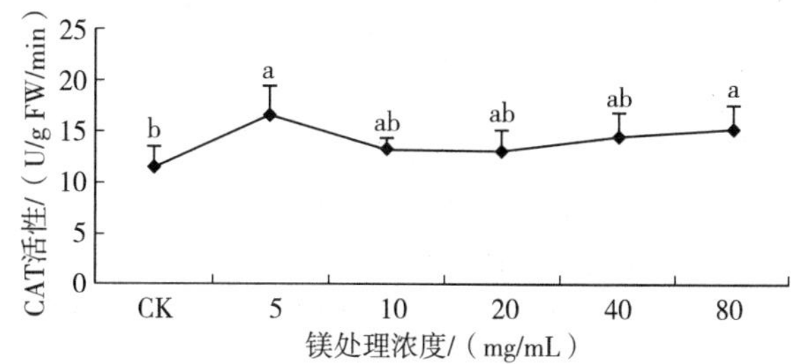

图 4-3-17　不同浓度的镁处理对艾纳香 CAT 活性的影响

注：图中小写字母表示不同处理组间在 0.05 水平上差异显著。

⑤镁对两年生艾纳香总黄酮百分含量的影响。由图 4-3-18 可知，不同浓度的镁处理对艾纳香中总黄酮百分含量增加均有不同程度促进作用，显著高于对照处理组。其中，80 mg/mL 镁处理组的总黄酮百分含量最高，为 1.62%，分别是 CK 以及 5～40 mg/mL 镁处理组的 7.36、2.22、2.10、3.45、2.61 倍。其次是 5 mg/mL 和 10 mg/mL 镁处理组，总黄酮百分含量分别为 0.73%和 0.77%，显著高于 CK 和 20 mg/mL 镁处理组。

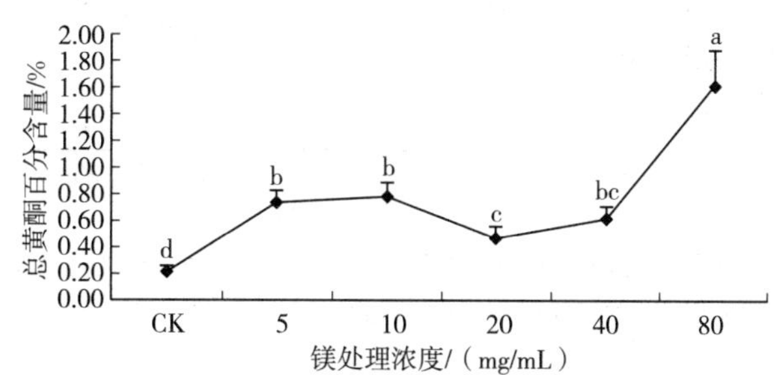

图 4-3-18　不同浓度的镁处理对艾纳香总黄酮百分含量的影响

注：图中小写字母表示不同处理组间在 0.05 水平上差异显著。

⑥镁对两年生艾纳香总黄酮单株产量的影响。由图 4-3-19 可知，不同浓度的镁处理对艾纳香中总黄酮单株产量增加均有不同程度促进作用，显著高于 CK。80 mg/mL 镁处理组最高为5.62 kg，显著高于 CK 和其他处理组，分别是 CK 以及 5～40 mg/mL 镁处理组的 10.37、2.26、1.97、3.75、2.69 倍。其次是 10 mg/mL镁处理组，为 2.86 kg，显著高于其他处理组。CK 总黄酮单株产量最低，仅为 0.54 kg。

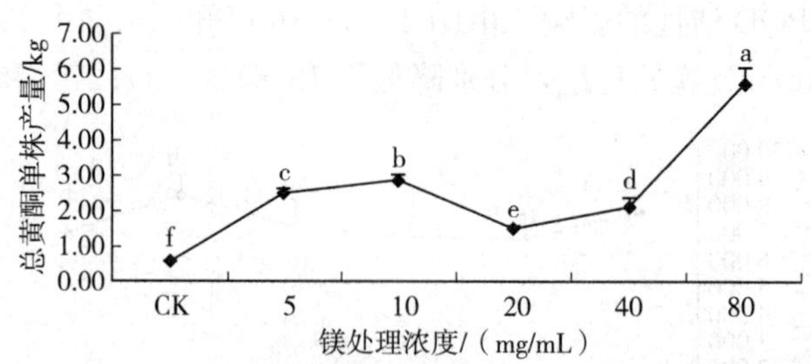

图 4-3-19　不同浓度的镁处理对艾纳香总黄酮单株产量的影响

注：图中小写字母表示不同处理组间在 0.05 水平上差异显著。

⑦镁对两年生艾纳香 *l*-龙脑百分含量的影响。由图 4-3-20 可知，10 mg/mL 镁处理组的 *l*-龙脑百分含量最高，显著高于 CK、5 mg/mL 和 40 mg/mL 镁处理组，分别增加了 34.09%、28.26% 和 43.90%，与 20 mg/mL 和 80 mg/mL 镁处理组差异不显著。

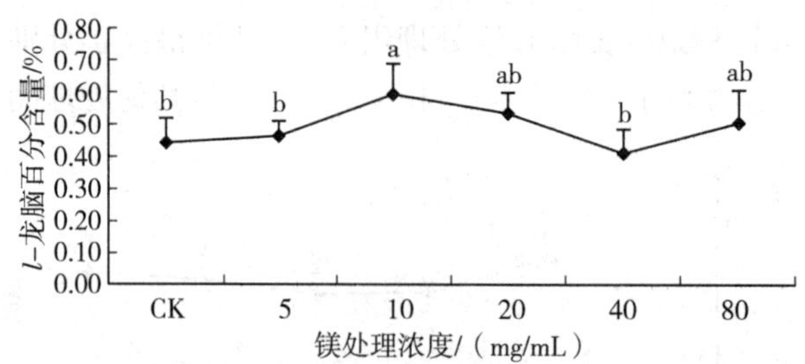

图 4-3-20　不同浓度的镁处理对艾纳香 *l*-龙脑百分含量的影响

注：图中小写字母表示不同处理组间在 0.05 水平上差异显著。

⑧镁对两年生艾纳香 *l*-龙脑单株产量的影响。由图 4-3-21 可知，不同浓度的镁处理对艾纳香中 *l*-龙脑单株产量增加均有不同程度促进作用。其中，10 mg/mL 镁处理组的 *l*-龙脑单株产量最高，为 2.21 kg，显著高于 CK 和其他处理组，分别是 CK 以及 5～80 mg/mL 镁处理组的 1.99、1.40、1.29、1.60、1.26 倍。其次为 80 mg/mL 镁处理组，显著高于 CK 和 40 mg/mL 镁处理组，与 5 mg/mL和 20 mg/mL 镁处理组间差异不显著。

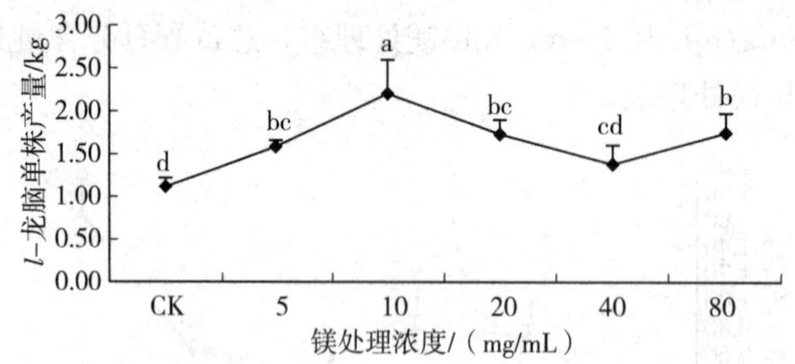

图 4-3-21　不同浓度的镁处理对艾纳香 *l*-龙脑单株产量的影响

注：图中小写字母表示不同处理组间在 0.05 水平上差异显著。

（4）结论

本研究发现，不同浓度的镁显著促进艾纳香生物量的积累，提高药材产量。镁可以提高艾纳香的 SOD 和 CAT 活性，其中，5、10、80 mg/mL 镁处理组 SOD 活性最高，5 mg/mL 和 80 mg/mL 镁处理组 CAT 活性最高。POD 活性与二者结果相反，这说明适当浓度的镁可以提高艾纳香 SOD 和 CAT 活性，降低 POD 活性。本研究发现，不同浓度的镁均可以提高艾纳香总黄酮百分含量和单株产量。但是，只有 10 mg/mL 镁处理对 *l*-龙脑百分含量和单株产量积累的促进作用最显著，对 *l*-龙脑单株产量的提高有不同程度的促进作用。

（二）钙元素

钙是植物所必需的中量元素，地上部分的钙较多，茎叶尤其是老叶中含钙量较高。钙元素是细胞壁的重要成分，可以稳定生物膜、调节养分离子的生理平衡、酶促作用以及促进细胞伸长。因此，本研究在海南冬季艾纳香生长的迟缓期，研究不同浓度的钙元素对艾纳香生长指标、生物量及其有效成分相对含量和绝对含量的影响，以期为后续艾纳香专用肥研究奠定基础。

1. 材料与仪器试药

（1）材料

选择一年生艾纳香种子苗。

（2）仪器试药

7890A 气相色谱仪、氢火焰离子化检测器、2012－PCS 紫外分光光度计。

l-龙脑对照品（纯度>98%）、芦丁标准品（纯度为 92.5%）、水杨酸甲酯、乙酸乙酯、甲醇、氢氧化钠、亚硝酸钠、一水合氯化钙、九水合硝酸铝均为国产分析纯。

2. 方法

（1）试验设计

试验于 2014 年 1 月 27 日每隔 10 d 给艾纳香叶面喷施钙肥，共施肥 3 次。于 2014 年 3 月 7 日取样。以一水合氯化钙（$CaCl_2 \cdot H_2O$）提供钙元素，分别设置 5、10、15 g/L 3 个浓度；另设空白对照组（CK），不进行任何处理。

（2）生长指标的测定

将艾纳香的植株按照根、茎、叶分别进行取样，用直尺和卷尺分别测量株高、叶长和叶宽，使用电子游标卡尺测量地径，用天平分别测量其生物量。

（3）总黄酮相对含量和绝对含量测定

参考庞玉新等（2014）的方法测定艾纳香中总黄酮质量百分数（%）即相对含量，再将不同部位总黄酮相对含量与对应部位药材生物量相乘，获得总黄酮的绝对含量即单株艾纳香总黄酮产量（g）。

（4）*l*-龙脑相对含量和绝对含量测定

参考庞玉新等（2014）的方法测定艾纳香中 *l*-龙脑质量百分数（%）即相对含量，再将不同部位 *l*-龙脑相对含量与对应部位药材生物量相乘，获得 *l*-龙脑的绝对含量即单株艾纳香 *l*-龙脑产量（g）。

（5）数据分析

采用 Excel 软件进行数据录入及图表的绘制，采用 SPSS 16.0 软件进行数据统计与 One-way ANOVA 方差分析，并用 Duncan 检验法进行多重比较。

3. 结果与分析

（1）钙元素对艾纳香生长指标的影响

由表 4－3－14 可见，与 CK 相比，5、10、15 g/L 钙处理组的叶长均高于 CK，分别增加了 42.69%、18.50%和 20.05%。

表 4－3－14 钙元素对艾纳香生长指标的影响

处理组	株高/cm	地径/mm	叶长/cm	叶宽/cm
5 g/L 钙	16.08±3.77c	6.68±0.83a	11.03±1.99a	3.28±0.46a
10 g/L 钙	23.66±3.44a	6.03±0.27a	9.16±0.58ab	2.78±0.30ab
15 g/L 钙	21.78±2.07ab	5.46±0.46a	9.28±0.62ab	2.94±0.26ab
CK	22.57±1.33ab	5.35±1.07a	7.73±2.46b	2.02±0.89b

注：表中同列数值后标有不同小写字母表示差异显著（$P<0.05$）。

（2）钙元素对艾纳香生物量的影响

由图 4-3-22 可见，其中 5 g/L 钙处理组的艾纳香叶生物量极显著高于其他 3 个处理组，10 g/L 和 15 g/L 钙处理组的叶生物量极显著高于 CK，分别是 CK 叶生物量的 3.03 倍和 2.65 倍。5、10 g/L 钙处理组的茎生物量极显著高于 15 g/L 钙处理组和 CK，分别增加了 42.61%、109.72% 和 41.57%、108.23%。5、10、15 g/L 钙处理组的艾纳香根生物量极显著高于 CK。

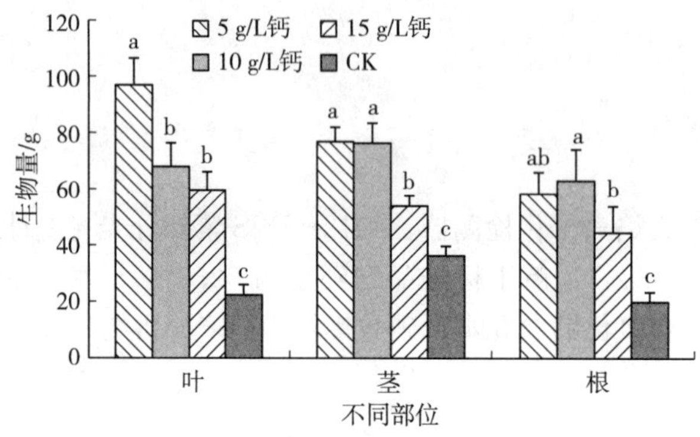

图 4-3-22　钙元素对艾纳香不同部位生物量的影响

注：图中小写字母表示不同处理组间在 0.05 水平上差异显著。

（3）钙元素对艾纳香不同部位总黄酮含量的影响

①钙元素对艾纳香不同部位总黄酮相对含量的影响。由图 4-3-23 可见，CK 的艾纳香叶总黄酮相对含量最高，为 2.23%，极显著高于其他 3 个处理组，与 5、10、15 g/L 钙处理组相比，分别增加了 57.04%，84.30% 和 67.67%。CK 的艾纳香茎总黄酮相对含量显著高于 5、10、15 g/L 钙处理组。5 g/L 和 10 g/L 钙和 CK 根总黄酮含量高于 15 g/L 钙处理组。

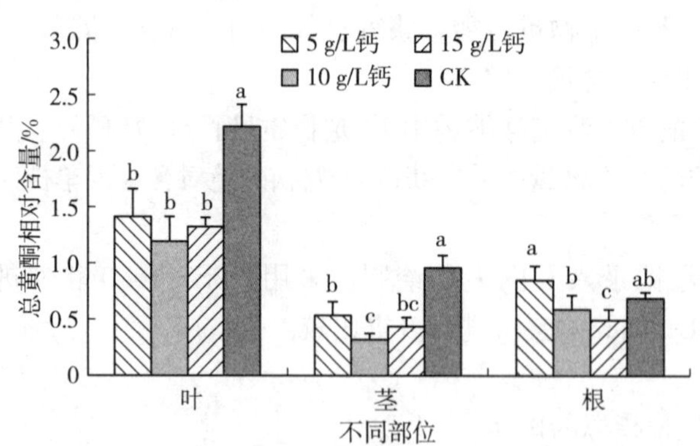

图 4-3-23　钙元素对艾纳香不同部位总黄酮相对含量的影响

注：图中小写字母表示不同处理组间在 0.05 水平上差异显著。

②钙元素对艾纳香不同部位总黄酮绝对含量的影响。由图 4-3-24 可见，5 g/L 钙处理组艾纳香叶总黄酮绝对含量为 1.37 g，显著高于其他 3 个处理，与 10 g/L 钙处理组、15 g/L 钙处理组和 CK 相比，分别增加了 65.06%、73.42% 和 174.00%，差异极显著。5 g/L 钙处理下茎总黄酮绝对含量显著高于 10 g/L 和 15 g/L 钙处理组。5 g/L 和 10 g/L 钙处理组根总黄酮绝对含量显著高于 15 g/L 钙处理和 CK。

（4）钙元素对艾纳香叶片中 *l*-龙脑相对和绝对含量的影响

由表 4-3-15 可见，5 g/L 钙处理组的 *l*-龙脑相对含量和绝对含量最高，分别为 0.22% 和 0.22

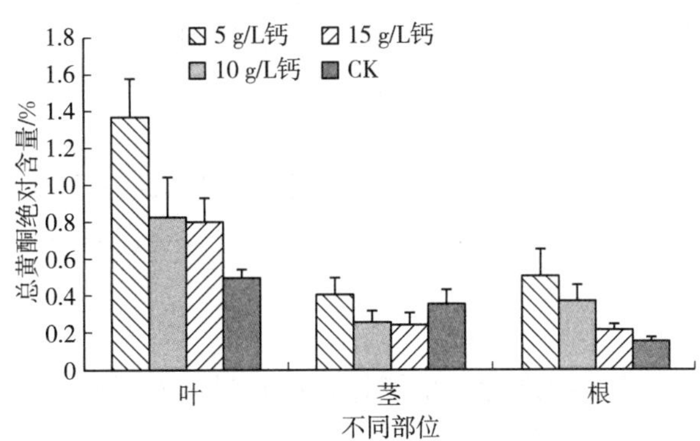

图 4-3-24 钙元素对艾纳香不同部位总黄酮绝对含量的影响

注：图中小写字母表示不同处理组间在 0.05 水平差异显著。

g，与 10 g/L 钙处理组、15 g/L 钙处理组和 CK 相比，分别增加了 37.50%、22.22%、37.50%和 100%、100%、450%。

表 4-3-15 钙元素对艾纳香叶片中 *l*-龙脑相对含量和绝对含量的影响

不同处理组	*l*-龙脑含量	
	相对含量/%	绝对含量/g
5 g/L 钙	0.22±0.04a	0.22±0.05a
10 g/L 钙	0.16±0.03b	0.11±0.03b
15 g/L 钙	0.18±0.03ab	0.11±0.03b
CK	0.16±0.01b	0.04±0.007c

注：表中同列数值后标有不同小写字母表示差异显著（$P<0.05$）。

4. 结论

在海南冬季，未施加钙元素处理（CK）的艾纳香幼苗生长迟缓，大部分的植株停止生长，有些植株的叶片已脱落。施加钙元素的艾纳香植株生长较好，叶宽和叶长增加比较明显。钙元素显著提高了艾纳香根、茎和叶的生物量，其中 5 g/L 和10 g/L 钙肥效较明显。同时，钙元素对艾纳香不同部位的总黄酮相对含量的积累有一定的抑制作用，降低了叶片和茎中总黄酮的相对含量，促进总黄酮绝对含量显著增加。低浓度 5 g/L 钙元素显著提高了艾纳香叶片中 *l*-龙脑的相对含量，对 *l*-龙脑绝对含量的提高也有显著的促进作用。

（三）锰元素

锰是植物生长必需的微量元素，不仅可以促进植物的生长发育，而且能影响植物化学成分的形成和积累，进而影响药材中有效成分的积累和药效。因此，选择在海南冬季艾纳香生长的迟缓期研究不同浓度的锰元素对艾纳香生长指标、生物量以及有效成分相对含量和绝对含量影响的肥效，在证明肥效的同时，充分证明锰元素对艾纳香生长的促进作用，为后续艾纳香的施肥研究奠定了基础。

1. 材料与仪器试药

（1）材料

供试艾纳香为 1 年生种子苗。2013 年 3 月播种育苗，5 月选择生长情况一致的种子苗移栽到中国热带农业科学院热带作物品种资源研究所艾纳香种质资源圃，株行距 1 m×1 m。

（2）仪器试药

7890A 气相色谱仪、氢火焰离子化检测器、2012-PCS 紫外分光光度计。

l-龙脑对照品（纯度>98%）、芦丁标准品（纯度92.5%）、水杨酸甲酯、乙酸乙酯、甲醇、氢氧化钠、亚硝酸钠、一水合硫酸锰、九水合硝酸铝均为国产分析纯。

2. 方法

（1）试验设计

试验于2014年1月27日开始，以一水合硫酸锰（$MnSO_4 \cdot H_2O$）提供锰元素，设1、4、10 g/L 3个浓度，每隔10 d叶面喷施1次，共施肥3次；另设空白对照（CK），不进行任何处理。3月7日进行取样。

（2）生长指标测定

将艾纳香的植株按照根、茎、叶进行分别取样，用直尺和卷尺分别测量株高、地径、叶长和叶宽，阴干后用天平测量生物量。

（3）总黄酮相对含量和绝对含量测定

参考庞玉新等（2014）的方法测定艾纳香中100个单位质量的艾纳香不同部位中所含总黄酮的单位质量数，为质量百分数（%），即相对含量。再将不同部位总黄酮相对含量与对应部位药材生物量相乘获得单株总黄酮产量（g），即绝对含量。

（4）*l*-龙脑相对含量和绝对含量测定

参考庞玉新等（2014）的方法测定艾纳香中100个单位质量的艾纳香不同部位中所含*l*-龙脑的单位质量数，为质量百分数（%），即相对含量。再将不同部位*l*-龙脑相对含量与对应部位药材生物量相乘获得单株*l*-龙脑产量（g），即绝对含量。

（5）数据分析

采用Excel软件进行数据录入及图表的绘制，采用SPSS 16.0软件进行统计与One-way ANOVA方差分析，并用Duncan检验法进行多重比较。

3. 结果与分析

（1）锰元素对艾纳香生长指标的影响

从表4-3-16可以看出，10 g/L锰（Mn）处理下艾纳香株高最高，显著高于CK和其他浓度处理；4 g/L和10 g/L锰处理下艾纳香植株的地径和叶宽显著高于其他处理；1、4、10 g/L锰处理下艾纳香植株的叶长显著高于CK，分别高56.66%、90.43%、75.81%。方差分析结果表明，不同浓度的锰元素处理下，艾纳香株高、地径、叶长和叶宽在各处理间差异极显著。

表4-3-16 锰元素对艾纳香生长指标的影响

处理组	株高/cm	地径/mm	叶长/cm	叶宽/cm
1 g/L锰	18.18±0.74c	6.15±0.181bc	12.11±1.31a	3.52±0.49b
4 g/L锰	19.40±0.78bc	7.57±0.19a	14.72±2.16a	5.02±0.46a
10 g/L锰	27.12±3.87a	7.19±0.76ab	13.59±0.55a	4.14±0.19ab
CK	22.57±1.33b	5.35±1.07c	7.73±2.46b	2.02±0.89c

注：表中同列数值后标有不同小写字母表示差异显著（$P<0.05$）。

（2）锰元素对艾纳香生物量的影响

由图4-3-25可知，4 g/L锰处理的艾纳香叶生物量最高，极显著高于1、10 g/L锰处理和CK，分别高98.53%、59.57%和868.60%；1、10 g/L锰处理下的叶生物量极显著高于CK。4 g/L锰和10 g/L锰处理下艾纳香茎和根生物量极显著高于1 g/L锰处理和对照，1 g/L锰处理下的茎和根生物量亦极显著高于CK，分别是其2.01倍和2.98倍。方差分析结果表明，不同浓度的锰处理下，艾纳香叶、茎和根的生物量在各处理间差异极显著。

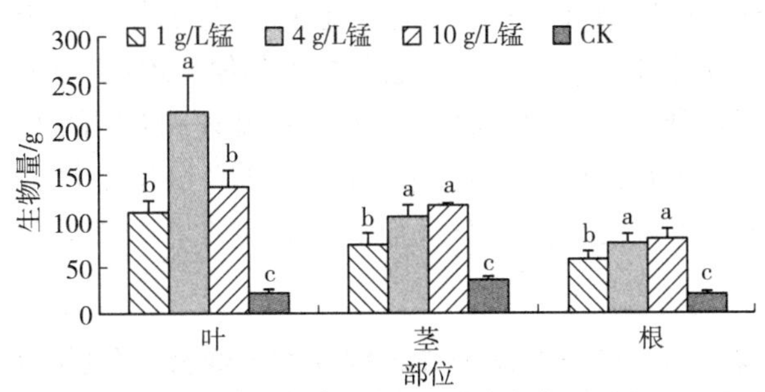

图 4－3－25　锰元素对艾纳香不同部位生物量的影响

注：图中小写字母表示不同处理组间在 0.05 水平上差异显著。

（3）锰元素对艾纳香总黄酮含量的影响

①锰元素对艾纳香不同部位总黄酮相对含量的影响。由图 4－3－26 可知，1 g/L 锰处理和对照的艾纳香叶总黄酮相对含量较高，分别比 4 g/L 锰和 10 g/L 锰处理高 39.67%、67.79%和 24.58%、49.66%；CK 的茎总黄酮相对含量最高，显著高于其他 3 个处理；4 g/L 锰处理的根总黄酮相对含量显著高于其他处理和 CK。方差分析结果表明，不同浓度的锰元素处理下，各处理间艾纳香叶、茎和根中总黄酮相对含量差异极显著。

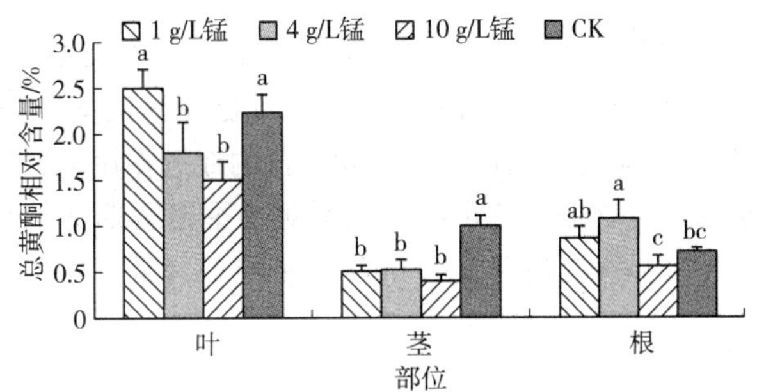

图 4－3－26　锰元素对艾纳香不同部位总黄酮相对含量的影响

注：图中小写字母表示不同处理组间在 0.05 水平上差异显著。

②锰元素对艾纳香不同部位总黄酮绝对含量的影响。由图 4－3－27 可知，4 g/L 锰处理下艾纳香叶总黄酮绝对含量最高，其次是 1 g/L 锰处理，再次是 10 g/L 锰处理，分别是 CK 的 7.62、5.50、4.08 倍；4 g/L 锰处理下茎和根总黄酮绝对含量最高，显著高于其他处理和 CK，1 g/L 锰和 10 g/L 锰处理下的根总黄酮绝对含量亦显著高于 CK，分别是其 3.57 倍和 3.14 倍。方差分析结果表明，不同浓度的锰处理下，艾纳香叶和根总黄酮绝对含量在各处理间差异极显著，茎总黄酮绝对含量差异显著。

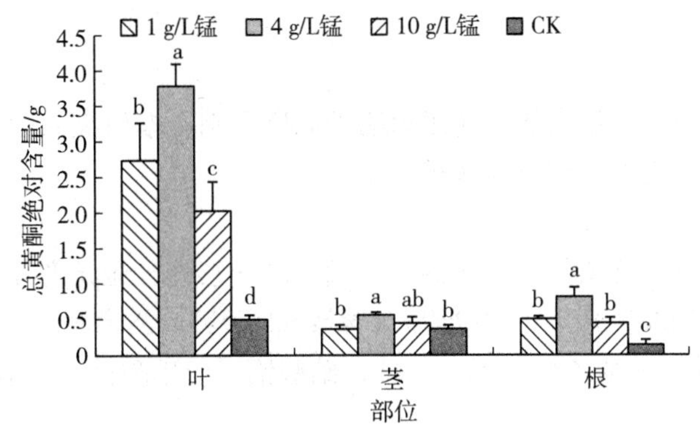

图 4－3－27　锰元素对艾纳香不同部位总黄酮绝对含量的影响

注：图中小写字母表示不同处理组间在 0.05 水平上差异显著。

(4) 锰元素对艾纳香叶片 *l*-龙脑相对含量和绝对含量的影响。从表 4-3-17 可以看出，1 g/L 锰处理下艾纳香叶 *l*-龙脑相对含量最高，显著高于其他处理和 CK；4 g/L 锰处理下叶 *l*-龙脑绝对含量显著高于其他处理，分别为 1 g/L 锰和 10 g/L 锰处理和 CK 的 1.42、1.50 和 6.75 倍，且 1 g/L 锰和 10 g/L 锰处理下的 *l*-龙脑绝对含量亦显著高于 CK，分别是其 4.75 倍和 4.5 倍。方差分析结果表明，不同浓度的锰处理下，艾纳香叶 *l*-龙脑相对含量在各处理间差异显著，*l*-龙脑绝对含量在各处理间差异极显著。

表 4-3-17　锰元素对艾纳香叶片中 *l*-龙脑含量的影响

处理组	*l*-龙脑含量	
	相对含量/%	绝对含量/g
1 g/L 锰	0.17±0.01a	0.19±0.03b
4 g/L 锰	0.13±0.03b	0.27±0.03a
10 g/L 锰	0.13±0.01b	0.18±0.04b
CK	0.16±0.01ab	0.04±0.007c

注：表中同列数值后标有不同小写字母表示差异显著（$P<0.05$）。

4. 结论

在海南冬季，艾纳香生长的迟缓期，未进行任何处理（CK）的艾纳香幼苗生长迟缓，大部分的植株停止生长，叶长和叶宽没有增加，甚至叶片已脱落，而施用锰的艾纳香植物生长旺盛，尤其是 4 g/L 锰和 10 g/L 锰处理对艾纳香株高、地径、叶长和叶宽的促进作用最显著，生长指标的显著提高，导致艾纳香不同部位生物量的显著增加。适量的锰元素对冬季迟缓期艾纳香中总黄酮和 *l*-龙脑相对含量提高有一定促进作用，且极显著提高总黄酮和 *l*-龙脑绝对含量。

三、植物生长调节剂

（一）乙烯利

乙烯利与乙烯相同是植物生长调节剂，在植物的生长过程中发挥重要的作用，可以经由植物的叶片、树皮、果实或种子进入植物体内，然后传导至作用的部位，使释放出乙烯，能达到内源激素乙烯所起的生理功能，参与植物的生长、发育、抗逆和次生代谢产物合成等重要生理过程的调控。因此，本研究采用不同浓度的乙烯利对艾纳香进行调控，研究乙烯利对艾纳香中 *l*-龙脑和总黄酮随时间的变化规律，确定合理有效的调控方案。

1. 材料与仪器试药

（1）材料

艾纳香植株来自农业农村部儋州热带药用植物种质资源圃。本研究采用栽培在同一环境下生长年份和生长状况相似没有病虫害的艾纳香植株进行实验。

（2）仪器试药

7890A 气相色谱仪、氢火焰离子化检测器、2012-PCS 紫外分光光度计。

l-龙脑对照品（纯度>98%），芦丁标准品（含量 92.5%），乙烯利（40%乙烯利水剂）；乙酸乙酯（色谱纯）、水杨酸甲酯、乙酸乙酯、无水乙醇、硝酸铝、亚硝酸钠、氢氧化钠均为分析纯。

2. 方法

选择同一品种生长状况相近、生长时间相同没有病虫害的艾纳香植株，用蒸馏水将 40%乙烯利水剂配制成 100、200、500、800、1 000、2 000 mg/L 的乙烯利水溶液，以蒸馏水为空白对照（CK）

将溶液喷施于艾纳香叶片上，喷至有水珠落下。分别在喷施后第 1、3、5、10、20、30 天的取艾纳香叶片，参考庞玉新等（2014）的方法采用 GC 测定 *l*-龙脑含量。另取艾纳香叶阴干后粉碎，过 20 目筛，参考庞玉新等（2014）的方法采用 UV 法检测样品中总黄酮含量。

3. 结果与分析

（1）乙烯利对艾纳香叶中 *l*-龙脑含量随时间的变化

由表 4-3-18 可知，不同浓度的乙烯利对艾纳香叶片中 *l*-龙脑含量影响均呈现先增加后逐渐减少的趋势，100 mg/L 乙烯利处理的 *l*-龙脑含量在第 3 天达到最高值。200 mg/L 乙烯利处理的 *l*-龙脑含量在第 5 天达到最高值，喷施后第 1～3 d *l*-龙脑含量明显降低，可能因乙烯利吸收后在体内需要进一步转化和吸收后方可影响 *l*-龙脑的积累，或因高浓度的乙烯利对植物次生代谢产物有一定的抑制作用。500 mg/L 对艾纳香叶片中 *l*-龙脑呈现先增高后降低的趋势，喷施后第 3 天 *l*-龙脑含量达到最高值，但在第 20 天出现上升。800 mg/L 乙烯利对中 *l*-龙脑含量积累最佳效果是喷施后 3～5 d；5 天后出现明显波动。虽然 1 000 mg/L 和 2 000 mg/L 乙烯利喷施后显著增加了 *l*-龙脑含量，但是艾纳香叶片出现明显的焦黄现象，可能会导致总生物量的降低，因此不建议采用此浓度调控艾纳香叶片中 *l*-龙脑的积累。

表 4-3-18　乙烯利对艾纳香叶片中 *l*-龙脑含量的影响（$n=3$）

叶面肥浓度/(mg/L)	*l*-龙脑含量/（mg/g）					
	1 d	3 d	5 d	10 d	20 d	30 d
CK	6.48±0.20a	7.54±0.53a	9.24±0.29ac	9.28±0.74a	7.98±0.50a	11.54±0.57a
100	4.63±0.42b	9.01±2.27ab	8.95±0.51ac	8.71±0.44ad	8.50±0.14a	9.64±0.54b
200	9.01±0.46c	8.57±1.51ab	14.97±0.34b	12.36±0.66b	10.81±0.38b	8.49±0.17c
500	6.90±0.33a	12.34±1.97b	9.47±0.40a	7.24±0.13c	11.66±0.68b	8.87±0.25c
800	6.40±0.13a	10.82±2.79ab	11.04±0.40c	8.15±0.32 d	10.83±0.59b	7.82±0.16 d
1 000	5.52±0.25ab	7.82±2.19a	7.86±0.54 d	7.52±0.41cd	8.83±0.82a	7.58±0.11 d
2 000	9.10±0.54c	13.63±0.84b	10.01±0.30c	12.26±0.50b	8.62±0.17a	7.95±0.52cd

注：表中同列数值后标有不同小写字母表示差异显著（$P<0.05$）。

（2）乙烯利对艾纳香叶中总黄酮含量随时间的变化

由表 4-3-19 可知，不同浓度的乙烯利对艾纳香叶片中总黄酮含量影响均呈现先增加后逐渐减少的趋势，在喷施 100 mg/L 和 200 mg/L 乙烯利后第 3 天总黄酮含量达到最高值，为该浓度的最优采收期。500 mg/L 乙烯利喷施后第 1 天含量较对照组明显降低，可能是高浓度对艾纳香叶片中总黄酮的积累有一定的抑制作用；在喷施后第 3 天艾纳香中总黄酮含量达到该浓度的最高值，为该浓度的最佳采收期；喷施后第 5 天艾纳香中总黄酮含量开始明显降低。800 mg/L 乙烯利喷施后第 3 天达到该浓度的最高值，在第 5 天后明显较 CK 低。虽然，1 000 mg/L 和 2 000 mg/L 乙烯利可明显提高艾纳香中总黄酮含量，但喷施后叶片出现明显的焦黄，会降低艾纳香的总生物量。

表 4-3-19　乙烯利对艾纳香叶片中总黄酮含量的影响（$n=3$）

叶面肥浓度/(mg/L)	总黄酮含量/（mg/g）					
	1 d	3 d	5 d	10 d	20 d	30 d
CK	37.27±1.29a	34.32±2.15a	33.85±2.34a	35.32±0.12a	35.33±3.82a	31.77±7.53a
100	46.12±7.69b	48.60±4.42b	35.89±2.65ac	40.30±1.60b	40.41±1.60a	30.32±6.66a
200	34.14±1.04a	69.41±4.05c	44.56±1.58b	32.12±2.71ac	35.93±7.81a	28.64±0.74a
500	30.96±2.18ac	61.15±1.65c	38.23±2.02ac	29.32±1.64c	33.63±1.59a	25.03±3.77a
800	27.27±2.64c	53.64±8.31b	39.73±2.36c	30.92±0.93ac	32.68±5.13a	24.24±3.87a
1 000	37.70±4.40a	72.34±0.48c	45.27±4.50b	46.62±4.98 d	34.13±4.44a	35.78±3.67a
2 000	37.82±2.74a	74.30±8.02c	52.24±1.14 d	52.59±2.43e	66.29±0.81b	24.92±6.35a

注：表中同列数值后标有不同小写字母表示差异显著（$P<0.05$）。

4. 结论

200 mg/L 乙烯利喷施后第 5 天时 *l*-龙脑含量达到最高值，500 mg/L 和 2 000 mg/L 乙烯利喷施处理组后第 3 天达到最高，各处理组总黄酮含量在喷施后第 3 天达到最高值，但喷施乙烯利浓度超过 1 000 mg/L 后艾纳香叶片明显出现发黄枯萎现象，同时考虑乙烯利用量，因此最佳喷施浓度应为 200 mg/L。综上可知，叶面喷施一定浓度的乙烯利可明显提高艾纳香的品质，且调控方法经济、方便、快速。

（二）萘乙酸

萘乙酸是一种人工合成的植物生长调节剂，具有与生成素类似的生理效应。它可以刺激植物生长、插枝生根、诱导植物开花、抑制抽芽和落花落果，促进作物早熟和增产等，被广泛应该在农、林、园艺业等领域。本研究在海南冬季艾纳香生长的迟缓期，进行不同质量浓度的萘乙酸对艾纳香生长指标、生物量以及有效成分相对含量和绝对含量影响的肥效研究，为该药材的实际生产中的系统和合理施肥提供参考。

1. 材料与仪器试药

（1）材料

一年生艾纳香种子苗。

（2）仪器试药

7890A 气相色谱仪、氢火焰离子化检测器，2012－PCS 紫外分光光度计。

l-龙脑对照品（质量分数>98%）、芦丁对照品（质量分数为 92.5%）；水杨酸甲酯、乙酸乙酯、甲醇、氢氧化钠（NaOH）、亚硝酸钠（$NaNO_2$）、九水合硝酸铝［$Al(NO_3)_3 \cdot 9H_2O$］、萘乙酸均为国产分析纯。

2. 方法

（1）试验设计

2013 年 3 月进行播种育苗后，2013 年 5 月选择生长情况一致的种子苗移栽到大田，按照株距 1 m×1 m 移栽。艾纳香幼苗生长于中国热带农业科学院热带作物品种资源研究所艾纳香种质资源圃。于 2014 年 1 月 27 日开始，每隔 10 d 进行艾纳香叶面喷施萘乙酸，共施肥 3 次。于 3 月 7 日进行取样。分别设置 1、10、100 mg/L 3 个质量浓度萘乙酸处理组，另设空白对照组（CK），不进行任何处理。

（2）生长指标的测定

用直尺和卷尺分别测量艾纳香株高、叶长和叶宽，使用电子游标卡尺测量地径，取艾纳香的叶片阴干后用天平测量叶片干质量。

（3）总黄酮相对含量和绝对含量测定

参考庞玉新等（2014）的方法测定艾纳香中 100 个单位质量的艾纳香不同部位中所含总黄酮的单位质量数，为质量百分数（%），即相对含量。再将不同部位总黄酮相对含量与对应部位药材生物量相乘获得单株总黄酮产量（g），即绝对含量。

（4）*l*-龙脑相对含量和绝对含量测定

参考庞玉新等（2014）的方法测定艾纳香中 100 个单位质量的艾纳香不同部位中所含 *l*-龙脑的单位质量数，为质量百分数（%），即相对含量。再将不同部位 *l*-龙脑相对含量与对应部位药材生物量相乘获得单株 *l*-龙脑产量（g），即绝对含量。

（5）数据分析

采用 Excel 软件进行数据录入及图表的绘制，采用 SPSS 16.0 软件进行统计与 One-way ANOVA 方差分析，并用 Duncan 检验法进行多重比较。

3. 结果与分析

（1）萘乙酸对艾纳香生长指标的影响

由表 4-3-20 可见，萘乙酸对艾纳香叶片、叶宽增加的促进作用很明显，1、10、100 mg/L 萘乙酸处理组的叶长、叶宽分别是 CK 的 2.94、3.13、2.72 倍和 3.89、4.00、3.41 倍。

表 4-3-20　萘乙酸对艾纳香生长指标的影响

处理组	株高/cm	地径/mm	叶长/cm	叶宽/cm
1 mg/L 萘乙酸	34.65±3.44a	11.04±0.33a	22.69±0.97a	7.86±0.53a
10 mg/L 萘乙酸	38.66±8.09a	12.05±0.61a	24.19±1.93a	8.10±0.58a
100 mg/L 萘乙酸	30.28±2.57ab	10.95±1.12a	21.00±3.01a	6.88±0.97a
CK	22.57±1.33b	5.35±1.07b	7.73±2.46b	2.02±0.89b

注：表中同列数值后标有不同小写字母表示差异显著（$P<0.05$）。

（2）萘乙酸对艾纳香叶片干质量的影响

由表 4-3-21 可见，10 mg/L 萘乙酸处理组的叶片干质量最高，分别是 1 mg/L、100 mg/L 萘乙酸和 CK 的 1.70、2.01、7.71 倍。1 mg/L 和 100 mg/L 萘乙酸处理组的叶片干质量明显高于 CK，分别是其 4.54 倍和 3.83 倍。

表 4-3-21　萘乙酸对艾纳香叶片干质量的影响

处理组	叶干重/g
1 mg/L 萘乙酸	79.34±12.30b
10 mg/L 萘乙酸	134.73±19.84a
100 mg/L 萘乙酸	67.02±16.66b
CK	17.48±2.92c

注：表中同列数值后标有不同小写字母表示差异显著（$P<0.05$）。

（3）萘乙酸对艾纳香叶片中总黄酮的影响

由表 4-3-22 可见，1 mg/L 萘乙酸和 CK 的总黄酮相对含量最高，明显高于 10 mg/L 和 100 mg/L萘乙酸处理组。1 mg/L 萘乙酸处理组的总黄酮绝对含量最高，高于 10 mg/L、100 mg/L 萘乙酸和 CK，分别是其 1.37、2.54、4.69 倍。

表 4-3-22　萘乙酸对艾纳香叶片总黄酮含量的影响

处理组	总黄酮含量	
	相对含量/%	绝对含量/g
1 mg/L 萘乙酸	2.34±0.32a	1.83±0.03a
10 mg/L 萘乙酸	1.01±0.18b	1.34±0.12b
100 mg/L 萘乙酸	1.12± 0.30b	0.72±0.07c
CK	2.24±0.19a	0.39±0.04 d

注：表中同列数值后标有不同小写字母表示差异显著（$P<0.05$）。

（4）萘乙酸对艾纳香叶片中 *l*-龙脑的影响

由表 4-3-23 可见，CK 的 *l*-龙脑相对含量最高，分别比 1、10、100 mg/L 萘乙酸处理组高 33.33%、77.78%和 128.57%。而 10 mg/L 萘乙酸处理组的艾纳香叶片中 *l*-龙脑绝对含量最高，明显高于 1 mg/L、100 mg/L 萘乙酸和 CK，分别为其 1.20、3.00、4.00 倍。

表 4-3-23　萘乙酸对艾纳香叶片中 *l*-龙脑的影响

不同处理	*l*-龙脑含量	
	相对含量/%	绝对含量/g
1 mg/L 萘乙酸	0.12±0.02b	0.10±0.02b
10 mg/L 萘乙酸	0.09±0.02bc	0.12±0.004a
100 mg/L 萘乙酸	0.07±0.01c	0.04±0.002c
CK	0.16±0.01a	0.03±0.006c

注：表中同列数值后标有不同小写字母表示差异显著（$P<0.05$）。

4. 结论

在海南冬季即艾纳香生长迟缓期，未进行任何处理的 CK 艾纳香生长缓慢，甚至停止生长，施加萘乙酸可以显著促进艾纳香植株的生长，提高株高、地径、叶长和叶宽等生长指标，尤其是显著增加了叶片干质量，其中 10 mg/L 萘乙酸处理组的叶片干质量最高。同时，不同质量浓度的萘乙酸对艾纳香中总黄酮和 *l*-龙脑的积累影响有差异。1 mg/L 萘乙酸和 CK 的总黄酮相对含量最高，且 1 mg/L 萘乙酸处理组的总黄酮绝对含量最高。但从 *l*-龙脑含量来看，CK 的 *l*-龙脑相对含量最高，而 10 mg/L 萘乙酸处理组的艾纳香叶片中 *l*-龙脑绝对含量最高。

（三）赤霉素

赤霉素（GA）为四环二萜类化合物，是一种广泛使用的植物生长调节剂，其最显著的作用是促进植物茎的伸长，并且能够在植物不同的生长发育期发挥作用，已在水稻、小麦、玉米等粮食作物以及果树、花卉等园艺作物的实际生产中得到广泛使用。目前，赤霉素在药用植物栽培方面的应用研究较少，主要集中在一些大宗药材。本研究在海南冬季艾纳香生长的迟缓期，进行不同浓度的赤霉素对艾纳香生长指标、生物量以及有效成分相对含量和绝对含量影响的肥效研究，为艾纳香合理施肥和专用肥的配施提供数据支持。

1. 材料与仪器试药

（1）材料

艾纳香种苗为一年生。

（2）仪器试药

7890A 气相色谱仪、氢火焰离子化检测器、2012-PCS 紫外分光光度计。

l-龙脑对照品（纯度>98%），芦丁标准品（纯度为 92.5%）；赤霉素、水杨酸甲酯、乙酸乙酯、甲醇、氢氧化钠、亚硝酸钠、九水合硝酸铝均为国产分析纯。

2. 方法

（1）试验设计

于 2014 年 1 月 27 日开始，每隔 10 d 进行艾纳香叶面喷施赤霉素，共施肥 3 次，3 次重复。施用浓度为 1、10、100 mg/L，以不施赤霉素为对照（CK）。于 3 月 7 日取样测定相关指标。

（2）生长指标测定

生长指标的测定用直尺和卷尺分别测量艾纳香株高、叶长和叶宽，使用电子游标卡尺测量地径，阴干后用天平测量叶干重。

（3）总黄酮相对含量和绝对含量测定

参考庞玉新等（2014）的方法测定艾纳香中 100 个单位质量的艾纳香不同部位中所含总黄酮的单位质量数，为质量百分数（%），即相对含量。再将不同部位总黄酮相对含量与对应部位药材生物量相乘获得单株总黄酮产量（g），即绝对含量。

（4）l-龙脑相对含量和绝对含量测定

参考庞玉新等（2014）的方法测定艾纳香中100个单位质量的艾纳香不同部位中所含 l-龙脑的单位质量数，为质量百分数（%），即相对含量。再将不同部位 l-龙脑相对含量与对应部位药材生物量相乘获得单株 l-龙脑产量（g），即绝对含量。

（5）数据分析

采用Excel软件进行数据录入及图表的绘制，采用SPSS 16.0软件进行统计与One-way ANOVA方差分析，并用Duncan检验法进行多重比较。

3. 结果与分析

（1）艾纳香的生长指标

由表4-3-24可见，与CK相比，赤霉素施用浓度为1、10、100 mg/L的处理艾纳香株高分别是CK的1.85、2.15、2.28倍。赤霉素对艾纳香叶长和叶宽的增加显著，1、10、100 mg/L的赤霉素处理叶长分别是CK的2.48、2.54、2.15倍，叶宽是CK的2.76、2.67、1.76倍。

表4-3-24　赤霉素对艾纳香生长指标的影响

处理组	株高/cm	地径/mm	叶长/cm	叶宽/cm
1 mg/L赤霉素（GA）	41.65±4.48a	11.89±0.68a	19.16±2.07a	5.57±0.15a
10 mg/L赤霉素（GA）	48.54±3.69a	12.22±1.04a	19.62±0.73a	5.39±0.07a
100 mg/L赤霉素（GA）	51.46±9.67a	9.39±0.48b	16.60±0.73a	3.55±0.34b
CK	22.57±1.33b	5.35±1.07c	7.73±2.46b	2.02±0.89c

注：表中同列数值后标有不同小写字母表示差异显著（$P<0.05$）。

（2）艾纳香叶干重

由表4-3-25可见，1 mg/L赤霉素处理组的叶干重最高，分别是10 mg/L、100 mg/L赤霉素和CK的1.16、1.80、5.76倍。10 mg/L和100 mg/L赤霉素处理组的叶干重极显著高于CK，分别是其4.97倍和3.20倍。

表4-3-25　赤霉素对艾纳香叶干重的影响

处理组	叶干重/g
1 mg/L赤霉素（GA）	100.61±27.49a
10 mg/L赤霉素（GA）	86.85±20.84ab
100 mg/L赤霉素（GA）	55.91±4.89b
CK	17.48±2.92c

注：表中同列数值后标有不同小写字母表示差异显著（$P<0.05$）。

（3）艾纳香叶片中的总黄酮含量

由表4-3-26可见，1 mg/L赤霉素和CK的总黄酮相对含量最高，显著高于10 mg/L和100 mg/L处理组，分别增加55.37%、44.62%和85.12%、72.31%。1 mg/L赤霉素处理组的总黄酮绝对含量最高，显著高于10 mg/L、100 mg/L赤霉素和CK，分别是其1.78、2.54、4.69倍。

表4-3-26　赤霉素不同施用浓度艾纳香的叶片总黄酮含量

处理组	总黄酮含量	
	相对含量/%	绝对含量/g
1 mg/L赤霉素（GA）	1.88±0.37a	1.83±0.30a
10 mg/L赤霉素（GA）	1.21±0.18b	1.03±0.14b
100 mg/L赤霉素（GA）	1.30±0.25b	0.72±0.12b
CK	2.24±0.19c	0.39±0.04c

注：表中同列数值后标有不同小写字母表示差异显著（$P<0.05$）。

（4）艾纳香叶片中 *l*-龙脑的含量

由表 4-3-27 可见，CK 的 *l*-龙脑的相对含量和绝对含量均最高，分别比 1、10、100 mg/L赤霉素处理高 45.46%、45.46%和 33.33%，差异达显著水平。各赤霉素处理中，以1 mg/L处理组的艾纳香叶片中 *l*-龙脑绝对含量最高，显著高于 100 mg/L 处理组和 CK，分别是其 1.57 倍和 3.67 倍。

表 4-3-27　赤霉素不同施用浓度艾纳香叶片中的 *l*-龙脑含量

处理组	*l*-龙脑	
	相对含量/%	绝对含量/g
1 mg/L 赤霉素（GA）	0.11±0.01b	0.11±0.03a
10 mg/L 赤霉素（GA）	0.11±0.01b	0.10±0.02ab
100 mg/L 赤霉素（GA）	0.12±0.02b	0.07±0.01b
CK	0.16±0.01a	0.03±0.006c

注：表中同列数值后标有不同小写字母表示差异显著（$P<0.05$）。

4. 结论

本研究表明，未进行任何处理的 CK 艾纳香生长缓慢，甚至停止生长；赤霉素可以显著促进艾纳香植株的生长，提高株高、地径、叶长和叶宽等生长指标，尤其是显著增加了叶干重，其中，1 mg/L 和 10 mg/L 赤霉素处理的作用最显著。因此，在海南冬季，艾纳香生长的迟缓期可以施加 1～10 mg/L 赤霉素，有利于促进艾纳香植物生长和叶片生物量的积累。不同浓度的赤霉素不同程度地抑制了艾纳香叶片中总黄酮和 *l*-龙脑相对含量的积累，但是赤霉素有利于总黄酮和 *l*-龙脑绝对含量的积累。

（四）茉莉酸甲酯

茉莉酸甲酯（MeJA）是一种常见的植物生长调节剂，广泛存在于自然界中，在植物损伤信号防御反应中起着重要的作用。MeJA 对提高作物的品质和增强抗逆反应等方面具有显著的作用。目前已将 MeJA 作为常用的外源生长调节剂，在大田栽培生产过程中广泛应用。本研究以不同浓度的 MeJA 作为外源生长调节剂，诱导艾纳香植株不同叶位的叶片，测定诱导后不同时间段内，不同叶位叶片中 *l*-龙脑含量以及 4 种内源激素含量和 3 种抗氧化酶活性的变化，揭示 MeJA 对促进 *l*-龙脑积累的理化机制，为艾纳香的规模化，高产栽培技术提供理论依据。

1. 材料与仪器试药

（1）材料

艾纳香栽培于农业农村部儋州热带药用植物种质资源圃，试验对象为艾纳香长势良好的不同叶位的叶片。

（2）仪器试药

l-龙脑标准品（纯度>98.0%），茉莉酸甲酯（MeJA，纯度>99.9%），pH 分别为 6.0、7.0、7.8 的标准磷酸缓冲液，甲硫氨酸、愈创木酚、核黄素以及氮蓝四唑、乙酸乙酯、H_2O_2、EDTA-Na_2均为分析纯，水为去离子水。

2. 方法

（1）试剂配制

分别准确移取 MeJA 原液 1090、109、10.9、1.09 μL 于 500 mL 容量瓶内，再分别加入 2 μL 吐温 20，最后用去离子水定容至刻度，摇匀后即得到浓度分别为 10、1、0.1、0.01 mmol/L 的溶液，装入干净的喷壶中待用。

（2）实验处理及取样

选择田间生长状况良好的艾纳香单株进行无性繁殖，获得艾纳香田间表现基本一致的植株，分为两组，一组用4个浓度梯度的MeJA的溶液进行叶面均匀喷施处理。另一组用去离子水进行叶面喷施作为空白对照（CK），3次重复。根据艾纳香叶片所在叶位和生理状态的不同，叶片被分为嫩叶（植株顶端未完全展开，颜色略显黄白色的叶片）、成熟叶（植株中部，完全长大、颜色深绿的叶片）、老叶（植株下方，叶缘发黄卷曲的叶片）3种类别，分别在24、48、72 h后采样。

（3）l-龙脑含量测定

将采集的艾纳香叶片迅即置于研钵中加液氮研磨成粉，精密称取研磨粉末2 g，用乙酸乙酯超声提取法进行挥发油提取，并定容过滤，备用。参考庞玉新等（2014）采用气相色谱法测定l-龙脑含量。

（4）酶活力测定

①酶的提取。称取艾纳香新鲜叶片0.5 g，剪碎置于预冷的研钵中，先加入1 mL pH为7.8的磷酸缓冲液进行研磨，待完全磨碎之后再加入4 mL pH为7.8的磷酸缓冲液匀浆，之后倒入5 mL离心管中以4 000 r/min离心15 min，上清液即是酶的粗提液。酶液储存于4 ℃冰箱中。

②过氧化物酶（POD）活力测定。测定步骤为：取100 mL pH为6.0的磷酸缓冲液，加入0.5 mL的愈创木酚原液和1 mL 30%的H_2O_2，混合均匀即得到反应液。取27支试管，每支试管分装3 mL反应液，逐个加入50 μL的酶液，在470 nm波长处测定吸光度，每30 s记录1次，测2 min。

酶活力单位计算方法为：以每分钟内A_{470}变化0.01为1个过氧化物酶活力单位（U）。

$$U_{POD}=(\triangle A_{470}\times V_0)/(mV_1\times 0.01t) \tag{4-2}$$

式中，$\triangle A_{470}$是反应时间内吸光值的变化；V_0是酶粗提液的体积；V_1是测定时酶的体积；m是新鲜叶片的质量；t是测定总时间。经过算式的合并化简，得到以下公式：

$$U_{POD}=\triangle A_{470}\times 10\ 000 \tag{4-3}$$

③过氧化氢酶（CAT）活力测定。测定步骤为：取200 mL pH为7.0的磷酸缓冲液，加入310 μL 30%的H_2O_2，混合均匀即得反应液。取27支试管，每支试管分装3 mL反应液，逐个加入50 μL的酶液，在240 nm波长处测定紫外吸光度A_{240}，每隔5 s记录1次，共测定30 s。

酶活力单位计算方法为：以每分钟A_{240}减少0.01为1个酶活力单位（U）。

$$U_{CAT}=(\triangle A_{240}\times V_0)/(mV_1\times 0.01t) \tag{4-4}$$

式中，$\triangle A_{470}$是反应时间内吸光值的变化；V_0是酶粗提液的体积；V_1是测定时酶的体积；m是新鲜叶片的质量；t是测定总时间。经过算式的合并化简，得到以下公式：

$$U_{CAT}=\triangle A_{240}\times 4\ 000 \tag{4-5}$$

④超氧化物歧化酶（SOD）活力测定。测定步骤为：按照表4-3-28的内容配制各组反应液。其中对照组不加酶液（阴暗处理），用于调零。对照组（光照处理）为最大光化还原组，然后将各管放在4 000 lx光照培养箱中光照处理20 min，在560 nm波长处测定吸光度A_{560}。

表4-3-28 SOD测定反应液的配制

试剂名称	对照（阴暗）组	对照（光照）组	样品组
缓冲液（pH=6）/mL	1.5	1.5	1.5
Met（130 mmol/L）/mL	0.3	0.3	0.3
NBT（氮蓝四唑）/mL	0.3	0.3	0.3
EDTA-Na_2（100 μmol/L）/mL	0.3	0.3	0.3
蒸馏水/mL	0.25	0.25	0.25
酶液/μL	0	0	50
核黄素（20 μmol/L）/mL	0.3	0.3	0.3

酶活力单位计算方法为：SOD 活性以抑制 NBT 光化还原反应 50%作为 1 个活力单位（U）。

$$U_{SOD}=[(A_{CK}-A_E)\times V]/(0.5\times A_{CK}\times W\times V_t) \quad (4-6)$$

式中，A_{CK}是光照对照吸光度；A_E是样品吸光度；V 是酶液总体积；W 是新鲜样品质量；V_t是测定是酶液的实际用量。通过对式子合并化简，得到以下公式：

$$U_{SOD}=[400\times(A_{CK}-A_E)]/A_{CK} \quad (4-7)$$

（5）内源激素含量测定

将采集的叶片 1.0 g 于研钵中，加入约 0.5 g 石英砂，加入 2 mL 提取液，冰浴研磨至粉末状，全部转入 2.5 mL 离心管中，4 ℃、4000 rmp 离心 15 min，取上清液放入 C_{18}萃取柱过滤，然后放入真空然后放入真空离心浓缩干燥器浓缩，加入稀释液定容至 1 mL，备用。

将上述制备液采用酶联免疫法分别进行内源激素的生长素（IAA）、脱落酸（ABA）、赤霉素（GA_3）和玉米素（ZT）含量测定。ELISA 试剂盒由北京方程生物技术有限公司提供，按其说明书进行操作。

3. 结果与分析

（1）不同浓度的 MeJA 对艾纳香叶片中 *l*-龙脑含量的影响

由表 4-3-29 可知，不同浓度的 MeJA 均能促进艾纳香叶片中 *l*-龙脑的积累。除了 10 mmol/L MeJA 处理外，其他浓度处理下艾纳香 3 个叶位的叶片中 *l*-龙脑积累量随着时间推移逐渐呈上升趋势，尤其浓度为 1 mmol/L 的 MeJA 的处理效果最好，在 72 h 时 3 个叶位的叶片均达到 *l*-龙脑积累的最大值，分别为 3.346、3.043、2.044 mg/g，且与对照有显著差异。由此可见，1 mmol/L 的 MeJA 对艾纳香叶片中 *l*-龙脑的积累较好。

表 4-3-29 MeJA 处理后艾纳香叶片中 *l*-龙脑的含量

MeJA 浓度/（mmol/L）	采样时间/h	*l*-龙脑含量/（mg/g）		
		嫩叶	成熟叶	老叶
0.01	24	1.258±0.114 b	0.950±0.183b	0.852±0.370
	48	1.788±1.024ab	1.542±0.388ab	1.483±0.516
	72	2.016±0.469ab	1.689±0.658ab	1.730±0.681
0.10	24	1.736±0.511ab	1.369±0.151ab	0.931±0.081
	48	1.860±0.592ab	1.548±0.318ab	1.472±0.851
	72	2.058±0.300ab	1.537±0.685ab	1.813±0.890
1.00	24	1.307±0.202b	0.876±0.136b	0.750±0.128
	48	1.464±0.542ab	1.999±0.620ab	1.510±0.946
	72	3.346±0.281a	3.043±0.759a	2.044±0.655
10.00	24	1.553±0.439ab	1.229±0.113ab	0.900±0.045
	48	2.017±1.173ab	1.790±0.954ab	1.012±0.415
	72	1.416±0.439ab	1.169±0.308ab	1.203±0.111
CK		1.163±0.297b	(0.925±0.159)b	0.650±0.130

注：老叶在各浓度处理下没有发生显著变化，因此在表中没有对其进行标注；表中同列数值后标有不同小写字母表示差异显著（$P<0.05$）。

（2）不同浓度的 MeJA 对艾纳香叶片中内源激素含量的影响

由表 4-3-30 可知，当 MeJA 浓度为 0.1 mmol/L 时，艾纳香老叶中 IAA 含量在 48 h 达到最高，显著高于对照组（$P<0.05$）。在成熟叶中，0.1 mmol/L 的 MeJA 处理下 IAA 含量在 24 h 时达最高值，而其他浓度 MeJA 均不同程度地抑制了嫩叶中 IAA 含量，IAA 含量随浓度的升高而降低。

表 4-3-30 MeJA 处理后艾纳香叶片中 IAA、ABA、GA_3和 ZT 含量

MeJA浓度/mmol/L	采样时间/h	IAA含量/（ng/g）			ABA含量/（ng/g）			GA_3含量/（ng/g）			ZT含量/（ng/g）		
		嫩叶	成熟叶	老叶	嫩叶	成熟叶	老叶	嫩叶	成熟叶	老叶	嫩叶	成熟叶	老叶
0.01	24	689.27±0.33d	187.28±0.24ij	311.74±0.67efg	12.61±0.25c	9.89±0.09d	15.42±0.2ab	13.17±0.03abc	4.17±0.11ab	22.35±0.05a	2.02±0.06de	1.38±0.02de	10.05±0.26cd
	48	206.43±0.12gh	1 359.96±1.92a	2 093.17±1.81a	10.06±0.02c	6.29±0.22d	7.63±0.02b	18.82±0.06ab	0.61±0.01b	10.67±0.00b	26.34±0.05bc	39.60±0.05b	12.45±0.01bcd
	72	739.12±0.33c	302.75±0.35gh	439.90±0.47d	6.43±0.01c	26.97±0.02b	18.72±0.00a	19.27±0.46a	2.21±0.24ab	7.80±0.58bc	6.38±0.03cde	24.60±0.22c	49.00±0.00a
0.10	24	342.99±0.17f	673.72±0.01c	683.27±0.02c	12.65±0.01c	14.23±0.00cd	11.85±0.02ab	2.60±0.23d	2.74±0.14ab	10.13±0.36bc	0.26±0.08e	0.12±0.00c	0.22±0.06d
	48	1 400.00±1.26b	1 071.85±1.03b	352.38±0.40ef	8.33±0.19c	3.79±0.16e	3.57±0.09c	0.25±0.01d	0.16±0.02b	4.31±0.06bc	0.13±0.04e	0.16±0.37c	2.74±0.13d
	72	1 544.99±0.96a	51.73±0.04k	627.86±0.55c	6.54±0.01c	4.77±0.21d	6.71±0.01b	1.05±0.02d	0.39±0.01b	21.95±0.56a	0.21±0.03e	0.68±0.06e	1.40±0.12d
1.00	24	250.01±0.43g	218.23±0.26hj	356.16±0.65e	9.63±0.12c	25.16±0.17bc	12.85±0.00ab	5.49±0.01cd	5.12±0.02ab	1.34±0.14bc	44.74±0.00a	74.23±0.02a	19.64±0.07bc
	48	124.76±0.11	586.56±0.67d	142.08±0.30i	6.16±0.00c	9.97±0.07d	8.85±0.13b	0.66±0.08d	1.18±0.38b	0.40±0.00c	1.82±0.04de	0.16±0.01e	0.37±0.00d
	72	146.19±0.15f	537.47±0.92df	1 071.85±1.32b	9.63±1.23c	12.65±0.01d	5.59±0.12b	0.66±0.03d	0.96±0.29b	0.69±0.11bc	0.10±0.01e	0.81±0.67e	0.25±0.01d
10.00	24	220.62±0.45g	153.83±0.08j	226.232±0.31ghi	46.19±0.06a	35.75±0.28a	12.75±0.37ab	3.99±0.09cd	4.61±0.09ab	6.34±0.21bc	13.24±0.12cde	27.63±0.23bc	44.27±0.04a
	48	130.00±0.33f	15.36±0.06k	132.65±0.08i	24.83±0.35b	10.10±0.14d	10.23±0.07ab	1.42±0.01d	2.82±0.00ab	0.32±0.05c	16.34±0.06bcd	21.02±0.08c	25.30±0.13b
	72	165.20±0.14hf	170.26±0.01j	198.69±0.22hi	24.63±0.19b	4.80±0.36d	5.92±0.07b	0.18±0.16d	3.24±0.47ab	0.36±0.02c	29.88±0.04b	0.08±0.13e	0.14±0.44d
CK		712.22±0.90c	449.14±0.29fg	278.96±0.14fgh	17.59±0.17bc	7.22±0.06d	11.30±0.03ab	8.02±0.03bcd	12.21±0.24a	1.71±0.05bc	5.51±0.03cde	1.01±0.11e	0.57±0.01d

注：表中同列数值后标有不同小写字母表示差异显著（$P<0.05$）。

除 10 mmol/L 外的其他 MeJA 浓度处理下，嫩叶中 ABA 含量均显著低于对照（$P<0.05$）。10 mmol/L MeJA 处理嫩叶后 24 h，其 ABA 含量显著高于对照。浓度为 0.01 mmol/L MeJA 处理艾纳香成熟叶和老叶后，其叶片中的 ABA 含量均在 72 h 时显著高于对照（$P<0.05$）。浓度为 10 mmol/LMeJA 处理艾纳香成熟叶后，其 ABA 含量在 24 h 达最大值，之后迅速减少，72 h 时最低。

除了 0.01 mmol/L 外，其他浓度的 MeJA 处理艾纳香嫩叶后，GA_3 含量均低于对照。0.01 mmol/LMeJA 处理嫩叶后 72 h，其叶片中 GA_3 达到含量的最大值。在成熟叶中，不同浓度 MeJA 对 GA_3 的积累均有不同程度的抑制作用。而 0.01 mmol/LMeJA 处理老叶后 24 h，GA_3 积累量显著增加（$P<0.05$）。

对于叶片中的 ZT 含量来说，不同浓度的 MeJA 对艾纳香不同叶位叶片中 ZT 含量的积累均有不同程度的促进作用。1 mmol/L MeJA 处理促进艾纳香成熟叶在 24 h 时，ZT 含量达到最大值。从表 4-3-30 可见，不同浓度的 MeJA 处理对于进艾纳香叶片中内源激素积累量的影响不同，其中以浓度为 0.1 mmol/L 的 MeJA 的效果较好。

（3）不同浓度的 MeJA 对艾纳香叶片中抗氧化酶活性的影响

不同浓度 MeJA 对艾纳香不同叶位叶中 POD、CAT 和 SOD 的活力有显著影响（表 4-3-31）。其中，10 mmol/L 的 MeJA 处理下艾纳香各叶位叶片中 POD 的活性均显著低于 CK（$P<0.05$），尤其对老叶中过氧化物酶的活性影响严重，酶活力单位最低时达到 1 000 以下。0.01 mmol/L 和 0.1 mmol/L的 MeJA 诱导的成熟叶和老叶在 24 h，POD 的活性低于 CK；但随着时间的推移，POD 活性逐渐升高，在 72 h 各叶位叶片中 POD 活性均显著高于 CK（$P<0.05$）；而嫩叶在这两种浓度诱导下表现为，在 48 h 时 POD 活力最低，在 72 h 时酶活力显著高于对照（$P<0.05$）。从总体来看，1 mmol/L的 MeJA 有诱导艾纳香叶片 POD 活性增高的作用，这种作用在嫩叶中相对较弱，在成熟叶中最明显，3 个时段的样本中酶活力均高于 CK。在老叶中，1 mmol/L 的 MeJA 在处理后随着时间的变化，酶活力呈现先增强后减弱，然后增强的趋势。

对 CAT 而言，根据艾纳香叶位的不同，对不同浓度的 MeJA 的诱导表现出不同的抑制或促进作用。在成熟叶，0.01 mmol/L 的 MeJA 诱导后，CAT 活力随时间推移而逐渐增强，到第 72 h 时 CAT 活力达最高，显著高于 CK（$P<0.05$），而这种变化趋势在嫩叶和老叶中不显著。10 mmol/L 的 MeJA 处理艾纳香嫩叶后，第 24 小时、48 小时 CAT 活力被诱导增强，显著高于 CK 的酶活力。其余 3 个浓度 MeJA 处理艾纳香嫩叶，CAT 的活力均低于 CK。在成熟叶中，10 mmol/L 的 MeJA 在处理后的第 24 h 过氧化氢酶活力有显著增强，之后逐渐下降，但总体上仍表现为高于 CK。

不同浓度 MeJA 处理过的艾纳香叶片中 SOD 活力变化主要表现为：1 mmol/L 的 MeJA 在处理之后 24 h 内，艾纳香不同叶位叶片中的超 SOD 活性均稍低于 CK，之后第 48 小时、72 小时，酶活力逐渐升高，至第 72 小时时酶活力达最大，显著高于 CK。其余浓度的 MeJA 对艾纳香不同叶位叶片中的 SOD 活力均表现为抑制作用，其中嫩叶和成熟叶对 10 mmol/L MeJA 的响应较强烈。0.1 mmol/L 的 MeJA 对老叶中 SOD 的抑制作用最强。另外，低浓度的 MeJA（≤0.1 mmol/L）对 SOD 活性的影响随时间推移而逐渐减弱。

4. 结论

本研究中，1 mmol/L 的 MeJA 对于艾纳香叶片中的 *l*-龙脑积累的效果较好，对 CAT 和 POD 的增加作用不显著，总体表现出抗氧化酶消除活性氧的能力降低。低浓度的 MeJA（≤0.1 mmol/L）可以促进于艾纳香叶片中的 IAA、GA_3 和 ZT 的积累，而高浓度的 MeJA（≥10 mmol/L）对于 ABA 的积累有效果。低浓度的 MeJA 可使艾纳香体内的激素含量发生显著的变化，进而调控艾纳香植株的生长。高浓度的 MeJA 一方面增加了 ABA 含量，促进了艾纳香植株的衰老，另一方面对艾纳香植株产生胁迫，产生大量的 ABA 来减少对植株体的胁迫伤害。

表 4-3-31　MeJA 处理后艾纳香叶片中过氧化物酶、过氧化氢酶和超氧化物歧化酶的含量

MeJA 浓度/mmol/L	采样时间/h	POD 含量/（U/gFW/min）			CAT 含量/（U/gFW/min）			SOD 含量/（U/gFW/min）		
		嫩叶	成熟叶	老叶	嫩叶	成熟叶	老叶	嫩叶	成熟叶	老叶
0.01	24	4 747±1.24bcde	5 213±0.71cde	2 988±1.01c	178.8±0.25bc	125.2±0.11c	115.2±0.01bc	258.5±0.02b	232.5±0.01cd	258.5±0.35ab
	48	4 249±0.91cde	5 454±0.96c	3 122±0.96c	179.6±0.47bc	181.6±0.01ab	128.8±0.08abc	201±0.02cd	194±0.06de	178.5±0.02bcd
	72	5 931±0.97a	5 968±0.80b	3 423±0.82b	172.4±1.28bc	187.2±0.02ab	129.2±0.85abc	234.5±0.01bc	244.5±0.00bc	237.9±0.05ab
0.10	24	5 122±0.82bc	4 931±0.58e	1 208±0.72ef	168.8±0.00bc	92.4±0.01c	83.2±0.78c	233.5±0.05bc	179.5±0.05de	144.5±0.01cd
	48	4 844±1.01bcd	5 299±0.34cd	2 542±0.36d	177.6±0.01bc	119.6±0.09c	136.8±0.18abc	189.5±0.01cd	201±0.67cd	89±0.45d
	72	5 853±0.62a	5 823±0.75b	3 963±0.83a	181.2±0.02ab	129.2±0.00c	105.2±0.13bc	303.5±0.09a	189.5±0.07de	141.5±0.02cd
1.00	24	5 236±0.41b	6 012±1.01b	4 122±1.51a	134.4±0.01c	124.8±0.02c	128.8±1.19abc	239±0.07bc	194±0.04de	207.5±0.03abc
	48	4 988±0.82bc	6 854±0.86a	2 978±0.48c	195.2±0.24ab	141.6±0.03bc	151.2±0.03ab	294.5±1.34a	288.5±0.34ab	239±0.21ab
	72	4 523±0.54cde	5 966±0.88b	4 020±0.13a	169.2±0.03bc	146.4±0.00bc	88±0.02c	306±0.01a	300.5±0.00a	284.5±0.33a
10.00	24	3 080±0.75ef	4 799±1.15e	1 225±0.33ef	272±0.22a	199.6±0.34a	170±0.56a	122.5±0.04de	189.4±0.23de	206±0.50abc
	48	3 988±0.82de	4 123±0.94f	1 354±0.70de	275.2±0.00a	169.2±0.4abc	141.6±0.03ab	160.9±0.0cde	139.9±0.22e	189.4±0.04bc
	72	2 971±0.21f	4 988±0.87de	931±0.16f	228.4±0.05ab	155.2±0.1abc	112.4±0.01bc	118.35±0.01e	14.0±0.00de	202.5±0.01abc
CK		4 832±0.24bcd	5 332±0.47cde	3 336±1.29b	212.8±0.03ab	132.8±0.09c	134.4±0.31abc	283.5±0.56a	239.5±1.21bc	253.5±0.32ab

注：表中同列数值后标有不同小写字母表示差异显著（$P<0.05$）。

（五）水杨酸

水杨酸（SA）是植物体内普遍存在的内源信号分子之一，它既是植物体内产生的一种小分子酚类物质，也是植物组织中一种天然的活性物质，外源施用 SA 能够调节植物的次生代谢反应从而影响植物的生理状态。本研究以不同浓度的 SA 作为外源生长调节剂，诱导艾纳香植株不同叶位的叶片，测定诱导后不同时间段内，不同叶位叶片中 *l*-龙脑含量以及 4 种内源激素含量和 3 种抗氧化酶活性，确定 SA 对艾纳香植株整体生理状态的影响规律，揭示 SA 对促进 *l*-龙脑积累的理化机制，为艾纳香的规模化，高产栽培技术提供理论依据。

1. 材料与仪器试药

（1）材料

艾纳香栽培于农业农村部儋州热带药用植物种质资源圃，试验对象为艾纳香长势良好的不同叶位的叶片。

（2）仪器试药

l-龙脑标准品（纯度>98.0%），水杨酸（SA）（纯度>99.9%），pH 分别为 6、7、7.8 的标准磷酸缓冲液，乙酸乙酯，甲硫氨酸，水为去离子水。

2. 方法

（1）试剂配制

用分析天平精确称取 1.3812 g 的 SA 固体粉末置于 50 mL 的具塞三角瓶中，加入 10 mL 无水乙醇溶解。待 SA 完全溶解后即得到浓度为 1 000 mmol/L 的 SA 储备液。分别准确移取储备液500 μL、50 μL、5 μL 至 500 mL 的容量瓶内，用去离子水定容至刻度，摇匀后即得到浓度分别为 10、1、0.1、0.01 mmol/L 的溶液，装入干净的喷壶中待用。

（2）实验处理及取样

将长势良好且均一的一年生艾纳香植株分成两个试验组，分别用 SA 的 4 个浓度梯度的溶液进行叶面均匀喷施处理，用去离子水进行叶面喷施作为空白对照（CK），3 次重复。根据艾纳香叶片所在叶位和生理状态的不同，叶片被分为嫩叶（植株顶端未完全展开，颜色略显黄白色的幼嫩叶片）、成熟叶（植株中部，完全长大、颜色深绿的叶片）、老叶（植株下方，叶缘发黄卷曲的叶片）3 种类别，分别在 24、48、72 h 后采样。

（3）*l*-龙脑含量测定

参考庞玉新等（2014）的方法采用气相色谱法测定 *l*-龙脑含量。

（4）酶活力测定

参考白琳等（2019）的方法测定过氧化物酶（POD）、过氧化氢酶（CAT）和超氧化物歧化酶（SOD）酶活力。

（5）内源激素含量测定

参考白琳等（2019）的方法测定内源激素的生长素（IAA）、脱落酸（ABA）、赤霉素（GA_3）和玉米素（ZT）含量。

3. 结果与分析

（1）不同浓度的 SA 处理对艾纳香叶片中 *l*-龙脑含量的影响

由表 4-3-32 可知，用不同浓度的 SA 处理艾纳香嫩叶、成熟叶、老叶，可以提高叶片中 *l*-龙脑的含量，但这种现象随着浓度的增高而减弱，且成熟叶和老叶中的 *l*-龙脑含量与 CK 差异达显著水平。用 0.01 mmol/L 的 SA 处理 3 个叶位的叶片 *l*-龙脑的含量逐渐增高，在 72 h 处达最大值，为 1.985 mg/g。0.1 mmol/L 的 SA 处理艾纳香成熟叶和老叶，*l*-龙脑含量的规律相似，均在 48 h 达峰值，之后逐渐下降。1 mmol/L 和 10 mmol/L SA 对艾纳香叶片中 *l*-龙脑的积累均有促进作用，但效果不明显。由此可见，0.01 mmol/L SA 对艾纳香嫩叶、成熟叶、老叶中 *l*-龙脑含量的促进效果较好。

表 4-3-32　SA 处理后艾纳香叶片中 *l*-龙脑的含量

SA 浓度/（mmol/L）	采样时间/h	*l*-龙脑含量/（mg/g）		
		嫩叶	成熟叶	老叶
0.01	24	1.367±0.683	（1.285±0.249）ab	（1.267±0.624）ab
	48	1.488±0.374	（1.453±0.654）ab	（1.375±0.628）ab
	72	2.365±0.142	（2.418±0.116）A	（2.034±0.133）A
0.10	24	1.617±0.203	（1.230±0.107）ab	（1.002±0.115）ab
	48	1.450±0.326	（1.836±0.165）ab	（1.512±0.239）A
	72	1.985±0.276	（1.437±0.308）ab	（1.299±0.356）ab
1.00	24	1.835±0.156	（1.271±0.223）ab	（1.161±0.314）ab
	48	1.649±0.112	（1.224±0.254）ab	（1.263±0.269）ab
	72	1.934±0.094	（1.663±0.273）ab	（1.506±0.120）ab
10.00	24	1.485±0.025	（1.644±0.159）ab	（1.085±0.142）ab
	48	1.526±0.157	（1.528±0.108）ab	（1.513±0.312）ab
	72	1.601±0.226	（1.654±0.106）ab	（1.384±0.183）ab
CK		1.163±0.297	（0.925±0.159）b	（0.650±0.130）b

注：嫩叶在各浓度处理下没有发生显著变化，因此在表中没有对其进行标注；表中同列数值后标有不同小写字母表示差异显著（$P<0.05$）。

（2）不同浓度的 SA 处理对艾纳香叶片中内源激素含量的影响

由表 4-3-33 可知，浓度为 0.01 mmol/LSA 处理下，IAA 含量普遍高于 CK，随着 SA 浓度的升高，这种现象逐渐减弱，当浓度达到 10 mmol/L 时，不同叶位中的叶片的 IAA 含量在 3 个时间点明显低于 CK。对成熟叶来说，在浓度为 1 mmol/LSA 的处理中 IAA 在 48 h 达到最大值，显著高于 CK（$P<0.05$）。在老叶中 IAA 含量的最大值出现在浓度为 0.1 mmol/L SA 的处理下的 72 h。在不同浓度的 SA 处理下，ABA 积累变化与 CK 比较不明显，只有在浓度为 10 mmol/L SA 处理下，嫩叶和成熟叶中 ABA 含量在 24 h 时显著高于 CK。浓度为 0.01 mmol/L SA 处理下，嫩叶，成熟叶和老叶中 GA_3 含量在 24 h 时达到最高，显著高于 CK。其余浓度诱导下叶片产生 GA_3 含量均低于 CK。SA 诱导能显著提高 GA_3 含量，这种现象在成熟叶和老叶中极为明显。ZT 在艾纳香叶片中的含量普遍较低，不同浓度的 SA 处理，对艾纳香叶片中 IAA、ABA、GA_3 和 ZT 积累有明显不同，其中以浓度为 0.01 mmol/L 的 SA 的效果较好。

（3）不同浓度的 SA 处理对艾纳香叶片中抗氧化酶活性的影响

由表 4-3-34 可知，不同浓度 SA 处理艾纳香不同叶位叶片中的 POD 活性显著低于 CK（$P<0.05$），在嫩叶、成熟叶与老叶中，不同浓度的 SA 抑制 POD 活力，POD 酶活力减弱到一个较低水平并且 3 个时间点上酶活力变化不明显；随着时间的变化，0.01 mmol/L 的 SA 诱导艾纳香不同叶位的叶片中 POD 活力增高，叶片中 POD 的活力持续上升，到第 72 h 时酶活力略高于 CK。

SA 浓度越高，对 3 个叶位中的 CAT 弱化越明显。在嫩叶和成熟叶中可以看到浓度为 1 mmol/L 和 10 mmol/L 的 SA 处理均对 CAT 的活性弱化程度显著，使 CAT 活性处在较低水平；在老叶中，不同浓度 SA 均对 CAT 活性表现弱化作用。在嫩叶中浓度为 0.1 mmol/L 的 SA 处理在 24 h 显著增强了 CAT 的活性，但随着时间的变化，在 72 h 时 CAT 活力低于 CK；浓度为 0.01 mmol/L 的 SA 处理能够增强嫩叶中 CAT 活力。在成熟叶片中浓度为 0.1 mmol/L 与 0.01 mmol/L 的 SA 能增强 CAT 的活力。

表 4-3-33 SA 处理后艾纳香叶片中 IAA、ABA、GA_3 和 ZT 含量

SA浓度/(mmol/L)	采样时间/h	IAA含量/(ng/g)			ABA含量/(ng/g)			GA_3含量/(ng/g)			ZT含量/(ng/g)		
		嫩叶	成熟叶	老叶	嫩叶	成熟叶	老叶	嫩叶	成熟叶	老叶	嫩叶	成熟叶	老叶
0.01	24	1 151.65±0.34ab	852.85 ±0.26bc	364.73±0.73cd	17.09±0.26	14.64±0.01	14.03±0.05	11.95±0.00	23.33±0.05	18.86±0.01	1.69±0.02	4.99±0.02	51.06±0.4
	48	780.14±0.62bc	845.09±0.58bc	1 170.47±0.86b	9.29±0.05	12.23±0.14	15.52±0.04	2.09±0.11	4.08±0.11	4.72±0.02	45.06±0.13	4.38±0.01	32.27±0.21
	72	1 138.69±0.56ab	37.8±0.04e	1 514.63±0.35ab	8.97±0.07	7.00±0.16	5.17±0.03	3.02±0.12	1.82±0.01	12.48±0.01	21.65±0.14	42.57±0.35	39.17±0.65
0.10	24	1 284.15±0.75a	1 147.32±0.6ab	351.44±0.68cd	9.10±0.05	17.2±0.02	10.89±0.05	0.84±0.13	2.03±0.05	4.89±0.04	0.26±0.01	0.30 ±0.02	0.64±0.04
	48	206.43±0.30d	661.85±0.03bcd	1 073.26±1.01bc	6.33±0.01	6.22±0.03	9.59±0.16	0.26±0.01	0.7±0.05	0.39±0.00	0.22±0.02	0.11±0.01	1.45±0.01
	72	144.13±0.25d	441.95±0.11cde	2 030.93±0.93a	6.36±0.04	10.58±0.05	6.26±0.02	1.43±0.05	0.78±0.01	0.91±0.01	0.12±0.001	10.87±0.3	51.77±0.32
1.00	24	232.71±0.13d	799.05±0.44bc	386.94±0.55cd	9.18±0.08	13.43±0.08	13.63±0.08	5.51±0.05	1.59±0.06	1.18±0.02	34.8±0.02	105.02±0.15	72.38±0.52
	48	168.81±0.14d	1 500.32±1.06a	1 226.1±0.96b	12.08±0.04	7.9±0.06	8.13±0.04	0.82±0.08	0.93±0.04	0.36±0.04	2.2±0.03	44.42±0.3	0.35±0.01
	72	108.88±0.15d	107.03±0.05de	263.49±0.70d	3.01±0.06	5.88±0.04	7.08±0.03	0.19±0.04	0.95±0.02	0.32±0.05	0.03±0.01	0.35±0.02	0.13±0.02
10	24	322.64±0.26d	206.43±0.03de	1 135.81±0.96b	60.84±0.05	35.51±0.06	11.71±0.05	4.43±0.06	17.37±0.04	8.17±0.08	8.14±0.4	22.38±0.03	49.68±0.15
	48	217.44±0.05d	92.04±0.08de	168.08±0.13d	36.53±0.06	12.85±0.05	8.53±0.06	2.58±0.01	5.05±0.06	5.74±0.09	26.76±0.3	28.51±0.05	28.85±0.04
	72	130.00±0.08d	110.74±0.04de	135.32±0.25d	24.83±0.05	9.89±0.02	11.07±0.07	2.23±0.12	4.2±0.01	0.17±0.01	12.81±0.08	12.22±0.01	0.20±0.01
CK		712.22±0.09c	449.14±0.23cde	278.96±0.34d	17.59±0.04	7.22±0.05	11.3±0.06	8.02±0.12	12.21±0.24	1.71±0.02	5.51±0.01	1.01±0.01	0.57±0.02

注：因 ABA、GA_3 和 ZT 在各浓度处理下没发生显著变化，因此在表中没有对其进行标注；表中同列数值后标有不同小写字母表示差异显著（$P<0.05$）。

表 4-3-34　SA 处理后艾纳香叶片中 POD、CAT 和 SOD 的活性

SA 浓度/（mmol/L）	采样时间/h	POD 含量/（U/gFW/min）			CAT 含量/（U/gFW/min）			SOD 含量/（U/gFW/min）		
		嫩叶	成熟叶	老叶	嫩叶	成熟叶	老叶	嫩叶	成熟叶	老叶
0.01	24	4 122±0.93b	4 444±1.02b	2 971±0.73cd	208.8±0.33ab	217.6±0.09ab	188.4±0.15	234±0.88ab	228.8±0.01	193.6±0.44ab
	48	5 185±1.30a	4 988±0.66b	3 825±0.09ab	274±0.21ab	235.2±0.04ab	170±0.32	245±0.18ab	244.8±0.02	234±1.67ab
	72	5 323±0.84a	6 012±0.79a	4 211±0.35a	249.2±0.43ab	244.8±0.33a	164.4±0.24	304.9±0.76a	258.3±0.19	267.3±1.33a
0.10	24	1 852±0.67bcd	2 122±0.86cd	881±0.68e	340.8±0.17a	208.8±0.22ab	112.4±0.06	189.4±0.35ab	143.9±0.10	93.9±0.13ab
	48	1 533±0.78cde	1 993±1.04d	921±0.45e	213.2±0.10ab	197.2±0.13ab	128.4±0.55	193.6±0.55ab	187.9±0.06	100.9±0.56ab
	72	2 102±1.67c	1 633±0.65de	933±0.15e	160.8±0.67ab	213.2±0.06ab	53.2±0.39	203.8±0.04ab	174.4±0.46	88.5±0.90ab
1.00	24	2 014±0.97c	2 966±0.99c	1 202±0.76de	85.6±0.37ab	26.4±0.74ab	48±1.09	58.5±0.66ab	44.9±0.25	57.3±0.43ab
	48	968±0.98e	2 158±0.74cd	886±0.36e	107.2±0.54ab	23.2±0.55ab	74.4±0.23	183.5±0.59ab	248.8±0.31	68.5±1.34ab
	72	1 012±0.26de	1 521±0.17de	1 121±0.49e	76.8±0.02b	8.4±0.05b	48.4±0.03	186±0.30ab	193.8±0.05	193.9±0.31ab
10.00	24	1 022±1.00de	840±0.04e	1 023±0.18e	48±0.06b	33.6±0.77ab	49.2±0.40	37±0.77b	53.5±0.77	44.5±0.09ab
	48	930±0.09e	960±0.01e	952±0.18e	52±0.42b	38.4±0.34ab	60.8±0.32	56±0.39ab	88.5±0.06	39±0.37b
	72	1 021±0.53de	1 001±0.22e	938±0.05e	44±0.19b	40.4±0.04ab	55.2±0.00	77.5±0.33ab	77.5±0.32	51±0.04ab
CK		4 832±0.56ab	5 332±0.45ab	3 336±0.23e	212.8±0.01ab	132.8±0.07ab	134.4±0.20	283.5±0.01ab	239.5±0.12	253.5±0.12ab

注：过氧化氢酶老叶和超氧化物歧化酶成熟叶在各浓度处理下没发生显著变化，因此在表中未对其进行标注；表中同列数值后标有不同小写字母表示差异显著（$P<0.05$）。

不同浓度的 SA 处理艾纳香之后，不同叶位的叶片中 SOD 含量均低于 CK，其中，浓度为 10 mmol/LSA处理对 SOD 活力的影响最大，而 1 mmol/L 的 SA 在第 24 h 时对 SOD 活力最弱，至第 48 h 时 SOD 活力有一个明显的回升，但总体还是表现为 SOD 活力低于 CK，0.01 mmol/L 的 SA 对 SOD 活力的弱化作用最弱，与 CK 相比较，酶活力没有明显降低或升高现象。

4. 结论

在本实验中低浓度 SA（≤0.01 mmol/L）诱导下促使艾纳香嫩叶、成熟叶、老叶中抗氧化酶活性增加，促使 ROS 积累，促进了其叶片中 *l*-龙脑的积累。而在较高浓度的 SA（≥1 mmol/L）诱导下，ROS 含量迅速降低，并且 *l*-龙脑的积累量也没有明显增加。在低浓度 SA 诱导下，艾纳香叶片中 IAA、GA_3 和 ZT 含量增加，但在高浓度 SA 诱导下，叶片中这 3 种内源激素含量低于 CK，而 ABA 在叶片中含量变化与其相反。因此，低浓度 SA（≤0.01 mmol/L）诱导既可以延缓艾纳香植株的衰老，又可以促进其叶片中 *l*-龙脑的积累。

（六）6-苄氨基腺嘌呤、胺鲜酯和多效唑

6-苄氨基腺嘌呤（6-BA）具有抑制植物叶内叶绿素、核酸、蛋白质的分解，保绿防老，将植物体内氨基酸、生长素、无机盐等向处理部位调运等多种效能。胺鲜酯（DA-6）是一种高效的细胞分裂素，可以促进作物生长、生根，增强肥效等功能，通过对植物细胞超微结构及其功能的影响和对其体内核酸、蛋白质、过氧化物酶含量的调节来有效调节植物的生长发育，从而使各种作物的产量和品质都能相当的提高。多效唑（PP_{333}）是一种植物生长调节剂，具有延缓植物生长、抑制茎秆伸长、缩短节间、促进植物分蘖、增加植物抗逆性能，提高产量等作用。本研究主要探索了 3 种植物生长调节剂 6-BA、DA-6 和 PP_{333} 对艾纳香产量和品质的影响，筛选出较为理想的植物生长调节剂，来达到艾纳香高产、优质的目的，为植物生长调节剂在艾纳香生产上的应用提供依据。

1. 材料与仪器试药

（1）材料

供试品种为菊科植物艾纳香。试验在贵州省罗甸县贵州艾源生态药业开发有限公司试验基地进行。该地地理坐标为东经 106°44′、北纬 25°25′，土壤的基础养分：有机质 9.51 g/kg，速效磷 4.30 mg/kg，速效钾 78.00 mg/kg，碱解氮 50.75 mg/kg，pH7.3。

（2）仪器试药

7890A 气相色谱仪、氢火焰离子化检测器、TP-214 电子分析天平（$1/1\times10^4$）、UV2600 紫外分光光度计。

l-龙脑对照品（纯度>96.8%），芦丁对照品（纯度>92.5%），水杨酸甲酯（纯度>99.5%），亚硝酸钠、硝酸铝、氢氧化钠、乙醇、乙酸乙酯等均为国产分析纯。

2. 方法

（1）试验设计及取样

用随机区组设计，3 次重复，种植密度 50×50 cm，每个小区面积为 20 m^2，共划 30 个小区。艾纳香幼苗选择生长较一致的两年生艾纳香根上长出的根蘖苗于 5 月移栽，移栽后经历 1 个月的返苗期，于 7 月植株旺长期前期采用叶面喷施的方法处理。喷施 6-BA 浓度分别为 10 mg/L（B_1）、50 mg/L（B_2）、100 mg/L（B_3），DA-6 浓度分别为 5 mg/L（D_1）、10 mg/L（D_2）、15 mg/L（D_3），PP_{333} 浓度分别为 30 mg/L（P_1）、90 mg/L（P_2）、150 mg/L（P_3），以清水为对照（CK）。试验于 5 月 13 日移栽，7 月 16 日叶片喷施植物生长调节剂，12 月份收获艾纳香时分别测定株高、茎粗、分枝数、单株叶片数、分生苗数（以植株为圆心，半径 25 cm 周围发出的苗计）及单株鲜重、叶片鲜重，收获时测定产量。药材粉碎过 20 目筛，测定总黄酮、*l*-龙脑及挥发油含量。

（2）挥发油提取及含量测定

挥发油提取按 2015 年版《中华人民共和国药典》（四部）的方法进行。取剪碎的艾纳香叶片或嫩枝样品 200 g，装入挥发油提取装置的圆底烧瓶中，加水至烧瓶的 2/3 处，连接装置，加热提取，从沸腾时开始计时，共提取 5 h，冷却后计量挥发油体积，重复 3 次。

（3）总黄酮提取及含量测定

参考庞玉新等（2014）总黄酮的测定参照文献方法。

（4）*l*-龙脑成分含量的测定

参考于福来等（2014）测定方法采用气相色谱法测定 *l*-龙脑含量。

（5）数据分析

采用 Excel 2003 与 SPSS 17.0 软件对数据进行统计分析与差异显著性检验（LSD）。

3. 结果与分析

（1）植物生长调节剂对艾纳香农艺性状的影响

见表 4-3-35，与 CK 相比，3 种不同的植物生长调节剂在不同浓度对艾纳香株高、茎粗、分枝数、叶片数、叶片鲜重及单株鲜重均有不同程度的促进作用。各个处理的株高显著高于 CK，15 mg/L DA-6 处理的艾纳香株高高出 CK125.6 cm；150 mg/L P_{333} 处理的艾纳香茎粗高出 CK 10.75 mm，浓度越高对艾纳香茎粗的促进作用越大；DA-6 对艾纳香的分枝数有明显的促进作用；90 mg/L PP_{333} 处理的艾纳香叶片数多于 CK109 片；除了 5 mg/L 和 10 mg/L DA-6 处理的艾纳香叶片鲜重与 CK 差异不显著，其他各处理显著高于 CK，150 mg/L PP_{333} 处理的艾纳香叶片鲜重是 CK 的 2.4 倍。150 mg/L PP_{333} 处理的艾纳香单株鲜重达最高值 1 269.67 g，除了与 50 mg/L 6-BA 处理的差异不显著外，显著高于其他各处理。植物生长调节剂在不同浓度对艾纳香分生苗数均有不同程度的抑制作用，6-BA 对其抑制作用最为明显。6-BA、DA-6、PP_{333} 对艾纳香产量的提高都有较大的促进作用，综合考虑应该选择 50 mg/L 6-BA 和 150 mg/L PP_{333} 进行处理，可以保证艾纳香的生长发育从而得到较高的产量。

表 4-3-35　植物生长调节剂对艾纳香生长和产量的影响

处理	株高/cm	茎粗/mm	分枝数/个	分生苗数/个	叶片数/片	叶片鲜重/g	单株鲜重/g	单位面积鲜产/(kg/hm²)
CK	146.13 d	21.18 d	3bcd	6a	80c	187.50e	496.00f	19 840f
B_1	227.40c	23.57cd	3bcd	2cde	140abc	385.90b	962.33bc	38 493bc
B_2	267.33a	25.59bcd	3bcd	1e	105bc	415.80ab	1 066.33ab	42 653ab
B_3	246.87abc	26.00bc	3bcd	1 de	128abc	262.90cd	843.00bcde	33 720bcd
D_1	263.53ab	25.19bcd	4ab	1 de	144ab	199.17e	551.00ef	22 040ef
D_2	271.03a	27.81abc	4ab	3bc	156ab	224.77 de	752.00cdef	30 080cdef
D_3	271.73a	29.14ab	4ab	2cde	163ab	254.87cd	803.00bcde	32 120acde
P_1	224.53c	26.25bc	4ab	4b	115bc	251.53cd	647.00 def	25 880 def
P_2	235.57bc	28.27ab	3bcd	3cd	189a	300.00c	879.33bcd	35 173bcd
P_3	242.20abc	31.93a	2 d	2cde	144ab	452.27a	1 269.67a	50 787a

注：表中同列数值后标有不同小写字母表示差异显著（$P<0.05$）。

（2）植物生长调节剂对艾纳香挥发油含量的影响

见表 4-3-36，各处理间相比较，喷施植物生长调节剂对艾纳香挥发油的含量有不同程度的促进作用，含量最高的为 10 mg/L 6-BA，挥发油含量为 8.33 mL/kg，除了与 50 mg/L 6-BA 处理的差异不显著，均显著高于其他各处理，挥发油的含量大约是 CK 和 PP_{333} 处理的 2 倍，DA-6 与 PP_{333}

之间差异不显著。

(3) 植物生长调节剂对艾纳香总黄酮含量的影响

见表 4-3-36，各个处理间比较，50 mg/L 6-BA 和 10 mg/L DA-6 对提高总黄酮的含量有明显的效果，显著高于 CK，含量最高 50 mg/L 6-BA 高达 4.12 mg/g，高出对照 0.6 mg/g PP_{333} 对总黄酮含量影响不大，与 CK 相比无显著差异。

(4) 植物生长调节剂对艾纳香 *l*-龙脑含量的影响

见表 4-3-36，各个处理间比较，喷施植物生长调节剂对艾纳香 *l*-龙脑含量有明显的促进作用，均显著高于 CK，其中 150 mg/L PP_{333} 显著高于其他各处理，高达 7.06 mg/g，约是 CK 的 3.2 倍，其他各处理都不同程度提高了艾纳香 *l*-龙脑的含量。

表 4-3-36 植物生长调节剂对艾纳香挥发油含量、总黄酮及 *l*-龙脑含量的影响

处理	挥发油/（mL/kg）	总黄酮/（mg/g）	*l*-龙脑/（mg/g）
CK	4.00c	3.52bcd	2.18f
B_1	8.33a	3.54bcd	3.19e
B_2	7.40a	4.12a	3.56 d
B_3	4.00c	3.84ab	3.50 d
D_1	5.73b	3.36cd	2.92e
D_2	4.60bc	4.00a	4.38c
D_3	5.40bc	3.93ab	5.03b
P_1	4.87bc	3.76abc	3.14e
P_2	4.40bc	3.33 d	3.06e
P_3	4.93bc	3.55bcd	7.06a

注：表中同列数值后标有不同小写字母表示差异显著（$P<0.05$）。

4. 结论

6-BA 对艾纳香的农艺性状有一定的促进作用，其对艾纳香叶片鲜重的促进作用最为明显，10 mg/L 6-BA 可以显著提高挥发油的含量，50 mg/L 6-BA 可以提高总黄酮的含量，同时 6-BA 对 *l*-龙脑含量增加也有较明显的促进作用。DA-6 对艾纳香的株高、茎粗、分枝数和叶片数的作用效果最为明显，5 mg/L DA-6 能够显著的提高挥发油的含量，10 mg/L DA-6 可以提高总黄酮的含量，同时 DA-6 对 *l*-龙脑含量的增加也有较明显的促进作用。PP_{333} 通过提高艾纳香叶片鲜重和叶片数提高艾纳香产量，尤其是 150 mg/L PP_{333} 可以使艾纳香显著增产，并有助于 *l*-龙脑含量的增加，但对挥发油和总黄酮的促进作用不明显。

第四节 艾纳香采收和初加工研究

一、不同采收期和不同组织部位对艾纳香化学成分及活性影响研究

（一）不同生长期艾纳香 *l*-龙脑和总黄酮含量变化

艾纳香的采收时间是影响药材质量的一个关键因素，即使是同一品种，如采收时间不同，其有效成分含量也不相同。因此，研究中药材中有效成分季节性变化规律、确定最适宜的采收期，对中药材的规范化种植及合理的临床应用具有重要意义，主产地贵州的艾纳香种植户也仅凭种植经验进行采收及对艾园进行更新换植，并无科学的种植指导。基于此，研究探讨不同季节和不同株龄的艾纳香中化学成分的变化规律，为确定艾纳香适宜采收期提供理论依据。

1. 材料与仪器试药

（1）材料

艾纳香采于农业农村部儋州热带药用植物种质资源圃，为贵州种质和海南种质艾纳香栽培群体，2个品种随机标记各15株。2013年4—12月，每月分别对标记植株的功能叶进行取样，以尼龙编织网袋收集，置于通风干燥处阴干、保存。2014年3月，砍掉2013年标记植株的地上部分，使其重新萌发新芽，于6月份开始取样、阴干、保存。另随机标记株龄为3个月、6个月、12个月、24个月、36个月及以上的艾纳香各15个植株，分成3组，作为3次重复，于2014年11月对其功能叶取样，以尼龙编织网袋收集，置于通风干燥处阴干、保存。

（2）仪器试药

7890A气相色谱仪（包括氢火焰离子化检测器、G4513A 16位自动进样器）、UNICO2012-PCS紫外可见光分光光度计。

l-龙脑对照品（纯度>98%）、芦丁标准品（纯度为92.5%），水杨酸甲酯、乙酸乙酯、亚硝酸钠（$NaNO_2$）、九水合硝酸铝［$Al(NO_3)_3 \cdot 9H_2O$］、氢氧化钠、乙醇等试剂均为国产分析纯。

2. 方法

参考庞玉新等（2014）的方法分别测定*l*-龙脑与总黄酮的含量。采用SPSS 19.0、DPSv 7.05软件对艾纳香中化学成分含量的差异进行方差分析，分析不同组织部位艾纳香化学成分变化规律。

3. 结果与分析

（1）不同种质各时期艾纳香中*l*-龙脑含量影响

从图4-4-1和表4-4-1可知，一年中*l*-龙脑积累量基本呈递增形式。2013年贵州种质与海南种质在艾纳香生长旺盛期（4—6月）时，*l*-龙脑含量快速增长，6月*l*-龙脑含量与4月存在显著性差异，7月*l*-龙脑稍降，8月开始又呈增长趋势，在10月达最大值。2013年，贵州种质10月的含量最高，为7.62 mg/g，与4—7月的含量呈现显著性差异；海南种质6月份含量最高，为5.95 mg/g，10月次之，为5.60 mg/g。两者间无显著差异，但与4月的差异显著；两种种质在传统采收期间（9—12月）*l*-龙脑含量无显著性差异。2014年，贵州种质*l*-龙脑含量在8月含量最高，为7.18 mg/g，10月次之，为7.06 mg/g，在6—12月无显著差异，原因可能是部分样品未成活或是砍掉艾纳香地上部分后再生植株中的*l*-龙脑的含量下降，具体原因有待进一步分析。综合分析，*l*-龙脑含量10月较高，但8—12月无显著性差异，最适宜采收期的确定还需综合考虑生物产量及经济产量等多种因素。

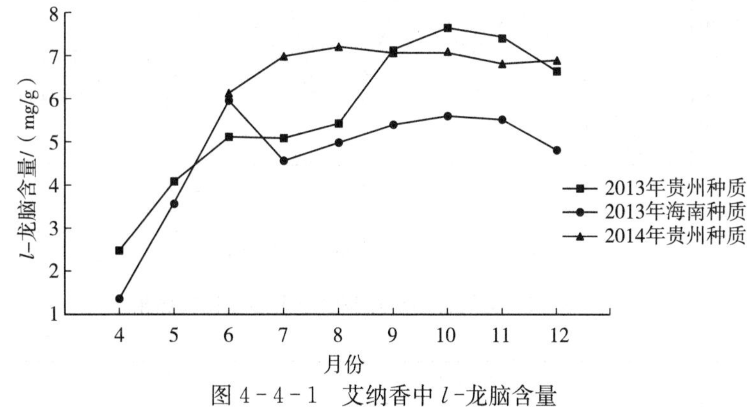

图4-4-1　艾纳香中*l*-龙脑含量

表4-4-1　艾纳香中*l*-龙脑含量及多重比较结果（$n=3$）

单位：mg/g

采集时间（月）	2013年		2014年
	贵州种质	海南种质	贵州种质
4	2.45±0.14 d	1.36±0.08b	—

（续）

采集时间（月）	2013 年		2014 年
	贵州种质	海南种质	贵州种质
5	4.07±1.02cd	3.57±1.21ab	—
6	5.10±0.99bc	5.95±1.29a	6.1±1.41a
7	5.07±0.36bc	4.56±1.61ab	6.95±0.71a
8	5.41±1.13abc	4.98±1.62a	7.18±0.98a
9	7.11±1.07ab	5.39±2.20a	7.05±0.46a
10	7.62±1.46a	5.60±2.19a	7.06±0.75a
11	7.41±2.14a	5.51±2.27a	6.78±1.35a
12	6.62±2.14ab	4.8±1.63a	6.87±0.10a

注：表中同列数值后标有不同小写字母表示差异显著（$P<0.05$）。

（2）不同种质各时期艾纳香中总黄酮含量影响

根据图 4-4-2 和表 4-4-2 的结果，一年中总黄酮含量的变化较大。2013 年，在艾纳香生长旺盛期（4—6 月），贵州种质与海南种质的总黄酮含量迅速增加，6 月总黄酮的含量与 4、5 月呈显著性差异（$P<0.05$），6 月贵州种质的总黄酮含量则达最大值为 98.61 mg/g；7 月份 2013 年与 2014 年贵州种质总黄酮含量降低，2013 年贵州种质的总黄酮含量在 6—7 月呈显著性差异（$P<0.05$），但 2013 年海南种质的呈微弱上升趋势；8 月总黄酮含量都呈上升趋势，2014 年贵州种质在 7—8 月呈显著差异（$P<0.05$）；9 月份三者又都呈现降低趋势，到 11 月份，2013 年海南种质及 2014 年贵州种质的总黄酮含量达到最大值，分别为 157.40 mg/g、128.25 mg/g，且 2013 年贵州种质与海南种质 6 月、8 月、11 月与 12 月的含量与 9 月、10 月呈显著性差异（$P<0.05$），2014 年贵州种质 8 月、11 月的含量与 9 月、10 月呈显著性差异（$P<0.05$）。综合分析，总黄酮含量以 6 月、8 月和 11 月的较高，但适宜采收期的确定还需综合考虑生物产量及经济产量等多种因素。

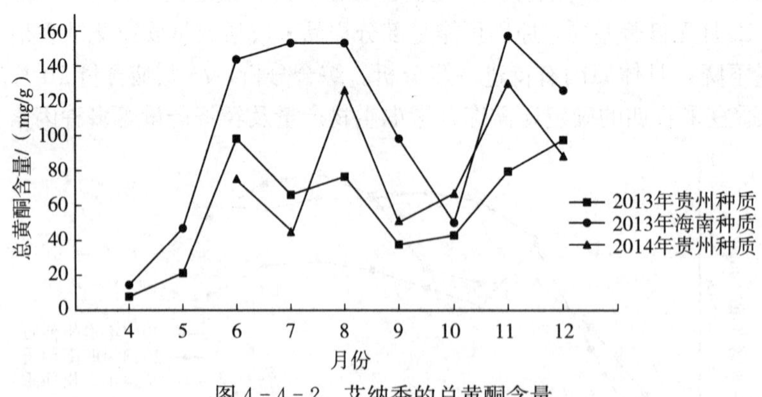

图 4-4-2　艾纳香的总黄酮含量

表 4-4-2　艾纳香的总黄酮含量及多重比较结果

单位：mg/g

采集时间（月）	2013 年		2014 年
	贵州种质	海南种质	贵州种质
4	7.84±1.67 d	14.67±3.65 d	—
5	20.97±2.85cd	46.52±0.02cd	—
6	98.61±24.85a	144.4±19.72a	74.60±19.04bc
7	66.03±10.25b	153.17±4.07a	44.58±9.92c

（续）

采集时间（月）	2013 年		2014 年
	贵州种质	海南种质	贵州种质
8	76.90±10.06be	153.06±16.27a	125.48±17.05a
9	37.58±9.76c	98.13±21.70b	50.50±11.86c
10	42.55±9.67c	49.94±8.42c	65.85±16.49bc
11	79.23±9.59ab	157.40±36.39a	129.25±20.67a
12	97.12±13.38ae	126.53±14.43ab	87.44±10.13b

注：表中同列数值后标有不同小写字母表示差异显著（$P<0.05$）。

（3）不同株龄艾纳香中 *l*-龙脑含量影响

由图 4-4-3 看出，艾纳香 *l*-龙脑含量随着株龄的增加而增加，24 个月株龄的增长较快，与 12 个月及更小株龄间差异显著性（$P<0.05$）；36 个月株龄的 *l*-龙脑含量最高，为 7.77 mg/g，与 12 个月及低于 12 月株龄间的差异显著（$P<0.05$），但与 24 个月株龄间无显著差异。因此，对于将 *l*-龙脑作为指标成分而言，3 年及以上株龄的含量较高。

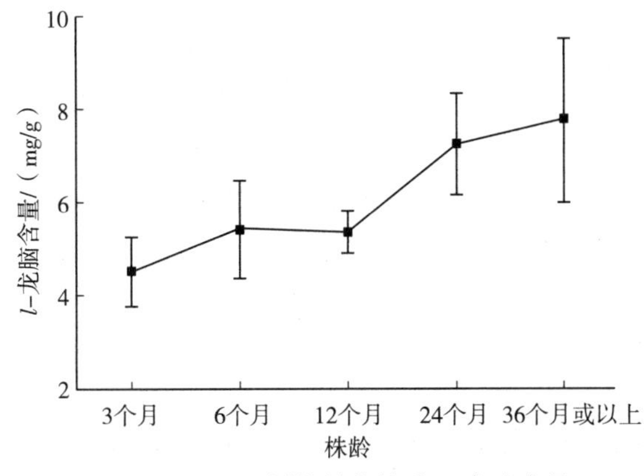

图 4-4-3　不同株龄艾纳香 *l*-龙脑含量

（4）不同株龄艾纳香中总黄酮含量影响

由图 4-4-4 看出，植株生长到 24 个月时，总黄酮含量达最大值，为 174.51 mg/g，且与其他株龄的呈显著性差异（$P<0.05$），株龄大于 24 个月后，植株中总黄酮含量呈下降趋势。36 个月株龄与 12 个月无显著性差异（$P>0.05$），但与 6 个月及以内的植株呈显著性差异（$P<0.05$）。因此，如以总黄酮作为指标成分，2 年生植株含量最高。

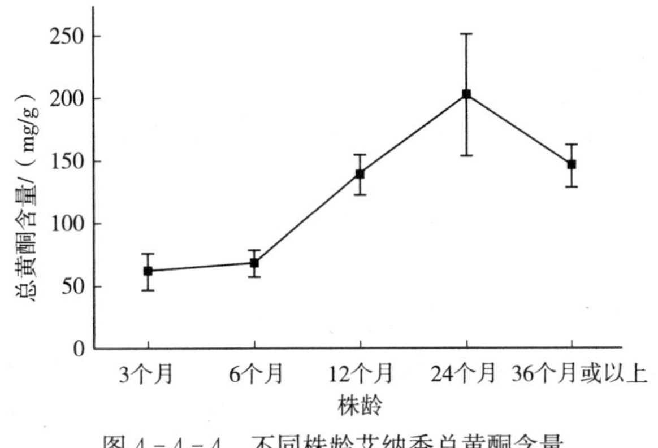

图 4-4-4　不同株龄艾纳香总黄酮含量

4. 结论

本研究对不同季节与不同株龄的艾纳香化学成分含量变异情况进行研究分析，发现不同季节与不同株龄的艾纳香中化学成分都呈现一定差异，不同季节与不同株龄的艾纳香中化学成分差异显著，应区别采收。以 *l*-龙脑为指标，用于提取艾片时，9—12 月中旬都可采收，但 10 月最佳，至少可采收 3 年。以总黄酮为指标，则应在 11 月份进行采收，可采收 2～3 年。

（二）艾纳香营养期和生殖生长期的 *l*-龙脑和总黄酮含量变化

艾纳香在海南的生长发育情况为当年 1—12 月为营养生长阶段，其中 9—12 月，艾纳香生物产量较高，为传统的采收期，12 月下旬开始陆续萌发花芽，进入生殖生长阶段，次年 2 月下旬开始开花，3 月下旬果实开始成熟，整个生长周期持续 14～15 个月。并且，不同的植物组织部位所含化学成分含量也存在一定差异。因此，本研究探讨传统采收期 9—12 月 *l*-龙脑在各组织部位的变化规律，对艾纳香的适时采收具有重要意义，12 月下旬开始，海南产艾纳香开始陆续萌发花芽，进入生殖生长期，艾纳香的主要化学成分在组织部位中变化以及继续采收对艾片提取的影响情况。基于此，本研究对艾纳香营养生长期与生殖生长期不同组织部位中 *l*-龙脑及总黄酮含量进行测定，以期为明确艾纳香适宜采收部位提供理论依据。

1. 材料与仪器试药

（1）材料

①艾纳香营养生长期不同组织。从 2014 年 9 月开始直至 2014 年 12 月，每月 20 号左右，分别随机选取种植于中国热带农业科学院热带作物品种资源研究所艾纳香种质资源圃的艾纳香 30 株，3 次重复。采集其嫩梢（顶端到 10～20 cm 处未木质化部分，带叶芽的茎尖）、嫩茎（绿色，未完全木质化的茎秆）、嫩叶（嫩梢上的叶片，即顶端到 10～20 cm 处未木质化茎上的叶片）、功能叶（顶端向下 25 cm 以下未出现黄色斑点的叶片）、老叶（出现一个斑点的叶片到黄色尖端部分变成黑褐色的叶片）和枯叶（全部为黑褐色的叶片）共 6 个组织部位。置阴凉处晾干后，真空包装放至冰箱中低温保存。

②艾纳香生殖生长期不同组织。随机选取健康成熟 2 年生艾纳香植株，分别于 2014 年 4 月对每个植株的侧枝、嫩叶、功能叶、枯叶、花枝、花蕾和花朵共计 7 个组织部位进行取样，以尼龙编织网袋收集，置于通风干燥处阴干、保存。

（2）仪器试药

7890A 气相色谱仪（包括氢火焰离子化检测器、G4513A 16 位自动进样器），UNICO2012 - PCS 紫外可见光分光光度计。

芦丁标准品（纯度为 92.5%）；*l*-龙脑对照品（纯度>98%）；乙酸乙酯、水杨酸甲酯、氢氧化钠、硝酸铝［$Al(NO_3)_3 \cdot 9H_2O$］、亚硝酸钠（$NaNO_2$）、乙醇等试剂均为国产分析纯。

2. 方法

（1）*l*-龙脑与总黄酮的含量测定

参照庞玉新等（2014）的方法分别测定 *l*-龙脑与总黄酮的含量。

（2）统计分析

采用 SPSS 19.0 软件对试验结果进行方差分析。

3. 结果与分析

（1）艾纳香营养生长期化学成分在不同组织中的分布

①*l*-龙脑平均含量。由表 4 - 4 - 3 中可知，在 9—12 月，嫩叶>功能叶>老叶>枯叶>嫩梢>嫩茎。嫩叶中 *l*-龙脑的含量最高为 6.25 mg/g，与其他组织部位的含量存在显著性差异。9—10 月，功能叶中 *l*-龙脑含量高于老叶，11—12 月老叶中的 *l*-龙脑含量高于功能叶，但二者在 9—12 月的平均

含量无显著性差异。枯叶中的含量稍低，其含量与老叶无显著性差异，但与功能叶呈显著差异。嫩梢和嫩茎中的 l-龙脑含量较少，分别为 1.03 mg/g 和 0.26 mg/g，与各种叶中的含量有显著性差异。因此，在营养生长期，l-龙脑含量以嫩叶最高，功能叶、老叶与枯叶较高。

②总黄酮平均含量。由表 4-4-3 中可知，9—12 月，功能叶＞嫩叶＞老叶＞嫩梢＞嫩茎＞枯叶。功能叶中含量最高，为 97.57 mg/g，嫩叶、功能叶、老叶中的总黄酮含量分布规律一致，即 9 月与 11 月含量较高，而 10 月、12 月含量较低，且三者间无显著性差异，但与嫩梢、嫩茎、枯叶都呈显著性差异。嫩梢中的总黄酮含量（39.15 mg/g）高于嫩茎（21.77 mg/g）和枯叶（4.33 mg/g），且呈显著性差异。因此，在营养生长期，总黄酮以功能叶、嫩叶和老叶较高。

表 4-4-3 艾纳香营养生长期各组织部位 l-龙脑及总黄酮的含量（n=4）

组织部位	采收时期（月）	成分含量/（mg/g）		组织部位	采收时期（月）	成分含量/（mg/g）	
		l-龙脑	总黄酮			l-龙脑	总黄酮
嫩叶	9	7.9	106.97	功能叶	9	5.73	106.85
	10	7.04	90.83		10	5.98	88.73
	11	5.7	106.79		11	4.49	123.86
	12	4.37	72.19		12	4.25	70.82
	平均值	6.25±1.41a	94.20±15.09a		平均值	5.11±0.79b	97.57±21.45a
老叶	9	5.23	106.51	枯叶	9	4.46	15.32
	10	4.54	83.28		10	4.48	14.76
	11	5.1	122.67		11	4.09	17.89
	12	4.34	57.19		12	4.28	21.69
	平均值	4.80±0.45bc	92.41±26.09a		平均值	4.33±0.32c	17.42±3.08b
嫩梢	9	1.82	61.96	嫩茎	9	0.26	30.6
	10	1.06	39.73		10	0.26	18.91
	11	0.74	33.98		11	0.26	19.45
	12	0.48	20.94		12	0.26	18.11
	平均值	1.03±0.54 d	39.15±16.25c		平均值	0.26±0.00e	21.77±5.42b

注：表中同列数值后标有不同小写字母表示差异显著（P<0.05）。

（2）艾纳香生殖生长期化学成分在不同组织中的分布

①l-龙脑平均含量。由图 4-4-5 可知，各组织部位中 l-龙脑的分布规律为嫩叶＞功能叶＞枯叶＞侧枝＝花枝＝花蕾＝花朵。侧枝、花枝、花蕾、花朵中未检测出 l-龙脑，嫩叶中的 l-龙脑含量最高，为 2.30 mg/g，与其他 5 个组织部位含量都呈显著性差异，功能叶与枯叶中含量无显著性差异。

②总黄酮平均含量。由图 4-4-5 可知，各组织部位中总黄酮的含量分布规律为功能叶＞花蕾＞嫩叶＞花朵＞枯叶＞花枝＞侧枝。功能叶中总黄酮含量最高，为 111.39 mg/g，功能叶、花蕾、嫩叶三者的含量无显著性差异，但与其他组织部位含量呈显著性差异，枯叶、花朵与花枝中含量无显著性差异。

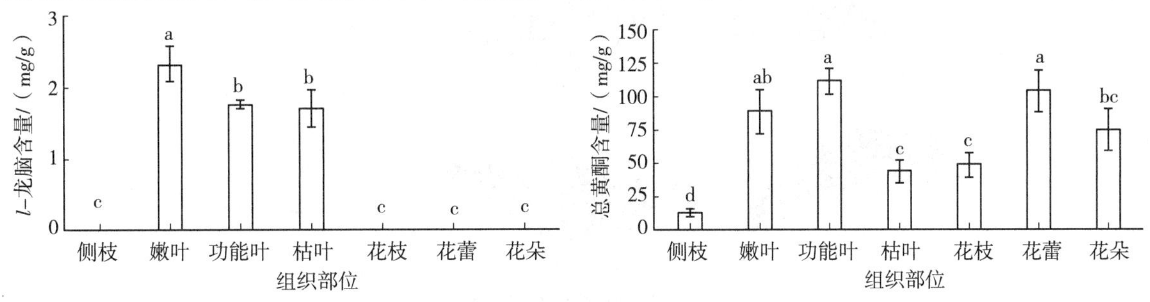

图 4-4-5 艾纳香生殖生长期各组织部位 l-龙脑及总黄酮的含量

注：图中小写字母表示不同处理组间在 0.05 水平上差异显著。

4. 结论

在营养生长期和生殖生长期，嫩叶的 *l*-龙脑含量最高，其次是功能叶、老叶和枯叶。因此，以 *l*-龙脑含量为指标，用于提取艾片时，综合 *l*-龙脑含量及人工因素，应采收全部叶片（包含枯叶、老叶、功能叶和嫩叶）及嫩梢。功能叶的总黄酮含量最高，其次是嫩叶和老叶，因此，以总黄酮为指标，应采集功能叶、嫩叶和老叶。

营养生长期的 *l*-龙脑含量较生殖生长期高，且根据其生长规律，营养生长期的经济产量要大于生殖生长期，故提取艾片时，宜选择营养生长期，与主产区贵州的传统采收习惯相符。对于总黄酮而言，由于营养生长期与生殖生长期的含量都较高，功能叶含量高于花蕾，因此在 2 个生长时期采集都较为合适。

（三）不同生长时期、不同组织部位的艾纳香挥发油变化及抗氧化活性

不同组织、不同季节、不同产地的艾纳香化学成分和含量存在显著差异。不同季节香气成分相似，但是相对含量差异显著，叶片挥发油含量显著高于新生枝梢，且遵循传统习惯通常在 9—12 月收集叶片，但是没有科学基础指导最佳采收月份。因此，研究艾纳香不同组织部位在不同生长时期提取的挥发油产量和成分的变化是非常有必要的。本研究检测艾纳香不同组织部位在不同生长期（9—12 月）挥发油的产量与成分，并明确挥发油的分布，为确定合适的组织部位收获以及最佳收获时间提供理论依据。同时，对其抗氧化活性进行评价，以观察收获的组织部位和植物生长阶段对其生物活性的影响。

1. 材料与仪器试药

（1）材料

本试验在中国热带农业科学院热带作物品种资源研究所艾纳香种质资源圃，土壤特性：pH 为 4.94，有机质 11.37 g/kg，全氮 0.51 g/kg，磷 25.33 mg/kg，钾 33.89 mg/kg。用收集的 1 年生艾纳香种子进行繁殖。种植间距为 80 cm×80 cm，在每个月 20 日（2014 年 9—12 月，传统采收期）随机采集 1 年生植株 30 株。嫩叶（位于嫩梢上的叶子，图 4-4-6A）、功能叶（叶子成熟但没有黄色斑点，图 4-4-6B）、老叶（叶子有黄色或暗棕色斑点，图 4-4-6C）、枯叶（叶子变成深棕色，图 4-4-6D）、嫩梢（从芽顶端向下 10～20 cm 没有木质化的部分，图 4-4-6E）和嫩茎（未完全木质化的绿色茎，图 4-4-6F）被收集。3 次重复，在阴凉处干燥，并磨成细粉（20 目筛），包装在密封袋中，并存储在冰箱中用于挥发油提取（4 ℃）。

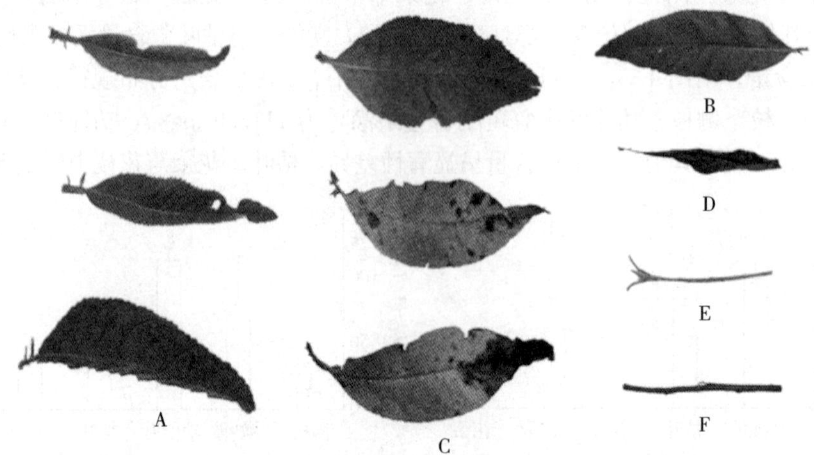

图 4-4-6　艾纳香不同组织部位

A. 嫩叶　B. 功能叶　C. 老叶　D. 枯叶　E. 幼芽　F. 嫩茎

（2）仪器试药

GCMS-QP2010 Plus 质谱仪，配备 DB－5 质谱毛细管柱（30.0 m×0.25 mm；膜厚 0.25 μm）和质谱（MS）检测器。Multiscan Spectrum 酶标仪，UNICO2012－PCS 紫外可见光分光光度计。

维生素 C 和硫代巴比妥酸、2,2－二苯－1－苦基肼（DPPH）。β－胡萝卜素、丁基羟基甲苯，其他化学品均为分析试剂。

2. 方法

（1）挥发油的提取

采用水蒸气蒸馏法，参照《中华人民共和国药典》2010 年版的方法进行挥发油含量测定。精确称量 200 g 供试品置烧瓶中，加 3 000 mL 蒸馏水，混合加热，低沸 4.5 h，待测定器内油量不再增加后停止加热，1 h 后记录挥发油量。24 个样品，每个样品 3 个重复。用挥发油的体积除以样品的重量计算精油提取率。获得的挥发油用无水硫酸钠干燥后，4 ℃保存。取上部黄色挥发油进行进一步分析。

（2）挥发油分析

采用气相色谱－质谱分析挥发油。进样温度 250 ℃，柱箱起始温度 50 ℃，保持 1 min，以 5 ℃/min升温至 180 ℃，再以 10 ℃/min 升温至 250 ℃，保持 6 min。接口温度 280 ℃。进样量为 0.1 mL，分流比 20∶1，电子能量 70 eV。扫描质量范围为 30～550 amu。氦气作为载气，流量为 1 mL/min。用峰面积归一化法进行计算各成分占总挥发油的百分比。以正烷烃（C6－C32）为标准，采用 Kovats 法测定各组分的保留指数。通过将质谱数据与 NIST（NIST 08）的质谱数据进行比对，实现了对单个成分的鉴定；将其与实验室标准化合物（*β*-caryophyllene，*l*-borneol 和 camphor）的质谱和气相色谱保留指数进行比较，并与其他相关文献进行比较。

（3）抗氧化活性评价

①1,1－二苯基－2－三硝基苯肼（DPPH）自由基清除试验。分别将 4 个月采集的 5 个组织部位提取的挥发油和阳性对照维生素 C 配制成 1、5、10、20、40 mg/mL 乙醇溶液。DPPH 配成 1×10^{-4} mol/L 浓度。将 100μL 的供试品溶液和 200μL 的 DPPH 溶液分别置于 96 孔板上，设置 3 个平行试验组。对照组为 100μL 乙醇溶液和 200μL DPPH 溶液，空白组为 100μL 试验液和 200 μL 乙醇。点样完成后，将 96 孔板放入酶标仪，放置 30 min，然后在 517 nm 处测量吸光度，重复测量 3 次，取平均值。自由基清除活性（以对 DPPH 的抑制率表示）根据公式计算清除率，并计算 IC_{50}：

$$清除率（Ip）=[1-(A_s-A_b)/A_c]\times100\% \quad (4-8)$$

式中，A_s、A_b、A_c分别为供试样品、空白样品和对照样品的吸光度值。

②β－胡萝卜素漂白试验。将 0.1 mg β－胡萝卜素溶于 10 mL 氯仿中，加入 100 mg 吐温 40 和 20 mg亚油酸，于 50 ℃真空干燥后，加入 50 mL 含氧蒸馏水，在超声仪中超声 1 min，形成乳化液 A，取 0.2 mL 浓度分别配制 0.1、0.5、1、2、3、4、6 mg/mL 的样品溶液与 5 mL 乳化液 A 混合在开盖试管中；用 200μL 乙醇和 5 mL 乳剂 A 混合作为对照。在 50 ℃下保温，于 0 min 和 120 min 分别在 470 nm 处测吸光度另配制一种乳液（乳液 B），由 20 mg 亚油酸、100 mg 吐温 40 和 50 mL 过氧化氢溶液组成。将 200μL 乙醇加入 5 mL 乳剂 B，用于校正分光光度计归零。平行测定 3 次。根据公式计算：

$$抗氧化率=[(AA_{120}-AC_{120})/(AC_0-AC_{120})]\times100 \quad (4-9)$$

式中，AA_{120}是测试物在 $t=120$ min 时的吸光度，AC_0 是空白在 $t=0$ min 时的吸光度。AC_{120}是空白对照在 120 min 时的吸光度。

（4）统计分析

挥发油得率和抗氧化活性的结果以平均值±标准差表示。用 SPSS 19.0 软件对挥发油产量进行单因素方差分析和多重比较分析，对抗氧化活性进行双因素方差分析。采用主成分分析方法，对抗氧化作用与化学成分进行相关分析。当 $P<0.05$ 时，认为差异有统计学意义。

3. 结果与分析

（1）挥发油的产量分析

如表 4-4-4 所示，不同艾纳香组织部位在不同月份的挥发油产量范围为 0.13～0.80 mL/100 g，其中嫩叶的挥发油产量最高（0.65 mL/100 g），其次是功能叶（0.57 mL/100 g），两者之间无显著性差异（$P>0.05$），但与其他 4 个组织部位均存在显著差异（$P<0.05$）。嫩茎挥发油产量最低（0.14 mL/100 g），与其他 5 个组织部位存在显著差异（$P<0.05$）。10 月份挥发油产量较高（0.47 mL/100 g），11 月份最低（0.36 mL/100 g），但 4 个月间差异不显著（$P>0.05$）。

表 4-4-4　不同生长阶段艾纳香不同器官挥发油产量

样本	油量/（mL/100 g，以干叶计）				
	9 月	10 月	11 月	12 月	总平均值
嫩叶	0.75±0.05a/fg	0.80±0.10a/f	0.61±0.05a/g	0.43±0.03a/h	0.65±0.16a
功能叶	0.50±0.05b/f	0.73±0.07a/g	0.49±0.06b/f	0.56±0.05b/f	0.57±0.11a
老叶	0.38±0.06c/f	0.56±0.12b/g	0.48±0.08b/fg	0.59±0.04b/g	0.50±0.11b
枯叶	0.23±0.01 d/f	0.28±0.08cd/f	0.23±0.01c/f	0.39±0.04a/g	0.28±0.08c
嫩梢	0.40±0.05c/f	0.30±0.05c/g	0.30±0.00c/g	0.21±0.04c/h	0.30±0.08c
嫩茎	0.14±0.01e/f	0.16±0.01 d/f	0.13±0.01 d/f	0.14±0.01 d/f	0.14±0.02 d
总平均值	0.40±0.2f	0.47±0.26f	0.36±0.17f	0.39±0.17f	—

注：同列数值后标有不同字母（a～e）表示差异显著，即 $P<0.05$；同行数值后标有不同字母（f～h）表示差异显著，即 $P<0.05$。

（2）挥发油化学成分分析

艾纳香不同组织部位与不同月份挥发油的化学成分见表 4-4-5。鉴于植株组织部位与月份交互作用不显著，表 4-4-5 和图 4-4-7 采用植株组织与月份的平均数据。共鉴定出 44 种化合物，占挥发油总量的 92.64%～96.71%。在 6 个组织部位中发现了 18 种常见的化学成分，占总挥发油的 80% 以上。排在前 6 位的成分平均浓度分别为：*l*-borneol，*β*-caryophyllene，dimethoxydurene，*α*-caryophyllene，2,2,8-trimethyltricyclo［6.2.2.01,6］dodec-5-ene 和 thujopsene-（I2），其中枯叶 dimethoxydurene 的含量较低。从图 4-4-8 可以看出，组织部位对艾纳香挥发油 6 种成分的影响大于月份。叶片主要成分为 *l*-borneol，其含量在老叶中最高（43.39%）。挥发油产量的变化趋势与挥发油中 *l*-borneol 的含量变化趋势并不一致。嫩茎和嫩梢挥发油中主要成分为 dimethoxydurene（34.20%，25.64%）。除嫩茎外，其余 5 个组织部位均含有 xanthoxylin、linalool、(−)-guaiol、(±)-trans-nerolidol、elemol、ledol。其中 xanthoxylin 含量最高（1.46%～3.68%）。除嫩叶外，其余 5 个组织部位均含有 dehydroaromadendrene，其中嫩茎的含量最高（1.15%）。除嫩梢和嫩茎外，其余 4 个组织部位均含有 3,3-dimethyl-6-methylenecyclohexene、chrysanthenone、*δ*-cadinene。而 1-Octen-3-ol 只存在于嫩叶、功能叶和衰老叶中。［（1S,2S,4R）-1,3,3-trimethyl-norbornan-2-yl］acetate 和 L-（+）-ascorbic acid 2,6-dihexadecanoate 仅在嫩茎中可见，其中 L-（+）-ascorbic acid 2,6-dihexadecanoate 含量较高（4.33%）。（+）-*α*-Longipinene，(−)-globulol，linoleic acid 等只存在于嫩梢和嫩茎中。

图 4-4-7B 显示了不同月份主要化学成分的变化情况。9—12 月不同月份精油平均含量由高到低依次为：*l*-borneol＞dimethoxydurene＞*β*-caryophyllene＞2,2,8-trimethyltricyclo［6.2.2.01,6］dodec-5-ene＞hujopsene-（I2）。*l*-borneol 含量在 12 月最高（35.22%），11 月最低（15.52%）。11 月 dimethoxydurene 含量最高（15.52%），12 月 *β*-caryophyllene 含量最高（11.34%）。2,2,8-trimethyltricyclo [6.2.2.01,6] dodec-5-ene 含量在 10 月最高（8.74%）。4 个不同月份间 α-caryophyllene 和 thujopsene-（I2）含量变化不大。

表 4-4-5　不同组织部位和不同月份艾纳香挥发油的挥发性成分

编号	化合物名称	保留时间/min	保留指数	相对含量/%									
				嫩叶	功能叶	老叶	枯叶	嫩梢	嫩茎	9 月	10 月	11 月	12 月
1	1-Octen-3-ol	8.17	969	0.71	0.85	0.49	—	—	—	0.77	0.83	0.34	0.53
2	Linalool	11.615	1 082	0.88	0.65	0.38	0.20	0.22	—	0.54	0.53	0.54	0.46
3	Chrysanthenone	12.39	1 119	0.39	0.35	0.30	0.22	—	—	0.42	0.32	0.28	0.27
4	3,3-Dimethyl-6-methylene-cyclohexene	12.935	903	0.91	0.61	0.58	0.23	—	—	0.65	1.27	0.50	0.60
5	Camphor	12.98	1 121	1.07	1.12	1.04	0.52	0.36	0.17	0.26	1.08	0.33	0.61
6	*l*-borneol	13.625	1 138	42.06	40.73	43.39	40.97	20.61	8.52	33.35	33.57	28.73	35.22
7	2,2,8-Trimethyltricyclo-[6.2.2.01,6] -dodec-5-ene	18.08	1 351	4.58	5.63	5.65	5.12	11.73	14.66	7.06	8.74	8.20	7.58
8	Thujopsene-（I2）	18.59	1 512	3.18	3.71	3.81	3.34	7.47	9.06	4.51	5.45	5.41	5.01
9	（+）-a-Longipinene	18.772	1 403	—	—	—	—	0.26	0.38	0.25	0.28	0.36	0.38
10	Eugenol	18.845	1 392	0.23	0.21	—	—	—	—	—	0.20	0.21	0.25
11	Dehydroaromadendrene	18.935	1 396	—	0.11	0.16	0.24	0.35	1.15	0.54	0.47	0.36	0.33
12	Thujopsene-I3	19.425	1 416	0.18	0.16	0.12	0.09	0.74	0.94	0.40	0.46	0.47	0.33
13	Dichloroacetic acid,2-（1-adamantyl）ethyl ester	19.61	1 765	0.70	0.88	0.91	0.98	2.45	3.36	1.42	1.71	1.64	1.41
14	2,3,4,5-Tetramethyltricyclo-[3.2.1.02,7] oct-3-ene	19.764	1 072	—	—	—	—	0.27	0.38	0.29	0.37	0.35	0.30
15	Dimethoxydurene	20.53	1 511	5.85	5.23	4.95	2.01	25.64	34.20	12.78	12.86	15.52	14.68
16	β-Caryophyllene	20.62	1 494	12.24	11.36	10.52	8.51	8.62	5.85	8.90	9.04	11.08	11.34
17	α-Caryophyllene	21.45	1 579	5.02	4.77	4.11	3.29	4.37	3.92	3.81	3.98	4.78	4.43
18	（+）-Aromadendrene	21.635	1 386	0.71	0.73	0.81	1.39	0.24	0.07	0.81	0.73	0.67	0.61
19	4-Methoxy-3-tert-butylphenol	22.255	1 417	0.53	0.37	0.29	0.26	0.37	—	0.30	0.38	0.39	0.44
20	[（1S,2S,4R）-1,3,3-Trimethyl-norbornan-2-yl] acetate	23.056	1 277	—	—	—	—	—	0.34	0.39	0.31	0.35	0.32
21	δ-Cadinene	23.11	1 469	0.35	0.25	0.22	0.25	—	—	0.36	0.23	0.26	0.22
22	（−）-Globulol	23.132	1 530	—	—	—	—	0.25	0.42	0.56	0.33	0.38	0.22
23	Elemol	23.72	1 522	0.34	0.19	0.13	0.16	0.15	—	0.19	0.19	0.20	0.19
24	（±）-btrans-Nerolidol	23.97	1 564	0.48	0.38	0.38	0.61	0.25	—	0.52	0.37	0.45	0.37
25	Caryophyllene oxide	24.61	1 507	1.66	2.45	3.10	5.69	1.41	2.21	3.13	2.71	2.79	2.39
26	Guaiol	24.885	1 614	0.76	0.53	0.39	0.54	0.43	—	0.53	0.48	0.45	0.66
27	1-（1-Oxobutyl）-1,2-dihydropyridine	24.965	1 231	0.68	0.55	0.52	0.85	0.30	—	0.65	0.50	0.61	0.55
28	Ledol	25.075	1 530	0.22	0.24	0.31	0.52	0.12	—	0.36	0.26	0.28	0.25
29	γ-Maaliene	25.455	1 626	0.60	0.41	0.32	0.51	0.38	—	0.49	0.40	0.37	0.52

（续）

编号	化合物名称	保留时间/min	保留指数	相对含量/%									
				嫩叶	功能叶	老叶	枯叶	嫩梢	嫩茎	9月	10月	11月	12月
30	α-Cuparenol	25.501	1 776	—	—	0.29	0.66	0.46	2.09	1.95	0.93	0.70	0.48
31	g-Eudesmol	25.695	1 626	2.34	1.84	1.79	2.41	1.70	0.40	1.92	1.77	1.96	1.80
32	Alloaromadendrene oxide-(1)	25.815	1 462	0.85	1.61	2.08	2.87	0.44	0.71	1.43	1.40	1.58	1.30
33	β- Eudesmol	26.14	1 593	1.63	1.66	1.66	2.91	0.92	0.27	1.79	1.48	1.49	1.28
34	Selina-6-en-4-ol	26.225	1 593	1.59	1.52	1.65	2.65	—	0.43	1.89	1.46	1.52	1.25
35	Xanthoxylin	26.515	1 628	3.60	3.68	3.40	1.75	1.46	—	3.91	2.92	2.46	1.90
36	3-Ethyl-3-hydroxy-and rostan-17-one	26.565	2 251	0.16	0.27	0.36	0.65	0.13	0.27	0.44	0.33	0.34	0.25
37	Tetradecanal	27.34	1 601	0.45	0.85	1.34	1.07	0.65	2.08	0.72	0.99	1.15	1.43
38	（－）-Spathulenol	27.63	1 536	0.09	—	—	0.14	—	—	0.14	0.17	0.16	0.09
39	l-（＋）-Ascorbic acid 2，6-dihexadecanoate	31.259	4 765	—	—	—	—	—	4.33	3.28	4.52	5.02	4.51
40	1,7,7-Trimethylbicyclo [2.2.1] heptan-2-yl-3-methylenecyclopentane-carboxylate	31.855	1 785	1.95	1.89	1.59	2.10	0.78	0.61	2.12	1.59	1.23	1.28
41	Phytol	32.995	2 045	0.38	0.64	0.51	1.45	0.35	0.31	0.73	0.44	0.90	0.47
42	Linoleic acid	33.185	2 183	—	—	—	—	0.14	0.96	1.33	0.40	0.93	0.53
43	Tetrahydrofuran-2-carboxylic acid,(9-oxo-9H-fluoren-2-yl) amide	34.821	2 707	—	—	—	—	1.08	1.47	0.98	1.09	1.56	1.47
44	Cyclopropanecarboxylic acid，1-methyl-，2，6-bis（1，1-dimethyl-ethyl）-4-methylphenyl ester	34.931	2 102	—	—	—	—	0.32	—	0.40	0.35	0.23	—

注：不同组织部位挥发油的相对含量为 4 个月的平均值，不同月份挥发油的相对含量为 6 个组织部位挥发油的平均值。

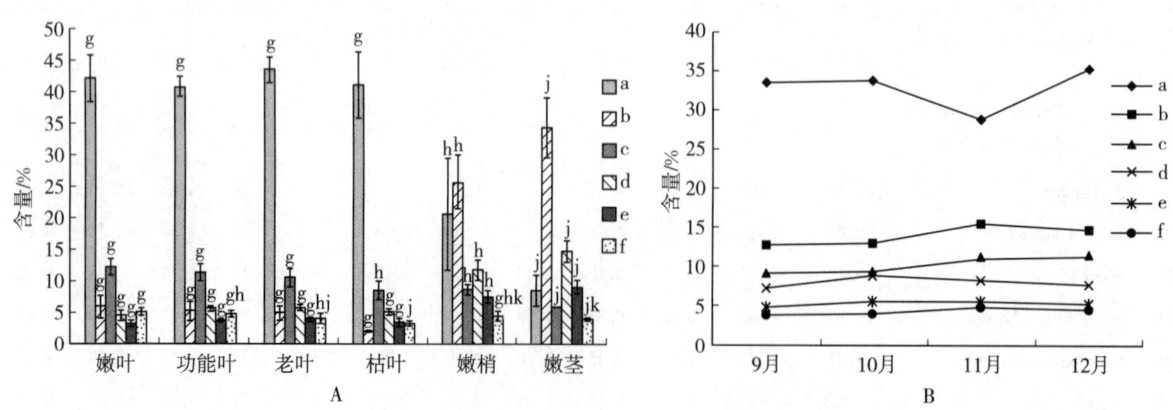

图 4－4－7　不同组织部位（A）和月份（B）主要化学成分的变化

a. *l*-borneol　b. dimethoxydurene　c. β-caryophyllene　d. 2,2,8－trimethyltricyclo［6.2.2.01,6］dodec－5－ene　e. thujopsene－(I2)　f. α-caryophyllene

注：6 个组织部位同一成分标注相同字母（g、h、j、k）表示均值 $P<0.05$，无显著差异。

(3) 抗氧化活性

如表4-4-6所示，艾纳香6个组织部位的挥发油清除DPPH自由基的能力由大到小依次为：嫩叶>功能叶>嫩梢>衰老叶片>枯叶。嫩叶的DPPH自由基清除率最强，与衰老叶和枯叶呈显著性差异（$P<0.05$），枯叶的DPPH自由基清除率最弱，与其他组织部位呈显著性差异（$P<0.05$）。艾纳香6个组织部位挥发油抑制β-胡萝卜素漂白能力由大到小依次为：嫩梢>嫩叶>枯叶>功能叶>衰老叶。嫩梢的BCB抑制能力最强，嫩叶次之，与功能叶、老叶和枯叶呈显著性差异（$P<0.05$）。老叶的BCB抑制能力最弱，与嫩叶、功能叶、老叶及嫩梢呈显著性差异（$P<0.05$）。如表4-4-7所示不同月份艾纳香挥发油清除DPPH自由基的能力由高到低依次为：12月>10月>11月>9月。DPPH自由基清除能力最好的为12月与其他3个月表现出显著差异（$P<0.05$）。不同月份艾纳香挥发油β-胡萝卜素抑制漂白能力由高到低依次为：9月>12月>10月>11月，9月份的BCB抑制能力最强，与10月和11月呈显著差异（$P<0.05$）。

表4-4-6 艾纳香5种组织部位挥发油清除DPPH自由基能力和抑制β-胡萝卜素漂白IC_{50}值

编号	组织部位	IC_{50}值	
		DPPH	BCB
1	嫩叶	3.36±0.68a	1.84±0.34a
2	功能叶	5.05±1.86ab	2.44±0.57b
3	老叶	6.11±2.22bd	2.59±0.68b
4	枯叶	14.86±5.92c	2.2±0.18c
5	嫩梢	5.75±0.13ad	1.81±0.47a

注：BCB表示β-胡萝卜素漂白；DPPH表示2,2-Diphenyl-1-picrylhydrazyl；IC_{50}表示最大抑制浓度的一半。数值格式为平均值±标准差。DPPH，$n=12$；BCB表示$n=8$。同列数值后标有同字母表示平均值在$P<0.05$时差异不显著。

表4-4-7 不同月份艾纳香挥发油清除DPPH自由基能力和抑制β-胡萝卜素漂白的IC_{50}值

编号	月份	IC_{50}值	
		DPPH	BCB
1	9	9.13±7.31a	1.98±0.44a
2	10	7.22±6.04b	2.22±0.63b
3	11	7.46±2.53b	2.43±0.69c
4	12	4.83±2.99c	2.07±0.36a

注：BCB表示β-胡萝卜素漂白；DPPH表示2,2-Diphenyl-1-picrylhydrazyl；IC_{50}表示最大抑制浓度的一半。数值格式为平均值±标准差。DPPH，编号1中$n=15$，编号2～4中$n=12$；BCB，$n=10$。同列数值后标有同字母表示数值在$P<0.05$时差异不显著。

(4) 组织部位与生长时间对艾纳香挥发油影响的综合评价

从图4-4-8和表4-4-5中可以看出，dimethoxydurene（15），β-caryophyllene（16），α-caryophyllene（17），β-eudesmol（33），tetradecanal（37）和phytol（41）等成分均与抗氧化活性有关，在挥发油中含量较高。Dimethoxydurene、β-caryophyllene和α-caryophyllene对抗氧化活性具有一定促进作用，而β-eudesmol、phytol和tetradecanal对抗氧化活性具有一定削弱作用。

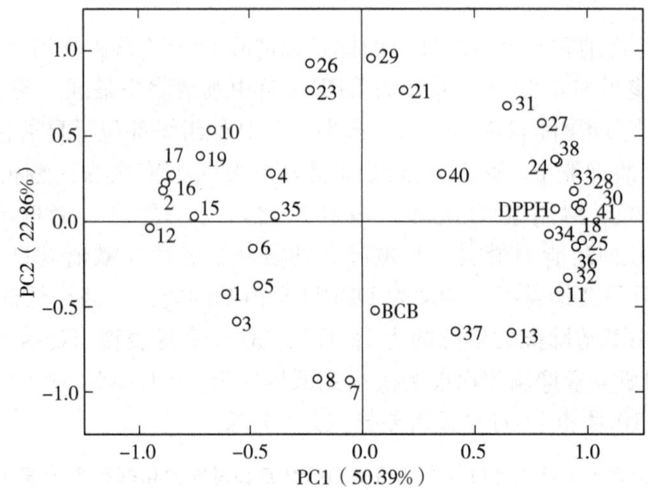

图 4-4-8　不同月份、不同组织部位艾纳香挥发油成分及生物活性的主成分分析

注：数字对应表 4-4-5 中的化合物。

4. 结论

本研究结果表明，生长时间和艾纳香组织部位类型影响挥发油的产量、成分和抗氧化活性。嫩叶挥发油含量最高，其次为功能叶和老叶，10 月份挥发油含量最高。共鉴定出 44 种化合物，叶片挥发油中主要成分为 *l*-borneol，以老叶和 12 月份含量最高。挥发油含量的变化与挥发油中 *l*-borneol 含量的变化规律并不一致。嫩枝和嫩茎挥发油中主要成分为 dimethoxydurene。因此，应根据不同的收获目的，区分收获时间和组织部位类型。提取挥发油时，应选择 10 月份除茎外地上部分采收。为获得 *l*-borneol 含量较高的挥发油，选择 12 月份叶片为宜。此外，艾纳香挥发油具有一定的抗氧化活性，其 β-胡萝卜素的漂白活性远远强于 DPPH 自由基的清除能力。由于 dimethoxydurene、β-caryophyllene 和 α-caryophyllene 含量较高，嫩叶和嫩梢具有较强的抗氧化活性。

（四）不同组织部位艾纳香多酚和黄酮类抗氧化活性的差异

国内外学者研究发现，艾纳香具有良好的抗菌、抗肿瘤、保肝、抗氧化、抗酪氨酸激酶等活性，其中艾纳香黄酮类成分具有显著的抗氧化活性，并且目前研究主要集中于艾纳香黄酮类成分化学分析，药理作用等方面，而对于具有通过酚羟基的离解和自由基途径产生抗氧化作用的多酚类化合物的研究未涉及。因此，本研究在建立艾纳香酚酸含量测定方法的基础上，分析海南产艾纳香中总黄酮、总酚酸含量与抗氧化活性相关性，比较药材中总黄酮和总酚酸含量，为艾纳香资源化开发与利用提供参考。

1. 材料与仪器试药

（1）材料

艾纳香采自农业农村部儋州热带药用植物种质资源圃，分别取艾纳香功能叶，嫩叶和嫩茎作为实验材料。

（2）仪器试药

Multiskan Go 型全波长酶标仪、SartariusCPA225D 电子分析天平、KQ-500DB 型数控超声波清洗器、BeckmanCoulterDU800 紫外可见光分光光度计。

维生素 C（纯度>99%）、1,1-二苯基-2-三硝基苯肼（DPPH，纯度>97%）、2,2-联氮-二（3-乙基-苯并噻唑-6-磺酸）二铵盐（ABTS，纯度>99%）、6-羟基-2,5,7,8-四甲基色烷-2-羧酸（Trolox，纯度>97%）、2,4,6-三吡啶基三嗪（TPTZ，纯度>98%）、芦丁对照品（质量分数>98%）、没食子酸对照品（质量分数为89.9%）、福林酚试剂，其余试剂均为分析纯，H_2O为蒸馏水。

2. 方法

（1）艾纳香不同组织部位多酚的含量测定

①对照品储备溶液的制备。精密称取于105 ℃干燥至恒重的没食子酸对照品适量，加蒸馏水制成1 mg/mL的对照品储备溶液。

②供试品溶液的制备。分别精密称取艾纳香嫩茎、嫩叶、功能叶样品粉末（60目）0.5 g，至具塞锥形瓶中，加95%乙醇溶液25 mL，称定重量，超声（频率40 kHz、功率400 W）50 min，放冷。称定重量，用95%乙醇补足减失的重量，摇匀，滤过，稀释至不同浓度备用。

③测定波长的选择。分别精密量取没食子酸对照品储备液、供试品液0.5 mL置微量离心管中，各加Folin-Ciocalteu试剂0.5 mL，静置5 min后，加入20% Na_2CO_3溶液1 mL，静置10 min。以150 g离心力离心8 min，取上清液备用。以相应的试剂溶液为空白，在300～900 nm波长进行全波长扫描，结果最适检测波长为760 nm。

④方法学考察。线性关系方面，分别精密量取“2.（1）①”项下对照品储备液250、200、150、100、50 μL，置于5 mL容量瓶中，加蒸馏水至刻度。精密量取500 μL，以下步骤按照“2.（1）③”项下从“各加Folin-Ciocalteu试剂0.5 mL”起进行操作，以相应的试剂溶液为空白对照，在760 nm分别测定吸光值（A）。以浓度X（ρ）为横坐标，吸光值Y（A）为纵坐标，进行线性回归，得$Y=0.017\ 3X-0.002\ 0$，$r=1$，线性范围为0.009 0～0.045 0 mg/mL。精密度试验方面，精密量取对照品储备液0.5 mL，置微量离心管中，按“2.（1）③”项下方法测定吸光值，连续测定6次。结果吸光值*RSD*为0.01%，表明仪器精密度良好。稳定性试验方面，取同一供试品溶液，置微量离心管中，按“2.（1）③”项下方法操作，每隔5 min测定其吸光值，共计60 min。结果显示溶液在显色后30 min时*RSD*为0.24%，表明供试品溶液在30 min内较稳定。重复性试验方面，取同一批艾纳香药材0.5 g，6份，精密称定，按“2.（1）②”项下方法制备供试品溶液，精密量取供试品溶液0.5 mL，按“2.（1）③”项下方法测定吸光值。结果总酚酸含量*RSD*为1.79%，表明方法重复性良好。加样回收试验方面，取已知含量的艾纳香样品粉末（60目）0.25 g，6份，精密称定。分别加入没食子酸对照品，按“2.（1）②”项下方法制备供试品溶液，精密量取供试品溶液0.5 mL，按“2.（1）③”项下方法测定吸光值，计算加样回收率，结果表明，平均回收率为101.22%，*RSD*为0.66%，结果见表4-4-8，本法测定艾纳香多酚含量方法准确可靠。

表4-4-8　艾纳香多酚加样回收率试验结果（$n=6$）

编号	称重量/g	供试品含量/mg	加入量/mg	测得量/mg	回收率/%	平均回收率/%	*RSD*/%
1	0.250 20	34.00	34.87	68.99	100.34		
2	0.250 33	34.04	34.87	69.65	102.12		
3	0.250 32	34.04	34.87	69.50	101.71	101.22	0.66
4	0.250 25	34.03	34.87	69.44	101.53		
5	0.250 05	34.01	34.87	69.12	100.69		
6	0.250 11	34.00	34.87	69.21	100.96		

⑤样品中多酚的测定。将不同浓度的样品溶液，按“2.（1）③”项下方法测定各供试品溶液的吸光值，结果以相当于没食子酸（Gallic acid）的毫克数表示（mg Gallic acid/g）。

（2）艾纳香不同组织部位总黄酮的含量测定

供试品溶液制备同“2.（1）②”项下所述，采用 $AlCl_3$ 显色法测定艾纳香中不同组织部位总黄酮含量，以芦丁为标准品，结果以相当芦丁（Rutin）的毫克数表示（mg Rutin /g）。

（3）艾纳香不同组织部位抗氧化活性的测定

①清除 DPPH 自由基的能力。参考 Yuan 等（2016）的方法测定清除 DPPH 自由基的能力。

②清除 ABTS 自由基的能力。分别精密称取 97.03 mg ABTS、16.76 mg $K_2S_2O_8$，分别置于 25 mL棕色容量瓶中，用去离子水溶解并定容，室温下避光静置 12～16 h，得 ABTS 储备液。使用前用无水乙醇稀释至吸光值为 0.70±0.02，得 ABTS.＋（aq）。将不同质量浓度的样品溶液配制成 1.50、1.00、0.50、0.25、0.125、0.062 5 g/L 乙醇溶液，即供试品溶液。操作步骤：将 100 μL 供试品溶液和 100 μL ABTS.＋（aq）共置于 96 孔板中，设置 3 个平行样品组，对照组为 100 μL 的乙醇溶液和 100 μL ABTS.＋（aq）溶液，空白组分别加入 100 μL 供试品溶液和 100 μL 乙醇溶液。点样完毕后，室温放置 6 min 后，在 734 nm 下测定其吸光度，重复测量 3 次，取平均值。按照式（4-10）计算其抑制率，并计算出 IC_{50}。

$$清除率=[1-(A_s-A_b)/A_c]\times 100\% \quad (4-10)$$

式中，A_c 为对照溶液吸光度，A_s 为样品溶液吸光度，A_b 为空白溶液吸光度。

③Trolox 等效抗氧化能力计算。精密称取 0.010 0 g Trolox 粉末，无水乙醇溶解并定容于 25 mL 容量瓶中，得 Trolox 标准溶液。将上述 Trolox 溶液用无水乙醇按需要稀释为不同浓度，分别于 DPPH 和 ABTS 体系测定其吸光值，计算抑制率。以 Trolox 浓度为横坐标，抑制率为纵坐标绘制标准曲线，分别得 DPPH 体系的曲线方程 $Y=6.385\,8X+0.414$，$r=0.999\,5$；ABTS 体系的曲线方程 $Y=0.006\,5X+0.078\,4$，$r=0.999\,6$。通过上述方程计算 Trolox 在两个体系的 IC_{50} 值，Trolox 的 IC_{50} 值与样品的 IC_{50} 值得比值即为样品的 $RACT_{50}$。

（4）数据分析

采用 origin 8.0 进行数据处理和相关性分析。

3. 结果与分析

（1）艾纳香不同组织部位多酚和总黄酮含量

见表 4-4-9，艾纳香不同组织部位多酚与总黄酮含量顺序与其提取液清除 DPPH＋·和 ABTS＋的能力顺序基本一致，即艾纳香功能叶＞艾纳香嫩叶＞艾纳香嫩茎。

表 4-4-9　艾纳香不同组织部位的多酚（mg Gallic acid/g）**与总黄酮**（mg Rutin /g）含量以及 IC_{50} 与 $RACT_{50}$ 的数据

编号	部位	多酚含量/(mg/g)	总黄酮含量/(mg/g)	DPPH		ABTS	
				IC_{50}/(g/L)	$RACT_{50}$/(μmol/g)	IC_{50}/(g/L)	$RACT_{50}$/(μmol/g)
1	嫩茎	4.57±0.04	9.04±0.07	0.471±0.03	74.27±4.06	0.41±0.04	1242.48±132.30
2	嫩叶	11.50±0.11	29.0±0.22	0.18±0.00	201.57±4.62	0.19±0.01	2707.97±166.06
3	功能叶	13.28±0.06	34.5±0.24	0.13±0.00	283.82±12.30	0.15±0.01	3409.48±262.03

（2）艾纳香不同组织部位清除 DPPH 和 ABTS 自由基能力

图 4-4-9 表明，艾纳香不同组织部位提取液对 DPPH＋·和 ABTS＋·均有一定清除能力，在较低的质量浓度（0.031 3 mg/mL）下即有较高的清除效果。在 1～0.031 25 g/L 的质量浓度内随着提取物的浓度的增加，其对 DPPH＋·和 ABTS＋·清除能力逐渐增强，说明艾纳香不同组织部位提

取物对 DPPH+·和 ABTS+·的清除能力存在明显的量效关系。在同一浓度时，艾纳香功能叶清除能力最强，其次为嫩叶，而嫩茎最弱，两种方法的活性测定结果趋势一致。

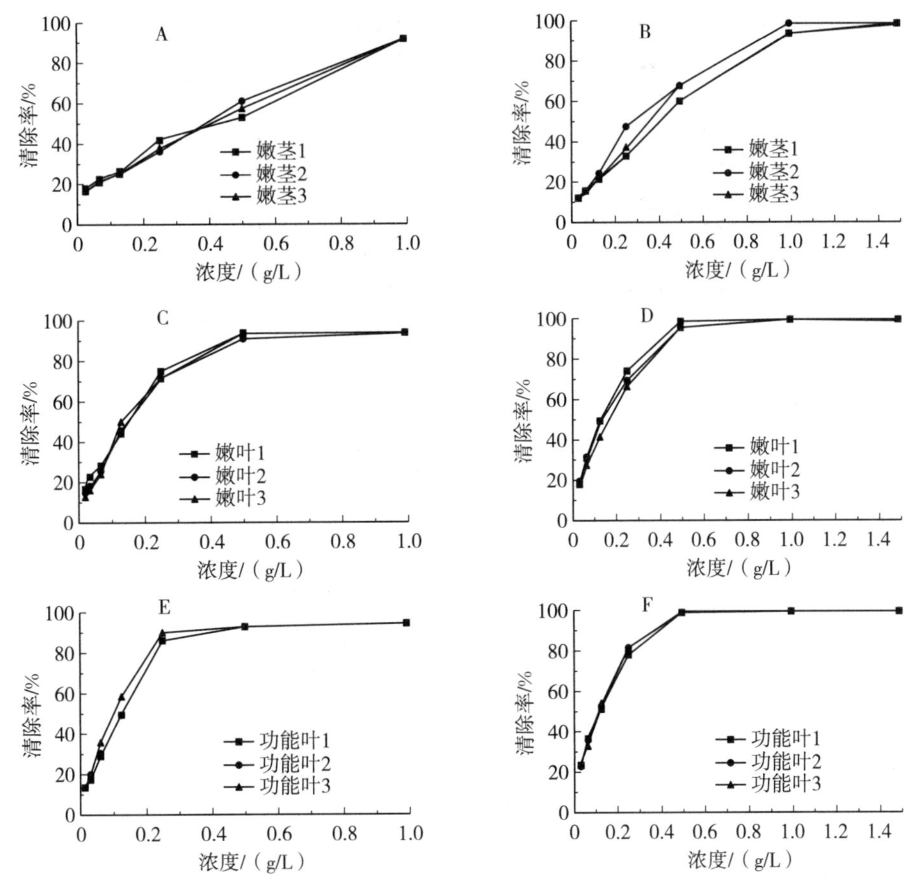

图 4-4-9　艾纳香不同组织部位提取物对 DPPH（A、C、E）和 ABTS（B、D、F）自由基的清除效果

（3）Trolox 等效抗氧化能力计算

由表 4-4-10 看出，DPPH 体系和 ABTS 体系趋势一致，艾纳香不同组织部位提取液不同评价体系抗氧化顺序为：艾纳香功能叶＞艾纳香嫩叶＞艾纳香嫩茎。

表 4-4-10　活性物质与抗氧化方法间的相关性

相关系数（R）	DPPH	ABTS	多酚	ABTS
多酚	0.948	0.949	—	—
总黄酮	0.954	0.950	0.999	—
DPPH			—	0.935

（4）相关性分析

如图 4-4-10A 所示，以艾纳香不同组织部位 DPPH 体系 $RACT_{50}$ 值（X）为自变量，多酚、黄酮含量（Y）为因变量进行相关性分析，得相关系数。同样的方法获得 ABTS 体系的相关系数（图 4-4-10B）、多酚与总黄酮含量的相关系数（图 4-4-10C）、DPPH 与 ABTS 方法间的相关性（图 4-4-10D）。由表 4-4-9 和图 4-4-10 可知，艾纳香不同组织部位提取液的抗氧化能力与多酚和总黄酮的含量均呈正相关，其中，DPPH 体系与多酚、总黄酮含量相关系数（R）分别为 0.948 和 0.954，ABTS 体系相关系数（R）分别为 0.949 和 0.950，说明多酚与总黄酮是自由基清除能力的主要影响因素，多酚与总黄酮含量相关系数（R）为 0.999，说明艾纳香多酚与总黄酮两类有较大相似性，DPPH 与 ABTS 两种抗氧化活性测定方法间相关系数（R）为 0.935，说明二者方法相关性很高，可能与二者具有相似的反应机理有关。

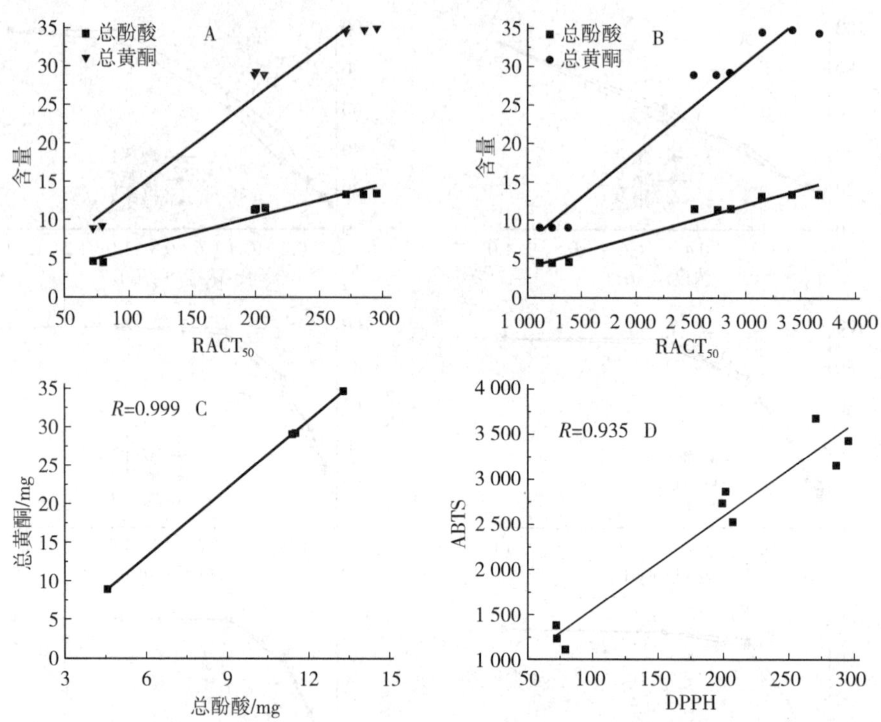

图 4-4-10 艾纳香不同组织部位提取液自由基清除能力与多酚和总黄酮含量相关性［（DPPH，A）、（ABTS，B）］以及多酚与黄酮含量间（C）、DPPH 与 ABTS 两种检测方法间（D）的相关性

4. 结论

本实验研究结果显示，艾纳香不同组织部位提取液均有一定的抗氧化活性，其中功能叶对 DPPH、ABTS 自由基清除效果最好，其次是嫩叶。通过相关性研究发现，各组织部位提取液抗氧化活性与总多酚和黄酮含量之间有明显的相关性，说明总多酚和总黄酮为艾纳香提取液清除自由基作用的主要影响因素。多酚和黄酮类化合物是植物比较重要的抗氧化活性物质，二者发挥抗氧化活性与其结构有着非常密切的关系，因此，艾纳香中多酚和黄酮的种类、结构以及与抗氧化活性的关系尚有待进一步阐释。

二、艾纳香叶片干燥前后的 *l*-龙脑含量比较

在艾纳香的主产区，加工方法主要有两种：一种是直接采用新鲜的叶片进行提取加工；另一种是将艾纳香叶片阴干后进行提取。不同的加工方法会直接影响到艾纳香药材的质量和产业的发展。鉴于此，针对新鲜和干燥后的艾纳香药材质量差异性如何、干燥后药材中的 *l*-龙脑含量是否会下降、下降的规律如何等开展研究，采用气相色谱法，以水杨酸甲酯为内标物，对艾纳香中的 *l*-龙脑含量进行测定，比较艾纳香药材干燥前、后的质量差异，以期为艾纳香药材及其产业发展中的质量控制提供依据。

1. 材料与仪器试药

（1）材料

艾纳香药材于 2013 年 11 月采摘自农业农村部儋州热带药用植物种质资源圃。

（2）仪器试药

7890A 气相色谱仪（包括氢火焰离子化检测器、G4513A 16 位自动进样器）、UNICO2012-PCS

紫外可见光分光光度计。

l-龙脑对照品（纯度>98%）；水杨酸甲酯（纯度>99.5%）；乙酸乙酯（色谱纯）；其余试剂均为分析纯。

2. 方法

（1）取样

分别在不同日期的同一时间采摘不同批次的艾纳香叶片，并在 1 h 内完成采摘，每批分为 A、B 两组，A 组艾纳香叶片在新鲜时直接测定，而 B 组置于室温下自然阴干 7 d 并计算折干率后测定，每组约 100.00 g，重复 3 次，测定两组样品艾纳香叶片鲜重和干重以及 l-龙脑的含量。

取同一批新鲜艾纳香样品，分别于 1、8、16、24、48、72、96、120、144、168、192 h 时依次测定艾纳香叶片中 l-龙脑的含量，每份 100.00 g，共 11 份，重复 3 次，测定每份艾纳香叶片中 l-龙脑的含量。

（2）艾纳香中 l-龙脑含量测定

参考庞玉新等（2014）的方法测定艾纳香中 l-龙脑质量百分数。

（3）折干率的测定

称取新鲜的艾纳香样品 100.00 g，将其剪成直径 0.1 cm 的小段，置室温下自然阴干 7 d 至恒质量，称干质量，计算折干率。

3. 结果与分析

（1）干燥前后艾纳香叶片各指标变化

如表 4-4-11 所示，干燥前后的艾纳香鲜重、干重和折干率差异不显著，A 组样品中 l-龙脑的含量为 5.38% 显著高于 B 组 50.70%，B 组为 3.57%，较 A 组显著下降了 36.64%，差异有统计学意义（$P<0.05$）。

表 4-4-11　艾纳香中的各指标数值（$x\pm s$，$n=3$）

批号	鲜重/g	干重/g	折干率/%	l-龙脑质量分数/%	
				A 组	B 组
2013101	100.05	23.85	23.84	5.38±0.12	3.57±0.15
2013102	100.05	23.56	23.55		
2013103	100.01	23.19	23.19		

（2）不同时间点艾纳香中 l-龙脑含量

如图 4-4-11 可见，随着取样阴干时间的延长，艾纳香叶片中 l-龙脑含量逐渐下降，降低至第 70 h 后趋于平稳，在叶片采摘后 24 h 内 l-龙脑的含量变化最大，下降幅度最大，这表明为了最大程度保证 l-龙脑的含量，应该在 24 h 内完成艾纳香的提取加工。

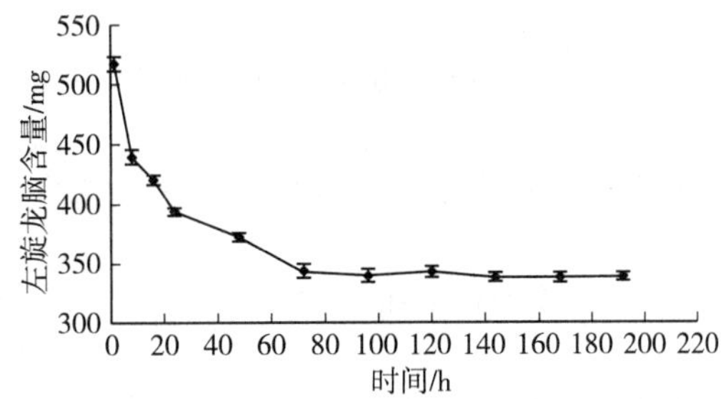

图 4-4-11　l-龙脑含量变化趋势（$n=3$）

4. 结论

艾纳香药材经阴干后，l-龙脑的含量损失较大，比未干燥的新鲜叶片下降了 33.64%。同时，试验还对采摘后不同时间点的样品进行了 *l*-龙脑含量测定，结果发现，在叶片采摘后 24 h 内 *l*-龙脑的含量变化最大，随着阴干时间的延长，*l*-龙脑含量呈下降趋势，在 70 h 之后虽然仍不断有损失，但变化趋于平稳。这提示在实际生产过程中，应尽量在艾纳香叶片采摘 24 h 内完成提取加工，避免因原料放置过久而造成有效成分流失，从而影响药材质量。

参 考 文 献

白琳，官玲亮，陈松笔，等，2019. 茉莉酸甲酯对艾纳香活性成分、抗氧化酶活力以及内源激素含量的影响 [J]. 中草药，50 (1)：203 - 209.

陈振夏，黄梅，陈晓鹭，等，2022. 艾纳香插条不定根发生与发育的解剖学观察 [J]. 浙江农业科学，63 (1)：69 - 71.

顾岑，王华磊，赵致，等，2016. 种植密度及采收期对苗药艾纳香产量和品质的影响 [J]. 中药材，39 (2)：235 - 239.

顾岑，王华磊，赵致，等，2017. 植物生长调节剂对苗药艾纳香产量和品质的影响 [J]. 中药材，40 (5)：1039 - 1042.

官玲亮，白琳，庞玉新，等，2019. 外源水杨酸对艾纳香活性成分、抗氧化酶活力及内源激素含量的影响 [J]. 中药材，42 (3)：490 - 494.

黄梅，陈振夏，于福来，等，2020. 不同因素对艾纳香扦插生根的影响 [J]. 贵州农业科学，48 (3)：122 - 125.

黄梅，杨全，庞玉新，等，2015. 土壤因子对艾纳香有效成分的影响研究 [J]. 世界科学技术-中医药现代化，17 (3)：729 - 733.

黄梅，于福来，庞玉新，等，2016a. 艾纳香化学成分在不同组织中的分布 [J]. 贵州农业科学，44 (9)：30 - 32.

黄梅，于福来，庞玉新，等，2016b. 不同生长期艾纳香 *l*-龙脑和总黄酮含量变化 [J]. 贵州农业科学，44 (7)：101 - 103.

蓝惠萍，王丹，杨全，等，2017. 氮磷钾配施对艾纳香产量及品质的影响 [J]. 贵州农业科学，45 (1)：107 - 111.

罗夫来，王振，张云淋，等，2013. 苗药艾纳香不同居群及不同部位的质量研究 [J]. 中国当代医药，20 (31)：51 - 53.

庞玉新，胡雄飞，王凯，等，2014. 艾纳香叶片干燥前后的左旋龙脑含量比较 [J]. 中国药房，25 (39)：3673 - 3675.

庞玉新，黄梅，于福来，等，2014. 黔琼产艾纳香中主要化学成分含量差异分析 [J]. 广东药学院学报，30 (4)：448 - 452.

王丹，范佐旺，庞玉新，等，2015. 外源镁对冬季迟缓期的艾纳香生物量和有效成分含量的影响 [J]. 中国实验方剂学杂志，21 (4)：75 - 79.

王丹，蓝惠萍，张影波，等，2018a. 镁对两年生艾纳香生物量、抗氧化酶活性及有效成分积累的影响 [J]. 热带农业科学，38 (7)：50 - 56.

王丹，蓝惠萍，张影波，等，2018b. 镁素处理对艾纳香药材生物量和营养元素积累的影响 [J]. 热带作物学报，39 (11)：2126 - 2131.

王丹，蓝惠萍，张影波，等，2020. 镁对生长期艾纳香内源激素、产量和有效成分积累的影响 [J]. 福建农业学报，35 (12)：1304 - 1311.

王丹，马青松，范佐旺，等，2015a. 赤霉素对冬季迟缓期艾纳香生长和有效成分含量的影响 [J]. 贵州农业科学，43 (11)：153 - 156.

王丹，马青松，范佐旺，等，2015b. 钙元素对冬季迟缓期的艾纳香生物量和有效成分含量的影响 [J]. 热带作物学报，36 (6)：1048 - 1052.

王丹，马青松，范佐旺，等，2015c. 萘乙酸对冬季迟缓期的艾纳香生长和有效成分含量的影响 [J]. 广东药学院学报，31 (5)：592 - 597.

王丹，庞玉新，陈振夏，等，2014. 锰元素对冬季迟缓期的艾纳香幼苗生物量和有效成分含量的影响 [J]. 广东农业科学，41 (21)：26 - 30.

王中洋，2016. 乙烯和叶面肥对艾纳香品质的调控作用研究［D］. 广州：广东药科大学.

韦睿斌，杨全，庞玉新，等，2015. 艾纳香不同部位多酚和黄酮类抗氧化活性研究［J］. 天然产物研究与开发，27（7）：1242－1247，1286.

肖永峰，2021. 艾纳香种质资源评价及组培快繁体系研究［D］. 海口：海南大学.

于福来，黄梅，庞玉新，等，2014. 栽培艾纳香单株左旋龙脑和总黄酮含量变异分析［J］. 中国现代中药，16（8）：640－644.

张先，刘红昌，王华磊，等，2016. 艾纳香种苗等级划分及其与植株产质量的相关性［J］. 贵州农业科学，44（3）：135－137，140.

张影波，庞玉新，王丹，等，2016. 一种胚状体途径的艾纳香组培方法：105309315A02－10［P］. 2016－02－10.

Yuan Y，Mei H，Pang Y X，et al.，2016. Variations in essential oil yield，composition，and antioxidant activity of different plant organs from *Blumea balsamifera*（L.）DC. at different growth times［J］. Molecules，21（8）：1024.

中　篇
艾纳香提取加工

Extraction and Processing of *Blumea balsamifera*

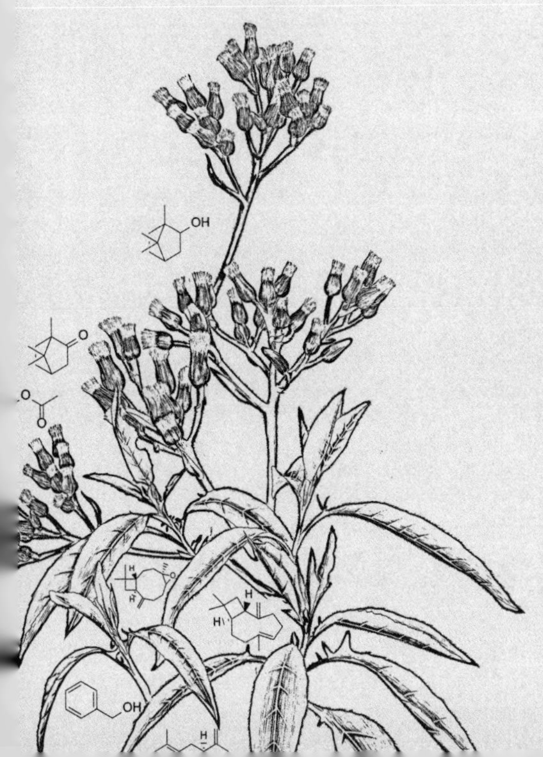

第五章　艾纳香化学成分研究

艾纳香因其挥发油中 l-龙脑含量高，而被大量用于提取天然冰片（艾片）。然而，除此之外，艾纳香还含有大量的其他活性物质，如黄酮、绿原酸类化合物等。本章分别对艾纳香药材及其内生真菌的化学成分进行了分析、提取分离、结构解析以及生物活性测试。从艾纳香植物中共鉴定出 40 种成分，活性测试表明艾纳香不同提取部位对多种病原细菌和真菌表现出较强的活性抑制。从艾纳香中分离鉴定出内生真菌 191 株，分属 45 个种。采用活性跟踪、UPLC-Qtof-MS/MS 及天然产物词典相结合的技术，从 5 株内生真菌中共分离鉴定出 27 种不同结构类型的次生代谢产物，其中抗菌活性非常强的先导化合物 2 个，分别为 verticillin A 和 bionectriol A。

第一节　艾纳香抗菌化合物分离和活性测试

一、艾纳香活性部位及化学成分研究

（一）艾纳香抗植物病原菌活性部位筛选

现代药理学研究显示艾纳香具有广泛的生物活性，研究显示艾纳香提取物作为口腔护理液可以很好地抑制白色念珠菌、金黄色葡萄球菌、大肠埃希菌等口腔细菌，研究发现艾纳香素对于形成急性肝损伤的肝具有保护作用。对艾纳香油主要成分 l-龙脑研究发现其对多种药物的透皮具有促进作用。随着社会发展，人们对农产品安全的要求越来越高，对绿色有机农产品需求量急剧增长，植物源农药替代化学农药用于农业病虫害的防治逐步成为大势所趋。然而目前已经用于规模化生产的植物源农药种类很少，仅有印楝等几种。艾纳香作为一种特色民族药，在黎族、苗族等民族地区具有广泛而悠久的使用历史。然而，艾纳香是否具有开发成植物源农药的潜力，是否对植物病原菌具有较好的抑制活性，目前尚未见相关研究报道，本研究首次针对艾纳香不同极性提取物进行系统抗植物病原菌活性评价，结合化学成分预试验，探讨其抑菌功效的物质基础，以期为拓宽艾纳香作为植物源农药的新用途及产业化开发提供参考，并为下一步活性指导下单体化合物的研究奠定基础。

1. 材料与试剂设备

（1）材料

植物材料：艾纳香（采自农业农村部儋州热带药用植物种质资源圃）。

供试植物病原真菌（6 株供试植物病原真菌）：ACCC 37347、ACCC 36916、ACCC 37438、ACCC 36023、ACCC 36249 和 ACCC 36124 均购买自中国农业微生物菌种保藏管理中心。

（2）试剂设备

试剂：乙酸乙酯、石油醚、甲醇、丙酮、琼脂粉、葡萄糖、20～300 目柱色谱硅胶（分析纯）。

设备：精密电子分析天平（1/1 000）、手提式压力蒸气灭菌锅、旋转蒸发仪、超净工作台、电热恒温培养箱。

2. 方法

不同极性提取物的制备：艾纳香叶片采于2017年5月，阴干，用95%甲醇回流提取3次，每次提取3小时，旋转蒸发仪减压浓缩至干，获得浸膏。用5倍体积的水悬浮浸膏，依次用石油醚、乙酸乙酯萃取，各萃取3次，分别合并萃取液，减压浓缩至干，得石油醚萃取部位（PE）、乙酸乙酯萃取部位（AE）和水相部位（WE）。

马铃薯葡萄糖琼脂（PDA）培养基的制备：称取200 g土豆，去皮，切碎，添加1 L水，于电磁炉上煮沸，保持微沸0.5 h，用8层纱布过滤，滤液补水至1 L，添加20 g葡萄糖，15 g琼脂粉，继续在电磁炉上煮沸至全部溶解，将培养基分装至小锥形瓶中，每瓶10 mL，盖上棉塞，高压蒸气灭菌锅121 ℃灭菌20 min，灭菌结束后取出即可。

抑菌活性评价：抑菌活性试验采用菌丝生长速率法，无菌条件下，将灭菌过的PDA培养基在50 ℃左右与一定浓度的供试品溶液混合均匀，无菌超净台上趁热倒平板，冷却凝固，获得带药培养基，样品最终浓度依次为1、0.5、0.25、0.125 mg/mL，石油醚部位用丙酮溶解，乙酸乙酯部位和水相均用甲醇做溶剂。用接种针取非常少的真菌菌丝，轻轻接种到带药平板的中央，置于28 ℃的恒温培养箱培养5 d，每隔24 h观察1次，记录菌丝生长情况，最后计算菌丝生长抑制率，见式（5-1）。

$$生长抑制率=（对照菌落直径-处理菌落直径）/对照菌落直径 \qquad (5-1)$$

分别用添加丙酮和甲醇的培养基作对照，每个处理重复3次。

化学成分的薄层预试验选用合适展开剂将供试样品在薄层板上展开，然后喷不同显色剂结合紫外灯，观察薄层板上斑点颜色的变化，从而判断是否含有某类化学成分。

3. 结果与分析

（1）不同极性萃取物的菌株抑制活性实验结果

通过菌丝生长速率法评价了3种艾纳香提取物的植物病原菌抑制活性，相关试验结果见表5-1-1、图5-1-1、图5-1-2。

表5-1-1　3种艾纳香萃取物对6株植物病原菌的抑制作用

不同提取部位	浓度/(mg/mL)	抑制率/%					
		ACCC 37347	ACCC 36916	ACCC 37438	ACCC 36023	ACCC 36249	ACCC 36124
PE	1	45	50	57	71	71	38
	0.5	36	30	43	53	59	31
	0.25	27	20	35	47	47	23
	0.125	18	10	26	35	35	8
AE	1	33	50	29	58	69	50
	0.5	26	28	24	50	57	40
	0.25	22	22	14	33	38	30
	0.125	15	11	10	25	23	20
WE	1	10	0	5	21	21	17
	0.5	5	0	0	14	17	8
	0.25	5	0	0	12	7	8
	0.125	5	0	0	0	5	0

注：PE为石油醚萃取部位，AE为乙酸乙酯萃取部位，WE为水相部位。

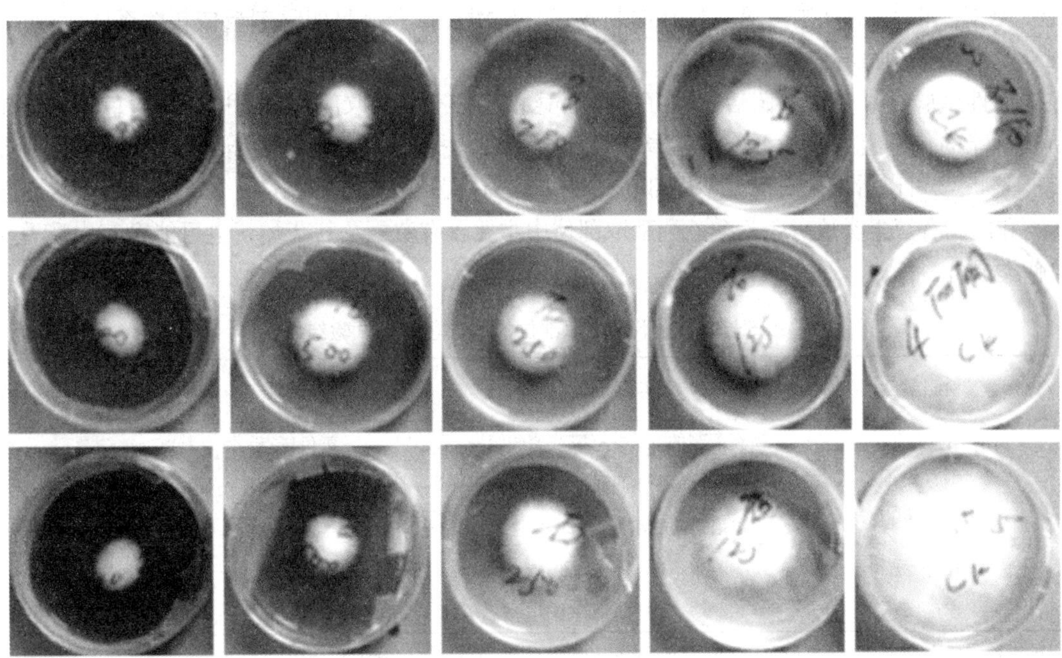

图 5－1－1　不同浓度石油醚萃取部位对 ACCC 37438（上）、ACCC 36023（中）和 ACCC 36249（下）菌株的抑制情况

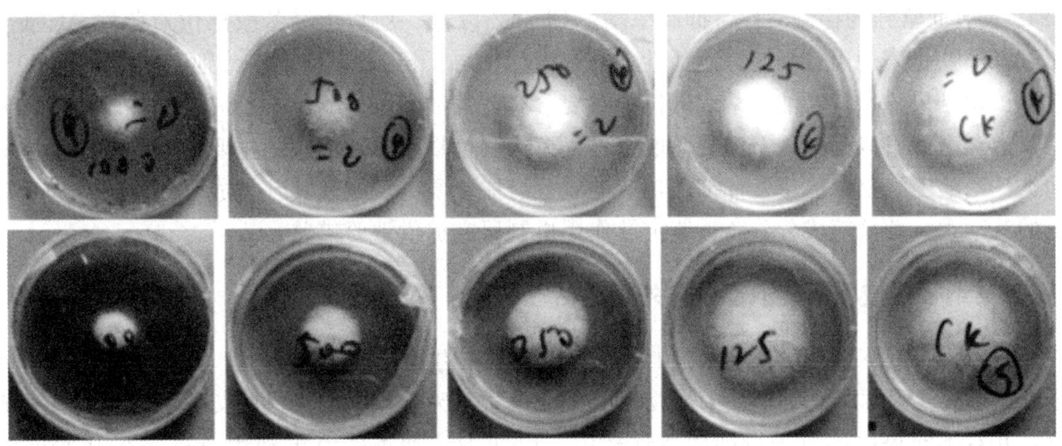

图 5－1－2　不同浓度乙酸乙酯萃取部位对 ACCC 36023（上）和 ACCC36249（下）菌株的抑制情况

由表 5－1－1 可以看出，石油醚萃取部位对 6 株供试植物病原菌均具有不同程度的抑制活性，其中对菌株 ACCC 36023 和 ACCC 36249 的生长抑制活性最强，其在 1 mg/mL 浓度时，对两株菌的抑制率均达到 71%。对植物病原菌 ACCC 37438 也表现出较好的抑制活性，在浓度为 1 mg/mL 时的抑制率为 57%。乙酸乙酯萃取部位对 6 株供试菌株也表现出不同程度的抑制活性，其中对菌株 ACCC 36249 和 ACCC 36023 的最高抑制率分别为 69%和 58%，对菌株 ACCC 36916 和 ACCC 36124 的抑制率亦均达到 50%。由表 5－1－1 同样可以看出，经过石油醚和乙酸乙酯萃取后剩下的水相部分对 6 种供试菌种表现出极低抑制活性或无抑制活性。

图 5－1－1 和图 5－1－2 分别为系列浓度梯度的石油醚萃取部位和乙酸乙酯萃取部位抑制部分菌株生长的情况。由图 5－1－1 可以很直观地看出不同浓度石油醚萃取物对菌株 ACCC 37438、ACCC 36023 和 ACCC36249 的抑制效果。图 5－1－2 显示不同浓度梯度的乙酸乙酯萃取部位对菌株 ACCC

36023 和 ACCC36249 的抑制情况，且其抑制效果分别对供试药品呈明显剂量依赖关系。

（2）薄层色谱预试验结果

根据活性试验结果，对抑菌活性较好的石油醚和乙酸乙酯萃取部位分别进行薄层色谱预试验，以期推断其可能的化学组成，为下一步指导活性成分的分离提供依据，薄层色谱预试验结果见表 5-1-2。由表 5-1-2 可以看出，石油醚萃取部位中主要含有挥发油和甾体萜类成分，同时可能含有部分黄酮及其类和内脂香豆素类成分。乙酸乙酯萃取部位中主要含有黄酮及其苷类，也可能含有内酯香豆素和甾体及萜类成分。

表 5-1-2　不同萃取部位的薄层色谱预试验结果

序号	检测项目	实验方法	现象	PE	AE
1	挥发油	喷新配制的 5%香草醛浓硫酸溶液	黄色斑点	++	−
2	黄酮及其苷类	先在 254 nm 紫外灯下观察，再喷 1% $AlCl_3$	棕色斑点，紫红色增强	+	++
3	甾体萜类	5%磷钼酸乙醇溶液，120 ℃烤 5 min	深蓝色斑点	++	+
4	内酯香豆素	365 nm 紫外灯照射	天蓝色荧光	+	+
5	有机酸	精密 pH 试纸	pH 5～6	−	−

注：+表示正反应，−表示负反应；PE 表示石油醚萃取部位，AE 表示乙酸乙酯萃取部位。

4. 结论

本研究发现，艾纳香石油醚萃取部位在浓度为 1 mg/mL 时对植物病原真菌 ACCC 36023 和 ACCC 36249 具有非常强的抑制活性，抑制率均达到 70%以上。乙酸乙酯萃取部位对菌株 ACCC 36023 和 ACCC 36249 也表现出较强的抑制活性，在浓度为 1 mg/mL 时，抑制率分别达到 58%和 69%。薄层色谱预试验结果显示，石油醚萃取部位中主要含有挥发油和甾体萜类，乙酸乙酯萃取部位主要含有黄酮及苷类。由此可以推断，石油醚萃取部位发挥抑制植物病原菌活性的主要成分可能为甾体萜类或挥发油类，乙酸乙酯萃取部位发挥抑菌功效的成分可能主要为黄酮及其苷类成分。本研究为今后活性指导下的艾纳香抗菌功效成分分离、鉴定及作用机制研究提供重要借鉴。

（二）艾纳香残渣不同提取部位体外抑菌活性研究

贵州省罗甸县红水河地区艾纳香资源丰富，大量艾片生产厂家分布于此。随着艾片需求量和产出量的不断增加，未及时处理的产品附属物——艾渣被大量废弃。本文对提取艾片后的艾纳香残渣进行再提取，并对不同提取部位进行抑菌活性检测，以期为艾纳香残渣再利用及进一步开发提供理论依据。

1. 材料与试剂设备

（1）材料

艾渣为艾纳香提取艾片后的残渣，由贵州省艾源生态药业开发有限公司提供。

金黄色葡萄球菌［CMCC（B）26003］、大肠埃希菌［CMCC（B）44102］和白色念珠菌［CMCC（F）98001］来自中国医学微生物菌种保藏管理中心（CMCC）；肺炎克雷伯菌（ATCC13883）、铜绿假单胞菌（ATCC27853）和乙型溶血性链球菌（ATCC21059）购自美国模式培养物集存库（ATCC）；血平板培养基。

（2）仪器设备与材料试剂

仪器设备：真空干燥箱、手提式压力蒸气灭菌锅、旋转蒸发仪、超净工作台、电热恒温培养箱、恒温震荡培养箱。

材料试剂：无水乙醇、石油醚、乙酸乙酯、三氯甲烷、正丁醇、二甲基亚砜；沙氏葡萄糖琼脂培养基；艾纳香提取艾片后的残渣；脑心浸出液肉汤；四环素（分析纯）。

2. 方法

（1）提取

艾渣乙醇提取物及各萃取物的制备：艾渣经干燥后粉碎，用（10、10、8 倍）80%（体积分数，下同）乙醇热回流提取 3 次，时间分别为 2、2、1 h。减压浓缩回收至无醇味后加入蒸馏水，充分混悬后依次用石油醚、三氯甲烷、乙酸乙酯、正丁醇萃取（每种溶剂至少萃取 6 遍），将各种溶剂的萃取液合并减压浓缩，浓缩液放置在真空干燥箱中，于 40～50 ℃ 干燥得到艾渣不同极性的浸膏。取上述干燥的艾渣醇提物（艾渣乙醇提取物，BE）、石油醚相浸膏（BP）、三氯甲烷相浸膏（BC）、乙酸乙酯相浸膏（BEO）、正丁醇相浸膏（BB）、水相浸膏（BW）用二甲基亚砜配制成质量浓度为 200 mg/mL的溶液。经 0.22 μm 滤膜过滤除菌，放入 4 ℃冰箱保存备用。

（2）培养基的制备

普通营养琼脂培养基用于金黄色葡萄球菌、大肠埃希菌、肺炎克雷伯菌、铜绿假单胞菌的培养，沙氏葡萄糖琼脂培养基用于白色念珠菌的培养，脑心浸出液肉汤和血平板用于乙型溶血性链球菌的培养。

（3）菌悬液的制备

将各种受试菌在培养基上活化至少 1 代后，在无菌条件下，用接种环挑取活化好的菌种放置到装有液体培养基的小三角瓶中，放置于 37 ℃恒温箱中培养 24 h，真菌放置于 28 ℃恒温箱中培养 48 h。在无菌条件下，用无菌液体培养基校正到浓度相当于 0.5 麦氏比浊标准（$1\times10^{8}\sim2\times10^{8}$ CFU/mL），备用。

（4）药敏纸片的制备

用打孔器将定性滤纸打成直径为 6 mm 的小圆片，置于培养皿内高压灭菌后，分别浸泡在不同供试药液中，备用。阴性对照浸泡二甲基亚砜，阳性对照浸泡四环素。

（5）抑菌圈的测定

使用琼脂扩散法对艾渣不同极性提取物抑菌圈进行测定。吸取 0.1 mL 处于对数生长期的各种菌液（2×10^{8} CFU/mL）于适宜各菌生长的培养基上，用无菌涂布棒将菌液涂布均匀。将药敏纸片置于药液中浸泡 2 h 灭菌阴干，贴于含菌培养基上，每皿放置 4 片，同时用浸有溶剂的滤纸片作为阴性对照，用浸泡过四环素的纸片为阳性对照。置于 37 ℃烘箱中培养 24 h（真菌 28 ℃，48 h）后观察。以游标卡尺分别测量每一个抑菌圈两个垂直方向的直径（mm），以肉眼看不到细菌明显生长为抑菌环的边缘，评价不同样品的抑菌活性。以上操作平行重复测定 3 次，并计算抑菌圈平均直径和标准差。

（6）最低抑菌浓度（MIC）和最低杀菌浓度（MBC）的测定

采用二倍稀释法测定药物的最低抑菌浓度（MIC），每管液体培养基中分别加入试验样品，使各提取物质量浓度分别为 100、50、25、12.5、6.25、3.13、1.56、0.78 mg/mL，各管最终总体积为 1 mL。另设等量不含药物的液体培养基作为空白对照（CK），含药不加菌的液体培养基作为自身对照（AC）。在每管内加入上述制备好的 2×10^{8}CFU/mL 试验菌液 0.1 mL，置于 37 ℃恒温培养箱中培养 24 h（真菌 28 ℃，48 h），取出，观察试验菌的生长情况，以摇匀后仍澄清（未见细菌生长）的最高稀释度为该样品的 MIC。每组平行重复 3 次。分别从各极性段的 MIC 和大于 MIC 的试管中吸取 0.1 mL 培养物并转种于相应的培养基上，37 ℃培养 24 h（真菌 28 ℃，48 h），观察菌落的生长情况，观察平板上生长的菌落数少于 5 个的最低药物浓度即为该样品的 MBC。每组平行重复 3 次。

3. 结果

（1）琼脂扩散法测定艾渣不同提取物体外抑菌活性

抗菌药物敏感度的判定标准为：抑菌圈直径≥18 mm 为高度敏感，12～18 mm 为中度敏感，7～12 mm 为低度敏感，<7 mm 为不敏感。从结果可知：艾渣总提取物及各萃取部位对金黄色葡萄球菌、大肠埃希菌、肺炎克雷伯菌、白色念珠菌、铜绿假单胞菌及乙型溶血性链球菌均有不同程度的抑

制作用，但抑菌能力和范围存在差异。在生药质量浓度为 200 mg/mL 时，艾渣醇提物和三氯甲烷相浸膏对乙型溶血性链球菌的抑菌活性最好，抑菌圈大小分别为（20.4±1.8）mm 和（21.1±1.8）mm，为高度敏感；乙酸乙酯相浸膏、正丁醇相浸膏和水相浸膏对乙型溶血性链球菌的抑制活性较好，为中度敏感；另外，仅艾渣醇提物对白色念珠菌有抑制作用，且为低度敏感，其余部位均为不敏感；而对于铜绿假单胞菌，三氯甲烷相浸膏和水相浸膏均为低度敏感，其余部位均为不敏感。

（2）艾渣不同提取物对 6 种菌株的 MIC 及 MBC

艾渣不同提取物对于革兰阳性菌金黄色葡萄球菌、乙型溶血性链球菌及革兰阴性菌大肠埃希菌和肺炎克雷伯菌的 MIC 范围为 3.13～100 mg/mL，MBC 范围为 6.25～100 mg/mL；三氯甲烷相浸膏的抑菌活性最强，抑菌范围最广，对乙型溶血性链球菌、大肠埃希菌均有显著的抑菌和杀菌作用，与抑菌圈测定结果一致（表 5-1-3）。

表 5-1-3　艾渣不同提取物的抑菌活性

单位：mm

供试菌	BE	BP	BC	BEO	BB	BW	CK	AC
金黄色葡萄球菌	6.9±0.9	7.6±0.5	11.4±0.8	8.6±0.2	7.3±0.8	10.0±0.5	—	22.3±1.3
大肠埃希菌	7.1±0.5	10.0±0.6	11.6±0.3	9.1±0.5	7.5±0.7	8.3±0.2		19.3±0.6
肺炎克雷伯菌	6.4±0.3	7.9±0.7	9.3±0.8	11.0±1.1	7.6±0.3	9.0±0.7		21.8±1.6
白色念珠菌	7.4±0.8	6.4±0.1						20.9±1.5
铜绿假单胞菌			7.7±0.4		6.3±0.2	11.5±1.2		18.4±0.5
乙型溶血性链球菌	20.4±1.8	9.7±0.6	21.1±1.8	15.7±2.0	15.9±1.2	12.4±1.6		23.5±1.2

4. 结论

本文曾对艾渣的不同体积分数（95%、80%、75%）乙醇提取物的抗菌活性进行比较，发现 80%乙醇提取物的抗菌活性最强，因此本文采用 80%乙醇对艾渣中化合物进行提取。为比较各部位提取物的抗菌活性，采用系统溶剂法将艾渣提取物通过不同溶剂萃取分为石油醚、三氯甲烷、乙酸乙酯、正丁醇和水相浸膏，并首次对各部位进行体外抗菌活性研究。结果表明，艾渣不同提取物除了对革兰阳性菌有显著的抑菌和杀菌作用外，对革兰阴性菌也有一定的抑制作用，但对于受试真菌（白色念珠菌），除乙醇提取物有抑制作用外，其余提取物均无抑制作用。不同提取物的抑菌活性存在较大差异，可能与各提取物的化学成分种类和含量有关。其中，三氯甲烷相浸膏的抑菌活性最强，抑菌范围最广，说明在本试验条件下，抗菌活性提取物主要为三氯甲烷相浸膏，提示抑菌活性物质主要为极性较小的化合物。中药的抗菌作用机制不同于抗生素，具有不易使细菌产生耐药性的优点。因此，本研究对从具有抑菌活性的艾渣中获得抑菌活性物质，提高艾渣资源的再利用价值有积极的指导意义。

（三）艾纳香药效物质基础研究

课题组前期对艾纳香不同提取部位的抗菌活性研究显示，艾纳香的石油醚部位和乙酸乙酯部位均表现出较强的抗菌活性，为进一步明确各有效部位的化学成分组成，为将来从艾纳香中寻找新药先导化合物提供依据，对艾纳香的石油醚部位和乙酸乙酯部位分别进行正负离子模式下的 UPLC-Q-TOF-MS/UV 分析，结合天然产物词典（DNP）等数据库以及文献报道，快速定性了其主要化学组成。超高液相色谱结合飞行时间质谱联用技术是一种具有高灵敏度和强大结构分析能力的新型分析技术，广泛应用于中药药效物质基础分析、复方成分分析以及代谢组学研究等各个领域。天然产物词典收集了大量已报道的各种植物、微生物中的化学成分结构信息，结合目前已有的艾纳香化学成分报道以及 UPLC-Q-TOF-MS/UV 给出的碎片信息和紫外信息，可以实现艾纳香有效部位化学组成的快速鉴定。

1. 材料与仪器设备

（1）材料

艾纳香材料采自中国热带农业科学院热带作物品种资源研究所艾纳香种质资源圃。

（2）仪器设备

Waters ACQUITY TM 超高液相色谱系统（Waters Corporation，Milford，MA，美国）；Waters SYNAPT G2 HDMS 高分辨率飞行时间质谱（Waters Corp，Manchester，英国）；旋转蒸发仪

2. 方法

（1）样品溶液的制备

艾纳香叶片阴干，粉碎，称取 600 g，用无水甲醇回流提取 30 min，共回流 2 次，合并滤液，浓缩至干，3 倍水悬浮浸膏，石油醚萃取 3 次，合并萃取液，减压浓缩至干，获得石油醚部位，水层继续用乙酸乙酯萃取，合并滤液并减压浓缩至干，获得乙酸乙酯部位。分别加入甲醇，超声溶解，过 0.22μm 微孔滤膜，获得石油醚部位和乙酸乙酯部位样品溶液。

（2）UPLC 条件

色谱柱为 Waters BEH C_{18} column（100 mm×2.1 mm，1.7 μm），流速为 0.40 mL/min，流动相为 0.1% 甲酸水（A）-0.1%甲酸乙腈（B）。洗脱梯度为：0～10 min，5%～50%B；10～15 min，50%～90%B；15～16 min，99% B。柱温 35 ℃，进样体积 1 μL。

（3）MS 检测条件

电喷雾离子源（ESI），正负离子模式，雾化氮气体积流量为 800 L/h，脱溶剂气温度为 400 ℃，锥孔气流量为 50 L/h，离子源温度 100 ℃，毛细管电压 3.0 kV，锥孔电压 40 V，离子喷雾电压（ESI^-）2 200 V 和（ESI^+）3 000 V；MS^E 扫描模式检测，扫描范围 m/z 100～1 500。

（4）数据采集和处理

采用 MSE 和 DAD 模式采集数据，结合 MassLynx 4.1 软件对正负离子模式下的总离子流进行分析，结合离子碎片，保留时间，精确质荷比，通过分子式预测（软件 Elemental composition）、紫外吸收特征、相关离线数据库（DNP）和在线数据库（Chemspider，Pubmed）以及参考文献对化合物进行确认。

3. 结果与分析

结合 Masslynx 4.1 软件对艾纳香石油醚部位和乙酸乙酯部位分别采用正负离子两种模式检测，(-) ESI-MS 的质谱基峰离子流图（BPI）见图 5-1-3，从乙酸乙酯部位中鉴定出 22 种成分，石油醚部位中鉴定出 21 种成分，其中共有成分 13 种，鉴定出的化学成分结构类型主要分属黄酮类、绿原酸类和倍半萜类。

（1）黄酮及其苷类鉴定

乙酸乙酯部位中峰 2（t_R=4.77 min）在负离子模式下的分子离子峰 $[M-H]^-$ m/z 为 609.144 8，推测分子式为 $C_{27}H_{30}O_{16}$，结合 chemspider 数据库推测可能为芦丁，二级碎片离子中明显出现信号 m/z 301.046 8（$C_{15}H_9O_7$）-以及 m/z 300.045 0（$C_{15}H_8O_7$）$^{\cdot-}$，为芦丁脱去-Rha-Glc 后得到苷元碎片离子峰，其中 m/z 300.045 0 的峰丰度明显大于 m/z 301.046 8，说明黄酮 C 环 C-3 位的糖苷键主要以均裂为主。在二级质谱信息中除了容易丢失糖基形成苷元外，苷元还容易发生中性丢失生成 $[M-H-CO]^-$ 峰，例如负离子扫描模式下，峰 2 的二级裂解产生明显的 m/z 271.045 7 $[M-Rha-Glu-H-CO]^-$ 碎片峰，另外，由于黄酮苷元的 C 环容易发生 RDA 裂解，形成互补离子，因此产生 m/z 151.027 2 的碎片峰，详细裂解规律见图 5-1-4，质谱图见图 5-1-5，结合文献，推测峰 2 为芦丁。

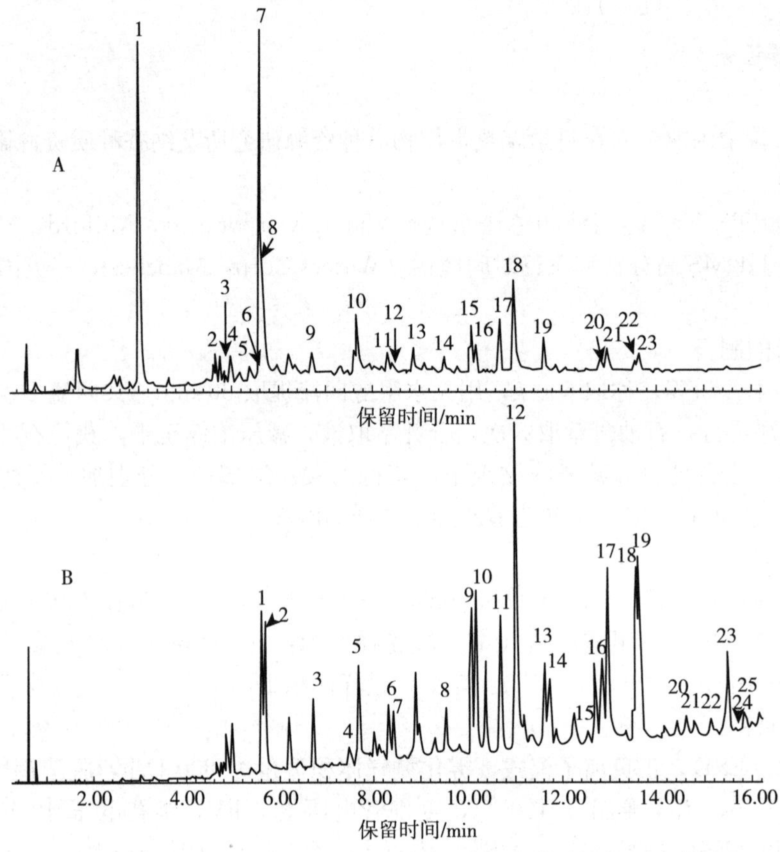

图 5-1-3 艾纳香提取物 UPLC-Q-TOF-MSE 负离子模式下的基峰离子流（BPI）图

A. 乙酸乙酯部位 B. 石油醚部位

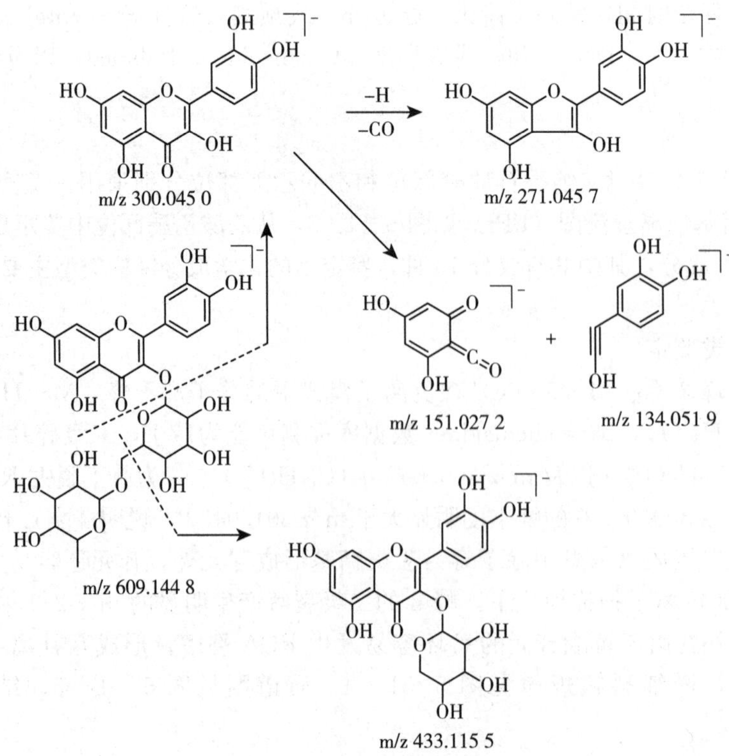

图 5-1-4 推测的芦丁裂解途径

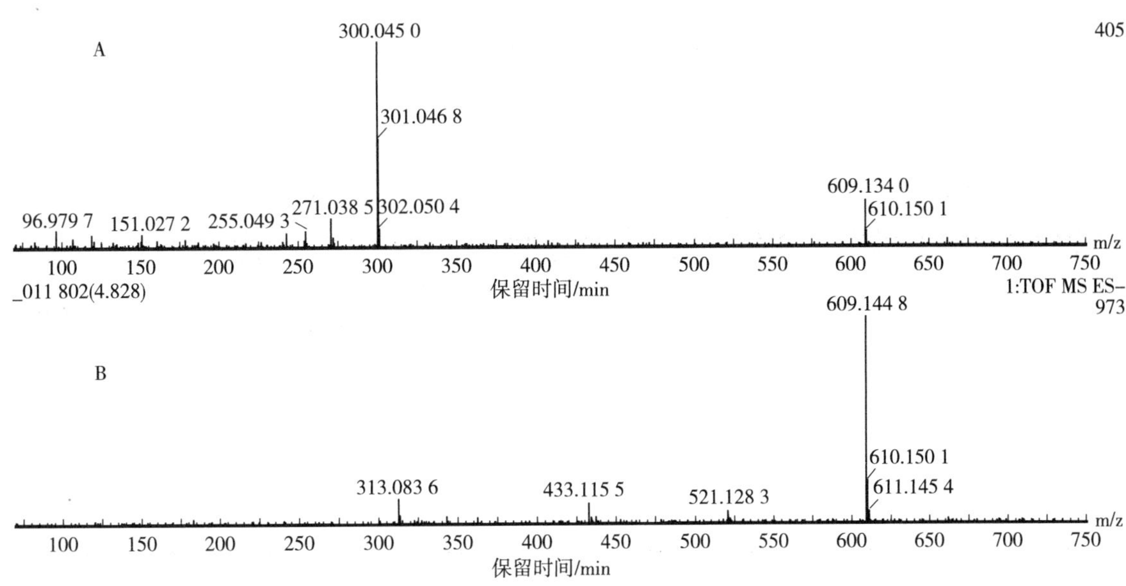

图 5－1－5　芦丁的二级（A）和一级（B）质谱图（ESI⁻）

峰 3（t_R＝4.85 min）和峰 4（t_R＝4.98 min），负离子模式下的分子离子峰 $[M-H]^-$ m/z 均为 463.093 1，根据 Elemental Composition 给出其分子式为 $C_{21}H_{20}O_{12}$，结合 Chemspider 和 PubMed 数据库，推测其可能为金丝桃苷、异槲皮苷或杨梅苷，进一步分析二级质谱上出现明显的 m/z 301.054 4 的碎片峰，为糖苷丢失糖基形成的苷元离子，确定峰 3 可能为金丝桃苷或异槲皮苷，峰 3、峰 4 的二级裂解碎片跟峰 2 芦丁在低 m/z 区间都非常相似，主要二级裂解碎片均有 300.045 0 $[M\text{-}H\text{-}glc]^-$、271.038 5 $[M\text{-}H\text{-}glc\text{-}CO\text{-}H]^-$、243.048 7 $[M\text{-}H\text{-}glc\text{-}CO\text{-}H\text{-}CO]^-$、151.021 9（$C_7H_3O_4$ －）（图 5－1－6），由于这两个同分异构体结构非常相似，裂解规律相近，故进一步通过保留时间的不同，推测峰 3 为金丝桃苷，峰 4 为异槲皮苷。金丝桃苷或异槲皮苷的二级和一级质谱图（ESI⁻）见图 5－1－7。

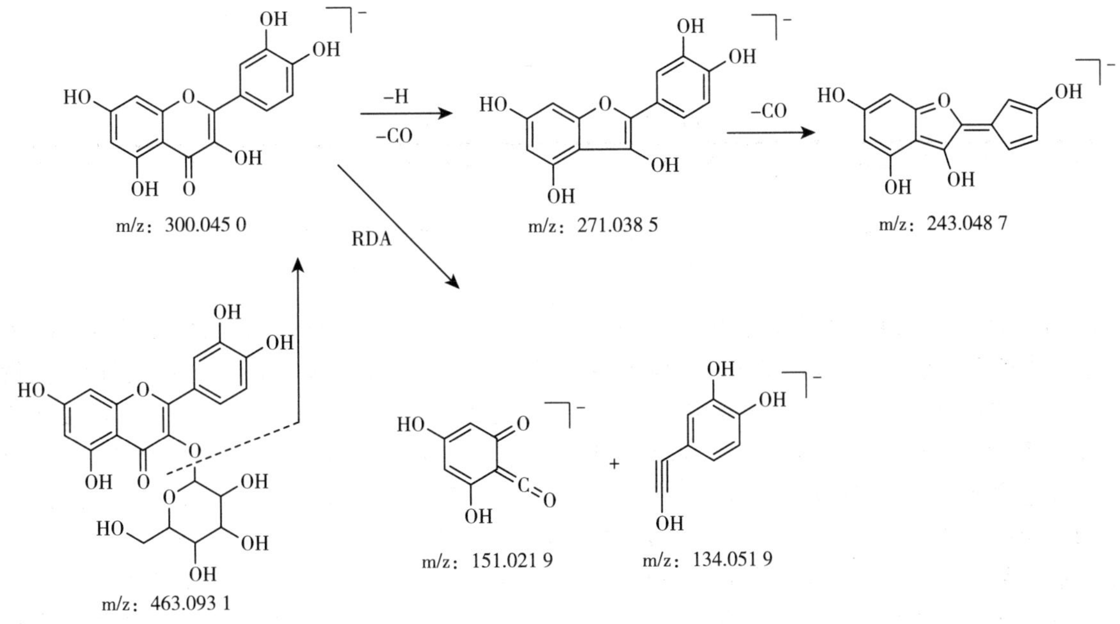

图 5－1－6　金丝桃苷和异槲皮苷裂解途径

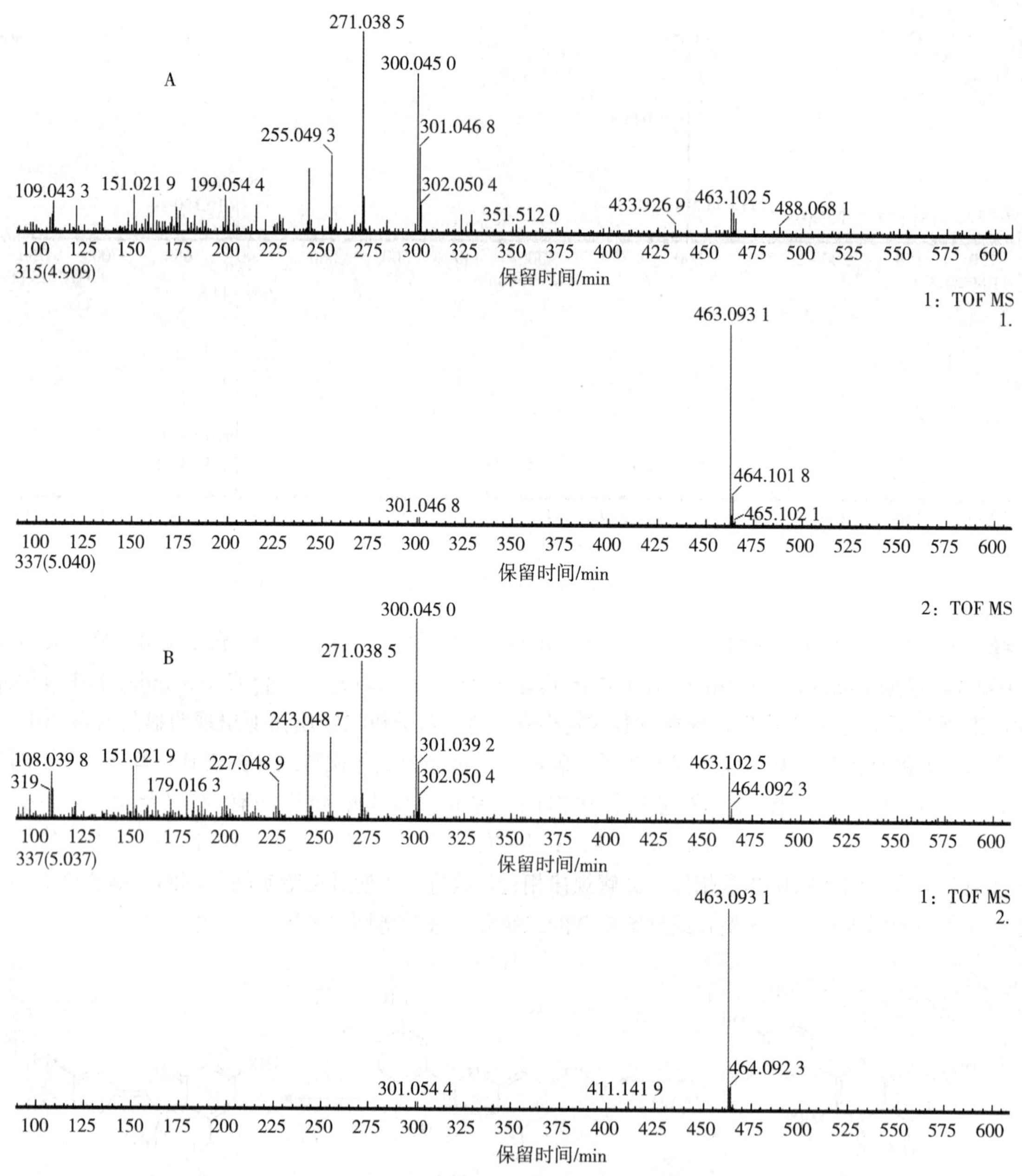

图 5-1-7 金丝桃苷或异槲皮苷的二级和一级质谱图（ESI⁻）

A. 峰 3 的二级和一级质谱 B. 峰 4 的二级和一级质谱

乙酸乙酯部位中的峰 9 分子离子峰 $[M-H]^-$ 为 317.078 1，Masslynx 给出分子式为 $C_{14}H_{16}O_7$，黄酮醇类母核 C 环容易发生脱羧形成碎片离子 m/z 289.089 7（$C_{15}H_{14}O_6$）$^-$，结合文献报道，推测其为 3,3′,5,7-四羟基-4′-甲氧基二氢黄酮。峰 15 分子离子峰 $[M-H]^-$ m/z 为 329.078 6，推测其分子式为 $C_{17}H_{14}O_7$，同时产生 m/z 314.060 5 $[M-H-CH_3]^-$ 和 299.037 1 $[M-H-2CH_3]^-$ 两个碎片峰，通过文献比对，推测其为 3,3′,5-三羟基-4′,7-二甲氧基黄酮。峰 17 分子离子峰 $[M-H]^-$ m/z 为 301.084 8，两个特征碎片离子峰 m/z 165.036 6（$C_8H_5O_4$）$^-$ 和 m/z 135.067 7（$C_8H_7O_2$）$^-$ 为二氢黄酮从 C 环发生 RDA 断裂形成的互补片段，根据文献推测其为艾纳香素。同理根据 Masslynx 给出的质谱信息，结合文献以及 DNP 和 Chemspider 等数据库比对，对其他黄酮类化合物分别进行鉴定，鉴定结果见表 5-1-4 和表 5-1-5。

表 5-1-4 艾纳香乙酸乙酯提取物化学成分的 UPLC-Q-TOF-MS 鉴定结果

序号	保留时间/min	分子式	实测值/(m/z)	理论值/(m/z)	偏差(ppm)	加和离子峰	碎片离子/(m/z)	化合物
1	3.01	$C_9H_8O_4$	179.051 5	179.052 2	−3.9	[M-H]⁻	189.095 1，179.051 5，135.062 6	咖啡酸
2	4.77	$C_{27}H_{30}O_{16}$	609.144 8	609.145 6	−1.3	[M-H]⁻	609.144 8，301.046 8，300.045 0	芦丁
3	4.85	$C_{21}H_{20}O_{12}$	463.093 1	463.093 5	−0.9	[M-H]⁻	463.093 1，301.046 8，300.045 0	金丝桃苷
4	4.98	$C_{21}H_{20}O_{12}$	463.093 1	463.093 5	−0.9	[M-H]⁻	463.093 1，301.046 8，300.045 0	异槲皮苷
5	5.37	$C_{25}H_{24}O_{12}$	515.119 0	515.119 0	0	[M-H]⁻	515.119 0，353.098 0，179.051 5，173.068 1	1.4-O-DiCQA
6	5.55	$C_{25}H_{24}O_{12}$	515.119 0	515.119 0	0	[M-H]⁻	515.119 0，353.089 8，179.057 3，173.062 3	3.4-O-DiCQA
7	5.62	$C_{25}H_{24}O_{12}$	515.119 0	515.119 0	0	[M-H]⁻	515.119 0，353.098 0，191.075 0，179.057 3	1.5-O-DiCQA
8	5.68	$C_{25}H_{24}O_{12}$	515.119 0	515.119 0	0	[M-H]⁻	515.119 0，353.098 0，191.075 0，179.051 5	3.5-O-DiCQA
9	6.70	$C_{16}H_{14}O_7$	317.078 1	317.079 0	−2.8	[2M+HCOO]⁻	677.127 5，317.078 1，289.089 7	3,3′,5,7-四羟基-4′-甲氧基二氢黄酮
10	7.67	$C_{15}H_{10}O_6$	285.054 3	285.055 2	−3.2	[M-H]⁻	301.054 4，285.054 3，180.031 2	木犀草素
11	8.31	$C_{16}H_{12}O_7$	315.069 9	315.069 2	2.2	[M-H]⁻	315.069 9，300.045 0，299.029 6	7-甲氧基槲皮素
12	8.42	$C_{16}H_{12}O_6$	299.065 0	299.076 7	−0.6	[M-H]⁻	299.065 0，289.089 7	3,5,7-三羟基-4′-甲氧基黄酮
13	8.89	$C_{16}H_{12}O_6$	299.037 1	299.037 9	−2.7	[M-H]⁻	299.037 1	Chrysoeriol
14	9.51	$C_{16}H_{12}O_7$	315.062 2	315.063 3	−3.5	[M-H]⁻	315.062 2，300.037 4	3,3′,4′,5-四羟基-7-甲氧基黄酮
15	10.07	$C_{17}H_{14}O_7$	329.078 6	329.078 7	−0.3	[M-H]⁻	329.078 6，314.060 5，299.037 1	3,3′,5-三羟基-4′,7-二甲氧基黄酮
16	10.17	$C_{17}H_{14}O_7$	329.076 5	329.078 7	−6.7	[M-H]⁻	329.076 5，314.060 5	4′,5,7-三羟基-3,3′-二甲氧基黄酮
17	10.68	$C_{16}H_{14}O_6$	301.084 8	301.084 6	0.7	[M-H]⁻	302.088 4，301.084 8，165.036 6，135.067 7	艾纳香素
18	10.98	$C_{16}H_{12}O_7$	315.062 2	315.063 3	−3.5	[M-H]⁻	315.062 2，300.075 3，299.067 4，284.049 9	柽柳黄素
19	11.60	$C_{17}H_{14}O_7$	329.078 6	329.078 7	−0.3	[M-H]⁻	330.080 1，329.078 6，314.060 5，299.029 6	3,5,7-三羟基-3′,4′-二甲氧基黄酮
20	12.82	$C_{17}H_{14}O_6$	315.087 5	315.086 9	1.9	[M+H]⁺	317.086 8，316.090 3，315.087 5	unknown
21	12.94	$C_{17}H_{14}O_7$	331.083 4	331.082 8	1.8	[M+H]⁺	331.083 4，315.079 8，285.221 6	商陆素
22	13.53	$C_{18}H_{16}O_7$	345.097 8	345.097 4	1.2	[M+H]⁺	346.106 4，345.097 8，330.073 1，301.216 6	阿亚黄素
23	13.63	$C_{18}H_{16}O_7$	345.097 8	345.097 4	1.2	[M+H]⁺	347.100 3，346.098 3，345.097 8，330.073 1	5,7-二羟基-3,3′,4′-三甲氧基黄酮

表 5-1-5 艾纳香石油醚提取物化学成分的 UPLC-Q-TOF-MS 鉴定结果

序号	保留时间/min	分子式	实测值/(m/z)	理论值/(m/z)	偏差(ppm)	加和离子峰	碎片离子/(m/z)	化合物
1	5.62	$C_{25}H_{24}O_{12}$	515.119 0	515.119 0	0	[M-H]⁻	515.119 0，353.098 0，191.075 0，179.057 3	1.5-O-DiCQA
2	5.68	$C_{25}H_{24}O_{12}$	515.119 0	515.119 0	0	[M-H]⁻	515.119 0，353.106 2，191.075 0，179.051 5	3.5-O-DiCQA
3	6.70	$C_{16}H_{14}O_7$	317.078 1	317.079 0	−2.8	[M-H]⁻	317.085 9，289.082 2	3,3′,5,7-四羟基-4′-甲氧基二氢黄酮
4	7.46	$C_{15}H_{12}O_6$	287.068 4	287.068 8	−1.4	[M-H]⁻	287.068 4，177.036 0，151.016 5	北美圣草素
5	7.67	$C_{15}H_{10}O_6$	285.054 3	285.055 2	−3.2	[M-H]⁻	301.054 4，285.054 3	木犀草素
6	8.32	$C_{16}H_{12}O_7$	315.069 9	315.069 2	2.2	[M-H]⁻	315.069 9，300.045 0	7-甲氧基槲皮素
7	8.42	$C_{16}H_{12}O_6$	299.075 0	299.076 7	−0.6	[M-H]⁻	299.075 0，289.082 2	3,5,7-三羟基-4′-甲氧基黄酮
8	9.51	$C_{16}H_{12}O_7$	317.063 4	317.063 7	−1.0	[M+H]⁺	317.063 4，301.072 4	3,3′,4′,5-四羟基-7-甲氧基黄酮
9	10.06	$C_{17}H_{14}O_7$	331.075 5	331.075 9	−1.2	[M+H]⁺	331.075 5，315.079 8，287.094 2	3,3′,5-三羟基-4′，7-二甲氧基黄酮
10	10.16	$C_{17}H_{14}O_7$	329.076 5	329.078 7	−3.7	[M-H]⁻	329.076 5，314.060 5	4′,5,7-三羟基-3,3′-二甲氧基黄酮
11	10.67	$C_{16}H_{14}O_6$	303.087 6	303.086 9	0.23	[M+H]⁺	303.087 6，285.073 8，167.036 5	艾纳香素
12	10.98	$C_{16}H_{12}O_7$	317.063 4	317.063 7	−0.1	[M+H]⁺	317.063 4，301.072 4	柽柳黄素
13	11.61	$C_{17}H_{14}O_7$	329.078 6	329.078 7	−0.3	[M-H]⁻	329.078 6，314.060 5，299.029 6	3,5,7-三羟基-3′,4′-二甲氧基黄酮
14	11.71	$C_{22}H_{29}O_6$	389.194 5	389.194 0	1.3	[M+H]⁺	389.194 5，233.159 3，179.070 6，151.077 0	unknown
15	12.23	$C_{28}H_{24}O_4$	425.165 0	425.165 3	−0.7	[M+H]⁺	425.165 0，233.152 6	unknown
16	12.83	$C_{17}H_{14}O_6$	315.087 5	315.086 9	1.9	[M+H]⁺	317.086 8，316.090 3，315.087 5	unknown
17	12.94	$C_{17}H_{14}O_7$	331.083 4	331.082 8	1.8	[M+H]⁺	331.083 4，285.221 6	商陆素
18	13.55	$C_{18}H_{16}O_7$	345.097 8	345.097 4	1.2	[M+H]⁺	345.097 8，330.073 1，233.159 3	阿亚黄素
19	13.61	$C_{18}H_{16}O_7$	345.097 8	345.097 4	1.2	[M+H]⁺	345.097 8，330.073 1	5,7-二羟基-3,3′,4′-三甲氧基黄酮
20	14.41	$C_{22}H_{28}O_5$	373.203 0	373.201 5	4.0	[M+H]⁺	373.203 0，233.152 6，149.099 0	Blumeaene A
21	14.60	$C_{22}H_{28}O_5$	373.203 0	373.201 5	4.0	[M+H]⁺	373.203 0，233.152 6，149.099 0	Blumeaene B
22	15.10	$C_{20}H_{32}O_5$	375.217 5	375.217 1	1.1	[M+Na]⁺	375.217 5，317.211 5，233.152 6，149.099 0	Balsamiferine E
23	15.48	$C_{19}H_{18}O_7$	359.112 4	359.113 1	−1.9	[M+H]⁺	359.112 4，344.090 6	unknown
24	15.75	$C_{19}H_{30}O_5$	361.238 2	361.239 3	−3.1	[M+Na]⁺	361.238 2	Blumeaene C
25	16.00	$C_{21}H_{32}O_5$	387.211 7	387.211 3	1.0	[M+Na]⁺	387.211 7，233.152 6	Blumeaene D

（2）绿原酸类鉴定

通常绿原酸类化合物在负离子模式下，会出现 m/z 179.051 5 [M－H]$^-$（咖啡酸），191.075 0 ($C_7H_{11}O_6$)$^-$（奎尼酸），353.098 0 [M－H]$^-$（单取代咖啡酰奎尼酸），515.119 0 [M－H]$^-$（双取代咖啡酰奎尼酸），677.480 7 [M－H]$^-$和 723.488 8 [M－H＋HCOOH]$^-$（三取代咖啡酰奎尼酸）的峰。本研究中峰 4－7 均出现 m/z 515.119 0 [M－H]$^-$的准分子离子峰和 m/z 353.098 0 [M－H－caffeoyl]$^-$的碎片峰，提示了其均为双取代咖啡酰奎尼酸类化合物。峰 4、峰 5 在 ESI$^-$中均先失去两分子咖啡酰，然后失去 1 分子水（18 Da）产生 m/z 173.0623 [M－2caffeoyl－H－H_2O]$^-$的子离子，因此推断峰 4 和 5 峰均为 4 位酰化，进一步的比对，确定其分别为 1.4－DiCQA 和 3.4－DiCQA。峰 6、峰 7 的准分子离子峰均失去两分子咖啡酰基，产生 m/z 191.075 0 [M－H－2caffeoyl]$^-$的子离子，推断其酰化位置为 3 位或 5 位，进一步的质谱比对，确定其分别为 1.5－DiCQA 和 3.5－DiCQA，乙酸乙酯部位中共鉴定出 5 个绿原酸类成分，包括 1 个咖啡酸和 4 个二取代咖啡酰奎尼酸类化合物（图 5－1－8）。

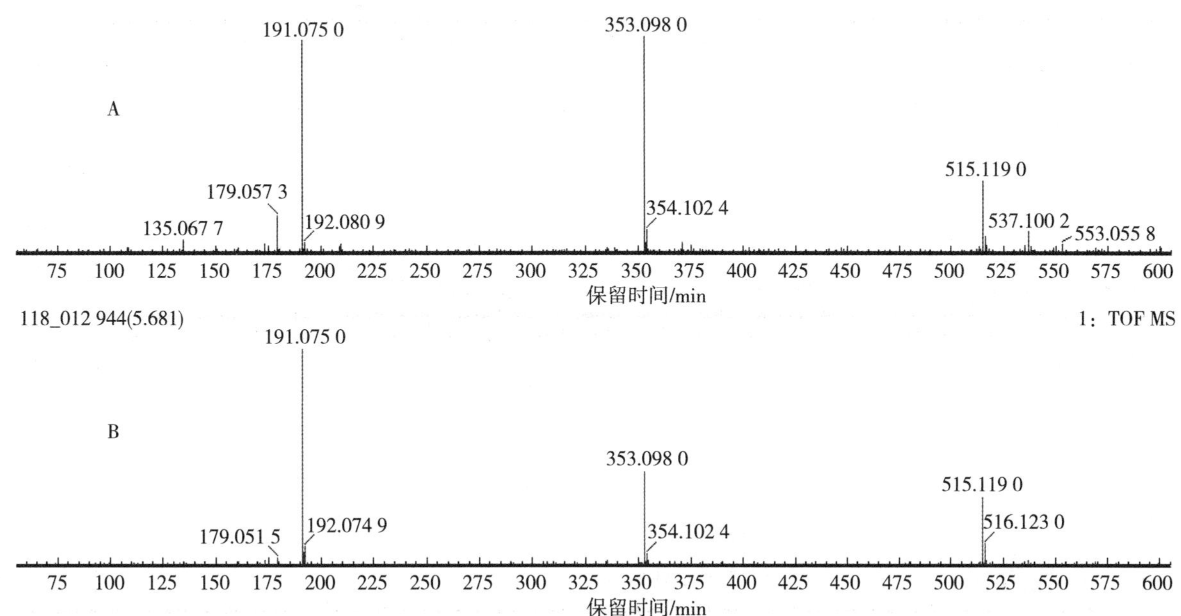

图 5－1－8　2 个具有代表性绿原酸类化合物的质谱图（ESI$^-$）

A. 1.5－O－二咖啡酰奎尼酸　B. 3.5－O－二咖啡酰奎尼酸

（3）萜类成分的鉴定

石油醚部位保留时间在 14～16 min 的几个小峰，m/z 分别为 373.203 0 ($C_{22}H_{29}O_5$)$^+$，375.217 5 ($C_{20}H_{32}O_5Na$)$^+$，387.217 7 ($C_{21}H_{32}O_5Na$)$^+$，根据 Masslynx 给出元素组成，结合 DNP，Chemspider 等数据库，推测其可能为愈创木酮型倍半萜类，由质谱图进一步分析可知这几种化合物均具有 m/z 233.152 6 ($C_{16}H_{25}O$)$^+$的碎片峰，推测其可能为愈创木酮母核，同时都具有 205.164 4 ($C_{15}H_{25}$)$^+$的碎片离子峰，推测其为愈创木酮型母核脱去一分子 CO（28 Da）形成的碎片，结合已有的艾纳香相关文献比对，从中鉴定出 5 种萜类化合物，分别为 Blumeaene A、Blumeaene B、Blumeaene C、Blumeaene D 以及 Balsamiferine E（图 5－1－9）。

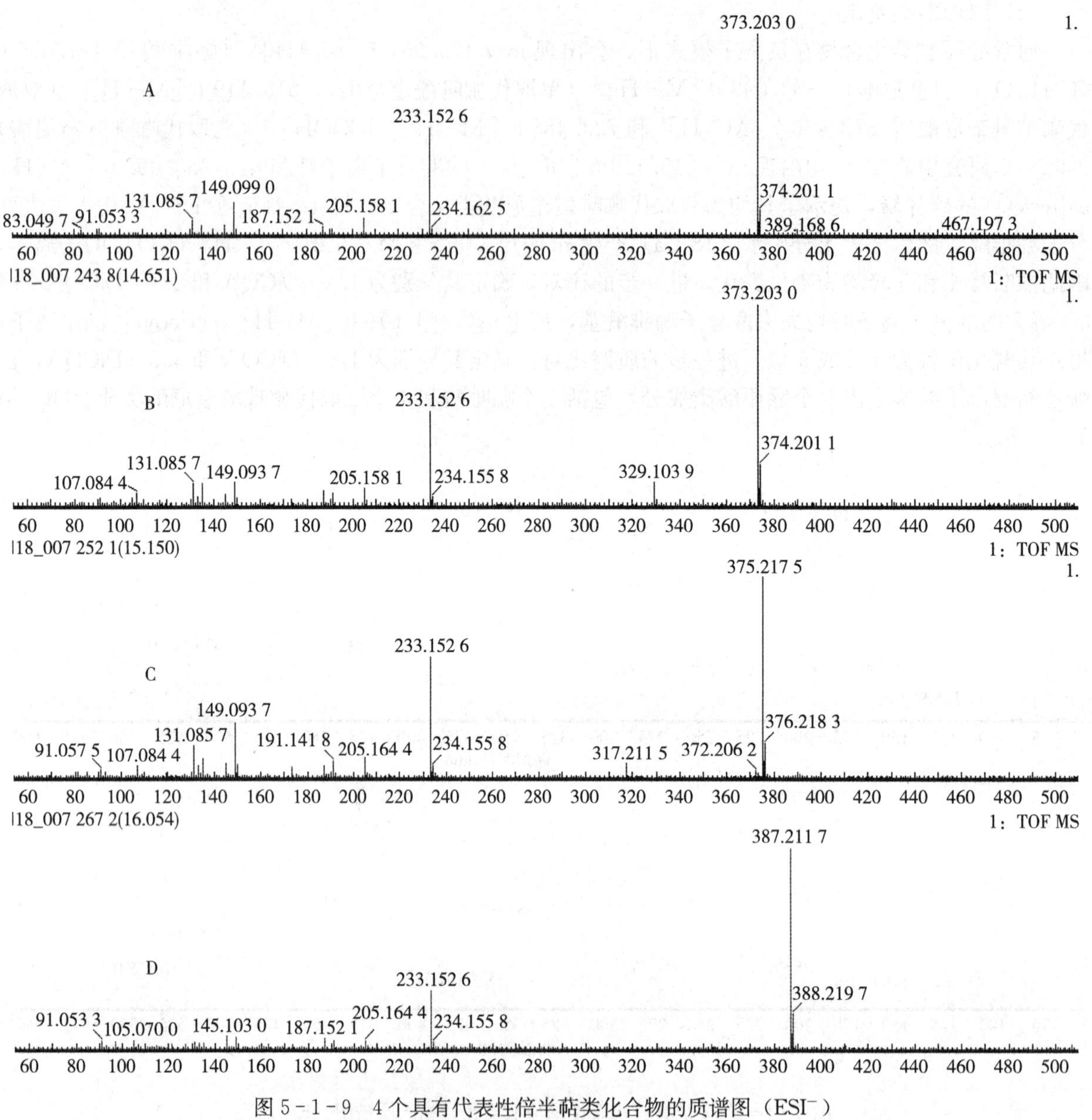

图 5-1-9 4 个具有代表性倍半萜类化合物的质谱图（ESI⁻）

A. Blumeaene A B. Blumeaene B C. Balsamiferine E D. Blumeaene D

4. 结论

本试验首次运用 UPLC-Q-TOF-MS^E技术结合天然产物词典（DNP）、PubMed、Chemspider等数据库以及相关参考文献定性分析艾纳香不同提取部位的化学成分。为全面获得各种类型化合物的信息，本研究采用正负离子两种模式进行质谱扫描，同时在数据采集模式上分别通过低能量碰撞扫描获得化合物的分子离子峰与加和峰，通过高能量碰撞扫描获得化合物裂解形成的碎片峰，通过两者的关联，再结合保留时间和紫外吸收情况，为化合物结构鉴定提供充足信息。

本研究从艾纳香乙酸乙酯部位中鉴定出 22 种成分，结构类型主要属于绿原酸类和黄酮类，从艾纳香石油醚部位中分离鉴定出 21 种成分，结构类型主要为黄酮类和倍半萜类，两个提取部位中的共有成分为 13 种，共计 4 种成分未找到匹配化合物，暂未定性。鉴定出的黄酮类成分主要结构类型分属于黄酮苷、黄酮以及二氢黄酮，在质谱图中黄酮苷容易发生脱糖基裂解，形成苷元和糖基碎片，黄酮和二氢黄酮容易发生 C 环 RDA 裂解，形成两个互补的碎片离子。根据文献报道，艾纳香中主要含有黄酮类和萜类成分，本次研究鉴定出来的化合物多数与之前文献报道的化合物一致，同时本次分析鉴定出之前艾纳香研究中未报道的绿原酸类化合物，绿原酸类化合物广泛分布于各种药用植物中，具有抗炎、抗菌、抗细胞毒等广泛的生物活性，本研究为艾纳香药理活性的解释提供了新的依据。研究中发现在艾纳香石油醚萃取物中的小极性部位富含倍半萜类化合物，主要属于愈创木酮型倍半萜，该类化合物结构新颖，目前研究相对较少。因此，该研究提示艾纳香化学成分的研究今后可以重点放在石油醚部位上，主要应集中于发现小极性部位中结构新颖的萜类成分。

二、艾纳香单体成分及抗菌活性研究

本课题组前期研究显示艾纳香乙酸乙酯部位具有较好的抗细菌活性，为进一步研究艾纳香作为传统民族草药发挥抗菌作用的具体药效物质基础，本文结合体外抗菌活性评价对乙酸乙酯部位进行系统研究。

（一）主要单体化合物研究

1. 材料与试剂设备

见第五章第一节，一、艾纳香活性部位及化学成分研究（三）、艾纳香药效物质基础分析 1. 材料。

2. 方法

（1）提取与分离

艾纳香阴干叶片 6 kg，揉碎，用 95%甲醇回流提取，每次提取 3 小时，共提取 2 次，抽滤，合并滤液，减压浓缩至无醇味，用 5 倍体积的水悬浮，依次用石油醚、乙酸乙酯萃取，乙酸乙酯萃取部分减压浓缩至干，得乙酸乙酯浸膏。

乙酸乙酯浸膏 70 g，拌硅胶，上硅胶柱分离，依次用二氯甲烷/甲醇 100/0、99/1、98/2、97/3、95/5、10/1、1/1、0/1 梯度洗脱，根据薄层色谱检测，合并，获得 9 个组分，编号 A，B，C…I。组分 D 静置，瓶子底部出现大量黄色结晶性粉末，滤出后得化合物 1，组分 E 静置，底部出现淡黄色粉末，滤出后，甲醇溶解，上 sephadex LH－20 柱层析，甲醇为洗脱剂，根据薄层色谱分析进行合并，得到化合物 2 和 3，组分 F 用甲醇溶解，0.45 微孔滤膜过滤，少量 ODS－A 拌样，上 ODS－A 反相柱层析分离，依次用 90%甲醇洗脱，100%甲醇洗脱，其中 90% 洗脱部分浓缩至干，甲醇溶解，上 sephadex LH－20 柱层析，甲醇洗脱，洗脱馏分静置，分别析出化合物 4、5、6、7。

（2）纯度检测和化合物结构确证方法

①纯度检测方法。获得的 7 个化合物，分别采用薄层色谱结合高效液相色谱仪分析的方法确认纯度，薄层色谱显示为单一斑点，并且高效液相色谱图上表现为单一色谱峰的，即可确认为纯化合物，可进一步用于结构测试。

薄层色谱条件：GF_{254}薄层硅胶板，展开剂：二氯甲烷/甲醇 10/1，显色剂：碘缸。

高效液相色谱条件：采用 Waters 2489 半制备液相色谱系统，色谱柱为 YMC ODS－A（250×10 mm，粒径 5 μm），紫外检测器，柱温箱温度为 35 ℃，采用梯度洗脱系统：50%甲醇/水保持 2 min，然后 50%～100%甲醇/水用 30 min，流速为 2 mL/min。

②化合物结构确证方法。单体化合物的结构鉴定方法采用核磁共振技术结合质谱技术，并通过相关物理常数的测定，与已知文献数据的比对，对化合物进行结构确证。

（3）化合物 1－7 的抑菌活性测定

抗菌活性的测定参照 Li G（2014）的方法，－80 ℃保存的金黄色葡萄球菌，大肠埃希菌和枯草芽孢杆菌室温解冻后，接种到 LB 培养基上，37 ℃培养过夜。将菌悬液在振荡器上振荡，血细胞计数板计数，调整菌悬液浓度为 1×10^{6}CFU/mL。将其用 MHB 培养液（牛肉粉 2 g，可溶性淀粉 1.5 g，酸水解酪蛋白 17.5 g，溶于 1L 蒸馏水中，pH 7.4，高压蒸气灭菌，即可）稀释菌液 1 000 倍至 10^3 CFU/mL，作为供试菌悬液。采用微量倍比稀释法测定化合物 1～7 对 3 株供试细菌的抑制活性，测定时每孔中最终菌悬液体积均为 100 μL，化合物 1～7 的浓度范围为 8～128μg/mL，培养板置 37 ℃ 温箱中培养过夜，观察结果，链霉素为阳性对照，所有实验重复 3 次，计算最低抑菌浓度（MIC）。

3. 结果与分析

（1）结构鉴定

化合物 1：浅黄色粉末，mp 175～177 ℃，ESI - MS m/z 317 $[M+H]^+$，^{1}H NMR（500MHz，DMSO - d_6）δ：11.91（1H，s，5 - OH），10.85（1H，s，7 - OH），9.07（1H，s，3′- OH），6.95 - 6.89（3H，m，H - 2′，5′，6′），5.93（1H，d，J=2.0 Hz，H - 8），5.89（1H，d，J=2.0 Hz，H - 6），5.80（1H，d，J=6.0 Hz，3 - OH），5.04（1H，d，J=11.0 Hz，H - 2），4.53（1H，dd，J=11.0，3.0 Hz，H - 3），3.79（3H，s，4′- OCH3）。^{13}C NMR（125 MHz，DMSO - d_6）δ：198.1（C - 4），167.3（C - 5），163.8（C - 9），162.9（C - 7），148.4（C - 4′），146.7（C - 3′），130.2（C - 1′），119.7（C - 2′），115.6（C - 6′），112.2（C - 5′），100.9（C - 10），96.5（C - 8），95.5（C - 6），83.3（C - 2），72.0（C - 3），56.1（4′- OCH_3）。以上数据与文献报道基本一致，确定该化合物为 3,3′,5,7 -四羟基- 4′-甲氧基-二氢黄酮。

化合物 2：浅黄色粉末，EI - MS m/z 318 $[M]^+$，^{1}H NMR（500MHz，DMSO - d_6）δ：11.87（1H，s，5 - OH），9.06（1H，s，3′- OH），8.99（1H，s，4′- OH），6.90（1H，s，H - 2′），6.75（1H，s，H - 5′，H - 6′），6.11（1H，d，J=2.5 Hz，H - 6），6.08（1H，d，J=2.0 Hz，H - 8），5.82（1H，d，J=6.5 Hz，3 - OH），5.03（1H，d，J=11.5 Hz，H - 2），4.56（1H，dd，J=11.0，6.0 Hz，H - 3），3.79（3H，s，7 - OCH_3）。^{13}C NMR（125 MHz，DMSO - d_6）δ：198.9（C - 4），168.0（C - 7），163.5（C - 9），162.9（C - 5），146.3（C - 3′），145.4（C - 4′），128.3（C - 1′），119.9（C - 6′），115.8（C - 2′），115.6（C - 5′），101.8（C - 10），95.3（C - 6），94.2（C - 8），83.7（C - 2），72.1（C - 3），56.4（7 - OCH_3）。以上数据与文献基本一致，确定该化合物为 7 -甲氧基紫衫叶素。

化合物 3：白色粉末，mp 203～205 ℃，^{1}H NMR（500MHz，DMSO - d_6）δ：12.99（1H，s，5 - OH），7.46（1H，d，J=2.5Hz，H - 2′），7.44（1H，dd，J=4.0，2.0 Hz，H - 6′），6.90（1H，d，J=8.0Hz，H - 5′），6.74（1H，s，H - 3），6.73（1H，d，J=2.0 Hz，H - 8），6.38（1H，d，J=2.0 Hz，H - 6），3.87（3H，s，3′- OCH_3）。^{13}C NMR（125 MHz，DMSO - d6）δ：182.3（C - 4），165.6（C - 2），164.7（C - 7），161.7（C - 5），157.7（C - 9），150.4（C - 4′），146.3（C - 3′），121.8（C - 1′），119.6（C - 6′），116.4（C - 5′），114.0（C - 2′），105.1（C - 10），103.5（C - 3），98.4（C - 6），93.0（C - 8），56.5（- OCH_3）。以上数据与文献报道基本一致，确定该化合物为木犀草素- 7 -甲醚。

化合物 4：白色粉末，mp 223～225 ℃，ESI - MS m/z 179 $[M+H]^+$，^{1}H NMR（500MHz，DMSO - d_6）δ：7.43（1H，d，J=15.5 Hz，H - 7），7.05（1H，d，J=1.5 Hz，H - 2），6.97（1H，dd，J=8.0，1.5 Hz，H - 6），6.78（1H，d，J=7.5 Hz，H - 5），6.20（1H，d，J=16.0 Hz，H - 8）。^{13}C NMR（125 MHz，DMSO - d_6）δ：168.5（C - 9），148.6（C - 4），146.0（C - 7），144.9（C - 3），126.2（C - 1），121.6（C - 6），116.2（C - 8），115.8（C - 5），115.1（C - 2）。以上数据与文献报道基本一致，确定该化合物为咖啡酸。

化合物 5：无色针晶，mp 267～268 ℃，ESI - MS m/z 288 $[M+H]^+$，^{1}H NMR（500MHz，DMSO - d_6）δ：12.15（1H，s，5 - OH），6.89（1H，s，H - 2′），6.75（2H，s，H - 5′，6′），5.88（2H，d，J=1.5 Hz，H - 6，8），5.38（1H，dd，J=12.5，3.0 Hz，H - 2），3.18（1H，dd，J=17.0，12.5，H - 3b），2.68（1H，dd，J=17.0，3.0，H - 3a）。^{13}C NMR（125 MHz，DM-

SO－d_6）δ：196.8（C－4），167.1（C－7），163.9（C－5），163.3（C－9），146.2（C－4′），145.6（C－3′），129.9（C－1′），118.4（C－6′），115.8（C－5′），114.8（C－2′），102.2（C－10），96.2（C－6），95.4（C－8），78.9（C－2），42.5（C－3）。以上数据与文献报道基本一致，确定该化合物为北美圣草素。

化合物6：黄色粉末，mp313～314 ℃，ESI－MS 显示分子离子峰 m/z 303 $[M+H]^+$。^1H NMR（500MHz，DMSO－d_6）δ：12.5（1H，s，5′－OH），7.69（1H，d，J=2.5 Hz，H－2′），7.55（1H，dd，J=7.5，2.0 Hz，H－6′），6.90（1H，d，J = 7.5 Hz，H－5′），6.42（1H，d，J=1.5 Hz，H－8），6.20（1H，d，J = 2.0 Hz，H－6）。^{13}C NMR（125 MHz，DMSO－d_6）δ：176.3（C－4），164.3（C－7），161.2（C－9），156.6（C－5），148.1（C－4′），147.2（C－2），145.5（C－3′），136.2（C－3），122.4（C－10），120.4（C－6′），116.1（C－5′），115.5（C－2′），103.5（C－1′），98.6（C－6），93.8（C－8）。以上数据与文献报道数据一致，因此鉴定化合物为槲皮素。

化合物7：白色粉末，mp264～266 ℃，ESI－MS 显示分子离子峰 m/z 287 $[M+H]^+$。^1H NMR（500MHz，DMSO－d_6）δ：12.99（1H，s，5－OH），7.44（1H，d，J = 2.0 Hz，H－2′），7.41（1H，dd，J =4.5，2.0Hz，H－6′），6.91（1H，d，J = 8.0 Hz，H－5′），6.68（1H，s，H－3），6.46（1H，d，J = 2.0 Hz，H－8），6.20（1H，d，J = 2.0 Hz，H－6）。^{13}C NMR（125MHz，DMSO－d_6）：δ 182.1（C－4），164.6（C－7），164.3（C－2），161.9（C－9），157.7（C－5），150.1（C－4′），146.2（C－3′），122.0（C－1′），119.4（C－6′），116.5（C－5′），113.8（C－2′），104.1（C－10），103.3（C－3），99.3（C－6），94.3（C－8）。以上数据与文献报道基本一致，鉴定该化合物为木犀草素。

化合物1～7的结构见图5－1－10。

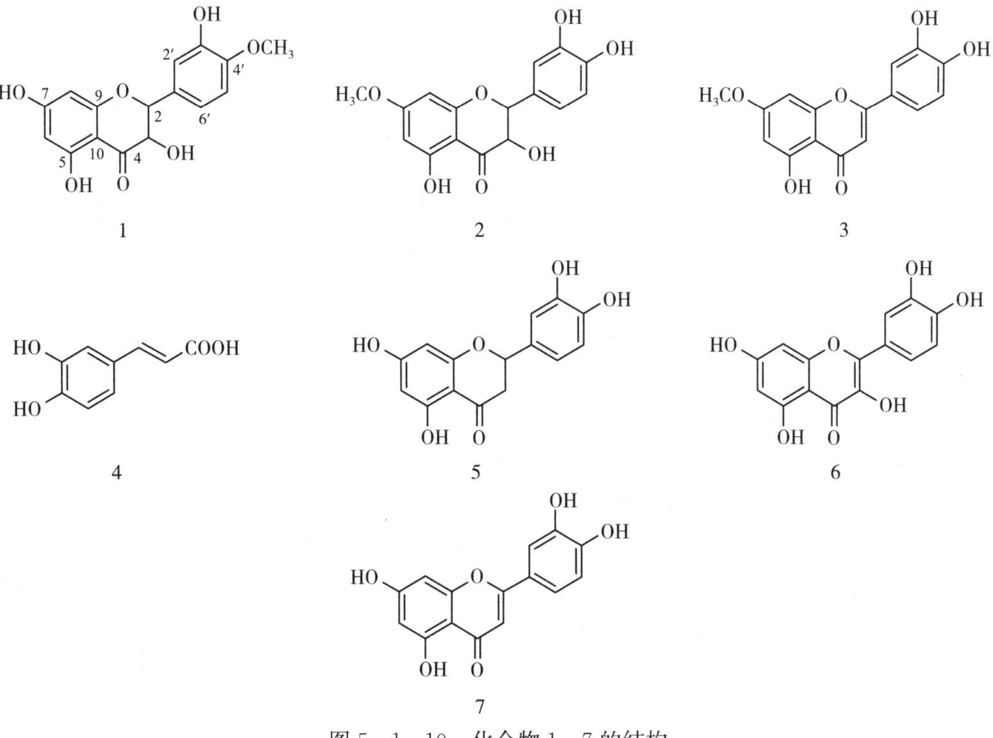

图5－1－10　化合物1～7的结构

（2）对3株细菌的抑制活性测定结果

以金黄色葡萄球菌、大肠埃希菌、枯草芽孢杆菌为供试菌株，采用96孔板倍比稀释法评价7个单体化合物的抑菌活性，链霉素为阳性对照。活性结果显示化合物2和3对金黄色葡萄球菌（DSM

799）具有较强抑制活性，MIC 均为 64 μg/mL，同时，对大肠埃希菌（DSM 1116）也具有一定抑制活性，MIC 均为 128 μg/mL（表 5-1-6）。

表 5-1-6 化合物 1～7 对 3 株细菌最低抑菌浓度

单位：μg/mL

菌株	1	2	3	4	5	6	7	链霉素
DSM 799	>128	64	64	128	128	128	>128	5
DSM 1116	>128	128	128	>128	>128	128	>128	1
DSM 1088	>128	>128	>128	128	>128	>128	>128	5

注：实验重复 3 次。

4. 结论

综上，本研究从艾纳香乙酸乙酯萃取部位中分离并鉴定了 7 个单体化合物，6 个为黄酮类成分，其中化合物 2 和 4 均为首次从该植物中分离获得。抑菌活性评价显示，化合物 2 和 3 具有较好的抑菌活性，对金黄色葡萄球菌的 MIC 均为 64 μg/mL，对大肠埃希菌的 MIC 为 128 μg/mL。本研究有助于艾纳香这一黎族和苗族传统草药的现代化开发利用，为天然食品防腐剂和新药研发等提供重要的备选先导化合物。同时，也为艾纳香产业中艾渣的再利用提供借鉴。

（二）黄酮类单体化合物研究

在前期研究基础上，对艾纳香乙酸乙酯部位化学成分进一步研究，共获得 15 个单体黄酮类化合物，并对单体化合物进行体外抗菌活性评价。

1. 材料与试剂设备

见第五章第一节，一、艾纳香活性部位及化学成分研究（三）、艾纳香药效物质基础分析 1. 材料。

2. 方法

（1）提取分离

艾纳香叶片（6 kg）阴干，揉碎，用 95%甲醇回流提取 2 次，每次提取 3 h，抽滤，合并滤液，减压浓缩成浸膏。5 倍体积的水悬浮，依次用石油醚、乙酸乙酯萃取，其中乙酸乙酯经减压浓缩得浸膏 70 g，经硅胶（100～200 目）柱层析，二氯甲烷-甲醇（100∶0，99∶1，98∶2，97∶3，95∶5，10∶1，1∶1，0∶1，v/v）梯度洗脱，各梯度分别洗脱 10 个柱体积，根据薄层检测，合并得 9 个组分，编号 A，B，C…I。

组分 B 静置，底部析出浅黄色粉末，滤出得化合物 1（60 mg）。滤液减压浓缩，经 ODS-A 反相柱层析，甲醇-水（1∶9，2∶8，3∶7，4∶6，5∶5，6∶4，7∶3，8∶2，9∶1，v/v）梯度洗脱，每个梯度洗脱 8 个柱体积，根据薄层合并得 7 个流分（BFr. 1-7），BFr. 5 静置析出化合物 2（30 mg）。组分 C 经 ODS-A 反相柱层析，甲醇-水（1∶9，2∶8，3∶7，4∶6，5∶5，6∶4，7∶3，8∶2，9∶1，v/v）梯度洗脱，各梯度分别洗脱 8 个柱体积，根据薄层合并得 6 个流分（CFr. 1-6）。CFr. 4 经 sephadex LH-20 柱层析，甲醇洗脱，得化合物 8（40 mg）、11（30 mg）和 12（35 mg）。CFr. 5 经 sephadex LH-20 柱层析，甲醇洗脱，得化合物 13（50 mg）。CFr. 6 经 sephadex LH-20 柱层析，甲醇洗脱，得化合物 14（40 mg）。组分 D 经 ODS-A 反相柱层析，甲醇-水（1∶9，2∶8，3∶7，4∶6，5∶5，6∶4，7∶3，8∶2，9∶1，v/v）梯度洗脱，各梯度分别洗脱 8 个柱体积，根据薄层合并得到 8 个流分（DFr. 1-8）。DFr. 5 静置析出化合物 3（20 mg）。DFr. 6 与 DFr. 7 合并，经 HPLC 制备，甲醇-水（77∶23，v/v）为流动相，得化合物 4（20 mg，t_R=22.3 min，流速 2 mL/min）和 5（15 mg，t_R=22.8 min，流速 2 mL/min）。DFr. 4 经 sephadex LH-20 柱层析，甲醇洗脱，得化合

物 6（25 mg）。组分 E 经 ODS-A 反相柱层析，甲醇-水（1∶9，2∶8，3∶7，4∶6，5∶5，6∶4，7∶3，8∶2，9∶1，v/v）梯度洗脱，各比例分别洗脱 5 个柱体积，根据薄层检测得 7 个流分（EFr. 1-7）。EFr. 2 经 HPLC 制备，甲醇-水（1∶1，v/v）为流动相，得化合物 7（10 mg，t_R = 23.8 min，流速为 2 mL/min）。组分 H 经 ODS-A 反相柱层析，甲醇-水（3∶97，5∶95，1∶9，2∶8，3∶7，4∶6，5∶5，6∶4，v/v）梯度洗脱，每个梯度分别洗脱 5 个柱体积，根据薄层合并得 6 个流分（HFr. 1-6）。HFr. 1 经 sephadex LH-20 柱层析，甲醇洗脱，得化合物 15（20 mg）。组分 I 经 ODS-A 反相柱层析，甲醇-水（3∶97，5∶95，1∶9，2∶8，3∶7，4∶6，5∶5，6∶4，7∶3，v/v）梯度洗脱，各梯度分别洗脱 5 个柱体积，根据薄层检测得 8 个流分（IFr. 1-8）。IFr. 1 经 HPLC 制备，甲醇-水（1∶1，v/v）为流动相，得化合物 9（10 mg，t_R = 10.7 min，流速为 2 mL/min）和 10（15 mg，t_R = 11 min，流速为 2 mL/min）。

（2）纯度检测和结构确证方法

纯度检验方法采用袁媛（2018）的监测方法，两种不同展开系统在薄层硅胶板上展开目标化合物，显色方法为紫外灯结合碘熏，如均为单一斑点，则表明化合物纯度合格。采用波谱学技术（^{1}H NMR，^{13}C NMR），质谱技术及物理性质相结合的方法，确证纯化合物结构。

（3）化合物活性评价方法

参考文献方法，保存于−80 ℃的金黄色葡萄球菌，大肠埃希菌和枯草芽孢杆菌菌株复苏后接种到 LB 培养基上 37 ℃振荡过夜。经血细胞计数板计数，调整菌悬液浓度约 1×10^8 CFU/mL，用 MHB 培养基稀释 100 倍至 10^6 CFU/mL，作为供试菌悬液。采用 96 孔板倍比稀释法测定化合物 1～15 对 3 株供试细菌的抑制活性，测定时每孔中最终菌悬液体积均为 100 μL，化合物 1～15 的浓度范围为 8～128μg/mL，置 37 ℃恒温培养箱中培养 24 h，计算 MIC，链霉素为阳性对照，所有实验重复 3 次。

3. 结果与分析

（1）结构鉴定

化合物 1：浅黄色粉末，ESI-MS m/z：333.1 [M+H]$^+$，分子式为 $C_{17}H_{16}O_7$，^{1}H NMR（500 MHz，CD_3OD）δ：7.00（1H，d，J=2.5 Hz，H-2′），6.96（1H，dd，J=8.5，2.5 Hz H-6′），6.95（1H，d，J=8.5 Hz H-5′），6.08（1H，d，J=2.0 Hz，H-6），6.05（1H，d，J=2.0 Hz，H-8），4.98（1H，d，J=11.5 Hz，H-2），4.54（1H，d，J=11.5 Hz，H-3），3.87（3H，s，7-OCH_3），3.81（3H，s，4′-OCH_3）。^{13}C NMR（125 MHz，CD_3OD）δ：199.7（C-4），170.7（C-7），165.9（C-5），165.1（C-9），150.5（C-4′），148.4（C-3′），131.9（C-1′），121.6（C-6′），116.5（C-5′），113.2（C-2′），103.4（C-10），96.9（C-6），95.9（C-8），85.9（C-2），74.6（C-3），57.3（7-OCH_3），57.2（4′-OCH_3）。以上数据与文献基本一致，故鉴定该化合物为 3,3′,5-三羟基-4′,7-二甲氧基二氢黄酮。

化合物 2：淡黄色针状结晶，ESI-MS m/z：345.1 [M+H]$^+$，分子式为 $C_{18}H_{16}O_7$，^{1}H NMR（500 MHz，CD_3OD）δ：7.72（1H，d，J=2.0 Hz，H-2′），7.67（1H，dd，J=8.5，2.0 Hz，H-6′），6.93（1H，d，J=8.5 Hz，H-5′），6.62（1H，d，J=2.0 Hz，H-8），6.32（1H，d，J=2.0 Hz，H-6），3.94（3H，s，3-OCH_3），3.88（3H，s，3′-OCH_3），3.80（3H，s，7-OCH_3）。^{13}C NMR（125 MHz，CD_3OD）δ：178.7（C-4），165.9（C-7），161.4（C-5），156.9（C-9），156.8（C-4′），150.5（C-2），147.7（C-3），138.4（C-3′），122.5（C-2′），121.1（C-6′），115.2（C-1′），111.4（C-5′），105.3（C-10），97.6（C-6），91.7（C-8），59.2（3-OCH_3），55.2（3′-OCH_3），55.1（7-OCH_3）。以上数据与文献基本一致，故鉴定该化合物为 4′,5-二羟基-3,3′,7-三甲氧基黄酮。

化合物 3：白色粉末，ESI-MS m/z：303.3 [M+H]$^+$，分子式为 $C_{16}H_{14}O_6$，1H NMR（500

MHz, CD_3OD) δ: 6.92 (1H, s, H-4′), 6.79 (2H, s, H-2′, 6′), 6.05 (1H, d, J=2.5 Hz, H-8), 6.03 (1H, d, J=2.5 Hz, H-6), 5.31 (1H, dd, J=12.5, 3.0 Hz, H-2), 3.80 (3H, s, 7-OCH_3), 3.10 (1H, dd, J=17.0, 12.5 Hz, H-3b), 2.73 (1H, dd, J=17.0, 3.0 Hz, H-3a)。^{13}C NMR (125 MHz, CD_3OD) δ: 196.8 (C-4), 168.1 (C-7), 163.8 (C-5), 163.3 (C-9), 145.5 (C-3′), 145.1 (C-5′), 130.2 (C-1′), 117.9 (C-4′), 114.8 (C-6′), 113.9 (C-2′), 102.6 (C-10), 94.3 (C-6), 93.5 (C-8), 79.2 (C-2), 54.9 (7-OCH_3), 42.7 (C-3)。以上数据与文献基本一致，故鉴定该化合物为艾纳香素。

化合物4：浅黄色粉末，ESI-MS m/z: 317.3 $[M+H]^+$，分子式为 $C_{16}H_{12}O_7$，^1H NMR (500 MHz, CD_3OD) δ: 7.72 (1H, d, J=8.0 Hz, H-6′), 7.71 (1H, s, H-2′), 7.01 (1H, d, J=8.0 Hz, H-5′), 6.37 (1H, s, H-8), 6.17 (1H, s, H-6), 3.92 (3H, s, 7-OCH_3)。^{13}C NMR (125 MHz, CD_3OD) δ: 175.9 (C-4), 164.3 (C-7), 161.1 (C-9), 156.8 (C-5), 149.2 (C-4′), 146.0 (C-2), 145.9 (C-3′), 136.2 (C-3), 124.0 (C-1′), 120.1 (C-6′), 114.2 (C-2′), 110.7 (C-5′), 103.1 (C-10), 97.9 (C-6), 93.0 (C-8), 54.9 (7-OCH_3)。以上数据与文献基本一致，故鉴定该化合物为3,5,3′,4′-四羟基-7-甲氧基黄酮。

化合物5：黄色结晶性粉末，ESI-MS m/z: 301.3 $[M+H]^+$，分子式为 $C_{16}H_{12}O_6$，^1H NMR (500 MHz, CD_3OD) δ: 7.47 (1H, d, J=8.5 Hz, H-6′), 7.37 (1H, s, H-2′), 7.06 (1H, d, J=8.5 Hz, H-5′), 6.56 (1H, s, H-8), 6.43 (1H, s, H-3), 6.20 (1H, s, H-6), 3.93 (3H, s, 4′-OCH_3)。^{13}C NMR (125 MHz, CD_3OD) δ: 182.4 (C-4), 165.0 (C-7), 164.5 (C-2), 161.8 (C-9), 158.0 (C-5), 151.2 (C-4′), 146.8 (C-3′), 123.6 (C-6′), 118.6 (C-1′), 112.5 (C-2′), 111.2 (C-5′), 103.9 (C-3), 103.0 (C-10), 98.8 (C-6), 93.7 (C-8), 55.1 (4′-OCH_3)。以上数据与文献报道基本一致，故鉴定该化合物为香叶木素。

化合物6：黄色粉末，ESI-MS m/z: 331.1 $[M+H]^+$，分子式为 $C_{17}H_{14}O_7$，^1H NMR (500 MHz, CD_3OD) δ: 7.65 (1H, d, J=2.5 Hz, H-2′), 7.56 (1H, dd, J=8.5, 2.5 Hz, H-6′), 6.91 (1H, d, J=8.5 Hz, H-5′), 6.60 (1H, d, J=2.0 Hz, H-8), 6.34 (1H, d, J=2.0 Hz, H-6), 3.89 (3H, s, 7-OCH_3), 3.80 (3H, s, 3-OCH_3)。^{13}C NMR (125 MHz, CD_3OD) δ: 180.9 (C-4), 168.1 (C-7), 163.6 (C-5), 159.2 (C-2), 159.1 (C-9), 150.9 (C-4′), 147.3 (C-3′), 140.5 (C-3), 123.6 (C-1′), 123.2 (C-6′), 117.4 (C-2′), 117.2 (C-5′), 107.5 (C-10), 99.7 (C-6), 93.9 (C-8), 61.3 (7-OCH_3), 57.3 (3-OCH_3)。以上数据与文献报道基本一致，故鉴定该化合物为3′,4′,5-三羟基-3,7-二甲氧基黄酮。

化合物7：黄色粉末，ESI-MS m/z: 317.3 $[M+H]^+$，分子式为 $C_{16}H_{12}O_7$，^1H NMR (500 MHz, CD_3OD) δ: 7.71 (1H, d, J=2.0 Hz H-2′), 7.69 (1H, dd, J=9.0, 2.0 Hz, H-6′), 6.99 (1H, d, J=9.0 Hz, H-5′), 6.35 (1H, d, J=2.0 Hz, H-8), 6.16 (1H, d, J=2.0 Hz, H-6), 3.91 (3H, s, 3′-OCH_3)。^{13}C-NMR (125 MHz, CD_3OD) δ: 175.9 (C-4), 164.6 (C-7), 161.0 (C-9), 156.8 (C-5), 149.2 (C-4′), 145.9 (C-2, 3′), 136.1 (C-3), 123.9 (C-1′), 120.0 (C-6′), 114.2 (C-2′), 110.7 (C-5′), 103.0 (C-10), 98.0 (C-6), 93.2 (C-8), 54.9 (3′-OCH_3)。以上数据与文献基本一致，故鉴定该化合物为异鼠李素。

化合物8：黄色粉末，ESI-MS m/z: 361.1 $[M+H]^+$，分子式为 $C_{18}H_{16}O_8$，^1H NMR (500 MHz, CD_3OD) δ: 7.71 (1H, d, J=2.0 Hz, H-2′), 7.65 (1H, dd, J=8.5, 2.0 Hz, H-6′), 6.92 (1H, d, J=8.5 Hz, H-5′), 6.74 (1H, s, H-8), 3.96 (3H, s, 3′-OCH_3), 3.93 (3H, s, 7-OCH_3), 3.78 (3H, s, 3-OCH_3)。^{13}C NMR (125 MHz, CD_3OD) δ: 178.7 (C-4), 156.7 (C-7), 154.5 (C-5), 149.7 (C-9), 147.5 (C-2), 145.3 (C-4′), 138.1 (C-3′), 129.6 (C-3), 122.3 (C-6), 121.6 (C-1′), 115.1 (C-6′), 111.4 (C-2′), 105.7 (C-5′),

105.4 (C-10)，90.3 (C-8)，59.1 (3-OCH_3)，55.5 (7-OCH_3)，55.1 (3′-OCH_3)。以上数据与文献基本一致，故鉴定该化合物为 chrysosplenol C。

化合物 9：黄色结晶性粉末，ESI-MS m/z：465.4 $[M+H]^+$，分子式为 $C_{21}H_{20}O_{12}$，^1H NMR (500 MHz，CD_3OD) δ：7.84 (1H，d，J=2.0 Hz，H-2′)，7.58 (1H，dd，J=8.0，2.0 Hz，H-6′)，6.86 (1H，d，J=8.0 Hz，H-5′)，6.38 (1H，d，J=1.5 Hz，H-8)，6.18 (1H，d，J=1.5 Hz，H-6)，5.14 (1H，d，J=2.0 Hz，H-1″)。^{13}C NMR (125 MHz，CD_3OD) δ：178.1 (C-4)，164.7 (C-7)，161.5 (C-5)，157.4 (C-9)，157.0 (C-2)，148.5 (C-4′)，144.4 (C-3′)，134.4 (C-3)，121.5 (C-1′)，121.4 (C-6′)，116.4 (C-5′)，114.7 (C-2′)，104.0 (C-10)，103.0 (C-1″)，98.5 (C-6)，93.4 (C-8)，75.7 (C-5″)，73.7 (C-3″)，71.8 (C-2″)，68.6 (C-4″)，60.5 (C-6″)。以上数据与文献报道基本一致，故鉴定该化合物为金丝桃苷。

化合物 10：黄色结晶性粉末，ESI-MS m/z：465.4 $[M+H]^+$，分子式为 $C_{21}H_{20}O_{12}$，^1H NMR (500 MHz，CD_3OD) δ：7.71 (1H，d，J=1.5 Hz，H-2′)，7.58 (1H，dd，J=8.0，1.5 Hz，H-6′)，6.86 (1H，d，J=8.0 Hz，H-5′)，6.38 (1H，d，J=1.5 Hz，H-8)，6.18 (1H，d，J=1.5 Hz，H-6)，5.14 (1H，d，J=2.0 Hz，H-1″)。^{13}C NMR (125 MHz，CD_3OD) δ：178.0 (C-4)，164.7 (C-7)，161.6 (C-5)，157.6 (C-9)，157.0 (C-2)，148.4 (C-4′)，144.5 (C-3′)，134.2 (C-3)，121.8 (C-1′)，121.6 (C-6′)，116.2 (C-5′)，114.6 (C-2′)，104.2 (C-10)，100.2 (C-1″)，98.5 (C-6)，93.4 (C-8)，77.0 (C-5″)，76.7 (C-3″)，74.3 (C-2″)，69.8 (C-4″)，61.1 (C-6″)。以上数据与文献报道基本一致，故鉴定该化合物为异槲皮苷。

化合物 11：黄色结晶性粉末，ESI-MS m/z：303.1 $[M+H]^+$，分子式为 $C_{16}H_{14}O_6$，^1H NMR (500 MHz，CD_3OD) δ：6.94 (1H，d，J=2.0 Hz，H-2′)，6.92 (1H，d，J=8.5 Hz，H-5′)，6.90 (1H，dd，J=8.5，2.0 Hz，H-6′)，5.89 (1H，d，J=2.5 Hz，H-8)，5.87 (1H，d，J=2.5 Hz，H-6)，5.32 (1H，dd，J=12.5，3.0 Hz，H-2)，3.06 (1H，dd，J=17.0，12.5 Hz，H-3b)，2.71 (1H，dd，J=17.0，3.0 Hz，H-3a)，3.86 (3H，s，4′-OCH3)。^{13}C NMR (125 MHz，CD_3OD) δ：196.1 (C-4)，167.4 (C-7)，164.1 (C-5)，163.3 (C-9)，147.9 (C-4′)，146.4 (C-3′)，131.7 (C-1′)，117.6 (C-6′)，113.1 (C-5′)，111.2 (C-2′)，101.8 (C-10)，95.7 (C-6)，94.9 (C-8)，78.8 (C-2)，55.0 (4′-OCH_3)，42.6 (C-3)。以上数据与文献报道基本一致，故鉴定该化合物为 3′,5,7-三羟基-4′-甲氧基二氢黄酮。

化合物 12：白色粉末，ESI-MS m/z：287.1 $[M+H]^+$，分子式为 $C_{16}H_{14}O_5$，^1H NMR (500 MHz，CD_3OD) δ：7.24 (2H，d，J=8.5 Hz，H-2′，6′)，6.80 (2H，d，J=8.5 Hz，H-5′，3′)，5.95 (1H，d，J=2.5 Hz，H-8)，5.93 (1H，d，J=2.5 Hz，H-6)，5.21 (1H，dd，J=13.0，3.0 Hz，H-2)，3.01 (1H，dd，J=17.0，13.0 Hz，H-3b)，2.61 (1H，dd，J=17.0，3.0 Hz，H-3a)，3.71 (3H，s，7-OCH_3)。^{13}C NMR (125 MHz，CD_3OD) δ：196.7 (C-4)，167.9 (C-4′)，163.7 (C-7)，163.1 (C-5)，157.6 (C-9)，129.5 (C-1′)，127.7 (C-2′，6′)，115.0 (C-3′，5′)，102.6 (C-10)，94.4 (C-6)，93.6 (C-8)，79.1 (C-2)，54.9 (7-OCH_3)，42.5 (C-3)。以上数据与文献报道基本一致，故鉴定该化合物为樱花素。

化合物 13：黄色粉末，ESI-MS m/z：315.1 $[M+H]^+$，分子式为 $C_{17}H_{14}O_6$，^1H NMR (500 MHz，DMSO) δ：7.57 (1H，dd，J=8.5，2.0 Hz，H-6′)，7.47 (1H，d，J=2.0 Hz，H-2′)，7.09 (1H，d，J=8.5 Hz，H-5′)，6.81 (1H，s，H-3)，6.75 (1H，d，J=2.0 Hz，H-8)，6.37 (1H，d，J=2.0 Hz，H-6)，3.87 (6H，s，7，4′-OCH_3)。^{13}C NMR (125 MHz，DMSO) δ：182.3 (C-4)，165.6 (C-4′)，164.3 (C-7)，161.6 (C-5)，157.7 (C-9)，151.7 (C-2)，147.3 (C-3′)，123.3 (C-1′)，119.3 (C-5′)，113.5 (C-2′)，112.6 (C-6′)，105.2 (C-3)，104.2 (C-10)，98.5 (C-6)，93.1 (C-8)，56.5 (7-OCH_3)，56.3 (4′-OCH_3)。以上数据与文

献报道基本一致，故鉴定该化合物为 pilloin。

化合物 14：黄色粉末，ESI-MS m/z：317.1 [M+H]$^+$，分子式为 $C_{16}H_{12}O_7$，^{1}H NMR（500 MHz，CD_3OD）δ：7.61（1H，d，J=2.0 Hz，H-2′），7.51（1H，dd，J=8.5，2.0 Hz，H-6′），6.90（1H，d，J=8.5 Hz，H-5′），6.37（1H，d，J=2.0 Hz，H-8），6.18（1H，d，J=2.0 Hz，H-6），3.78（3H，s，3-OCH_3）。^{13}C NMR（125 MHz，CD_3OD）δ：178.5（C-4），164.5（C-7），161.5（C-5），156.9（C-9），156.5（C-2），148.5（C-4′），145.0（C-3′），138.1（C-3），121.5（C-1′），120.9（C-6′），115.1（C-5′），115.0（C-2′），104.4（C-10），98.4（C-6），93.4（C-8），59.1（3-OCH_3）。以上数据与文献报道基本一致，故鉴定该化合物为5,7,3′,4′-四羟基-3-甲氧基黄酮。

化合物 15：黄色粉末，ESI-MS m/z：359.1 [M+H]$^+$，分子式为 $C_{19}H_{18}O_7$，^{1}H NMR（500 MHz，$CDCl_3$）δ：12.63（1H，s，5-OH），7.74（1H，dd，J=8.5，2.5 Hz，H-6′），7.68（1H，d，J=2.5 Hz，H-2′），6.99（1H，d，J=8.5 Hz，H-5′），6.44（1H，d，J=2.5 Hz，H-8），6.34（1H，d，J=2.5 Hz，H-6），3.97（3H，s，3-OCH_3），3.96（3H，s，3′-OCH_3），3.84（3H，s，4′-OCH_3），3.86（3H，s，7-OCH_3）。^{13}C NMR（125 MHz，$CDCl_3$）δ：178.7（C-4），165.4（C-7），162.0（C-9），156.7（C-4′），155.8（C-5），151.4（C-3′），148.8（C-3），138.9（C-2），122.9（C-1′），122.2（C-6′），111.3（C-5′），110.8（C-2′），106.0（C-10），97.8（C-8），92.2（C-6），60.1（3-OCH_3），56.1（3′-OCH_3），55.9（4′-OCH_3），55.8（7-OCH_3）。以上数据与文献报道基本一致，故鉴定该化合物为 5-羟基-3,7,3′,4′-四甲氧基黄酮。

化合物 1～15 的结构见图 5-1-11。

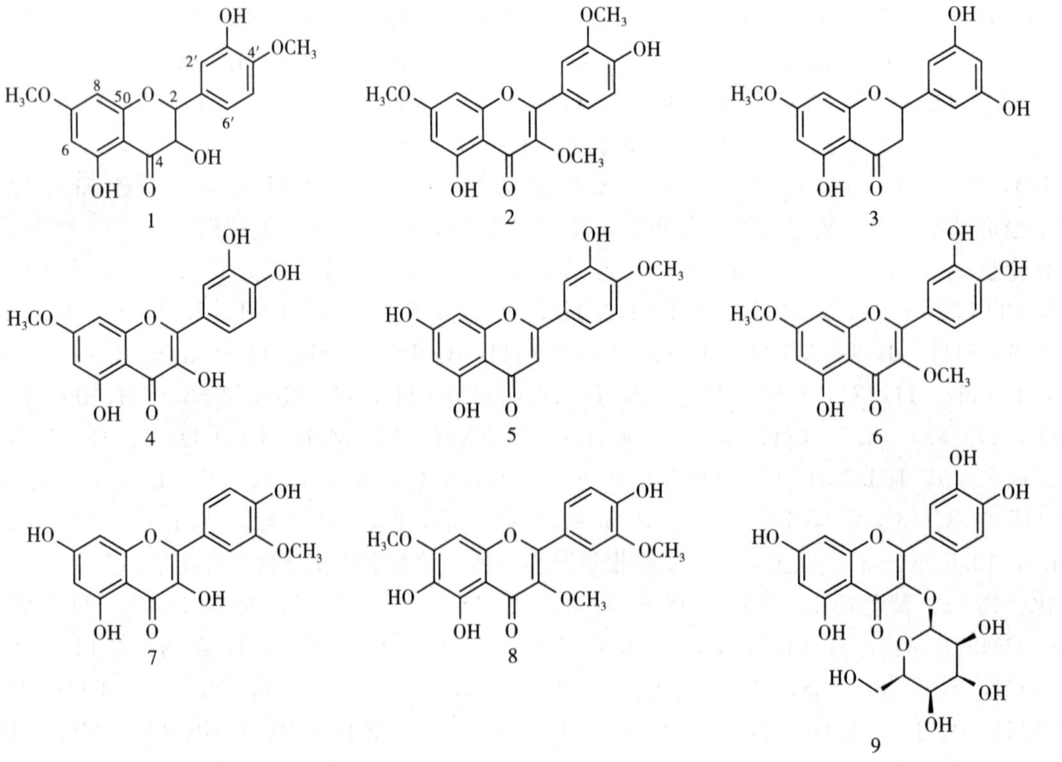

1 2 3

4 5 6

7 8 9

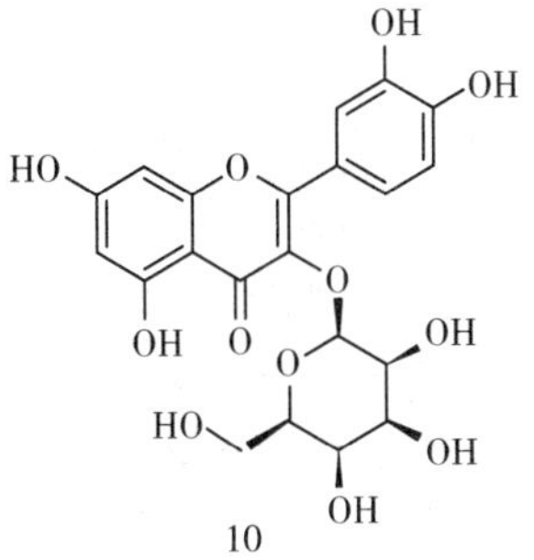

图 5-1-11　化合物 1～15 的结构

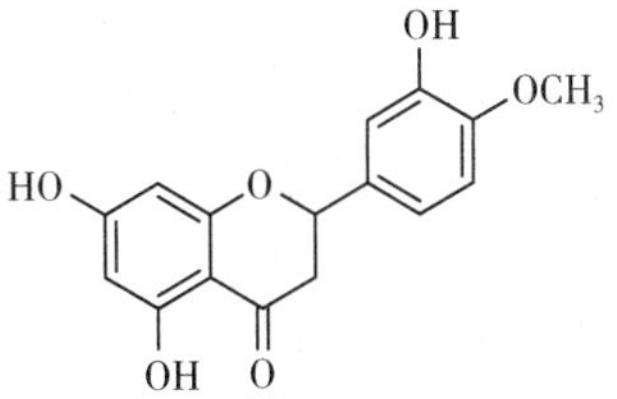

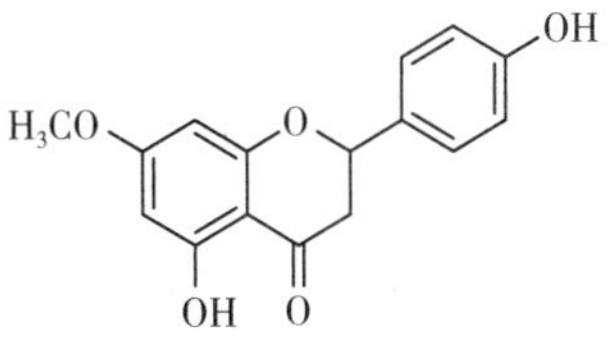

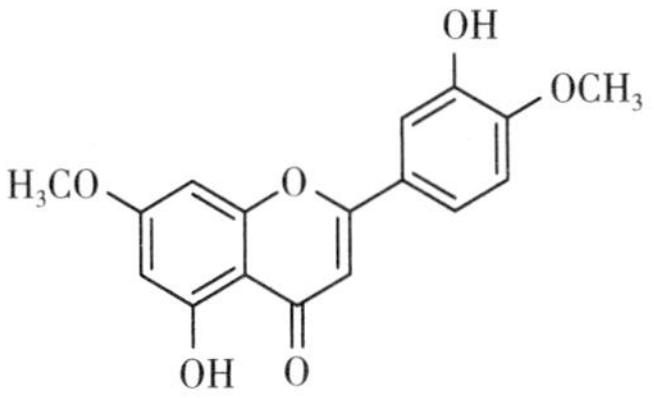

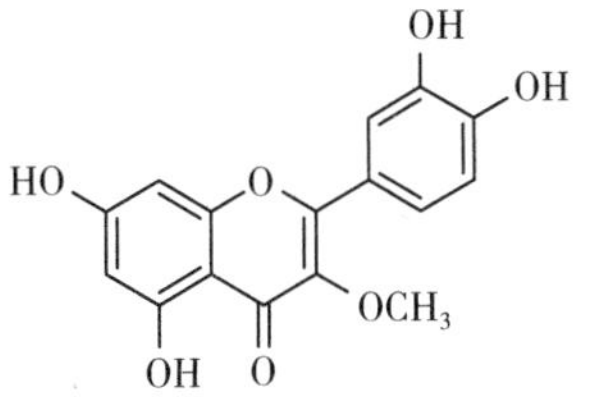

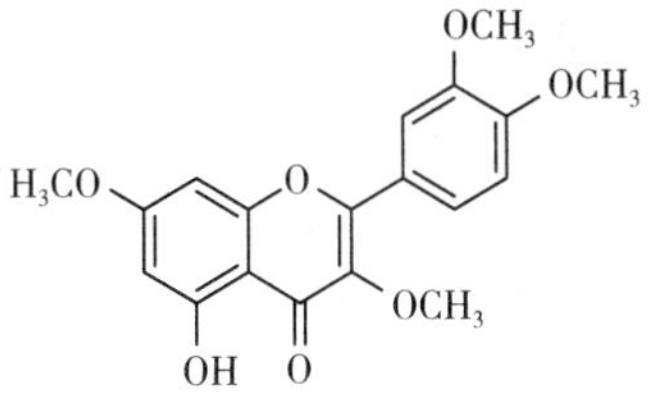

（2）活性评价

活性结果显示化合物 1、3、6、8 和 12 对 3 株细菌具有不同程度的抑制活性，MIC 为 32～128μg/mL。其中化合物 3 对金黄色葡萄球菌抑制活性最强，MIC 为 32μg/mL，化合物 12 对枯草芽孢杆菌的抑制活性较强，MIC 为 64 μg/mL。化合物 1、6、8 对 3 株细菌表现出较弱的抑制作用，其他化合物均无抑菌活性（MIC>128 μg/mL）。（表 5-1-7）

表 5-1-7　化合物 1～15 对 3 株细菌最低抑菌浓度

化合物	最低抑菌浓度/（μg/mL）		
	金黄色葡萄球菌	大肠埃希菌	枯草芽孢杆菌
1	128	128	128
3	32	>128	128
6	>128	128	128
8	>128	128	>128
12	>128	128	64
2、4、5、7、9、10、11、13、14、15	>128	>128	>128
链霉素	5	1	5

说明：实验重复 3 次。

4. 结论

通过 UPLC-Qtof-MS/DAD 技术对艾纳香不同提取部位化学成分的分析显示，黄酮类成分主要集中在乙酸乙酯部位，而萜类成分主要分布于石油醚部位。为进一步明确艾纳香的抗菌药效物质基础，本研究对乙酸乙酯部位进行系统研究，共分离获得 15 个黄酮类化合物，其中化合物 7、11、12 和 13 为首次从该植物分离，通过进一步的体外抗菌活性评价，筛选出 1 个抗菌活性强的单体化合物——艾纳香素，其对金黄色葡萄球菌的 MIC 达到 32 μg/mL，其他化合物亦表现出不同程度的抑菌活性（MIC：32～128 μg/mL），然而仍有很多化合物无活性（MIC>128 μg/mL），且单体化合物活性整体上并不强（阳性对照链霉素 MIC：1～5 μg/mL），推测艾纳香发挥药效的主要机制可能是多成分、多靶点的，且各成分间具有协同作用。

（三）绿原酸类单体化合物研究

本课题组在持续从艾纳香中寻找新型抗菌活性先导化合物过程中，从艾纳香叶片中分离并鉴定了6个绿原酸类单体化合物：3,5-O-二咖啡酰奎尼酸乙酯（1），3,5-O-二咖啡酰奎尼酸甲酯（2），4,5-O-二咖啡酰奎尼酸（3），3,4-O-二咖啡酰奎尼酸（4），3,5-O-二咖啡酰奎尼酸（5），1,3,5-O-三咖啡酰奎尼酸（6），其中化合物1为新天然产物，6个化合物均为首次从该植物中分得，抗菌实验显示部分化合物具有较好的抗细菌活性。本研究为阐明艾纳香的传统药用功效物质基础提供借鉴。

1. 材料与试剂设备

见第五章第一节，一、艾纳香活性部位及化学成分研究（三）、艾纳香药效物质基础分析 1. 材料。

2. 方法

（1）化学成分的分离

艾纳香叶片（6 kg），阴干，揉碎，用95%甲醇回流提取，合并滤液，减压浓缩至无醇味（400 g），水悬浮，依次用石油醚，乙酸乙酯萃取，乙酸乙酯萃取部分减压浓缩至干，得乙酸乙酯浸膏（160 g）。

乙酸乙酯浸膏拌硅胶，上硅胶柱分离，依次用二氯甲烷/甲醇100/0～0/1梯度洗脱，根据薄层色谱检测，合并，获得9个组分，编号A，B，C…I。I组分用甲醇溶解，上ODS反相键合硅胶色谱柱，用甲醇/水不同比例洗脱共得到3%、5%、10%、20%、30%、40%、50%和100%共8个组分（I1～I8），将30%组分（I5）用甲醇溶解，上sephadex LH-20柱层析，甲醇为洗脱剂，根据薄层色谱检测进行合并，获得单体化合物1（20 mg），2（51 mg）和3（17 mg）。将10%组分（I3）采用半制备高效液相色谱分离，依次获得3个纯化合物：4（14 mg，50%甲醇，2 mL/min，t_R=10.5 min）、5（10 mg，50%甲醇，2 mL/min，t_R=13.7 min）、6（22 mg，50%甲醇，2 mL/min，t_R=15 min）。

（2）化合物1～6的抑菌活性测定

−80 ℃保存的金黄色葡萄球菌，大肠埃希菌和枯草芽孢杆菌菌株室温解冻后，接种到LB液体培养基上，37 ℃振摇培养过夜，血细胞计数板计数，调整菌悬液浓度为1×10^8CFU/mL。将其用MHB培养液（牛肉粉2 g，可溶性淀粉1.5 g，酸水解酪蛋白17.5 g，溶于1L蒸馏水中，pH 7.4，高压蒸气灭菌，即可）稀释菌液100倍至106 CFU/mL，作为供试菌悬液。采用微量倍比稀释法测定化合物1～6对3株供试菌的抑制活性，化合物1～6分别用DMSO溶解，供试样品的浓度范围为8～128μg/mL，培养板置37 ℃生化培养箱中培养过夜，观察结果，链霉素为阳性对照，所有实验重复3次，计算MIC。

3. 结果与分析

（1）结构鉴定

化合物1：棕色油状，EIMS m/z：545.1 $[M+H]^+$，分子式$C_{27}H_{28}O_{12}$，^1H NMR（500 MHz，CD_3OD）δ：7.63/7.56（2H，d，J = 16.0 Hz，H-7′，7″），7.09（2H，m，H-2′，2″），6.97（2H，dd，J = 2.5，8.5Hz，H-6′，6″），6.81/6.80（2H，d，J = 8.0 Hz，H-5′，5″），6.35/6.23（2H，d，J = 16.0 Hz，H-8′，8″），5.43（1H，m，H-5），5.34（1H，m，H-3），4.13（2H，m，$-OCH_2-$），4.00（1H，dd，J = 7.5，3.0 Hz，H-4），2.21/2.33（4H，m，H-2，6），1.24（3H，t，J = 7.5 Hz）。^{13}C NMR（125 MHz，CD_3OD）δ：175.2（C-7），168.8（C-9′），168.0（C-9″），149.7（C-4′），149.5（C-4″），147.4（C-7′），147.2（C-7″），146.8（C-3′），146.7（C-3″），127.9（C-1′），127.6（C-1″），123.1（C-6′，6″），116.6（C-5′），116.5（C-5″），115.4（C-2′），115.2（C-2″），115.1（C-8′），114.8（C-8″），74.6（C-1），72.2（C-3），72.0（C-5），69.9（C-4），62.6（$-O-CH_2-$），36.7（C-6），35.6（C-2），14.3（$-O-CH_2-CH_3$）。以上数据与文献基本一致，确定该化合物为3,5-O-二咖啡酰奎尼酸

乙酯。

化合物 2：棕色油状，EI - MS m/z：531.2 [M+H]$^+$，分子式 $C_{26}H_{26}O_{12}$，^{1}H NMR（500 MHz，CD_3OD）δ：7.64/7.57（2H，d，J = 15.5 Hz，H - 7′，7″），7.09（2H，s，H - 2′，2″），6.98（2H，m，H - 6′，6″），6.81/6.80（2H，d，J = 7.5 Hz，H - 5′，5″），6.36/6.24（2H，d，J = 16.0 Hz，H - 8′，8″），5.43（1H，m，H - 5），5.36（1H，m，H - 3），4.01（1H，dd，J =7.5，3.0 Hz，H - 4），3.71（3H，s，- OCH_3），2.21/2.33（4H，m，H - 2，6）。^{13}C NMR（125 MHz，CD_3OD）δ：175.7（C - 7），168.8（C - 9′），168.1（C - 9″），149.6（C - 4′），149.4（C - 4″），147.5（C - 7′），147.2（C - 7″），146.7（C - 3′，3″），127.8（C - 1′），127.6（C - 1″），123.2（C - 6′），123.1（C - 6″），116.6（C - 5′），116.5（C - 5″），115.4（C - 2′），115.2（C - 2″），115.2（C - 8′），114.8（C - 8″），74.7（C - 1），72.1（C - 3），72.0（C - 5），69.8（C - 4），53.1（- OCH_3），36.8（C - 6），35.7（C - 2）。以上数据与文献基本一致，确定该化合物为 3,5 - O -二咖啡酰奎尼酸甲酯。

化合物 3：棕色油状，HR - EI - MS m/z：531.2 [M+H]$^+$，确定分子式 $C_{25}H_{24}O_{12}$，^{1}H NMR（500MHz，CD_3OD）δ：7.62/7.52（2H，d，J = 16.0 Hz，H - 7′，7″），7.06/7.04（2H，d，J = 2.0 Hz，H - 2′，2″），6.94/6.92（2H，dd，J = 2.0，8.0 Hz，H - 6′，6″），6.78（2H，d，J = 8.0 Hz，H - 5′，5″），6.32/6.19（2H，d，J = 16.0 Hz，H - 8′，8″），5.57（1H，ddd，J = 5.5，8.7，9.2 Hz，H - 3），5.14（1H，dd，J = 8.5，3.5 Hz，H - 4），4.37（1H，m，H - 5），3.74（3H，s，- OCH_3），2.30/2.11（4H，m，H - 6，2）。^{13}C NMR（125 MHz，CD3OD）δ：176.0（C - 7），169.3（C - 9″），168.8（C - 9′），150.4（C - 4″），150.3（C - 4′），148.5（C - 7″），148.4（C - 7′），147.4（C - 3′，3″），128.4（C - 1″），128.3（C - 1′），124.0（C - 6′，6″），117.3（C - 5′，5″），116.0（C - 2′，2″），115.5（C - 8″），115.3（C - 8′），76.7（C - 1），75.8（C - 4），69.8（C - 3），69.5（C - 5），54.0（- OCH_3），39.4（C - 2），39.0（C - 6）。以上数据与文献基本一致，确定该化合物为 3,4 - O -二咖啡酰奎尼酸甲酯。

化合物 4：棕色油状，EI - MS m/z：515.1190 [M - H]$^-$，分子式 $C_{25}H_{24}O_{12}$，^{1}H NMR（500 MHz，CD_3OD）δ：7.59（1H，d，J = 16.0 Hz，H - 7″），7.51（1H，d，J = 16.0 Hz，H - 7′），7.02/7.01（2H，s，H - 2′，2″），6.91/6.89（2H，d，J = 8.5 Hz，H - 6′，6″），6.74（2H，dd，J = 8.5 Hz，H - 5′，5″），6.28/6.18（2H，d，J = 16.0 Hz，H - 8′，8″），5.66（1H，br s，H - 3），5.13（1H，d，J = 7.5 Hz，H - 4），4.38（1H，br s，H - 5），2.29（2H，m，H - 6），2.10（2H，m，H - 2）。^{13}C NMR（125 MHz，CD_3OD）δ：176.9（C - 7），168.6（C - 9″），168.4（C - 9′），149.6（C - 4′，4″），147.7（C - 7′），147.6（C - 7″），146.7（C - 3′，3″），127.7（C - 1′），127.6（C - 1″），123.2（C - 6′，6″），116.5（C - 5′，5″），115.2（C - 2′），115.2（C - 2″），114.8（C - 8′），114.8（C - 8″），76.1（C - 1），75.3（C - 4），68.4（C - 3），67.8（C - 5），38.4（C - 2），37.1（C - 6）。以上数据与文献基本一致，确定该化合物为 3,4 - O -二咖啡酰奎尼酸。

化合物 5：棕色油状，EI - MS m/z：515.1190 [M - H]$^-$，分子式 $C_{25}H_{24}O_{12}$，^{1}H NMR（500 MHz，CD_3OD）δ：7.61/7.60（2H，dd，J = 16.0 Hz，H - 7′，7″），7.09（2H，s，H - 2′，2″），6.98（2H，d，J = 8.0 Hz，H - 6′，6″），6.81（2H，d，J = 8.0 Hz，H - 5′，5″），6.33/6.29（2H，d，J = 16.0 Hz，H - 8′，8″），5.43（1H，td，J = 8.5，4.5 Hz，H - 5），4.33（1H，br s，H - 3），3.83（1H，d，J = 6.0 Hz，H - 4），2.62（1H，d，J = 12.5 Hz，H - 6α），2.54（1H，d，J = 12.0 Hz，H - 2α），2.43（1H，d，J = 13.0 Hz，H - 6β），2.10（1H，dd，J = 12.5，4.5 Hz，H - 2β）。^{13}C NMR（125 MHz，CD_3OD）δ：176.9（C - 7），167.5（C - 9′），166.8（C - 9″），148.1（C - 4′），148.1（C - 4″），146.2（C - 7′），146.0（C - 7″），145.3（C - 3′，3″），126.5（C - 1′），126.4（C - 1″），121.9（C - 6′），121.8（C - 6″），115.2（C - 5′，5″），114.0（C - 8′），114.0（C -

8″), 113.9 (C-2′), 113.8 (C-2″), 73.3 (C-1), 71.6 (C-5), 70.2 (C-3), 68.3 (C-4), 35.7 (C-2), 34.4 (C-6)。以上数据与文献基本一致，确定该化合物为 3,5-O-二咖啡酰奎尼酸。

化合物 6：棕色油状，EI-MS m/z：723.4888 [M+HCOOH-H]$^-$，分子式 $C_{34}H_{30}O_{15}$，^{1}H NMR (500 MHz，CD_3OD) δ：7.64/7.55/7.52 (3H，d，J = 16.0 Hz，H-7′，7″，7‴)，7.07/6.98/6.96 (3H，br s，H-2′，2″，2‴)，6.84/6.78/6.78 (3H，m，H-6′，6″，6‴)，6.64 (1H，m，H-5′)，6.53 (2H，d，J = 8.0 Hz，H-5″，5‴)，6.34 (1H，d，J = 15.5 Hz，H-8′)，6.26 (1H，d，J = 15.5 Hz，H-8″)，6.18 (1H，d，J = 16.0 Hz，H-8‴)，5.61 (1H，td，J=11.0，4.5 Hz，H-5)，5.46 (1H，d，J = 3.0 Hz，H-3)，3.97 (1H，dd，J = 9.5，3.0 Hz，H-4)，2.98 (1H，d，J = 15.5 Hz，H-2)，2.69 (1H，d，J = 13.0 Hz，H-6)，2.42 (1H，d，J = 15.0 Hz，H-2)，1.98 (1H，t，J = 12.5 Hz，H-6)。^{13}C NMR (125 MHz，CD_3OD) δ：174.3 (C-7)，167.5 (C-9′)，167.5 (C-9″)，166.6 (C-9‴)，148.2 (C-4′)，148.0 (C-4″)，147.8 (C-4‴)，145.8 (C-7′，7″，7‴)，145.4 (C-3′)，145.2 (C-3″)，145.0 (C-3‴)，126.4 (C-1′)，126.3 (C-1″)，126.1 (C-1‴)，121.6 (C-6′)，121.5 (C-6″)，120.7 (C-6‴)，115.2 (C-5′)，115.2 (C-5″)，115.1 (C-5‴)，114.7 (C-2′)，114.6 (C-2″)，114.0 (C-2‴)，114.0 (C-8′)，113.9 (C-8″)，113.8 (C-8‴)，80.6 (C-1)，72.0 (C-3)，71.3 (C-4)，70.2 (C-5)，37.6 (C-6)，31.9 (C-2)。以上数据与文献基本一致，确定该化合物为 1,3,5-O-三咖啡酰奎尼酸。

化合物 1～6 的结构见图 5-1-12。

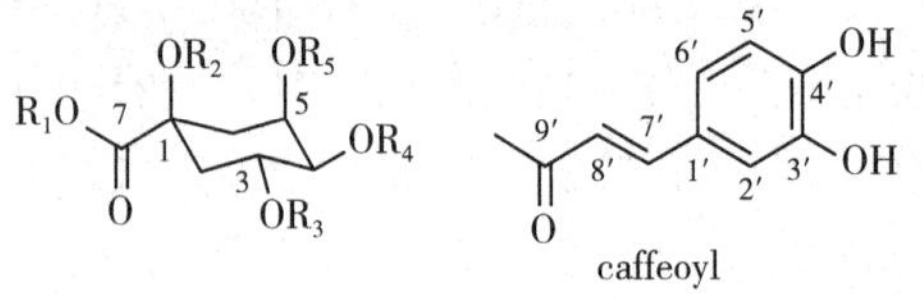

1：$R_1=C_2H_5$，$R_2=H$，R_3=caffeoyl，$R_4=H$，R_5=caffeoyl
2：$R_1=CH_3$，$R_2=H$，R_3=caffeoyl，$R_4=H$，R_5=caffeoyl
3：$R_1=CH_3$，$R_2=H$，R_3=caffeoyl，$R_4=H$，R_5=caffeoyl，$R_5=H$
4：$R_1=H$，$R_2=H$，R_3=caffeoyl，R_4=caffeoyl，$R_5=H$
5：$R_1=H$，$R_2=H$，R_3=caffeoyl，$R_4=H$，R_5=caffeoyl
6：$R_1=H$，R_2=caffeoyl，R_3=caffeoyl，$R_4=H$，R_5=caffeoyl

图 5-1-12 化合物 1～6 的结构

(2) 抗细菌实验结果

采用 96 孔板倍比稀释法评价 6 个单体化合物的抑菌活性，链霉素为阳性对照。活性结果（表 5-1-8）显示化合物 6 对金黄色葡萄球菌（DSM 799）具有较强抑制活性，MIC 为 64 μg/mL，化合物 3 对枯草芽孢杆菌（DSM 1088）也具有一定程度抑制活性，MIC 为 64 μg/mL。

表 5-1-8 化合物 1～6 对 3 株细菌最低抑菌浓度

单位：μg/mL

菌株	1	2	3	4	5	6	链霉素
DSM 799	>128	>128	>128	>128	128	64	5
DSM 1116	>128	>128	128	>128	>128	>128	1
DSM 1088	>128	>128	64	>128	>128	>128	5

注：实验重复 3 次。

4. 结论

本研究从艾纳香中分离并鉴定了多种绿原酸类单体成分，其中 1 种化合物为首次从自然界中分离获得的新天然产物，6 种化合物均为首次从该植物中分离，单体化合物的抗菌活性测试显示多种绿原酸类成分对 3 种供试细菌均表现不同程度抑制活性。本研究不仅获得一系列抗菌活性先导化合物，而且绿原酸类结构为艾纳香研究中之前从未发现过的一类活性成分，进一步验证了庞玉新等对总黄酮提取物的 UPLC-Qtof-MS 分析结果，同时有助于解释绿原酸类成分在艾纳香提取物的各种药理功效中的可能发挥的协同作用。

（四）非黄酮类单体化合物研究

中药成分复杂，其功效的发挥通常是多组分，多途径，多靶点的协同作用，艾纳香中除挥发油和黄酮类之外的其他类型成分研究相对较少，为从传统黎药艾纳香中寻找新型活性先导化合物，对艾纳香乙酸乙酯提取部位的非黄酮类成分进行系统研究，共分离并鉴定了 12 个单体化合物：6,7-二羟基香豆素（1）、蚱蜢酮（2）、反式对羟基桂皮酸（3）、双（4-羟苄基）醚（4）、原儿茶酸（5）、原儿茶醛（6）、3-（Hydroxyucetyl）indole（7）、咖啡酸乙酯（8）、sterebin A（9）、eugenyl-O-β-D-glucoside（10）、4-allyl-2,6-dimethoxyphenol glucoside（11）、blumeaene K（12）。其中化合物 1～11 为首次从该植物中分得，对所有化合物进行了体外抗细菌活性评价。

1. 材料与试剂设备

见第五章第一节，一、艾纳香活性部位及化学成分研究（三）、艾纳香药效物质基础分析 1. 材料。

2. 方法

（1）化学成分的分离

艾纳香叶片 6 kg 用 95%甲醇回流提取，合并滤液，减压浓缩至干，水悬浮，依次用石油醚，乙酸乙酯萃取，乙酸乙酯萃取部分减压浓缩至干，得乙酸乙酯浸膏。乙酸乙酯浸膏拌硅胶，硅胶柱分离，依次用二氯甲烷/甲醇（100/0～0/1，v/v）梯度洗脱，获得 9 个组分（A，B，C…I）。组分 E 经过 ODS-A 反相柱色谱，甲醇-水梯度洗脱（1∶9，2∶8，4∶6，10∶0，v/v）洗脱，获得 4 个组分，编号 E1～E4，其中 E1 组分经过半制备高效液相色谱，流动相：50%甲醇 2 min，50%～100%甲醇 30 min，流速 2.0 mL/min，获得化合物 1（3 mg，t_R=10.5 min），2（5 mg，t_R=13.2 min），3（10 mg，t_R=13.7 min），4（4 mg，t_R=14.2 min），5（13 mg，t_R=8.8 min）。E3 组分经半制备高效液相色谱，流动相：50%甲醇 2 min，50%～100%甲醇 30 min，流速 2.0 mL/min，得化合物 12（5 mg，t_R=27.5 min）。组分 D 甲醇溶解，上 ODS-A 反相柱层析分离，用甲醇-水（1∶9，2∶8，3∶7，4∶6，5∶5，6∶4，7∶3，8∶2，9∶1，v/v）梯度洗脱，得 9 个流分（D1-D9），D2 甲醇溶解，上 sephadex LH-20 柱层析，甲醇洗脱，得化合物 6（7 mg）。D4 甲醇溶解，上 sephadex LH-20 柱层析，甲醇洗脱，得化合物 7（12 mg）和 8（22 mg），D3 甲醇溶解，上 sephadex LH-20 柱层析，甲醇洗脱，得化合物 9（14 mg）。组分 G 甲醇溶解，上 ODS-A 反相柱层析分离，甲醇-水（1∶9，2∶8，3∶7，4∶6，5∶5，6∶4，7∶3，8∶2，9∶1，v/v）梯度洗脱，得 8 个流分（G1-G8），G3 采用半制备液相色谱，以甲醇-水（55∶45，v/v）等度洗脱，流速 2.0 mL/min，得化合物 10（20 mg，t_R=18 min），G5 甲醇溶解，上 sephadex LH-20 柱层析，甲醇洗脱，得化合物 11（33 mg）。

（2）化合物的抑菌活性测定

采用 96 孔板法评价 12 个单体化合物的抗细菌活性。-80 ℃保存的 3 株供试细菌金黄色葡萄球菌（DSM 799）、枯草芽孢杆菌（DSM 1088）和大肠埃希菌（DSM 1166）室温解冻，接种于 LB 培养基，37 ℃生化培养箱中振摇培养过夜，调整菌悬液浓度为 1×10^8 CFU/mL。用 MHB 培养液（牛肉粉 2.0 g，可溶性淀粉 1.5 g，酸水解酪蛋白 17.5 g，溶于 1L 蒸馏水中，pH7.4，高压蒸气灭菌即可）稀释菌液 100 倍至 10^6 CFU/mL，作为供试菌悬液。采用微量倍比稀释法测定化合物 1～12 对 3 株供试菌的抑制活性，化合物分别用 DMSO 溶解，供试样品最终浓度范围为 8～128μg/mL，

96 孔板置 37 ℃生化培养箱中培养 24 h，观察结果，链霉素为阳性对照，所有实验重复 3 次，计算 MIC。

3. 结果与分析

（1）结构鉴定

化合物 1：褐色粉末，ESI-MS m/z：179 [M+H]$^+$，分子式为 $C_9H_6O_4$，^{1}H NMR（500MHz，CD_3OD）δ：7.78（1H，d，J=9.5 Hz，H-4），6.94（1H，s，H-8），6.75（1H，s，H-5），6.17（1H，d，J=9.5 Hz，H-3），6.43（1H，s，H-8），6.20（1H，s，H-6），3.93（3H，s，4′-OCH_3）。^{13}C NMR（125 MHz，CD_3OD）δ：162.9（C-2），111.6（C-3），143.2（C-4），111.4（C-5），144.7（C-6），149.1（C-7），102.2（C-8），150.6（C-9），111.1（C-10）。以上数据与文献报道基本一致，确定该化合物为 6,7-二羟基香豆素。

化合物 2：白色针状结晶，ESI-MS m/z：247 [M+Na]$^+$，分子式为 $C_{13}H_{20}O_3$，^{1}H NMR（500MHz，CD_3OD）δ：5.81（1H，s，H-8），4.20（1H，m，H-3），2.19（1H，m，H-4a），2.18（3H，s，H-10），1.92（1H，m，H-2a），1.41（1H，m，H-2b），1.37（3H，s，H-12），1.37（3H，s，H-13），1.36（3H，m，H-4b），1.14（3H，s，H-11）。^{13}C NMR（125 MHz，CD_3OD）δ：37.0（C-1），49.7（C-2），64.4（C-3），49.9（C-4），72.4（C-5），119.9（C-6），211.5（C-7），101.1（C-8），200.9（C-9），26.5（C-10），29.3（C-11），32.3（C-12），30.8（C-13）。以上数据与文献基本一致，确定该化合物为蚱蜢酮。

化合物 3：无色油状，mp 134～135 ℃，EIMS m/z：165 [M+H]$^+$，分子式为 $C_9H_8O_3$，^{1}H NMR（500MHz，CD_3OD）δ：7.56（1H，d，J=16.0 Hz，H-7），7.42（2H，d，J=8.5 Hz H-2，6），6.80（2H，d，J=8.5 Hz，H-3.5），6.29（1H，d，J=15.5 Hz，H-8）。^{13}C NMR（125 MHz，CD_3OD）δ：126.0（C-1），129.8（C-2，6），115.6（C-3，5），159.4（C-4），145.4（C-7），114.6（C-8），170.0（C-9）。以上数据与文献基本一致，确定该化合物为反式对羟基桂皮酸。

化合物 4：白色粉末，EIMS m/z：231 [M+H]$^+$，分子式为 $C_{14}H_{14}O_3$，^{1}H NMR（500MHz，CD_3OD）δ：7.71（1H，s，H-2′），7.69（1H，d，J=8.0 Hz，H-6′），6.99（1H，d，J=9.5 Hz，H-5′），6.35（1H，d，J=1.5 Hz，H-8），6.16（1H，d，J=2.0 Hz，H-6），3.91（3H，s，3′-OCH_3）。^{13}C NMR（125 MHz，CD_3OD）δ：126.7（C-1），131.6（C-2，6），115.4（C-3，5），159.6（C-4），72.4（C-7），126.0（C-1′），129.6（C-2′，6′），114.4（C-3′，5′），158.1（C-4′），63.0（C-7′）。以上数据与文献基本一致，故鉴定化合物 4 为双（4-羟苄基）醚。

化合物 5：褐色粉末，ESI-MS m/z：155 [M+H]$^+$，分子式为 $C_7H_6O_4$，^{1}H NMR（500MHz，CD_3OD）δ：7.44（1H，d，J=1.5 Hz，H-2），6.79（1H，d，J=8.0 Hz，H-5），7.41（1H，dd，J=8.5 Hz，2.0 Hz，H-6）。^{13}C NMR（125 MHz，CD_3OD）δ：122.4（C-1），116.3（C-2），144.5（C-3），149.7（C-4），114.3（C-5），122.8（C-6），169.6（C-7）。以上数据与文献报道基本一致，确定该化合物为原儿茶酸。

化合物 6：褐色粉末，ESI-MS m/z：139 [M+H]$^+$，分子式为 $C_7H_6O_3$，^{1}H NMR（500MHz，CD_3OD）δ：9.69（1H，s，-CHO），7.31（1H，dd，J=8.0，2.0 Hz，H-6），7.30（1H，s，H-2），6.91（1H，d，J=8.0 Hz，H-5）。^{13}C NMR（125 MHz，CD_3OD）δ：130.8（C-1），115.4（C-2），147.2（C-3），153.8（C-4），116.3（C-5），126.5（C-6），193.1（C-7）。以上数据与文献报道基本一致，确定该化合物为原儿茶醛。

化合物 7：白色粉末，ESI-MS m/z：176 [M+H]$^+$，分子式为 $C_9H_{10}NO_2$，^{1}H NMR（500MHz，CD_3OD）δ：8.23（1H，d，J=13.0 Hz，H-4），8.20（1H，s，H-2），7.45（H，d，J=12.0 Hz，H-7），7.22（2H，m，H-5，6），4.73（2H，s，-CH_2OH）。^{13}C NMR（125 MHz，CD_3OD）δ：134.0（C-2），114.9（C-3），127.0（C-3a），124.4（C-4），123.3（C-5），122.7

(C-6)，113.0 (C-7)，138.2 (C-7a)，196.0 (-CO-)，66.3 (-CH_2OH)。以上数据与文献基本一致，确定该化合物为 3-(Hydroxyucetyl) indole。

化合物 8：黄色粉末，ESI-MS m/z：207 [M-H]$^-$，分子式为 $C_{11}H_{12}O_4$，^{1}H NMR (500MHz, CD3OD) δ：7.52 (1H, d, J=16.0 Hz, H-3)，7.04 (1H, d, J=2.0 Hz, H-2′)，6.94 (1H, dd, J=8.5, 2.0 Hz, H-6′)，6.78 (1H, d, J=8.5 Hz, H-5′)，6.25 (1H, d, J=16.0 Hz, H-2)，4.21 (2H, q, J=7.0 Hz, -CH2-)，1.31 (1H, q, J=7.0, -CH_3)。^{13}C NMR (125 MHz, CD_3OD) δ：169.4 (C-1)，115.1 (C-2)，115.3 (C-3)，146.8 (C-1′, 3′)，127.7 (C-2′)，149.6 (C-4′)，122.9 (C-5′)，116.5 (C-6′)，61.5 (-OCH_2-)，14.7 (-CH_3)。以上数据与文献基本一致，确定该化合物为咖啡酸乙酯。

化合物 9：棕色油状，mp 157～158 ℃，ESI-MS m/z：311 [M+H]$^+$，分子式为 $C_{18}H_{30}O_4$，^{1}H NMR (500MHz, CD_3OD) δ：6.92 (1H, dd, J=16.0 Hz, 10.5 Hz, H-11)，6.14 (1H, d, J=15.5 Hz, H-12)，3.65 (1H, dd, J=11.0, 10.0 Hz, H-6)，3.33 (1H, d, J=10.0 Hz, H-7)，2.28 (3H, s, H-14)，2.01 (1H, d, J=10.5 Hz, H-9)，1.22 (3H, s, H-15)，1.17 (3H, s, H-18)，1.09 (3H, s, H-16)，1.04 (3H, s, H-17)。^{13}C NMR (125 MHz, CD_3OD) δ：42.3 (C-1)，19.2 (C-2)，44.8 (C-3)，34.9 (C-4)，58.6 (C-5)，72.9 (C-6)，85.7 (C-7)，76.3 (C-8)，65.0 (C-9)，39.0 (C-10)，146.4 (C-11)，136.8 (C-12)，200.9 (C-13)，27.2 (C-14)，19.3 (C-15)，37.0 (C-16)，22.5 (C-17)，17.8 (C-18)。以上数据与文献基本一致，确定该化合物为 sterebin A。

化合物 10：白色粉末，ESI-MS m/z：327 [M+H]$^+$，分子式为 $C_{16}H_{22}O_7$，^{1}H NMR (500MHz, CD_3OD) δ：7.09 (1H, d, J=7.5 Hz, H-6)，6.84 (1H, d, J=1.5 Hz, H-3)，6.75 (1H, dd, J=8.5, 1.7 Hz, H-5)，5.96 (1H, ddt, J=16.8, 10.0, 6.8 Hz, H-8)，5.05 (1H, dd, J=16.8, 2.0 Hz, H-9b)，5.03 (1H, dd, J=10.0, 2.0Hz, H-9a)，4.80 (1H, d, J=7.5Hz, H-1′)，3.84 (3H, s, -OCH_3)，3.33 (1H, br, H-7a)，3.32 (1H, br, H-7b)。^{13}C NMR (125 MHz, CD_3OD) δ：146.1 (C-1)，150.5 (C-2)，117.9 (C-3)，136.4 (C-4)，122.1 (C-5)，114.0 (C-6)，40.7 (C-7)，138.9 (C-8)，116.0 (C-9)，102.8 (C-1′)，74.8 (C-2′)，78.0 (C-3′)，71.2 (C-4′)，77.6 (C-5′)，62.3 (C-6′)，56.7 (-OCH_3)。以上数据与文献基本一致，确定该化合物为 eugenyl-O-β-D-glucoside。

化合物 11：白色粉末，ESI-MS m/z：357 [M+H]$^+$，分子式为 $C_{17}H_{24}O_8$，^{1}H NMR (500MHz, CD_3OD) δ：6.53 (2H, s, H-3, 5)，5.95 (1H, m, H-8)，5.07 (2H, m, H-9a, 9b)，4.81 (1H, d, J=7.5 Hz, H-1′)，3.82 (6H, s, -OCH_3x2)，3.33 (1H, br, H-7a)，3.32 (1H, br, H-7b)。^{13}C NMR (125 MHz, CD_3OD) δ：134.6 (C-1)，154.1 (C-2, 6)，107.5 (C-3, 5)，138.4 (C-4)，41.4 (C-7)，138.6 (C-8)，116.2 (C-9)，105.5 (C-1′)，75.7 (C-2′)，78.3 (C-3′)，71.3 (C-4′)，77.8 (C-5′)，62.5 (C-6′)，57.0 (-OCH_3x2)。以上数据与文献基本一致，确定该化合物为 4-allyl-2, 6-dimethoxyphenol glucoside。

化合物 12：无色针状结晶，ESI-MS m/z：385 [M+H]$^+$，分子式为 $C_{20}H_{32}O_7$，^{1}H NMR (500MHz, CD_3OD) δ：5.52 (1H, dd, J=11.5, 3.0 Hz, H-9)，3.97 (1H, q, J=6.5 Hz, H-3′)，2.93 (1H, ddd, J=11.5, 4.0, 1.0 Hz, H-7)，2.61 (1H, ddd, J=4.0, 8.7, 14.2 Hz, H-2β)，2.51 (1H, dddd, J= 1.0, 4.5, 9.0, 18.0, H-3α)，2.39 (1H, m, H-3β)，2.24 (1H, qd, J=7.0, 2.0 Hz, H-11)，2.07 (3H, s, H-15)，1.90 (1H, ddd, J=14.0, 2.5, 1.0 Hz, H-8α)，1.77 (1H, ddd, J=14.0, 9.0, 5.0 Hz, H-2α)，1.44 (1H, dd, J=12.0, 4.0 Hz, H-8β)，1.34 (3H, s, H-5′)，1.20 (3H, d, J=6.0 Hz, H-4′)，1.10 (3H, s, H-14)，0.94 (3H, d, J=7.0 Hz, H-13)，0.85 (3H, d, J=6.5 Hz, H-12)。^{13}C NMR

(125 MHz，CD_3OD) δ：89.5 (C-1)，35.0 (C-2)，36.3 (C-3)，159.7 (C-4)，137.7 (C-5)，202.4 (C-6)，51.4 (C-7)，27.8 (C-8)，79.2 (C-9)，78.1 (C-10)，26.6 (C-11)，17.3 (C-12)，19.9 (C-13)，15.1 (C-14)，15.7 (C-15)，175.1 (C-1′)，77.7 (C-2′)，72.0 (C-3′)，21.2 (C-4′)，16.5 (C-5′)。以上数据与文献基本一致，确定该化合物为 Blumeaene K。

(2) 抗细菌实验结果

抗菌活性结果（表 5-1-9）显示，化合物 4 对 DSM 1088 具有较强抑制活性，MIC 为 64 μg/mL，化合物 8 对 3 株供试菌均具有一定抑制作用，表明其具有较好的广谱性。此外，化合物 5、6、11 和 12 对 DSM 799，化合物 1 和 4 对 DSM 1116，以及化合物 6 对 DSM 1088 也均表现出一定抑制作用，MIC 均为 128 μg/mL。

表 5-1-9　化合物 1～12 对 3 株细菌最低抑菌浓度

单位：μg/mL

菌株	1	2	3	4	5	6	7	8	9	10	11	12	链霉素
DSM 799	>128	>128	>128	>128	128	128	>128	128	>128	>128	128	128	5
DSM 1116	128	>128	>128	128	>128	>128	>128	128	>128	>128	>128	>128	1
DSM 1088	>128	>128	>128	64	>128	128	>128	128	>128	>128	>128	>128	5

说明：实验重复 3 次。

4. 结论

本研究从艾纳香乙酸乙酯部位中共分离鉴定了 12 个单体成分，其中化合物 1～11 为首次从该植物中首次分得。抗菌活性实验显示其中 7 个单体化合物对 3 株供试细菌表现出一定的抑制活性，MIC 为 64 μg/mL。本研究不仅有助于阐明艾纳香的抗菌药用功效物质基础，而且对从艾纳香中筛选和发现除挥发油和黄酮类成分之外的其他类型抗菌活性先导化合物具有重要意义。

第二节　艾纳香内生真菌及其次生代谢产物研究

一、艾纳香内生菌分离培养

（一）两种生境艾纳香内生真菌多样性分析

艾纳香为菊科艾纳香属多年生木质草本植物，从艾纳香内生真菌 *Diaporthe* sp. 中分离的化合物 dicerandrol A 对枯草芽孢杆菌（KCTC 1021）具有非常强的抑制活性，具有开发成微生物源农药潜力。从一株艾纳香内生真菌 *Hypoxylon investiens* J2 进行研究，获得 4 个结构新颖的 α-吡喃酮类化合物，进一步说明艾纳香内生真菌具有很好的开发潜力。植物内生真菌是指生活在植物体内，且对宿主植物组织不引起明显病害症状的一大类真菌，由于其长期与宿主植物协同进化，二者之间形成了互利共生的关系。植物内生真菌在从宿主中吸取营养的同时也通过产生各种结构多样的小分子活性次生代谢产物来帮助宿主应对环境胁迫。但是，一直以来微生物在培养基中的可培养性较低，仅占微生物总数的 5%，这严重制约了微生物多样性的研究。近年来，随着测序成本的降低和生物信息分析技术的进步，扩增子测序技术已成功应用于植物内生菌的群落结构组成与功能研究。橡胶林是海南省种植面积最大的热带经济林，林下蕴藏着广阔的土地资源，为获得丰富的艾纳香内生真菌资源，本研究采用扩增子测序技术对种植在橡胶林下的艾纳香叶片和自然条件下艾纳香叶片内生真菌进行分析，并比较其差异性，为明确不同生境下艾纳香内生真菌群落结构组成奠定基础，此研究不仅丰富了对艾纳香内生真菌多样性的认识，还为微生物源农药的开发提供了理论依据。

1. 材料

自然条件下生长的艾纳香植株采自农业农村部儋州药用植物种质资源圃，橡胶林下生长的艾纳香植株采自中国热带农业科学院试验场四队试验基地，标本存放于中国热带农业科学院热带作物品种资源研究所南药研究室。

2. 方法

（1）DNA 提取及检测

将采集的新鲜组织段用水龙头冲洗干净，无菌剪刀剪成 0.5 cm×1.0 cm 的组织块，超净台上用 70% 乙醇灭菌 1 min，放入 1.3 M 的次氯酸钠溶液中 3 min，然后用 70%乙醇浸泡 30 s，再用无菌水冲洗后置于无菌收集管中，−20 ℃保存。收集最后 1 次冲洗液，检测表面消毒结果。72 h 内称取 0.2 g 表面消毒完全的样本，液氮研磨收集菌体。根据 E. Z. N. A.® soil 试剂盒（Omega Bio-tek，Norcross，GA，U. S.）说明书进行总 DNA 抽提，并利用 NanoDrop2000 进行纯度与浓度检测，再采用 1%琼脂糖凝胶电泳进行 DNA 完整性检测。

（2）ITS 区扩增

经检验合格的 DNA 进行 PCR 扩增。其中以 Adams 等人报道的 nrDNA ITS 序列为引物 ITS1F：338F5′- ACTCCTACGGGAGGCAGCAG - 3′，ITS2R：806R5′- GGACTACHVGGGTWTCTAAT - 3′。PCR 扩增反应在 50 μL 体系中完成，DNA 模板 5.0 μL（50～100 ng/μL），2X PCR Mix（北京 Tiangen 公司）25.0 μL，双向引物各 2.5 μL（10 μmol），ddH_2O 15.0 μL，以 ddH_2O 代替模板 DNA 作空白对照。PCR 反应程序为，94 ℃预变性 4 min；94 ℃变性 1 min，50 ℃退火 45 s，72 ℃延伸 2 min，共 30 个循环后；72 ℃延伸 10 min 补齐。经 2%琼脂糖凝胶电泳检测。Illumina Miseq 测序 PCR 产物经纯化后，委托上海美吉生物医药科技有限公司进行扩增子测序，其测序平台是 Illumina Hiseq。

（3）生物信息学分析

测序结果由美吉生物医药科技有限公司的 I-Sanger 生物信息分析云平台（http：//www. I-sanger. com/）进行数据预处理和生物多样性分析。

3. 结果与分析

（1）OTU 分析

经序列测定与生物信息分析后，橡胶林样品中共获得 571 个物种丰度（OTU），自然条件下的艾纳香样品共获得 821 个 OTU。统计每个样本中每个 OTU 所含的序列数，将所含有的序列条数由大到小等级排序，以 OTU 的排序等级为横坐标，OTU 中序列数的相对百分含量为纵坐标，作排列分布-丰度曲线图，排列分布-丰度曲线是用来解释物种丰度和物种均匀度。由图 5-2-1 可知，自然条

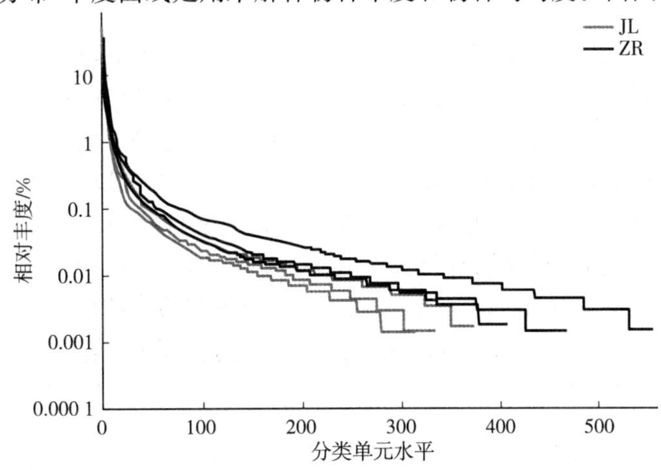

图 5-2-1　2 种生境 6 个样本的排列分布-丰度曲线

JL. 橡胶林下艾纳香样品　ZR. 自然条件下艾纳香样品

件下生长艾纳香的曲线较宽、较平缓即说明这组物种丰度越高，物种分布均匀。相比这组，橡胶林下生长艾纳香组曲线开始急剧下降，说明其存在着优势菌群占有一定优势，而后曲线平缓，说明物种分布比较均匀，综上表明橡胶林下艾纳香叶片内生真菌菌群数目少于自然条件下生长的艾纳香，菌落组成较单一。

为揭示两种不同生境下 OTU 分类单元的相似性情况，以韦恩图进行进一步的可视化（图 5-2-2），结果表明：2 种生境中，自然条件下生长的艾纳香叶片中内生真菌的丰富度最高，橡胶林下生长艾纳香叶片内生真菌丰富度较低。推测人为管理改变了热带林地系统的结构和功能，从而降低了其生物多样性，可能是导致其 OTU 水平相对较低的原因。

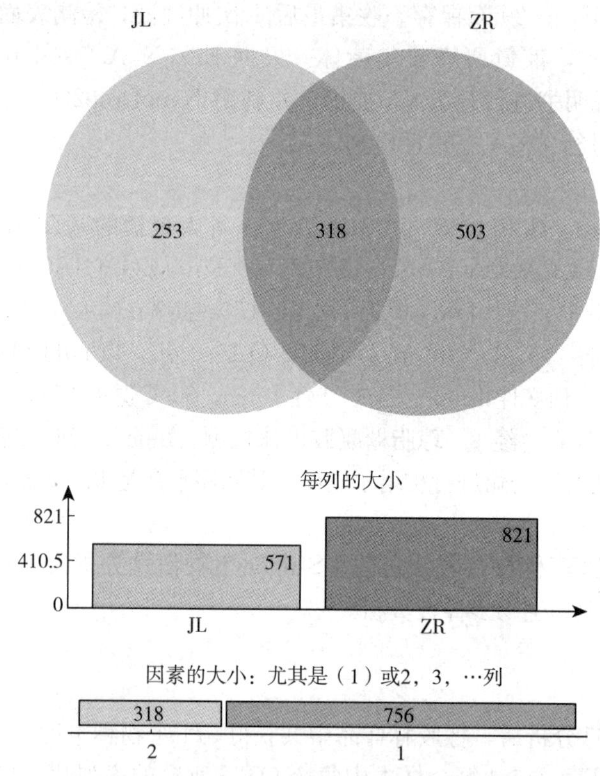

图 5-2-2　2 种生境下艾纳香内生真菌 OTU 韦恩图

JL. 橡胶林下艾纳香样品　ZR. 自然条件下艾纳香样品

（2）Alpha 多样性分析

采用 Shannon、Simpson、Chao、Ace 等指数是揭示群落结构组成与多样性的指标。其中 Ace 指数以及 Chao 指数代表物种的数量，数值越大，表示菌群物种的数量越多；Shannon 指数以及 Simpson 指数用于衡量物种多样性，Shannon 指数越大，群落多样性越高，而 Simpson 指数越大，群落多样性越低。由表 5-2-1 可知，橡胶林下艾纳香的内生真菌 Ace 指数以及 Chao 指数低于自然条件下生长的艾纳香，说明林下艾纳香叶片内生真菌物种数量少于自然条件下生长的艾纳香内生真菌，Shannon 指数和 Simpson 指数同样说明林下艾纳香叶片内生真菌的物种多样性程度较低。6 份样品 OTU 覆盖率 Coverage 均接近 1，说明 6 份样品内生真菌群落被检出的概率高。

表 5-2-1　2 种生境 6 个样品的 Alpha 多样性分析

样品	Alpha 多样性				
	Shannon 指数	Simpson 指数	Ace 指数	Chao 指数	Coverage 指数
N_1	3.109 21	0.123 14	419.162 3	417.116 3	0.999 474

（续）

样品	Alpha 多样性				
	Shannon 指数	Simpson 指数	Ace 指数	Chao 指数	Coverage 指数
N _ 2	2.673 31	0.178 03	484.073 5	482.769 2	0.999 420
N _ 3	3.671 61	0.065 63	564.519 0	562.383 0	0.999 638
L _ 1	2.641 56	0.199 03	381.520 2	383.222 2	0.999 603
L _ 2	2.247 29	0.258 28	346.679 9	348.000 0	0.999 579
L _ 3	1.987 51	0.314 11	331.951 8	340.200 0	0.999 505

物种组成分析

（3）门水平

两种生境艾纳香叶片样品内生真菌群落均由担子菌纲（Basidiomycota）、子囊菌门（Ascomycota）以及较少未分类真菌组成，其中子囊菌门真菌为2种生境艾纳香叶片内生真菌的主要类群。橡胶林下生长的艾纳香叶片样品中，子囊菌门的相对丰度最大，高达71.99%，而未分类菌种占0.005 4%，但是，在自然条件下生长的艾纳香叶片中，子囊菌门占66.39%，而未分类菌种占0.031 8%。表明橡胶林下种植的艾纳香叶片中内生真菌在门水平上较单一，而自然条件下生长的艾纳香叶片中的内生真菌多则较丰富。

（4）属水平

在属水平上，两种生境艾纳香叶片内生真菌群落丰度存在明显差异（图5-2-3），种植在胶林下的艾纳香中共鉴定出10个菌属，优势菌属为球孢菌科teratosphaeriaceae中未定属，相对丰度（relative abundance）为50.29%；其次为saitozyma（19.61%）、假尾孢属Pseudocercospora（10.23%）、Hannaella（3.86%）、子囊菌门（Ascomycota）中未定属（2.12%）、Septoria（1.70%）和Papiliotrema（1.04%）等，该样本中居前的两个优势类群球孢菌科teratosphaeriaceae中的未定属和saitozyma合计的相对丰度就达到69.90%。自然条件下生长的艾纳香中共鉴定出15个菌属，优势菌属为Pseudocercospora和球孢菌科Teratosphaeriaceae中未定属，相对丰度（relative abundance）分别为24.18%和19.19%,；其次为Hannaella（9.14%）、saitozyma（7.17%）、煤炱目（Capnodiales）中未定属（5.97%）、子囊菌门（Ascomycota）中未定属（3.59%）、Papiliotrema（2.89%）、Septoria（2.55%）、Hasegawazyma（2.47%）、Sirobasidium（1.46%）、Neopestalotiopsis（1.41%）、担子菌纲Basidiomycota中未定属（1.24%）、Phialophora（1.21%）、Vishniacozyma（1.01%）等（图5-2-3）。

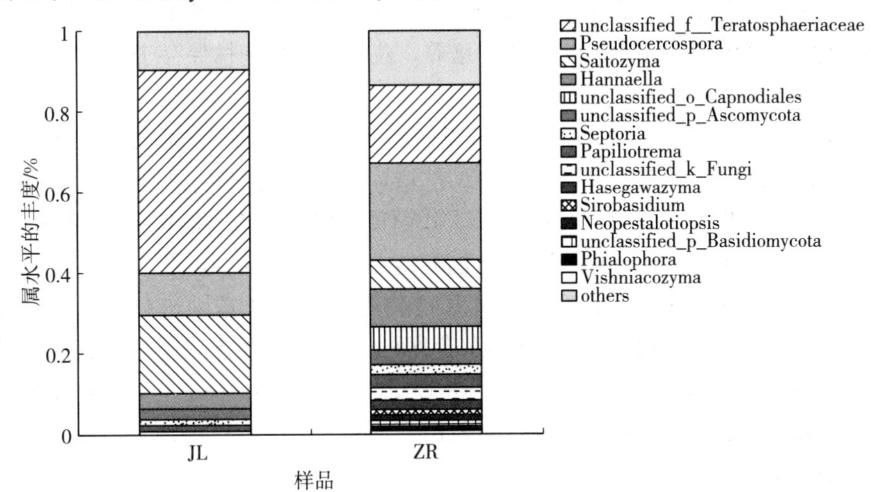

图5-2-3　2种生境艾纳香属水平内生真菌的群落结构及组成

JL. 橡胶林下艾纳香样品　ZR. 自然条件下艾纳香样品

（5）样本比较分析

为呈现不同生境样本中内生真菌进化的差异程度，根据 beta 多样性距离矩阵进行层级聚类分析，使用 UPGMA 算法构建树状结构（图 5-2-3）。由图可知，橡胶林下种植艾纳香的样品聚为一小支，说明在属水平上具有很高的相似度，自然条件下生长的艾纳香样品也有着较高的相似度。

4. 结论

真菌属于“创造系数”特别高的生物体，所产化合物结构变化大、新颖，这种化学结构多样性对于医药、农药的发现有重要的意义。药用植物内生真菌属于特殊生境微生物，一直是新型药物先导化合物的源泉。本研究发现 2 种生境下艾纳香叶片内生真菌多样性和优势菌属均存在明显差异性，种植在橡胶林下的艾纳香叶片内生真菌较自然条件下生长的艾纳香叶片内生真菌单一，且 2 种生境下内生真菌的优势菌属也存在明显不同。本研究采用高通量测序技术对 2 种生境艾纳香叶片内生真菌群落多样性进行分析，结果表明 2 种生境下艾纳香叶片中内生真菌组成和优势菌属均存在明显差异。推测人为对橡胶林的管理以及多年生橡胶种子，落叶等凋落物可能是导致其内生真菌多样性出现差异的重要原因。本研究对两种生境的艾纳香叶片内生真菌进行高通量测序，系统、全面地了解了艾纳香内生真菌多样性，揭示了不同生境下艾纳香叶片中内生真菌群落组成，为今后对艾纳香抗性菌株的筛选和其次生代谢产物的研究提供了依据。

（二）内生真菌的分离鉴定和活性筛选

炭疽病菌是引发包括艾纳香在内的多种植物炭疽病害的重要病原菌。目前炭疽病害的防控以化学农药为主，为寻找好的生防菌株，进一步开发为微生物源农药，用于艾纳香炭疽病害的生物防控，以及应对日益严重的细菌抗生素耐药性，对采自海南传统抗菌黎药植物艾纳香进行内生菌分离，鉴定，并对内生真菌的抗病原菌活性进行筛选。

1. 材料与试剂设备

见第五章第一节，一、艾纳香活性部位及化学成分研究（三）、艾纳香药效物质基础分析 1. 材料。

2. 方法

（1）植物内生真菌分离方法

艾纳香内生真菌的分离采用文献报道的水琼脂法，将采集的新鲜组织用自来水冲洗干净，无菌剪刀剪成 0.5 cm×1.0 cm 的组织段，超净台上用 70%乙醇消毒 1 min，放入 1.3 mol/L 的次氯酸钠溶液中 3 min，然后用 70%乙醇浸泡 30 s，无菌水冲洗干净，接种至水琼脂培养基中，2 周后，挑取组织边缘长出的新鲜菌丝，接种至 PDA 平板上进一步纯化、培养，获得的纯化菌株保存于－80 ℃冰箱。

（2）菌株的分子鉴定

艾纳香内生真菌分别培养 3～5 d 的菌落经液氮研磨后采用 CTAB 法提取基因组 DNA，再将提取出来的基因组 DNA 在 PCR 仪上进行 ITS-rDNA 扩增，扩增所用引物为 ITS1（5′-TCCGTAGGTGAACCTGCGG-3′）和 ITS4（5′-TCCTCCGCTTATTGATATGC-3′）。PCR 扩增反应体系为 30 μL，扩增的条件为 95 ℃预变性 5 min；95 ℃变性 30 s，55 ℃退火 30 s，72 ℃延伸 1 min，进行 35 个循环；72℃最后延伸 10 min，12 ℃保存。将 PCR 产物送武汉华大基因进行 ITS-rDNA 测序。返回后，先采用 MEGA X 软件去除重复测序序列和杂合序列，将均匀整齐的序列提交至真菌分子鉴定的数据库 UNITE（https：//unite.ut.ee），以 E 值≤E－10 和 Bits-score≥1 000 为鉴定指标以确定真菌的种属地位。构建系统进化树，确定真菌种属地位。

（3）粗提物的制备

将菌株接种于 PDA 平板培养基上，25 ℃培养 10 d，无菌条件下将带菌培养基切块，接种于制备好的大米培养基中，共 3 瓶，室温下静置培养 40 d 后，加入乙酸乙酯终止发酵，40 kHz 超声提取 3

次，每次 30 min，合并滤液，减压浓缩至干，获得粗提物。

(4) 炭疽菌抑制试验采用平板对峙法

测定艾纳香内生真菌对 4 种植物病原炭疽菌的抑制作用。首先将活化好的艾纳香内生真菌菌株采用点培养法接种于 PDA 培养基皿对称位置（距培养皿边缘约 1.5 cm），然后将炭疽菌点接于 PDA 培养皿的中央，同时以只接炭疽菌的 PDA 平皿为对照，28 ℃静置培养，4～7 d 后观察并记录菌落的生长及抑菌情况，每个处理重复 3 次，计算抑菌率，见式（5-2）。

$$抑菌率=（对照菌落直径-处理菌落直径）/对照菌落直径\times 100\% \qquad (5-2)$$

(5) 抗细菌活性

细菌抑菌活性试验采用滤纸片法评价艾纳香内生真菌发酵粗提物的抗细菌活性。将供试细菌分别用 LB 培养基 37 ℃震荡培养过夜，取 200 μL 加入无菌 MHA 平板培养基上，用涂抹棒均匀涂抹，获得带菌培养基。将待测提取物分别用甲醇溶解，配置成 3 μg/μL 的浓度，各取 20 μL 滴加到直径 6 mm的无菌滤纸片上，挥干溶剂，平贴于带菌平板培养基表面，37 ℃培养 24 h，观察并记录抑菌圈直径，硫酸链霉素（1 μg/片）为阳性对照，甲醇为阴性对照，所有实验重复 3 次。

3. 结果与分析

(1) 艾纳香内生真菌的分离

采用水琼脂培养基从海南产艾纳香不同组织部位中共分离获得内生真菌 191 株，经鉴定归属于 27 个属，45 个种，其中相对多度大于 9 的菌属主要有 3 个，分别为 *Diaporthe*、*Colletotrichum* 和 *Fusarium*，其在根、茎、叶 3 个组织部位中均有分布。*Trichoderma*、*Inaequalispora*、*Clonostachys*、*Penicillium* 仅从根中分离得到，*Acrocalymma*、*Alternaria*，*Boeremia*、*Corynespora*、*Periconia*、*Pleosporales*、*Diutina*、*Pestalotiopsis* 和 *Muscodor* 仅分布于叶片组织中，表明部分属的菌种的分布具有一定的组织偏好或组织特异性（表 5-2-2）。

表 5-2-2 艾纳香内生真菌各属的菌株数量和相对多度

菌株目/属	组织部位	菌株数/株	相对多度	备注
Diaporthe	根茎叶	18	9.42	优势菌群
Acrocalymma	叶	2	1.05	
Paraphoma	茎叶	8	4.19	优势菌群
Alternaria	叶	2	1.05	
Phoma	茎叶	2	1.05	
Boeremia	叶	1	0.52	
Ectophoma	茎叶	11	5.76	优势菌群
Pleosporaceae	根茎叶	1	0.52	
Corynespora	叶	2	1.05	
Periconia	叶	2	1.05	
Pleosporales	叶	3	1.57	
Penicillium	根	11	5.76	优势菌群
Talaromyces	根茎叶	15	7.85	优势菌群
Diutina	叶	3	1.57	
Cladosporium	茎叶	5	2.62	
Daldinia	茎叶	3	1.57	
Hypoxylon	茎叶	9	4.71	优势菌群
Xylariaceae	茎叶	2	1.05	

（续）

菌株目/属	组织部位	菌株数/株	相对多度	备注
Nigrospora	茎叶	6	3.14	
Pestalotiopsis	叶	3	1.57	
Muscodor	叶	2	1.05	
Phomopsis	茎叶	16	8.38	优势菌群
Colletotrichum	根茎叶	22	11.52	优势菌群
Clonostachys	根	4	2.09	
Fusarium	根茎叶	33	17.28	优势菌群
Inaequalispora	根	4	2.09	
Trichoderma	根	1	0.52	

（2）艾纳香内生真菌对植物病原炭疽菌抑制活性

内生真菌与炭疽病菌的平板对峙实验结果显示，供试内生真菌中的 14 株对炭疽菌具有不同程度抑制作用（表 5-2-3）。抗炭疽菌活性较好的艾纳香内生真菌有 *Clonostachys rosea*、*Corynesporacassiicola*、*Penicillium* sp.、*Fusarium equiseti*、*Ectophomapomi* 和 *Talaromycespinophilus*。进一步比较发现 *Talaromyces*、*Ectophoma* 和 *Penicillium* 属内生真菌抗炭疽菌活性最为突出（图 5-2-4）。

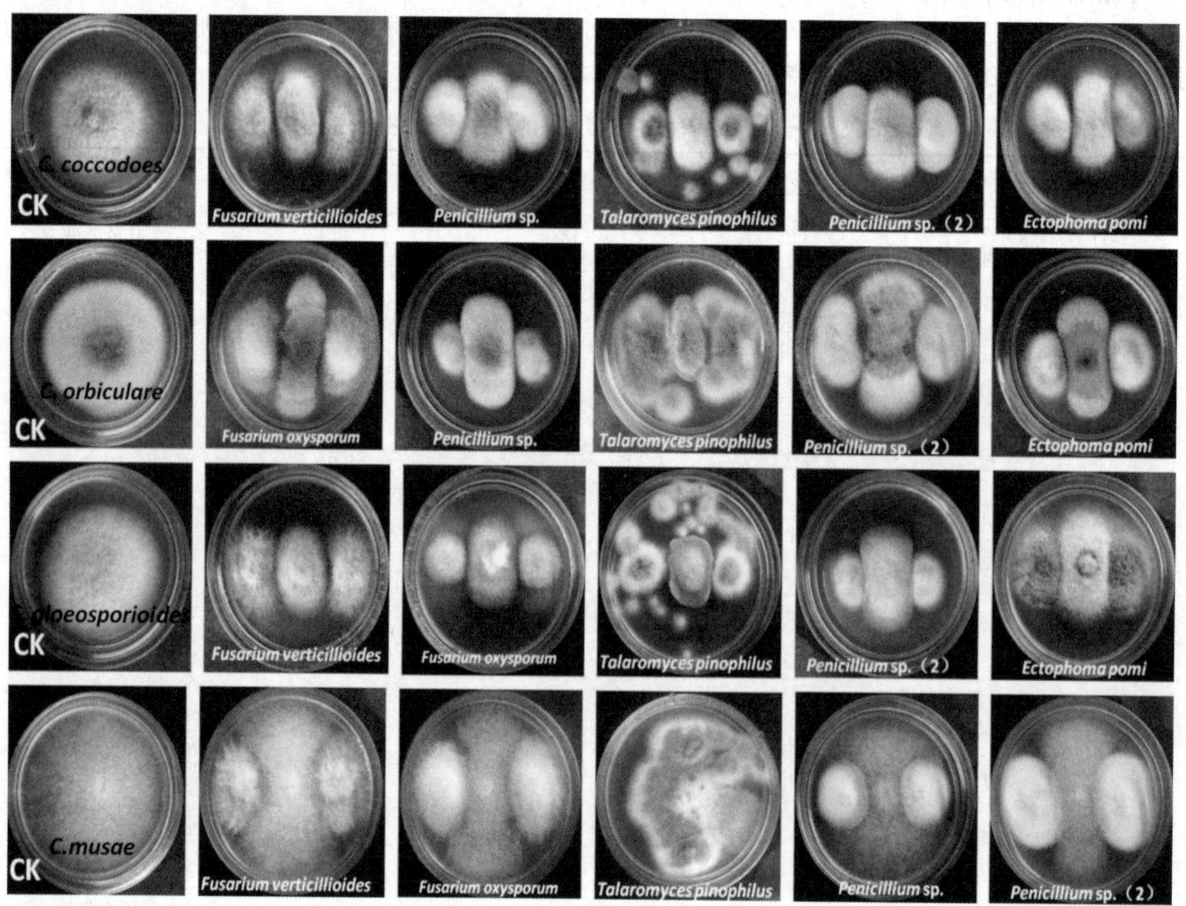

图 5-2-4　部分植物内生真菌与炭疽菌的平板对峙实验结果

表 5-2-3 部分内生真菌对 4 株炭疽菌的抑制活性

内生真菌	马铃薯炭疽菌	西瓜炭疽菌	艾纳香炭疽菌	香蕉炭疽菌
Clonostachys rosea	++	++	++	++
Corynesporacassiicola	+	++	++	++
Diutinacatenulata	−	+	+	+
Ectophomapomi	+++	+++	++	++
Paraphomachrysanthemicola	++	+	+	+
Penicillium sp.	+++	++	++	++
Phomopsis sp.	+	+	+	+++
Diaporthephaseolorum	+	++	++	++
Fusarium equiseti	++	++	++	+
Muscodor sp.	+	+	+	++
Periconiabyssoides	+	+	+	++
Pestalotiopsismicrospora	+	+	++	++
Pleosporaceae sp.	+	++	+	++
Talaromycespinophilus	++	+++	+++	++

注：−表示 I%（抑菌率）<40%，无活性；+表示 40%≤I%<60%，低活性；++表示 60%≤I%<80%，中等活性；+++表示 80%≤I%，高活性。

（3）艾纳香内生真菌次生代谢产物抗细菌活性

抗细菌活性显示，艾纳香内生真菌中的 16 株发酵产物对 4 种细菌具有不同程度抑制作用，其中 *Diaporthe*、*Fusarium*、*Penicillium*、*Phomopsis*、*Clonostachys*、*Trichoderma* 和 *Inaequalispora* 的内生真菌活性较为显著。进一步分析发现，艾纳香的内生真菌 *Diaporthe phaseolorum* 和 *Fusarium equiseti* 活性尤为突出，其粗提物在浓度为 60 μg/片时对金黄色葡萄球菌、铜绿假单胞菌和枯草芽孢杆菌的抑菌圈直径均显著大于阳性对照链霉素（浓度：1 μg/片）。然而，所有供试内生真菌对大肠埃希菌的抑制活性均不强（图 5-2-5，表 5-2-4）。

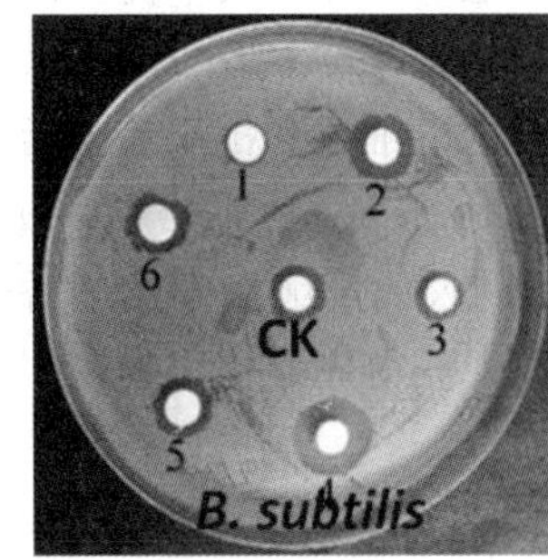

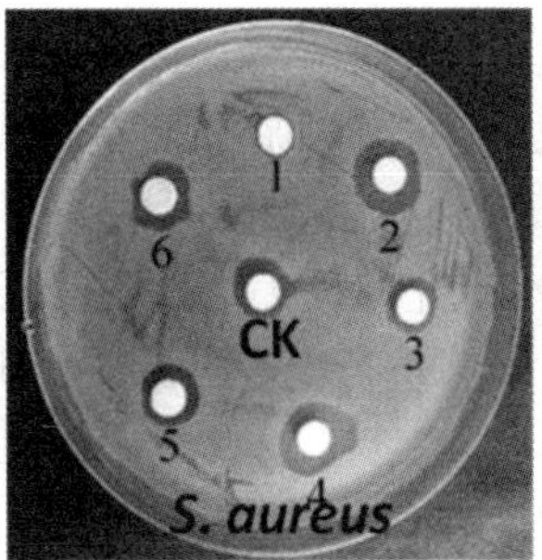

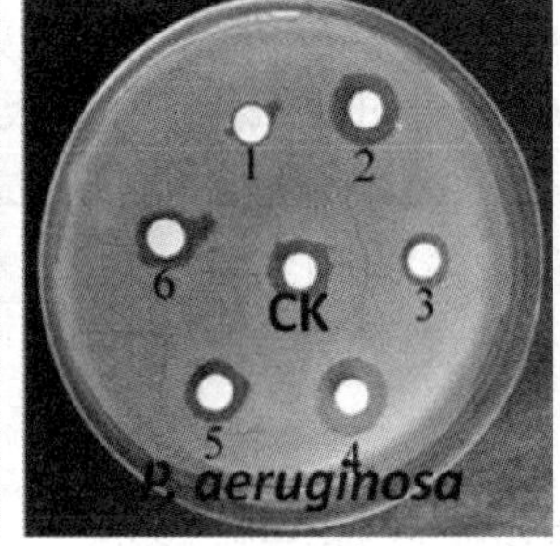

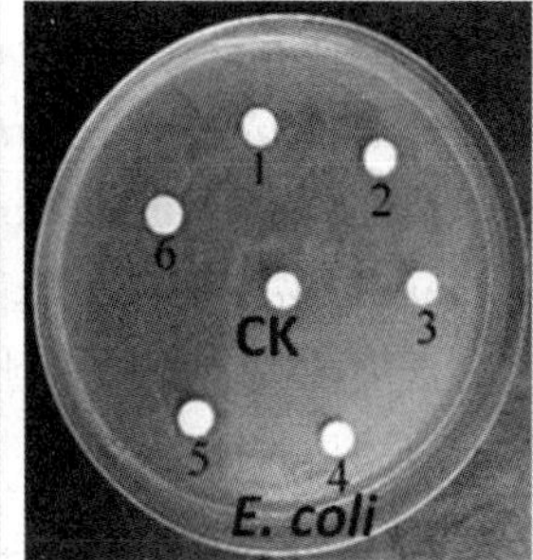

图 5-2-5 部分植物内生真菌粗提物抗 4 株细菌试验结果

1. *Muscodor* sp. 2. *Fusarium equiseti* 3. *Diutina catenulate* 4. *Diaporthephaseolorum* 5. *Phomopsis* sp. 6. *Nigrosporahainanensis*

表 5-2-4 部分艾纳香内生真菌发酵产物对 4 株细菌的抑制作用

内生真菌	铜绿假单胞菌	大肠埃希菌	金黄色葡萄球菌	枯草芽孢杆菌
Clonostachys rosea	+++	+	+++	+++
Corynesporacassiicola	−	−	++	−

（续）

内生真菌	铜绿假单胞菌	大肠埃希菌	金黄色葡萄球菌	枯草芽孢杆菌
Cladosporium herbarum	−	−	+	−
Diutinacatenulata	+	−	++	+
Daldinia sp.	−	−	+	−
Diaporthephaseolorum	+++	+	+++	+++
Fusarium equiseti	+++	−	+++	+++
Nigrosporahainanensis	++	+	+	++
Penicillium sp.	++	−	++	++
Phomopsis sp.	++	+	++	++
Pestalotiopsismicrospora	++	+	+	++
Pleosporaceae sp.	+	−	+	−
Talaromycespinophilus	+	+	−	+
Trichoderma sp.	++	+	++	++
Inaequalisporaprestonii	++	+	+++	+
CK	+++	+++	++	++

注：−表示抑菌圈直径 6 mm，+表示抑菌圈直径 6～8 mm，++表示抑菌圈直径 8～10 mm，+++表示抑菌圈直径>10 mm。

4. 结论

本研究采用的内生真菌分离方法为水琼脂法，水琼脂法选用的是寡营养的水琼脂培养基，且添加了可以很好抑制细菌和放线菌生长的链霉素，真菌菌丝生长缓慢，培养周期长，很多非优势菌株也可以生长出来，有利于获得更多种类的内生真菌。本文获得大量艾纳香内生真菌，并通过 ITS 序列分析和比对技术进行菌株鉴定，结果共分离并鉴定 191 株内生真菌，分属于 27 属，45 种，其中优势菌属为 *Diaporthe*、*Paraphoma*、*Ectophoma*、*Penicillium*、*Talaromyces*、*Hypoxylon*、*Phomopsis*、*Colletotrichum* 和 *Fusarium*。通过滤纸片法和平板对峙培养法评价了内生真菌的抗细菌和抗炭疽菌活性，结果显示，*Clonostachys*、*Fusarium* 和 *Diapothe* 属抗细菌活性较强，*Talaromyces*、*Ectophoma* 和 *Penicillium* 属内生真菌抗炭疽病菌活性较强。本研究的相关结果不仅可帮助人们了解海南艾纳香内生真菌种类情况，而且有助于对活性艾纳香内生真菌进行次生代谢产物研究，获得先导化合物，服务于农用病害防治。

二、艾纳香内生菌次生代谢产物研究

（一）内生真菌 *Diaporthe* sp. 次生代谢产物研究

植物内生菌是指长期存在于健康植物体内并且不引起植物产生明显症状的微生物总称。大量研究表明传统药用植物内生菌可以产生结构多样，生物活性广泛的次生代谢产物，进而成为抑菌药物先导化合物发现的重要宝库。尽管目前有很多关于植物内生菌次生代谢产物的研究报道，然而已经研究报道的内生菌的数量仅占内生菌总数的 1/10 左右。通常认为植物内生菌能够产生结构丰富多样的次生代谢产物是其对寄主植物体内微环境的一种适应，同时对寄主植物亦具有一定生态功能。如 cook 等研究发现北美草原上很多牧草植物中均含有一种吲哚里西啶类生物碱成分 swainsonine，畜牧动物食用该牧草后能够引起体重下降，精神萎靡等神经中毒症状，进一步研究显示这种真菌毒素是由牧草中的内生真菌 Undifilumoxytropis 产生，表明此内生菌可通过分泌毒性次生代谢产物帮助寄主抵御牲畜的掠食。李露莹等从沙漠植物沙蒿内生真菌 Embellisiachlamydospora 中分离的酚酸类化合物 barceloneic lactone 和 2′-O-methyl-barceloneate 可以明显抑制拟南芥根系伸长，推测该内生菌可通过分泌此类次生代谢产物协助寄主抑制其他植物生长。

在从海南传统黎药植物中寻找新型抑菌先导化合物的过程中，获得 1 株艾纳香植物内生真菌 Diaporthe sp.，对其次生代谢产物研究进一步获得 7 个单体化合物：Dicerandrol A、Dicerandrol B、4，6-dihydroxy-1H-isoindole1,3（2H）-dione、Cytochalasin H、Cytochalasin J、4,6-dihydroxy-2,3-dihydro-1H-iso indol-1-one、Cerebroside C。

1. 材料与试剂设备

见第五章第一节，一、艾纳香活性部位及化学成分研究（三）、艾纳香药效物质基础分析 1. 材料。

2. 方法

（1）内生菌菌株分离

艾纳香茎秆剪段，自来水冲洗 1 min，超净台上用 70%乙醇消毒 1 min，无菌水洗净，1.3 M 的次氯酸钠溶液浸泡 3 min，无菌水冲洗，70%乙醇再次消毒 0.5 min，无菌水冲洗干净，无菌枝剪剪成 1 cm 左右的组织段，接种到加有 100 mg/L 链霉素的水琼脂培养基中，避光 28 ℃培养 4～6 周，从茎段断面长出内生真菌菌丝，接种环挑出少量菌丝接种于 PDA 培养基，经过继代形成单一菌落，取出少量菌块用 30%甘油水保存到－80 ℃冰箱。

（2）菌株鉴定

以 PDA 培养基上生长 3～5 d 的菌株为材料，经液氮研磨后采用 CTAB 法提取基因组 DNA，参照 T. J. White 等报道真菌的 nrDNA ITS 序列（ITS1：5′－TCCGTAGGTGAACCTGCGG－3′；ITS4：5′－TCCTCCGCTTATTGATATGC－3′）为引物，经 PCR 扩增与电泳检测后，选取阳性产物委托华大基因科技有限公司进行测序。其中 PCR 扩增反应在 50 μL 体系中完成，DNA 模板 5.0 μL（50～100 ng/μL），2X PCR Mix（北京 Tiangen 公司）25.0 μL，双向引物各 2.5 μL（10 μmol），ddH2O 15.0 μL，以 ddH_2O 代替模板 DNA 作空白对照。PCR 反应程序为，94 ℃预变性 4 min；94 ℃变性 1 min，50 ℃退火 45 s，72 ℃延伸 2 min，共 30 个循环后；72 ℃延伸 10 min 补齐。

测序峰图使用 MEGA－X 首先进行拼接，并去除低质量序列及引物区。然后参照文献报道的真菌系统分类地位鉴定方法，将序列提交 NCBI 数据库中进行 BLAST 比对分析，并以 E－value <10－10 为筛选条件，选取前 11 条无重复序列保存为 *.aln 格式，然后使用 MEGA－X 中 NJ 法构建系统发育树，其中进化模型参数设置为 Kimura2-parameter，并采用 bootstrap 法进行 1000 次抽检后验，以确定目标菌株的系统分类地位。

（3）菌株发酵

500 mL 三角瓶中装有 60 g 大米，加 80 mL 水，121 ℃高压蒸汽灭菌 20 min，获得大米培养基，共 20 瓶，目标菌株接种到 PDA 平板培养基中培养 1 周左右，无菌条件下将菌块接种到大米培养基中，24 ℃静置培养 1 个月左右，加入乙酸乙酯终止发酵。

（4）次生代谢产物提取分离

将发酵后的 20 瓶大米培养基用乙酸乙酯超声提取 3 次，每次 30 min，过滤，合并滤液，减压浓缩至干获得粗提物（3.2 g）。采用硅胶柱色谱分离，二氯甲烷/甲醇梯度洗脱（100/0，99/1，…，0/100），根据薄层色谱检测情况，共获得 8 个组分（Fr. 1～8），Fr. 4 组分经过 sephadex LH－20 凝胶色谱，甲醇洗脱，结合半制备 HPLC，获得化合物 1（2 mg，65%甲醇/水保持 2 min，65%～100%甲醇用 20 min，流速＝2 mL/min，t_R＝23 min）和 2（4 mg，65%甲醇/水保持 2 min，65%～

100%甲醇用 20 min，流速=2 mL/min，t_R=24.5 min)，Fr.7 组分经过 sephadex LH-20 结合半制备 HPLC，获得化合物 3（5 mg，55%甲醇/水，流速=2 mL/min，t_R=8.2 min）和 5（3 mg，65%甲醇/水保持 2 min，65%～100%甲醇用 20 min，流速=2 mL/min，t_R=14.5 min）。Fr.5 组分经过 sephadex LH-20凝胶色谱，甲醇洗脱，结合甲醇中重结晶，获得化合物 4（33 mg）。Fr.8 组分的甲醇溶液经过静置一段时间后瓶底出现白色结晶性粉末，滤出得化合物 7（4 mg），滤液经过半制备 HPLC，获得化合物 6（3 mg，60%甲醇/水，流速=2 mL/min，t_R=7.5 min）。

3. 结果与分析

（1）菌株鉴定结果

通过对菌株的 nrDNA 的 ITS 序列分析，结合系统发育树，该菌株与 *Diaporthe phaseolorumo* isolate 58AS/S 聚类为一支，因此该菌株命名为 *Diaporthe* sp.（图 5-2-6）。

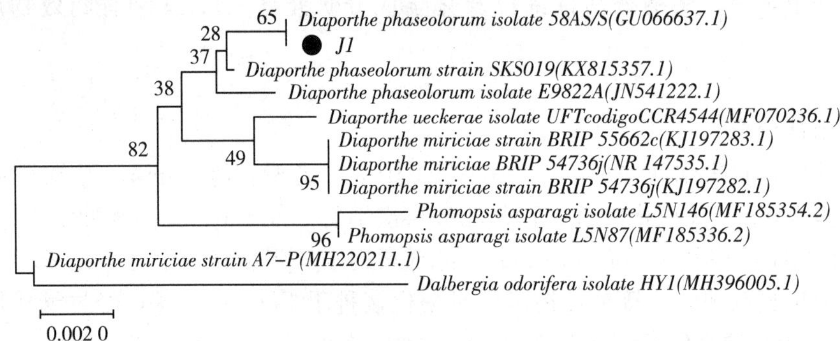

图 5-2-6 植物内生菌 *Diaporthe* sp. 的系统发育树

（2）结构鉴定

化合物 1：黄色粉末，HR-ESI-MS $[M+H]^+$ m/z：667.202 5，理论值 667.202 7，推测出分子式为 $C_{34}H_{34}O_{14}$，化合物谱图数据如下：^{1}H NMR（500 MHz，CD_3OD）δ：7.37（2H，d，J=8.5 Hz，H-3，3′），6.47（2H，d，J=8.0 Hz，H-4，4′），5.71（2H，s，H-5，5′），3.95（2H，d，J=13.0 Hz，H-12a，12a′），3.60（2H，d，J=13.0 Hz，H-12b，12b′），2.51（2H，m，H-6，6′），2.51（2H，m，H-7a，7a′），2.35（2H，m，H-7b，7b′），2.08（6H，s，H-14，14′），1.05（6H，d，J=6.0 Hz，H-11，11′）。^{13}C NMR（125 MHz，CD_3OD）δ：190.3（C-9，9′），180.0（C-8，8′），173.3（C-13，13′），161.3（C-1，1′），159.9（C-4a，4a′），142.1（C-3，3′），119.9（C-2，2′），109.9（C-4，4′），108.3（C-9a，9a′），103.3（C-8a，8a′），84.9（C-10a，10a′），73.6（C-5，5′），66.7（C-12，12′），35.1（C-7，7′），29.7（C-6，6′），21.7（C-21，21′），18.7（C-11，11′）。谱图数据与文献比对基本一致，确定该化合物为 Dicerandrol A。

化合物 2：黄色粉末，HR-ESI-MS $[M+H]^+$ m/z：709.213 7，理论值 709.213 2，推测出分子式为 $C_{36}H_{36}O_{15}$，化合物谱图数据如下：^{1}H NMR（500 MHz，CD_3OD）δ：7.37（2H，d，J=8.5Hz，H-3，3′），6.48（1H，d，J=8.0 Hz，H-4），6.38（1H，d，J=8.5 Hz，H-4′），5.71（1H，s，H-5），5.56（1H，s，H-5′），4.54（1H，d，J=13.0 Hz，H-12a），4.24（1H，d，J=13.0 Hz，H-12b），3.94（1H，d，J=13.0 Hz，H-12a′），3.59（1H，d，J=13.0 Hz，H-12b′），2.50（4H，m，H-6，6′，7a，7a′），2.35（2H，m，H-7b，7b′），2.08（6H，s，H-14′，16′），2.03（3H，s，H-14），1.05（3H，d，J=6.0 Hz，H-11），1.04（3H，d，J=6.0 Hz，H-11′）。^{13}C NMR（125 MHz，CD_3OD）δ：189.4（C-9），189.3（C-9′），179.6（C-8），179.1（C-8′），172.5（C-13），172.3（C-13′），171.8（C-15′），160.5（C-1，1′），159.1（C-4a），158.7（C-4a′），141.4（C-3），141.2（C-3′），119.4（C-2′），118.9（C-2），109.1

(C-4)，108.8 (C-4′)，107.5 (C-9a，9a′)，102.4 (C-8a)，101.5 (C-8a′)，84.0 (C-10a)，82.2 (C-10a′)，72.7 (C-5)，72.3 (C-5′)，66.2 (C-12′)，65.8 (C-12)，34.3 (C-7)，34.2 (C-7′)，28.9 (C-6)，28.8 (C-6′)，20.8 (C-14)，20.7 (C-14′)，20.5 (C-16′)，17.9 (C-11)，17.8 (C-11′)。谱图数据与文献比对基本一致，确定该化合物为 Dicerandrol B。

化合物3：白色粉末，HR-ESI-MS [M+H]$^+$ m/z：180.111 0，理论值 180.111 2，推测出分子式为 $C_8H_5NO_4$，化合物谱图数据如下：^{1}H NMR (500 MHz，CD_3OD) δ：6.73 (1H，s，H-7)，6.51 (1H，s，H-5)。^{13}C NMR (125 MHz，CD_3OD) δ：171.0 (C-1)，170.6 (C-3)，166.5 (C-6)，158.5 (C-4)，137.9 (C-7a)，109.1 (C-3a)，108.6 (C-5)，104.3 (C-7)。以上数据与文献报道基本一致，确定该化合物为 4,6-dihydroxy-1Hisoindole-1,3 (2H)-dione。

化合物4：白色粉末，HR-ESI-MS [M+Na]$^+$ m/z：516.273 1，理论值 516.272 5，推测出分子式为 $C_{30}H_{39}NO_5$，化合物谱图数据如下：^{1}H NMR (500 MHz，CD_3OD) δ：7.33 (2H，dd，J=7.5，7.5 Hz，H-3′，5′)，7.26 (1H，d，J=7.5 Hz，H-4′)，7.23 (2H，dd，J=7.0，7.0 Hz，H-2′，6′)，5.77 (1H，dd，J=16.5，2.5 Hz，H-20)，5.66 (1H，dd，J=15.5，9.5 Hz，H-13)，5.55 (1H，dd，J=16.5，2.5 Hz，H-19)，5.45 (1H，m，H-21)，5.33 (1H，m，H-14)，5.23 (1H，s，H-12a)，5.01 (1H，s，H-12b)，3.84 (1H，d，J=10.5 Hz，H-7)，3.32 (1H，m，H-3)，2.96 (1H，dd，J=10.0，10.0 Hz，H-8)，2.91 (1H，dd，J=13.5，5.5 Hz，H-10a)，2.74 (1H，dd，J=13.0，8.0 Hz，H-10b)，2.67 (1H，qd，J=6.0，4.0 Hz，H-5)，2.30 (3H，s，21-$OCOCH_3$)，2.20 (1H，dd，J=5.5，3.0 Hz，H-4)，2.05 (1H，dd，J=10.0，3.5 Hz，H-15a)，1.82 (1H，dd，J=14.0，2.5 Hz，H-17a)，1.81 (1H，m，H-16)，1.78 (1H，m，H-15b)，1.57 (1H，dd，J=14.0，2.5 Hz，H-17b)，1.31 (3H，s，H-23)，1.05 (3H，d，J=6.5 Hz，H-22)，0.60 (3H，d，J=7.0 Hz，H-11)。^{13}C NMR (125 MHz，CD_3OD) δ：177.8 (C-1)，172.7 (21-$OCOCH_3$)，152.0 (C-6)，139.9 (C-14)，139.3 (C-19)，138.5 (C-1′)，131.8 (C-3′，5′)，130.5 (C-2′，6′)，130.1 (C-13)，128.7 (C-4′)，127.7 (C-20)，114.3 (C-12)，79.3 (C-21)，75.6 (C-18)，73.5 (C-7)，55.9 (C-17)，55.9 (C-3)，54.6 (C-9)，50.7 (C-4)，48.7 (C-8)，46.0 (C-10)，45.4 (C-15)，34.3 (C-5)，31.4 (C-23)，30.1 (C-16)，27.5 (C-22)，21.6 (21-$OCOCH_3$)，14.5 (C-11)。以上数据与文献报道基本一致，确定该化合物为 cytochalasin H。

化合物5：白色粉末，HR-ESI-MS [M+Na]$^+$ m/z：474.262 0，理论值 474.261 5，推测出分子式为 $C_{28}H_{37}NO_4$，化合物谱图数据如下：^{1}H NMR (500 MHz，CD_3OD) δ：7.32 (2H，dd，J=7.5，7.5 Hz，H-3′，5′)，7.24 (1H，d，J=7.5 Hz，H-4′)，7.23 (2H，dd，J=8.0，7.0 Hz，H-2′，6′)，5.83 (1H，dd，J=16.5，1.5 Hz，H-20)，5.74 (1H，dd，J=16.5，2.0 Hz，H-19)，5.57 (1H，dd，J=15.0，9.5 Hz，H-13)，5.29 (1H，m，H-14)，5.23 (1H，s，H-12a)，5.02 (1H，s，H-12b)，3.79 (1H，d，J=11.0 Hz，H-7)，3.73 (1H，d，J=1.0 Hz，H-21)，3.33 (1H，m，H-3)，2.89 (1H，dd，J=10.0，10.0 Hz，H-8)，2.81 (1H，dd，J=13.5，6.0 Hz，H-10a)，2.76 (1H，dd，J=13.5，6.0 Hz，H-10b)，2.77 (1H，m，H-5)，2.62 (1H，dd，J=5.5，3.5 Hz，H-4)，1.98 (1H，dd，J=11.5，4.0 Hz，H-15a)，1.70 (1H，m，H-15b)，1.79 (1H，m，H-17a)，1.53 (1H，dd，J=13.5，3.5 Hz，H-17b)，1.28 (3H，s，H-23)，1.00 (3H，d，J=6.5 Hz，H-22)，0.83 (3H，d，J=6.5 Hz，H-11)。^{13}C NMR (125 MHz，CD_3OD) δ：179.6 (C-1)，152.2 (C-6)，139.3 (C-14)，138.3 (C-1′)，138.2 (C-19)，132.8 (C-20)，131.9 (C-2′，6′)，130.3 (C-3′，5′)，129.9 (C-13)，128.6 (C-4′)，114.2 (C-12)，77.5 (C-21)，76.0 (C-18)，73.3 (C-7)，55.8 (C-3)，55.7 (C-17)，55.6 (C-9)，50.7 (C-4)，47.3 (C-8)，45.7 (C-10)，45.2 (C-15)，

34.6 (C-5), 31.9 (C-23), 30.0 (C-16), 27.5 (C-22), 14.8 (C-11)。以上数据与文献报道基本一致，确定该化合物为 cytochalasin J。

化合物 6：白色粉末，HR-ESI-MS $[M+H]^+$ m/z：166.128 0，理论值 166.128 5，推测出分子式为 $C_8H_7NO_3$，化合物谱图数据如下：^{1}H NMR (500 MHz, CD_3OD) δ：6.73 (1H, d, J=2.0 Hz, H-7), 6.52 (1H, d, J=2.0 Hz, H-5), 4.29 (2H, s, H-3)。^{13}C NMR (125 MHz, CD_3OD) δ：175.0 (C-1), 161.3 (C-6), 155.6 (C-4), 136.2 (C-7a), 123.9 (C-3a), 108.1 (C-5), 102.4 (C-7), 45.1 (C-3)。以上数据与文献报道基本一致，确定其为 4,6-dihydroxy-2,3-dihydro-1H-isoindol-1-one。

化合物 7：白色粉末，FAB-MS $[M-H]^-$ m/z：752，分子式为 $C_{43}H_{79}NO_9$，^{1}H NMR (500 MHz, CD_3OD) δ：0.90 (6H, t, J=6.5 Hz, Me-18, 18′), 1.29 (34H, m, H-12～17, H-7′～17′), 1.36-1.42 (4H, m, H-11, 6′), 1.60 (3H, s, Me-19), 1.98 (2H, t, J=7.5 Hz, H-10), 2.02 (2H, m, H-5′), 2.02 (2H, m, H-6), 2.08 (2H, m, H-7), 3.20 (1H, dd, J=9.0, 7.5 Hz, H-2″), 3.27 (1H, m, H-4″或 5″), 3.28 (1H, m, H-4″或 5″), 3.36 (1H, dd, J=9.5, 8.0 Hz, H-3″), 3.67 (1H, dd, J=11.5, 5.0 Hz, H-6″), 3.71 (1H, dd, J=10.0, 3.5 Hz, H-1), 3.86 (1H, d, J=12.0 Hz, H-6″), 3.97 (1H, dt, J=5.5, 3.5 Hz, H-2), 4.12 (1H, dd, J=10.5, 3.5 Hz, H-1), 4.14 (1H, dd, J=7.5, 5.5 Hz, H-3), 4.27 (1H, d, J=7.5 Hz, H-1″), 4.43 (1H, d, J=6.0 Hz, H-2′), 5.14 (1H, t, J=7.0 Hz, H-8), 5.46 (1H, dd, J=15.5, 7.0 Hz, H-4), 5.49 (1H, dd, J=16.0, 6.0 Hz, H-3′), 5.72 (1H, dt, J=15.0, 6.5 Hz, H-5), 5.83 (1H, dt, J=15.5, 7.0 Hz, H-4′)。^{13}C NMR (125 MHz, CD_3OD) δ：175.5 (C-1′), 136.7 (C-9), 134.7 (C-4′), 134.5 (C-5), 131.0 (C-4), 129.0 (C-3′), 124.9 (C-8), 104.7 (C-1″), 78.0 (C-3″), 77.9 (C-5″), 75.0 (C-2″), 74.1 (C-2′), 72.9 (C-3), 71.6 (C-4″), 69.7 (C-1), 62.7 (C-6″), 54.6 (C-2), 40.8 (C-10), 33.8 (C-6), 33.5 (C-5′), 33.1 (C-16, 16′), 30.3-30.9 (C-12, 13, 14, 15, 6′, 7′, 8′, 9′, 10′, 11′, 12′, 13′, 14′, 15′), 29.2 (C-11), 28.8 (C-7), 23.8 (C-17, 17′), 16.2 (C-19), 14.5 (C-18, 18′)。以上数据与文献报道基本一致，确定该化合物为 Cerebroside C。

化合物 1～7 的结构见图 5-2-7。

4. 结论

化合物 1 对各种革兰氏阳性菌抑制活性较强，其中对枯草芽孢杆菌 (KCTC 1021) 的活性最强，MIC 为 0.125 μg/mL，远远低于阳性药卡那霉素的 MIC (0.5 μg/mL)，另外，化合物 1 对白色念珠菌 (KCTC 7965) 也具有很强抑制活性，其 MIC 为 2 μg/mL，显著强于阳性对照药两性霉素 B (MIC：128 μg/mL)，表明化合物 1 对多病原菌表现出非常好的抑菌广谱性。已有研究显示 Dicerandrol 类化合物主要分离自植物内生菌菌株 *Phomopsis longicolla* 中，尚未见到其他科属的真菌产生此类化合物的报道，本研究首次从 *P. longicolla* 以外的 *Diaporthe* sp. 中发现具有很强抑菌活性的 Dicerandrol 类化合物，为微生物源杀菌剂的开发利用提供了新的微生物来源。本研究为首次对黎族药用植物艾纳香内生真菌次生代谢产物进行研究，将为艾纳香中丰富的内生真菌资源的深入挖掘提供借鉴。本研究除了 Dicerandrol 类化合物，还发现了细胞松弛素类，苯并五元内酰胺类，以及糖鞘脂类活性化合物。糖鞘脂类化合物亦具有一定诱导植物毒素积累的活性。

综上所述，本研究从 1 株艾纳香内生菌中获得 7 个次生代谢产物，结合文献，发现大部分化合物具有不同的生物活性，尤其是抑菌及植物毒素方面，提示寄主植物艾纳香可能会通过内生真菌产生的次生代谢产物来协助抵御外界环境中的各种病原菌对植物的侵袭以及抑制其他种类植物的生长，对研究内生真菌与寄主植物的互作关系具有重要意义。

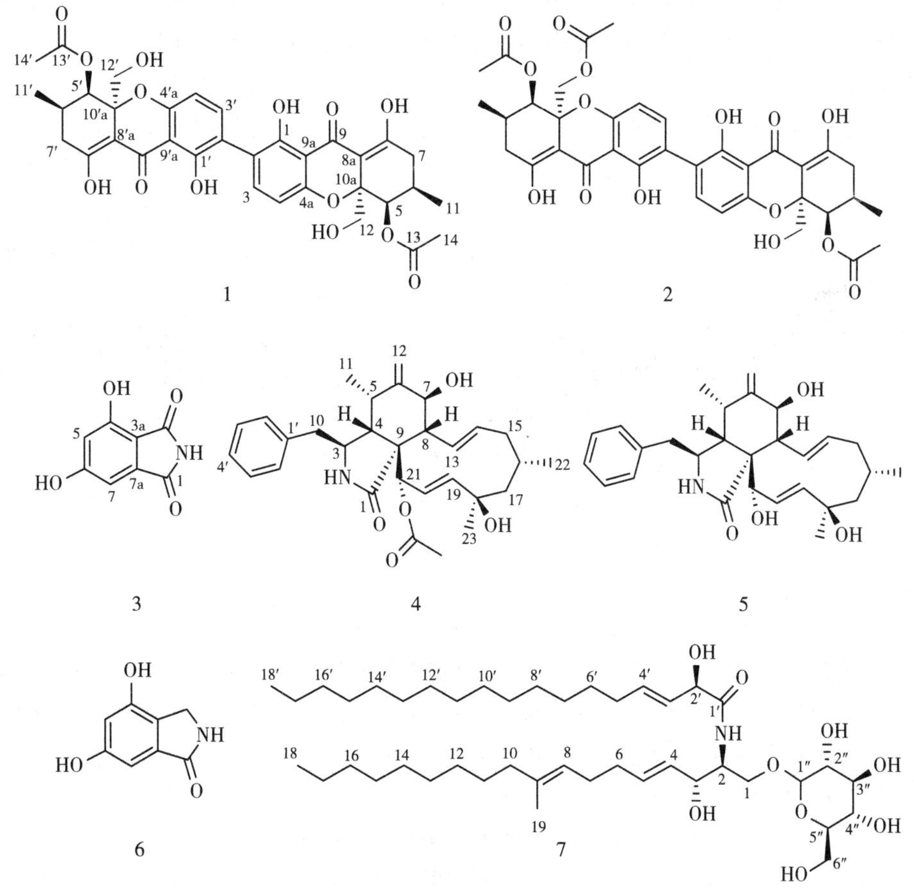

图 5-2-7　化合物 1～7 的结构

（二）内生真菌 *Clonostachys rosea* 次生代谢产物研究

艾纳香在海南省民间百姓经常将其用于刀枪伤口，虫蛇咬伤，以及妇女的产后沐浴，具有很好杀菌消炎功效。现代药理学研究表明其具有较好的抗菌活性。由于内生真菌与寄主植物的在自然界的长期协同进化，使从抗菌药用植物内生真菌中寻找抗菌先导化合物成为一种有效的策略。多种多样的内生真菌在植物体内微环境中存在复杂的相互作用，微生物间通过分泌小分子次生代谢产物来相互抑制，相互影响，激烈的竞争着有限的生存空间和养分，微生物间的复杂互作，诱导产生更加多样化的次生代谢产物，因此，植物内生真菌一直是寻找新型小分子活性先导化合物的重要源泉。目前有关艾纳香内生真菌次生代谢产物方面目前研究相对较少。本研究在前期对实验室已有艾纳香内生真菌活性筛选的基础上，获得 1 株抗细菌活性较好的内生真菌 *Clonostachys rosea*。为从中寻找新型抗细菌活性先导化合物，对该菌株进行大规模发酵，通过活性跟踪的技术对其活性组分进行分离，最终获得 6 个单体化合物，并对单体化合物进行结构确证和体外抗菌活性评价。

1. 材料与试剂设备

见第五章第一节，一、艾纳香活性部位及化学成分研究（三）、艾纳香药效物质基础分析 1. 材料。

2. 方法

（1）内生真菌的分子鉴定

艾纳香内生真菌的分子鉴定方法参考文献方法，提取基因组 DNA，PCR 扩增其 ITS-rDNA 片段，所用引物为 ITS1（5′-TCCGTAGGTGAACCTGCGG-3′）和 ITS4（5′-TCCTCCGCTTATT-

GATATG C-3′)。将PCR扩增后的产物送华大基因公司进行测序，将序列提交NCBI数据库中进行BLAST比对分析。然后使用MEGA-X中NJ法构建系统发育树，确定真菌种属地位。

(2) 抗细菌活性实验

滤纸片法抗细菌实验采用杜晓娜（2019）报道的方法，供试细菌用MHB培养基37 ℃振荡过夜，转速90 r/min，取200 μL加入无菌MHA平板培养基上，涂抹均匀，获得带菌培养基。将待测样品分别用甲醇溶解配置成2 μg/μL的浓度，取20 μL滴加到直径6 mm的无菌滤纸片上，超净台上挥发干溶剂，终浓度40 μg/片，滤纸片均匀平贴到带菌平板培养基上，37 ℃培养箱中放置24 h，测量抑菌圈直径，链霉素（1 μg/片）为阳性对照，所有实验重复3次。

96孔板倍比稀释法抗菌实验参考zhang等2007年方法，将滤纸片法抗菌实验中震荡培养过夜的菌液，经血细胞计数板调整浓度约1×10^8 CFU/mL，用MHB培养基稀释100倍至10^6CFU/mL作为供试菌液。测定时除了第一个孔加入菌液体积为200 μL外，其余每孔均为100 μL，用甲醇溶解样品，第一孔中加入10 μL，采用倍比稀释法依次稀释各孔，保证各孔甲醇体积均不高于5 μL，最终样品浓度范围为2～32 μg/mL，置37 ℃恒温培养箱中24 h，酶标仪读取吸光度值，计算MIC，链霉素为阳性对照，5 μL甲醇加入100 μL菌液中为阴性对照，所有实验重复3次。

(3) 艾纳香内生真菌的发酵

将艾纳香内生真菌接种到直径6 cm的无菌PDA平板培养基上，28 ℃培养5 d，至菌落布满整个培养基平板，无菌条件下切成约0.5 cm×0.5 cm的组织块备用。60 g大米，80 mL水加入500 mL的三角瓶中，锡箔纸包扎，121 ℃高压蒸汽灭菌20 min，取出并放室温，备用。将带菌的培养基块无菌条件下接种至大米培养基中，每瓶2～3块，28 ℃静置培养30 d，乙酸乙酯终止发酵。

(4) 次生代谢产物的提取和分离

将艾纳香内生真菌*Clonostachys rosea*的大米发酵产物用乙酸乙酯超声提取3次，30 min/次，减压浓缩至干，得次生代谢产物总浸膏8.8 g。总浸膏用甲醇溶解，按照1/3比例拌硅胶，进行硅胶柱层析，洗脱系统为二氯甲烷/甲醇（100/0，99/1，…，1/1，v/v），依次获得8个馏分A（100/0）、B（100/0）、C（99/1）、D（99/1）、E（98/2）、F（20/1）、G（10/1）、H（1/1）。由于A和B主要为油状小极性组分难溶于甲醇，薄层检测显示难以分离，因此对C～H6个组分进行基于活性跟踪的成分分离。在滤纸片法抗菌活性结果指导下，对C、D、F 3个组分活性较好组分进行化学分离。C组分室温下静置后析出无定形粉末，砂芯抽滤装置抽滤，用无水甲醇淋洗，获得单体化合物1（20.8 mg）。D组分室温下静置，析出白色粉末，滤出后获得化合物5，滤出的母液经过Sephadex LH-20凝胶柱层析，甲醇为洗脱剂，获得组分D1，D1组分进一步通过半制备液相色谱仪进行分离，获得化合物2（12.8 mg，t_R=10.0 min，甲醇-水/40-60，流速=2.0 mL/min）和3（8.2 mg，t_R=12.2 min，甲醇-水/40-60，流速=2.0 mL/min），F部分经过葡聚糖凝胶Sephadex LH-20柱层析，甲醇洗脱，根据薄层色谱检测合并，共得到2个馏分F-1和F-2，室温静置，分别析出白色无定形粉末，抽滤后分别获得化合物4（8 mg）和6（576 mg）。

3. 结果与分析

(1) 内生真菌分子鉴定结果

经华大基因对内生真菌菌株的ITS-rDNA测序，对获得序列进行比对以及数据库检索，构建系统发育树，进一步分析发现，该菌株与其他3株C. rosea菌株聚为一个分支，明显区别于另外两个大的分支，因此该菌株被鉴定为*Clonostachys rosea*（Genbank：MN486561），菌株保存于−80 ℃冰箱的30%甘油/水中，存放于中国热带农业科学院热带作物品种资源研究所南药研究室，编号JSt-190421-1-1（图5-2-8）。

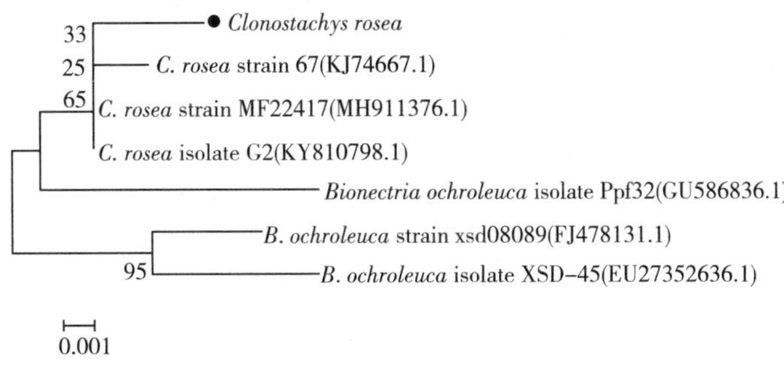

图 5-2-8　植物内生菌 *Clonostachys rosea* 的系统发育树

注：分支点上的数字为 Bootsrap 值，代表分类单位被聚在一起的概率；比例尺显示水平线的长度，代表碱基替换数。

（2）内生真菌 6 个组分段抗菌活性

采用滤纸片法对艾纳香内生真菌发酵产物经硅胶柱层析洗脱下来的 6 个组分段 C、D、E、F、G、H 分别进行抗细菌活性实验。结果显示，所有组分段对金黄色葡萄球菌均表现出很强抑制活性，尤其是 C、D、F3 段。进一步比较分析发现，组分段 C、D、F 对枯草芽孢杆菌和铜绿假单胞菌亦表现出较好的抑制作用，基于此，对组分段 C、D、F 分别进行化学成分分离，以期获得活性单体化合物。然而，所有 6 个组分段对供试大肠埃希菌的抑制作用均不明显（图 5-2-9）。

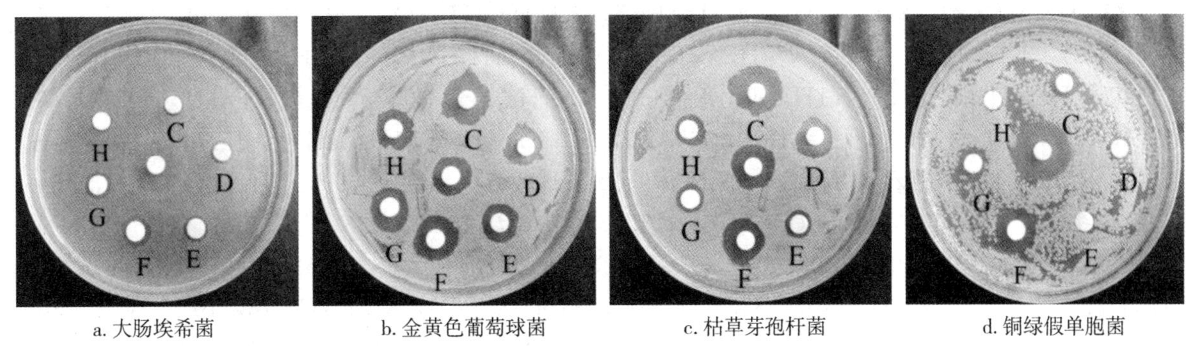

图 5-2-9　6 个组分的抗细菌活性结果，40 μg/片（中间：链霉素，1 μg/片）

（3）化合物结构解析

化合物 1：淡黄色结晶性粉末，mp 233～235 ℃，ESI-MS m/z：697.8 $[M+H]^+$，分子式为 $C_{30}H_{28}N_6O_6S_4$，化合物谱图数据如下：^1H NMR（500 MHz，DMSO-d_6）δ：7.71（1H，d，J=7.5 Hz，H-10），7.03（1H，t，J=7.5 Hz，H-8），6.65（1H，t，J=7.5 Hz，H-9），6.69（1H，s，6-NH），6.55（1H，d，J=8.0 Hz，H-7），5.97，（1H，d，J=2.0 Hz，11-OH），5.49（1H，d，J=4.5 Hz，H-5a），4.89（1H，s，H-11），3.08（3H，s，H-12），1.43（3H，d，J=6.5 Hz，H-13）。^{13}C NMR（125 MHz，DMSO-d_6）δ：166.1（C-1，1′），161.0（C-4，4′），150.3（C-6a，6′a），129.9（C-10a，10′a），129.6（C-10，10′），127.9（C-8，8′），118.6（C-9，9′），109.6（C-7，7′），82.2（C-11，11′），81.5（C-5a），81.1（C-5a′），77.7（C-11a，11a′），66.6（C-10b），66.4（C-10b′），29.4（C-12，12′），20.1（C-13，13′）。谱图数据经过与文献比对，确定该化合物为 Verticillin A。

化合物 2：无色油状物，ESI-MS m/z：196.2 $[M+H]^+$，分子式为 $C_{10}H_{13}NO_3$，化合物谱图数据如下：^1H NMR（500 MHz，CD_3OD）δ：8.56（1H，s，H-6），8.10（1H，d，J=7.5 Hz，H-3），7.96（1H，d，J=8.0 Hz，H-4），3.75（1H，m，H-9），2.87（1H，m，H-7a），2.78（1H，m，H-7b），1.75（2H，m，H-8），1.19（3H，d，J=6.5 Hz，H-10）。^{13}C NMR（125 MHz，CD_3OD）δ：166.8（C-11），148.5（C-6），146.6（C-2），144.1（C-5），140.7

(C-4)，126.2 (C-3)，67.5 (C-9)，40.8 (C-8)，30.0 (C-7)，23.6 (C-10)。以上数据与报道基本一致，故鉴定该化合物为 (S) - (+) - fusarinolic acid。

化合物3：无色油状物，ESI-MS m/z：196.2 $[M+H]^+$，分子式为 $C_{10}H_{13}NO_3$，化合物谱图数据如下：^1H NMR (500 MHz，CD_3OD) δ：8.58 (1H，s，H-6)，8.12 (1H，d，J=7.5 Hz，H-3)，7.99 (1H，d，J=8.0 Hz，H-4)，3.73 (1H，m，H-8)，2.93 (1H，m，H-7a)，2.77 (1H，m，H-7b)，1.50 (H，m，H-9a)，1.57 (H，m，H-9b)，1.01 (3H，t，J=6.0 Hz，H-10)。^{13}C NMR (100 MHz，CD_3OD) δ：166.1 (C-11)，148.3 (C-6)，146.0 (C-2)，140.1 (C-5)，139.9 (C-4)，124.5 (C-3)，72.7 (C-8)，39.8 (C-7)，29.7 (C-9)，9.1 (C-10)。谱图数据与文献报道基本一致，确定该化合物为 8-hydroxyfusaric acid。

化合物4：白色无定形粉末，FAB-MS m/z：753.1 $[M-H]^-$，分子式为 $C_{43}H_{79}NO_9$，^1H NMR (500 MHz，CD_3OD) δ：0.90 (6H，t，J=7.0 Hz，Me-18，18′)，1.29 (34H，m，H-12～17，H-7′～17′)，1.36～1.42 (4H，m，H-11，6′)，1.60 (3H，s，Me-19)，1.97 (2H，t，J=7.5 Hz，H-10)，2.02 (2H，m，H-5′)，2.04 (2H，m，H-6)，2.08 (2H，m，H-7)，3.21 (1H，dd，J=9.0，7.5 Hz，H-2″)，3.27 (1H，m，H-4″或5″)，3.28 (1H，m，H-4″或5″)，3.36 (1H，dd，J=9.5，8.0 Hz，H-3″)，3.67 (1H，dd，J=11.5，5.0 Hz，H-6″)，3.71 (1H，dd，J=10.0，3.5 Hz，H-1)，3.87 (1H，d，J=12.0 Hz，H-6″)，3.97 (1H，dt，J=5.5，3.5 Hz，H-2)，4.12 (1H，dd，J=10.5，3.5 Hz，H-1)，4.14 (1H，dd，J=7.5，5.5 Hz，H-3)，4.28 (1H，d，J=7.5 Hz，H-1″)，4.44 (1H，d，J=6.0 Hz，H-2′)，5.14 (1H，t，J=7.0 Hz，H-8)，5.45 (1H，dd，J=15.5，7.0 Hz，H-4)，5.49 (1H，dd，J=16.0，6.0 Hz，H-3′)，5.71 (1H，dt，J=15.0，6.5 Hz，H-5)，5.83 (1H，dt，J=15.5，7.0 Hz，H-4′)。^{13}C NMR (125 MHz，CD_3OD) δ：175.4 (C-1′)，136.7 (C-9)，134.7 (C-4′)，134.5 (C-5)，131.0 (C-4)，129.0 (C-3′)，124.8 (C-8)，104.7 (C-1″)，77.9 (C-3″)，77.8 (C-5″)，74.9 (C-2″)，74.1 (C-2′)，72.9 (C-3)，71.5 (C-4″)，69.6 (C-1)，62.6 (C-6″)，54.6 (C-2)，40.8 (C-10)，33.8 (C-6)，33.4 (C-5′)，33.1 (C-16，16′)，30.2-30.8 (C-12，13，14，15，6′，7′，8′，9′，10′，11′，12′，13′，14′，15′)，29.1 (C-11)，28.8 (C-7)，23.8 (C-17，17′)，16.2 (C-19)，14.5 (C-18，18′)。以上数据与文献报道基本一致，确定化合物4为 cerebroside C。

化合物5：结晶性粉末，mp 170～172 ℃，ESI-MS m/z：126.1 $[M+H]^+$，分子式为 $C_5H_6N_2O_2$，化合物谱图数据如下：^1H NMR (500 MHz，DMSO-d_6) δ：11.0 (1H，s，-NH)，10.6 (1H，s，N-OH)，7.25 (1H，d，J=1.5 Hz，H-4)，1.73 (3H，d，J=0.6 Hz，H-6)。^{13}C NMR (125 MHz，DMSO-d_6) δ：165.1 (C-2)，151.9 (C-5)，138.2 (C-4)，108.1 (C-3)，12.3 (C-6)。上述谱图数据与文献报道基本一致，确定化合物5为 3-Maleimide-5-oxime。

化合物6：白色无定形粉末，ESI-MS m/z：797.5 $[M+Na]^+$，分子式为 $C_{40}H_{70}O_{14}$，^1H NMR (500 MHz，CD_3OD) δ：6.81 (1H，dd，J=9.5，1.5 Hz，H-3)，5.36 (1H，d，J=8.5 Hz，H-11)，5.31 (1H，d，J=9.0 Hz，H-7)，5.21 (1H，d，J=10.0 Hz，H-15)，4.35 (1H，bs，H-1″)，4.26 (1H，dd，J=11.5，6.0 Hz，H-1′b)，4.18 (1H，dd，J=11.5，6.0 Hz，H-1′a)，4.15 (1H，ddd，J=7.5，5.5，1.5 Hz，H-2′)，3.95 (1H，d，J=9.5 Hz，H-13)，3.85 (1H，dd，J=12.0，2.5 Hz，H-6″b)，3.82 (1H，m，H-5)，3.81 (1H，dd，J=11.0，3.5 Hz，H-5′a)，3.74 (1H，m，H-2″)，3.72 (1H，m，H-6″a)，3.71 (1H，m，H-4′)，3.68 (1H，d，J=9.5 Hz，H-9)，3.64 (1H，dd，J=11.0，6.0 Hz，H-5′b)，3.53 (1H，m，H-3′)，3.53 (1H，m，H-4″)，3.37 (1H，dd，J=9.5，3.0Hz，H-3″)，3.05 (1H，ddd，J=9.5，5.5，2.5 Hz，H-5″)，2.73 (1H，m，H-4)，2.72 (1H，m，H-12)，2.63 (1H，m，

H-8)，2.60 (1H，m，H-16)，1.89 (3H，s，H-21)，1.67 (3H，s，H-23)，1.66 (3H，s，H-25)，1.59 (3H，s，H-27)，1.28 (2H，m，H-17)，1.16 (2H，m，H-19)，0.98 (3H，d，J=6.5 Hz，H-28)，0.86 (3H，m，H-20)，0.85 (3H，m，H-22)，0.84 (3H，m，H-29)，0.79 (3H，d，J=7.0 Hz，H-26)，0.77 (3H，d，J=7.0 Hz，H-24)。^{13}C NMR (125 MHz，CD_3OD) δ：168.8 (C-1)，146.2 (C-3)，139.6 (C-14)，135.9 (C-6)，134.8 (C-10)，133.3 (C-11)，132.8 (C-7)，129.8 (C-15)，127.5 (C-2)，96.0 (C-1″)，87.3 (C-13)，83.0 (C-8)，82.3 (C-5)，76.9 (C-5″)，74.2 (C-2″)，71.5 (C-4′)，71.4 (C-3′)，69.5 (C-3″)，69.1 (C-2′)，67.2 (C-4″)，66.8 (C-1′)，63.8 (C-5′)，61.3 (C-6″)，44.4 (C-17)，36.6 (C-4)，35.3 (C-7)，33.8 (C-12)，32.5 (C-18)，30.2 (C-16)，29.8 (C-19)，21.2 (C-28)，18.3 (C-29)，16.6 (C-24)，16.5 (C-26)，15.6 (C-22)，11.8 (C-21)，10.7 (C-27)，10.2 (C-20)，9.9 (C-23)，9.9 (C-25)。上述谱图数据与文献报道基本一致，确定化合物 6 为 bionectriol A。

化合物 1～6 的结构见图 5-2-10。

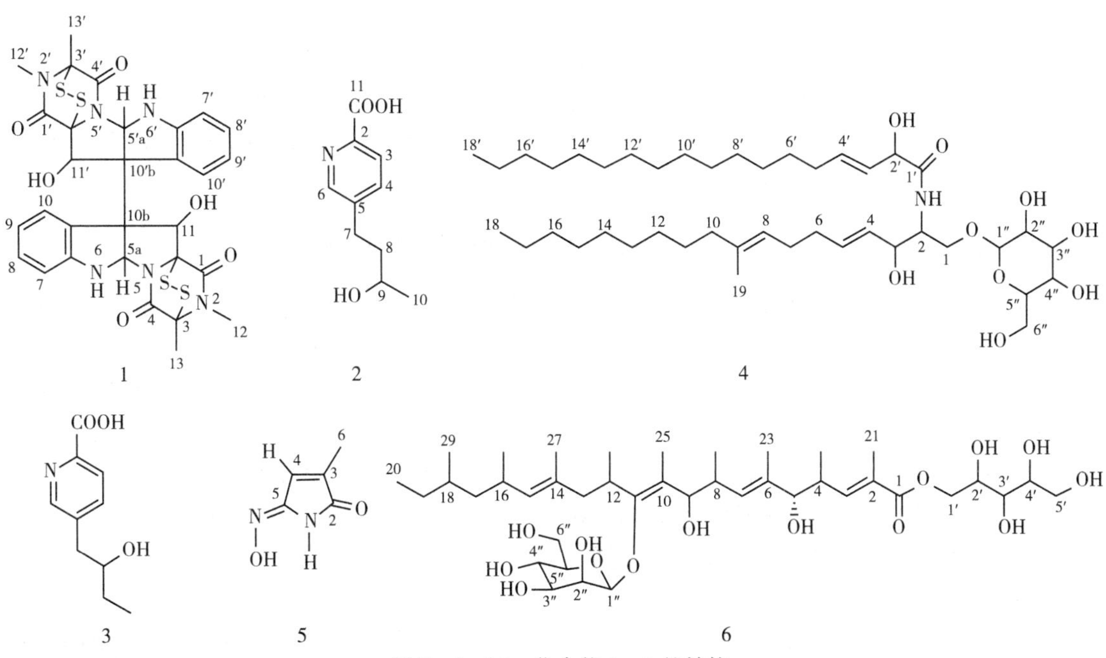

图 5-2-10　化合物 1～6 的结构

(4) 单体化合物抗菌活性结果

单体化合物的抗细菌活性显示，化合物 1、4、6 对铜绿假单胞菌，枯草芽孢杆菌以及金黄色葡萄球菌均表现出很强的抑制作用，尤其是化合物 6 对 3 株供试细菌的 MIC 均达到 2 μg/mL，显著强于阳性对照链霉素的活性，另外化合物 1 对铜绿假单胞菌的 MIC 也达到 2 μg/mL，然而所有单体化合物对大肠埃希菌抑制效果均不理想，仅化合物 6 对其 MIC 为 16 μg/mL (表 5-2-5)。

表 5-2-5　化合物 1～6 对 4 株供试细菌的 MIC

化合物	MIC/ (μg/mL)			
	大肠埃希菌	铜绿假单胞菌	枯草芽孢杆菌	金黄色葡萄球菌
1	>32	2	8	8
2	>32	>32	>32	>32
3	>32	>32	>32	>32

（续）

化合物	MIC/（μg/mL）			
	大肠埃希菌	铜绿假单胞菌	枯草芽孢杆菌	金黄色葡萄球菌
4	>32	8	8	>32
5	>32	>32	>32	>32
6	16	2	2	2
链霉素	1	5	5	5

4. 结论

本研究首次采用活性跟踪的方法从艾纳香内生真菌 *Clonostochys rosea* 中获得 3 个抗细菌活性强的单体化合物，进一步说明植物内生真菌是寻找新型抗菌先导化合物的重要宝库，以及活性跟踪的研究策略的有效性。然而，活性跟踪分离过程中，从活性组分 D 中分到的单体化合物抗菌活性并不好，推测可能是分离过程中漏掉了某些活性成分。同时，除了 C、D、F 3 个活性较强组分外的其他组分中是否也可能含有活性较好的化合物，只不过是由于含量低的原因，而没有明显体现出来，这是下一步需认真分析的问题。另外，基于植物内生真菌之间以及微生物与寄主植物间长期互作的考虑，推测艾纳香内生真菌 *Clonostochys rosea* 可能通过分泌产生如 1、4 和 6 这样的小分子化合物来抑制环境中其他微生物的生长，以保证自身的存活。

（三）艾纳香内生真菌 *Corynespora cassiicola* J9 次生代谢产物研究

艾纳香田间虫害严重，主要为入侵性害虫稻水象甲。为了生物防治稻水象甲，同时考虑到内生真菌、寄主植物以及外界取食动物 3 者之间复杂的互作关系，从植物艾纳香中分离了多样的内生真菌，并进行抗稻水象甲活性筛选。1 株内生真菌 *Corynespora cassiicola* J9 分离于被稻水象甲取食的艾纳香茎伤口处，显示了适度的抗稻水象甲活性。进一步化学成分研究获得了 8 个单体缩酚酸环醚类化合物。缩酚酸环醚（depsidone）是由两个苔黑素（orcinol）单体通过酯键和醚键连接而成的聚酮类化合物。这类化合物具有广泛的生物学活性，包括抗炎，抗细菌、抗真菌、抗肿瘤、抗紫外线等。本研究评估了这类缩酚酸环醚类化合物的杀灭象甲活性。

1. 材料与试剂设备

见第五章第一节，一、艾纳香活性部位及化学成分研究（三）、艾纳香药效物质基础分析 1. 材料。

2. 方法

（1）菌株发酵

将目标菌株接种到 PDA 平板培养基上，室温培养 1 周，作为发酵种子。500 mL 三角瓶中装有 60 g 大米，加 80 mL 水，121 ℃高压蒸汽灭菌 20 min，获得无菌大米培养基。目标菌株发酵种子无菌条件下切块后接种到大米培养基中，室温静置培养 1 个月，加入乙酸乙酯终止发酵。

（2）提取分离

将发酵的大米培养基用乙酸乙酯提取 3 次，每次 30 min，合并，减压浓缩获得粗提物（13 g）。采用硅胶柱色谱分离，二氯甲烷/甲醇梯度洗脱（100/0，99/1，…，0/100），根据薄层色谱检测合并，获得 4 个组分（F1 - F4）。F2 组分用甲醇溶解，经 ODS - A 反相柱层析分离，分别用甲醇/水（3∶7，1∶0）洗脱，共得 3 个组分（F2 - 1，F2 - 2，F2 - 3），组分 F2 - 1 甲醇溶解，经 sephadex LH - 20 凝胶柱层析，甲醇洗脱，薄层检测合并的 3 个流份（F2 - 1 - 1，F2 - 1 - 2，F2 - 1 - 3），F2 - 1 - 2 采用 HPLC 制备，以甲醇-水（72∶28，v/v）为流动相，分得化合物 2（20 mg，t_R = 26.5 min，流速为 2 mL/min），化合物 1（20 mg，t_R=27.5 min，流速为 2 mL/min）和化合物 8（15 mg，t_R=28.6 min，流速为 2 mL/min）。F2-1-3 甲醇溶解，采用 HPLC 制备，以甲醇-水（75∶25，v/v）为流动相，得化合物 6（30 mg，t_R=25.5 min，流速为 2 mL/min）和 7（25 mg，t_R=31.7 min，流速为 2 mL/min）。组分 F2-2 甲醇溶解，sephadex LH-20 凝胶柱层析，薄层检测合并共得到 5 个流分（F2-2-1，…，F2-2-5），F2-2-2 甲醇溶解，采用 HPLC 制备，以甲醇-水（65：35，v/v）为流动相，得化合物 5（20 mg，t_R=26.8 min，流速为 2 mL/min）和组分 F2-2-2-1（40 mg，t_R=22 min，流速为 2 mL/min），组分 F2-2-2-1 以甲醇-水（50∶50，v/v）为流动相进行分离，得化合物 4（10 mg，t_R=21.8 min，流速为 2 mL/min）和 3（10 mg，t_R=22 min，流速为 2 mL/min）。

（3）菌株的鉴定

以 PDA 培养基上生长 3～5 d 的菌株为实验材料，液氮研磨提取 DNA，参考文献方法对菌株 nrDNA 的 ITS 序列进行分析，构建系统发育树，确定系统分类地位。根据系统发育树，该菌株与 *Corynespora cassiicola* 聚类为一支，因此该菌株命名为 *Corynespora cassiicola* J9（GeneBank：MK640660）。

（4）活性测试

叶片喷洒饲喂试验采用文献报道的方法：将待测化合物分别用 1%的氮酮溶液溶解，获得 0.5 mg/mL样品溶液，将新鲜采集的叶片喷洒样品溶液，挥干。取直径 9 cm 的玻璃培养皿，底部铺 1 层水饱和滤纸，将喷洒好的叶片置于滤纸上保湿，每个培养皿中饲喂 20 只稻水象甲，1%的氮酮溶液做空白，实验重复 3 次，24 h 后观察虫体的死亡情况，由于象甲具有假死性，以象甲肢体是否舒展以及将虫体放进水中 30 s 后是否移动作为死亡判断标准。实验结果采用 Abbot 公式计算矫正死亡率。

3. 结果与讨论

（1）结构鉴定

化合物 1：白色粉末，HR-ESI-MS 给出准分子离子峰 m/z：349.0919（$[M+H]^+$，$C_{17}H_{17}O_8^+$；calcd. 349.0917），结合^{13}C NMR 图谱分析，推测分子式为 $C_{17}H_{16}O_8$，不饱和度 10。1H NMR 谱图分析表明该化合物含有 2 个甲基（δ_H 2.27 和 2.37），1 个甲氧基（δ_H 3.91），以及 3 个芳香氢（δ_H 5.83，6.32 和 6.35）。^{13}C NMR 谱图显示化合物共含有 17 个碳原子，包括 2 个羰基碳（δ_C 171.1 和 174.8），3 个 sp^3 杂化碳（δ_C 15.3，20.1 和 52.7），其余均为 sp^2 不饱和碳。HMBC 谱图显示 6′-CH_3 上的氢与 1′，5′和 6′位碳相关，H-3′与 1′、2′、4′、5′、5′-COOH 上的碳相关，表明存在 1 个 orsellinic acid 类结构片段。同时，在 HMBC 谱图中，6-CH_3 与 C-1、C-5 和 C-6 相关，H-3 与 C-1、C-2、C-4、C-5 和 C-7 相关，H-5 与 C-1 和 C-3 相关，提示化合物中存在另 1 个 orsellinic acid 类似结构片段。7-OCH_3 与 C-1 和 C-7 相关表明存在 1 个羧酸甲酯连接在 C-1 上。根据以上信息，推测化合物 1 为缩酚酸环醚类化合物。进一步通过 1D NMR 的数据比较，发现化合物 1 与 corynether B（2）结构相似，其中^{1}H NMR 比对表明化合物 1 结构相比化合物 2 少了 1 个芳香氢（δ_H 6.22），推测可能被其他官能团取代。^{13}C NMR 谱图的比对显示化合物 1 比化合物 2 结构中多了 1 个羧基碳（δ_C 174.8）。综合以上分析，推断化合物 1 为化合物 2 在 5′位被羧基取代的类似物，化合物 1 命名为 corynether C（图 5-2-11）。

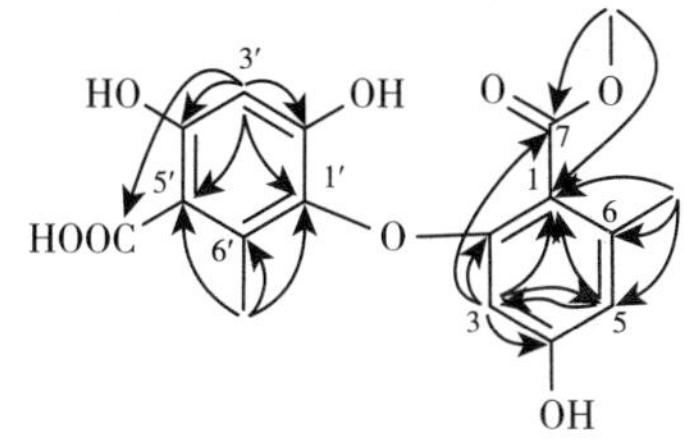

图 5-2-11　化合物 1 的 HMBC 相关谱

(2) 活性评价及讨论

叶片喷洒饲喂法测定单体化合物杀稻水象甲活性结果显示，化合物1～8在0.5 mg/mL的浓度下均无杀灭稻水象甲活性。

(3) 化合物结构鉴定

化合物1：谱图数据UV (MeOH) λ_{max} (log ε)：211 (3.05)，250 (2.63)，301 (2.12) nm；IR υ_{max}：3 247，2 977，1 693，1 643，1 610，1 459，1 381，1 292，1 194，1 155，1 101，1 045，1 000，985，952，878，844，808，770，743，685，623 cm^{-1} (图5-2-12)。^1H NMR (CD_3OD，500 MHz) 和 ^{13}C NMR (CD_3OD，125 MHz) 数据见表5-2-6。

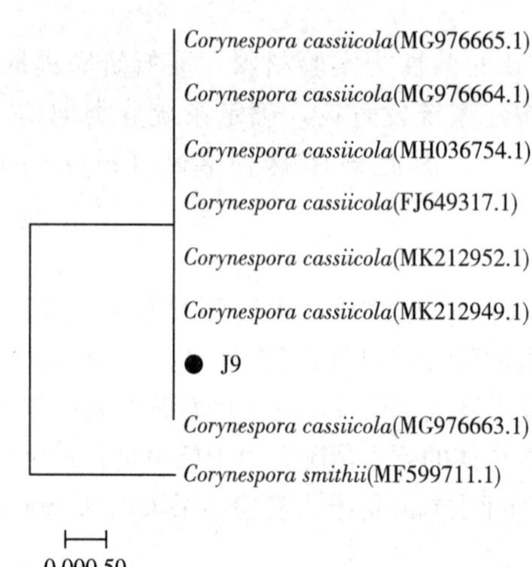

图5-2-12 菌株 *Corynespora cassiicola* J9系统进化树

表5-2-6 核磁共振氢谱 (500 MHz) **和碳谱** (125 MHz) **数据** (甲醇)

位置	δ_C	δ_H (J in Hz)	HMBC
1	115.0		
2	158.6		
3	99.5	5.83，d (1.5)	1，2，4，5，7
4	161.0		
5	111.7	6.32，d (1.5)	1，3，6-CH_3
6	140.3		
7	171.1		
1′	135.1		
2′	163.3		
3′	102.8	6.35，s	1′，2′，4′，5′，5′-COOH
4′	156.8		
5′	106.3		
6′	136.8		
6-CH_3	20.1	2.27，s	1，5，6
6′-CH_3	15.3	2.37，s	1′，5′，6′
7-OCH_3	52.7	3.91，s	1 (weak)，7
5′-COOH	174.8		

化合物 2：白色粉末，ESI - MS m/z：305.10 $[M+H]^+$，^1H NMR（500 MHz，CD_3OD）δ_H：6.31（1H，d，J=2.0 Hz，H-5），6.28（1H，d，J=2.0 Hz，H-3′），6.22（1H，d，J=2.0 Hz，H-5′），5.87（1H，d，J =2.0 Hz，H-3），3.91（3H，s，7-OCH_3），2.27（3H，s，6-CH_3），2.02（3H，s，6′-CH_3）。^{13}C NMR（125 MHz，CD_3OD）δ_C：172.1（C-7），161.8（C-2），159.7（C-4），157.0（C-4′），152.4（C-2′），140.8（C-6），135.5（C-1′），134.5（C-6′），116.0（C-1），112.3（C-5），110.2（C-5′），103.5（C-3′），100.4（C-3），53.5（7-OCH_3），20.9（6-CH3），17.1（6′-CH_3）。上述波谱数据与文献基本一致，确定化合物 2 为 corynether B。

化合物 3：灰色粉末，ESI - MS m/z：289.0706 $[M+H]^+$，^1H NMR（500 MHz，CD_3OD）δ_H：6.48（1H，d，J =2.5 Hz，H-5），6.29（1H，d，J =2.5 Hz，H-5′），6.23（1H，d，J =2.5 Hz，H-3′），5.96（1H，d，J =2.5 Hz，H-3），5.24（2H，s，H-8），2.02（3H，s，6′-CH_3）。^{13}C NMR（125 MHz，CD_3OD）δ_C：172.9（C-7），168.4（C-2），161.2（C-4），157.5（C-4′），154.4（C-6），152.2（C-2′），134.8（C-1′），134.4（C-6′），110.3（C-5），106.1（C-5′），103.8（C-1），103.6（C-3′），102.7（C-3），71.3（C-8），17.0（6′-CH_3）。上述波谱数据与文献基本一致，确定化合物 3 为 corynetherlactone A。

化合物 4：棕色粉末，ESI - MS m/z：289.0722 $[M-H]^+$，^1H NMR（500 MHz，CD_3OD）δ_H：6.33（1H，d，J=2.0 Hz，H-5），6.28（1H，d，J=2.5 Hz，H-5′），6.23（1H，d，J=2.5Hz，H-3′），5.89（1H，d，J=2.0 Hz，H-3），2.35（3H，s，6-CH_3），2.06（3H，s，6′-CH_3）。^{13}C NMR（125 MHz，CD_3OD-d_4）δ_C：173.8（C-7），161.5（C-4），159.3（C-2），157.0（C-4′），152.3（C-2′），140.6（C-6），135.6（C-1′），134.6（C-6′），117.4（C-1），112.5（C-5），110.2（C-5′），103.5（C-3′），100.5（C-3），21.1（6-CH_3），17.1（6′-CH_3）。上述波谱数据与文献基本一致，确定化合物 4 为 corynether A。

化合物 5：白色粉末，ESI - MS m/z：247.06 $[M+H]^+$，^1H NMR（500 MHz，CD_3OD）δ_H：6.30（1H，d，J=2.5 Hz，H-1），6.25（1H，d，J=2.5 Hz，H-5），6.22（1H，d，J=2.5 Hz，H-3），6.18（1H，d，J=2.5 Hz，H-5′），6.08（1H，d，J=2.5 Hz，H-3′），2.18（3H，s，6-CH_3），1.99（3H，s，6′-CH_3）。^{13}C NMR（125 MHz，CD_3OD）δ_C：161.7（C-2），160.0（C-4），156.4（C-4′），152.3（C-2′），142.1（C-6），135.7（C-1′），134.8（C-6′），111.1（C-5），110.2（C-5′），108.9（C-1），103.3（C-3′），101.0（C-3），22.5（6-CH_3），17.2（6′-CH_3）。上述波谱数据与文献基本一致，确定化合物 5 为 diaryl ether。

化合物 6：灰色粉末，ESI - MS m/z：289.07 $[M+H]^+$，^1H NMR（500 MHz，CD_3OD）δ_H：6.61（1H，s，H-4），6.46（1H，d，J=2.0 Hz，H-7），6.46（1H，d，J=2.0 Hz，H-9），2.36（3H，s，6-CH_3），2.31（3H，s，1-CH_3）。^{13}C NMR（125 MHz，CD_3OD）δ_C：166.5（C-11），158.2（C-4a），156.4（C-8），152.1（C-3），147.0（C-9a），144.9（C-5a），143.5（C-2），133.0（C-6），130.3（C-1），115.5（C-7），114.4（C-11a），106.6（C-9），105.7（C-4），16.9（6-CH_3），14.5（1-CH_3）。上述波谱数据与文献基本一致，确定化合物 6 为 corynesidone C。

化合物 7：灰色粉末，ESI - MS m/z：317.07 $[M+H]^+$，^1H NMR（500 MHz，CD_3OD）δ_H：6.59（1H，s，H-9），6.58（1H，d，J=2.0 Hz，H-4），6.58（1H，d，J=2.0 Hz，H-2），2.66（3H，s，6-CH_3），2.40（3H，s，1-CH_3）。^{13}C NMR（125 MHz，CD_3OD）δ_C：174.4（-COOH），165.3（C-4a），164.9（C-3），164.6（C-3），161.3（C-8），150.5（C-a），147.6（C-1），144.0（C-5a），135.3（C-6），117.8（C-7），113.9（C-11a），108.1（C-9），106.6（C-4），22.1（1-CH_3），15.7（6-CH_3）。上述波谱数据与文献基本一致，确定化合物 7 为

corynesidone D。

化合物 8：白色粉末，ESI-MS m/z：271.06 [M-H]$^-$，^{1}H NMR（500 MHz，CD_3OD）δ_H：6.56（1H，d，J=2.0 Hz，H-4），6.55（1H，d，J=2.0 Hz，H-2），6.47（1H，d，J=2.5 Hz，H-9），6.47（1H，d，J=2.5 Hz，H-7），2.40（3H，s，1-CH_3），2.37（3H，s，6-CH_3）。^{13}C NMR（125 MHz，CD_3OD）δ_C：166.2（C-4a），165.8（C-11），164.3（C-3），156.5（C-8），147.4（C-1），146.9（C-9a），144.1（C-5a），133.3（C-6），117.5（C-7），115.6（C-2），114.1（C-11a），106.7（C-4），106.6（C-9），22.2（1-CH_3），16.9（6-CH_3）。上述波谱数据与文献基本一致，确定化合物 8 为 corynesidone A。

化合物 1～8 的结构见图 5-2-13。

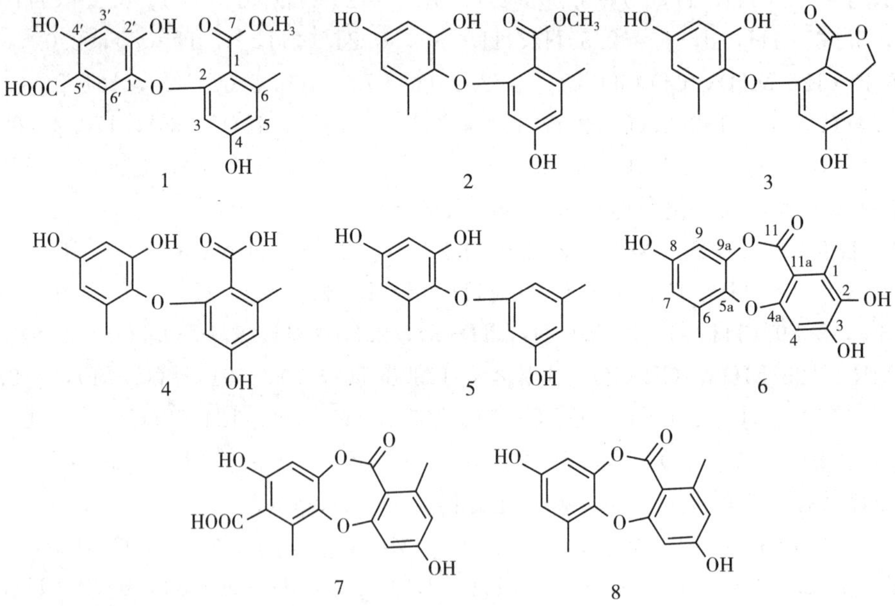

图 5-2-13　化合物 1～8 的结构

4. 结论

本研究获得 1 个新化合物和 7 个已知化合物。尽管杀虫活性不理想，然而通过分析发现本研究获得的 8 个次生代谢产物均属于 depsidone 类型化合物。结合文献，发现此类化合物具有很强的抗氧化和清除自由基活性，活性跟抗坏血酸相当。另外，此类化合物先前主要分离自地衣植物，具有很强的紫外线吸收能力，参与地衣植物应对强紫外线的保护机制。本研究以喜强光照植物艾纳香为植物材料，从其内生真菌 *Corynespora cassiicola* J9 中获得大量 depsidone 类化合物，提示寄主植物艾纳香可能会通过内生真菌产生的 depsidone 类次生代谢产物来协助抵御来自太阳光的强紫外辐射，本研究对解释艾纳香内生真菌与寄主植物的互作关系具有重要参考价值。

（四）艾纳香植物内生真菌 *Xylariaceae* sp. 次生代谢产物研究

1. 材料与试剂设备

见第五章第一节，一、艾纳香活性部位及化学成分研究（三）、艾纳香药效物质基础分析 1. 材料。

2. 方法

（1）提取分离

将艾纳香内生真菌 *Xylariaceae* sp. 的大米发酵产物用乙酸乙酯超声提取 3 次，30 min/次，减压浓缩至干，得次生代谢产物总浸膏 11.8 g。总浸膏用甲醇溶解，按照 1/3 比例拌硅胶，进行硅胶柱层析，洗脱系统为二氯甲烷/甲醇（100/0，99/1，…，1/1，v/v），依次获得 8 个馏分 A（100/0）、B（100/0）、C（99/1）、D（99/1）、E（98/2）、F（20/1）、G（10/1）、H（1/1）。TLC 检测合并，共得到 5 个馏分 Fr. A - Fr. E。Fr. A 主要为脂肪酸类化合物。Fr. B（6.2 g，二氯甲烷：甲醇＝99：1）经 Sephadex LH - 20（甲醇）色谱柱分离，共得到 2 个馏分，其中第 1 个馏分（J4 - b - 150 mg）通过半制备液相色谱仪进行分离，以甲醇-水（63：37，v/v）为流动相，分离得化合物 7（16.8 mg，t_R＝11.0 min，流速为 2 mL/min）和 8（9.8 mg，t_R＝21.0 min，流速为 2 mL/min）。Fr. C（7.3 g，二氯甲烷：甲醇＝98：2）经 Sephadex LH - 20（甲醇）色谱柱分离，共得到 2 个馏分（J4 - c - 1，J4 - c - 2），其中第 1 个馏分（J4 - c - 1，50 mg）通过半制备液相色谱仪进行分离，以甲醇-水（61：39，v/v）为流动相，分离得化合物 9（4.6 mg，t_R＝16.4 min，流速为 2 mL/min）。Fr. D（7.8 g，二氯甲烷：甲醇＝20：1）经 Sephadex LH - 20（甲醇）色谱柱分离，共得到 2 个馏分（J4 - d - 1，J4 - d - 2），其中第 1 个馏分（J4 - d - 1，62 mg）通过半制备液相色谱仪进行分离，以甲醇-水（61：39，v/v）为流动相，分离得化合物 10（15.8 mg，t_R＝13.0 min，流速为 2 mL/min）和 11（5.1 mg，t_R＝14.7 min，流速为 2 mL/min）（图 5 - 2 - 14）。

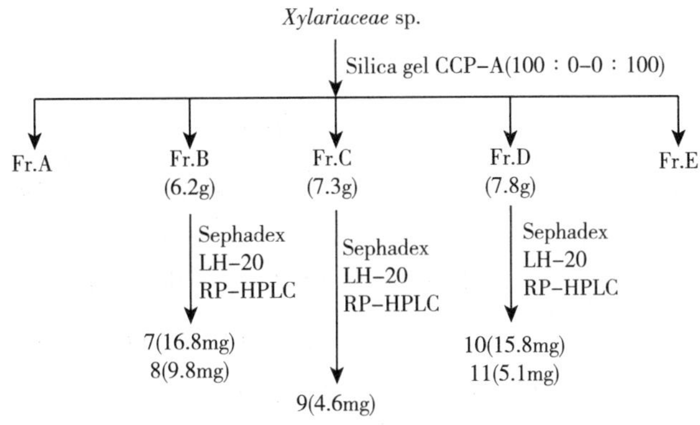

图 5 - 2 - 14 菌株 *Xylariaceae* sp. 的分离流程图

（2）结果与分析

①新化合物结构解析。相关结构解析如下：

Xylariacin A（7）：棕色油状物，$[\alpha]_D^{25}$ - 17（c 0.1，MeOH）；HR - ESI - MS 给出准分子离子峰 m/z 269.110 8 $[M-H]^-$（计算值为 269.110 6），确定分子式为 $C_{13}H_{18}O_6$，不饱和度为 5。分析 NMR 和 HSQC 数据，表明该化合物含有 2 个甲基，4 个亚甲基，2 个氧化的次甲基和 5 个季碳，进一步分析 ^{13}C NMR 表明 3 个羰基（δ_C 212.5，175.6，165.0）和 1 个烯键（δ_C 148.6，138.0）构成了 4 个不饱和度，为满足 5 个不饱和度的需求，表明该化合物还含有 1 个环。在 HMBC 相关谱图中，H3 - 12（δ_H 2.16）和 C - 1（δ_C 175.6）、C - 2（δ_C 138.0）和 C - 3（δ_C 148.6）相关，H - 4（δ_H 5.11）和 C - 1，C - 2 和 C - 3 相关，说明该化合物中存在 1 个五元内酯环。在 HMBC 相关谱图中，H3 - 11（δ_H 2.15）和 C - 10（δ_C 212.5）、C - 9（δ_C 44.1）相关，H_2 - 9（δ_H 2.53）和 C - 7（δ_C 26.5），C - 8（δ_C 24.5），C - 10 和 C - 11 相关，H2 - 7（δ_H 1.41）和 C - 5（δ_C 70.1），C - 6（δ_C 34.9），C - 8 和 C - 9 相关，H - 5（δ_H 4.17）和 C - 3（δ_C 148.6），C - 4（δ_C 85.3），C - 6 和 C - 7 相关，说明在内酯环 C - 4 的位置连接 1 个烷烃侧链，得到了该化合物的平面结构。由于 H - 4 和 H - 5 向邻位，并且 NMR 使用 CD_3OD 进行测定，所以 NOESY 谱图无法确定其方向，鉴于此，对该化合物进行 ECD 的测定，表明 4R 和 5S 结构与 ECD 曲线报告中计算的结果相一致。综上，化合物 7 的结构鉴定为 Xylariacin A（图 5 - 2 - 15）。

Xylariacin B（8）：棕色油状物，$[\alpha]_D^{25}$ - 26（c 0.1，MeOH）；HR - ESI - MS 给出准分子离子峰 m/z 271.130 5 $[M-H]^-$（计算值为 271.127 0），确定其分子式为 $C_{13}H_{20}O_6$。通过分析 ^1H 核磁数

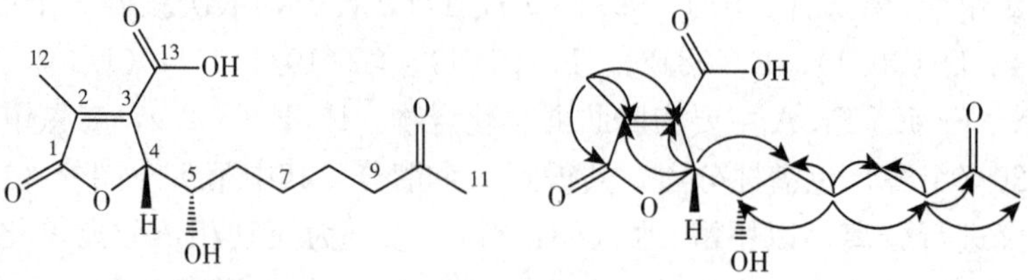

图 5-2-15 化合物 7 结构及其二维核磁相关

据、^{13}C 谱核磁数据 HSQC 和 NMR 谱图数据，表明化合物 8 与化合物 7 具有相似的结构特征。与化合物 7 相比，化合物 8 ^{13}C NMR 显示其存在氧化碳信号（δ_C68.5），并且酮碳信号（δ_C212.5）消失，此外，在 1H NMR 中发现，δ_H 3.74 处出现 1 个多重峰，说明化合物 7 中与 C-10 位相连的酮羰基在该化合物中被 1 个羟基所取代，进一步支持了该化合物 HMBC 谱图数据。通过 ECD 进一步确定该化合物的绝对构型，表明该化合物与化合物 7 具有相同的 4S，5R 构型。由于 Mosher 反映的失败，未能确定侧链 C-10 上的手性碳的立体构型。综上，化合物 8 的结构鉴定为 Xylariacin B（图 5-2-16）。

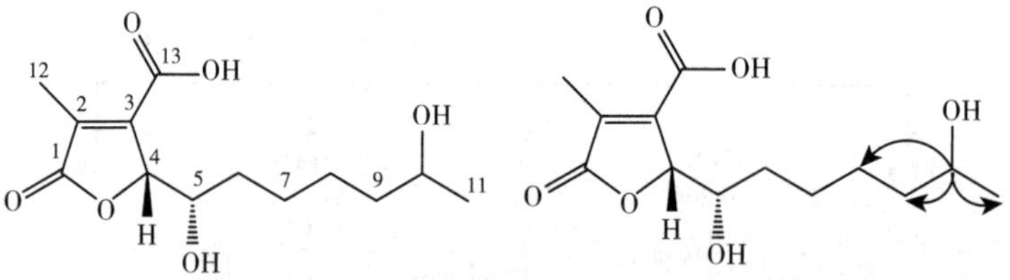

图 5-2-16 化合物 8 结构及其关键的二维核磁相关

Xylariacin C（9）：棕色油状物，$[\alpha]_D^{25}$-8（c 0.1，MeOH）；HR-ESI-MS 给出准分子离子峰 m/z 271.127 4 $[M-H]^-$（计算值为 271.127 0），确定其分子式为 $C_{13}H_{20}O_6$，与化合物 8 分子式相同。该化合物^{1}H NMR 图谱与化合物 8 相似，而化合物 8 中的双峰（δ_H 1.16）被该化合物中的三重峰（δ_H 0.94）取代。从^{13}C NMR 谱图来看，化合物 9 与化合物 8 高场存在不同，化合物 9 中 C-11 位化学位移由 δ_C 23.5 变为 δ_C 10.4。基于 HMBC 谱图，H-9 与 C-7，C-8，C-10 和 C-11 相关，同样证实了与 C-9 位相连的是羟基。CD 图中可以得出该化合物与化合物 7 具有相同的绝对构型 4R，5S。由于 Mosher 反映的失败，未能确定 C-9 的立体构型。综上，化合物 9 的结构鉴定为 Xylariacin C（图 5-2-17）。化合物 7～9 的相关数据见表 5-2-7。

表 5-2-7 化合物 7～9 的^{1}H（500MHz）**和^{13}C**（125MHz）**NMR 数据**（δin ppm）

位置	7（CD_3OD）		8（CD_3OD）		9（CD_3OD）	
	δ_C	δ_H	δ_C	δ_H	δ_C	δ_H
1	175.6，C		175.5，C		175.7，C	
2	138.0，C		138.2，C		137.4，C	
3	148.6，C		148.4，C		149.9，C	
4	85.3，CH	5.11，s	85.3，CH	5.11，s	85.5，CH	5.11，s
5	70.1，CH	4.17，t (6.5)	70.2，CH	4.18，t (6.5)	70.3，CH	4.17，t (6.5)
6	34.9，CH_2	1.70，m	35.1，CH_2	1.72，m	35.1，CH_2	1.70，m
7	26.5，CH_2	1.46，m	27.1，CH_2	1.45，m	23.3，CH_2	1.55，m
8	24.5，CH_2	1.61，m	26.6，CH_2	1.45，m	37.6，CH_2	1.47，m

（续）

位置	7（CD_3OD）		8（CD_3OD）		9（CD_3OD）	
	δ_C	δ_H	δ_C	δ_H	δ_C	δ_H
9	44.1，CH_2	2.53，t（7.5）	39.9，CH_2	1.45，m	73.7，CH	3.48，m
10	212.5，C		68.5，CH	3.74，m	31.0，CH_2	1.45，m
11	29.9，CH_3	2.16，t（2.0）	23.5，CH_3	1.16，d（6.0）	10.4，CH_3	0.94，t（7.0）
12	10.8，CH_3	2.15，s	10.8，CH_3	2.16，s	10.7，CH_3	2.15，s
13	165.0，C		164.9，C		166.0，C	
14						
15						

图 5-2-17　化合物 9 结构及其关键的二维核磁相关

Xylariacin D（10）：棕色油状物，$[\alpha]_{25}^{D}$ −73（c 0.1，MeOH）；HR-ESI-MS 给出准分子离子峰 m/z 313.147 2 $[M-H]^-$（计算值为 313.147 0），确定其分子式为 $C_{15}H_{22}O_7$，相比化合物 8 多了 1 个乙酰基。该化合物的^1H NMR 和^{13}C NMR 数据与化合物 8 相似，但是，在^1H NMR 中，该化合物存在甲基信号（H-15，δ_H 2.01），在^{13}C NMR 中，多了 2 个碳信号（C-14，δ_C 172.7；C-15，δ_C 21.2）。在 HMBC 相关谱中，H-10 与 C-14 相关，H-15 与 C-14 相关，同样证实了 10-OH 位连有乙酰基。综上，化合物 10 的结构鉴定为 Xylariacin D（图 5-2-18）。

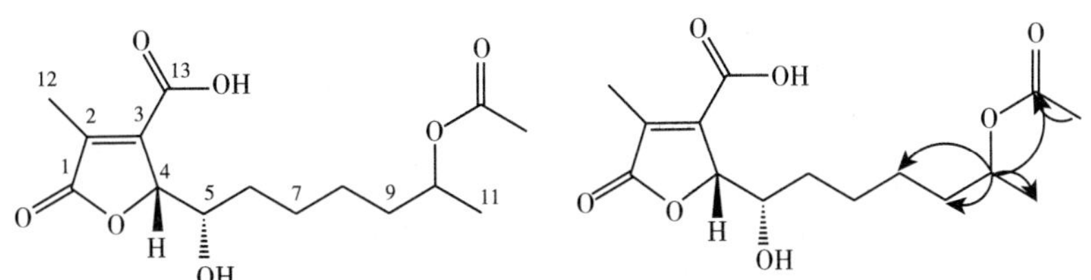

图 5-2-18　化合物 10 结构及其关键的二维核磁相关

Xylariacin E（11）：棕色油状物，$[\alpha]_{25}^{D}$ +5（c 0.1，MeOH）；HR-ESI-MS 给出准分子离子峰 m/z 271.127 0 $[M-H]^-$（计算值为 271.127 0），确定其分子式为 $C_{13}H_{20}O_6$，结合^1H NMR，^{13}C NMR 及 HMBC 相关，表明化合物 11 与化合物 9 具有类似的结构特征，是大黄素衍生物。通过比较化合物 9 和化合物 11 的^{13}C NMR，发现高场中的信号存在差异，在化合物 11 中-OH 明显向低场移动（δ_C 14.5，19.9）。进一步由 HMBC 相关谱，确定出化合物 11 的结构如图 5-2-19 所示。综上，化合物 11 的结构鉴定为 Xylariacin E（化合物 10～11 的相关数据见表 5-2-8）。

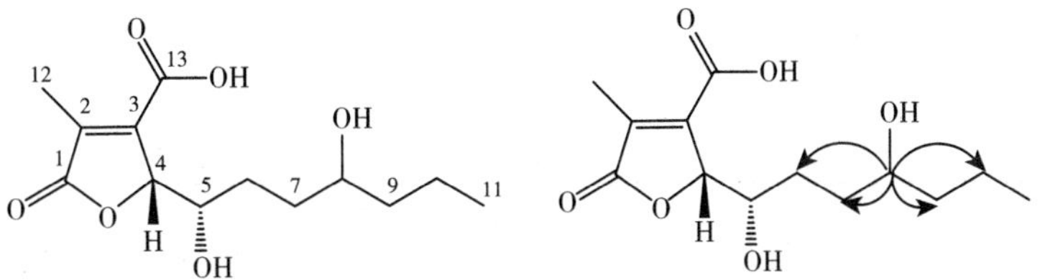

图 5-2-19　化合物 11 结构及其关键的二维核磁相关

②波谱数据。波谱数据如下：

Xylariacin A (7)：棕色油状物；$[\alpha]_{25}^{D}-17$ (c 0.1，MeOH)；UV (MeOH) λ_{max} (log ε) 228 (3.52) nm；IRυ_{max} 3 412，3 357，2 935，1 754，1 710，1 590，1 423，1 374，1 225，1 159，1 102，1 054，835，787，719，268 cm^{-1}；1H (500 MHz，CD_3OD) 和^{13}C NMR (125 MHz，CD_3OD) 数据见表 5-2-7；HR-ESI-MS m/z 269.110 8 [M-H]-，calcd for $C_{13}H_{17}O_6$，269.110 6。

Xylariacin B (8)：棕色油状物；$[\alpha]_{25}^{D}-26$ (c 0.1，MeOH)；UV (MeOH) λ_{max} (log ε) 228 (3.53) nm；IRυ_{max} 3 368，2 929，2 863，2 535，1 734，1 677，1 595，1 425，1 375，1 336，1 294，1 234，1 160，1 122，1 078，931，834，765，751，725，704，635，460 cm—1；^{1}H (500 MHz，CD_3OD) 和^{13}C NMR (125 MHz，CD_3OD) 数据见表 5-2-7；HR-ESI-MS m/z 271.130 5 [M-H]-，calcd for $C_{13}H_{19}O_6$，271.127 0。

Xylariacin C (9)：棕色油状物；$[\alpha]_{25}^{D}-8$ (c 0.1，MeOH)；UV (MeOH) λ_{max} (log ε) 225 (3.33) nm；IR λ_{max} 3 387，2 935，2 874，2 621，2 541，1 748，1 661，1 590，1 457，1 438，1 411，1 379，1 335，1 233，1 109，1 055，1 026，887，837，770，726，629 cm^{-1}；^{1}H (500 MHz，CD_3OD) 和^{13}C NMR (125 MHz，CD_3OD) 数据见表 5-2-8；HR-ESI-MS m/z 271.127 4 [M-H]-，calcd for $C_{13}H_{19}O_6$，271.127 0。Xylariacin D (10)：棕色油状物；$[\alpha]_{25}^{D}-73$ (c 0.1，MeOH)；UV (MeOH) λ_{max} (log ε) 224 (3.46) nm；IR λ_{max} 3 433，2 938，2 865，2 625，2 539，1 748，1 717，1 590，1 433，1 377，1 343，1 247，1 104，1 025，963，899，836，771，720，629 cm^{-1}；^{1}H λ_{500} MHz，CD_3OD) 和^{13}C NMR (125 MHz，CD_3OD) 数据见表 5-2-8；HR-ESI-MS m/z 313.147 2 [M-H]-，calcd for $C_{15}H_{21}O_7$，313.147 0。

表 5-2-8 化合物 10～11 的^{1}H (500MHz) **和^{13}C** (125MHz) **NMR 数据** (δ in ppm)

位置	10 (CD_3OD)		11 (CD_3OD)	
	δ_C	δ_H	δ_C	δ_H
1	175.7，C		175.5，C	
2	137.4，C		138.1，C	
3	149.9，C		148.6，C	
4	85.5，CH	5.10，s	85.3，CH	5.11，s
5	70.3，CH	4.17，t (7.0)	70.2，CH	4.16，t (6.5)
6	35.1，CH_2	1.70，m	35.0，CH_2	1.73，m
7	23.3，CH_2	1.54，m	26.9，CH_2	1.59，m
8	37.6，CH_2	1.42，m	26.2，CH_2	3.59，m
9	73.7，CH	1.62，m	36.8，CH_2	1.47，m
10	31.0，CH_2	4.89，m	72.3，CH	1.42，m
11	10.4，CH_3	1.21，d (6.5)	20.2，CH_3	0.94，t (7.0)
12	10.7，CH_3	2.16，s	10.8，CH_3	2.15，s
13	166.0，C		164.9，C	
14			172.7，C	
15		2.01，s	21.2，CH_3	

Xylariacin E (11)：棕色油状物；$[\alpha]_{25}^{D}+5$ (c 0.1，MeOH)；UV (MeOH) λ_{max} (log ε) 222 (3.16) nm；IRυ_{max} 3 384，2 934，2 874，1 748，1 590，1 455，1 438，1 409，1 380，1 335，

1 291，1 233，1 100，1 051，920，839，769，727，702，630 cm^{-1}；^{1}H（500 MHz，CD_3OD）和^{13}C NMR（125 MHz，CD_3OD）数据见表 5-2-8；HR-ESI-MS m/z 271.127 0 $[M-H]^-$，calcd for $C_{13}H_{19}O_6$，271.127 0。

③单体化合物抗菌活性结果。单体化合物的抗细菌活性显示，化合物 7～11 对铜绿假单胞菌、大肠埃希菌、枯草芽孢杆菌以及金黄色葡萄球菌在给定浓度为 32 μg/mL 条件下均无抑制作用（表 5-2-9）。

表 5-2-9　化合物 7～11 对 4 株供试细菌的 MIC

化合物	MIC/（μg/mL）			
	大肠埃希菌	铜绿假单胞菌	枯草芽孢杆菌	金黄色葡萄球菌
7	>32	>32	>32	>32
8	>32	>32	>32	>32
9	>32	>32	>32	>32
10	>32	>32	>32	>32
11	>32	>32	>32	>32
链霉素	1	5	5	5

（3）结论

从 1 株内生真菌 *Xylariaceae* sp. 中分离得到 5 个化合物，均为新化合物，这些化合物通过 HR-ESI-MS、NMR 技术，确定了平面结构及立体结构。抗菌活性测试结果表明这 5 个化合物对大肠埃希菌、金黄色葡萄球菌、枯草芽孢杆菌和铜绿假单胞菌在给定浓度为 32 μg/mL 条件下均无活性。

（五）艾纳香植物内生真菌 *Chaetothyriales* sp. 次生代谢产物研究

1. 材料与试剂设备

见第五章第一节，一、艾纳香活性部位及化学成分研究（三）、艾纳香药效物质基础分析 1. 材料。

2. 方法

次生代谢产物的提取和分离

将艾纳香内生真菌 *Chaethyriales* sp. 的大米发酵产物用乙酸乙酯超声提取 3 次，30 min/次，减压浓缩至干，得次生代谢产物总浸膏 20.3 g。总浸膏用甲醇溶解，按照 1/3 比例拌硅胶，进行硅胶柱层析，洗脱系统为二氯甲烷/甲醇（100/0，99/1，…，1/1，v/v），依次获得 8 个馏分 A（100/0）、B（100/0）、C（99/1）、D（99/1）、E（98/2）、F（20/1）、G（10/1）、H（1/1）。TLC 检测合并，共得到 7 个馏分 Fr. A-Fr. G。Fr. A 主要为脂肪酸类化合物。Fr. A-Fr. F 组分砂芯抽滤装置抽滤，用无水甲醇淋洗，获得单体化合物 12（602.8 mg）。Fr. B（6.2 g，二氯甲烷：甲醇＝99：1）经 Sephadex LH-20（甲醇）色谱柱分离，共得到 2 个馏分，其中第 2 个馏分（RO-B-2，90 mg）通过半制备液相色谱仪进行分离，以甲醇-水（70：30，v/v）为流动相，分离得化合物 13（22.1 mg，t_R＝11.2 min，流速为 2 mL/min）。Fr. C（10 g，二氯甲烷：甲醇＝99：1）室温下静置后析出无定形粉末，砂芯抽滤装置抽滤，用无水甲醇淋洗，获得单体化合物 14（85.7 mg），剩余浓缩后通过半制备液相色谱仪进行分离，以甲醇-水（63：37，v/v）为流动相得到化合物 15（18.6 mg，t_R＝11.5 min，流速为 2 mL/min）。Fr. D（8 g，二氯甲烷：甲醇＝98：2）经 SephadexLH-20（甲醇）色谱柱分离，共得到 3 个馏分（RO-D-1，RO-D-2 和 RO-D-3），其中第 2 个馏分（RO-D-2，50 mg）经 SephadexLH-20（甲醇）色谱柱分离得到 2 个馏分（RO-D-2-1，RO-D-2-10-12），第 2 馏分通过半制备液相色谱仪以甲醇-水（72∶28，v/v）为流动相，分离得化合物 16（18.5 mg，t_R=15 min，流速为 2 mL/min）、化合物 17（19.2 mg，t_R=17 min，流速为2 mL/min）和化合物 18（16.2 mg，t_R=25.2 min，流速为 2 mL/min）

3. 结果与分析

（1）新化合物结构解析

Chaetothytone A（1）：橘红色粉末，HR-ESI-MS 给出离子峰 m/z：565.2069 [M+H] +，587.188 5 $[M+Na]^+$，计算值为 565.206 6、587.188 5，确定分子式为 $C_{31}H_{32}O_{10}$。^{13}C NMR 谱显示了 31 个碳信号（包括 4 个重叠的高场信号），结合^1H NMR 和 HSQC 谱可知该结构中含有 6 个甲基、2 个亚甲基、6 个次甲基、17 个季碳（包括 4 个羰基碳：δ_C 206.2、205.9、198.3、197.7），HMBC 谱中，H-1（δ_H 7.45）与 C-3（δ_C 160.7）、C-4a（δ_C 143.7）、C-8a（δ_C 120.8）、C-8（δ_C 71.7）相关，H-4（δ_H 6.39）与 C-9（δ_C 18.5）、C-3（δ_C 160.7）、C-4a（143.7）、C-5（δ_C 109.3）、C-8a（δ_C 120.8）相关，H-8（δ_H 4.46）与 C-1（δ_C 144.9）、C-6（δ_C 197.7）、C-7（δ_C 76.4）、C-4a、C-8a 相关，对中低场的碳信号检测发现，均为成对出现，共 11 对，以上分析显示结构中可能存在 2 个对称的 Azaphilone 结构片段。HMBC 谱分析显示，H-17（δ_H 1.88）与 C-12（δ_C 155.5），C-13（δ_C 154.3），C-14（δ_C 206.2）相关，H-18（δ_H 1.11）与 C-15（δ_C 49.8），C-14（δ_C 206.2），C-16（δ_C 205.9）和 C-11'（δ_C 30.2）相关，提示了 1 个五元 αβ 不饱和环二酮的存在。进一步的 HMBC 相关分析，H-11（δ_H 3.41）与 C-12、C-13、C-16、C-4a、C-5、C-6 相关，提示五元环的 C-12 位通过 1 个 CH_2 与其中 1 个 Azaphilone 片段的 C-5 位相连。HMBC 相关谱中的 H-11'（δ_H 2.68，2.49）与 C-14、C-15、C-16、C-18（δ_C 17.3）、C-4'a（δ_C 144.5）、C-5'（δ_C 109.1）、C-6'（δ_C 198.3）相关，显示五元环的 C-15 位通过另外 1 个 CH_2 与另外 1 个 Azaphilone 片段的 C-5'位相连。Scifinder 检索发现结构相似度不足 50%，由此确定化合物 12 为一个新骨架化合物，数据见表 5-2-8，命名为 Chaetothytone A.

Chaetothytone B（2）：橘红色粉末，HR-ESI-MS 给出离子峰 m/z：587.189 3 $[M+Na]^+$（计算值为 587.188 5），确定分子式为 $C_{31}H_{32}O_{10}$，1D NMR 的比较，发现化合物 13 同化合物 12 化学位移和耦合常数都基本完全一致，而两个化合物在制备液相上的色谱峰相互紧挨着，推测此化合物为化合物 12 的手性异构体，数据见表 5-2-10。命名为 Chaetothytone B（图 5-2-20）。

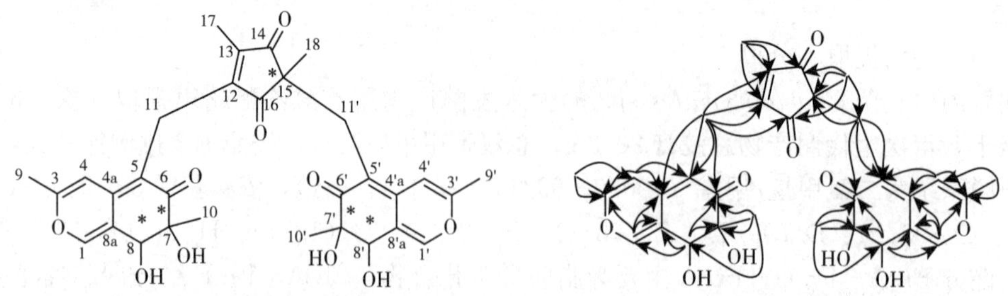

图 5-2-20　化合物 Chaetothytone A 和 Chaetothytone B 结构以及二维核磁相关

Chaetothytone C（3）：橘黄色粉末，HR-ESI-MS 给出离子峰 m/z：647.249 1 $[M+H]^+$，669.2303 $[M+Na]^+$（计算值为 647.2489，669.2301），确定分子式为 $C_{36}H_{38}O_{11}$，^{13}C NMR 谱显示了 36 个碳信号，结合 H NMR 和 HSQC 谱分析发现，结构中含有 7 个甲基、3 个亚甲基、7 个次甲基、19 个季碳（其中羰基碳共 4 个：δ_C 211.4、200.5、197.7、197.6）。通过与化合物 12 的碳谱数据的比对，发现化合物 15 与化合物 12 较为类似，其中 δ_C 197.7、197.6、160.5、160.4、145.0、145.0、144.6、144.3、120.8、120.7、109.3、108.8、104.4、104.4、76.1、76.1、71.4、71.0 共 9 对碳原子暗示了化合物 14 具有同化合物 12 类似的两个 Azaphilone 结构片段，进一步的 HMBC 谱分析，H-1 与 C-3、C-4a、C-8a、C-8 相关，H-4 与 C-3、C-5、C-9、C-4a、C-8a 相关，

H-8与C-1、C-6、C-7、C-4a、C-8a、C-10相关，H-10与C-6、C-7、C-8相关，进一步表明Azaphilone片段的存在。H-1′与C-3′、C-4a′、C-8a′、C-8′相关，H-4′与C-3′、C-5′、C-9′、C-4a′、C-8a′相关，H-8′与C-1′、C-6′、C-7′、C-4a′、C-8a′、C-10′相关，H-10′与C-6′、C-7′、C-8′相关，表明另外一个Azaphilone片段的存在。HMBC相关谱中，H-9″与C-3″、C-4″相关，H-4″与C-3″、C-4″a、C-5″、C-8″相关，H-11″与C-4a″、C-5″、C-6″相关，H-1″与C-3″、C-8″a、C-8″、C-4″a相关，构成了一个后修饰过的Azaphilone片段。HMBC相关谱分析发现，H-11与C-1″、C-8″、C-8″a、C-4a、C-5、C-6相关，H-11′与C-6″、C-7″、C-8″、C-10″、C-5′、C-6′、C-4′a相关，将3部分Azaphilone片段连接起来，形成化合物14的结构，数据见表5-2-10。命名为Chaetothytone C（图5-2-21）。

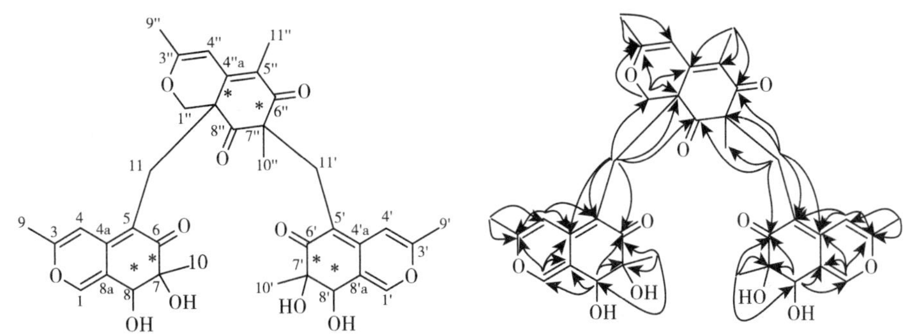

图5-2-21 化合物Chaetothytone C结构以及二维核磁相关

表5-2-10 化合物12～14的¹H（500MHz）**和¹³C**（125MHz）**NMR数据**（δ in ppm）

位置	1（CD_3OD）		2（CD_3OD）		3（CD_3OD）	
	δ_C	δ_H	δ_C	δ_H	δ_C	δ_H
1	144.9	7.45，s	144.8	7.45，s	145.0	7.42，s
3	160.7		160.4		160.5	
4	104.1	6.39，s	104.5	6.51	104.4	6.20，s
4a	143.7		143.8		144.6	
5	109.3		109.3		108.8	
6	197.7		197.9		197.7	
7	76.4		76.4		76.1	
8	71.7	4.46，s	71.6	4.53	71.0	4.32
8a	120.8		120.8		120.8	
9	18.5	2.25，s	18.6	2.24，s	18.5	2.24，s
10	17.7	1.11，s	17.7	1.07，s	17.6	0.94，s
11	19.2	3.41，s	19.7	3.42，s	32.8	2.90，d（13.5） 2.63，d（13.5）
12	155.5		155.6			
13	154.3		154.5			
14	206.2		206.5			
15	49.8		50.0			
16	205.9		205.9			

（续）

位置	1 (CD_3OD)		2 (CD_3OD)		3 (CD_3OD)	
	δ_C	δ_H	δ_C	δ_H	δ_C	δ_H
17	8.4	1.88, s	8.3	1.94, s		
18	17.3	1.11, s	17.3	1.10, s		
1′	144.9	7.42, s	144.9	7.41, s	145.0	7.42, s
3′	160.3		160.2		160.4	
4′	104.5	6.31, s	104.5	6.29, s	104.4	6.09, s
4′a	144.5		144.2		144.3	
5′	109.1		109.2		109.3	
6′	198.3		198.2		197.6	
7′	76.1		76.4		76.1	
8′	71.7	4.41, s	71.6	4.34, s	71.4	4.37, s
8′a	120.8		120.7		120.7	
9′	18.5	2.21, s	18.5	2.23, s	18.6	2.21, s
10′	17.7	1.01, s	17.8	1.00, s	17.6	0.99, s
11′	30.2	2.68, d (14.0) 2.49, d (14.0)	30.1	2.68, d (13.5) 2.50, d (13.5)	35.7	2.73, d (13.5) 2.49, d (13.5)
1″					70.8	4.47, d (11.0) 3.91, d (11.0)
3″					161.3	
4″					99.2	5.68, s
4″a					144.6	
5″					123.4	
6″					200.5	
7″					59.4	
8″					211.4	
8″a					49.8	
9″					19.6	2.00, s
10″					19.1	1.24, s
11″					11.4	1.73, s

Chaetothytone D（4）和 Chaetothytone E（5）：褐色粉末，$[\alpha]_{20}^{D}$ 0.01，HR－ESI－MS 给出离子峰 m/z：337.165 0 $[M+H]^+$，359.146 4 $[M+Na]^+$（计算值为 337.165 1，359.146 2）确定分子式为 $C_{18}H_{24}O_6$。结合^{1}H NMR，^{13}C NMR 和 HSQC 谱分析，发现该化合物共有 36 个碳原子，且均为成对出现，由此，初步判断化合物 15 为一个二聚体。进一步的 HMBC 相关谱分析，H－1 与 C－3、C－4a、C－8a、C－8 相关，H－9 与 C－3、C－4 相关，H－4 与 C－3、C－5、C－9、C－4a、C－8a 相关，H－8 与 C－1、C－6、C－7、C－4a、C－8a、C－10 相关，H－10 与 C－6、C－7、C－8 相关。表明结构中存在 1 个 Azaphilone 片段。HMBC 谱上，H－11 与 C－12、C－13、C－17、C－

4a、C－5、C－6 相关，H－12 与 C－11、C－13、C－14、C－17、C－5 相关，H－14 同 C－12、C－13、C－15、C－16 相关，由此连出 1 个 7 个碳的支链，并且通过 C－5 与母核相连。同理，通过 HMBC 谱连出另外一个相同的结构单元，然而，进一步的分析显示，两个结构单元之间没有 HMBC 相关，考虑到化合物 15 的比旋光度为 0，以及分子离子峰 m/z 为 337.165 0，推断化合物 15 和 16 为一对手型异构体组成的外消旋体混合物，数据见表 5－2－11。分别命名为 Chaetothytone D 和 Chaetothytone E（图 5－2－22）。

表 5－2－11　化合物 4～5 的 ^{1}H（500MHz）**和 ^{13}C**（125MHz）**NMR 数据**（δ in ppm）

位置	15		16	
	δ_C	δ_H	δ_C	δ_H
1	144.5	7.40，s	144.5	7.40，s
3	160.0		160.1	
4	103.9	6.34，s	103.9	6.34，s
4	103.9	6.34，s	103.9	6.34，s
4a	143.2		143.2	
5	111.9		112.1	
6	198.6		198.7	
7	76.2		76.2	
8	71.8	4.47，s	71.9	4.47，s
8a	120.6		120.6	
9	18.6	2.22，s	18.6	2.22，s
10	17.8	1.11，s	18.0	1.13，s
11	27.0	2.42，m 2.28，m	27.0	2.62，m 2.51，m
12	45.6	2.78，m	45.7	2.78，m
13	214.6		214.6	
14	63.6	4.18，s	63.7	4.18，s
15	50.1	2.59，m	50.2	2.69，m
16	22.2	1.17，t（6.5）	22.2	1.17，t（6.5）
17	14.9	1.00，d（7.0）	14.9	1.01，d（7.0）

（2）波谱数据及已知化合物结构鉴定

4,6－dimethylcurvulinic acid（6）：褐色粉末，HR－ESI－MS 给出离子峰 m/z：239.093 2 [M＋H]$^+$，261.074 3 [M＋Na]$^+$，确定分子式为 $C_{12}H_{14}O_5$。谱图数据如下：^1H NMR（500MHz，CD_3OD）δ：3.71（1H，s，H－2），2.10（3H，s，H－4CH_3），2.09（3H，s，H－6CH_3）。^{13}C NMR（125 MHz，CD_3OD）δ：174.0（C－1），35.9（C－2），130.2（C－3），117.3（C－4），154.7（C－5），110.8（C－6），156.6（C－7），120.9（C－8），206.7（C－9），31.1（C－10）。谱图数据与文献报道基本一致（Liu et al.，2017），确定化合物为 4,6-dimethylcurvulinic acid。

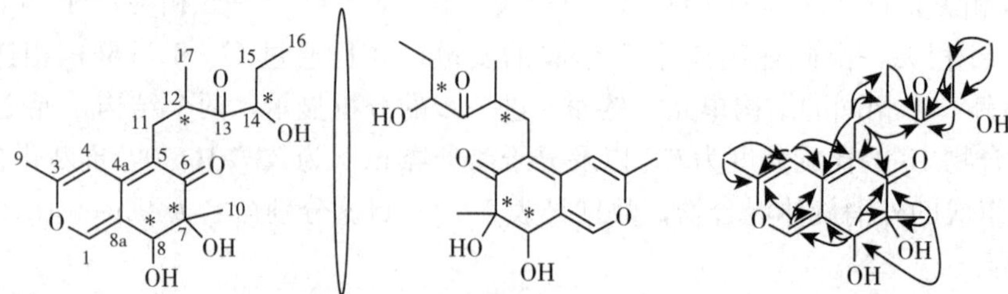

图 5-2-22 化合物 4 和 5 结构以及二维核磁相关（HMBC）

5-Hydroxy-2-hydroxymethyl-4H-pyran-4-one (7)：橘黄色粉末，HR-ESI-MS 给出离子峰 m/z：143.030 0 $[M+H]^+$，确定分子式为 $C_6H_7O_4$。谱图数据如下：^{1}H NMR（500MHz，CD_3OD）δ：7.95（1H，s，H-6），6.50（1H，s，H-3），4.41（2H，s，CH_2O）。^{13}C NMR（125 MHz，CD_3OD）δ：175.7（C-4），169.0（C-2），146.0（C-5），139.6（C-6），109.3（C-3），59.8（C-1′）。谱图数据与文献报道基本一致，确定化合物为 5-Hydroxy-2-hydroxymethyl-4H-pyran-4-one。

7-epiaustdiol（8）：橘黄色粉末，HR-ESI-MS 给出离子峰 m/z：237.071 8 $[M+H]^+$，确定分子式为 $C_{12}H_{12}O_5$。谱图数据如下：^{1}H NMR（500MHz，CD_3OD）δ：10.00（1H，s，H-12），8.22（1H，s，H-1），8.19（1H，s，H-4），5.92（1H，d，J=5.0 Hz，H-8OH），5.24（1H，s，H-7OH），4.40（1H，d，J=5.0 Hz，H-8），2.41（3H，s，H-11），1.18（3H，s，H-13）。^{13}C NMR（125 MHz，CD_3OD）δ：198.8（C-6），189.8（C-12），166.7（C-3），152.3（C-1），149.2（C-10），122.7（C-9），108.6（C-5），106.8（C-4），74.8（C-7），71.1（C-8），20.4（C-13），19.2（C-11）。谱图数据与文献报道基本一致，确定化合物为 7-epiaustdiol。

化合物 6～8 的结构见图 5-2-23。

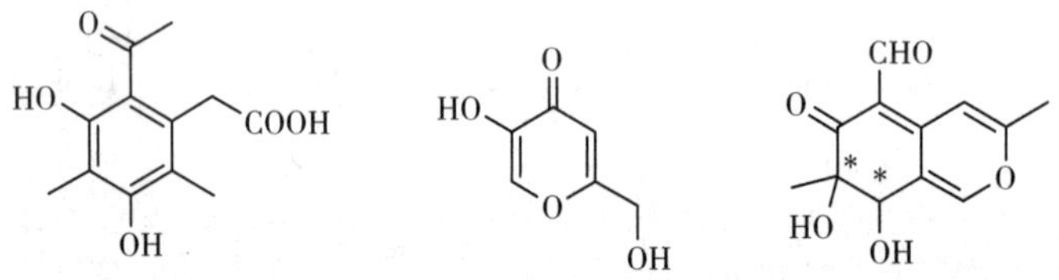

图 5-2-23 化合物 6～8 的结构

4. 结论

本研究从一株植物内生真菌中获得了系列嗜氮酮类化合物，经文献检索，其中三聚体新骨架化合物 3 个，通过利用核磁共振、高分辨质谱、圆二色谱、ORD 谱等多种技术确证了平面结构和绝对构型，抗细菌和抗真菌活性评价显示三聚体类化合物均无活性。

（六）艾纳香内生真菌先导化合物的发掘策略

天然产物仍然是新药发现的重要源泉，1980—2010 年，天然产物及其衍生物占到新研发抗菌药物的 74%和抗肿瘤药物的 59%。已报道的自然界中的化合物达到 246 000 种，且仍以每年 4 000 种的速度增长，这导致一个不可回避的关键问题的出现：重复分离（reisolation）。重复分离导致大量时间和经费的浪费。因此，科学家们做了很多尝试去重复（dereplication），并取得较好效果。Tamam El-Elimat 等结合活性筛选，UPLC-HRMS，MS/MS，UV，以及 ACD/Intellixtract analysis 自建数据库可排除 50%以上的重复研究的真菌次生代谢产物，大大节约了研究成本。2008 年，Daniel Krug 等在研究粘细菌过程中采用 UPLC-HRESIMS 结合主成分分析（principal component analysis，PCA）的方法，从一种粘细菌 Myxococcus stipitatus 中发现了一种目前数据库中无记载的已知生物碱类化合物

phenalamide A。2008 年，Laatsch 等构建的 antibase 数据库涵盖了 95%以上的已报道的天然产物质谱信息，可为基于 UPLC－MS/MS 的去重复发现新化合物提供强有力支撑。2011 年，Kristian F. Nielsen 等对 719 种微生物天然产物分别在正负离子模式下的各种加和峰进行分析，发现正离子模式可以离子化其中的 93%的化合物，其中 56.1%的化合物可通过其各级离子特征信息进行确证。2016 年，Dimitrios J. Floros 等采用分子网络（molecular networking）方法从来自 1 000 多种海洋微生物的 4 000 多份提取物样品中筛选出来自同一菌株的两个未报道的化合物 maridric acids A and B。目前全球抗生素耐药性导致每年死亡人数达 70 万，如不采取有效行动，预计 2050 年这一数字将上升至 1 000 万。1981—2014 年，全球范围内共有 112 个小分子化合物被批准为新的抗生素，其中包括 11 个未经结构修饰的微生物天然产物（9.8%）和 71 个微生物天然产物衍生物（63.4%），显然微生物天然产物在新型抗生素的研发中起着重要作用。

为从传统抗菌药用植物内生真菌中快速寻找到新型抗菌先导化合物，对特色黎药植物艾纳香的内生真菌进行分离和鉴定，在对内生真菌发酵产物进行抗细菌活性筛选，DNP 数据库检索，以及 UPLC－MS 分析的基础上，寻找活性次生代谢产物，相关研究如下。

1. 材料与试剂设备

同上。

2. 方法

（1）植物内生真菌分离方法

艾纳香内生真菌的分离采用文献报道的水琼脂法，将采集的新鲜叶片用水龙头冲洗表面尘土，超净台上用 70%乙醇灭菌 1 min，然后放入 1.3M 的次氯酸钠溶液中 3 min，最后用 70%乙醇浸泡 30s，无菌水冲洗干净，切成 $1cm^2$ 左右方块，贴在添加有抗生素的自制水琼脂平板培养基中，两周后，挑出叶片边缘长出的菌丝，接种到 PDA 培养基。

（2）菌株的分子鉴定

培养 1 周左右的菌株经液氮研磨后采用 CTAB 法［14］提取基因组 DNA，再将提取出来的组 DNA 在 PCR 仪上进行 ITS－rDNA 的扩增，扩增所用的引物为 ITS1（5′－TCCGTAGGTGAACCTGCGG－3′）和 ITS4（5′－TCCTCCGCTTATTGATATGC－3′）。PCR 扩增反应体系为 30 μL，扩增的条件为 95 ℃预变性 5 min；95 ℃变性 30s，55 ℃退火 30s，72 ℃延伸 1 min，进行 35 个循环；72 ℃最后延伸 10 min，12 ℃保存。采用试剂盒对 PCR 产物进行纯化，琼脂糖凝胶电泳检测出现正确条带后，送武汉华大基因进行 ITS 测序。测序结果返回后，首先使用 MEGA X 软件去除重复测序序列和杂合序列，将均匀整齐的序列提交至真菌分子鉴定数据库 UNITE（https：//unite.ut.ee），以 E 值≤ E－10 和 Bits-score ≥1 000 为鉴定指标以确定真菌的种属地位。

（3）次生代谢产物提取物的制备

将菌株接种于 PDA 平板培养基上，25 ℃培养 10 d。无菌条件下，将带菌培养基切块，接种于制备好的大米培养基（500 mL 三角瓶，60 g 大米，80 mL 水，121 ℃高压蒸气灭菌 15 min，冷却至室温备用）中，共 30 瓶，室温下静置培养 40 d 后，加入乙酸乙酯终止发酵，并超声提取 3 次，每次 30 min，合并滤液，减压浓缩至干，获得粗提物。

（4）单体化合物的分离

将目标菌株的发酵提取物用甲醇溶解，拌硅胶，经硅胶柱层析，采用梯度溶剂洗脱（二氯甲烷/甲醇 100/0～0/100），依次获得 7 个馏分 Fr1（100/0），Fr2（99/1），Fr3（98/2），Fr4（95/5），Fr5（90/10），Fr6（50/50），Fr7（0/100），其中 Fr2 部分静置后析出大量方形结晶，进一步用砂芯抽滤装置滤出后，得单体化合物。

（5）液质联用分析条件

液相条件：采用 Waters ACQUITY UPLC 系统，配置二元泵系统和自动进样器模块。色谱柱，

BEH C_{18}色谱柱（100 mm×2.1 mm，i.d，1.7μm）；流动相，A 为水（含 0.1%甲酸）、B 为乙腈（含 0.1%甲酸）；柱温 45 ℃；样品室温度 4 ℃；流速 0.45 mL/min；进样体积 5μL；流动相梯度见表 5-2-12。

表 5-2-12　样本 UPLC 流动相梯度程序

序号	时间/min	A/%	B/%	曲线
1	0.0	99.0	1.0	
2	4.0	90.0	10.0	6
3	6.0	88.0	12.0	6
4	11.0	80.0	20.0	6
5	13.0	65.0	35.0	6
6	17.0	55.0	45.0	6
7	20.0	0	100.0	6
8	24.0	0	100.0	6
10	27.0	99.0	1.0	1

质谱条件：Waters SYNAPT G2 HDMS 系统，氮气作为质谱离子源的雾化、锥孔气；电喷雾电离正离子模式；毛细管电压 3.0kV；锥孔电压 40V；萃取锥孔电压 3V；离子源温度 100 ℃；脱溶剂气温度 450 ℃；反向锥孔气流 50L/h；脱溶剂气流速 800L/h；碰撞气流速 0.5 mL/min；扫描时间 0.5s；扫描时间间隔 0.02s；质荷比范围 50～1 200 m/z；数据采集形式为 centroid；灵敏性为 normal；动态范围为 extended；锁定质量数 m/z 556.277 1。

（6）提取物抗细菌活性筛选

粗提物的抗细菌实验采用滤纸片法，将供试细菌分别用 LB 培养基 37 ℃震荡培养过夜，取 200μL 加入无菌 MHA 平板培养基上，涂抹均匀，获得带菌培养基。将待测提取物分别用甲醇配置成 2μg/μL的浓度，各取 20μL 滴加到直径 6 mm 的无菌滤纸片上，挥干溶剂，平贴到带菌平板培养基上，37 ℃培养 24 h，测量抑菌圈直径，链霉素（1μg/片）为阳性对照，所有实验重复 3 次。

（7）单体化合物的抗菌活性评价

单体化合物的抗菌活性实验采用 96 孔板倍比稀释法。分别将供试细菌接种到 LB 培养基上 37 ℃振荡过夜。经血细胞计数板调整菌悬液浓度约 1×10^8 CFU/mL，用 MHB 培养基稀释 100 倍至 10^6 CFU/mL，作为供试菌悬液。测定时除了第一个孔加入菌悬液体积为 200μL 外，其余每孔均为 100μL，用 DMSO 溶解各供试样品，采用倍比稀释法依次加入各孔，保证各孔 DMSO 均低于 5μL，最终样品浓度范围为 8～128 μg/mL，置 37 ℃恒温培养箱中培养 24 h，酶标仪读取吸光度值，计算 MIC，链霉素为阳性对照，5μL 的 DMSO 加入 100μL 菌液中为阴性对照，所有实验重复 3 次。

3. 结果与分析

（1）菌株鉴定

经 ITS 序列测定和 UNITE 真菌分子鉴定数据库比对，鉴定 11 株植物内生真菌为：*Alternaria alternate*、*Phomopsis* sp.、*Colletotrichum gloeosporioides*、*Corynesporacassiicola*、*Diaporthe* sp.、*Hypoxyloninvestiens*、*Hypoxylonmonticulosum*、*Cladosporium iridis*、*Muscodor* sp.、*Daldinia* sp.、*Colletotrichum cliviae*。

（2）粗提物的抗菌活性

11 株艾纳香植物内生真菌的发酵产物对 4 种细菌的抑制活性结果显示，内生真菌 *Diaporthe* sp. 和 *Phomopsis* sp. 的发酵产物对金黄色葡萄球菌，枯草芽孢杆菌和铜绿假单胞菌具有较好的抑制活性，尤其是 *Diaporthe* sp. 发酵产物抑菌活性最强。然而所有内生真菌发酵产物对大肠埃希菌活性均无抑制作用（表 5-2-13）。

表 5-2-13　艾纳香内生真菌发酵产物对 4 株供试细菌的抑制活性

内生真菌	提取物对供试细菌的抑菌圈直径/mm			
	金黄色葡萄球菌	枯草芽孢杆菌	铜绿假单胞菌	大肠埃希菌
Alternaria alternate	—	—	—	—
Phomopsis sp.	10	7	9	—
Colletotrichum gloeosporioides	9	—	7	—
Corynesporacassiicola	10	—	7	—
Diaporthe sp.	12	10.5	11	—
Hypoxyloninvestiens	—	—	—	—
Hypoxylonmonticulosum	9	—	7.5	—
Cladosporium iridis	8.5	—	—	—
Muscodor sp.	—	—	—	—
Daldinia sp.	7	—	—	—
Colletotrichum cliviae	—	—	—	—
阳性对照药（链霉素）	14	12	14	14

注：一表示无抑菌活性。提取物浓度 40μg/片，阳性药 1μg/片。

（3）内生真菌 *Diaporthe* sp. 和 *Phomopsis* sp. 的 DNP 检索

对两株活性较强的内生真菌进行 DNP 光盘数据库检索，发现 *Phomopsis* sp. 共报道次生代谢产物 289 个，*Diaporthe* sp. 共报道 57 种次生代谢产物结构。进一步的分析显示，两个菌株存在共有的次生代谢产物化学结构类型，主要为 dicerandrol 聚酮类化合物以及细胞松弛素类结构，且该两类化合物结构新颖，活性广泛（图 5-2-24）。

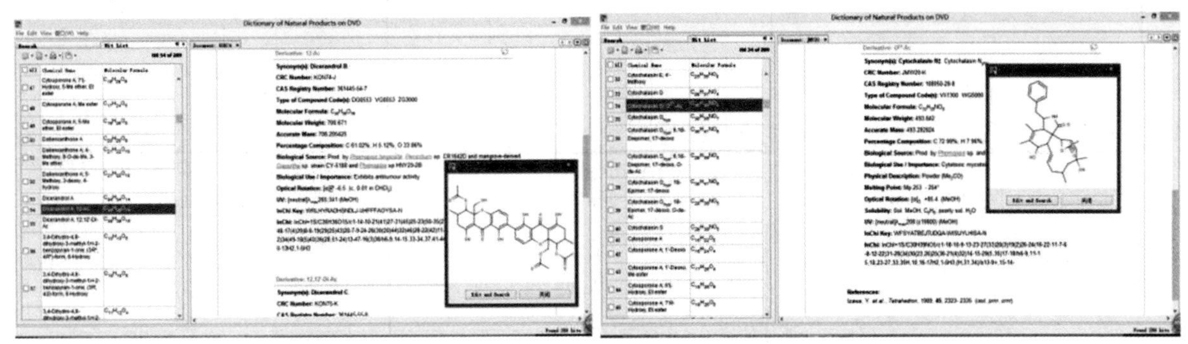

图 5-2-24　菌株 *Diaporthe* sp. 和 *Phomopsis* sp. 在 DNP 数据库中检索到的结构信息

（4）UPLC-QTof-MS/MS 分析结果

为进一步比较两株菌株的差异，选出目标菌株进行化学成分研究，对两株菌株发酵产物分别进行 UPLC-QTof-MS/MS 分析，通过对其总离子流图比较发现，整体相似度较大，如在 t_R=5.76 min 左右均出现 m/z：434.270 6 的离子峰，在 t_R=7.12 min 左右均出现 m/z：416.259 8 的离子峰，同时在 t_R=9.88、10.86、12.17 min 3 处均出现相同离子峰，其 m/z 分别为 667.202 5、709.211 4、

659.438 7（图 5-2-25）。

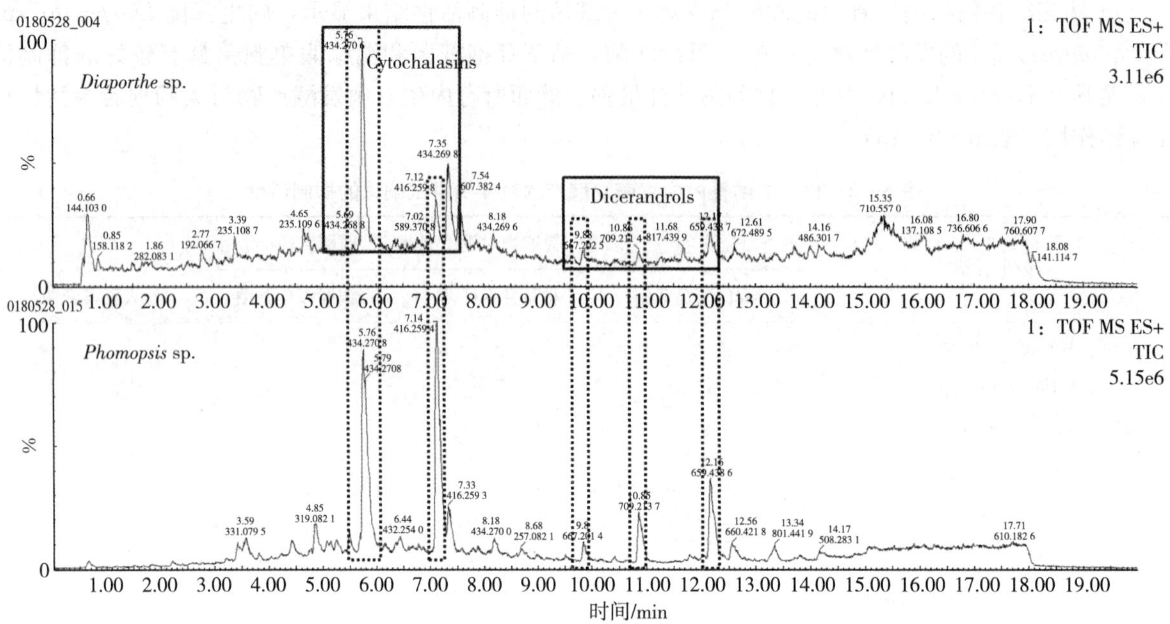

图 5-2-25　菌株 *Diaporthe* sp. 和 *Phomopsis* sp. 的 UPLC-Q-Tof-MS/MS 总离子流图

注：虚线框表示可能的共有成分，实线框表示推测的两种结构类型化合物。

进一步分析发现，*Diaporthe* sp. 成分较为丰富，共出现 7 个明显的离子峰，通过对其中 6 个峰的质谱图分析（图 5-2-26），结合之前 DNP 数据库的分析以及氮素规则，发现 *Diaporthe* sp. 的 ESI^+ 总离子流图中的前 3 个峰的 m/z（434.271 6、416.259 8、434.269 8）均为偶数，推测其可能为含 1 个氮原子的细胞松弛素类化合物，后面的 3 处共有峰（t_R：9.88 min，10.86 min，12.17 min）m/z 均为奇数，推测其可能为 dicerandrol 类结构。基于此，决定对 *Diaporthe* sp. 的次级代谢产物进行进一步研究。

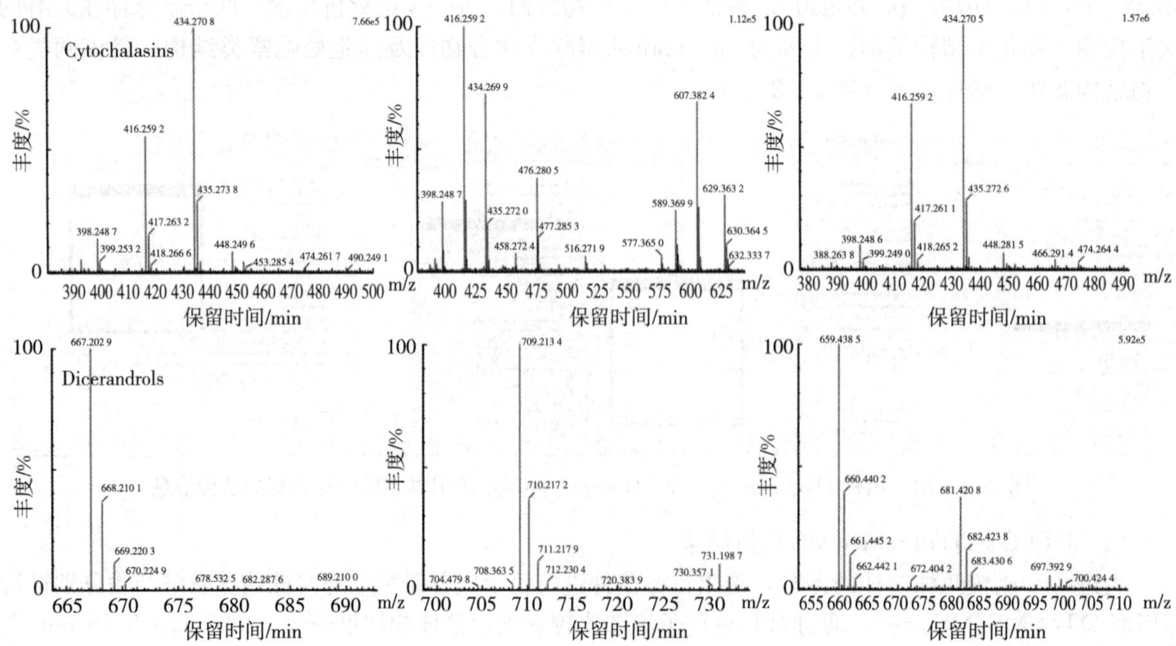

图 5-2-26　两种结构类型化合物的质谱图（上为 cytochalasins，下为 dicerandrols）

(5) *Diaporthe* sp. 产生的 cytochalasin H 的结构确证

通过对获得的单体化合物 UPLC－QTof－MS/MS 图谱与 *Diaporthe* sp. 粗提物的图谱比对，显示该化合物为粗提物中的第二个峰（t_R＝7.12 min），进一步的单晶衍射获得该化合物绝对构型，显示其为一种细胞松弛素类化合物，同时，通过对单体化合物的 MS/MS 质谱裂解途径的推测，其裂解规律与其单晶衍射结构完全相符，最终确定化合物的结构为 cytochalasin H（图 5－2－27、5－2－28）。

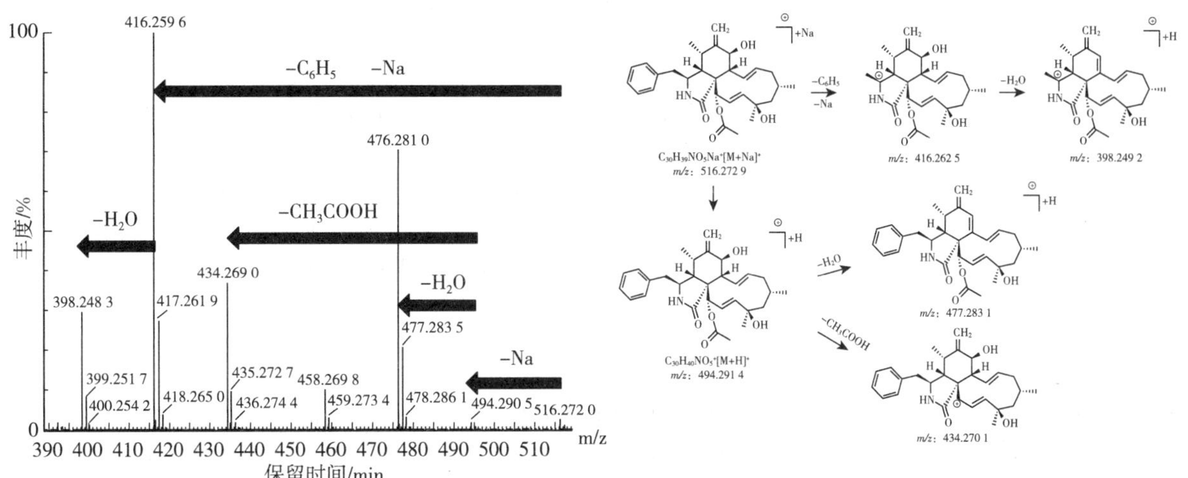

图 5－2－27　正离子模式下 cytochalasin H 的质谱图及推测的该化合物裂解规律

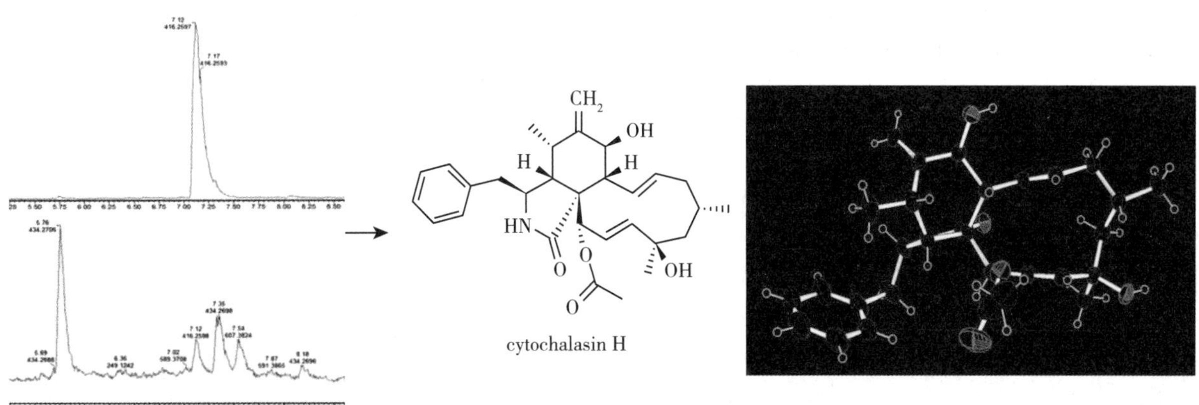

图 5－2－28　化合物 cytochalasin H 与 *Diaporthe* sp. 的 UPLC－MS 总离子流图及化合物结构（X－Ray）

抗菌活性结果显示，该化合物对枯草芽孢杆菌表现较好的抑制活性，MIC 为 32μg/mL。对金黄色葡萄球菌和铜绿假单胞菌表现较弱抑制活性，MIC 为 64μg/mL，对大肠埃希菌无抑制活性（MIC>128μg/mL），链霉素为阳性对照（MIC 为 1～5μg/mL）。

4. 结论

随着抗生素的大量滥用，各种耐药菌株 ESKAPE（*E. faecium*；*S. aureus*；*ESBL-producing E. coli and Klebsiella Species*；*A. baumannii*；*P. aeruginosa*；*Enterobacter* Species）的不断出现，急需从各种环境微生物中快速发现活性先导化合物。为从药用植物内生真菌中寻找抗菌药源分子，对海南传统黎族抗菌药用植物艾纳香的叶片进行系统内生真菌分离，以及次生代谢产物方面的探索。本研究首次采用生物活性筛选结合 DNP 数据库，以及 UPLC-QTof-MS/MS 的策略对艾纳香内生真菌资源进行探索，获得 1 株目标菌株 *Diaporthe* sp. 以及 1 个抗菌活性化合物 cytochalasin H。尽管本研究筛选出活性成分，却是个已知化合物，这提示研究策略可能存在一定的不足，因此，在后续研究中，应该在此方法的基础上，重点发挥 UPLC-QTof-MS/MS 的分析功能，筛查化合物的重要碎片信息，为新化合物的发现提供有力支撑。

参 考 文 献

郭玉华，舒雪纯，张影波，等，2020. 基于超高效液相色谱-电喷雾-质谱、天然产物词典和活性筛选的艾纳香内生真菌次生代谢产物［J］. 微生物学通报，47（2）：552－561.

舒雪纯，张影波，官玲亮，等，2020. 艾纳香内生真菌粉红粘帚霉抗菌次生代谢产物［J］. 生物工程学报，36（8）：1650－1658.

王鸿发，胡璇，于福来，等，2018. 艾纳香抗植物病原菌活性成分研究［J］. 中国农学通报，34（35）：105－110.

许罗凤，王丹，庞玉新，等，2017. 艾纳香总黄酮对大鼠皮肤创伤愈合的作用及机制研究［J］. 热带农业科学，37（1）：75－79.

元超，王鸿发，胡璇，等，2018. UPLC－Q－TOF－MSE 技术快速定性艾纳香抗菌有效部位的化学成分［J］. 天然产物研究与开发，30（11）：1904－1912.

元超，郭玉华，张影波，等，2019. 艾纳香内生真菌 *Corynespora cassiicola* J9 次生代谢产物研究［J］. 药学学报，54（5）：892－896.

元超，李刚，张影波，等，2019. 艾纳香内生真菌 *Diaporthe* sp. 次生代谢产物［J］. 微生物学报，59（4）：753－761.

元超，王鸿发，胡璇，等，2019. 艾纳香中绿原酸类化学成分研究［J］. 热带作物学报，40（6）：1176－1180.

元超，舒雪纯，张影波，等，2021. 艾纳香内生真菌抗细菌和炭疽菌的活性研究［J］. 中国农学通报，37（23）：38－44.

袁媛，庞玉新，元超，2018. 艾纳香乙酸乙酯部位抗菌活性成分研究［J］. 热带作物学报，39（6）：1195－1199.

Chao Y，Yuhua G，Ke W，et al.，2021. A Novel Azaphilone Muyophilone A from the Endophytic Fungus *muyocopron laterale* 0307－2［J］. Frontiers in Chemistry（9）.

Chao Y，Xue C S，Lin F，et al.，2020. New Paraconic Acids from the Endophytic Fungus *Xylariaceae* sp. J4［J］. Natural Product Research，36（1）：130－135.

Chao Y，Hong X Y，Yu H G，et al.，2019. New α－pyrones from an Endophytic Fungus，*Hypoxylon investiens* J2［J］. RSC Advances，9（47）：27419－27423.

第六章 艾纳香提取加工工艺与设备研制

艾纳香的提取物天然冰片（艾片）、艾粉、艾纳香油是重要的中成药原材料，因此相关提取加工工艺水平也影响着产业的发展。长期以来，国内产区对艾纳香的加工提取手段多为农户以就地简易蒸馏的方法提取艾粉。用这种方法提取艾粉效率低下，而且无法直接获得艾纳香油和冰片水（含较低浓度天然冰片的液体，经进一步加工可得天然冰片），产能较低且损耗大，副产物严重浪费，对生态环境污染较大。本章优化处理方法，比较各种处理方法对艾纳香中非挥发性成分和挥发性成分提取率影响的差异及化学成分变化，提出艾纳香提取加工工艺的生产技术规程或参考意见。

第一节 艾纳香非挥发性成分提取加工工艺研究

一、艾纳香药材

（一）艾纳香药材总黄酮提取工艺研究

目前已从艾纳香中分离出的化合物主要有黄酮类、倍半萜类、甾体类等。本书主要优化了艾纳香中总黄酮的提取工艺，并测定了总黄酮含量，旨在为艾纳香资源开发与综合利用提供科学依据。

1. 材料与试剂设备

（1）试验材料

艾纳香，于 2011 年 7 月 7 日采自农业农村部儋州热带药用植物种质资源圃。

（2）仪器与试剂

电子分析天平（千分之一），超声仪，紫外分光光度计，移液枪；芦丁对照品（92.5%），亚硝酸钠、硝酸铝、氢氧化钠、甲醇、乙醇等试剂均为国产分析纯。

2. 方法

（1）对照品溶液的制备

精密称取于 105 ℃干燥至恒重的芦丁对照品 12.38 mg，置于 50 mL 量瓶中，加甲醇 10 mL，置水浴上微热溶解，放冷，加甲醇至刻度，摇匀，即得对照品溶液（每 1 mL 溶液中含芦丁 0.247 6 mg），备用。

（2）标准曲线的绘制

精密量取对照品溶液 1.00、2.00、4.00、6.00、8.00 mL 分别置于 25 mL 量瓶中，各加水至 10 mL左右，加 5%亚硝酸钠溶液 1.00 mL，摇匀，放置 5 min，加 10%硝酸铝溶液 1.00 mL，摇匀，放置 5 min，加 4%氢氧化钠溶液 10.00 mL，再加水至刻度，摇匀，放置 15 min，以相应的试剂溶液为空白对照，在最大吸收波长 504 nm 处测定吸光度 A504。以对照品浓度 ρ 为横坐标，吸光度 A504 为纵坐标，绘制标准曲线。

（3）样品提取工艺的确定

分别考察样品总黄酮提取的提取溶剂、提取方法、各提取条件（料液比、提取时间、提取次数等），确定最佳提取工艺。

3. 结果与分析

（1）标准曲线

利用一元线性回归分析得回归方程为 $y=11.411x+0.001\,5$（$R^2=0.999\,9$），结果表明，在 0.009 904～0.079 232 mg/mL 内，芦丁浓度与吸光度呈良好的线性关系。

（2）提取工艺优化

①提取溶剂的确定。采用单因素试验考察艾纳香中总黄酮的提取溶剂，分别以 100%甲醇、30%甲醇、50%甲醇、70%甲醇、100%乙醇、30%乙醇、50%乙醇、70%乙醇为提取溶剂提取艾纳香中总黄酮。比较艾纳香中总黄酮的质量分数，选择 30%乙醇为提取溶剂提取，结果见表 6-1-1。由表 6-1-1 可知，随着浓度的升高，两种提取溶剂对总黄酮的提取率均降低；相同浓度下，以乙醇作为提取溶剂的提取率较高，因此，选择 30%乙醇作为提取溶剂。

表 6-1-1　提取溶剂考察

提取溶剂	总黄酮质量分数/（mg/g）	提取溶剂	总黄酮质量分数/（mg/g）
30%甲醇	72.2	30%乙醇	74.6
50%甲醇	63.0	50%乙醇	73.4
70%甲醇	48.5	70%乙醇	61.0
100%甲醇	27.4	100%乙醇	17.3

②提取方法的确定。采用单因素实验考察不同提取方法对艾纳香总黄酮提取率的影响。加入艾纳香药材重量 200 倍的 30%的乙醇作为提取溶剂，分别采用超声提取、冷浸提取、回流提取 3 种方法提取艾纳香中的总黄酮，并采用 SAS 9.0 对分析数据，总黄酮的质量分数如表 6-1-2 所示。比较提取的总黄酮含量可知，冷浸提取所得的总黄酮质量分数最低，回流提取与超声提取所得的总黄酮质量分数没有显著差异（$P>0.05$），因超声提取所需时间短、操作简便，因此选择超声提取的方法提取艾纳香总黄酮。

表 6-1-2　提取方法考察

提取方法	提取时间/h	总黄酮质量分数/（mg/g）
冷浸提取	3	158.99a
超声提取	0.5	188.38b
回流提取	3	182.91b

注：数据后字母不同表示处理之间差异显著（$P<0.05$）。

③提取条件的优化影响。影响超声提取的因素主要有料液比（*A*）、提取时间（*B*）、超声频率（*C*）和提取次数（*D*），每个因素设定 3 个水平，因素水平见表 6-1-3。

表 6-1-3　因素水平表

水平	因素			
	A：料液比	*B*：提取时间/min	*C*：超声频率/Hz	*D*：提取次数
1	1∶100	30	45	1
2	1∶200	45	65	2
3	1∶300	60	85	3

按照 $L_9(3^4)$ 正交试验设计提取总黄酮，通过显色测定药材中总黄酮的含量，并进行方差分析，找出最佳提取工艺，选出总黄酮的最佳提取方法，用于总黄酮含量测定样品制备。结果分析见表 6-1-4、表 6-1-5。

表 6-1-4 $L_9(3^4)$ 正交表

试验组合编号	因素及水平				总黄酮质量分数/（mg/g）
	A	*B*	*C*	*D*	
1	1	1	1	1	132.5
2	1	2	2	2	172.8
3	1	3	3	3	182.8
4	2	1	2	3	148.9
5	2	2	3	1	148.1
6	2	3	1	2	153.7
7	3	1	3	2	208.6
8	3	2	1	3	160.9
9	3	3	2	1	144.5
K_1	488.1	489.9	447.1	425.1	
K_2	450.7	481.8	466.1	535.1	
K_3	513.9	480.9	539.5	492.5	
R	21.1	3.0	30.8	36.7	

表 6-1-5 方差分析表

方差来源	离差平方和	自由度	均方	*F* 值
A	674.38	2	337.19	0.33
B	16.50	2	8.25	0.01
C	1 586.51	2	793.26	0.77
D	2 052.36	2	1 026.18	1.00

注：$F_{0.01}(1, 2)=99$，$F_{0.05}(1, 2)=19$。

由表 6-1-4、表 6-1-5 可知，各提取方法的显著性排序为 $D>C>A>B$，即提取次数>超声频率>料液比>提取时间。最佳提取条件为 $A_3B_1C_3D_2$，即料液比为 1∶300，超声频率为 85 Hz，提取 30 min，提取 2 次。

④精密度实验。取某一浓度的对照品溶液，重复进样 6 次，测定芦丁对照品浓度，计算 *RSD* 为 0.52%（$n=6$），结果表明精密度良好。

⑤稳定性实验。取正交实验第 7 组实验所得样品供试品溶液，分别在 0、2、4、6、8、12、24 测定浓度，计算 *RSD* 为 1.27%（$n=7$），表明供试品溶液在 24 h 内稳定。

⑥重复性实验。取正交试验第 7 组所得样品，平行制备 6 份供试品溶液，测定浓度，计算 *RSD* 为 2.63%（$n=6$）。

⑦加样回收实验。取正交实验第 7 组所得样品，平行制备 6 份供试品溶液，加入相当于供试品溶液总黄酮质量的标准品，测定浓度，计算回收率分别为 93.18%、96.13%、95.20%、98.03%、93.40%、97.48%，计算 *RSD*（$n=6$）为 2.03%。

4. 结论

艾纳香中总黄酮的提取工艺为：30%乙醇溶液超声提取，料液比为 1∶300，超声频率为 85 Hz，提取 30 min，提取 2 次，取提取所得滤液，采用亚硝酸钠硝酸铝显色的方法在紫外分光光度计下测定吸光度值，总黄酮的质量分数为 208.6 mg/g。本书通过综合比较不同溶剂、不同提取方法对艾纳香中总黄酮提取率的影响，通过正交实验确定了艾纳香总黄酮的最佳提取工艺，为艾纳香中总黄酮的研究奠定了基础，有利于对艾纳香中黄酮类化合物做进一步的研究开发。本书采用乙醇超声提取艾纳香中的总黄酮，与常规采用的回流方法相比，操作简便、提取时间短，避免高温破坏活性成分，为艾纳香中总黄酮的提取提供了新的方法，有助于今后对艾纳香中黄酮类化合物的类型及药理活性进行进一步研究，为艾纳香中其他类型化合物的研究提供了参考。

（二）艾纳香药材多酚提取工艺

本书提出以 F－C 比色法检测艾纳香多酚类化合物含量，为艾纳香多酚类化学成分的研究与开发提供理论依据。

1. 材料与试剂设备

（1）植物材料

试验材料采自农业农村部儋州热带药用植物种质资源圃。

（2）仪器与试剂

超声波清洗器（昆山市超声仪器有限公司，中国）；Multiskan® Go 型全波长酶标仪（赛默飞世尔科技，美国）；电子分析天平（千分之一）；紫外/可见光分光光度计（贝克曼库尔特有限公司，美国）；微量移液器；万能粉碎机；旋转蒸发仪（上海申生科技有限公司，中国）；96 孔细胞培养孔板（康宁公司，美国）。

维生素 C（纯度>99.0%）；没食子酸对照品（纯度>89.9%，中国药品生物制品检定所）；福林酚试剂；过硫酸钾（$K_2S_2O_8$）；DPPH（1,1－二苯基－2－三硝基苯肼，纯度>97.0%）；蒸馏水：实验室自制。

2. 方法

（1）抗氧化活性成分提取工艺筛选

①加热回流提取法。称取适量自然晾干的艾纳香功能叶，粉碎，过 60 目筛，提取溶剂为水，料液比 1∶20，回流提取 1 次，提取时间为 3 小时，减压浓缩。

②超声提取法。称取适量自然晾干的艾纳香功能叶，粉碎，过 60 目筛，提取溶剂为水，料液比 1∶30，超声提取 30 min，超声频率 40 kHz，功率 400 W，提取 1 次，减压浓缩。

③冷浸提取法称。称取适量自然晾干的艾纳香功能叶，粉碎，过 60 目筛，提取溶剂为水，料液比 1∶50，室温条件下浸泡 24 h，减压浓缩。

（2）抗氧化活性提取流程。艾纳香干燥叶子（粉碎，过 60 目筛）→超声波提取→提取液进行 DPPH 自由基清除测定→提取液真空干燥→干燥物制备多酚测定提取液→多酚含量测定。

（3）DPPH 自由基清除率的测定

精密称取一定质量 DPPH 于棕色容量瓶中，量取适量无水乙醇溶解并定容至一定体积（DPPH 浓度为 1.5×10^{-4} mol/L），放置于 4 ℃条件下保存备用。操作步骤：在 96 孔板中分别加入样品组 100 μL供试品溶液和 100 μL DPPH 溶液，3 个平行样品组，空白组 100 μL 供试品溶液和 100 μL 乙醇溶液，对照组 100 μL 乙醇溶液和 100 μL DPPH 溶液。点样完毕后，室温放置 30 min，然后在

517 nm下测定吸光值，重复测量 3 次，取平均值。根据吸光值变化判断试样对 DPPH 自由基的清除能力。按照式（6－1）计算对 DPPH 自由基的清除率以及 IC_{50}。

$$清除率=[1-(Ax-Ay)/Az]\times 100\% \quad (6-1)$$

式中，Az 为对照溶液吸光度，Ax 为样品溶液吸光度，Ay 为空白溶液吸光度。

（4）响应面优化工艺的实验设计

利用 Design-expert 8.0 进行 BBD 的响应优化，选取超声时间、料液比（艾纳香样品：水，g/mL）、超声功率 3 个因素设计 3 因素 3 水平，以对 DPPH 自由基的清除率和提取物的多酚含量作为双响应值进行优化，确定上述 3 个单因素对艾纳香多酚类化学成分含量以及抗氧化活性的影响以及单因素彼此之间的相互影响作用，最终得到艾纳香多酚类化学成分超声提取的最佳工艺条件。

3. 结果与分析

（1）艾纳香多酚类化学成分提取工艺的筛选

用不同提取方法提取液清除 DPPH 自由基的结果如图 6－1－1 所示。

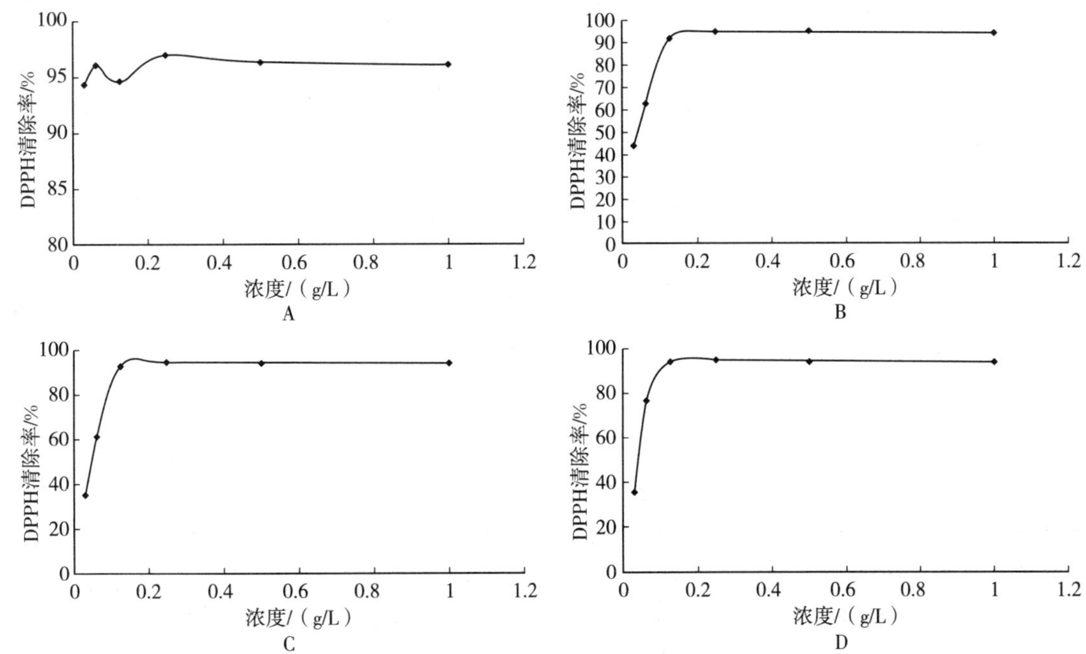

图 6－1－1　不同提取方法抗氧化活性比较

A. 阳性对照维生素 C 清除率　B. 超声提取 30 min 清除率　C. 冷浸提取 24 h 清除率　D. 加热回流提取 3 h 清除率

超声提取、冷浸提取、加热回流提取 3 种提取方法得到的清除率基本一致，但超声提取有操作简单、提取时间短、提取效率高的优势，且 3 个水平没有显著差异，所以选用超声提取作为艾纳香多酚提取方法。

（2）标准曲线的绘制

以对照品（没食子酸）的浓度 x（ρ）为横坐标，吸光值 y（A）为纵坐标建立标准曲线，进行线性回归，得 $y=0.017\,3x-0.002\,0$，$r=1$，线性范围为 0.009 0～0.045 0 mg/mL。

（3）单因素实验

①提取时间对 DPPH 自由基清除率和多酚含量的影响。在料液比为 1：60，超声频率 40 kHz、功率 400 W，室温（25 ℃）条件下，不同提取时间对 DPPH 自由基清除率和多酚含量的影响结果见表 6－1－6。通过试验发现，在 15～60 min 内，艾纳香多酚类化学成分提取物含量以及 DPPH 自由基清除率随着超声时间的增加逐渐升高，超声提取的时间为 30 min 时，艾纳香提取物的 DPPH 自由

基清除率达到最大值，提取物中多酚的含量最高；30 min 后，提取物的 DPPH 自由基清除率以及多酚的含量呈平缓变化趋势。因此，最佳提取时间为 30 min。

表 6-1-6　超声提取时间对多酚含量与 DPPH 自由基清除率的影响

超声提取时间/min	酚酸含量/（mg/g）	DPPH 自由基清除率/%
15	15.662±0.471	89.971±1.582
30	16.522±0.641	91.063±1.701
45	16.052±0.701	90.702±1.140
60	16.243±0.621	90.343±1.391

②料液比对 DPPH 自由基清除率和多酚含量的影响。在超声时间 30 min，超声频率 40 kHz、功率 400 W，室温（25 ℃）条件下，不同料液比对 DPPH 自由基清除率和多酚含量的影响结果见表 6-1-7。通过试验发现，料液比为 1∶60 时，艾纳香提取物的 DPPH 自由基清除率及提取物的多酚含量均达到最大值。如果溶剂过少，不能充分接触样品，会导致提取不完全；溶剂过多会使加热时间增加，同样对艾纳香多酚类化学成分提取效率有影响。因此，艾纳香多酚类化学成分提取的最佳料液比为 1∶60。

表 6-1-7　反应料液比对多酚含量与 DPPH 自由基清除率的影响

料液比/（g/mL）	酚酸含量/（mg/g）	DPPH 自由基清除率/%
1∶20	14.931±0.781	89.062±1.381
1∶40	15.822±0.671	90.852±1.801
1∶60	16.311±0.720	92.072±1.291
1∶80	16.132±1.011	91.151±1.661
1∶100	15.062±0.841	89.933±1.711

③超声功率对 DPPH 自由基清除率和多酚含量的影响。在超声时间 30 min，料液比为 1∶60，室温（25 ℃）条件下，不同超声功率对 DPPH 自由基清除率和多酚含量的影响结果见表 6-1-8。通过试验发现，超声频率为 40 kHz，功率为 400 W 时，艾纳香提取物的 DPPH 自由基清除率及提取物的多酚含量均达到最大值。随着超声频率的增大，艾纳香提取物的 DPPH 自由基清除率及提取物多酚含量变化不大，趋势平缓。因此，最佳超声频率为 40 kHz，功率为 400 W。

表 6-1-8　超声提取功率对多酚含量与 DPPH 自由基清除率的影响

超声功率/W	酚酸含量/（mg/g）	DPPH 自由基清除率/%
100	14.520±0.591	89.962±0.931
200	15.641±0.420	90.532±0.721
300	15.892±0.771	91.821±1.032
400	16.431±0.890	92.012±1.422
500	16.062±1.031	90.671±1.380

（4）响应面分析优化工艺参数

①试验单因素和水平。根据上述单因素实验的结果得出，采用 BBD 的响应优化，进行 3 因素 3

水平的优化工艺参数，选取提取时间、料液比、超声功率3个因素为自变量，以艾纳香提取物多酚含量（y_1）和对DPPH自由基的清除率（y_2）为两个响应值进行响应面的优化。3个因素以及3水平见表6-1-9。

表6-1-9 试验的3个因素以及3水平

因素	编号	因素水平		
		−1	0	1
超声时间/min	1	15	30	45
料液比/（g/mL）	2	1∶40	1∶60	1∶80
超声功率/W	3	300	400	500

②响应面分析。为了分析各个因素之间的相互作用对艾纳香提取物DPPH自由基清除率及提取物多酚含量的影响，得到艾纳香多酚类化学成分超声提取的最佳提取工艺，依据单因素实验结果，利用Design-expert8.0进行BBD的响应优化。实验结果见表6-1-10、表6-1-11、表6-1-12。对响应值及各因素进行拟合，得到回归方程：$y_1=16.43+0.059x_1-0.082x_2-0.33x_3+0.51x_1x_2+0.25x_1x+0.36x_2x_3-0.37x_1^2-0.37x_2^2-0.83x_3$；$y_2=91.04+0.081x_1-0.024x_2-0.97x_3+0.73x_1x_2+0.41x_1x_3+0.24x_2x_3-0.87x_1^2-1.75x_2^2-1.53x_3^2$。

从表6-1-11可知，对艾纳香多酚得率的影响最大的因素是超声功率（x_3），其次是料液比（x_2），影响最小的因素是超声时间（x_1）。从表6-1-12可知，对艾纳香样品的DPPH自由基清除率影响最大的因素是超声功率（x_3），其次是超声时间（x_1），影响最小的因素是料液比（x_2）。两变量的模型所得的回归方程拟合较好（显著水平$P<0.05$，失拟检验差异不显著$P>0.05$），艾纳香样品的多酚得率和DPPH自由基清除率的理论预测。

表6-1-10 响应面优化提取工艺试验结果

试验号	x_1	x_2	x_3	y_1：多酚含量/（mg/g）	y_2：DPPH自由基清除率/%
1	−1	−1	0	16.232	89.111
2	1	−1	0	15.411	87.752
3	0	0	0	16.534	91.781
4	1	1	0	16.141	89.171
5	−1	0	−1	15.680	90.020
6	0	−1	1	14.501	86.742
7	0	1	1	15.402	87.131
8	0	0	0	16.311	91.131
9	0	0	0	16.601	90.350
10	0	0	0	16.392	89.922
11	1	0	−1	15.221	89.471
12	0	0	0	16.271	92.012
13	1	0	1	15.113	88.011
14	0	−1	−1	15.960	88.821
15	0	1	−1	15.232	88.350
16	0	1	1	15.401	87.131
17	−1	1	0	14.902	87.620

表 6-1-11 多酚提取率方差分析

来源	平方和	自由度	均方	F 值	P 值
模型	6.96	9	0.77	34.16	0.000 1
x_1	0.028	1	0.028	1.218	0.306 3
x_2	0.053	1	0.053	2.33	0.170 8
x_3	0.708	1	0.708	31.23	0.000 8
x_1x_2	0.98	1	0.98	43.23	0.000 3
x_1x_3	0.235	1	0.235	10.38	0.014 6
x_2x_3	0.483	1	0.483	21.30	0.002 4
x_1^2	0.644	1	0.644	28.39	0.001 1
x_2^2	0.564	1	0.564	24.88	0.001 6
x_3^2	2.89	1	2.89	127.48	$<$0.000 1
残差误差	0.159	7	0.023		
失拟项	0.078	3	0.026	1.30	0.389 1
纯误差	0.08	4	0.02		
总和	7.13	16			

表 6-1-12 DPPH 自由基清除率方差分析

来源	平方和	自由度	均方	F 值	P 值
模型	39.52	9	4.37	8.84	0.004 5
x_1	0.053	1	0.053	0.106	0.753 7
x_2	0.005	1	0.005	0.009	0.926 7
x_3	7.57	1	7.57	15.25	0.005 9
x_1x_2	2.15	1	2.15	4.33	0.076 1
x_1x_3	0.67	1	0.67	1.36	0.282 5
x_2x_3	0.21	1	0.21	0.43	0.534 5
x_1^2	3.28	1	3.28	6.61	0.037
x_2^2	12.63	1	12.63	25.49	0.001 6
x_3^2	10.19	1	10.19	20.54	0.002 7
残差误差	3.48	7	0.50		

（续）

来源	平方和	自由度	均方	F 值	P 值
失拟项	0.25	3	0.08	0.10	0.954 4
纯误差	3.22	4	0.82		
总和	43.00	16			

由图 6-1-2、图 6-1-3 可知，响应面曲线越陡，相互作用的因素对艾纳香样品的多酚得率和 DPPH 自由基清除率的影响越显著，该结果与方差分析结果一致。结合实际操作并进行 3 次重复实验以检验数据，得出最终实际超声提取条件，在料液比 1∶60、30 min 提取、400 W 功率提取工艺下，平均多酚得率为（16.06±0.34）mg/g，对 DPPH 自由基的清除率为（92.87±1.43）%，通过回归方程预测值为料液比 1∶60.07 g/mL、超声时间 32.08 min、超声功率 400.15 W，此时多酚得率的理论值可达 16.48 mg/g，DPPH 自由基清除率的理论值达 94.62%，所得各项参数较为可靠。

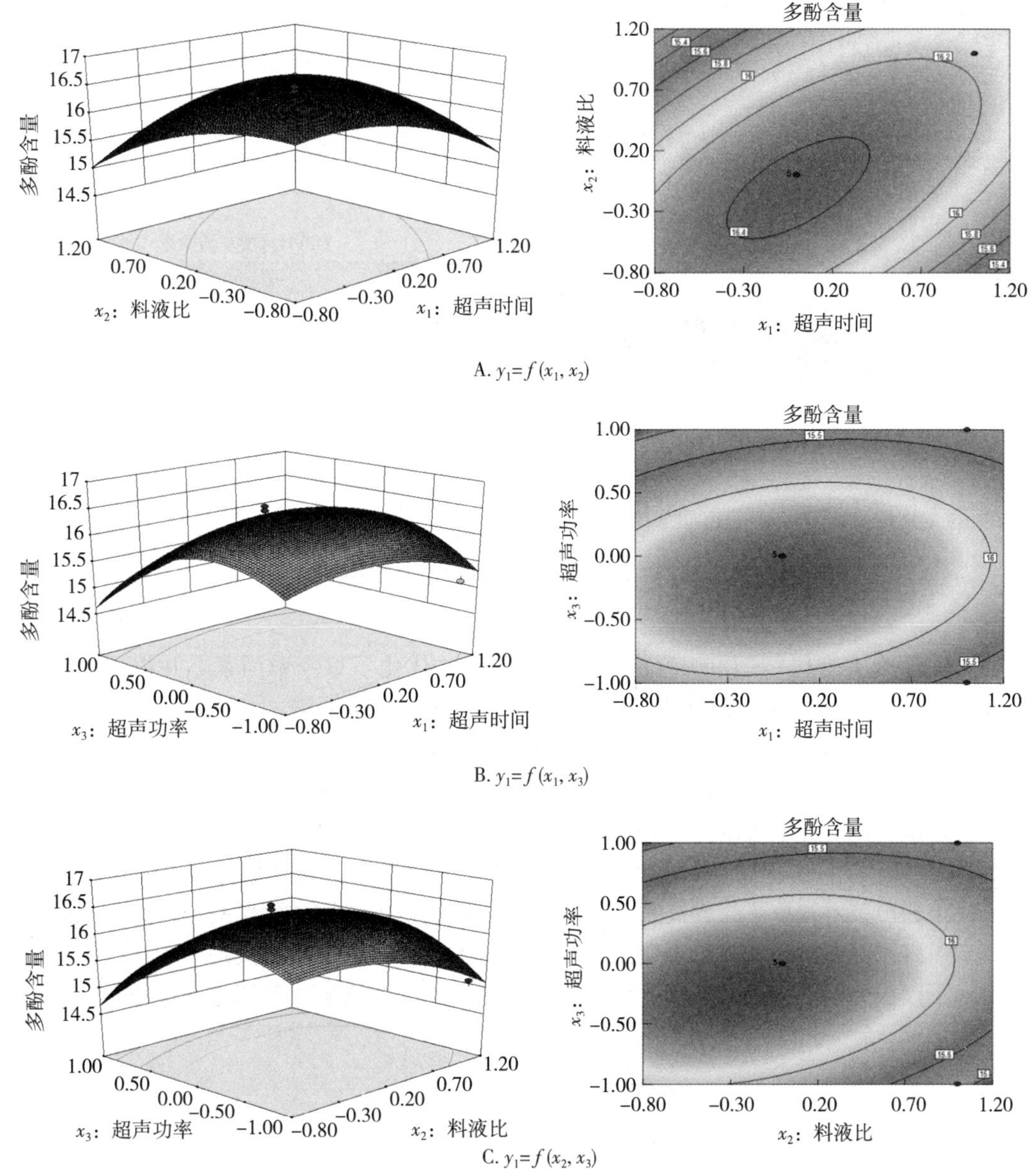

图 6-1-2　各个因素相互作用对多酚得率的影响

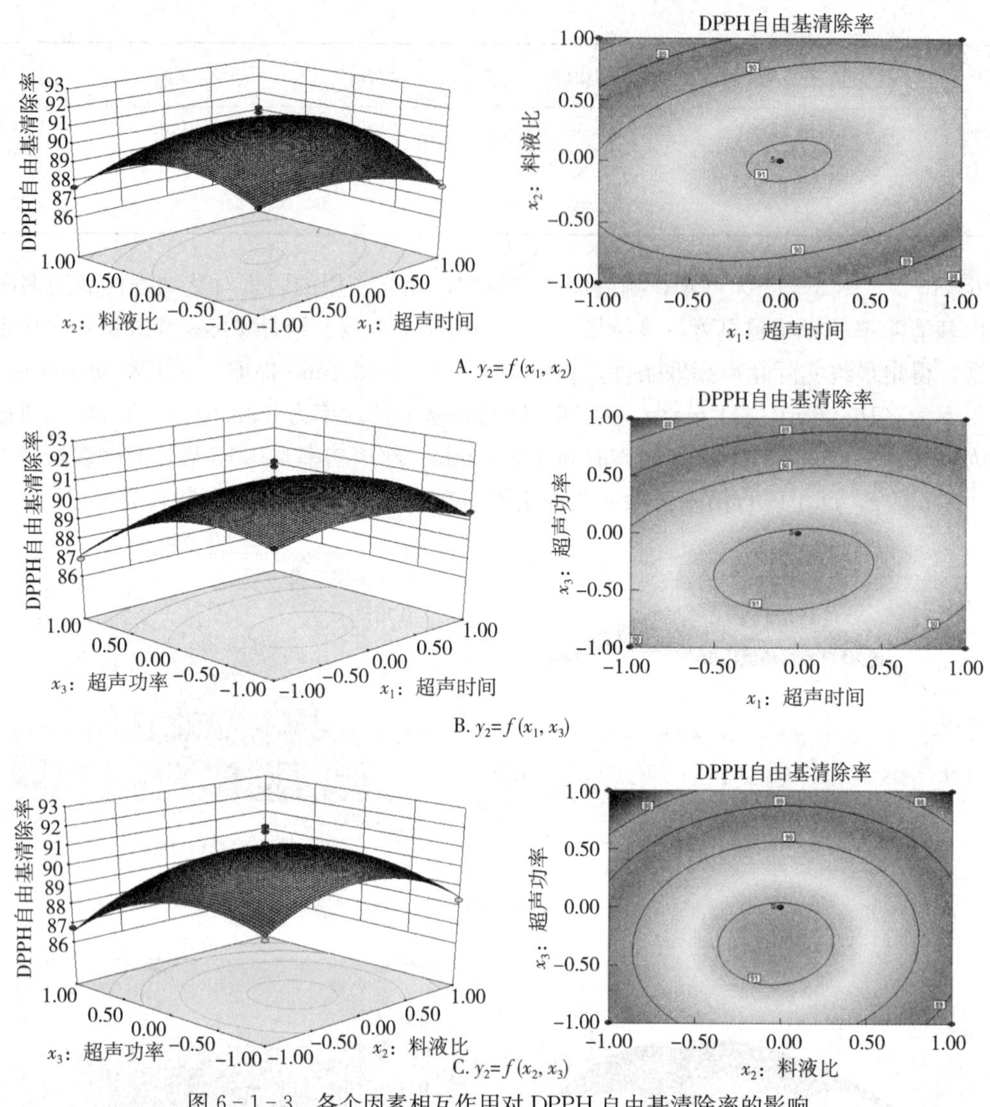

图 6-1-3　各个因素相互作用对 DPPH 自由基清除率的影响

4. 结论

在单因素试验的基础上，采用响应面 BBD 设计分析法优化了每个单因素，并根据实际操作确定了艾纳香多酚物质提取的最优提取工艺条件：1∶60 料液比（固∶液，g/mL），30 min 提取时间，400 W 超声功率。在该超声提取条件下所得提取液多酚含量达（16.06±0.34）mg/g，对 DPPH 自由基清除率可达（92.87±1.43）%。说明响应面试验设计分析适合优化艾纳香多酚超声提取工艺试验的参数。实验结果说明，对艾纳香的多酚得率影响最大的因素是超声功率，其次是料液比，影响最小的是超声功率，对 DPPH 自由基清除率影响最大的因素是超声功率，其次是超声时间，料液比的影响相对较小。优化超声技术提取不仅提高了艾纳香多酚物质的得率，还强化了提取物的抗氧化性能。该结论为进一步深入研究艾纳香中多酚类化学成分提供技术支撑，进一步对艾纳香中多酚类化学成分进行分离纯化，不仅扩大了艾纳香的应用领域，更为开发新的天然抗氧化剂奠定理论依据。

二、艾纳香残渣

（一）艾渣中总黄酮提取工艺优化研究

艾渣是艾纳香用于提取挥发性成分——艾片后的残渣，艾渣中残留的成分多为非挥发性的黄酮类化合物。本书采用响应面优化法，优化艾渣中黄酮类化合物的提取工艺，重新提取艾渣中残留的黄酮化合物。以总黄酮的提取率为考察指标，选择粒径大小、提取次数、超声时间、超声功率、液料比、溶剂浓度 6 个单因素展开考察。在确定最佳单因素条件的基础上，利用 Box-Behnken 中心组合原理进行响应面优化实验，最终确定最佳提取工艺。从而为艾渣总黄酮工业化的批量提取及进一步开发提供理论依据。

1. 材料与试剂设备

（1）植物材料

艾渣为艾纳香提取艾片后的残渣，由贵州艾源生态药业开发有限公司提供。

（2）仪器与试剂

R201 旋转蒸发仪（上海申生科技有限公司，中国），真空干燥箱（上海精宏实验设备有限公司，中国），电子分析天平（千分之一），超声仪（昆山市超声仪器有限公司，中国），紫外可见分光光度计［尤尼柯（上海）仪器有限公司，中国］。

亚硝酸钠、硝酸铝、氢氧化钠、无水乙醇、石油醚、乙酸乙酯、氯仿、正丁醇，（均为西陇化工股份有限公司生产）；分析纯（Analytical Reagent，AR）；芦丁对照品（92.5%）。

2. 芦丁标准曲线的绘制

精密称取芦丁标准品 20.00 mg 置于 50 mL 容量瓶中，定容，制成浓度为 0.4 mg/mL 的芦丁溶液作为标准品母液，充分溶解后备用。精密吸取 0、1.0、1.5、2.0、2.5、3.0 mL 的芦丁标准品溶液，分别置于 7 个 25 mL 容量瓶中。每个容量瓶均加入 1.0 mL 5% $NaNO_2$，充分混匀，静置6 min，再分别加入 1.0 mL 10% Al $(NO_3)_3$，充分混匀，静置 6 min，最后加入 10.0 mL 4% NaOH，用甲醇定容至刻度，充分混匀，静置 15 min，使其终浓度分别为 0.00、0.016、0.024、0.032、0.04、0.48 mg/mL，在 510 nm 波长处测定不同浓度的吸光度值，记录结果，甲醇为空白对照，以吸光度（A）为纵坐标，浓度为横坐标，绘制标准曲线，进行线性回归，得到回归方程。

3. 实验方法

（1）艾渣中总黄酮提取

单因素条件以总黄酮提取率为考察指标，分别考察粒径大小（手工揉碎、最粗粉、粗粉、中粉和细粉 5 个不同粒径）、液料比（10∶1、20∶1、30∶1、40∶1、50∶1、60∶1、70∶1）、溶剂浓度（乙醇浓度分别为 95%、90%、85%、80%、75%、70%、65%）、超声时间（10、20、30、40、50、60 min）、超声功率（100、200、300、400、500 W）和提取次数（1、2、3、4 次）6 个因素对艾渣中总黄酮提取率的影响。

（2）响应曲面优化超声波提取艾渣中总黄酮最佳工艺条件的研究

在单因素实验的基础上，设定艾渣的最佳粒径大小 0.5 g 和最佳提取次数 2 次，应用响应曲面 Box-Behnken 设计方法，以艾渣总黄酮得率（y）为响应值，选择料液比（A）、提取时间（B）、超声功率（C）和溶剂浓度（D）4 个因素，以单因素实验研究所得的最佳液料比、最佳提取时间、最佳超声功率和最佳溶剂浓度的数值为输入区间中心值，使用 Design-expert 8.0.6 软件，进行 4 因素 3 水平的组合实验设计（表 6-1-13）。

表 6-1-13　艾渣中总黄酮提取工艺条件的 Box-Behnken 设计因素与水平

因素	因素代码	编码水平		
		−1	0	1
液料比/（mL/g）	A	50∶1	60∶1	70∶1
提取时间/min	B	20	30	40

（续）

因素	因素代码	编码水平		
		−1	0	1
超声功率/W	*C*	300	400	500
溶剂浓度/%	*D*	65	75	85

（3）艾渣醇提物及各极性部位的总黄酮含量测定

称取艾渣 200 g，经干燥后粉碎过 65 目筛（中粉），在上文得到的最佳工艺条件下提取。提取完毕后过滤，收集滤液。滤液减压浓缩回收至无醇味后加入蒸馏水，充分混悬，依次用石油醚、氯仿、乙酸乙酯、正丁醇萃取（每种溶剂至少萃取 6 遍），配制浓度为 10 mg/mL 的溶液。

（4）方法学验证

分别开展精密度、重复性、稳定性和加样回收率试验。

4. 结果

（1）芦丁标准曲线与回归方程

以芦丁浓度为横坐标，吸光度值为纵坐标，绘制标准曲线。用最小二乘法回归得到回归方程：$y = 12.685x + 0.00499$，$R^2 = 0.99923$。

（2）艾渣中总黄酮提取单因素条件的研究

①粒径大小对艾渣中总黄酮提取率的影响。在超声功率 400 W，超声时间为 30 min，超声提取 2 次，液料比 60∶1（mL∶g），溶剂浓度为 75%的条件下，考察艾渣的粒径大小，结果如图 6-1-4 所示。随着粒径变小，艾渣总黄酮的得率逐渐增加，为中粉时总黄酮得率最高，为 2.77%，为细粉时总黄酮得率反而下降，这可能是因为粉碎度越高，艾渣中的杂质溶出越多，从而影响了黄酮的提取率。故最佳粒径大小为中粉。

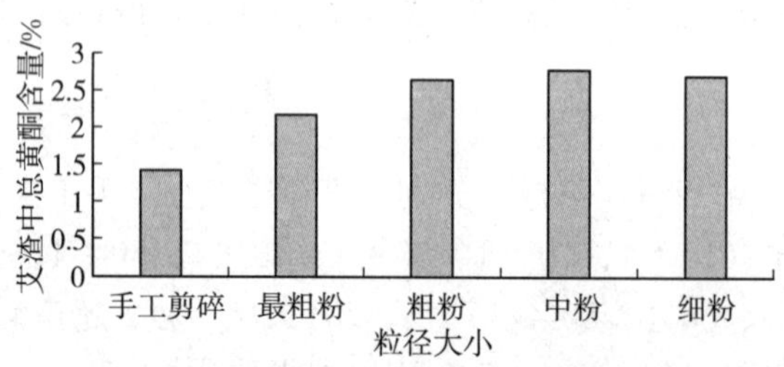

图 6-1-4 粒径大小对艾渣中总黄酮提取率的影响

②液料比对艾渣中总黄酮提取率的影响。在其他条件相同时，考察艾渣的液料比，结果如图 6-1-5 所示。由图 6-1-5 可知，料液比为（20～60）∶1（mL∶g）时，总黄酮提取率逐渐增加，液料比为 60∶1（mL∶g）时，总黄酮提取率最高，达 4.86%。料液比为 70∶1（mL∶g）时，总黄酮提取率反而下降。溶剂过少时，样品与溶剂不能充分接触，导致提取不完全；溶剂过多时，所耗费的溶剂量增加，成本较高，且浓缩时耗时较长，可能会损失一部分黄酮。故最佳液料比为 60∶1（mL∶g）。

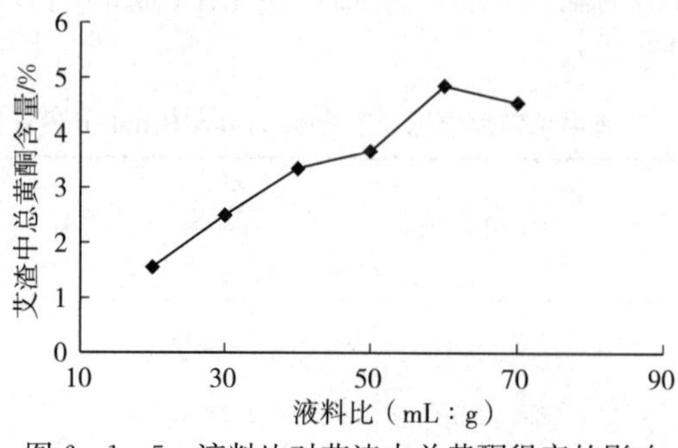

图 6-1-5 液料比对艾渣中总黄酮得率的影响

③溶剂浓度对艾渣中总黄酮提取率的影响。在其他条件相同，溶剂浓度为95%、90%、85%、80%、75%、70%、65%时，对艾渣中总黄酮提取率的影响结果如图6-1-6所示。溶剂浓度为75%时，艾渣中总黄酮的提取率最高，为3.33%。因此，最佳溶剂浓度为75%。

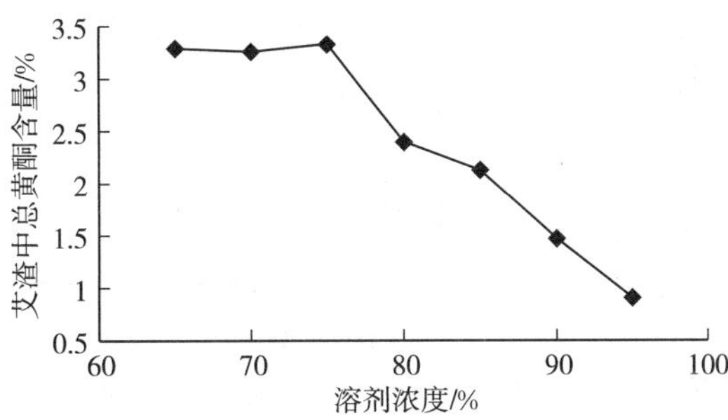

图6-1-6　溶剂浓度对艾渣中总黄酮提取率的影响

④超声功率对艾渣中总黄酮提取率的影响。其他条件相同，超声功率分别为100、200、300、400、500 W时，考察其对艾渣中总黄酮得率的影响，其结果如图6-1-7所示。随着超声功率的增加，艾渣总黄酮得率逐渐升高。超声功率为500 W时达到最大值。增加超声功率，利用超声波的瞬间空化作用可以加速目标成分的溶出。但因超声仪器本身的限制，达到最大功率500 W时，仪器易发热，导致仪器损伤。同时，超声功率过大，杂质溶出过多，影响总黄酮含量的测定。因此，最佳超声功率为400 W。

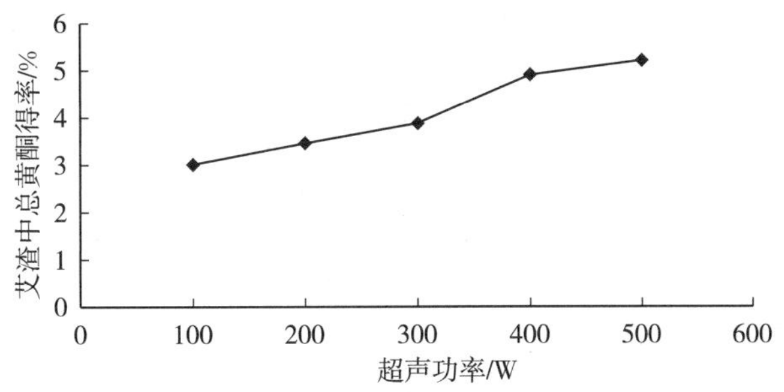

图6-1-7　超声功率对艾渣中总黄酮提取率的影响

⑤超声时间对艾渣中总黄酮提取率的影响。其他条件相同，超声时间分别为10、20、30、40、50、60 min时，考察其对艾渣中总黄酮得率的影响。结果如图6-1-8所示。提取时间低于30 min时，艾渣中总黄酮含量逐渐升高。超过30 min时，总黄酮含量下降，但在50 min时，总黄酮含量又逐渐升高。这说明，超声时间短，有效成分溶出不充分；超声时间过长，杂质溶出多，且可能导致黄酮类化合物的结构发生转变。综合考虑，超声提取的最佳时间为30 min。

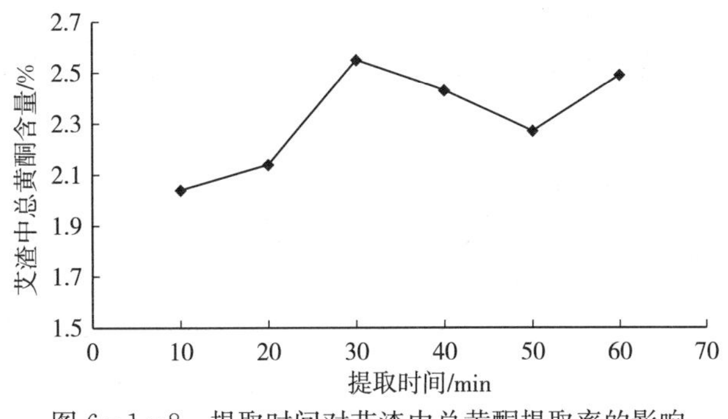

图6-1-8　提取时间对艾渣中总黄酮提取率的影响

⑥提取次数对艾渣中总黄酮提取率的影响。其他条件相同，提取次数分别为1、2、3、4次时，

考察提取次数对艾渣中总黄酮得率的影响。结果如图 6-1-9 所示。提取 1 次与 2 次时，艾渣总黄酮含量均较高，提取第 3 次及第 4 次时，总黄酮含量大大降低，说明艾渣中总黄酮在前两次提取时大部分已经溶出。考虑到节约成本，故确定最佳提取次数为 2 次。

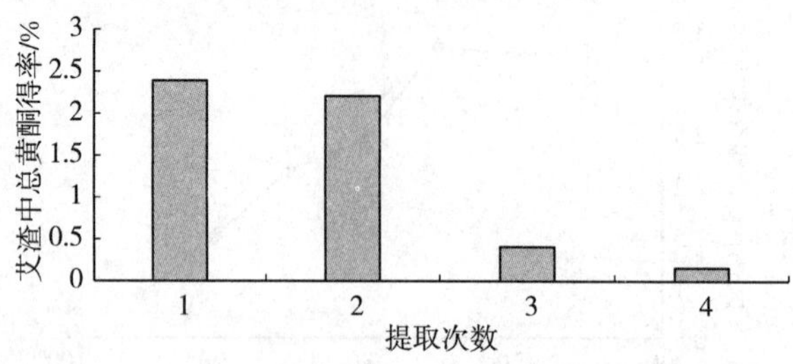

图 6-1-9　提取次数对艾渣中总黄酮得率的影响

（3）艾渣中总黄酮提取工艺的响应面优化结果

根据单因素实验结果，在室温条件下，设定艾渣粒径为中粉、提取次数为 2 次，应用响应曲面 Box-Behnken 中心组合实验设计原理，以艾渣总黄酮得率（y）为响应值，设计 4 因素 3 水平的响应面实验，共 29 组实验，其中 24 个析因实验，5 个为中心实验，用于误差估算，见表 6-1-14。

表 6-1-14　艾纳香残渣中总黄酮提取工艺条件的响应面分析实验设计组别及结果

实验号	*A*：液料比/(mL/g)	*B*：提取时间/min	*C*：超声功率/W	*D*：溶剂浓度/%	总黄酮得率实测值/%	总黄酮得率预测值/%
1	50	20	400	75	3.51	3.5
2	70	20	400	75	3.81	3.74
3	50	40	400	75	3.68	3.77
4	70	40	400	75	3.91	3.95
5	60	30	300	65	3.2	3.27
6	60	30	500	65	3.77	3.72
7	60	30	300	85	3.26	3.33
8	60	30	500	85	3.46	3.42
9	50	30	400	65	3.37	3.4
10	70	30	400	65	3.62	3.65
11	50	30	400	85	3.38	3.32
12	70	30	400	85	3.55	3.49
13	60	20	300	75	3.41	3.34
14	60	40	300	75	3.84	3.81
15	60	20	500	75	3.85	3.84
16	60	40	500	75	3.81	3.85
17	50	30	300	75	3.83	3.79
18	70	30	300	75	3.86	3.86
19	50	30	500	75	3.91	3.92
20	70	30	500	75	4.21	4.27
21	60	20	400	65	3.25	3.29
22	60	40	400	65	3.37	3.26
23	60	20	400	85	2.78	2.9

（续）

实验号	A：液料比/（mL/g）	B：提取时间/min	C：超声功率/W	D：溶剂浓度/%	总黄酮得率实测值/%	总黄酮得率预测值/%
24	60	40	400	85	3.43	3.41
25	60	30	400	75	4.61	4.69
26	60	30	400	75	4.59	4.69
27	60	30	400	75	4.69	4.69
28	60	30	400	75	4.66	4.69
29	60	30	400	75	4.88	4.69

利用Design-Expert 8.0.6软件，对实验数据进行多项拟合回归，得到回归方程 $P=4.69+0.11A+0.12B+0.13C-0.06D-0.018AB+0.068AC-0.02AD-0.12BC+0.13BD-0.092CD-0.35A^2-0.6B^2-0.38C^2-0.87D^2$，对其进行方差分析，结果见表6-1-15。由表可知，$P<0.0001$，说明回归方程中，因变量与各自变量之间的线性关系极显著，表明该方法较为可靠。另外，在所选因素水平范围内，对艾渣中总黄酮含量的影响大小排序为：超声功率>提取时间>料液比>溶剂浓度。

表6-1-15　响应面设计回归方程的方差分析

方差来源	平方和	自由度	均方	F值	P值
模型	7.17	14	0.51	54.32	<0.0001**
A	0.14	1	0.14	14.48	0.0019**
B	0.17	1	0.17	18.07	0.0008**
C	0.22	1	0.22	22.91	0.0003**
D	0.043	1	0.043	4.58	0.0504
AB	1.23×10^{-3}	1	1.23×10^{-3}	0.13	0.7239
AC	0.018	1	0.018	1.93	0.1861
AD	1.60×10^{-3}	1	1.60×10^{-3}	0.17	0.6866
BC	0.055	1	0.055	5.86	0.0297*
BD	0.07	1	0.07	7.45	0.0163*
CD	0.034	1	0.034	3.63	0.0775
A^2	0.79	1	0.79	83.92	<0.0001**
B^2	2.32	1	2.32	246.03	<0.0001**
C^2	0.93	1	0.93	98.3	<0.0001**
D^2	4.96	1	4.96	525.84	<0.0001**
残差	0.13	14	9.43×10^{-3}		
失拟项	0.079	10	7.87×10^{-3}	0.59	0.7728
纯误差	0.053	4	0.013		

（续）

方差来源	平方和	自由度	均方	F 值	P 值
总和	7.3	28			
R^2	0.981 9				
调节 $-R^2$	0.963 8				
CV/ %	2.57				

注：** 表示极显著（$P<0.01$），* 表示显著（$P<0.05$）。

利用响应曲面分析得到三维图像，可直观反映各因素交互作用对评价指标的影响。如图 6-1-10 所示，交互作用的强弱由三维图像的形状表示，等高线形状可反映交互作用的强弱，椭圆形表示 2 个因素之间相互作用显著，越接近圆形则表示交互作用越不显著。由图 6-1-10 可知，提取时间与超声功率、提取时间与溶剂浓度、提取功率和溶剂浓度交互作用显著。液料比与提取时间、超声功率、溶剂浓度的交互曲线较平滑，交互作用不显著。6 个响应曲面开口均朝下，说明黄酮类物质提取率存在极大值。通过响应面回归方程得到最佳提取工艺的预测值，即液料比 62.32：1（mL：g）、提取时间为 31.18 min、超声功率为 396.51 W、溶剂浓度为 74.68%。此条件下的总黄酮预测值为 4.6%。

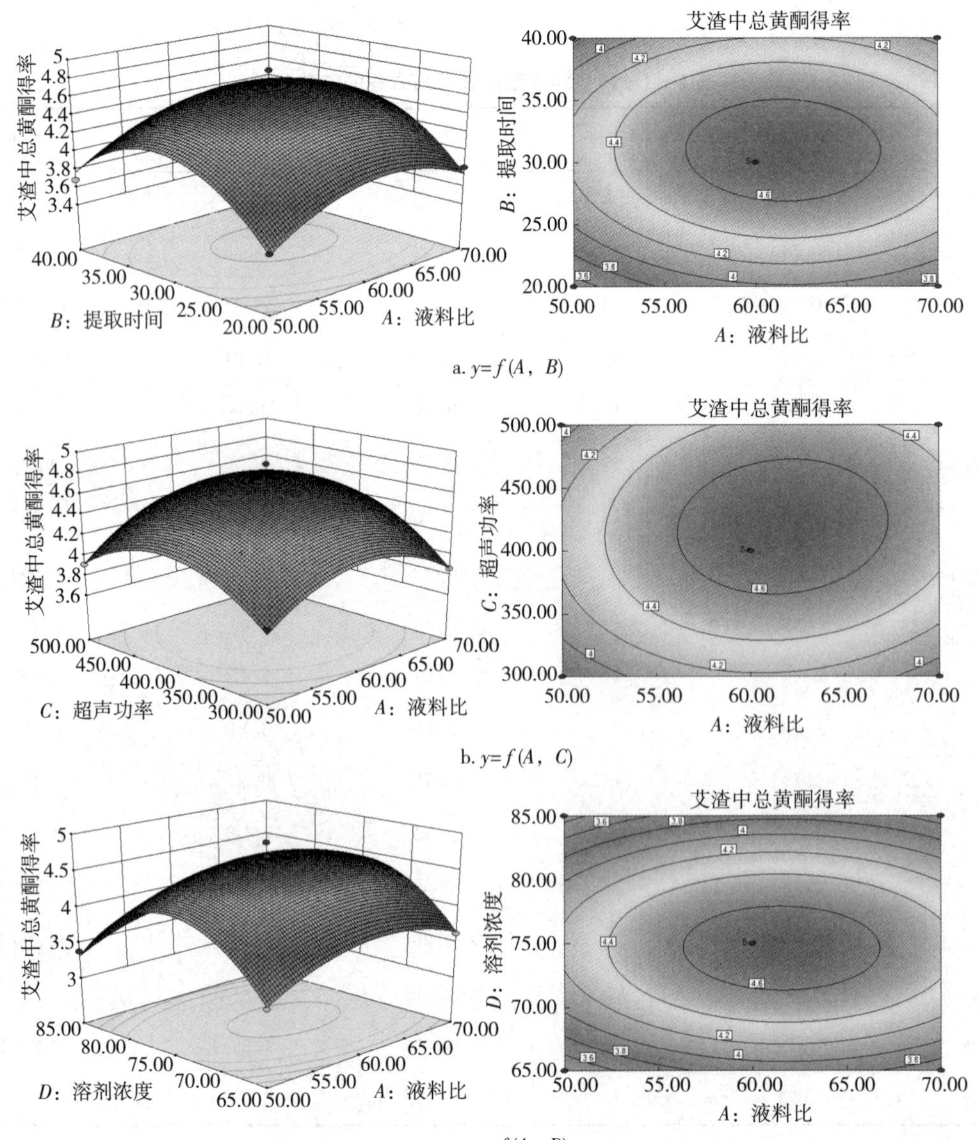

a. $y=f(A, B)$

b. $y=f(A, C)$

c. $y=f(A, D)$

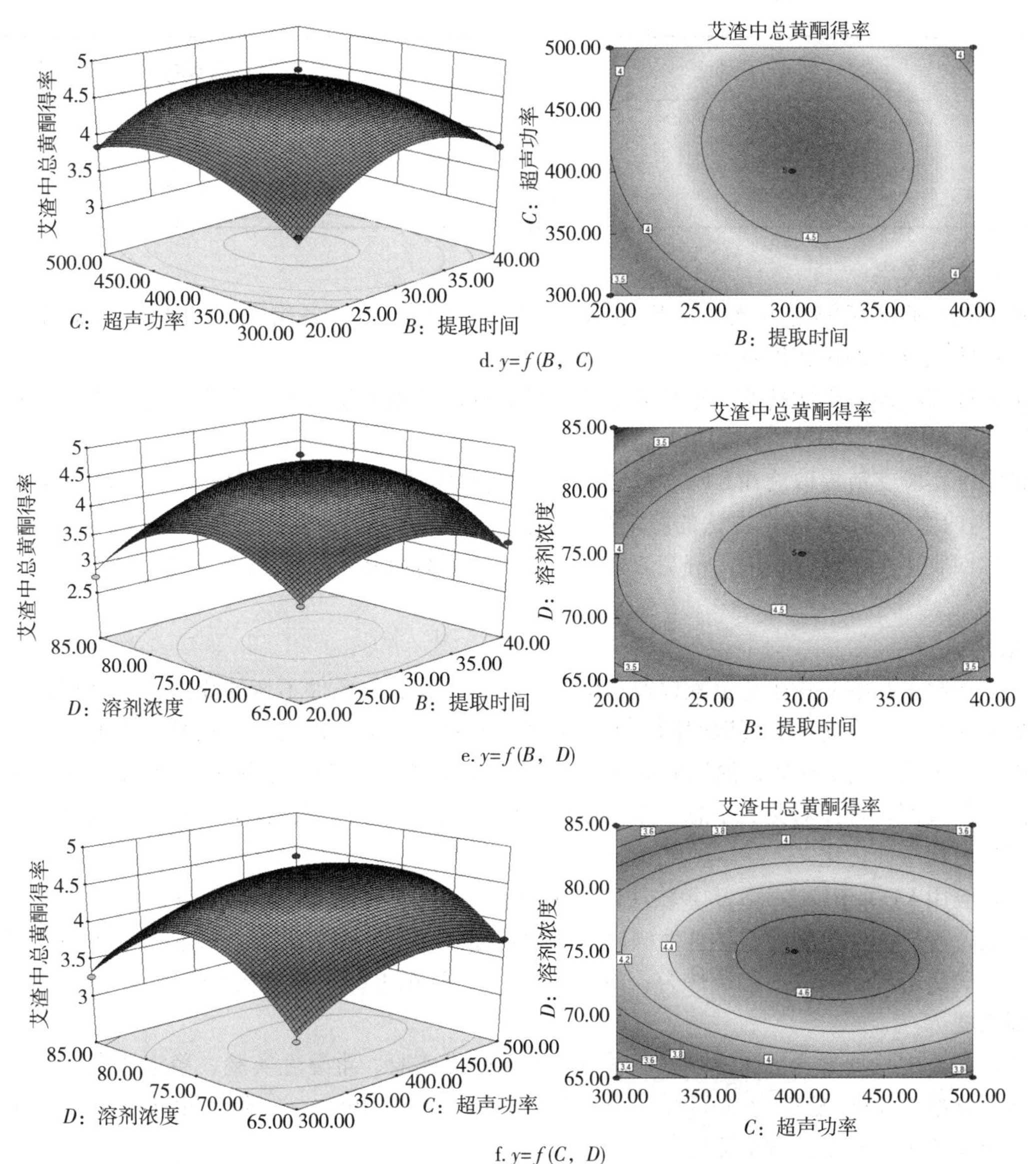

图 6-1-10 各因素交互作用对艾渣总黄酮得率的影响

为便于实际操作，优化工艺参数，将最佳提取条件设定为：液料比 60∶1（mL∶g）、提取时间 30 min、超声功率 400 W、溶剂浓度 75%。

（4）艾渣不同提取部位总黄酮含量测定

艾渣不同提取部位的总黄酮含量测定结果见表 6-1-16。由表可知，艾渣的乙酸乙酯部位的总黄酮含量最高，氯仿部位次之。可见，与萃取前的乙醇提取液相比，通过不同极性的溶剂逐级萃取，可以提高总黄酮的含量。

表 6-1-16 艾渣不同提取部位总黄酮含量

不同提取部位	总黄酮含量/%
乙醇提取物	4.55
石油醚部位	3.11
氯仿部位	4.65

（续）

不同提取部位	总黄酮含量/%
乙酸乙酯部位	5.48
正丁醇部位	3.99
水部位	3.62

（5）方法学考察

①精密度实验连续测定 6 次后，样品的吸光度值变化不大。各组之间的差异不显著，*RSD*=0.71%，说明该方法的精密度较好。

②重复性实验同一批次的艾渣连续测定 6 次后，样品的吸光度值变化不大。各组之间的差异不显著，*RSD*=0.88%，说明该方法的重复性较好。

③稳定性实验艾渣提取液在 24 h 内，样品的吸光度值变化不大，*RSD*=1.19%，说明艾渣提取液在 24 h 内的稳定性较好，该方法的稳定性较好。

④加样回收率实验精密称取 6 份艾渣样品，加入芦丁对照品约 4.5 mg，平均回收率为 101.05%，*RSD*=1.39%。

5. 结论

第一，考察了影响艾渣中总黄酮提取率的 6 个因素，在其他条件不变的前提下，分别为艾渣粒径大小、提取次数、超声功率、提取时间、溶剂浓度、液料比。最后得出最佳粒径大小为中粉、提取次数为 2 次、超声功率为400 W、提取时间为 30 min、溶剂浓度为 75%、液料比为 60∶1（mL∶g）。根据单因素曲线图，选择对艾渣中总黄酮提取率影响较大的超声功率、提取时间、溶剂浓度和液料比进行进一步的响应面优化。

第二，应用 Design-Expert8.0.6 软件，对单因素进行中心组合设计，4 个参试因子均对艾渣中总黄酮的提取率有显著性影响。其显著性顺序依次为：超声功率>提取时间>料液比>溶剂浓度。结合实际操作，确定了最佳提取工艺条件为：液料比 60∶1（mL∶g）、提取时间 30 min、超声功率 400 W、溶剂浓度 75%。

第三，艾渣中总黄酮含量测定及方法学考察的精密度实验、重复性实验、稳定性实验及加样回收率实验结果良好，*RSD* 分别为 0.71%、0.88%、1.19%和 1.39%。说明该测定方法较为准确、可靠，可用于艾渣中总黄酮的含量测定。

第四，优化艾渣中总黄酮的提取工艺，不仅能提高总黄酮的含量，也可为艾渣工业化的应用提供理论依据。

（二）艾渣生物炭制备工艺

本书首次以艾纳香加工废弃物艾渣为原料，研究炭化温度对艾纳香生物炭的理化性质影响，以期为艾纳香生物炭的制备和艾纳香废弃物的资源化再利用奠定基础。炭化温度是影响生物炭理化性质的重要因素，其对艾纳香生物炭的结构表征、表面元素及红外特性具有重要影响，本书拟通过对比 300、500、700 ℃ 3 种炭化温度对艾纳香生物炭理化性质的影响，为艾纳香加工废弃物的资源化再利用和生物炭的应用奠定基础。

1. 材料与试剂设备

（1）试验材料

艾渣为艾纳香加工成艾片后的废弃物，由贵州艾源生态药业开发有限公司提供。

（2）仪器与试剂

马弗炉，比表面积分析仪（北京金埃谱科技有限公司，中国），场发射电子显微镜（FEI 公司，荷兰），X-射线衍射仪（Rigaku公司，美国），光谱仪（Shimadzu公司，日本）。溴化钾（KBr）、氢氧化钾（KOH）等试剂为国产分析纯。

2. 方法

（1）生物炭制备方法

取250 g艾渣装入加盖不锈钢容器中，通过马弗炉以15 ℃/min的升温速度分别上升至300、500、700 ℃，并保温炭化1 h，再用800 ℃的水蒸气活化1 h，最后经水洗和KOH处理，即为艾纳香生物炭。

（2）艾纳香生物炭理化性质分析物理性质分析

将艾纳香生物炭烘干后，首先利用精密天平称重并计算回收率，再分别利用比表面积分析仪和场发射电子显微镜分析其总比表面积和形貌特征，以探讨不同炭化温度对艾纳香生物炭总比表面积和形貌特征的影响。其中，比表面积分析程序：将艾纳香生物炭烘干后，先将所有样品在150 ℃条件下真空脱气2.0h，以清除表面已吸附的物质，再以氮气为吸附介质，采用静容法测定计算总比表面积、总空体积和平均孔径。形貌特征分析程序：将艾纳香生物炭烘干后，置于SIRION-100场发射电子显微镜上观察形态，其工作电压和电流分别设置为25 kV和280 μA。

（3）艾纳香生物炭化学性质分析

分别采用X-射线能散光谱和红外光谱仪分析其元素组成和红外光谱特征，先将艾纳香生物炭粉末置于ZSXPrimus Ⅱ X-射线衍射仪，进行元素组成扫描，其工作条件设置为Cu靶、45 kV、300 mA、衍射角2°～80°、扫描速度0.2°Φ/min；再将艾纳香生物炭与KBr充分研磨后，用FTIR-8900光谱仪分析其红外光谱，波长范围及扫描速度设置为400～4 000 cm^{-1}，以4 cm^{-1}分辨率扫描。

3. 结果与分析

（1）炭化温度对艾纳香生物炭物理性质的影响

①对艾纳香生物炭产量和比表面积的影响。炭化温度是生物炭制备的关键因素，对生物炭产量及理化性质至关重要。本书对比了300、500、700 ℃ 3种炭化温度对艾纳香生物炭产量和比表面积的影响（表6-1-17）。炭化温度为300 ℃时，艾纳香生物炭产量为（113.54±1.53）g，产率为（45.52±0.61）%，随着炭化温度的升高，其产量和产率逐渐降低。比表面积和平均孔径则随着温度的升高，呈现逐渐增加的趋势，推测其与艾纳香生物炭主体结构塌陷与脱落有关。

表6-1-17 不同温度下艾纳香生物炭产量、比表面积、总孔体积和平均孔径比较

碳化温度/℃	生物炭产量/g	产率/%	比表面积/(m^2/g)	总孔体积/(cm^3/g)	平均孔径/nm
300	113.54±1.53a	45.52±0.61a	14.93±2.39c	0.09±0.01c	31.85±2.28ab
500	93.84±0.74b	37.54±0.30b	25.98±0.35b	0.14±0.01b	34.79±4.67ab
700	75.82±0.86c	29.00±0.34c	39.40±1.08a	0.25±0.01a	50.09±7.05a

注：同列数值后标有不同小写字母表示差异显著（$P<0.05$）。

②对艾纳香生物炭形貌特征的影响。本书对比了300、500、700 ℃ 3种炭化温度对艾纳香生物炭形貌特征的影响（图6-1-11），结果表明：艾纳香生物炭具有大量疏松的孔隙结构，且孔径随着炭化温度的升高而增大。炭化温度为300 ℃时，原有主体结构均完整保留，且形成的炭架结构更清晰、明显；炭化温度为500 ℃时，原有主体结构均遭到一定程度的破坏，具体表现为韧皮部、木质部及髓呈片状脱落，髓部孔隙增大并开始破裂；炭化温度升高至700 ℃时，主体结构塌陷，韧皮部、木质部及髓呈簇状脱落、破碎，已不具备原植物的基本形态。依据升温速率和反应时间的差异，生物炭的制备方式可以分为闪速热解法、快速热解法、中速热解法及慢速热解法等，其中以慢速热解法应用最为广泛，其不仅具有产率高等优点，还可以生产木醋液、生物油及可燃气体等副产物。本书对比了3种

生物炭形貌特征，结果表明：300～500 ℃是艾纳香生物炭最佳炭化温度，该温度下的艾纳香生物炭原主体结构完整，炭架结构清晰、明显，并具有比表面积大、多孔等生物炭共有的结构特征。

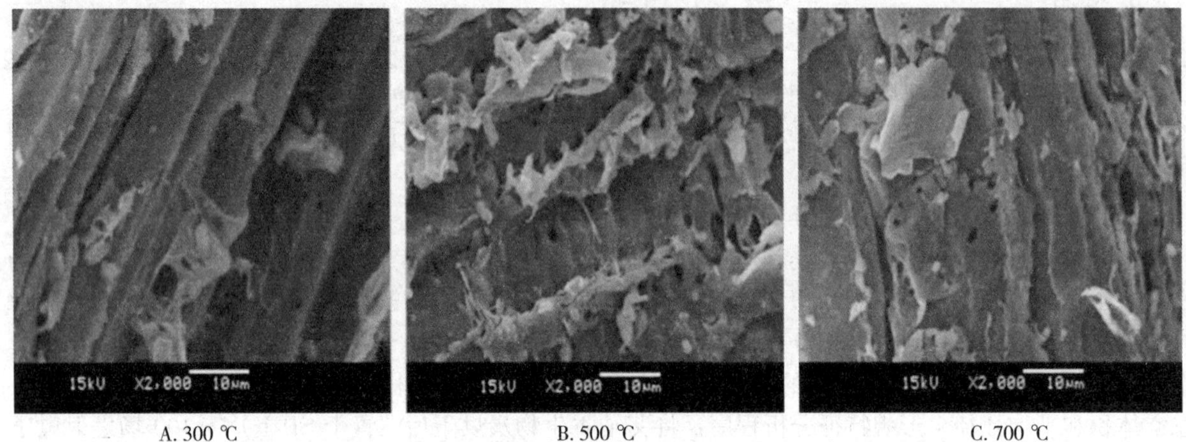

A. 300 ℃　　B. 500 ℃　　C. 700 ℃

图 6－1－11　不同炭化温度下艾纳香生物炭形貌特征

（2）炭化温度对艾纳香生物炭化学性质的影响

①对艾纳香生物炭表面元素分配的影响。在生物质炭制备过程中，随着炭化温度的升高，原生物质中 C、H、O 等元素逐渐裂解，Na、Mg、K、Ca、Si、P、Cl 等元素逐渐富集，但随着温度的进一步升高，生物炭中的 P、Cl 等元素也逐渐裂解，Na、Mg、K、Ca、Si 等元素进一步富集。在艾纳香生物炭制备过程中，其表面矿质元素也呈现类似的变化趋势特征。炭化温度为 300 ℃时，艾纳香生物炭表面的矿质元素以 C 和 O 为主体，亦有少量的 K 和 Ca 离子；炭化温度达到 500 ℃时，艾纳香生物炭表面的矿质元素除了 C、O、K 和 Ca 以外，Si、P、S、Cl 等也逐渐呈现，其中 K 和 Ca 含量明显提高；炭化温度达到 700 ℃时，艾纳香生物炭表面的矿质元素除了 C 和 O 含量明显降低，生物炭中的 Na、Mg、K、P、Cl 等矿质元素逐渐呈现，其中 K 和 Ca 含量明显提高（图 6－1－12）。

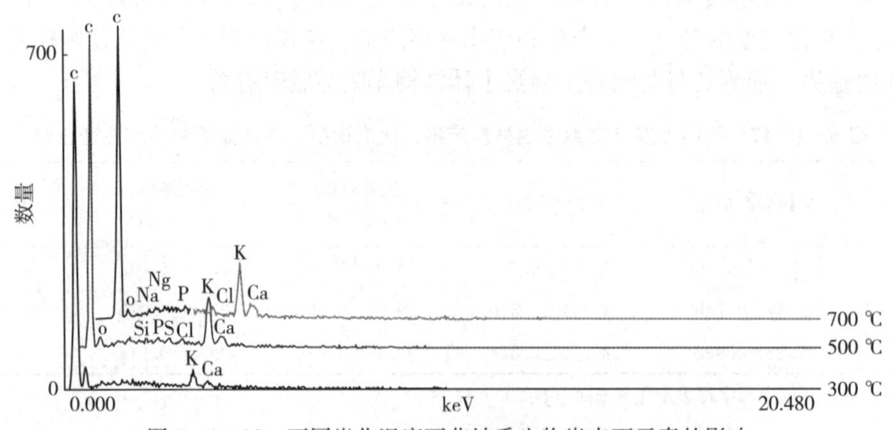

图 6－1－12　不同炭化温度下艾纳香生物炭表面元素的影响

②对艾纳香生物炭表面官能团的影响。红外波谱分析是鉴定物质结构中官能团组成的主要方法。对生物炭而言，随着炭化温度的升高，其中的羟基、酯基、酚羟基、羧基、醛基、半醛基等酸性基团逐渐减少，醌基、吡喃酮基等碱性基团则呈现逐渐增加的趋势。

不同炭化温度的艾纳香生物炭的红外光谱（图 6－1－13）对比分析表明：第一，炭化温度为 300 ℃时，其 3 000～3 665、2 927、2 856、1 700～1 740、1 613、1 440、1 375、1 247、1 040、466～1 081 cm^{-1} 处等均有强吸收峰，其中 3 000～3 665 cm^{-1} 处的强吸收峰多来源于强酸性基团羟基（－OH）或 N－H 的伸缩振动，推测其与艾纳香中的糖类、蛋白质、核酸等物质的部分裂解有关，大量强酸性基团羟基（-OH）或 N-H 尚未被破坏；2 927、2 856、1 613 cm^{-1}处等的强吸收峰多来源于羧酸基团或芳环结构 C=C 键或 C=O 键的伸缩振动，这与艾渣原料中含有大量的粗蛋白和粗纤维有关，显示其在 300 ℃未能被完全破坏。1 440 cm^{-1}和 1 375 cm^{-1}处的强吸收峰分别来源于木质素中C=C和 O-H 键的振动，1 247 cm^{-1}和 1 040 cm^{-1}处的强吸收峰多来源于纤维素或半纤维素的 C-O-C的振动，466～1 081 cm^{-1}处的强吸收峰多来源于纤维素或半纤维素耦链的 Si-O-Si 的振动，与其他生物炭相比，除了 3 000～3 665、2 927、2 856 处、1 700～1 740、1 613 cm^{-1}处等共有的C=C 键、C=O 键、-OH 键等吸收峰外，艾纳香生物炭在 1 440、466～1 081 cm^{-1}等处还有较强的吸收，这与艾渣原料中含有大量的粗纤维和灰分有关。第二，艾纳香生物炭炭化温度提高到 500 ℃时，与 300 ℃相比，其在 2 750～3 000 cm^{-1}处有多个吸收峰明显降低，推测与仲胺、叔胺中的亚甲基（$N-CH_2-$）、氮-甲基（CH_3-N）、氧甲基（CH_3-O）中的基团裂解有关，这项结果与X-射线能谱仪对生物炭表面矿质元素的分析结果相一致，原本与 Si、P、S、Cl、K 和 Ca 等矿质元素相偶联的亚甲基（$N-CH_2-$）、氮-甲基（CH_3-N）、氧甲基（CH_3-O）等随着温度升高而裂解时，表面含有的Si、P、S、Cl、K 和 Ca 等矿质元素被释放。第三，艾纳香生物炭炭化温度提高到 700 ℃时，与300 ℃和 500 ℃相比，其所含的羟基（-OH）、N-H 基、C=O、-COOH 等基团逐渐裂解，只剩下 3 500、1 800、1 470、1 081 cm^{-1}等少数特征峰，推测与生物炭中的-C-C-、Si-O-Si 等的残存有关。

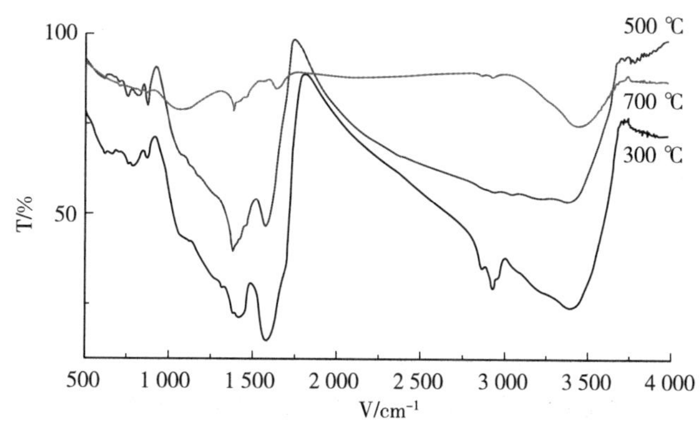

图 6-1-13　不同炭化温度下艾纳香生物炭的红外谱图

4. 结论

本书对比 300、500、700 ℃ 3 种炭化温度对艾纳香生物炭理化性质的影响，结果表明：300～500 ℃是艾纳香生物炭的最佳炭化温度，在该温度下制备形成的艾纳香生物炭不仅产率高，保持了生物炭特有的比表面积大、多孔等共有形貌结构特征，还保护了艾渣中的 C、O 结构主体及 K、Ca、Mg 等矿质元素。

第二节　艾纳香挥发性成分提取加工工艺研究

一、艾粉、艾片和艾纳香油提取工艺优化

（一）艾粉和艾片传统提取加工技术优化

1. 材料

新鲜的艾纳香叶片取自农业农村部儋州热带药用植物种质资源圃。

2. 方法

艾粉提取工艺的优化：蒸汽发生量、蒸馏时间及冷凝水流动速率是影响艾粉收率的 3 个因素，传

统工艺中，蒸馏时间、冷凝水流动速率及蒸汽发生量的调节多依赖熟练工人的技巧，本书以每锅添加 2 000 kg 艾纳香鲜物料为条件，优化了艾粉提取工艺。

3. 结果

通过对比不同蒸汽发生量、蒸馏时间及冷凝水流动速率对艾粉收率的影响（表 6-2-1），发现在蒸汽发生量为 0.02～0.05 t/h，蒸馏时间为 2～3 h，冷凝水流动速率为 0.02～0.05 m^3/h 时，提取艾粉的收率较高，故本书通过优化设计优化了艾粉提取工艺（表 6-2-2）。结果表明：蒸汽发生量 0.05 t/h，蒸馏时间 3 h，冷凝水流动速率 0.05 m^3/h，是艾粉提取最佳工艺，艾粉的最佳收率为 0.45%，后经多次提取，艾粉收率为 0.40%～0.45%，是艾粉提取的较佳工艺。

表 6-2-1 艾粉提取工艺的单因素优化

因素	水平	得率/%
蒸汽发生量	0.02 t/h	0.18
	0.03 t/h	0.30
	0.05 t/h	0.35
	0.07 t/h	0.36
蒸馏时间	2 h	0.25
	3 h	0.35
	5 h	0.32
	7 h	0.30
冷凝水流动速率	0.02 m^3/h	0.15
	0.03 m^3/h	0.24
	0.05 m^3/h	0.35
	0.07 m^3/h	0.37

表 6-2-2 艾粉提取工艺的多因素正交实验优化

序号	实验因素			收率/%
	蒸汽发生量/（t/h）	蒸馏时间/h	冷凝水流动速率/（m^3/h）	
1	0.02	2	0.02	0.20
2	0.02	3	0.03	0.25
3	0.02	5	0.05	0.27
4	0.03	2	0.05	0.34
5	0.03	3	0.02	0.28
6	0.03	5	0.03	0.36
7	0.05	2	0.03	0.36
8	0.05	3	0.05	0.45
9	0.05	5	0.02	0.32

粗艾粉经压榨去除油和水以后，进入艾片升华设备，其中，升华次数和升华温度是影响艾粉收率的关键因素，本书通过优化艾粉升华过程中的温度上升速率（表 6-2-3）和升华次数（表 6-2-4），提出艾片最佳生产工艺。最佳工艺为：控制升华温度为 2.0 ℃/min，循环升华 5 次。

表 6-2-3 温度上升速率对艾片产量的影响

序号	水平/（℃/min）	得率/%
1	0.50	57.80
2	1.0	70.10
3	1.5	76.40
4	2.0	80.20
5	3.0	60.20
6	5.0	50.70

表 6-2-4 升华次数对艾片质量的影响

序号	升华次数	*l*-龙脑含量/%	异龙脑含量/%	樟脑含量/%
1	3	87.30	1.60	11.10
2	5	94.20	2.00	3.80
3	7	87.20	5.70	7.10
4	10	83.40	7.60	9.00

4. 结论

针对艾纳香产业发展中存在的提取率低、损失大、产能低、生态环境污染严重等问题，以专利设备为基础，优化艾粉提取工艺，新工艺将艾粉收率从 0.25%提高至 0.40%，同时，采用非化学方法首次优化了艾片加工传统工艺，使艾片收率从 50.0%提高至 70.0%以上，所得艾片纯度高达 89.3%，高于《中华人民共和国药典》规定的标准（85.0%）。通过集成高压蒸馏、循环机械压榨和动态升华等技术，将艾纳香油的收率从 0.01%提高至 0.05%，并全面降低了生产能耗，节约煤 20.0%、水 50.0%和电 20.0%。

（二）优化超声盐溶辅助法艾纳香油提取工艺

本部分的研究目的是确定最优超声时间、材料比、氯化钠浓度和提取时间的正交试验设计，所以比较了超声时间、材料比、氯化钠浓度和提取时间对艾纳香油提取效果的影响，并采用 GC-FID 和 GC-MS 分析了艾纳香油的化学成分。

1. 材料

干燥的艾纳香叶取自海南省。艾纳香样品用电动研磨机磨成粉末，再通过 40 目筛网。实验过程中，将含水率为 10%的粉末密封于塑料袋中，在 4 ℃冰箱中保存。氯化钠购自上海沪试化工公司（上海）。

2. 方法

（1）超声辅助程序

采用超声仪（昆山市超市仪器有限公司）进行超声提取。首先，将约 100.0 g 艾纳香叶粉放入蒸馏瓶中，与 500.00 mL 水混合。然后在浸泡深度为 5 cm 的超声器中，用连续功率（200 W）对装有样品的蒸馏瓶进行不同时间的超声操作以提取艾纳香油。

(2) 盐析水蒸馏提取艾纳香油

在蒸馏瓶中加入不同比例的蒸馏水和不同浓度的氯化钠，根据《中华人民共和国药典》设置艾纳香油蒸馏装置。混合物蒸馏 6.0～10.0 h。从冷凝器中收集的艾纳香油经过无水硫酸钠干燥。

(3) 采用正交设计优化艾纳香油提取工艺

在前期研究的基础上，选择超声辅助时间、料水比、氯化钠浓度、提取时间 4 个自变量作为超声辅助盐析水蒸馏过程中最重要的参数，并确定其取值范围（表 6-2-5）。

表 6-2-5　正交设计的因素和水平

水平	因素			
	A：超声辅助时间/min	*B*：料水比	*C*：氯化钠浓度/%	*D*：提取时间/h
1	10	1∶6	3.0	2
2	20	1∶8	6.0	4
3	30	1∶10	9.0	6

(4) 采用 GC-FID 和 GC-MS 分析艾纳香油

GC-FID 分析使用的是 GC-2010 Plus 网络系统（岛津），配备有 FID（提供高纯度的空气和氢气和分流入口）。色谱柱为 DB-5 毛细管柱（30 m × 0.25 mm；0.25 μm 薄膜厚度）。以氦气为载气，流速为 1 mL/min。注射在 230 ℃的非分裂模式下进行。柱温 100 ℃保持 2 min，然后在 3 ℃/min 的升温坡道下增加到 250 ℃进行分析。通过比较它们的保留指数与公布的值，对每个化合物进行鉴别。对样品进行两次分析，并根据气相色谱峰面积计算艾纳香油的占比。GC-MS 分析使用的是GC-2010 Plus 气相色谱仪（岛津）联用 GC-MS QP 2010A 质谱仪（岛津），采用 GC-MS 电子冲击电离法对艾纳香油的化学成分进行分析；熔融石英毛细管柱（30 m×0.25 mm；膜厚 0.25 μm），涂覆 DB-5 (J&W)；柱温 100 ℃（2 min）至 250 ℃，速率为 3 ℃/min；以载气为氦气，恒压 90 kPa。参数全扫描，扫描范围为 40～350 amu。通过比较 NIST-147 和 NIST-27 文库，鉴定艾纳香油成分。

(5) 标识的组件

以正构烷烃（C_6～C_{32}）为标准，采用 Kovats 法测定各组分的保留指数。识别单个组件，比较它们的保留时间与可用的分析标准（*l*-龙脑、樟脑、*β*-石竹烯），通过计算机搜索，匹配质量光谱数据，与 Nist 质谱和 Willey 库比较。

3. 结果

(1) 正交试验法提取艾纳香油

采用正交 4 因素 3 水平设计，优化了超声辅助时间、料液比、氯化钠浓度和提取时间。在本部分的设计中，超声辅助功率固定在 200 W。以提取艾纳香油总得率为评价指标。优化结果表明：超声辅助时间为 30 min、料水比为 1∶6、氯化钠浓度为 9.0%、提取时间为 4.0 h 时，可获得艾纳香油最佳提取率（0.42%）。

极差分析结果（图 6-2-1）显示，超声辅助时间和氯化钠浓度为第 1 影响因素，超声辅助盐析水蒸馏法提取艾纳香油的最佳条件组合为 T_7 处理（表 6-2-6，艾纳香油的速度收益率为 0.42%），优化组合超声时间是 30 分钟（A_3，表 6-2-5 和表 6-2-6），材料水是常有的比率（B_1，表 6-2-5 和表 6-2-6），氯化钠的浓度是 9.0%（C_3，表 6-2-5 和表 6-2-6），提取时间为 4.0 h（D_2，表 6-2-5和表 6-2-6）。此外，结果表明，料水比为（1∶10）～（1∶6）时，对艾纳香油的提取率影响不大。因此，在低溶剂条件下，低料水比可能是水解工艺的最佳选择。

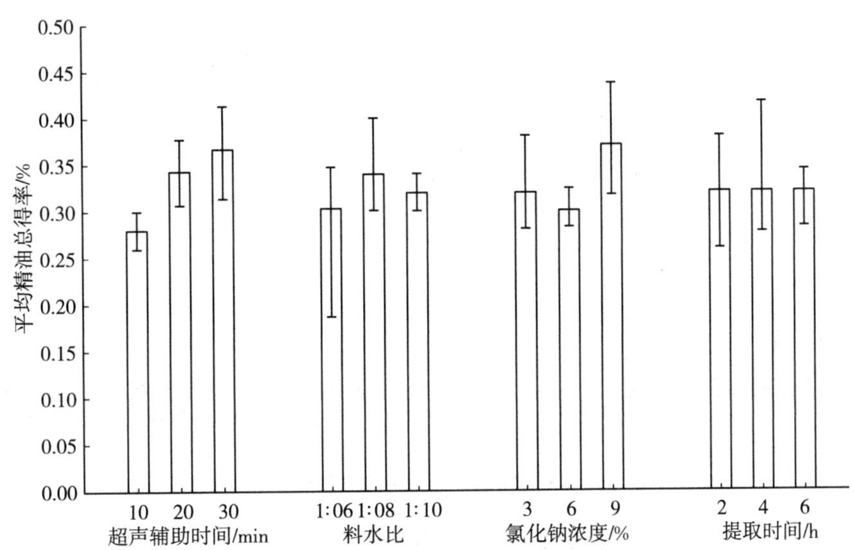

图 6-2-1　超声辅助盐析水蒸馏法极差分析正交试验（垂直棒均为标准误差，$n=3$）

表 6-2-6　超声辅助盐析水蒸馏法提取艾纳香油的控制因素及控制水平

处理	因素				结果
	A：超声辅助时间/min	B：料水比	C：氯化钠浓度/%	D：提取时间/h	艾纳香油提取率/%
T_1	10（A_1）	1∶6（B_1）	3.0（C_1）	2（D_1）	0.26±0.02
T_2	10	1∶8（B_2）	6.0（C_2）	4（D_2）	0.28±0.03
T_3	10	1∶10（B_3）	9.0（C_3）	6（D_3）	0.30±0.02
T_4	20（A_2）	1∶6	6.0	6	0.31±0.01
T_5	20	1∶8	9.0	2	0.38±0.03
T_6	20	1∶10	3.0	4	0.34±0.02
T_7	30（A_3）	1∶6	9.0	4	0.42±0.03
T_8	30	1∶8	3.0	6	0.36±0.03
T_9	30	1∶10	6.0	2	0.32±0.05
K_1	0.280	0.330	0.320	0.320	
K_2	0.343	0.340	0.303	0.347	
K_3	0.367	0.320	0.367	0.323	
R	0.087	0.020	0.064	0.027	

注：T_1～T_9 为各种提取处理的缩写；$K_i=\sum A$、B、C 或 D 因子下目标化合物的量；$R=\max\{K_i\}-\min\{K_i\}$。

（2）艾纳香油及其化学成分分析

采用气相色谱-质谱联用（GC-MS）分析艾纳香油的化学成分，鉴定出 48 个成分（96.00%），叶油中发现 46 个成分（图 6-2-2，表 6-2-7）。与泰国和孟加拉国的艾纳香油相同，本研究制取的油的主要化学成分为冰片、樟脑、β-石竹烯、石竹烯氧化物、愈创木酚等。此外，还首次从艾纳香油中发现了一些不同的化学成分，如 1-辛烯-3-醇、3-辛醇、2-叔丁基-1,4-二甲基苯等。造成差异的原因可能是多方面的，如同一种植物但来自不同的地区，或者是提取方法的差异，明确原因需要更多不同地区的材料和更多的复测。数据表明，这些艾纳香油为天然冰片和β-石竹烯的分离提供了新的可能性。这些研究结果为菊科艾纳香属植物及其亲缘关系的化学分类学研究提供了有价值的信息。

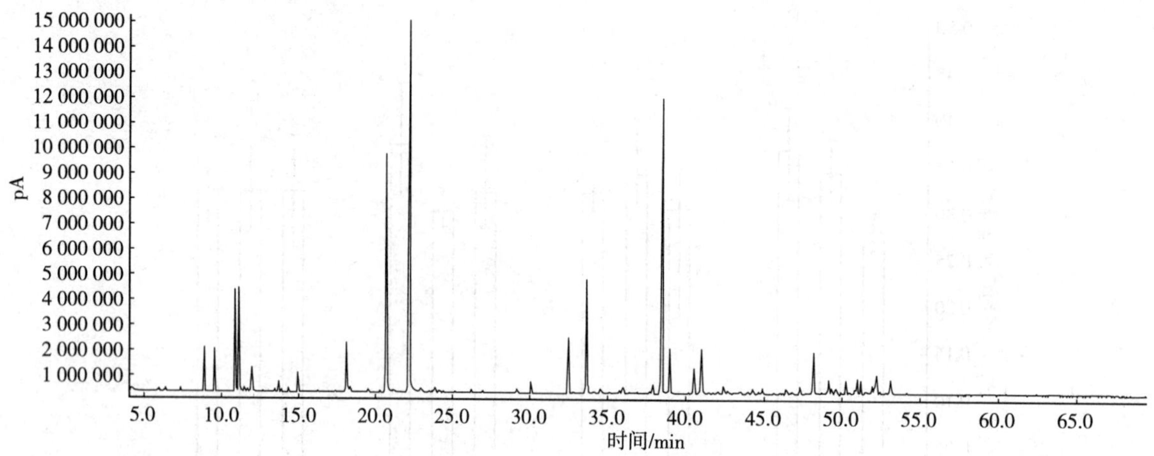

图 6-2-2　用上述方法获得的艾纳香油的气相色谱-质谱图

表 6-2-7　艾纳香油的化学成分

峰号	化合物	分子式	保留时间/min	相对含量/%	保留指数	峰号	化合物	分子式	保留时间/min	相对含量/%	保留指数
1	(*E*)-2-乙烯醛	$C_6H_{10}O$	5.810	0.04	814	26	紫苏醛	$C_{10}H_{14}O$	29.160	0.13	1 207
2	叶醇	$C_6H_{12}O$	5.915	0.11	868	27	乙酸龙脑酯	$C_{12}H_2O_2$	30.065	0.41	1 277
3	反式-2-己烯醇	$C_6H_{12}O$	6.255	0.08	868	28	2, 2, 8-三甲基[6.2.2.01, 6]-三环-5-烯	$C_{15}H_{24}$	32.485	2.93	1 416
4	正己醇	$C_6H_{14}O$	6.330	0.21	860						
5	丙烯酸丁酯	$C_7H_{12}O_2$	7.305	0.26	874						
6	α-蒎烯	$C_{10}H_{16}$	8.835	2.04	948	29	γ-马榄烯	$C_{15}H_{24}$	33.655	2.14	1 443
7	樟烯	$C_{10}H_{16}$	9.485	1.50	943	30	脱氢香树烯	$C_{15}H_{22}$	34.525	0.11	1 396
8	β-蒎烯	$C_{10}H_{16}$	10.840	5.20	943	31	α-古芸烯	$C_{15}H_{24}$	37.865	0.22	1 419
9	1-辛烯-3-醇	$C_{10}H_{16}O$	11.045	8.31	969	32	β-石竹烯	$C_{15}H_{24}$	38.470	6.51	1 494
10	3-辛酮	$C_8H_{16}O$	11.430	0.21	952	33	2-叔丁基-1,4-二甲基苯	$C_{12}H_{18}O$	38.960	3.07	1 386
11	β-月桂烯	$C_{10}H_{16}$	11.665	0.10	958	34	α-葎草烯	$C_{15}H_{24}$	40.505	1.54	1 579
12	3-辛醇	$C_8H_{18}O$	11.905	1.36	979	35	别香橙烯	$C_{15}H_{24}$	42.340	0.78	1 386
13	β-蒎烯	$C_{10}H_{14}$	13.420	0.24	1 042	36	香橙烯	$C_{15}H_{24}$	44.225	0.12	1 386
14	*d*-柠檬烯	$C_{10}H_{16}$	13.655	0.39	1 018	37	γ-杜松烯	$C_{15}H_{24}$	44.230	0.15	1 435
15	桉叶油素	$C_{10}H_{18}O$	13.840	0.06	1 059	38	δ-杜松烯	$C_{15}H_{24}$	44.830	0.20	1 469
16	(*E*)-罗勒烯	$C_{10}H_{16}$	14.295	0.19	976	39	喇叭茶醇	$C_{15}H_{26}O$	47.250	0.06	1 530
17	β-罗勒烯	$C_{10}H_{16}$	14.890	0.76	976	40	氧化石竹烯	$C_{15}H_{24}O$	48.110	0.89	1 507
18	β-芳樟醇	$C_{10}H_{18}O$	18.040	1.76	1 082	41	愈创木醇	$C_{15}H_{26}O$	49.085	0.41	1 614
19	脱氢芳樟醇	$C_{10}H_{16}O$	18.315	0.28	1 072	42	喇叭醇	$C_{15}H_{26}O$	49.275	0.12	1 530
20	菊花烯酮	$C_{10}H_{14}O$	19.500	0.22	1 119	43	八氢四甲基萘甲醇	$C_{15}H_{26}O$	49.555	0.20	1 598
21	樟脑	$C_{10}H_{16}O$	20.660	9.54	1 121	44	γ-桉叶油醇	$C_{15}H_{26}O$	50.200	0.59	1 626
22	龙脑	$C_{10}H_{18}O$	22.185	43.55	1 138	45	氧化别香橙烯	$C_{15}H_{24}O$	51.145	0.34	1 462
23	1-4-萜烯醇	$C_{10}H_{18}O$	22.905	0.09	1 137	46	β-桉叶油醇	$C_{15}H_{26}O$	51.890	0.39	1 593
24	α-松油醇	$C_{10}H_{18}O$	23.810	0.24	1 143	47	杜松脑	$C_{15}H_{26}O$	52.145	0.48	1 647
25	4-异丙基苯甲醛	$C_{10}H_{12}O$	26.925	0.10	1 230	48	2'-羟基-4',6'-二甲氧基苯乙酮	$C_{10}H_{12}O_4$	53.050	1.40	1 628

4. 结论

水蒸气蒸馏法是一种获取艾纳香油的高效、低成本方法。本书通过正交实验设计、优化超声时间、料夜比、盐溶辅助和提取时间来比较艾纳香油的提取率。结果表明：艾纳香油最佳提取率为0.42%，最佳条件组合条件为超声时间为30 min、液料比为1∶0.6、氯化钠质量分数为9.0%、提取时间为4.0 h；通过GC-MS法分析艾纳香油的化学成分，鉴定出48种成分（96.0%）。艾纳香油的主要成分为l-龙脑（43.55%）、樟脑（9.54%）、1-辛烯-3-醇（8.31%）、β-石竹烯（6.51%）、β-蒎烯（5.20%）。

二、艾纳香提取加工过程中的化学成分变化

艾片来源于菊科艾纳香属植物艾纳香，叶和嫩枝经水蒸气蒸馏后获得粗艾粉，粗艾粉经压榨去油后得精艾粉，艾粉经多次升华精制后得艾片。在粗艾粉压榨去油获得精艾粉过程中的油状物，即为艾纳香油（图6-2-3）。本书以GC-MS为分析条件，研究了艾粉、艾纳香油和艾片的化学成分，并以此为基础，测定了艾片中的l-龙脑含量，以期为明确艾片加工中的化学成分变化和艾片质量标准的研究奠定基础。

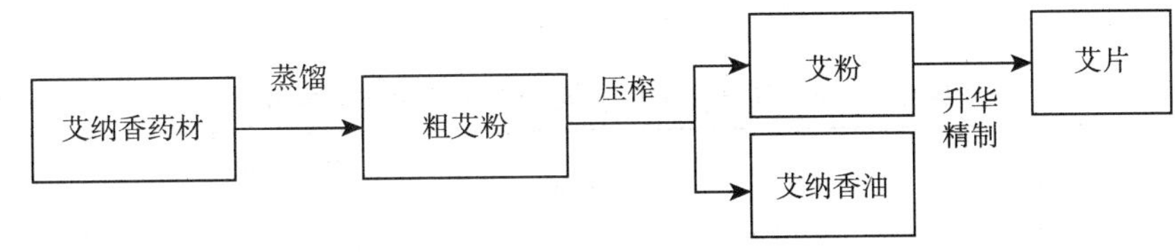

图6-2-3　艾片加工过程示意图

1. 材料与试剂设备

（1）试验材料

艾粉、艾纳香油和艾片样品由贵州艾源生态药业开发有限公司提供。

（2）仪器与试剂

气相色谱-质谱联用仪（岛津公司，日本）；Agilent气相色谱仪［配有氢火焰离子化检测器（即FID）、OpenLAB CDS工作站和G4513A自动进样器］（Agilent公司，美国）。标准品l-龙脑（纯度≥98.0%）；内标物水杨酸甲酯（纯度≥99.5%）；乙酸乙酯（色谱纯）。

2. 方法

（1）溶液制备

将艾粉和艾片研磨至可过80目筛后，精确称取艾粉、艾纳香油和艾片样品各50.0 mg，加入适量乙酸乙酯稀释后置于25.0 mL容量瓶中，加入内标溶液水杨酸甲酯5.0 mL，用乙酸乙酯稀释至刻度，摇匀后用0.45 μm微孔滤膜过滤，即为待测溶液，分别用于化学成分变化研究和含量测定。

（2）分析方法

GC-MS分析条件：色谱柱为DB-5（石英毛细管柱，30 m×0.25 mm×0.25 μm）；载气为氦气，分流比50∶1；体积流量1.4 mL/min；进样口温度260 ℃，GC-MS界面温度280 ℃，程序升温50～280 ℃；进样量0.5 μL。质谱条件：离子源EI，离子源温度230 ℃，四极杆温度150 ℃；电子能量70 eV；扫描范围20～450u（全扫描）。GC分析条件：HP-5毛细管柱（30 m×0.35 mm×0.25 μm）；载气高纯氮气，进样分流比50∶1；进样量0.5 μL；进样口温度240 ℃；FID温度240 ℃。

3. 结果与分析

（1）艾粉、艾纳香油和艾片化学成分差异比较研究

采用GC-MS联用技术，分离艾粉、艾纳香油和艾片的成分，得到总离子流图（图6-2-4），

经过计算机数据处理和NINT－98标准质谱图数据库检索，并按峰面积归一法计算各组分含量，结果见表6－2－8。其中，从艾纳香油中鉴定出*l*-龙脑（43.55%）、樟脑（9.54%）、1－辛烯－3－醇（8.31%）、*β*-石竹烯（6.51%）、*β*-蒎烯（5.20%）等48种化学成分，艾纳香油中不仅含有*l*-龙脑、樟脑、*β*-石竹烯等环状单萜类成分，还含有少量1－辛烯－3－醇、*β*-月桂烯、3－辛酮等直链单萜类成分；从艾粉中鉴定出*l*-龙脑（65.01%）、2′-羟基-4′,6′-二甲氧基苯乙酮（19.44%）、1－苯基－1,3,3－三甲基-二氢化茚（3.63%）、罗汉柏烯（3.30%）、丁香子酚（3.06%）等10种化学成分；从艾片中鉴定出*l*-龙脑（86.69%）、樟脑（9.17%）、异龙脑（2.56%）和*α*-蒎烯（1.58%）4种化学成分。

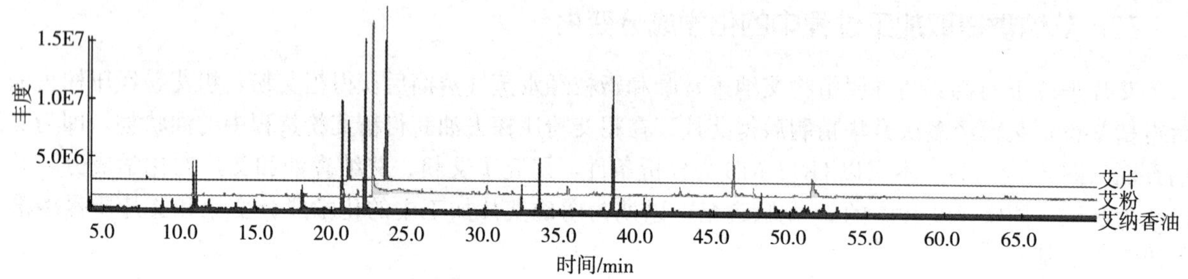

图6－2－4　艾粉、艾纳香油和艾片的化学成分的总离子图

表6－2－8　艾粉、艾纳香油和艾片化学成分差异

序号	化合物	分子式	时间/min	相对含量/%			保留指数
				艾片	艾粉	艾纳香油	
1	（*E*）－2-乙烯醛	$C_6H_{10}O$	5.810	—	—	0.04	814
2	叶醇	$C_6H_{12}O$	5.915	—	—	0.11	868
3	（*E*）－2-庚醛酸	$C_6H_{12}O$	6.255	—	—	0.08	868
4	正己醇	$C_6H_{14}O$	6.330	—	—	0.21	860
5	丙烯酸丁酯	$C_7H_{12}O_2$	7.035	—	—	0.26	874
6	*α*-蒎烯	$C_{10}H_{16}$	8.835	1.58	0.92	2.04	948
6	樟烯	$C_{10}H_{16}$	9.485	—	1.51	1.50	943
7	*β*-蒎烯	$C_{10}H_{16}$	10.840	—	0.59	5.20	943
8	蘑菇醇	$C_{10}H_{16}O$	11.045	—	—	8.31	969
9	3－辛酮	$C_8H_{16}O$	11.430	—	—	0.21	952
10	*β*-月桂烯	$C_{10}H_{16}$	11.665	—	—	0.09	958
11	3－辛醇	$C_8H_{18}O$	11.905	—	—	1.35	979
12	*β*-蒎烯	$C_{10}H_{14}$	13.420	—	—	0.24	1 042
13	*d*－柠檬烯	$C_{10}H_{16}$	13.655	—	—	0.39	1 018
14	柠檬烯氧化物	$C_{10}H_{18}O$	13.840	—	—	0.06	1 059
15	2,6－辛二烯醇	$C_{10}H_{16}$	14.295	—	—	0.19	976
16	*β*-罗勒烯	$C_{10}H_{16}$	14.890	—	—	0.76	976
17	*β*-芳樟醇	$C_{10}H_{18}O$	18.040	—	—	1.76	1 082
18	脱氢芳樟醇	$C_{10}H_{16}O$	18.315	—	—	0.28	1 072
19	罗汉柏烯	$C_{15}H_{24}$	18.669	—	3.30	—	
20	菊花烯酮	$C_{10}H_{14}O$	19.500	—	—	0.22	1 119
21	樟脑	$C_{10}H_{16}O$	20.660	9.17	—	9.54	1 121
22	异龙脑	$C_{10}H_{18}O$	21.517	2.56	—	—	1 138

（续）

序号	化合物	分子式	时间/min	相对含量/%			保留指数
				艾片	艾粉	艾纳香油	
23	*l*-龙脑	$C_{10}H_{18}O$	22.185	86.69	65.01	43.55	1 138
24	4-松油醇	$C_{10}H_{18}O$	22.905	—	—	0.09	1 137
25	α-松油醇	$C_{10}H_{18}O$	23.810	—	—	0.24	1 143
26	苯甲醛	$C_{10}H_{12}O$	26.925	—	—	0.10	1 230
27	1-苯基-1,3,3-三甲基-二氢化茚	$C_{18}H_{20}$	27.439	—	3.63	—	
28	紫苏醛	$C_{10}H_{14}O$	29.160	—	—	0.13	1 207
29	丁香子酚	C_8H_6O	29.461	—	3.06	—	
30	乙酸龙脑酯	$C_{12}H_2O_2$	30.065	—	—	0.41	1 277
31	2,2,8-Trimethyltricyclo [6.2.2.01,6] dodec-5-ene	$C_{15}H_{24}$	32.485	—	—	2.93	1 416
32	γ-马榄烯	$C_{15}H_{24}$	33.655	—	—	2.13	1 443
33	脱氢香树烯	$C_{15}H_{22}$	34.525	—	—	0.11	1 396
34	α-古芸烯	$C_{15}H_{24}$	37.865	—	—	0.22	1 419
35	β-石竹烯	$C_{15}H_{24}$	38.470	—	1.13	6.51	1 494
36	2-叔丁基-1,4-二甲基苯	$C_{12}H_{18}O$	38.960	—	—	3.07	1 386
37	α-葎草烯	$C_{15}H_{24}$	40.505	—	—	1.54	1 579
38	别香橙烯	$C_{15}H_{24}$	42.340	—	—	0.78	1 386
39	香橙烯	$C_{15}H_{24}$	44.225	—	—	0.12	1 386
40	γ-杜松烯	$C_{15}H_{24}$	44.230	—	—	0.15	1 435
41	δ-杜松烯	$C_{15}H_{24}$	44.830	—	—	0.20	1 469
42	喇叭茶醇	$C_{15}H_{26}O$	47.250	—	—	0.06	1 530
43	氧化石竹烯	$C_{15}H_{24}O$	48.110	—	0.56	0.89	1 507
44	愈创木醇	$C_{15}H_{26}O$	49.085	—	—	0.41	1 614
45	喇叭醇	$C_{15}H_{26}O$	49.275	—	—	0.12	1 530
46	八氢四甲基萘甲醇	$C_{15}H_{26}O$	49.555	—	—	0.20	1 598
47	γ-桉叶油醇	$C_{15}H_{26}O$	50.200	—	—	0.59	1 626
48	氧化别香橙烯	$C_{15}H_{24}O$	51.145	—	—	0.33	1 462
49	β-桉叶油醇	$C_{15}H_{26}O$	51.890	—	—	0.39	1 593
50	杜松脑	$C_{15}H_{26}O$	52.145	—	—	0.48	1647
51	2′-羟基-4′,6′-二甲氧基苯乙酮	$C_{10}H_{12}O_4$	53.050	—	19.44	1.40	1 628
合计	—	—	—	100.00	99.15	99.98	—

（2）艾片中的 *l*-龙脑含量测定

艾片为《中华人民共和国药典》收载品种，要求其中的 *l*-龙脑含量不低于 85%，为了研究了不同批次艾片中的 *l*-龙脑，选取了贵州艾源生态药业开发有限公司于 2012—2016 年生产的 13 个批次的艾片样品，利用 GC 法检测其中的 *l*-龙脑（图 6-2-5），结果表明，其 *l*-龙脑浓度为 1.73～1.82 mg/mL，相对含量为 86.50%～91.00%（*CV* 为 0.15%）。

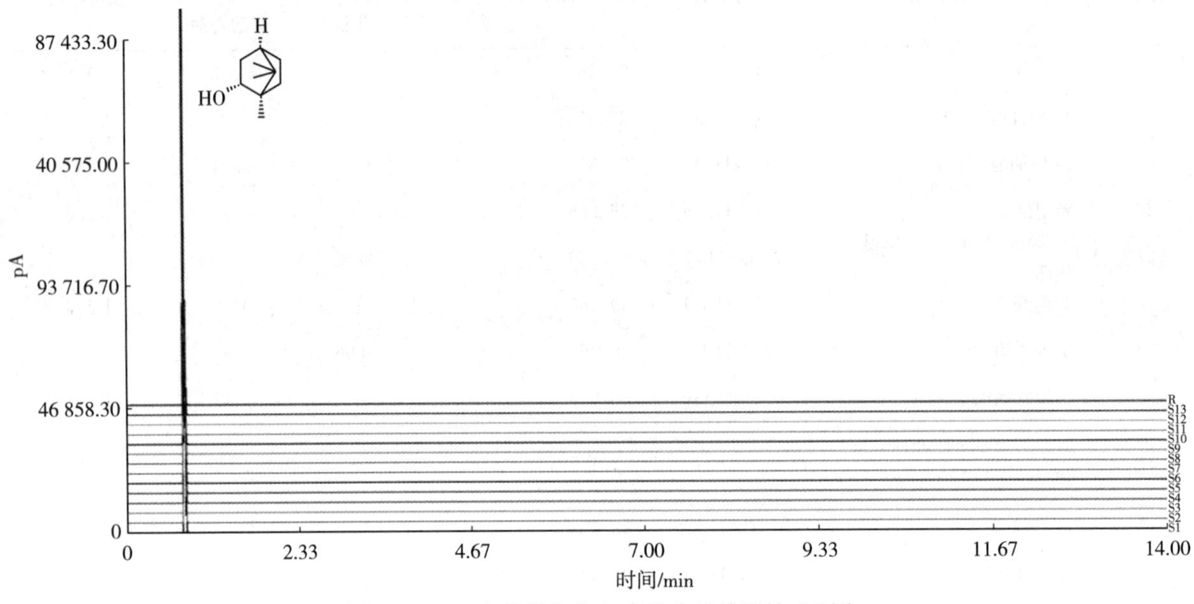

图 6-2-5　艾片样品中 *l*-龙脑含量检测的 GC 图

4. 结论

采用 GC-MS 联用技术，分离并鉴定了艾粉、艾纳香油和艾片的成分，结果表明：从艾纳香油中鉴定出*l*-龙脑、樟脑、1-辛醇-3-醇、β-石竹烯、β-蒎烯等 48 种化学成分；从艾粉中鉴定出 *l*-龙脑、2'-羟基-4',6'-二甲氧基苯乙酮、1-苯基-1,3,3-三甲基-二氢化茚、罗汉柏烯等 11 种化学成分；从艾片中鉴定出 *l*-龙脑、樟脑、异龙脑和 α-蒎烯 4 种化学成分。对比艾片加工过程发现，其在从粗艾粉到艾粉、艾纳香油再到艾片的变化过程中，不仅化学成分组成发生了变化，而且 *l*-龙脑、α-蒎烯等多个化学成分的含量也发生了相对变化，其中变化较为大的有：*l*-龙脑，其在艾纳香油、艾粉和艾片中的相对含量分别为 43.35%、65.01%和 86.69%，呈逐步升高的变化趋势；樟脑，其在艾纳香油、艾粉和艾片中的相对含量分别为 9.53%、0%和 9.17%，呈先降低后升高的变化趋势；异龙脑，其在艾纳香油、艾粉和艾片中的相对含量分别为 0%、0%和 2.56%，呈逐步升高的变化趋势；α-蒎烯，其在艾纳香油、艾粉和艾片中的相对含量分别为 2.30%、0.92%和 1.59%，呈现与樟脑类似的变化趋势。此外，利用 GC 法检测贵州艾源生态药业开发有限公司 13 个批次的艾片样品中的 *l*-龙脑，结果表明，*l*-龙脑浓度为 1.73～1.82 mg/mL，相对含量为 86.50%～91.00%（*CV* 为 0.15%），达到《中华人民共和国药典》不低于 85%的含量要求。

三、艾粉和艾纳香油生产技术规程

艾粉为艾纳香新鲜叶片和嫩枝经水蒸气蒸馏而得的粗升华物。艾纳香油为艾纳香的叶枝经水蒸气蒸馏法提炼而成的油，以及粗升华物经压榨分离而得的油的混合物。本部分介绍以工厂化提取加工工艺生产艾粉和艾纳香油应遵循的企业标准，并由贵州艾源生态药业开发有限公司实施。

（一）艾粉生产过程

1. 原料处理

按《中华人民共和国药典》（2015 年版）一部（0213 炮制通则）中的净制法和切制法处理艾纳香药材。采用水枪水洗的方法除去泥沙等杂质，稍沥干水后，摊在阴凉通风的水泥地面上，摊晾的厚度为 2～5 cm，放置 24～48 h。将摊晾好的艾纳香切段，切段标准为 10～15 cm。

2. 投料

把处理好的艾纳香原料分批投入提取锅的料篮中并压实。按附录 A（蒸汽锅炉标准操作规程）操作。

3. 蒸馏

通入蒸汽进行蒸馏，带有艾纳香挥发性成分的蒸汽通过蒸汽导管进入冷凝设备中的收集装置。按附录 B（提取锅标准操作规程）操作。

4. 冷凝

从冷凝水池中通入冷凝水进行循环冷凝，带有艾纳香挥发性成分的蒸汽在冷凝设备中蒸汽挡板的阻挡下慢慢扩散并冷凝，在冷凝水循环冷凝的作用下，艾纳香粗升华物被凝结在收集器壁周边。按附录 C（冷凝设备标准操作规程）操作。

5. 刮取

蒸馏完毕后，打开带有密封圈的冷凝收集器盖子，刮取粗升华物。

6. 包装

参考 GB/T 325.6—2021《包装容器　钢桶　第 6 部分：锥形开口钢桶》，所得的艾粉以钢桶盛装。

（二）艾纳香油生产过程

1. 原料处理

按《中华人民共和国药典》2015 年版一部（0213 炮制通则）中的净制法和切制法处理艾纳香药材。采用枪水洗的方法除去泥沙等杂质，稍沥干水后，摊在阴凉通风的水泥地面上，摊晾的厚度为 2～5 cm，放置 24～48 h。将摊晾好的艾纳香切段，切段标准为 10～15 cm。

2. 投料

把处理好的艾纳香原料分批投入提取锅的料篮中并压实。按附录 A（蒸汽锅炉标准操作规程）操作。

3. 蒸馏

通入蒸汽进行蒸馏，带有艾纳香挥发性成分的蒸汽通过蒸汽导管进入冷凝设备中的收集装置。按附录 B（提取锅标准操作规程）操作。

4. 冷凝

从冷凝水池中通入冷凝水进行循环冷凝，带有艾纳香挥发性成分的蒸汽在冷凝设备中蒸汽挡板的阻挡下慢慢扩散并冷凝。按附录 C（冷凝设备标准操作规程）操作。

5. 收油

在冷凝水循环冷凝的作用下，冷凝水从冷凝设备中的挥发油收集管流出，用洁净容器盛装，将油水分离，即得一次艾纳香油；蒸馏完毕后，打开带有密封圈的冷凝收集器盖刮取艾粉，压榨所得的艾粉，得到二次艾纳香油，将两次所得的艾纳香油混合即可。

6. 包装

参考 GB/T 325.6—2021《包装容器　钢桶　第 6 部分：锥形开口钢桶》，所得的艾纳香油以钢桶盛装。

附录 A
（规范性附录）
蒸汽锅炉标准操作规程

A. 1　蒸汽锅炉启动前的检查与准备

A. 1. 1　首先查看上一次的锅炉运行记录表内的记录，了解锅炉的运行状态。

A. 1. 2　检查所有的设备是否完好（如给水泵、离子交换器、阀门等）。

A. 1. 3　蒸汽锅炉系统所有阀门是否处于正确的工作位置。

A. 1. 4　锅炉本体仪表是否正常，水位表水位是否正常（水位表稍低于正常水位为正常）。

A. 1. 5　检查水泵、炉排、除渣机等的转动是否灵活，润滑油是否按要求加注。

A. 2　蒸汽锅炉上水

A. 2. 1　开启给水泵入口阀门。

A. 2. 2　打开给水泵放气阀，排出泵体内空气。

A. 2. 3　检查各水、汽系统阀门开关是否符合上水要求。

A. 2. 4　启动水泵，待压力上升即可开启出口阀门，向锅炉供水。

A. 2. 5　给锅炉进合格的软水。

A. 2. 6　上水时注意监视水位计水位，锅炉给水要做到均衡、连续，勤给水、少给水，保持水位在正常水位线附近轻微波动。

A. 2. 7　炉水水位上升至低水位时停止上水。

A. 3　蒸汽锅炉点火与升压

A. 3. 1　全部检查正常后开始点火，待无烟燃料正常燃烧后，保持一定的炉膛负压（−15～−30 Pa）。

A. 3. 2　升火时温度上升不宜太快，从点火到供汽所需时间不少于 2 小时。

A. 3. 3　排空气阀有蒸汽冒出时应关闭排空气阀。

A. 3. 4　锅炉升压到 0. 1～0. 2 MPa 时，要冲洗水位表和压力表存水弯管。

A. 3. 5　锅炉升压到 0. 2～0. 3 MPa 时，要检查各人孔、手孔、阀门等是否有泄漏，螺丝是否有松动（若螺丝有松动，则必须及时拧紧螺丝）。

A. 3. 6　锅炉升压到 0. 3～0. 4 MPa 时，开启下锅筒的排污阀排污 1 次，减少上下锅筒的温差，促进水循环。

A. 3. 7　锅筒蒸汽压逐渐升高时，要注意锅炉各部件有没有特殊响声或出现异常现象，若有以上异常现象，应立即检查，必要时可停炉检查，待故障消除后再继续运行。

A. 3. 8　锅炉升火期间，必须监视水位计，保证水位不低于正常值；同时保证燃火炉中有足够的无烟燃料，燃火足够旺；时刻关注压力表与温度表，保持蒸汽压稳定，压力不可超过锅炉设计工作压力，蒸汽温度高于锅炉设计工作温度时，安全阀是否自动打开排热气。

A. 4　蒸汽锅炉供蒸汽

A. 4. 1　锅炉蒸汽压接近工作压力时，准备向提取罐供蒸汽，供汽前锅炉水位不宜超过正常水位，供汽时炉膛内燃烧要稳定。

A. 4. 2　供汽正常后锅炉工要密切监视水位、压力、燃烧状况等，防止骤然泄压导致汽水共腾。

A. 4. 3　打开蒸汽锅炉进水管阀门，往蒸汽锅炉加水，蒸汽锅旁的水位计显示 2/3 高度时，关掉进水管阀门，打开蒸汽锅上的冷气排出管阀门。

A. 4. 4　供汽期间，锅炉工要及时发现并解决故障或安全隐患，确保锅炉安全运行。

A. 5　蒸汽锅炉停炉

A. 5. 1　根据蒸馏情况，可提前 1 小时停止供无烟燃料，把燃炉内多余的无烟燃料扒出来，清理完炉膛内燃料灰，未燃尽的无烟燃料要回收。

A. 5. 2　打开排气阀，待压力降到 0. 15 MPa 时，蒸汽从排气管排出。

A. 5. 3　如遇长期停炉，压力降到 0. 4 MPa 时迅速打开所有排污阀，排干锅炉水，利用锅炉余热烘干锅炉，并做相应处理（注意：必须在熄火后炉膛温度降到 200 ℃以下时才可放水）。

A. 5. 4　停炉后，在锅炉运行记录表上做好相关记录，搞好岗位卫生。

附录B
(规范性附录)
提取锅标准操作规程

B.1 投料前的准备工作

B.1.1 检查设备清洁状态标志，挂上设备正在运行的状态标志。

B.1.2 启动空压机，气动关闭出渣门。

B.1.2 向罐内加入一定数量的水，检查出渣门是否漏水，如漏水，查明原因即时修理，直到不漏为止。

B.1.3 适当开启蒸汽阀，检查蒸汽管路及夹套是否漏气，蒸汽压力表计量是否正常。

B.1.4 开启进水阀，对冷凝系统的管路实行试水，检查管路、管件是否有漏滴现象。

B.1.5 一切正常后，备齐要投的艾纳香准备投料。

B.2 投料与蒸馏

B.2.1 打开提取锅进料上盖，将处理过的艾纳香 160～200 kg 投入提取锅内的料篮并压实，盖上提取锅上盖，密封锁紧；投料以叶为主，质轻、体积大，以提取锅容积的 2/3 为宜。

B.2.2 打开提取锅蒸汽导入口阀门，蒸汽从蒸汽连接管进入蒸馏锅内蒸馏，严密注意锅内压力变化，正常情况下锅内压力缓缓上升，蒸馏时锅内最高压力不超过 0.03MPa，否则应停汽检查管道阀门启闭是否有误或堵塞，蒸汽进入是否过大。

B.2.3 每一锅蒸馏时间为 3～4 h。

B.3 出料

B.3.1 关闭蒸汽截止阀。

B.3.2 打开出料阀出料。

B.3.3 料液出完慢慢开启出渣门，把残渣排掉，再重复投料的操作，每天重复 3 次。

B.3.4 蒸馏完毕后，关闭蒸馏锅上的所有阀门，清除艾渣后清洗蒸馏锅。

附录C
(规范性附录)
冷凝设备标准操作规程

C.1 冷凝设备启动前检查

C.1.1 检查各个冷凝艾纳香油收集器盖子是否拧紧。

C.1.2 检查冷凝设备的储水罐是否提前放满冷水，冷水的温度在 10～25 ℃。

C.1.3 检查确认冷凝设备的进水口与出水口阀门全关。

C.1.4 检查油水接收容器是否到位。

C.2 冷凝设备运行操作

C.2.1 找开蒸汽导入口的同时，打开冷凝设备的进水口与出水口阀门，从冷凝水池通入冷凝水进行循环冷凝。

C.2.2 蒸汽进入蒸馏锅后，携带艾纳香挥发性成分的蒸汽从蒸馏锅上的蒸汽导管流入冷凝设备中，在冷凝设备中的蒸汽挡板的阻挡下慢慢扩散并冷凝，冷凝油水从冷凝设备中的挥发油收集管流出，用洁净容器盛装，再用油水分离器分离，即得一次艾纳香油。

C.2.3 蒸馏完毕后，打开带有密封圈的冷凝收集器盖刮取艾纳香油，再压榨所得的艾纳香油，得到二次艾纳香油，将两次所得的艾纳香油混合即可。

C.2.4 蒸馏完毕后，关闭冷凝循环水，收艾纳香油后，打开排污口放出污水，准备下一次蒸馏。

C.2.5 每次提取完，需在容器上标明艾纳香提取物的名称、数量、批号、操作人及时间等。

第三节 艾纳香提取加工设备研制与应用

从艾纳香中提取的 *l*-龙脑和其他挥发油的混合物均称艾粉。通常，艾纳香是提取艾粉和天然冰片的重要原料。国内产区大都采用简易蒸馏的方法获得艾粉，农户就地提取，艾粉提取效率低下，无法直接获得艾纳香油和冰片水，损失较大且产能较低，生态环境污染较大。

一、艾粉产地加工设备研制

（一）艾粉产地加工设备原理

为了克服上述现有技术存在的缺点，特研制了一种艾粉提取设备。包括导流漏斗和收集装置，收集装置包括蒸馏桶、料篮、冷凝锅、冷凝管体、进水口、出水口、L 形接口和连接管。冷凝锅位于蒸馏桶的上部，冷凝管体通过 L 形接口连接在蒸馏桶的上部侧面，连接管的一端与出水口与连接，另一端置于冷凝锅中。一方面，蒸馏桶和冷凝锅之间设置密封圈；另一方面，冷凝锅上连接有出水口。

在研制的艾粉提取设备中，冷凝管体通过 L 形接口连接在蒸馏桶的上部侧面，从而构成了火力观察系统，根据冷凝管体内的蒸汽高度可知火力是否均匀，蒸馏时产生少量的冷却水，沿着蒸馏桶的内壁流到蒸馏桶底部，同时使艾粉提取装置成为与大气相通的开放系统。料篮中放置原料，加热蒸馏桶中的水时，水蒸气通过料篮和其上的原料，将原料中的艾粉提取出来。导流漏斗设置在料篮和冷凝锅之间。在料篮中放置原料后，可以将导流漏斗插入疏松的原料中，并使其保持直立的状态。导流漏斗的下部到达料篮的底部，蒸馏时冷凝锅底部产生的冷却水流入导流漏斗中，进而流入蒸馏桶的底部，从而防止冷却水冲洗原料，导致底部水黏稠，降低艾粉收率等不利影响。

设备有如下有益效果：冷凝锅与蒸馏桶之间有密封装置，不产生泄漏损失。通过冷凝管体可以观察火力是否均匀，提高蒸馏效率。导流漏斗把蒸馏时冷凝锅底部产生的冷却水直接导入蒸馏桶底部，避免冷却水冲洗原料导致底部水黏稠，从而提高收粉率，且在蒸馏结束时减少溶解在冷却水中的艾粉损失。该艾粉提取设备能显著提高艾纳香产地加工艾粉的收率和提取效率，且其构造简单，易于安装，便于在产区推广使用，可以为艾纳香产地加工艾粉提供优良的技术方案。

（二）艾粉产地加工设备操作

一种艾粉提取设备，如图 6-3-1 所示，包括导流漏斗和收集装置，收集装置包括蒸馏桶、料篮、冷凝锅、冷凝管体、进水口、出水口，L 形接口和连接管等。冷凝锅位于蒸馏桶的上部，冷凝管体通过 L 形接口连接在蒸馏桶的上部侧面，连接管的一端与出水口连接，另一端置于冷凝锅中。蒸馏桶和冷凝锅之间设置密封圈。冷凝锅上连接有出水口。

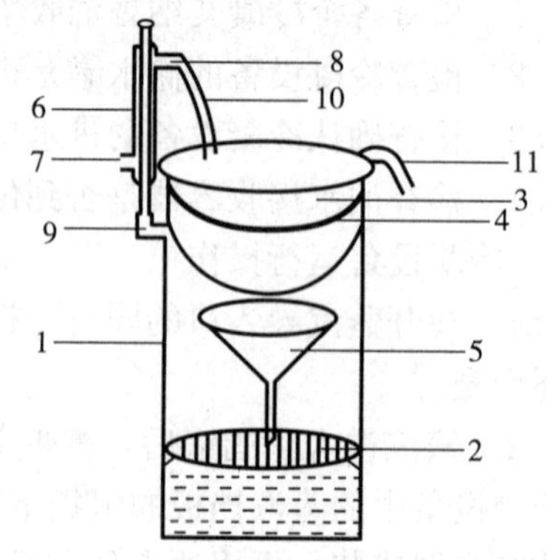

图 6-3-1 艾粉提取设备的结构示意图

1. 蒸馏桶 2. 料篮 3. 冷凝锅 4. 密封圈 5. 导流漏斗 6. 冷凝管体 7. 进水口 8. 出水口 9. L 形接口 10. 连接管 11. 出水口

操作方法如下：往蒸馏桶中添加水，水面不要超过料篮。将原料置于料篮上，选择合适的位置，将导流漏斗插入原料中，使其保持直立的状态，并使导流漏斗的上边缘不要接触到待安装的冷凝锅，导流漏斗的下部到达料篮的底部。将冷凝锅置于蒸馏桶的上部，中间设置密封圈，使冷凝锅和蒸馏桶密封。冷凝管体通过 L 形接口连接在蒸馏桶的上部侧面，通入冷凝水，冷凝水从进水口流入，并从出水口通过连接管进入冷凝锅中，然后经出水口流出。通过出水口可以调节冷凝水流量平衡。加热蒸馏桶中的水，蒸汽通过原料后携带 l-龙脑和其他挥发性成分到达冷凝锅的底部，艾粉被凝结吸附在冷凝锅靠近蒸馏桶边缘的上部。冷凝锅的底部产生的冷却水滴入导流漏斗中，然后进入蒸馏桶的底部，保证原料不被冷却水冲洗。蒸馏时，部分蒸汽流入冷凝管体被冷却，少量艾粉凝结后又被冷却水冲回蒸馏桶，从而继续被蒸馏。同时，通过冷凝管体可以观察火力大小，保证蒸馏过程平稳。蒸馏结束后停止冷凝水，取下冷凝锅刮下艾粉即可。

二、艾纳香工业化提取加工设备研制

（一）艾纳香工业化提取加工设备研制

研究的目的是克服上述现有技术存在的缺点，研制一种能够加工提取艾纳香的设备。

为了实现研究的目的，特提供一种艾纳香加工提取设备，包括蒸馏装置、连接装置和冷凝收集装置，蒸馏装置通过连接装置与冷凝收集装置连接。其中，蒸馏装置包括蒸馏器主体、蒸汽导入口、料篮、排污口、控制开关和蒸馏器上盖。连接装置包括蒸汽导管和控制开关。

可选择在蒸馏器主体和蒸馏器上盖之间设置密封圈。另外，可选择在蒸馏器主体和蒸馏器上盖之间，以及蒸馏器上盖和蒸汽导管之间采用方便拆卸的锁扣连接方式连接，这样可以在蒸馏完毕后方便装料和卸料。蒸馏器主体和蒸馏器上盖可以为双层保温设置，避免蒸馏温度损失以节约能源。料篮中放置原料，水蒸气从料篮的网眼中流经原料，根据需要，可以在蒸馏完毕后一次性取出料篮中的卸料。蒸气导入口连接普通蒸汽锅炉，蒸气量可调，并在蒸气导入口和料篮之间留有一定空间，使蒸气以相同流速经过物料。

所述冷凝收集装置包括：至少 1 个冷凝收集器主体、冷凝水池、冷凝收集器盖、蒸汽挡板和排水口。可选择在冷凝收集器主体和冷凝收集器盖之间设置密封圈，冷凝收集器主体和冷凝收集器盖采用单开门方式和锁扣控制开关方式设置，从而可以方便随时收粉。

冷凝收集器主体与冷凝水池以适当夹角连接在一起。冷凝收集器主体与冷凝水池的水平面的夹角以 0°～50°为宜，夹角以 1°～5°为最优。

所述蒸馏装置可以根据需要设置容量，并改变相应配套部件，如产地小容量加工时可以改用蒸馏装置为底部直接加水加热的方式，其他部件按比例缩小即可。至少 1 个冷凝收集器主体是并联或串联的。其中，冷凝收集器主体可以根据需要并联多个以方便刮取艾粉，也可利用控制开关随时刮取艾粉。

本书所述冷凝收集器主体为横式，可以减缓冷凝水对冷凝收集器主体下部的冲击和增加艾粉传质吸附时间从而提高收率，且可以根据需要并联多个冷凝收集器主体以方便刮取艾粉，并联后刮取艾粉可利用控制开关随时进行。另外，可根据实际需要按比例设置蒸馏器的容量和冷凝收集器主体的数量，既适合工业化生产又适合产地直接加工。

研发的艾纳香加工提取设备既能显著提高艾纳香产地加工提取艾粉的收率和提取效率，结构简单，便于在产区推广使用，又因结构设计独特，能够非常方便地刮取艾粉，可以不占用额外时间收粉，增大提取容量后收率增加，实现工业化生产，可为艾纳香工业化生产及产地直接加工提供优良的技术方案。

应用示例 1：

图 6－3－2 示出一种艾纳香加工提取设备，包括蒸馏装置、连接装置、和冷凝收集装置，蒸馏装置通过连接装置与冷凝收集装置连接。

操作方法：把艾纳香原料放入料篮中并压实。盖上蒸馏器上盖，密封锁紧，连接并密封好蒸汽导

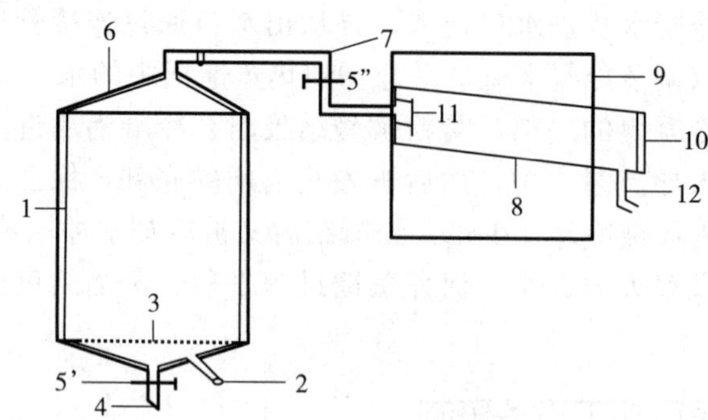

图 6-3-2　艾纳香加工设备提取部分示意图

1. 蒸馏器主体　2. 蒸汽导入口　3. 料篮　4. 排污口　5’. 控制开关　6. 蒸馏器上盖　7. 蒸汽导管　5”. 控制开关　8. 冷凝收集器主体　9. 冷凝水池　10. 冷凝收集器盖　11. 蒸汽挡板　12. 排水口

注：1、2、3、4、5’、6 为蒸馏装置；7、5” 为连接装置；8、9、10、11、12 为冷凝水收集装置。

管。从蒸汽导入口通入蒸汽进行蒸馏。带有艾纳香挥发油的蒸汽通过蒸汽导管流入冷凝收集装置。冷凝水池中通入冷凝水进行循环冷凝。带有艾纳香挥发油的蒸汽在蒸汽挡板的阻挡下慢慢扩散并冷凝。冷凝收集器主体与冷凝水池的水平面之间的角度为 5°，以使冷凝水缓慢流向排水口而被收集。蒸馏完毕后停止冷凝循环水，打开带有密封圈的冷凝收集器盖刮取艾粉。收粉后打开控制开关 5”，从排污口放出污水准备下一次蒸馏。

应用示例 2：

图 6-3-3 示出了一种艾纳香加工提取设备，其中 2 个冷凝收集器主体是并联的。

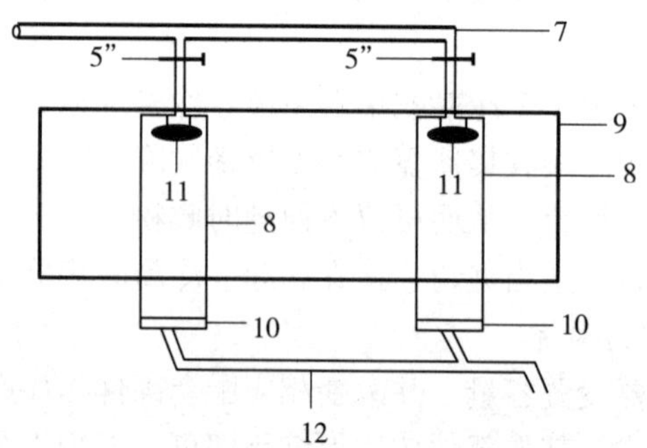

图 6-3-3　艾纳香加工设备艾粉回收部分示意图

5”. 控制开关　7. 蒸汽导管　8. 冷凝收集器主体　9. 冷凝水池　10. 冷凝收集器盖　11. 蒸汽挡板　12. 排水口

注：5” 为蒸馏装置；7 为连接装置；8、9、10、11、12 为冷凝收集装置。

操作方法：装料和蒸馏的操作过程与应用示例 1 一致，收粉可以选择在蒸馏过程中进行，即选择要收粉的冷凝收集器主体，关闭其前面的控制开关 5”，打开冷凝收集器盖进行收粉，收粉后关闭冷凝收集器盖，打开其前面的控制开关 5’ 继续冷凝即可。选择本示例的收粉方式可以不必拘泥于蒸馏完毕马上收粉的方法，节约了时间和人力成本。

（二）艾纳香工业化提取加工设备推广应用

以项目技术成果为基础的艾纳香加工设备（艾纳香加工提取的设备，专利号：ZL 200920216395.3）在贵州宏宇药业有限公司、贵州艾源生态药业开发有限公司、黔西南州百信正丰源种植有限公司和海南香岛黎家生物科技有限公司稳定推广使用（图 6-3-4、图 6-3-5）。其中，贵州艾源生态药业开发有限公司自 2009 年 10 月采用以项目技术成果（一种艾纳香加工提取的设备，专利号：ZL200920216395.3）为基础的艾纳香加工设备，2011—2013 年累计生产艾粉 25 吨，生产艾纳香油 2 吨，与公司原生产设备相比，新设备提高艾粉得率 60%，提高艾纳香油得率 400%，降低水电消耗 30%～40%，累计节约生产成本 900 余万元，增加销售收入 2 200 余万元。

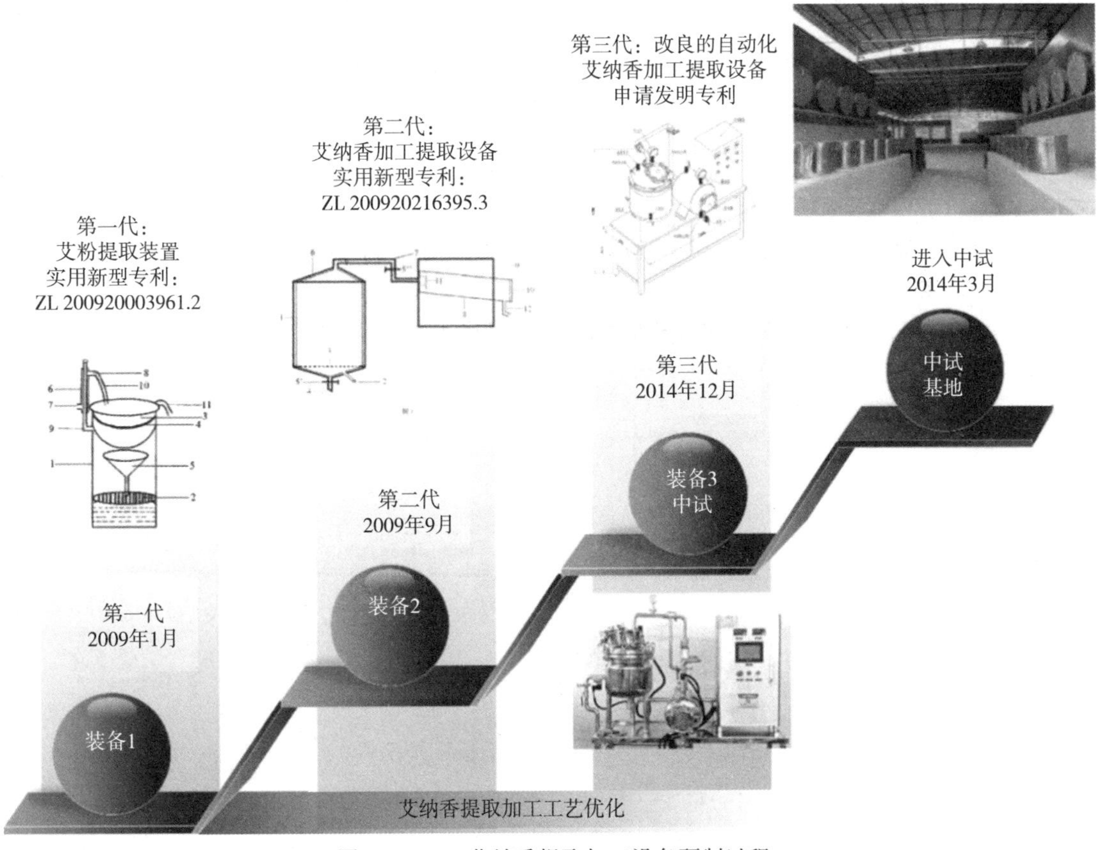

图 6-3-4　艾纳香提取加工设备研制过程

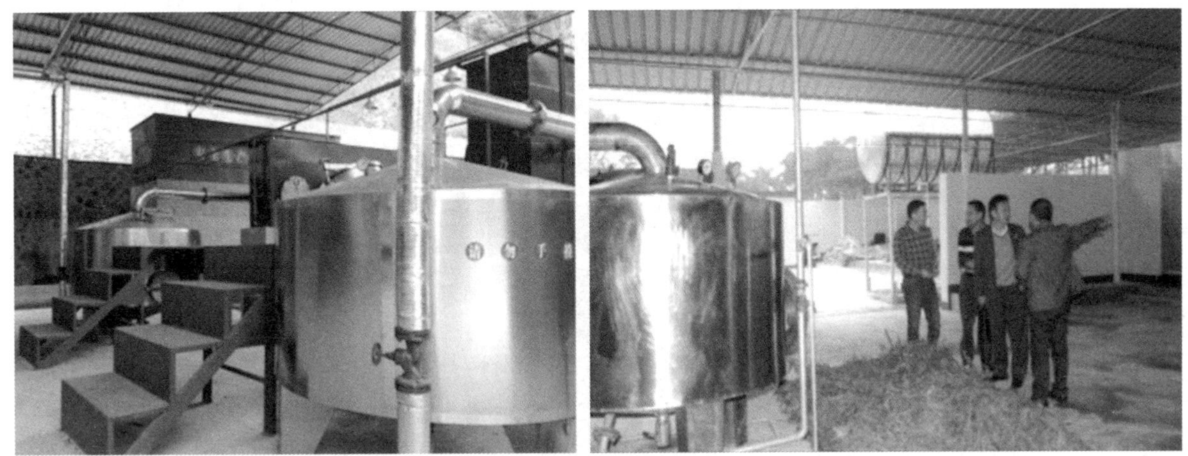

图 6-3-5　艾纳香提取加工设备在贵州和海南应用

参 考 文 献

胡璇，江芊，元超，等，2018. 艾纳香残渣总黄酮提取工艺的优化 [J]. 贵州农业科学，46 (12)：116-121.

闻庆，庞玉新，胡璇，等，2015. 艾纳香残渣不同提取部位体外抑菌活性研究 [J]. 广东药学院学报，31 (6)：713-716.

韦睿斌，杨全，庞玉新，等，2015. 艾纳香不同部位多酚和黄酮类抗氧化活性研究 [J]. 天然产物研究与开发，27

(7)：1242-1247，1286.

韦睿斌，2015. 艾纳香多酚提取工艺及其抗氧化活性研究［D］. 广州：广东药学院.

张影波，庞玉新，邹纯礼，等，2017. 艾片加工过程中的化学成分变化及 *l*-龙脑的含量测定［J］. 中国现代中药，19（10）：1443-1447.

张影波，袁媛，王丹，等，2016. Optimization of Ultrasonic and Salting-out-assisted Extraction of Nä löng Oil from *Blumea balsamifera*（L.）DC.（Asteraceae）［J］. Natural Product Research and Development（28）：120-126，154.

张影波，王康文，庞玉新，等，2017. 炭化温度对艾纳香生物炭理化性质的影响［J］. 热带农业科学，37（5）：91-97.

庞玉新，王丹，袁媛，等，2013. 艾纳香总黄酮提取工艺研究［J］. 热带作物学报，34（1）：168-170.

庞玉新，2009. 艾粉提取装置：CN201334471［P］. 2009-10-28.

庞玉新，2010. 艾粉提取装置：一种艾纳香加工提取设备：CN201485438U［P］. 2010-05-26.

第七章　艾纳香提取物质量标准研究

艾纳香油、艾粉和艾片均是艾纳香主要提取物，艾粉是艾纳香的叶和枝经水蒸气蒸馏提炼出来的粗加工品，作为原料前体物可进一步加工得到艾片，在精制艾片的过程中粗提物经压榨分离而得到的油即为艾纳香油，其中艾片是《中华人民共和国药典》收录品种，是常用药物天然冰片的来源之一，其含有的 *l*-龙脑成分为《中华人民共和国药典》规定的唯一指标性成分。近年来，随着艾纳香研究与开发进程的不断推进，艾粉和艾纳香油的药用价值及用途已得到广泛关注，但在其生产、应用中还存在着非常重要的问题，即艾粉和艾纳香油没有规范统一的质量标准。

第一节　艾粉质量标准研究

一、艾粉质量标准制定过程

根据艾粉是精制艾片（*l*-龙脑）的原料可知：艾粉的主要成分是 *l*-龙脑。目前还没有关于艾粉的质量控制研究报道，大多数文献都是对艾纳香以及其最终产物艾片进行研究。《中华人民共和国药典》（2010 版）已经对艾片的性状、鉴别、检查、含量测定等项作出明确规定，这为艾粉的质量标准制定提供了借鉴。

（一）艾粉理化性质分析

1. 材料与仪器试药

材料

艾粉主产区为贵州省，本研究的艾粉样品均为产地收集（2013 年、2014 年秋季收集），主要来源于贵州省。样品信息见表 7－1－1，保存于低温干燥的环境。

表 7－1－1　艾粉样品收集信息

样品号	收集地	样品号	收集地
1	贵州省罗甸县罗苏乡	11	贵州省望谟县
2	贵州省罗甸县罗妥乡	12	贵州省罗甸县红水河镇
3	贵州省罗甸县大观乡	13	贵州省罗甸县八茂镇
4	贵州省罗甸县龙坪镇	14	贵州省罗甸县红水河镇古屯村
5	贵州省艾源生态药业开发有限公司	15	贵州省罗甸县罗苏乡
6	贵州省罗甸县龙坪镇	16	贵州省罗甸县红水河镇
7	海南省中国热带农业科学院热带作物品种资源研究所南药圃	17	贵州省罗甸县罗悃镇
8	海南省儋州市宝岛新村五队	18	贵州省罗甸县沟亭乡
9	贵州省镇宁县	19	贵州省罗甸县沫阳镇
10	贵州省贞丰县	20	贵州省罗甸县罗苏乡

（续）

样品号	收集地	样品号	收集地
21	贵州省罗甸县罗苏乡	36	贵州省罗甸县红水河镇
22	云南省红河州河口县南溪河片区	37	贵州省罗甸县红水河镇
23	云南省普洱市红光镇片区	38	贵州省罗甸县红水河镇
24	贵州一合生物有限公司	39	贵州省罗甸县红水河镇
25	贵州省罗甸县八茂镇	40	贵州省罗甸县红水河镇
26	贵州省罗甸县八茂镇	41	贵州省罗甸县红水河镇
27	贵州省罗甸县八茂镇	42	贵州省罗甸县红水河镇
28	贵州省罗甸县八茂镇	43	贵州省罗甸县红水河镇
29	贵州省罗甸县八茂镇	44	贵州省罗甸县红罗妥乡
30	贵州省罗甸县八茂镇	45	贵州省罗甸县罗妥乡
31	贵州省罗甸县红水河镇	46	贵州省罗甸县罗妥乡
32	贵州省罗甸县红水河镇	47	贵州省罗甸县罗妥乡
33	贵州省罗甸县红水河镇	48	贵州省罗甸县罗妥乡
34	贵州省罗甸县红水河镇	49	贵州省罗甸县罗妥乡
35	贵州省罗甸县红水河镇		

2. 方法

（1）性状

各批次艾粉为白色、块状、盐粒状或颗粒状结晶，手捻不易碎。具清香气，味辛、凉，具挥发性。点燃时有黑烟，火焰呈黄色，有油状物残留，并迅速冷凝至蜡状固体。

（2）溶解性

按《中华人民共和国药典》（2010 版）一部凡例中“性状”项下对溶解度的测定法：取艾粉 1 g，置于烧杯中，分别加入不同体积蒸馏水、乙醇、氯仿、乙醚，每隔 5 min 强力振摇 30 s，观察 30 min 内的溶解情况。

（3）比旋度

按《中华人民共和国药典》（2010 版）一部附录Ⅶ E 旋光度测定法：在 23 ℃的条件下，取干燥艾粉 1 g，精密称定，置于 50 mL 容量瓶中，加乙醇至刻度定容，摇匀，备用。每次测定前以乙醇作为空白校正，测定后，再校正 1 次，以确定在测定时零点有无变动；如第 2 次校正时发现零点有变动，则应重新测定旋光度。将测定管用艾粉供试液冲洗数次，缓缓注入艾粉供试液适量（勿使发生气泡），置于旋光计（WZZ－2S 自动数显旋光仪）内检测读数，即得供试液的旋光度。用同样方法对每份样品测定旋光度 3 次，取 3 次的平均数，照下列公式计算，即得供试品的比旋度。

$$[\alpha]_D^t=\frac{100\alpha}{lc} \tag{7-1}$$

式中，$[\alpha]$ 为比旋度；D 为钠光谱的 D 线；t 为测定时的温度，℃；l 为测定管长度，dm；α 为测得的旋光度；c 为每 100 mL 溶液中含有被测物质的重量（按干燥品或无水物计算），单位为 g。

（4）水分

参照《中华人民共和国药典》（2010 版）一部附录Ⅸ H 水分测定第二法（甲苯法）：取一定量的甲苯置于分液漏斗中，加水适量，充分振摇，静置 30 min，取上层液体，备用，此即为用水饱和过的甲苯。取艾粉 5 g，精密称定，置于圆底烧瓶中，加入备用液 100 mL，加入干燥、洁净的玻璃珠数粒，将仪器各部分连接，在冷凝管顶端插入一个漏斗，从漏斗口加入甲苯，至充满水分测定管的狭细部分，即液体会从侧管流入烧瓶为止。在冷凝管顶端口轻轻塞入蘸有乙醇的棉花。将圆底烧瓶置于电热套中缓缓加热，待甲苯开始沸腾时，调节温度，使按照 2 滴/s 的速度馏出。待测定管部分的水量不再增加，即水分完全馏出时，先用甲苯冲洗冷凝管内部，再用饱蘸甲苯的长刷将管壁上附着的甲苯推下，继续蒸馏 5 min，放冷至室温，将装置拆卸，用蘸甲苯的铜丝推下测定管管壁上的水珠，放置，使水分与甲苯完全分离。检读水量，并计算艾粉中的含水量（%）。

3. 结果与分析

（1）溶解性

测定结果见表 7－1－2。通过对各样品的检测，说明艾粉易溶于乙醇、氯仿、乙醚，几乎不溶于水。

表 7－1－2　艾粉溶解性测定结果

溶剂	溶解现象
蒸馏水	加到 10 000 mL 仍不溶解
乙醇	加到 1 mL 完全溶解
氯仿	加到 6 mL 完全溶解
乙醚	加到 1 mL 完全溶解

（2）比旋度

不同批次艾粉比旋度见表 7－1－3 与图 7－1－1。

表 7－1－3　艾粉比旋度测定结果

样品号	比旋度/°				*RSD*/%
	1	2	3	平均值	
1	−32.62	−32.93	−32.79	−32.78	0.47
2	−31.02	−30.83	−30.63	−30.83	0.63
3	−30.13	−30.05	−29.75	−29.98	0.67
4	−31.90	−32.29	−31.82	−32.00	0.79
5	−15.29	−15.42	−15.31	−15.34	0.46
6	−24.91	−24.66	−24.71	−24.76	0.53
7	−35.30	−35.15	−35.00	−35.15	0.43
8	−28.74	−28.67	−28.29	−28.57	0.85
9	−29.38	−29.29	−29.46	−29.38	0.29
10	−27.93	−27.98	−27.84	−27.92	0.25
11	−24.33	−24.48	−24.26	−24.36	0.46
12	−25.24	−25.48	−25.41	−25.38	0.49
13	−24.72	−24.67	−24.60	−24.66	0.24
14	−24.28	−24.80	−24.57	−24.55	1.06
15	−20.58	−20.43	−20.38	−20.46	0.51
16	−18.73	−18.77	−18.77	−18.76	0.12
17	−20.58	−20.48	−20.45	−20.50	0.33
18	−21.23	−21.16	−21.16	−21.18	0.19
19	−26.94	−26.80	−26.92	−26.89	0.28
20	−24.69	−24.94	−24.89	−24.84	0.53

（续）

样品号	比旋度/°				RSD/%
	1	2	3	平均值	
21	−24.23	−24.30	−24.33	−24.29	0.21
22	−28.09	−27.96	−28.04	−28.03	0.23
23	−25.71	−25.61	−25.64	−25.65	0.20
24	−14.57	−14.59	−14.61	−14.59	0.14
25	−26.29	−26.43	−26.31	−26.34	0.30
26	−29.76	−29.64	−29.81	−29.74	0.30
27	−26.32	−26.32	−26.12	−26.26	0.44
28	−30.33	−30.38	−30.58	−30.43	0.43
29	−30.35	−30.50	−30.34	−31.40	0.29
30	−29.40	−29.50	−29.35	−29.42	0.26
31	−25.87	−25.91	−25.69	−25.82	0.45
32	−28.44	−28.42	−28.64	−28.50	0.43
33	−27.04	−27.11	−27.36	−27.17	0.62
34	−31.74	−31.94	−31.61	−31.76	0.52
35	−31.04	−31.09	−31.24	−31.12	0.33
36	−22.85	−23.00	−22.80	−22.89	0.45
37	−30.90	−32.29	−32.10	−31.76	2.38
38	−31.43	−31.50	−31.48	−31.47	0.12
39	−32.16	−32.36	−32.36	−32.29	0.36
40	−29.23	−29.18	−29.16	−29.19	0.13
41	−28.68	−29.25	−29.05	−28.99	0.99
42	−29.08	−29.35	−29.48	−29.30	0.69
43	−27.50	−27.57	−27.40	−27.49	0.32
44	−26.59	−27.03	−26.15	−26.26	1.67
45	−27.51	−28.58	−28.73	−28.27	2.36
46	−29.58	−29.56	−29.51	−29.55	0.13
47	−26.93	−27.20	−26.01	−26.71	2.34
48	−28.34	−28.43	−28.23	−28.33	0.35
49	−29.03	−28.34	−28.79	−28.72	1.22

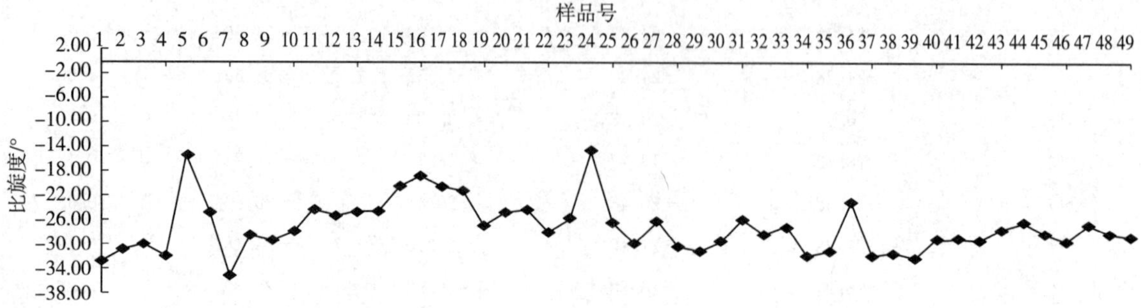

图 7-1-1　不同批次艾粉比旋度变化折线图

由图 7-1-1 可知：1、5、7、15、16、17、18、24、36、39 号样品的比旋度与大多数样品差异较大，80%的样品比旋度都在−32°～−24°，为此，建议艾粉的比旋度范围宜为−32°～−24°。

（3）水分

不同批次艾粉含水量及变化结果见表 7-1-4 和图 7-1-2。

表 7-1-4 艾粉水分测定结果

样品号	样品量/g	检读水量/mL	含水量/%
1	5.040	0.35	6.94
2	5.021	0.37	7.37
3	5.005	0.60	11.90
4	5.015	0.60	11.96
5	5.026	0.55	10.94
6	5.013	0.05	1.00
7	5.017	0.40	7.97
8	5.018	0.85	16.94
9	5.006	0.60	11.99
10	5.017	0.60	11.96
11	5.008	0.49	9.78
12	5.044	1.06	21.02
13	5.035	1.12	22.24
14	5.019	0.89	17.73
15	5.005	1.40	27.97
16	5.003	1.70	33.98
17	5.003	1.0	19.99
18	5.009	1.20	23.96
19	5.012	1.30	25.94
20	5.005	0.98	19.58
21	5.004	0.62	12.40
22	5.007	0.99	19.80
23	5.014	1.30	25.93
24	5.023	0.81	16.13
25	5.005	1.10	21.98
26	5.029	0.80	15.91
27	5.012	1.20	23.94
28	5.026	0.90	17.91
29	4.999	0.90	18.01
30	5.019	1.01	20.12
31	5.011	1.50	29.93
32	5.064	1.20	23.70
33	5.033	1.50	29.80
34	5.011	0.70	13.97
35	5.040	0.70	13.89

（续）

样品号	样品量/g	检读水量/mL	含水量/%
36	5.003	1.41	28.19
37	5.095	0.72	14.13
38	5.002	1.25	24.99
39	5.028	0.69	13.72
40	5.026	0.91	18.11
41	5.017	1.00	19.93
42	5.096	0.92	18.05
43	0.507	1.25	24.60
44	0.500	1.43	28.50
45	0.509	1.28	25.10
46	0.506	0.90	17.80
47	5.084	0.85	16.72
48	5.075	1.40	27.59
49	5.093	0.86	16.88

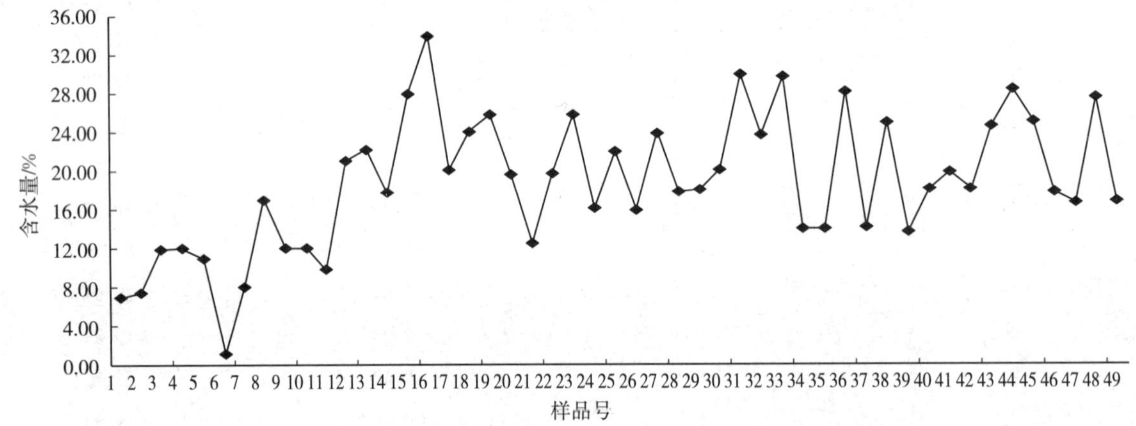

图 7-1-2　不同批次艾粉含水量变化折线图

由图 7-1-2 可知：15、16、19、23、31、33、36、38、43、44、45、48 号样品与大多数样品含水量差异较大，80%的艾粉样品含水量不高于 24%。通过对各批次样品的测定，建议艾粉含水量不高于 24%。

4. 结论

本试验对艾粉的理化性质进行研究，测定了性状、溶解性、比旋度、水分等，并建立了比旋度、水分的限量。试验证明，艾粉为白色、块状、盐粒状或颗粒状的脂溶性结晶，手捻不易碎。具清香气，味辛、凉，具挥发性。比旋度范围为−32°～−24°，含水量基本低于 24%。

（二）艾粉薄层色谱法（TLC）鉴别

1. 材料与仪器试药

（1）材料

艾粉：见表 7-1-1。

（2）仪器试药

薄层色谱层析缸（规格 100×100）；喷雾显色瓶；市售硅胶 G 薄层板。对照品 *l*-龙脑（纯度≥98.0%）；*β*-石竹烯（纯度≥98.8%）；花椒油素（纯度≥98.0%）；乙醇、乙酸乙酯、环己烷、石油醚（60～90 ℃）、硫酸、香草醛、氯仿（分析纯）。

2. 方法

（1）对照品及供试品溶液的制备

对照品溶液的制备：取对照品 *l*-龙脑、*β*-石竹烯、花椒油素适量，加乙醇制成每 1 mL 分别含 3、2、1 mg 的溶液，作为对照品溶液。

供试品溶液的制备：取艾粉样品 10 mg，加乙醇 2 mL 使其溶解，作为供试品溶液。

（2）不同溶剂展开系统试验

按照薄层色谱法（TLC），用定量毛细管分别吸取供试品溶液及对照品溶液各 2～5 μL，分别点于同一硅胶 G 薄层板上，分别以不同展开系统进行展开、取出、晾干，喷以 1%香草醛硫酸溶液，在 105 ℃加热至斑点显色清晰，结果见表 7-1-5。说明展开系统选择石油醚-乙酸乙酯（9∶1）较为适宜。

表 7-1-5　艾粉不同展开系统薄层色谱结果

展开系统	展开结果
环己烷-氯仿-乙酸乙酯（9∶1∶2）	供试品中有紫红色斑点，但显色不清晰，且底色干扰严重，各斑点未能分开
环己烷-丙酮（9∶1）	供试品中有紫红色斑点，但显色不清晰，且底色干扰严重，各斑点未能分开
石油醚-乙酸乙酯-氯仿（20∶1.5∶3）	供试品中有紫红色、橘黄色、蓝色斑点，但显色不清晰，且底色干扰严重，各斑点未能分开
石油醚-乙酸乙酯-氯仿（20∶1.5∶5）	供试品中有紫红色、橘黄色、蓝色斑点，但显色不清晰，且底色干扰严重，各斑点未能分开
石油醚-乙酸乙酯（4∶1）	供试品中有紫红色、橘黄色、蓝色斑点，但底色干扰严重，各斑点分开较好，R_f 值较大
石油醚-乙酸乙酯（9∶1）	供试品中有紫红色、橘黄色、蓝色斑点，但底色干扰严重，各斑点分开较好，R_f 值较适宜

（3）不同显色剂显色试验

按“2.（2）”项下方法进行不同显色剂的薄层色谱试验。

3. 结果与分析

不同显色剂的薄层色谱试验，结果见表 7-1-6。说明显色剂选择 0.5%香草醛硫酸乙醇（10%）溶液较为适宜。如图 7-1-3，供试品色谱中，在与对照品色谱相应的位置上，*l*-龙脑显相同颜色的斑点，*β*-石竹烯、花椒油素显相同颜色的斑点或没有斑点。

表 7-1-6　艾粉不同显色剂薄层色谱结果

显色剂	显色结果
1%香草醛硫酸溶液	底色较重，斑点不清晰
0.5%香草醛硫酸溶液	底色较重，斑点不清晰
10%硫酸乙醇溶液	未能显色
1%香草醛硫酸乙醇（10%）溶液	底色较少，斑点较清晰
0.5%香草醛硫酸乙醇（10%）溶液	基本无底色干扰，斑点清晰

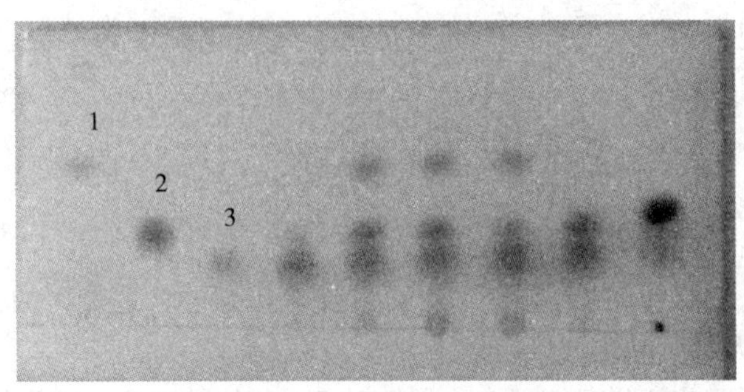

图 7-1-3　艾粉 TLC 色谱图

1. β-石竹烯，2. 花椒油素，3. l-龙脑

4. 结论

本试验优选了艾粉的薄层色谱方法，选择石油醚-乙酸乙酯（9∶1）作为展开系统，0.5%香草醛硫酸乙醇（10%）溶液作为显色剂。该薄层色谱方法能够鉴别出 l-龙脑、β-石竹烯、花椒油素这 3 种物质。

（三）艾粉主要成分测定

艾粉是精制艾片（l-龙脑）的原料，故艾片的质量直接取决于艾粉的质量。艾粉中主要含有樟脑、异龙脑、l-龙脑、β-石竹烯和花椒油素等成分，目前同时测定艾粉中这 5 种成分的文献未见报道。本试验采用气相色谱法（GC）对该 5 种成分同时进行定量分析，并根据成分含量进行聚类分析。

1. 材料

（1）试验材料与试剂设备

艾粉：见表 7-1-1。

（2）仪器与试剂

Agilent 气相色谱仪（配有氢火焰离子化检测器，即 FID，载气为高纯氮气，助燃气体为空气，燃气为氢气）、HP-5 毛细管柱（30 m×0.32 mm，0.25 μm）、OpenLAB CDS 工作站、G4513A 自动进样器、电子分析天平（1/1 000）。

对照品为樟脑（纯度≥98.0%）、异龙脑（纯度≥97.5%）、l-龙脑（纯度≥98.0%）、β-石竹烯（纯度≥98.8%）、花椒油素（纯度≥98.0%）；内标物为水杨酸甲酯（纯度≥99.5%）；所用试剂乙酸乙酯为色谱纯。

2. 方法学研究

（1）混合对照品储备液、内标溶液及供试品溶液的制备

分别精密称取樟脑、异龙脑、l-龙脑、β-石竹烯和花椒油素对照品适量，以乙酸乙酯溶解并定容，制成樟脑、异龙脑、l-龙脑、β-石竹烯和花椒油素质量浓度分别为 0.399 84、0.099 61、9.937 2、0.500 8、0.835 0 mg/mL 的混合液，作为混合对照品储备液。精密称取水杨酸甲酯适量，以乙酸乙酯溶解并定容，制成 14.925 6 mg/mL 的溶液，作为内标溶液。取艾粉 75 mg，精密称定，置于 25 mL 容量瓶中，加入内标溶液 5 mL，加乙酸乙酯至刻度，摇匀，通过 0.45 μm 微孔滤膜滤过，即得供试品溶液。

（2）色谱条件试验

供试品溶液的制备取艾粉 75 mg，精密称定，置于 25 mL 容量瓶中，加乙酸乙酯至刻度，摇匀，通过 0.45 μm 微孔滤膜滤过，备用。

①色谱条件 1。90 ℃保持 2 min，以 2 ℃/min 升温至 100 ℃，以 20 ℃/min 快速升温至 160 ℃，

保持 5 min；FID 温度 240 ℃；进样口温度 220 ℃；流速 6.5 mL/min；进样分流比 9∶1；进样量 0.6 μL。结果见图 7-1-4。异龙脑对称因子 1.14，不符合要求。*l*-龙脑分离度 1.26，不符合要求。不能作为 GC 条件。

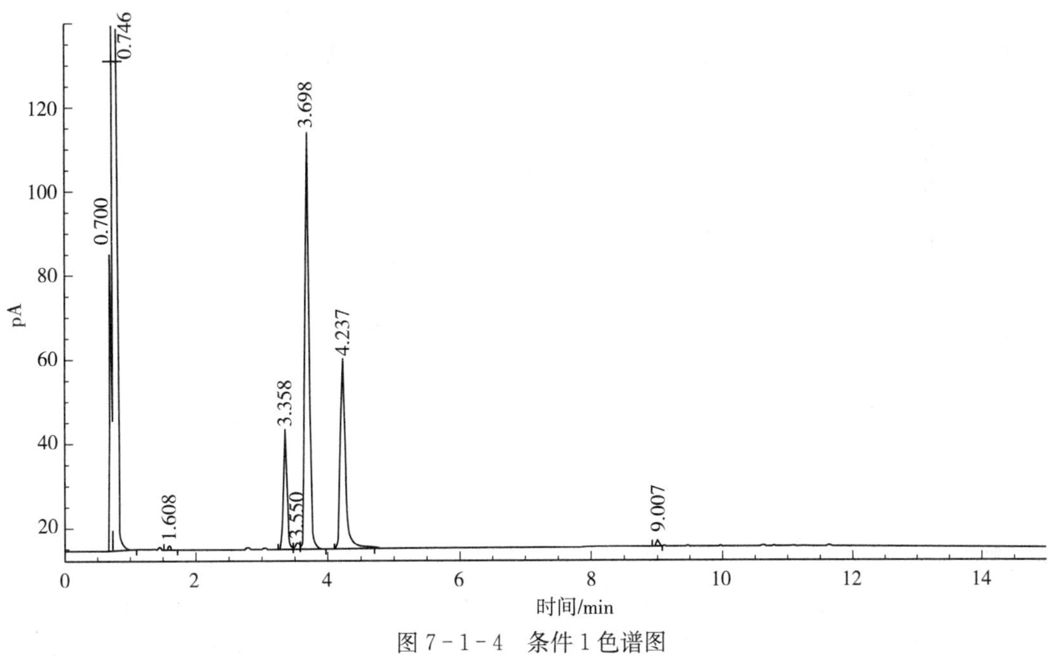

图 7-1-4 条件 1 色谱图

②色谱条件 2。90 ℃保持 2 min，以 2 ℃/min 升温至 100 ℃，以 20 ℃/min 快速升温至 160 ℃，保持 5 min；FID 温度 240 ℃；进样口温度 240 ℃；流速 6.5 mL/min；进样分流比 9∶1；进样量 0.6 μL。分析结果见图 7-1-5。*l*-龙脑分离度 1.32，不符合要求，不能作为 GC 条件。

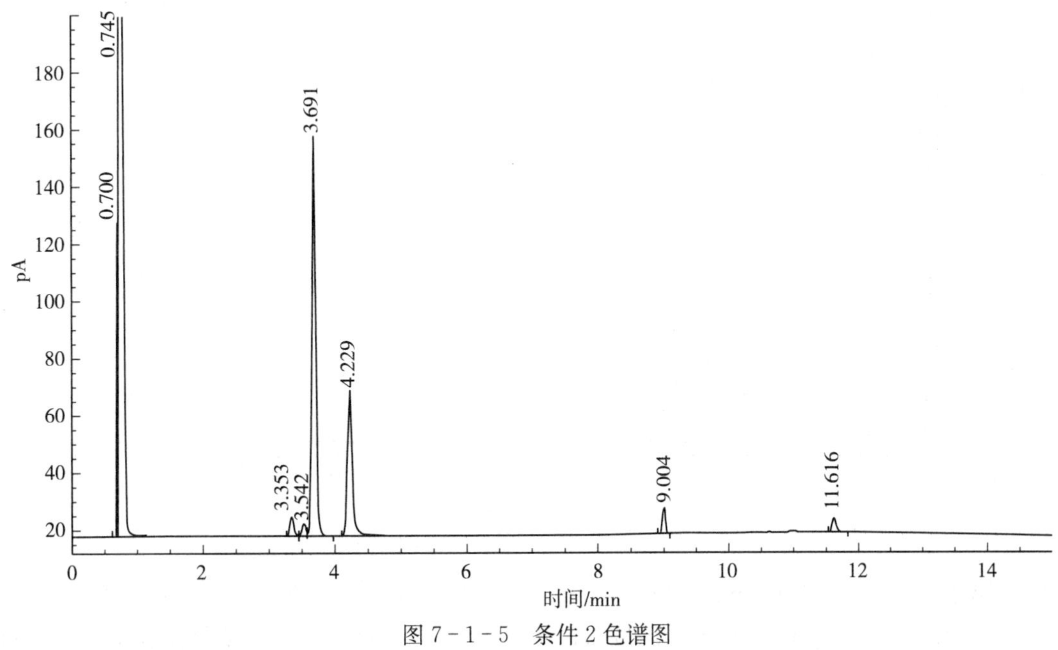

图 7-1-5 条件 2 色谱图

③色谱条件 3。90 ℃保持 2 min，以 2 ℃/min 升温至 100 ℃，以 20 ℃/min 快速升温至 160 ℃，保持 5 min；FID 温度 240 ℃；进样口温度 240 ℃；流速 5 mL/min；进样分流比 9∶1；进样量 0.6 μL。分析结果见 7-1-6。*l*-龙脑分离度 1.49，不符合要求。不能作为 GC 条件。

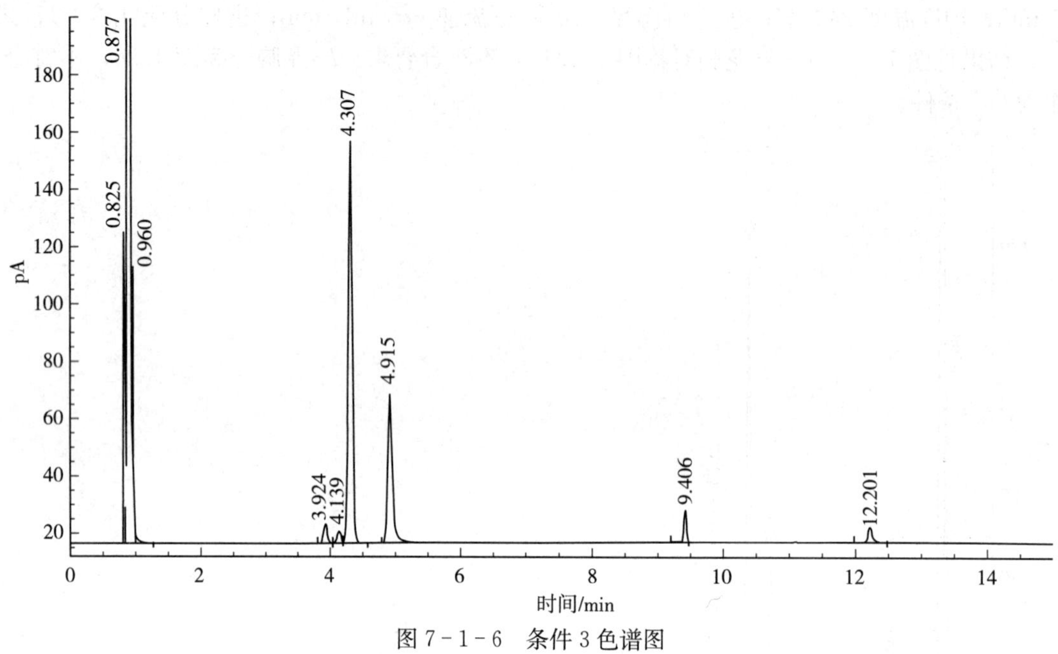

图 7-1-6 条件 3 色谱图

④色谱条件 4。90 ℃保持 2 min，以 2 ℃/min 升温至 100 ℃，以 20 ℃/min 快速升温至 160 ℃，保持 5 min；FID 温度 240 ℃；进样口温度 240 ℃；流速 3 mL/min；进样分流比 9∶1；进样量 0.6 μL。分析结果见 7-1-7。*l*-龙脑分离度 1.50，说明通过调节流速对改善分离度作用已较小。色谱条件有待进一步优化。

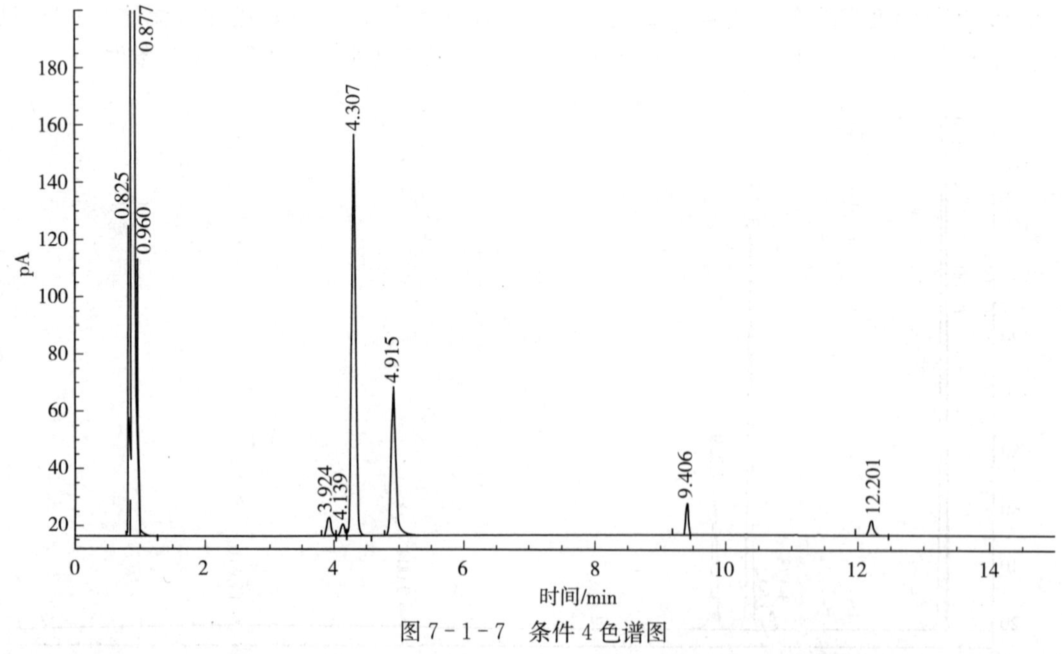

图 7-1-7 条件 4 色谱图

⑤色谱条件 5。90 ℃保持 2 min，以 4 ℃/min 升温至 100 ℃，以 20 ℃/min 快速升温至 160 ℃，保持 6 min；FID 温度 240 ℃；进样口温度 240 ℃；流速 3 mL/min；进样分流比 50∶1；进样量 0.6 μL。分析结果见图 7-1-8。

在该色谱条件下，选用水杨酸甲酯为内标物，樟脑、异龙脑、*l*-龙脑、β-石竹烯、花椒油素和内标物水杨酸甲酯的分离度均大于 1.90，各相邻色谱峰能较好地分离，各物质的色谱峰峰形较好，内标混合对照品和内标艾粉的 GC 图谱见图 7-1-9。各物质的保留时间均在 12 min 内，测定速度较快。以樟脑、异龙脑、l-龙脑、β-石竹烯、花椒油素和内标物水杨酸甲酯色谱峰计算的理论塔板数分别为 90 466、100 999、115 677、343 842、146 763、161 238，远远大于《中华人民共和国药典》（2010 年版）规定的理论塔板数超过 3 000 的要求。所以该色谱条件可以作为 GC 条件。

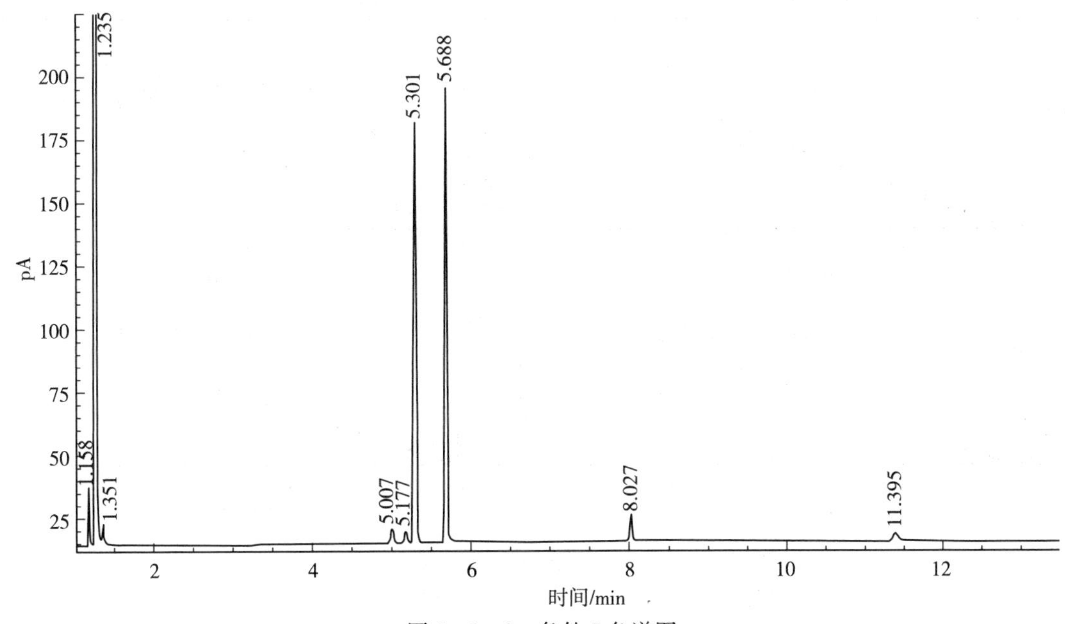

图 7-1-8　条件 5 色谱图

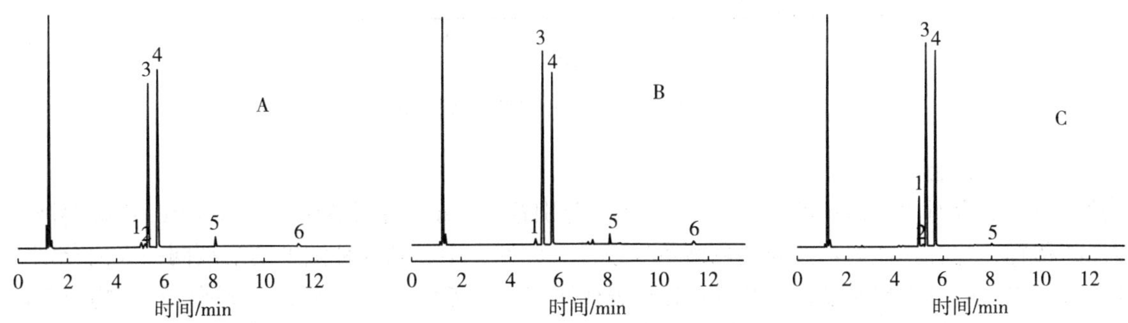

图 7-1-9　内标混合对照品溶液（A）和内标艾粉样品溶液（B、C）GC 图

1. 樟脑　2. 异龙脑　3. l-龙脑　4. 水杨酸甲酯（内标物）　5. β-石竹烯　6. 花椒油素

（3）线性关系考察

精密量取混合对照品储备液 0.1、0.2、0.5、0.7、1、2、3、4 mL，分别置于 5 mL 容量瓶中，加入 1 mL 内标溶液，加乙酸乙酯稀释并定容，摇匀，通过 0.45 μm 微孔滤膜滤过，按前述色谱条件进样分析。以各对照品与内标物的峰面积比为横坐标（X），各对照品与内标物的质量浓度比为纵坐标（Y）进行线性回归，将上述混合对照品溶液进行逐级稀释，进样分析。

结果显示以信噪比（S/N）为 3 时相应浓度确定检测限，结果见表 7-1-7、图 7-1-10。

表 7-1-7　各对照品线性回归方程

成分	回归方程	r	线性范围/（mg/mL）	检测限/（μg/mL）
樟脑	$Y=0.682\,2X-2.2E-6$	1.000 0	0.0159 9～0.319 872	0.75
异龙脑	$Y=0.225\,9X-7.3E-5$	1.000 0	0.009 961～0.079 69	0.23
l-龙脑	$Y=0.644\,4X-1.4E-3$	1.000 0	0.198 744～7.94976	0.68

（续）

成分	回归方程	r	线性范围/（mg/mL）	检测限/（μg/mL）
β-石竹烯	$Y=0.586\,2X-9.1E-5$	1.000 0	0.010 016～0.400 64	0.52
花椒油素	$Y=1.172\,5X+8.3E-3$	0.999 8	0.083 496～0.667 968	0.31

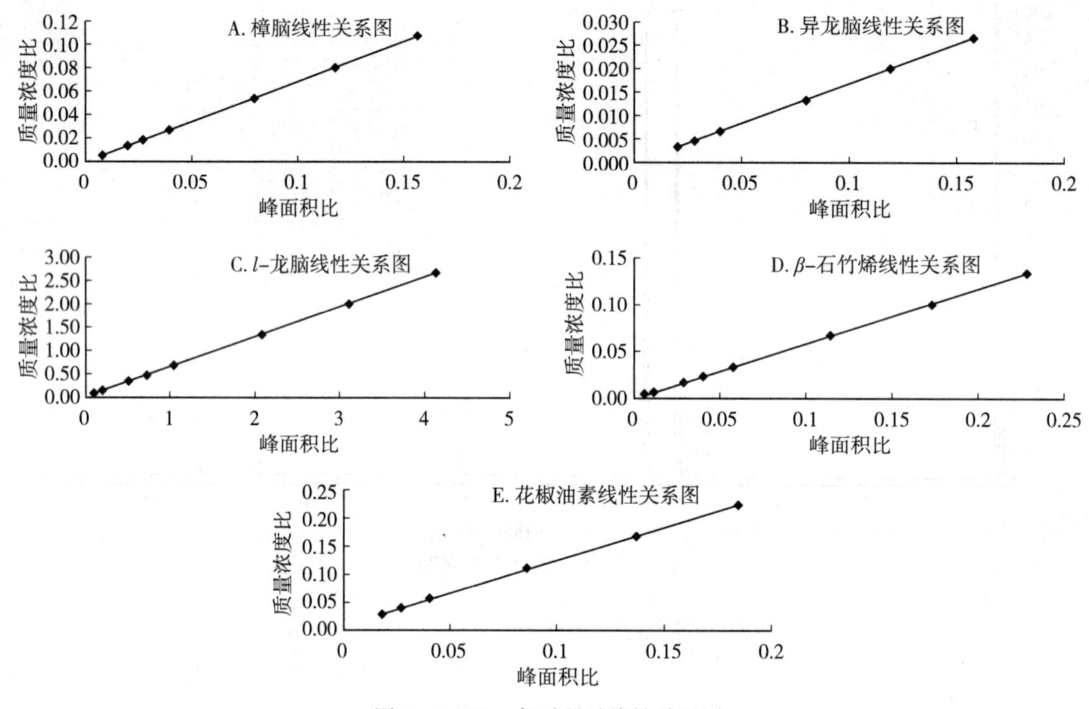

图 7-1-10　各对照品线性关系图

（4）精密度试验

精密量取混合对照品储备液 0.7、1、2 mL，分别置于 5 mL 容量瓶中，加入 1 mL 内标溶液，加乙酸乙酯稀释并定容，摇匀，按前述色谱条件进样。此低、中、高 3 种浓度的溶液同一天内分别连续进样 6 次，以考察日内精密度；连续 3 d 分别进样测定，以考察日间精密度。分别计算各物质与内标物的峰面积比，结果见表 7-1-8。由实验结果可以看出，日内、日间精密度的 *RSD* 均小于 3%，表明本方法精密度良好。

表 7-1-8　精密度实验结果

成分	浓度/（mg/mL）	日内精密度（n=6）*RSD*/%	日间精密度（n=3）*RSD*/%
樟脑	0.056 0	0.78	0.41
	0.080 0	0.30	0.63
	0.160 0	0.45	0.30
异龙脑	0.013 9	0.74	0.23
	0.019 9	0.57	0.73
	0.039 8	0.61	0.12
l-龙脑	1.391 2	0.27	0.40
	1.987 4	0.10	0.33
	3.974 9	0.21	0.25

（续）

成分	浓度/（mg/mL）	日内精密度（n=6）RSD/%	日间精密度（n=3）RSD/%
β-石竹烯	0.070 1	0.92	1.24
	0.100 2	0.30	1.55
	0.200 3	0.89	0.99
花椒油素	0.116 9	2.05	2.75
	0.167 0	1.15	2.70
	0.334 0	1.29	0.54

（5）重复性试验

取同一批样品 75 mg，6 份，精密称定，按“2.（3）”项下制备供试品溶液，在前述色谱条件下测定峰面积。因在所收集的样品中，同一份样品未能同时含有异龙脑和花椒油素，所以此试验分别对含异龙脑不含花椒油素的样品（5 号）、含花椒油素不含异龙脑的样品（14 号样品）进行考察。计算樟脑、异龙脑、l-龙脑、β-石竹烯和花椒油素含量的RSD，结果见表 7-1-9。表明该方法重复性良好。

表 7-1-9　重复性考察结果

序号	樟脑/%	异龙脑/%	l-龙脑/%	β-石竹烯/%	花椒油素/%
1	20.72	0.34	72.60	3.50	5.86
2	20.61	0.34	72.11	3.52	5.97
3	20.61	0.34	72.27	3.53	5.91
4	20.72	0.33	72.54	3.59	6.18
5	20.46	0.33	71.45	3.47	6.04
6	20.70	0.34	72.51	3.57	6.22
平均值	20.63	0.34	72.25	3.53	6.03
RSD/%	0.49	1.29	0.59	1.30	2.37

（6）稳定性试验

取供试品溶液分别于 0、2、4、8、12、24 h 进行测定，计算樟脑、异龙脑、l-龙脑、β-石竹烯和花椒油素与内标物峰面积比，与上述［（5）重复性试验］相似，分别对 5、14 号样品进行测定。结果见表 7-1-10。表明供试品溶液在 24 h 内稳定。

表 7-1-10　稳定性考察结果

时间/h	各物质与内标峰面积比				
	樟脑	异龙脑	l-龙脑	β-石竹烯	花椒油素
0	0.313	0.015 9	1.16 4	0.014 7	0.047
2	0.311	0.016 0	1.156	0.014 4	0.048
4	0.310	0.016 0	1.157	0.014 6	0.048
8	0.309	0.015 9	1.153	0.014 5	0.049
12	0.310	0.015 7	1.156	0.014 6	0.049
24	0.313	0.015 9	1.164	0.014 7	0.048

（续）

时间/h	各物质与内标峰面积比				
	樟脑	异龙脑	*l*-龙脑	*β*-石竹烯	花椒油素
平均值	0.311	0.015 9	1.158	0.014 6	0.048
RSD/%	0.39	0.66	0.39	0.89	2.03

（7）加样回收试验

取已知含量的艾粉样品 37.5 mg，9 份，精密称定，分别加入樟脑、异龙脑、*l*-龙脑、*β*-石竹烯和花椒油素对照品的量相当于样品中各成分含量的 50%、100%、150%。按前述方法制备供试品溶液，按前述色谱条件依次测定。计算各对照品的加样回收率，与前述相似，分别对 5、14 号样品进行测定，结果见表 7-1-11。

表 7-1-11　加样回收率测定结果（*n*=9）

成分	样品量/mg	加入量/mg	测得值/mg	回收率/%	平均回收率/%	*RSD*/%
樟脑	2.228	1.12	3.348	100.0	101.06	1.04
	2.266	1.12	3.405	101.7		
	2.273	1.12	3.421	102.5		
	2.224	2.24	4.513	102.2		
	2.234	2.24	4.520	102.1		
	2.239	2.24	4.483	100.2		
	2.164	3.36	5.550	100.8		
	2.221	3.36	5.593	100.4		
	2.196	3.36	5.548	99.8		
异龙脑	0.137	0.064 5	0.201	99.2	99.08	1.50
	0.136	0.064 5	0.200	99.2		
	0.132	0.064 5	0.197	100.8		
	0.134	0.129	0.262	99.2		
	0.133	0.129	0.259	97.7		
	0.133	0.129	0.257	96.1		
	0.133	0.194	0.325	99.0		
	0.132	0.194	0.328	101.0		
	0.133	0.194	0.326	99.5		
l-龙脑	27.590	12.94	40.06	96.4	99.24	1.25
	28.060	12.94	40.45	99.8		
	28.150	12.94	41.21	100.9		
	27.540	25.88	53.27	99.4		
	27.660	25.88	53.28	99.0		
	27.730	25.88	53.28	98.7		
	26.800	38.82	65.51	99.7		
	27.420	38.82	66.1	99.6		
	27.200	38.82	65.82	99.5		

（续）

成分	样品量/mg	加入量/mg	测得值/mg	回收率/%	平均回收率/%	RSD/%
β-石竹烯	0.464	0.23	0.69	97.9	99.85	1.97
	0.472	0.23	0.71	101.9		
	0.473	0.23	0.7	100.1		
	0.463	0.46	0.91	95.1		
	0.465	0.46	0.92	99.8		
	0.466	0.46	0.92	97.0		
	0.450	0.69	1.15	98.4		
	0.461	0.69	1.16	96.8		
	0.457	0.69	1.16	97.6		
花椒油素	2.340	1.019	3.357	99.8	97.74	1.65
	2.309	1.019	3.311	98.3		
	2.344	1.019	3.365	100.3		
	2.322	2.037	4.278	96.0		
	2.304	2.037	4.258	95.9		
	2.372	2.037	4.343	96.7		
	2.348	3.056	5.363	98.7		
	2.350	3.056	5.322	97.2		
	2.347	3.056	5.303	96.7		

以上方法学考察结果表明，本法简便、准确、重复性好，可用于控制艾粉中樟脑、异龙脑、*l*-龙脑、β-石竹烯和花椒油素含量。

3. 结果与分析

取各批次艾粉样品 75 mg，精密称定，每个样品平行 3 份，按前述方法制备供试品溶液，按前述色谱条件进样分析。

（1）测定结果

艾粉相关物质含量测定结果见表 7-1-12。

表 7-1-12　艾粉含量测定结果（$n=3$，$RSD<3\%$）

单位：%

样品号	樟脑	异龙脑	*l*-龙脑	β-石竹烯	花椒油素
1	3.63	—	85.02	1.89	—
2	3.20	—	78.81	2.02	5.63
3	5.66	—	69.09	1.50	4.72
4	2.85	—	84.19	2.11	3.45
5	2.91	—	78.39	3.53	6.03
6	2.89	—	72.24	—	21.88
7	3.92	—	79.66	2.98	—
8	1.28	—	82.00	4.45	—
9	6.78	—	65.37	2.62	—
10	6.86	—	59.37	5.83	12.79

（续）

样品号	樟脑	异龙脑	l-龙脑	β-石竹烯	花椒油素
11	5.96	—	48.94	2.28	—
12	6.60	—	72.80	1.35	—
13	20.63	0.34	72.25	0.81	—
14	10.11	—	68.79	1.10	—
15	4.99	—	69.22	1.11	—
16	17.43	0.29	65.72	0.91	—
17	8.41	—	79.10	1.07	—
18	1.27	—	64.42	1.27	—
19	18.84	0.30	73.15	1.06	—
20	5.26	—	68.26	1.20	—
21	14.49	0.22	71.89	0.92	—
22	6.41	—	62.49	1.41	—
23	5.61	—	78.08	2.99	2.42
24	3.38	—	88.40	0.35	—
25	4.61	—	69.45	1.00	—
26	3.22	—	85.13	0.72	—
27	4.34	—	81.04	1.35	—
28	3.76	—	84.97	0.86	—
29	3.18	—	77.76	1.27	—
30	2.76	—	79.06	0.51	—
31	3.44	—	78.96	0.59	—
32	4.41	—	68.63	1.55	—
33	4.26	—	70.35	1.35	—
34	3.48	—	93.14	0.73	—
35	3.47	—	91.77	0.63	—
36	5.18	—	81.27	1.83	—
37	4.50	—	89.79	1.41	—
38	4.91	—	89.32	1.27	—
39	2.99	—	95.79	—	—
40	3.42	—	94.10	—	—
41	2.91	—	97.50	—	—
42	2.99	—	95.25	—	—
43	2.86	—	95.52	—	—
44	2.61	—	95.09	—	—
45	2.72	—	94.71	—	—
46	3.06	—	94.88	—	—
47	3.03	—	95.42	—	—
48	3.02	—	90.12	—	—
49	2.75	—	95.99	—	—

（2）结果分析

不同批次艾粉相关物质含量见图 7－1－11。

由图 7－1－11 可知：第一，在所测定的 49 份艾粉样品中仅 13、14、16、17、19、21 号这 6 份样品的樟脑含量与大多数样品差异较大，85％的样品樟脑都在 7％以下，并且与《中华人民共和国药

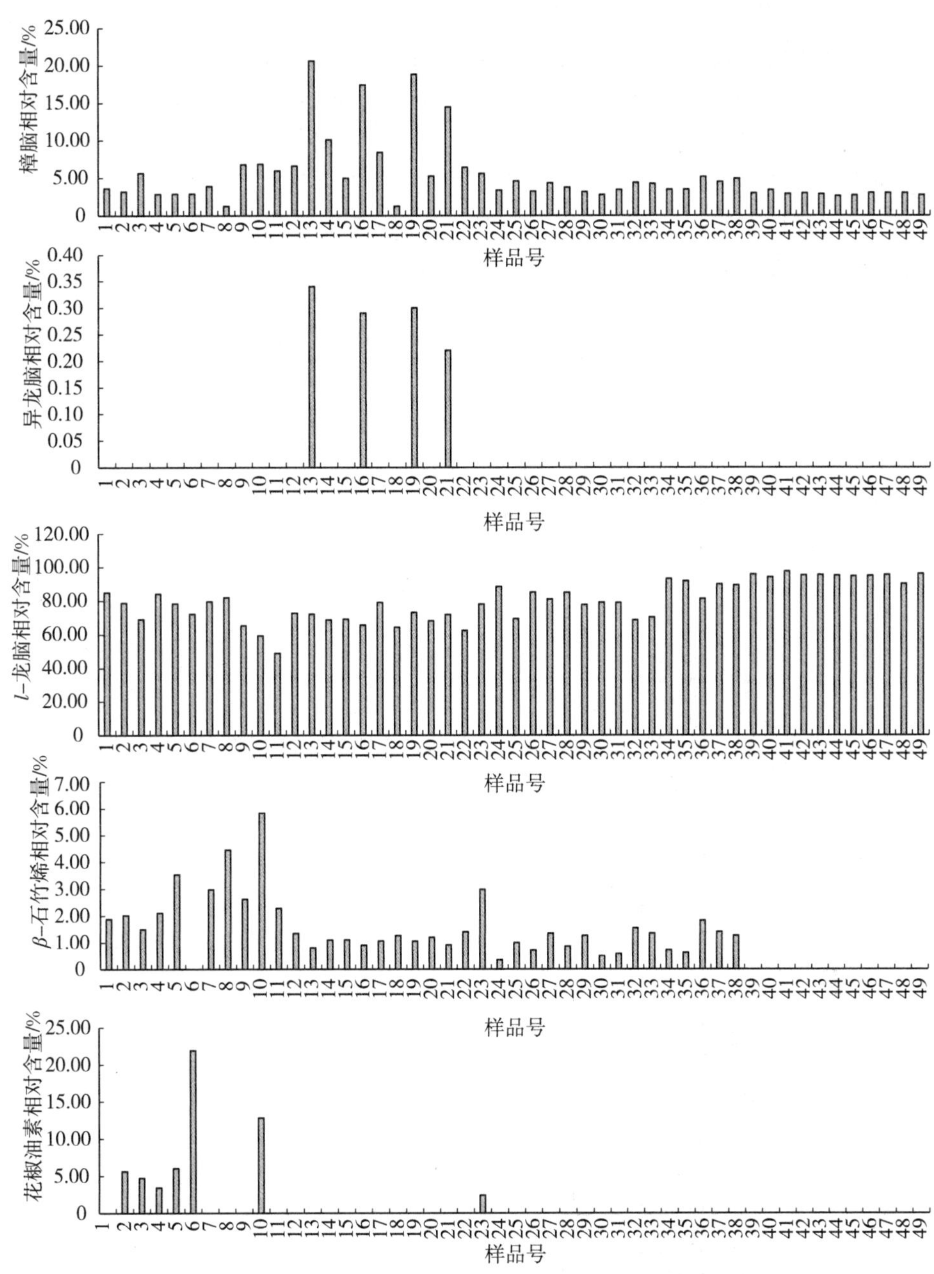

图 7－1－11　不同批次艾粉相关物质含量变化折线图

典》（2010 年版）中艾片樟脑不得超过 10%相符。因此，艾粉的樟脑范围为不得超过 7%。

第二，49 份艾粉样品中，异龙脑含量均不高于 0.4%，与《中华人民共和国药典》（2010 年版）中艾片异龙脑不得超过 5%相符。因此，艾粉的异龙脑范围为不得超过 0.4%。

第三，所测样品中仅 10、11 号样品的 *l*-龙脑含量与大多数样品差异较大，95%的样品樟脑都在 60%以上，艾粉通过进一步加工得到艾片，所以与《中华人民共和国药典》（2010 年版）中艾片“*l*-龙脑不得少于 85%”相比范围相对较宽。因此，艾粉的 *l*-龙脑含量不得少于 60%。

第四，除了 8、10 号样品外 β-石竹烯在 49 份所测样品中的含量在 0～4%。

第五，除了 6、10 号样品外，花椒油素的含量均在 0～6%。

（3）聚类分析

以樟脑、异龙脑、*l*-龙脑、β-石竹烯和花椒油素含量为考察指标，选用类内平均链锁法（within-groups linkage），以欧氏平方距离进行聚类，根据树形图，见图 7－1－12，可直观反映 49 批样品的整个聚类过程，选择分类数为 4，其中类Ⅰ包含 16 批样品，即 24、34～35、37～49；类Ⅱ包含 16 批样品，即 1～2、4～8、17、23、26～31、36；类Ⅲ包含 4 批样品，即 13、16、19、21；类Ⅳ包含 13 批样品，即 3、9～12、14～15、18、20、22、25、33，各成分的含量范围见表7－1－13。据《中华人民共和国药典》，l－龙脑为艾片质量标准“含量测定”项下指标，樟脑、异龙脑为“检查”项下指标，且樟脑、异龙脑、l－龙脑、β－石竹烯 4 种成分在各类中含量较为稳定。为此，依据此 4 种成分的分布可将艾粉划分为 4 个等级，一级为类Ⅰ，二级为类Ⅱ，三级为类Ⅲ，四级为类Ⅳ。

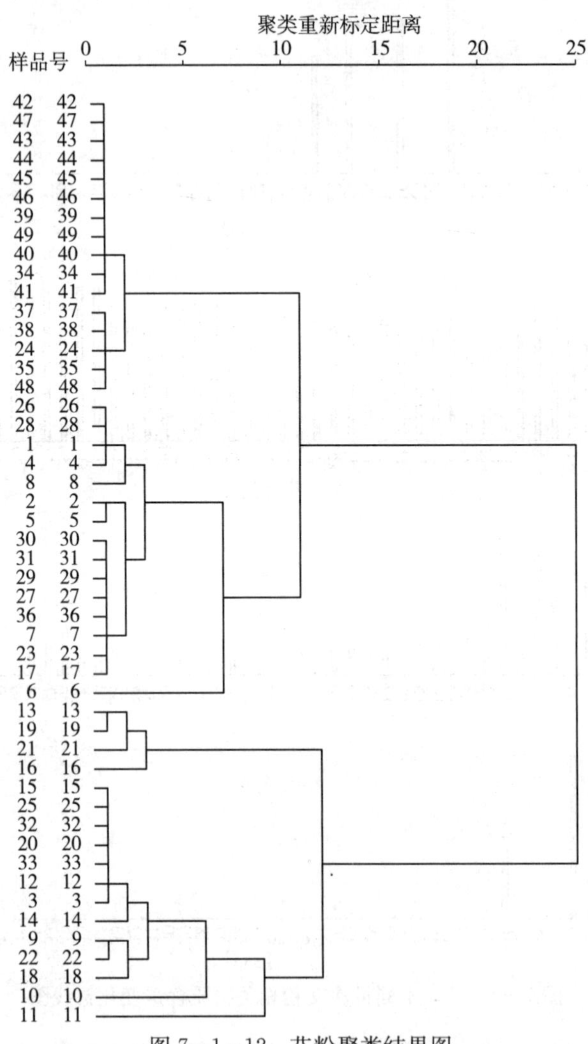

图 7－1－12　艾粉聚类结果图

表 7－1－13　艾粉分类结果

类别	含量范围/%				
	樟脑	异龙脑	l-龙脑	β-石竹烯	花椒油素
Ⅰ	2～5	0	88～97	0～1.4	0
Ⅱ	3～8	0	72～85	0.5～4.4	0～6
Ⅲ	1～10	0	48～72	1～6	0
Ⅳ	14～20	0.2～0.3	65～73	0.8～1.1	0

4. 结论

艾粉主要成分为 l－龙脑，其中异龙脑含量均不高于 0.4%，远远低于《中华人民共和国药典》

（2010 年版）中规定的艾片中异龙脑不得超过 5.0%，有利于进一步加工得到艾片。本次试验建立了 GC 同时测定艾粉中樟脑、异龙脑、*l*-龙脑、*β*-石竹烯和花椒油素含量的方法，该方法简便、准确、稳定可靠，有助于艾粉质量控制水平的提高。聚类分析中，类Ⅰ和类Ⅱ所占比例较高，且樟脑、*l*-龙脑、*β*-石竹烯的含量相对较稳定，说明 5 种成分中，樟脑、*l*-龙脑、*β*-石竹烯在艾粉的质量控制中起着主要作用，能更好地鉴别艾粉。聚类分析为艾粉的质量控制提供了一个更加综合的评价方法。

（四）艾粉气相色谱法（GC）指纹图谱研究

近年来，中药指纹图谱研究越来越受到青睐，无论是在中药材、中药原料药（包括饮片、配方颗粒）还是在中药中间体（生产过程中间产物）、中药制剂的质量控制研究中，都能够建立指纹图谱为其质量保证提供依据。本试验通过对艾粉的 GC 指纹图谱研究，以期制定规范化标准从而保证艾粉的质量可控。这对保证艾粉用药安全、有效具有重要意义。

1. 材料与仪器试药

（1）材料

艾粉药材：见表 7-1-1

（2）仪器试药

Agilent 气相色谱仪（配有氢火焰离子化检测器，即 FID，载气为高纯氮气，助燃气体为空气，燃气为氢气）、HP-5 毛细管柱（30 m×0.32 mm，0.25 μm）、OpenLAB CDS 工作站、G4513A 自动进样器、电子分析天平（1/1 000）。

指纹图谱数据处理软件为《中药色谱指纹图谱相似度评价系统》（2004A 版）。

指纹图谱参照物：对照品樟脑（纯度≥98.0%），*l*-龙脑（纯度≥98.0%）。

试剂：乙酸乙酯（色谱纯）。

2. 方法

（1）气相色谱条件的研究

①供试品溶液与参照物溶液的制备。取同一艾粉样品 0.1 g，精密称定，置于 25 mL 容量瓶中，加乙酸乙酯至刻度，摇匀，精密量取 1 mL 置于 10 mL 容量瓶中，加乙酸乙酯至刻度，摇匀，通过 0.45 μm 微孔滤膜滤过，即得供试品溶液，备用。

取对照品樟脑、*l*-龙脑适量，精密称定，加乙酸乙酯制成分别含 0.4、10 mg/mL 的溶液，即得参照物溶液。

②柱温考察。按照“2.（1）①”项下方法制备供试品溶液，采用不同升温方法进样分析。进样量 0.6 μL，不分流，进样加热器 220 ℃，FID 温度 260 ℃。不同程序升温方法见表 7-1-14，结果见图 7-1-13。

比较不同程序升温方法，当采用方法 3 时，共能检测出 17 个峰，样品在 60 min 内出峰完全。且色谱基线平稳，各色谱峰分离达到最佳效果，故将分析时间定为 60 min。所以将此升温程序确立为气相色谱指纹升温方法。

表 7-1-14 不同程序升温方法

方法名称	升温程序
方法 1	40 ℃，保持 10 min，以 5 ℃/min 程序升温至 100 ℃，以 2 ℃/min 升温至 200 ℃，保持 5 min
方法 2	30 ℃，保持 10 min，以 2 ℃/min 程序升温至 100 ℃，以 5 ℃/min 升温至 150 ℃，保持 5 min
方法 3	30 ℃，保持 5 min，以 10 ℃/min 程序升温至 50 ℃，以 2 ℃/min 升温至 100 ℃，以 4 ℃/min 升温至 160 ℃，保持 13 min
方法 4	50 ℃，保持 5 min，以 1 ℃/min 程序升温至 80 ℃，以 4 ℃/min 升温至 160 ℃，保持 5 min

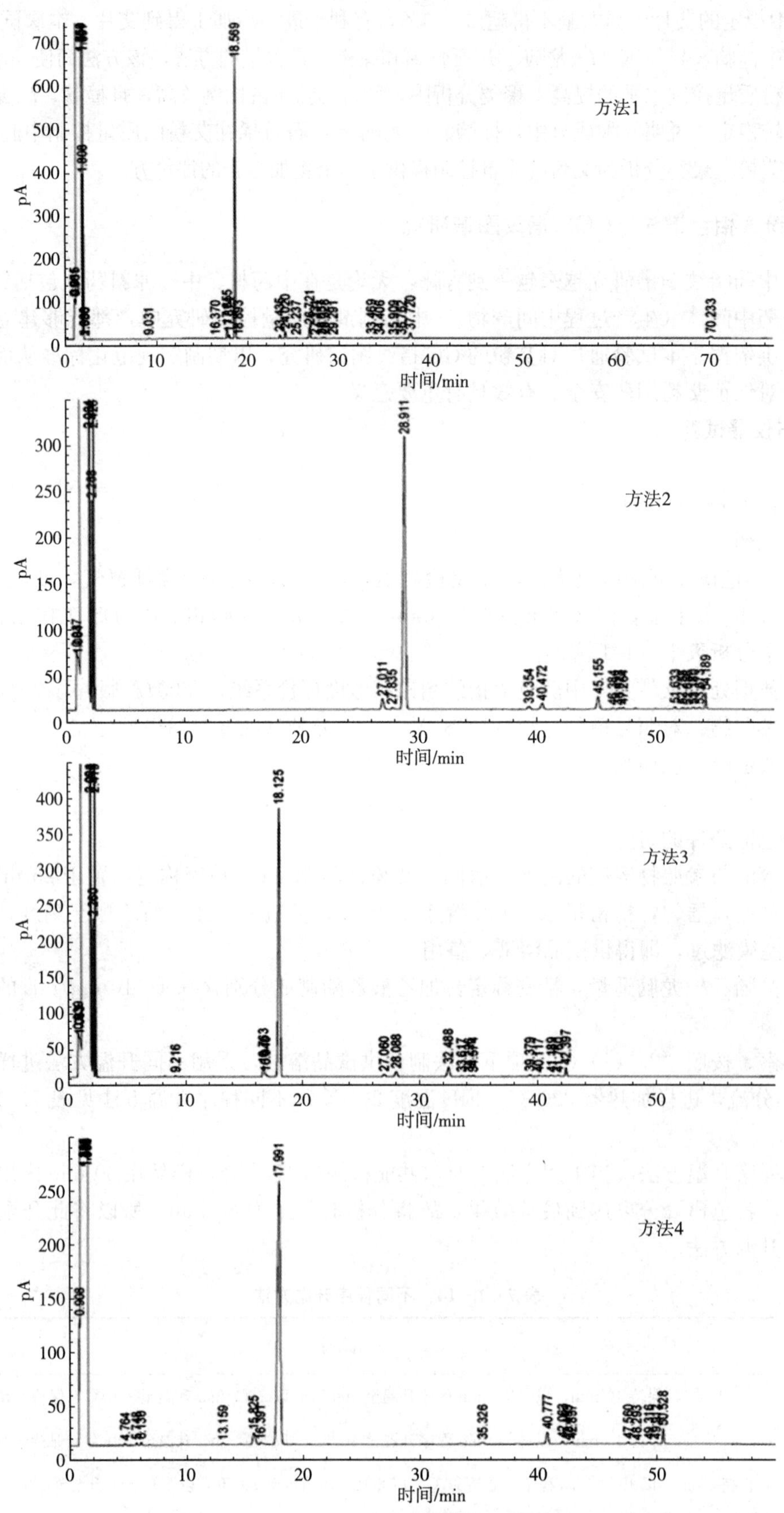

图 7-1-13　不同升温程序方法色谱图

③柱流速考察。按照上述方法制备供试品溶液，在上述升温程序条件下，考察不同柱流速下的分离色谱图。结果见图 7－1－14。

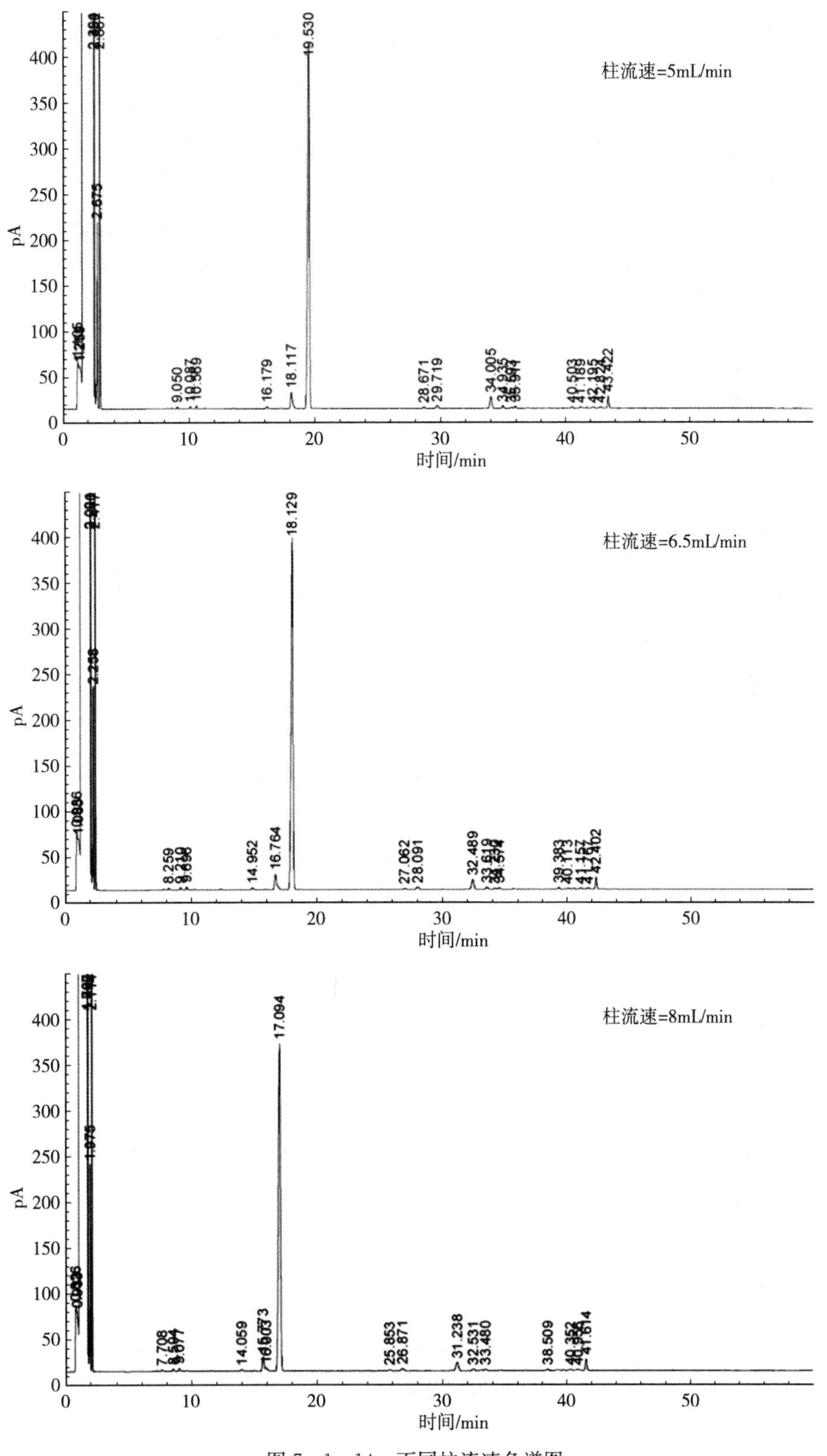

图 7－1－14　不同柱流速色谱图

比较不同柱流速色谱图，当采用不同柱流速时，分离效果无明显差异，说明柱流速对样品的分离影响较小，本试验选择了系统默认的柱流速：6.5 mL/min。

④结果与分析。综上所述，确立的色谱条件为色谱柱：HP－5 毛细管柱（30 m×0.32 mm，0.25 μm），程序升温（30 ℃，保持 5 min，以 10 ℃/min 程序升温至 50 ℃，以 2 ℃/min 升温至 100 ℃，再以 4 ℃/min 升温至 160 ℃，保持 13 min），载气为高纯氮气，柱流速为 6.5 mL/min；不分流，FID 温度 260 ℃，进样口温度 220 ℃。按 *l*-龙脑计算理论塔板数及分离度。结果理论塔板数不低于 50 000，分离度大于 4，符合指纹图谱的相关要求。该色谱条件作为 GC 条件。

（2）方法学考察

①专属性。按“2.（1）④”确立的色谱条件分别对供试品溶液、*l*-龙脑对照品参照物溶液、樟脑对照品参照物溶液、溶剂乙酸乙酯进样分析。结果表明供试品溶液与参照物溶液保留时间具有一致性，见图 7－1－15、图 7－1－16、图 7－1－17、图 7－1－18。

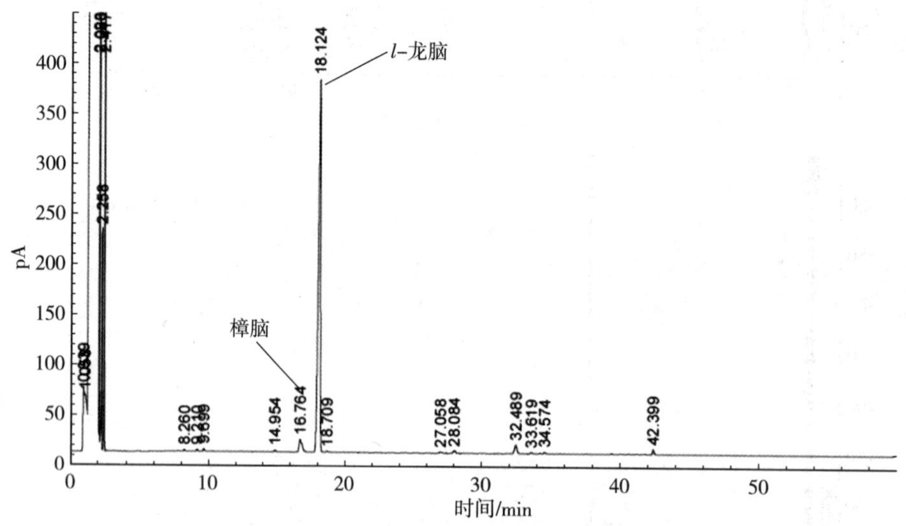

图 7－1－15　供试品溶液 GC 图谱

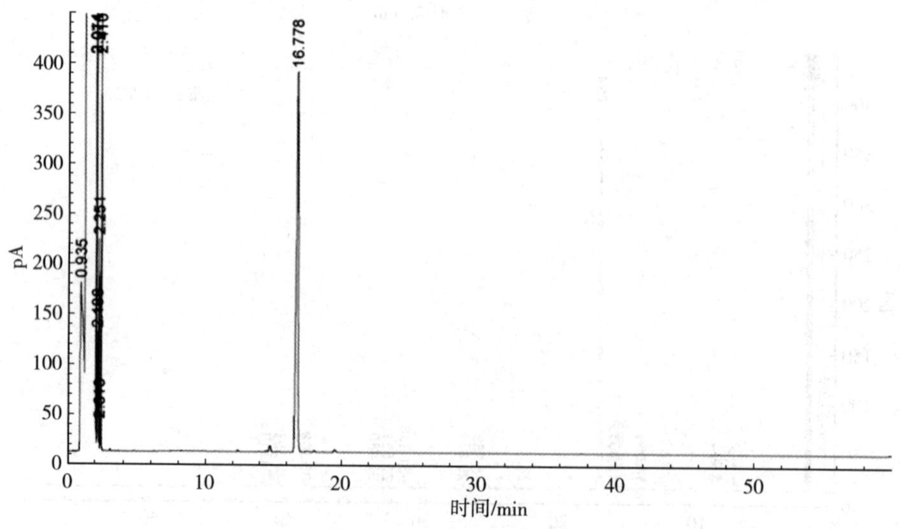

图 7－1－16　樟脑对照品参照物溶液 GC 图谱

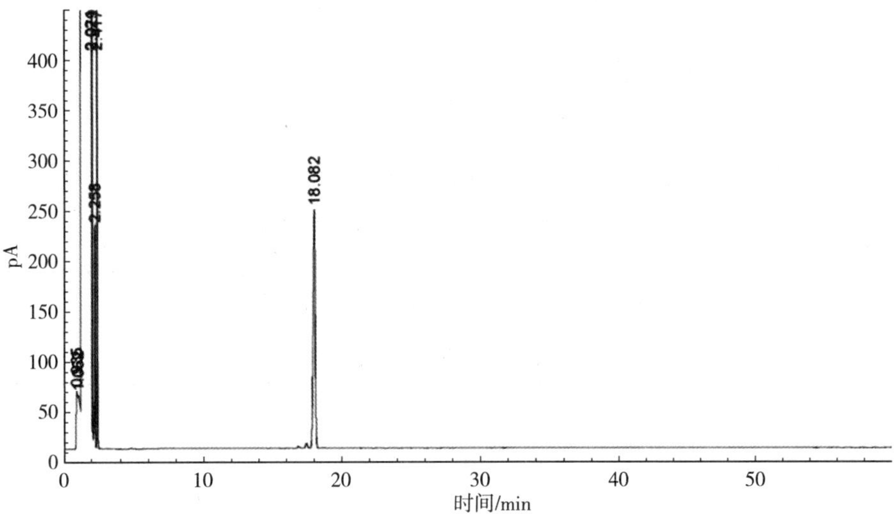

图 7-1-17 *l*-龙脑对照品参照物溶液 GC 图谱

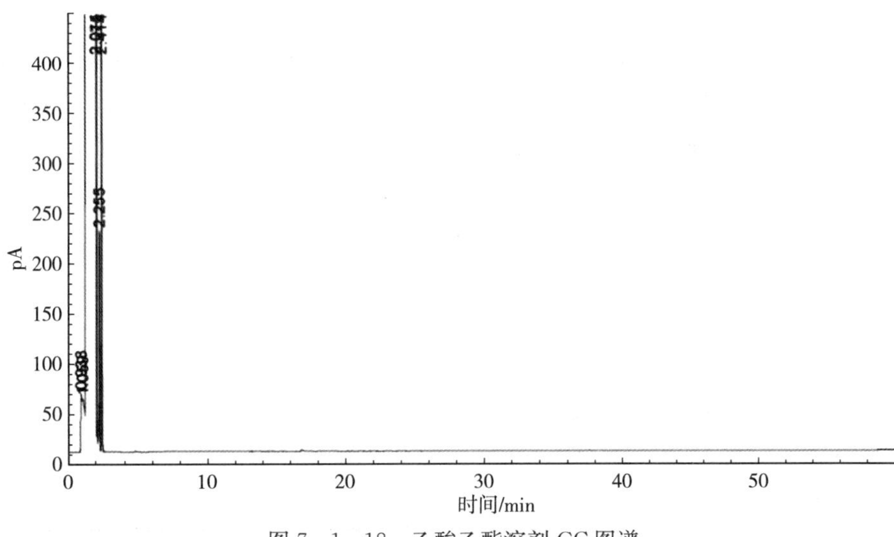

图 7-1-18 乙酸乙酯溶剂 GC 图谱

②精密度实验。取同一供试品续滤液，按"2.（1）④"色谱条件，连续进样 6 次，测定，记录其色谱图，将所得色谱图以 AIA 格式导入《中药色谱指纹图谱相似度评价系统》，选择中位法，时间窗为 0.1，自动匹配，生成对照，结果见表 7-1-15。6 次试验色谱图的相似度均等于 1.00，表明仪器精密度良好，可用于艾粉指纹图谱的建立。

表 7-1-15 精密度试验结果

序号	1	2	3	4	5	6
相似度	1.000	1.000	1.000	1.000	1.000	1.000

注：*RSD* 为 0。

③重复性实验。取同一批样品 6 份，按照供试品溶液制备方法制备，取续滤液进样，按"2（1）④"色谱条件，测定，记录其色谱图，将所得色谱图以 AIA 格式导入《中药色谱指纹图谱相似度评价系统》，选择中位法，时间窗为 0.1，自动匹配，生成对照，结果见表 7-1-16。6 次试验色谱图的相似度均等于 1.00，表明该方法重复性良好。符合指纹图谱相关要求，可用于艾粉指纹图谱的建立。

表 7-1-16 重复性试验结果

序号	1	2	3	4	5	6
相似度	1.000	1.000	1.000	1.000	1.000	1.000

注：*RSD* 为 0。

④稳定性实验。取同一供试品续滤液，按前述色谱条件，分别在 0、2、4、8、12、24 h 进样，测定，记录其色谱图，将所得色谱图以 AIA 格式导入"中药色谱指纹图谱相似度评价系统"，选择中位法，时间窗为 0.1，自动匹配，生成对照，结果见表 7-1-17。6 次试验色谱图的相似度均等于 1.00，表明供试品溶液在 24 h 内稳定，符合指纹图谱相关要求，可用于艾粉指纹图谱的建立。

表 7-1-17 稳定性试验结果

序号	1	2	3	4	5	6
相似度	1.000	1.000	1.000	1.000	1.000	1.000

注：*RSD* 为 0。

（3）气相色谱法（GC）指纹图谱相似度评价

①艾粉指纹图谱的采集。取 49 批艾粉药材，按"2（1）①"供试品溶液制备方法进行制备，得 49 份供试品溶液，依法测定记录色谱图得到 49 批药材 GC 指纹图谱。

②艾粉药材指纹图谱的分析。将 49 批艾粉药材 GC 指纹图谱以 AIA 格式导入《中药色谱指纹图谱相似度评价系统》，选择中位法，时间窗为 0.1，自动匹配，生成对照指纹图谱。共标定 2 个共有峰。经对照定性得知 S1 色谱峰为樟脑，S2 色谱峰为 *l*-龙脑。以上内容见图 7-1-19 至图 7-1-21。

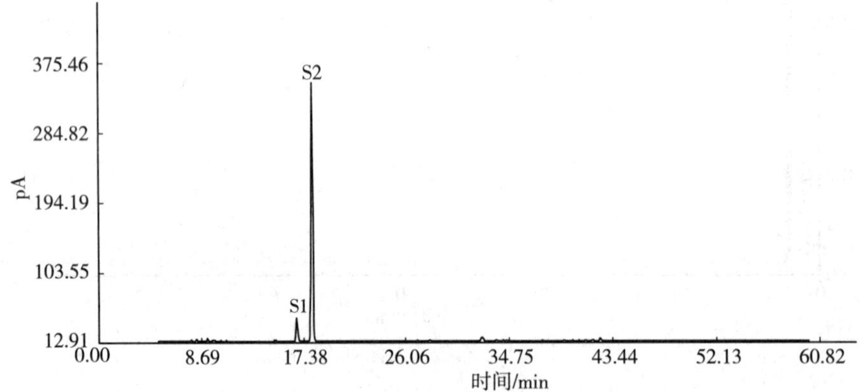

图 7-1-19 艾粉药材对照指纹图谱

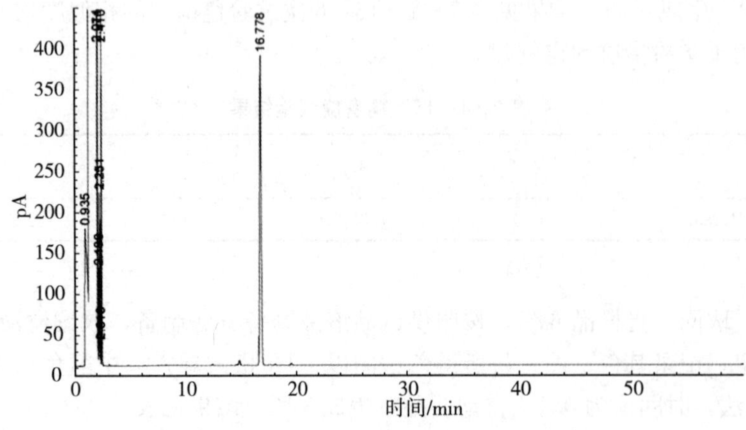

图 7-1-20 樟脑对照品参照物溶液 GC 图谱

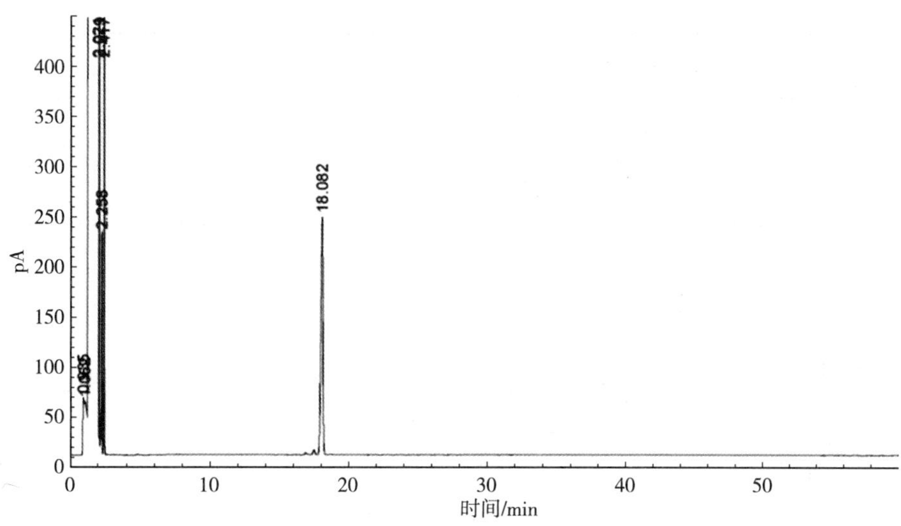

图 7-1-21　l-龙脑对照品参照物溶液 GC 图谱

③特征指纹图谱的建立及相似度计算。将 49 批艾粉药材 GC 指纹图谱以 AIA 格式导入《中药色谱指纹图谱相似度评价系统》，选择中位法，时间窗为 0.1，自动匹配，生成对照指纹图谱，见表 7-1-18。49 批艾粉药材 GC 指纹图谱叠加图见图 7-1-22。

表 7-1-18　各样品与对照指纹图谱的相似度结果

样品号	相似度	样品号	相似度
1	1.000	26	1.000
2	0.999	27	1.000
3	0.998	28	1.000
4	1.000	29	1.000
5	0.999	30	1.000
6	0.983	31	1.000
7	0.605	32	1.000
8	1.000	33	1.000
9	0.997	34	1.000
10	0.996	35	1.000
11	0.993	36	1.000
12	1.000	37	1.000
13	0.999	38	1.000
14	0.986	39	1.000
15	0.998	40	1.000
16	1.000	41	1.000
17	0.977	42	1.000
18	0.999	43	1.000
19	0.999	44	1.000
20	0.978	45	1.000
21	1.000	46	1.000
22	0.988	47	1.000

（续）

样品号	相似度	样品号	相似度
23	0.999	48	1.000
24	0.999	49	1.000
25	1.000		

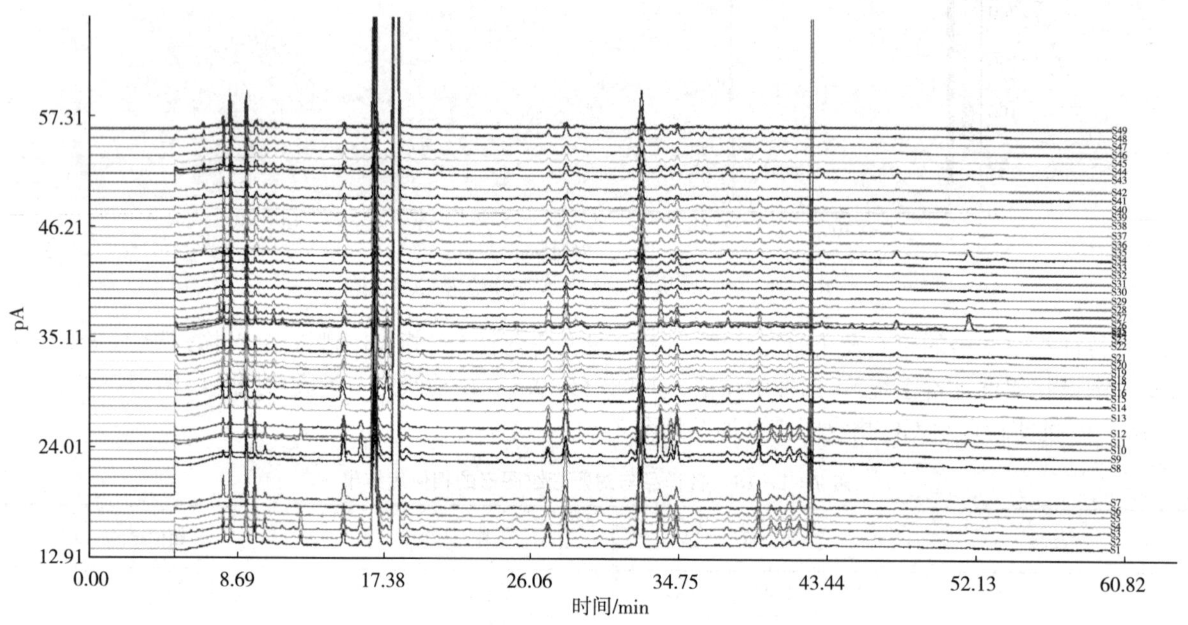

图 7-1-22　艾粉药材 GC 指纹图谱叠加图

3. 结果分析

本试验艾粉药材共有 49 批，样品量较大，具有较好的代表性。本试验首次对其指纹图谱进行研究，所建立的方法精密度、重复性、稳定性良好，但 49 批样品的共有峰较少，仅有樟脑、*l*-龙脑 2 个共有峰，可能与艾粉的加工工艺有关。利用《中药色谱指纹图谱相似度评价系统》（2004 A 版）对艾粉药材指纹图谱的相似性进行研究表明，49 批艾粉样品中有 48 批的指纹图谱相似度均在 0.9 以上。试验结果表明该方法能够较好地反映艾粉药材的指纹性，可同时结合第一章的质量标准研究内容对其进行质量控制。

4. 结论

本试验首次对艾粉的指纹图谱进行研究，利用 49 批艾粉样品建立了艾粉的 GC 指纹图谱，其精密度、稳定性、重复性良好，符合指纹图谱的相关要求。共能检出 17 个峰，确定了樟脑、*l*-龙脑 2 个共有峰，利用《中药色谱指纹图谱相似度评价系统》（2004 A 版）建立了艾粉的对照指纹图谱。指纹图谱分析表明，49 批艾粉样品中有 48 批的相似度均在 0.9 以上。可结合艾粉的质量标准研究试验对艾粉进行质量控制。

二、艾粉质量标准制定

艾粉为菊科植物艾纳香的新鲜叶经水蒸气蒸馏提取而得，可进一步加工得到艾片。

1. 性状

本品为白色、块状、盐粒状或颗粒状结晶，手捻不易碎。具清香气，味辛、凉，具挥发性。点燃时有黑烟，火焰呈黄色，有油状物残留，并迅速冷凝至蜡状固体。

本品易溶于乙醇、氯仿、乙醚，几乎不溶于水。

比旋度取本品 1 g，精密称定，加乙醇至刻度定容，摇匀，依法测定（《中华人民共和国药典》一部附录Ⅶ E)，比旋度应为－24°～－32°。

2. 鉴别

取本品 10 mg，加乙醇 2 mL 使溶解，作为供试品溶液。另取 *l*-龙脑对照品、*β*-石竹烯对照品、花椒油素对照品适量，加乙醇制成分别每 1 mL 含 3、2、1 mg 的溶液，作为对照品溶液。照薄层色谱法（《中华人民共和国药典》一部附录Ⅵ B）试验，吸取上述 4 种溶液各 2～5 μL，分别点于同一硅胶 G 薄层板上，以石油醚（60～90 ℃）-乙酸乙酯（9∶1）为展开剂，展开，取出，晾干，喷以 0.5%香草醛硫酸乙醇（10%）溶液，在 105 ℃加热至斑点显色清晰。供试品色谱中，在与对照品色谱相应的位置上，*l*-龙脑显相同颜色的斑点，*β*-石竹烯、花椒油素显相同颜色的斑点或没有斑点。

3. 检查

水分不得超过 24%（《中华人民共和国药典》一部附录Ⅸ H 第二法）。

樟脑照“含量测定”项下的方法测定，计算，即得。

本品含樟脑（$C_{10}H_{16}O$）不得超过 7%。

异龙脑照“含量测定”项下的方法测定，计算，即得。

本品含异龙脑（$C_{10}H_{18}O$）不得过 0.4%。

4. 含量测定

按照气相色谱法（《中华人民共和国药典》一部附录Ⅵ E）测定。

色谱条件与系统适用性试验 HP－5 毛细管柱（交联 5%苯基甲基聚硅氧烷为固定相）（30 m×0.32 mm，0.25 μm)；升温程序 90 ℃保持 2 min，以 4 ℃/min 升温至 100 ℃，以 20 ℃/min 快速升温至 160 ℃，保持 6 min；进样分流比 50∶1；FID 温度 240 ℃；进样口温度 240 ℃；载气高纯氮气，流速 3.0 mL/min，空气体积流量 400 mL/min，氢气体积流量 30 mL/min；进样量 0.5 μL。理论板数按 *l*-龙脑峰计算不低于 100 000。

混合对照品储备液及内标溶液在制备时分别精密称取樟脑、异龙脑、*l*-龙脑、*β*-石竹烯和花椒油素对照品适量，以乙酸乙酯溶解并定容，制成樟脑、异龙脑、*l*-龙脑、*β*-石竹烯和花椒油素质量浓度分别为 0.4、0.1、10、0.5、0.8 mg/mL 的混合液，作为混合对照品储备液；精密称取水杨酸甲酯适量，以乙酸乙酯溶解并定容，制成 15 mg/mL 的溶液，作为内标溶液。

标准曲线的制备精密量取混合对照品储备液 0.1、0.2、0.5、0.7、1、2、3、4 mL，分别置于 5 mL容量瓶中，加入 1 mL 内标溶液，加乙酸乙酯稀释并定容，摇匀，滤过，取续滤液，依法进行测定分析。以各对照品与内标物的峰面积比为横坐标，各对照品与内标物的质量浓度比为纵坐标绘制标准曲线。

按照测定法取本品 75 mg，精密称定，置于 25 mL 容量瓶中，精密加入内标溶液 5 mL，加乙酸乙酯至刻度，摇匀，滤过，取续滤液，依法进行测定分析。

本品按干燥品计算，*l*-龙脑不得少于 60%，*β*-石竹烯含量为 0%～4%，花椒油素含量在0%～6%。

5. 指纹图谱

按照气相色谱法（《中华人民共和国药典》一部附录Ⅵ E）测定。

色谱条件与系统适用性试验 HP－5 毛细管柱（交联 5%苯基甲基聚硅氧烷为固定相）（30 m×0.32 mm，0.25 μm)；升温程序 30 ℃，保持 5 min，以 10 ℃/min 程序升温至 50 ℃，保持 0 min，以 2 ℃/min 升温至 100 ℃，保持 0 min，再以 4 ℃/min 升温至 160 ℃，保持 13 min。载气为高纯氮气，柱流速 6.5 mL/min；不分流，FID 温度 260 ℃，进样口温度 220 ℃。理论塔板数按 *l*-龙脑峰计算结果不低于 50 000。

参照物溶液的制备取樟脑、l-龙脑对照品适量，精密称定，加乙酸乙酯制成 0.4、10 mg/mL 的混合液，即得。

供试品溶液的制备取本品 0.1 g，精密称定，置 25 mL 容量瓶中，加乙酸乙酯至刻度，摇匀，精密量取 1 mL 置 10 mL 容量瓶中，加乙酸乙酯至刻度，摇匀，滤过，取续滤液，即得。

按照测定法分别精密吸取参照物溶液和供试品溶液各 0.6 μL，注入气相色谱仪，测定，记录色谱图，即得。

供试品指纹图谱中应分别呈现相应的参照物色谱峰保留时间相同的色谱峰。按中药色谱指纹图谱相似度评价系统计算，供试品指纹图谱与对照指纹图谱的相似度不得低于 0.95。

6. 储藏

避光，密封，置于阴凉处。

第二节　艾纳香油质量标准研究

一、艾纳香油质量标准制定过程

（一）艾纳香油理化性质分析

艾纳香通过水蒸气蒸馏得到艾纳香油，后经 GC - MS 分析发现其含有多种萜类化合物。艾纳香油的主要化学成分是 l-龙脑、β-石竹烯、樟脑等。艾纳香油因其主要成分具有挥发性，常采用气相色谱法（GC）对其含量进行研究。

1. 试验材料

艾纳香油样品分别来源于贵州省艾源生态药业开发有限公司（S1～S6、S12、S13）、贵州省江口县苗药生物科技有限公司（S7、S8），贵州省利生香中药科技有限公司（S9、S10）、湖北省丹圣医药科技有限公司（S11），样品信息见表 7 - 2 - 1。

表 7 - 2 - 1　艾纳香油样品收集信息

样品号	批号	样品号	批号
S1	20110530	S8	20140313
S2	20110116	S9	20140827
S3	20110530	S10	20140827
S4	20110115	S11	20140825
S5	20110116	S12	20131017
S6	20110530	S13	20131115
S7	20130912		

2. 方法

（1）性状

各批次艾粉为白色、块状、盐粒状或颗粒状结晶，手捻不易碎。具清香气，味辛、凉，具有挥发性。点燃时有黑烟，火焰呈黄色，有油状物残留，并迅速冷凝至蜡状固体。

（2）溶解性

按《中华人民共和国药典》（2010 版）一部凡例中“性状”项下对溶解度的测定法，取各批次艾纳香油 1 mL，置于试管中，分别加入不同体积蒸馏水、乙醇、氯仿、乙醚，每隔 5 min 强力振摇 30 s，观察 30 min 内的溶解情况。见表 7 - 2 - 2。结果表明艾纳香油易溶于乙醇、氯仿、乙醚，几乎不溶于水。

(3) 比旋度

按《中华人民共和国药典》(2010 版) 一部附录Ⅶ E 旋光度测定法，在 20 ℃的条件下，取艾纳香油 1 g，精密称定，置 50 mL 容量瓶中，加入乙醇至刻度定容，摇匀，备用。每次测定前以乙醇作空白校正，测定后，再校正 1 次，以确定在测定时零点有无变动；如第 2 次校正时发现零点有变动，则应重新测定旋光度。将测定管用艾纳香油供试液冲洗数次，缓缓注入艾纳香油供试液适量（勿使发生气泡），置于旋光计（WZZ－2S 自动数显旋光仪）内检测读数，即得供试液的旋光度。用同法对每份样品测定旋光度 3 次，取 3 次的平均数，照下列公式计算，即得供试品的比旋度。

$$[\alpha]_D^t = \frac{100\alpha}{lc} \tag{7-2}$$

式中，$[\alpha]$ 为比旋度；D 为钠光谱的 D 线；t 为测定时的温度，℃；l 为测定管长度，dm；α 为测得的旋光度；c 为每 100 mL 溶液中含有被测物质的重量，g。

(4) 相对密度

参照《中华人民共和国药典》(2010 版) 一部附录Ⅶ A 相对密度测定第二法，取 20 ℃时相对密度等于 1 的韦氏比重秤，将新沸过的冷水倒入所附玻璃圆筒至八分满，不断搅动玻璃圆筒内的水（置于 20 ℃的水浴中），使之温度调至 20 ℃，将悬于秤端的玻璃锤慢慢浸入圆筒内的水中，游码悬挂于秤臂右端 1.000 0 处，调节秤臂左端的螺旋使平衡，倾去玻璃圆筒内的水，拭干，加入艾纳香油至相同的高度，并用同样的方法调节温度，将玻璃锤拭干后浸入艾纳香油中，通过调节游码在秤臂上的数量与位置使之平衡，数值读取，即得艾纳香油的相对密度。

(5) 折光率

按《中华人民共和国药典》(2010 版) 一部附录Ⅶ F 折光率测定法，采用阿贝折射仪（WYA－2S）在 20 ℃下测定供试品的折光率。

(6) 乙醇中不溶物

取艾纳香油 1 mL，置于试管中，以 1 mL 为梯度滴加一定浓度乙醇，摇匀，观察并分别记录溶液从澄清变为混浊时乙醇的最小浓度和体积。

3. 结果与分析

(1) 溶解性

溶解性见表 7－2－2。结果表明艾纳香油易溶于乙醇、氯仿、乙醚，几乎不溶于水。

表 7－2－2 艾纳香油溶解性测定结果

溶剂	溶解现象
蒸馏水	加到 10 000 mL 仍不溶解
乙醇	加到 0.5 mL 完全溶解
氯仿	加到 0.5 mL 完全溶解
乙醚	加到 0.5 mL 完全溶解

(2) 比旋度

比旋度结果见表 7－2－3。

表 7－2－3 艾纳香油的比旋度测定结果

样品号	比旋度/°			
	1	2	3	平均值
S1	−26.35	−26.93	−26.78	−26.64
S2	−26.76	−26.74	−26.64	−26.71

（续）

样品号	比旋度/°			
	1	2	3	平均值
S3	−27.39	−27.42	−27.31	−27.37
S4	−27.32	−27.30	−27.12	−27.25
S5	−27.20	−27.18	−27.13	−27.17
S6	−29.82	−29.71	−29.59	−29.71
S7	−29.56	−29.65	−29.67	−29.63
S8	−29.87	−29.73	−29.55	−29.72
S9	−28.00	−28.20	−28.00	−28.07
S10	−29.43	−29.65	−29.53	−29.53
S11	−27.80	−27.88	−27.88	−27.86
S12	−26.74	−27.23	−26.98	−26.98
S13	−27.23	−27.43	−27.61	−27.42

不同批次艾纳香油比旋度见图 7－2－1。

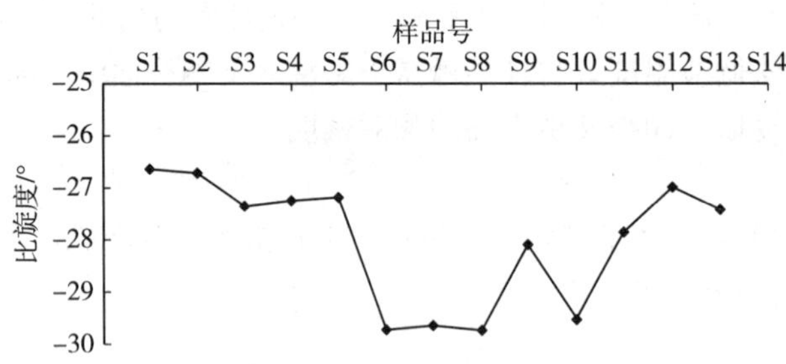

图 7－2－1　不同批次艾纳香油比旋度变化折线图

由图 7－2－1 可知：13 批样品比旋度变化较小，说明艾纳香油的比旋度较稳定，为此建议艾纳香油的比旋度宜为−30°～−26°。

（3）相对密度

相对密度结果见表 7－2－4。

表 7－2－4　艾纳香油相对密度测定结果

样品号	测定值
S1	0.948 1
S2	0.946 1
S3	0.949 7
S4	0.945 1
S5	0.945 3
S6	0.946 8
S7	0.972 6
S8	0.963 3
S9	0.952 8
S10	0.951 1
S11	0.962 1
S12	0.941 0
S13	0.971 4

不同批次艾纳香油相对密度见图 7－2－2。

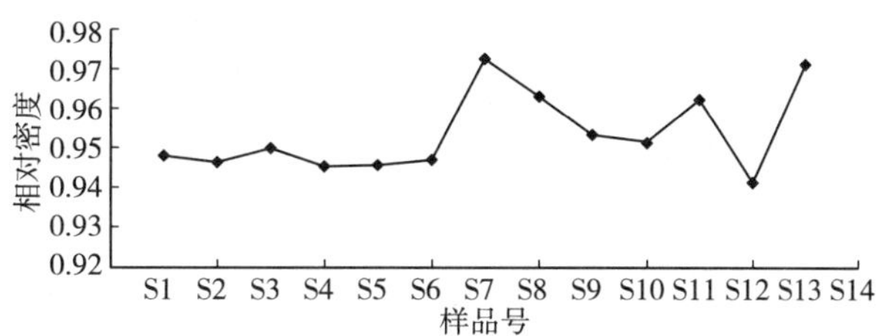

图 7－2－2　不同批次艾纳香油相对密度变化折线图

由图 7－2－2 可知：13 批样品相对密度变化较小，说明艾纳香油的相对密度较稳定，为此建议艾纳香油的相对密度宜为 0.94～0.98。

（4）折光率

折光率结果见表 7－2－5。

表 7－2－5　艾纳香油折光率测定结果

样品号	比旋度/°			
	1	2	3	平均值
S1	1.488 9	1.488 5	1.488 4	1.488 6
S2	1.491 5	1.491 5	1.491 5	1.491 5
S3	1.491 9	1.492 0	1.491 9	1.491 9
S4	1.490 8	1.490 8	1.490 3	1.490 6
S5	1.490 6	1.490 6	1.490 5	1.490 6
S6	1.487 8	1.487 9	1.487 9	1.487 9
S7	1.488 8	1.488 9	1.488 9	1.488 9
S8	1.489 1	1.489 1	1.489 2	1.489 1
S9	1.488 6	1.488 0	1.488 9	1.488 5
S10	1.490 5	1.490 1	1.490 5	1.490 4
S11	1.488 4	1.488 9	1.488 2	1.488 5
S12	1.489 3	1.489 4	1.489 2	1.489 3
S13	1.490 4	1.490 6	1.490 0	1.490 3

不同批次艾纳香油折光率见图 7－2－3。

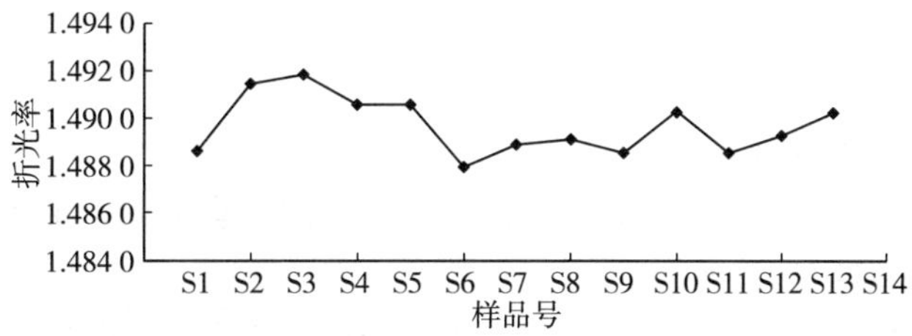

图 7－2－3　不同批次艾纳香油折光率变化折线图

由图 7－2－3 可知：13 批样品折光率变化较小，说明艾纳香油的折光率较稳定，为此建议艾纳香油的折光率宜为 1.486～1.490。

（5）乙醇中不溶物

乙醇中不溶物检查结果见表 7－2－6。结果表明 1 mL 艾纳香油中加 85%乙醇 1 mL，溶液应澄清。

表 7-2-6　艾纳香油乙醇中不溶物检查

样品号	溶液从澄清变为混浊时	
	乙醇浓度/%	乙醇体积/mL
S1	80	1
S2	85	1
S3	85	1
S4	85	1
S5	85	1
S6	85	1
S7	85	8
S8	85	3
S9	87	5
S10	85	1
S11	85	1
S12	80	2
S13	85	1

4. 结论

本试验对艾纳香油药材的理化性质进行研究，测定了性状、溶解性、比旋度、相对密度、折光率等，并建立了比旋度、相对密度、折光率的限量。

（二）艾纳香油薄层色谱法（TLC）鉴别

1. 材料与仪器试药

（1）材料

艾纳香油样品见表 7-2-1。

（2）仪器试药

薄层色谱层析缸（规格 100×100）；喷雾显色瓶；市售硅胶 G 薄层板。对照品 *l*-龙脑（纯度≥98.0%）；*β*-石竹烯（纯度≥98.8%）；乙酸乙酯（分析纯）。花椒油素（纯度≥98.0%）；乙醇、乙酸乙酯、环己烷、氯仿（分析纯）、石油醚（60～90 ℃）、硫酸、香草醛。艾纳香油 TLC 色谱图见图 7-2-4。

2. 方法

（1）对照品及供试品溶液的制备

对照品溶液的制备：取对照品 *l*-龙脑、*β*-石竹烯、花椒油素适量，加乙醇制成每 1 mL 分别含 3、2、1 mg 的溶液，作为对照品溶液。

供试品溶液的制备：取艾粉样品 10 mg，加乙醇 2 mL 使其溶解，作为供试品溶液。

（2）不同溶剂展开系统试验

按照薄层色谱法，用定量毛细管分别吸取供试品及对照品溶液各 2～5 μL，分别点于同一硅胶 G 薄层板上，分别以不同展开系统进行展开，取出，晾干，喷以 0.5%香草醛硫酸乙醇（10%）溶液，在 105 ℃加热至斑点显色清晰。

3. 结果与分析

试验结果见表 7-2-7。说明展开系统选择石油醚-乙酸乙酯（9∶1）较为适宜。

表 7-2-7　艾纳香油不同展开系统薄层色谱结果

展开系统	展开结果
石油醚-丙酮（10：1）	供试品中有紫红色、蓝色斑点，但显色不清晰，各斑点未能分开
石油醚-丙酮（20：1）	供试品中有紫红色、蓝色斑点，但显色不清晰，各斑点未能分开
石油醚-氯仿（9：1）	供试品中有紫红色、蓝色斑点，但显色不清晰，各斑点未能分开
石油醚-乙酸乙酯（9：1）	供试品中有紫红色、蓝色斑点，显色不清晰，各斑点分开较好，R_f 值较适宜

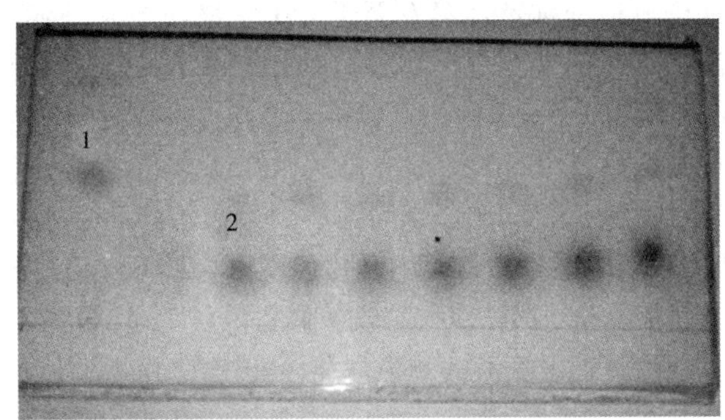

图 7-2-4　艾纳香油 TLC 色谱图

1. β-石竹烯　2. *l*-龙脑

4. 结论

本试验建立了艾纳香油的薄层色谱方法，鉴别了 *l*-龙脑、β-石竹烯。

（三）重金属

1. 材料

试验材料

艾纳香油样品见表 7-2-1。

2. 方法

（1）溶液的制备

铅储备液制备：精密称取硝酸铅 16.31 mg，置 100 mL 容量瓶中，加硝酸 5 mL 与水溶解后，用水稀释至刻度，摇匀。

标准铅溶液制备：精密量取铅储备液 5 mL，置 50 mL 容量瓶中，加水至刻度，摇匀，即得（每 1 mL 相当于 10 μg 的铅）。本液仅供当日用。

醋酸盐缓冲溶液（pH3.5）制备：取醋酸铵 25 g，加水 25 mL 溶解后，加 7 mol/L 盐酸溶液 38 mL，用 2 mol/L 盐酸溶液准确调节 pH 至 3.5（点位指示），用水稀释至 100 mL，即得。

硫代乙酰胺储备液制备：称取硫代乙酰胺 4.007 g，置 100 mL 容量瓶中，加水至刻度，摇匀。

硫代乙酰胺试液临用前取硫代乙酰胺储备液 1.0 mL，加入混合液 10 mL（由氢氧化钠溶液 15 mL、水 5 mL 及甘油 20 mL 组成），置水浴上加热 20 秒钟，冷却，立即使用。

供试品溶液制备：分别取艾纳香油 1 g 或 2 g，精密称定，置于 25 mL 容量瓶中，加乙醇至刻度，摇匀。

稀焦糖溶液制备：取蔗糖约 5 g，至瓷坩埚中，在玻棒下不断搅拌下，加热至呈棕色糊状，放冷，用水溶解至约 25 mL，滤过，备用。

（2）《中华人民共和国药典》第一法

取 25 mL 纳氏比色管三支，分别编号为甲、乙、丙。量取乙醇 24 mL 置于瓷坩埚中蒸干后，加入醋酸盐缓冲溶液 2 mL 及水 15 mL，微热溶解后，移至甲管中，加标准铅溶液 1 mL 或 2 mL，再用乙醇稀释成 25 mL；乙管中加入供试品溶液 25 mL；丙管中加入与乙管相同量的艾纳香油，加乙醇适量使溶解，再加与甲管相同量的标准铅溶液（1 mL 或 2 mL）、醋酸盐缓冲溶液 2 mL，乙醇稀释至 25 mL。在甲管中滴加少量的稀焦糖溶液，使之颜色与乙管、丙管一致。在甲、乙、丙 3 管中分别加入硫代乙酰胺储备液 2 mL，摇匀，放置 2 min，同置白纸上，自上向下透视。

(3)《中华人民共和国药典》第二法

取洗净的坩埚至烘箱内烘干，取出置于干燥器中放冷至室温，精密称定，反复操作，直至坩埚恒重。取艾纳香油，放在坩埚中，精密称定，蒸发至干，缓缓烧灼至完全碳化，放冷至室温，加硫酸 0.5～1 mL 使其湿润，低温加热至硫酸蒸气除尽后，加硝酸 0.5 mL，蒸干，至氧化氮蒸气除尽后，放冷，在马弗炉中 500～600 ℃烧灼至完全碳化，转移至干燥器中放冷至室温，加盐酸 2 mL，置水浴上蒸干后加水 15 mL，滴加氨试液至对酚酞指示液显微粉红色，再加醋酸盐缓冲液 2 mL，微热溶解后，移置纳氏比色管中，加水稀释成 25 mL，作为乙管。量取乙醇 24 mL 置瓷皿中蒸干后，加醋酸盐缓冲液 2 mL 与水 15 mL，微热溶解后，移置纳氏比色管中，加标准铅溶液 1 mL，再用乙醇稀释成 25 mL，作为甲管。在甲、乙两管中分别加硫代乙酰胺储备液各 2 mL，摇匀，放置 2 min，同置白纸上，自上向下透视，比较甲、乙两管中溶液的颜色深浅。

3. 结果与分析

(1)《中华人民共和国药典》第一法

结果显示丙管颜色比甲管深，但乙管的颜色有时候会比甲、丙管都深。考虑用第二法。

(2)《中华人民共和国药典》第二法

结果见表 7-2-8。通过对各批次样品的重金属总量限度的检查，艾纳香油的重金属不超过百万分之五。

表 7-2-8 重金属限度检查结果

样品号	样品量/g	现象	样品号	样品量/g	现象
S1	1.015 3	乙管比甲管浅	S1	2.008 5	乙管比甲管浅
S2	1.001 2		S2	2.002 1	
S3	1.007 7		S3	2.009 7	
S4	1.008 0		S4	2.005 7	
S5	1.001 9		S5	2.002 3	
S6	1.005 7		S6	2.005 7	
S7	1.002 8		S7	2.008 3	
S8	1.003 0	乙管透明无色，甲管略微黄色	S8	2.000 1	乙管透明无色，甲管略微黄色
S9	1.003 5		S9	2.003 5	
S10	1.002 5		S10	2.003 5	
S11	1.003 6		S11	2.006 6	
S12	1.003 7		S12	2.007 7	
S13	1.003 4		S13	2.004 4	
结论	未超过百万分之十		结论	未超过百万分之五	

4. 结论

本试验检测了艾纳香油的重金属含量，确定了《中华人民共和国药典》第二法作为检测方法，规定了艾纳香油的重金属不超过百万分之五，为制定艾纳香油质量标准提供了依据。

（四）艾纳香油主要成分测定

艾纳香油因其主要成分具有挥发性，常采用气相色谱法（GC）对其含量进行研究，这些研究结果均表明采用气相色谱法进行 *l*-龙脑含量测定条件稳定、专属性强、测定结果准确、重现性好。因此，本试验部分采用气相色谱法测定艾纳香油的成分。

1. 材料

（1）试验材料

艾纳香油样品见表 7-2-1。

（2）仪器与试剂

Agilent 气相色谱仪（配有氢火焰离子化检测器，即 FID）、OpenLAB CDS 工作站、G4513A 自动进样器、电子分析天平（1/1 000）。

对照品 *β*-蒎烯（纯度≥98.0%）、芳樟醇（纯度≥98.74%）、樟脑（纯度≥98.0%）、*l*-龙脑（纯度≥98.0%）、*β*-石竹烯（纯度≥98.8%），内标物水杨酸甲酯（纯度≥99.5%），乙酸乙酯（色谱纯）。

2. 方法学研究

（1）混合对照品储备液、内标溶液及供试品溶液的制备

混合对照品储备液：分别精密称取 *β*-蒎烯、芳樟醇、樟脑、*l*-龙脑、*β*-石竹烯对照品适量，加乙酸乙酯溶解并定容，制成质量浓度分别为 1.568、0.784、3.545、8.243、4.472 mg/mL 的混合液，作为混合对照品储备液。

内标溶液：精密称取水杨酸甲酯适量，以乙酸乙酯溶解并定容，制成 11.948 mg/mL 的溶液，作为内标溶液。

供试品溶液：取艾纳香油 100 mg，精密称定，置于 25 mL 容量瓶中，加入内标溶液 5 mL，加乙酸乙酯至刻度，摇匀，通过 0.45 μm 微孔滤膜滤过，取续滤液供 GC 分析。

（2）色谱条件试验

供试品溶液的制备：取艾纳香油 100 mg，精密称定，置于 25 mL 容量瓶中，加入内标溶液 5 mL，加乙酸乙酯至刻度，摇匀，通过 0.45 μm 微孔滤膜滤过，取续滤液供 GC 分析。

不同程序升温方法见表 7-2-9。

表 7-2-9 不同程序升温方法

方法名称	升温程序
方法 1	80 ℃保持 2 min，以 5 ℃/min 升温至 100 ℃，以 20 ℃/min 快速升温至 200 ℃，保持 2 min；FID 温度 240 ℃；进样口温度 220 ℃；流速 6.5 mL/min；进样分流比 9∶1；进样量 0.6 μL。结果见图 7-2-5
方法 2	70 ℃保持 2 min，以 5 ℃/min 升温至 100 ℃，以 5 ℃/min 快速升温至 150 ℃，保持 2 min；FID 温度 240 ℃；进样口温度 220 ℃；流速 6.5 mL/min；进样分流比 9∶1；进样量 0.6 μL。结果见图 7-2-5。*β*-蒎烯、*β*-石竹烯分离度较差，不符合要求，不能作为 GC 条件
方法 3	70 ℃保持 2 min，以 5 ℃/min 升温至 100 ℃，以 5 ℃/min 快速升温至 150 ℃，保持 2 min；FID 温度 240 ℃；进样口温度 220 ℃；流速 6.5 mL/min；进样分流比 19∶1；进样量 0.6 μL。结果见图 7-2-5
方法 4	70 ℃保持 2 min，以 3 ℃/min 升温至 100 ℃，以 5 ℃/min 快速升温至 150 ℃，保持 2 min；FID 温度 240 ℃；进样口温度 240 ℃；流速 6.5 mL/min；进样分流比 19∶1；进样量 0.6 μL。结果见图 7-2-5
方法 5	70 ℃保持 2 min，以 5 ℃/min 升温至 150 ℃，保持 2 min；FID 温度 240 ℃；进样口温度 240 ℃；流速 6.5 mL/min；进样分流比 19∶1；进样量 0.6 μL。结果见图 7-2-5

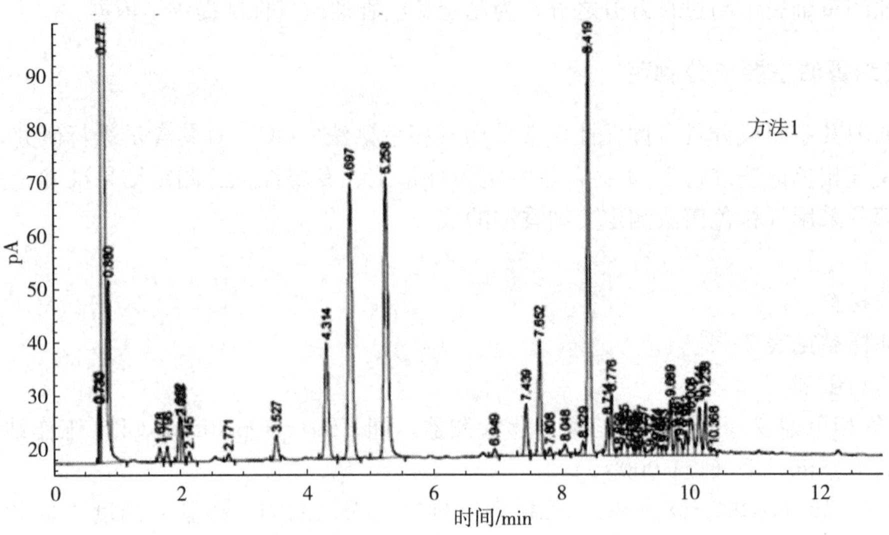
方法1
pA
时间/min

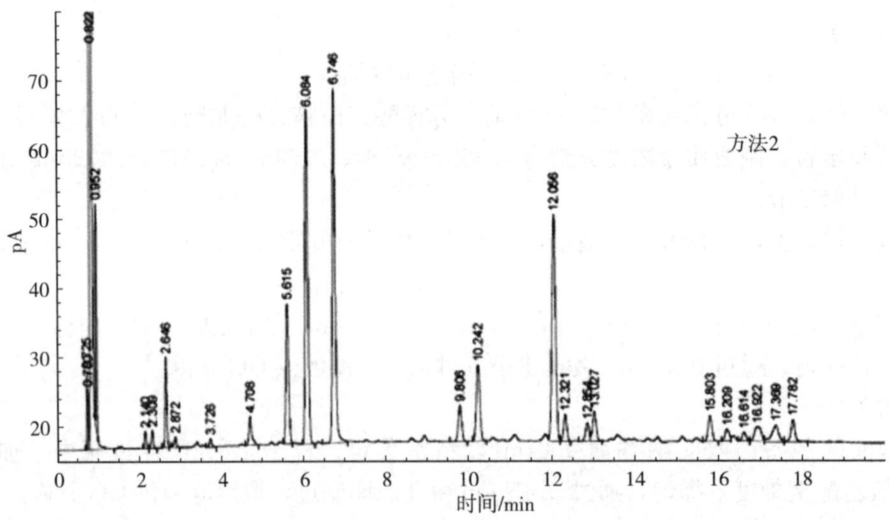
方法2
pA
时间/min

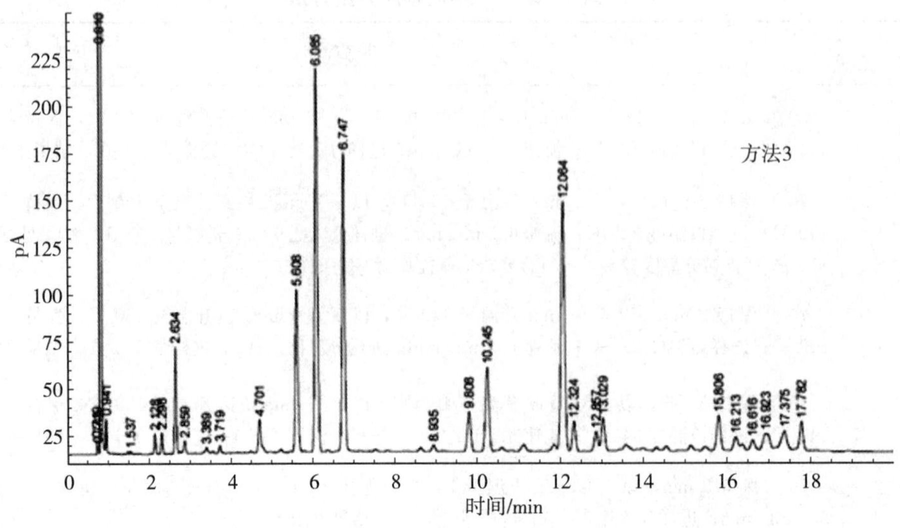
方法3
pA
时间/min

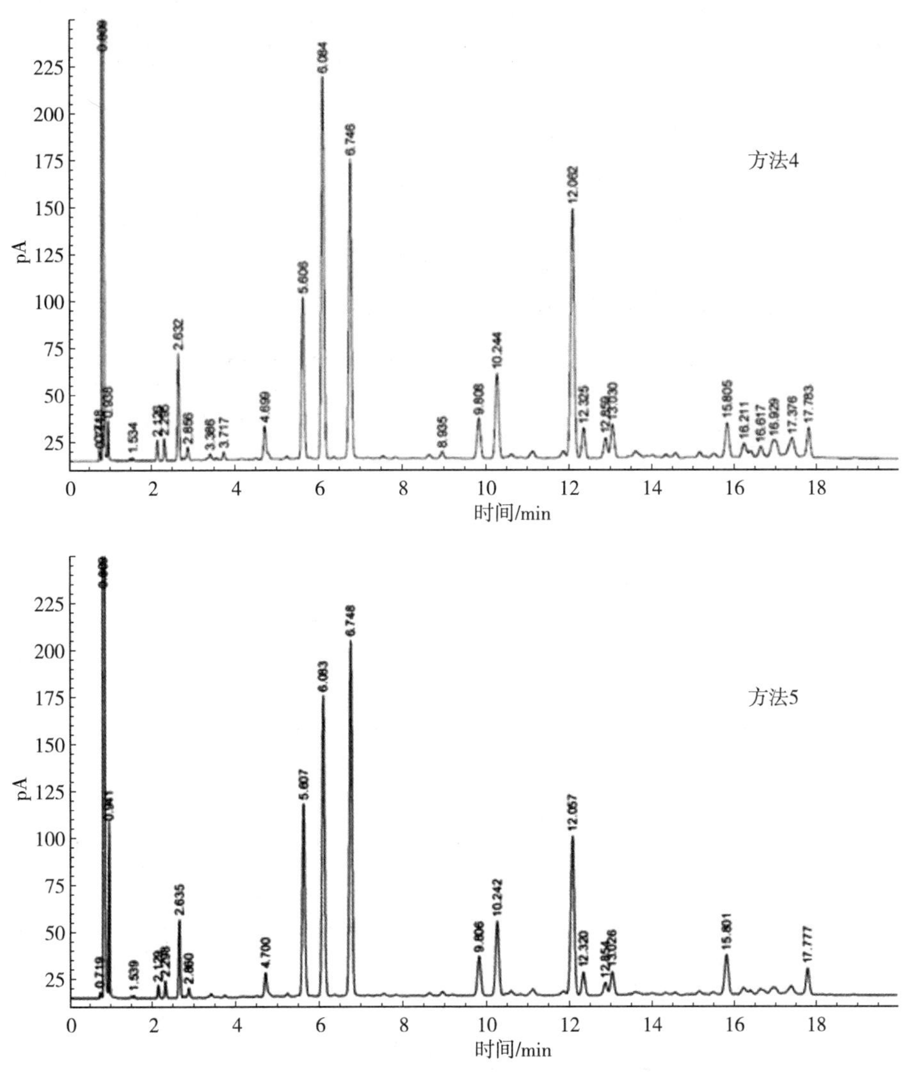

图 7-2-5 不同升温程序艾纳香油 GC 图谱

在方法 5 色谱条件下，选用水杨酸甲酯为内标物，β-蒎烯、芳樟醇、樟脑、l-龙脑、β-石竹烯和内标物水杨酸甲酯的分离度均大于 3，各相邻色谱峰能较好地分离，各物质的色谱峰峰形较好，因此该方法可以用于艾纳香油中 β-蒎烯、芳樟醇、樟脑、l-龙脑、β-石竹烯 5 个成分的含量测定。内标混合对照品和内标艾纳香油样品的 GC 图谱见图 7-2-6。各物质的保留时间均在 13 min 内，测定

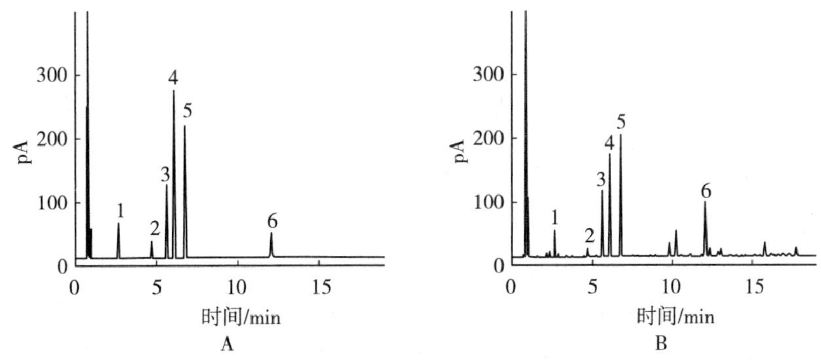

图 7-2-6 内标混合对照品（A）和内标艾纳香油样品（B）气相色谱图

1. β-蒎烯 2. 芳樟醇 3. 樟脑 4. l-龙脑 5. 水杨酸甲酯 6. β-石竹烯

速度较快。以β-蒎烯、芳樟醇、樟脑、*l*-龙脑、β-石竹烯和水杨酸甲酯色谱峰计算的理论塔板数分别为 17 707、29 733、34 740、38 186、87 722 和 49 157；对称因子良好，在 1.00 左右。

(3) 线性关系考察

精密量取“2.(1)”项下混合对照品储备液 0.4、0.8、1.2、2、3 mL，分别置于 5 mL 容量瓶中，加入 1 mL 内标溶液，加乙酸乙酯稀释并定容，摇匀，分别按“2.(2)”项下色谱条件进样测定。以各对照品与内标物的峰面积比为横坐标（*X*），各对照品与内标物的质量浓度比为纵坐标（*Y*）进行线性回归，将混合对照品储备液逐步稀释，分别以信噪比 S/N=3 和 S/N=10 时各对照品的浓度作为检测限和定量限，结果见表 7-2-10、图 7-2-7。

表 7-2-10 艾纳香油中 5 个被测成分的线性关系

成分	回归方程	线性范围	*r*	LOQ/（μg/mL）	检测限/（μg/mL）
β-蒎烯	*Y*=0.894 3*X*+0.000 8	0.062 7～0.940 8	0.999 9	0.155 0	0.516 2
芳樟醇	*Y*=0.702 1*X*+0.000 7	0.031 4～0.470 4	0.999 9	0.168 8	0.562 8
樟脑	*Y*=0.650 5*X*+0.002 7	0.141 8～2.127 2	0.999 9	0.171 1	0.595 8
l-龙脑	*Y*=0.640 1*X*+0.005 8	0.329 7～4.946 0	0.999 9	0.177 5	0.591 8
β-石竹烯	*Y*=0.607 8*X*+0.000 6	0.178 8～1.788 7	0.999 9	0.208 6	0.695 5

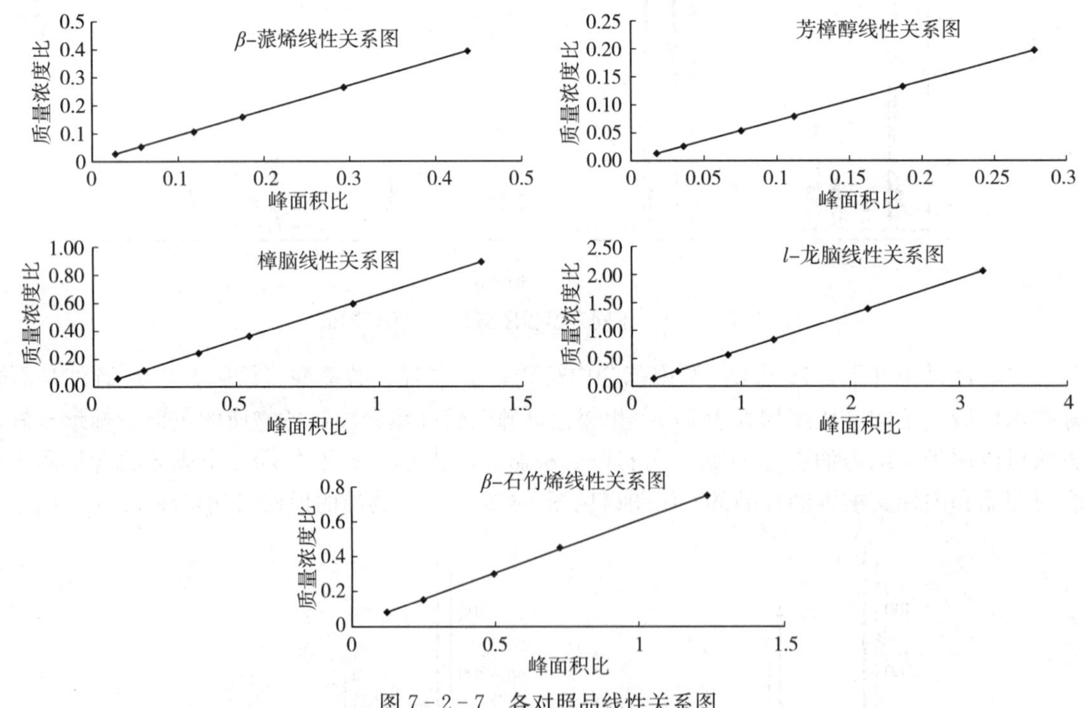

图 7-2-7 各对照品线性关系图

(4) 精密度试验

精密量取“2.(1)”项下混合对照品储备液 0.8、1.2、2 mL，分别置于 5 mL 容量瓶中，加入 1 mL内标溶液，加乙酸乙酯稀释并定容，摇匀，按“2.(2)”项下色谱条件进样。此低、中、高 3 个浓度的溶液同一天内分别连续进样 6 次，考察日内精密度；连续 3 天分别进样测定，考察日间精密度，分别计算各待测物质与内标物峰面积比 *RSD*。结果见表 7-2-11。

表 7-2-11　精密度实验结果

成分	浓度	日内精密度（n=6）RSD/%	日内精密度（n=3）RSD/%
β-蒎烯	0.250 9	0.13	0.18
	0.376 3	0.15	0.27
	0.627 2	0.05	0.29
芳樟醇	0.125 4	0.17	0.18
	0.188 2	0.13	0.3
	0.313 6	0.26	0.41
樟脑	0.567 2	0.1	0.37
	0.850 9	0.13	0.44
	1.418 1	0.02	0.38
l-龙脑	1.318 9	0.09	0.35
	1.978 4	0.1	0.42
	3.297 3	0.06	0.39
β-石竹烯	0.178 9	0.3	0.31
	1.073 2	0.32	0.74
	1.788 7	0.51	0.64

以上结果表明在此条件下仪器精密度良好。

（5）重复性试验

取同一批艾纳香油 100 mg，6 份，精密称定，按照“2.（1）”项下制备方法处理，按“2.（2）”项下色谱条件进样。结果见表 7-2-12，表明此方法测定重复性良好。

表 7-2-12　重复性考察结果

序号	β-蒎烯/%	芳樟醇/%	樟脑/%	l-龙脑/%	β-石竹烯/%
1	4.49	1.69	12.44	19.80	12.72
2	4.48	1.68	12.49	19.86	12.76
3	4.53	1.68	12.54	19.88	12.83
4	4.49	1.68	12.47	19.83	12.76
5	4.48	1.67	12.41	19.74	12.68
6	4.49	1.66	12.43	19.78	12.74
平均值	4.49	1.68	12.46	19.80	12.75
RSD/%	0.44	0.61	0.37	0.27	0.40

（6）稳定性试验

取同一艾纳香油样品，按照项下制备方法处理，分别在 0、2、4、8、12、24 h 以“2.（2）”项下色谱条件进行测定，结果见表 7-2-13，表明供品溶液在 24 h 内稳定。

表 7-2-13　稳定性考察结果

时间/h	各物质与内标峰面积比				
	β-蒎烯	芳樟醇	樟脑	*l*-龙脑	β-石竹烯
0	0.134	0.063	0.511	0.823	0.566
2	0.134	0.063	0.511	0.823	0.565
4	0.135	0.063	0.512	0.824	0.566
8	0.135	0.063	0.512	0.825	0.568
12	0.134	0.063	0.511	0.822	0.561
24	0.134	0.064	0.512	0.825	0.566
平均值	0.134	0.063	0.512	0.824	0.566
RSD/%	0.30	0.29	0.11	0.13	0.45

（7）加样回收率试验

取已知含量的艾纳香油样品 50 mg，9 份，精密称定，按低、中、高浓度分别精密加入对照品适量，3 份 1 组作为一个水平的平行样。分别按照“2.（1）”项下方法处理，以“2.（2）”项下色谱条件进行含量测定，计算各成分的回收率。结果见表 7-2-14。

表 7-2-14　加样回收率测定结果

成分	样品量/mg	加入量/mg	测得值/mg	回收率/%	平均回收率/%	*RSD*/%
β-蒎烯	2.257	1.806	4.037	98.6		
	2.251	1.806	4.049	99.6	99.5	0.91
	2.281	1.806	4.094	100.4		
	2.289	2.257	4.495	97.8		
	2.251	2.257	4.481	98.8	98.6	0.72
	2.271	2.257	4.508	99.1		
	2.259	2.708	4.971	100.1		
	2.259	2.708	4.963	99.9	100.3	0.60
	2.248	2.708	4.983	101.0		
芳樟醇	0.856	0.683	1.533	99.1		
	0.842	0.683	1.522	99.5	98.7	0.98
	0.854	0.683	1.52	97.6		
	0.856	0.85	1.699	99.2		
	0.842	0.85	1.691	99.9	100.1	1.09
	0.85	0.85	1.711	101.3		
	0.845	1.02	1.882	101.7		
	0.855	1.02	1.862	98.7	100.4	1.57
	0.841	1.02	1.871	101.0		

（续）

成分	样品量/mg	加入量/mg	测得值/mg	回收率/%	平均回收率/%	RSD/%
樟脑	6.264	4.996	11.234	99.5	99.7	0.29
	6.246	4.996	11.218	99.5		
	6.331	4.996	11.327	100.0		
	6.351	6.245	12.453	97.7	99.1	1.18
	6.246	6.245	12.471	99.7		
	6.302	6.245	12.536	99.8		
	6.270	7.494	13.675	98.8	100.9	1.98
	6.269	7.494	13.836	101.0		
	6.239	7.494	13.943	102.8		
l-龙脑	9.964	7.965	17.736	97.6	99.0	1.21
	9.936	7.965	17.878	99.7		
	10.071	7.965	18.003	99.6		
	10.102	9.956	20.082	100.2	100.3	0.72
	9.936	9.956	19.855	99.6		
	10.025	9.956	20.087	101.1		
	9.973	11.947	21.933	100.1	99.9	1.16
	9.971	11.947	21.75	98.6		
	9.924	11.947	21.973	100.9		
β-石竹烯	6.344	5.057	11.469	101.4	100.8	0.44
	6.326	5.057	11.414	100.6		
	6.412	5.057	11.499	100.6		
	6.432	6.321	12.678	98.8	100.0	1.14
	6.326	6.321	12.716	101.1		
	6.383	6.321	12.713	100.1		
	6.35	7.585	13.890	99.4	99.5	0.17
	6.349	7.585	13.888	99.4		
	6.319	7.585	13.880	99.7		

（8）耐用性试验

为了考察不同公司色谱柱的耐用性，本试验选用了 RESTEK 公司生产的 Rtx® 毛细管色谱柱对 S1 和 S4 两个批次的样品进行测定，其结果与前述 HP-5 色谱柱进行对比，结果见表 7-2-15。测定结果中各成分的 *RSD* 均小于 2%，说明此方法对色谱柱的耐用性良好。

表 7-2-15　不同公司色谱柱含量测定结果（$n=3$）

单位：mg/g

批号	色谱柱类型	β-蒎烯	芳樟醇	樟脑	l-龙脑	β-石竹烯
S1	HP-5	44.9	16.8	124.6	198.2	126.2
	Rtx®	43.8	17.7	125.1	198.9	125.3
S4	HP-5	49.0	19.4	84.7	192.3	163.6
	Rtx®	48.9	20.4	85.4	193.1	163.5
RSD/%		0.89	1.23	0.99	1.34	1.02

由于进样口温度、检测器温度以及色谱柱的程序升温速率是含量测定方法稳定性的另一主要影响因素，因此本试验分别研究了它们对此方法耐用性的影响。在其他条件不变的情况下，仅改变单一因素的结果见表 7-2-16。测定结果中各成分峰面积与内标峰面积比的 *RSD* 均小于 2%，表明此方法具有良好的耐用性。

表 7-2-16　系统耐用性试验（$n=6$，*RSD*）

成分	进样口 250 ℃	进样口 220 ℃	检测器 250 ℃	检测器 220 ℃	升温速率 4 ℃/min	升温速率 4 ℃/min
β-蒎烯	0.19	0.26	0.16	0.37	0.15	0.11
芳樟醇	0.11	0.45	0.25	0.46	0.72	0.96
樟脑	0.16	0.19	0.07	0.14	0.16	1.02
l-龙脑	0.19	0.21	0.08	0.15	0.16	1.06
β-石竹烯	0.36	0.29	0.24	0.52	0.21	1.07

3. 结果与分析

（1）测定结果

取艾纳香油样品 100 mg，精密称定，按照“2.（1）”项下供试品溶液制备方法进行处理，按“2.（2）”项下色谱条件进样，用内标法计算艾纳香油中β-蒎烯、芳樟醇、樟脑、l-龙脑和β-石竹烯的含量。测定结果见表 7-2-17。

表 7-2-17　艾纳香油相关物质含量测定结果（$n=3$，$RSD<2\%$）

单位:%

批号	β-蒎烯	芳樟醇	樟脑	l-龙脑	β-石竹烯
S1	4.49	1.68	12.46	19.82	12.62
S2	4.84	1.91	8.39	20.17	16.12
S3	4.48	1.95	8.83	22.34	14.79
S4	4.90	1.94	8.47	19.23	16.36
S5	4.84	1.90	8.36	19.96	16.19
S6	4.60	1.72	12.75	19.49	13.00
S7	5.23	2.30	12.39	23.07	12.89
S8	4.44	2.24	12.10	22.40	14.92
S9	3.02	1.61	9.96	20.86	18.51
S10	2.73	1.62	8.96	20.59	18.36
S11	5.65	2.05	18.67	25.53	8.28
S12	6.72	2.29	11.78	22.71	12.93
S13	7.09	2.69	10.76	22.58	14.53

(2) 结果分析

不同批次艾纳香油相关物质含量见图 7-2-8。

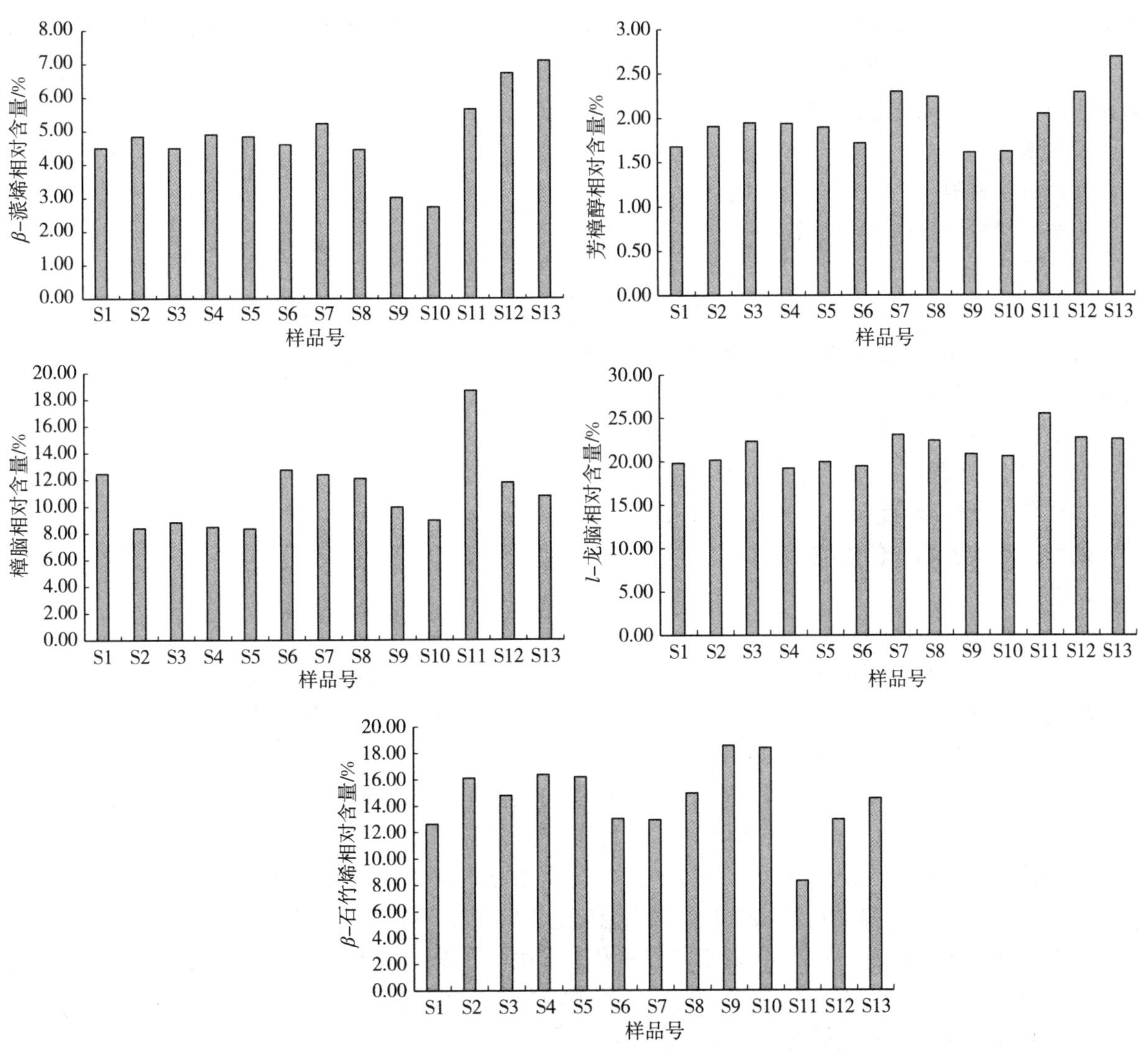

图 7-2-8 不同批次艾纳香油相关物质含量变化折线图

由图 7-2-8 可知：在所测定的 13 批样品中β-蒎烯、芳樟醇、樟脑、l-龙脑和β-石竹烯 5 个成分的含量相对稳定，各个样品间差异较小，β-蒎烯的含量范围为 2%～8%，芳樟醇的含量范围为 1%～3%，樟脑的含量范围为 5%～20%，l-龙脑的含量范围为 15%～26%，β-石竹烯的含量范围为 5%～20%。

4. 结论

本研究最终的升温程序选择：70 ℃保持 2 min，以 5 ℃/min 升温至 150 ℃，保持 2 min。进样分流比 19∶1；载气流速 6.5 mL/min。本试验首次建立气相色谱法同时测定艾纳香油中 5 个主要成分的含量，在该方法下各成分在 20 min 内得到很好的分离，分析速度较快，操作简单。

综上所述，本研究所建立的含量测定方法，简单易行、方法可靠、重复性好，为艾纳香油的质量控制提供了依据。

（五）艾纳香油气相色谱法（GC）指纹图谱研究

有文献报道对不同产地艾纳香药材的挥发性成分 GC 指纹图谱进行研究，采用超声萃取和乙酸乙酯为提取溶剂，以水杨酸甲酯色谱峰为内标峰，标定其共有峰，经过相似度评价和聚类分析，选取了23个共有峰作为指纹图谱的特征峰。这对艾纳香油的质量控制研究是一种启发，本试验部分拟对艾纳香油的 GC 指纹图谱进行研究。

1. 材料

（1）试验材料

艾纳香油样品见表 7-2-1。

（2）仪器与试剂

Agilent 气相色谱仪（配有氢火焰离子化检测器，即 FID，载气为高纯氮气，助燃气体为空气，燃气为氢气）、HP-5 毛细管柱（30 m×0.32 mm，0.25 μm）、OpenLAB CDS 工作站、G4513A 自动进样器、电子分析天平（1/1 000）。

指纹图谱数据处理软件为《中药色谱指纹图谱相似度评价系统》（2004 A 版）。

指纹图谱参照物：对照品 β-蒎烯（纯度≥98.0%）、芳樟醇（纯度≥98.74%）、樟脑（纯度≥98.0%）、*l*-龙脑（纯度≥98.0%）、β-石竹烯（纯度≥98.8%）。

试剂：乙酸乙酯（色谱纯）。

2. 方法

（1）气相色谱条件的研究

①供试品溶液与参照物溶液的制备。取艾纳香油样品 0.1 g，精密称定，置于 25 mL 容量瓶中，加乙酸乙酯至刻度，摇匀，精密量取 1 mL 置于 10 mL 容量瓶中，加乙酸乙酯至刻度，摇匀，通过 0.45 μm 微孔滤膜滤过，即得供试品溶液。

取 β-蒎烯、芳樟醇、樟脑、*l*-龙脑、β-石竹烯对照品适量，精密称定，加乙酸乙酯分别制成 1.5、0.7、3.5、8.2、4.4 mg/mL 的溶液，即得参照物溶液。

②柱温考察。按照"2.（1）①"项下方法制备供试品溶液，采用不同升温方法进样分析。进样量 0.6 μL，不分流，进样加热器 220 ℃，FID 温度为 240 ℃，不同程序升温见表 7-2-18。不同升温程序方法色谱图见图 7-2-9。比较不同程序升温方法，当采用方法 3 时，共能检测出 46 个峰，样品在 68 min 内出峰完全。且色谱基线平稳，各色谱峰分离达到最佳效果，故将分析时间定为 68 min。所以将此升温程序确立为气相色谱指纹升温方法。

表 7-2-18 不同程序升温方法

方法名称	升温程序
方法 1	30 ℃保持 10 min，以 2 ℃/min 升温至 100 ℃，以 5 ℃/min 快速升温至 200 ℃；FID 温度 240 ℃；进样口温度 220 ℃；流速 6.5 mL/min；不分流；进样量 0.6 μL。结果见图 7-2-9
方法 2	40 ℃保持 5 min，以 2 ℃/min 升温至 100 ℃，保持 5 min，以 5 ℃/min 快速升温至 220 ℃，保持 5 min；FID 温度 240 ℃；进样口温度 220 ℃；流速 6.5 mL/min；不分流；进样量 0.6 μL。结果见图 7-2-9
方法 3	40 ℃保持 3 min，以 2 ℃/min 升温至 100 ℃，保持 5 min，以 5 ℃/min 快速升温至 200 ℃，保持 10 min；FID 温度 240 ℃；进样口温度 220 ℃；流速 6.5 mL/min；不分流；进样量 0.6 μL。结果见图 7-2-9
方法 4	40 ℃保持 3 min，以 2 ℃/min 升温至 150 ℃，保持 1 min，以 5 ℃/min 快速升温至 200 ℃，保持 5 min；FID 温度 240 ℃；进样口温度 220 ℃；流速 6.5 mL/min；不分流；进样量 0.6 μL。结果见图 7-2-9

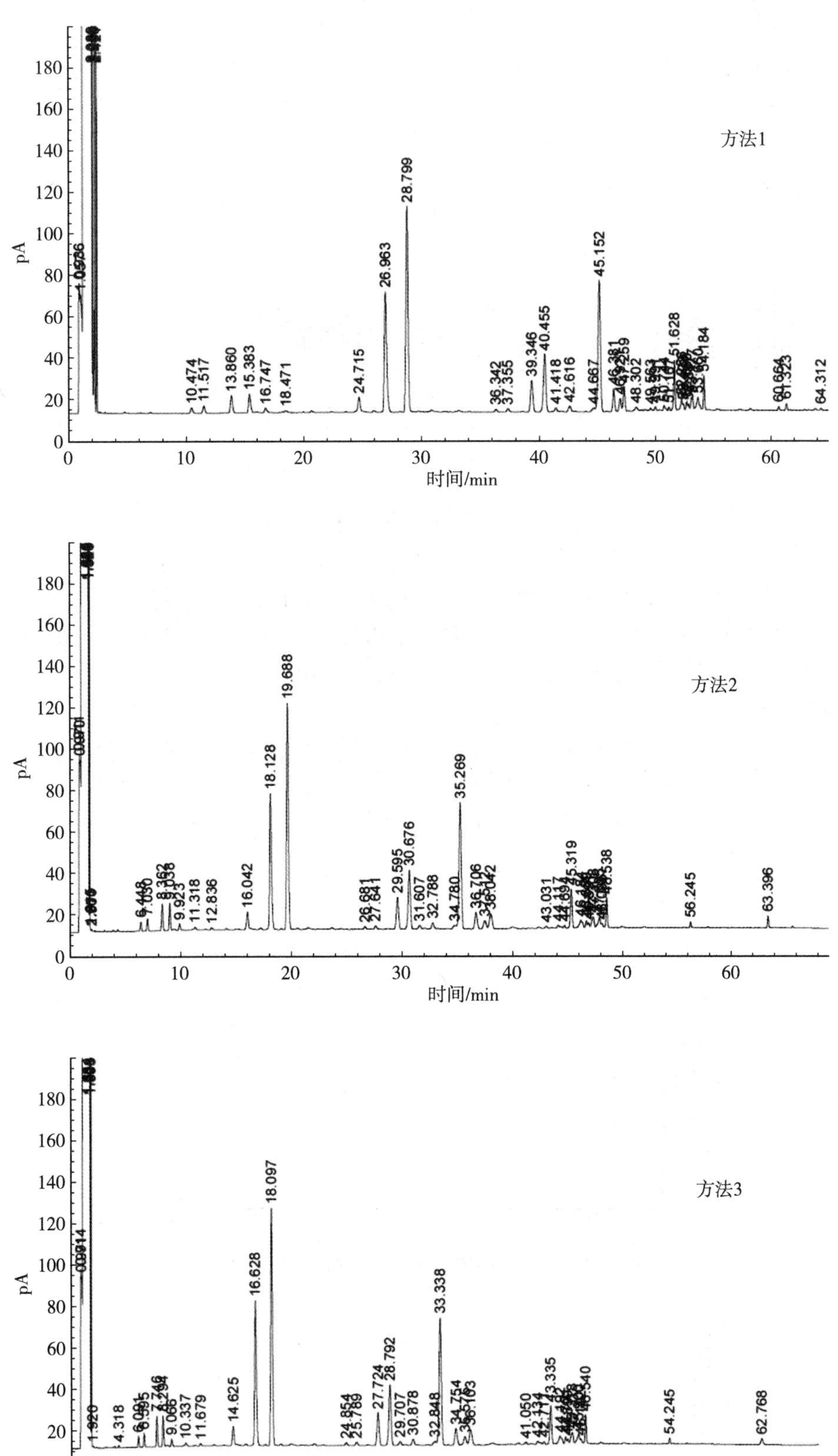
方法1
方法2
方法3
pA
时间/min

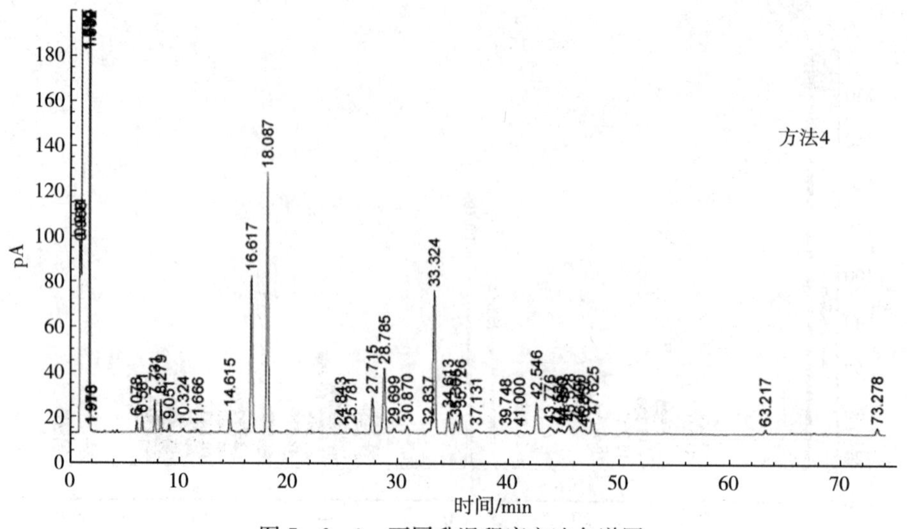

图 7-2-9　不同升温程序方法色谱图

③结果与分析。综上所述，确立的色谱条件为色谱柱：HP-5 毛细管柱（30 m×0.32 mm，0.25 μm），程序升温（40 ℃保持 3 min，以 2 ℃/min 升温至 100 ℃，保持 5 min，以 5 ℃/min 快速升温至 200 ℃，保持 10 min），载气为高纯氮气，流速为 6.5 mL/min；进样量 0.6 μL，不分流，FID 温度 240 ℃，进样口温度 220 ℃。按 *l*-龙脑计算理论塔板数及分离度，结果显示理论塔板数不低于 50 000，分离度大于 4，符合指纹图谱的相关要求。该色谱条件作为 GC 条件。

（2）方法学考察

①专属性。按“2.（1）③”确立的色谱条件分别对供试品溶液、β-蒎烯对照品参照物溶液、芳樟醇对照品参照物溶液、樟脑对照品参照物溶液、*l*-龙脑对照品参照物溶液、β-石竹烯对照品参照物溶液以及溶剂乙酸乙酯进样分析。结果表明供试品溶液与对照品参照物溶液保留时间呈一致性。见图 7-2-10 至图 7-2-15。

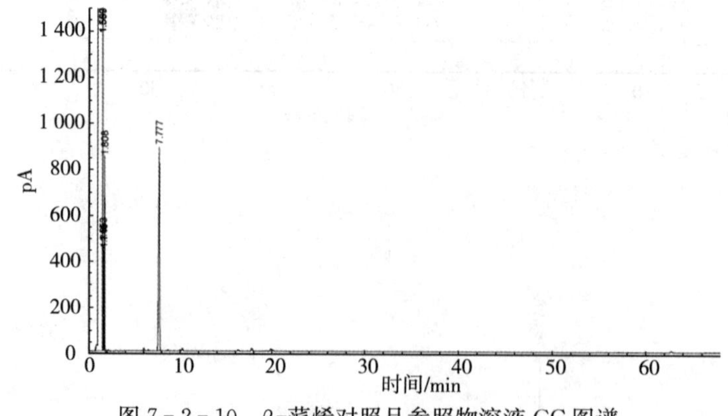

图 7-2-10　β-蒎烯对照品参照物溶液 GC 图谱

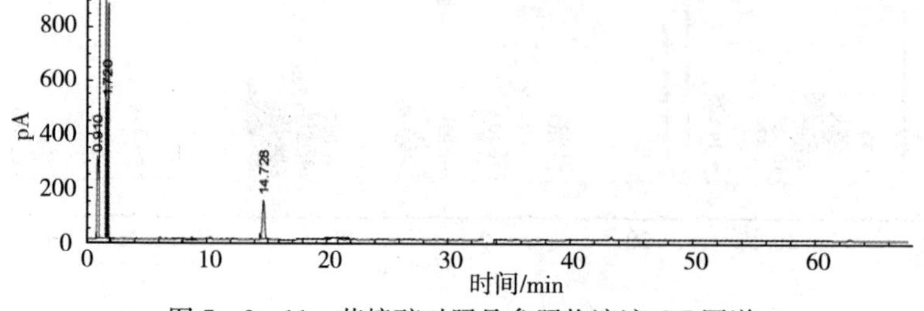

图 7-2-11　芳樟醇对照品参照物溶液 GC 图谱

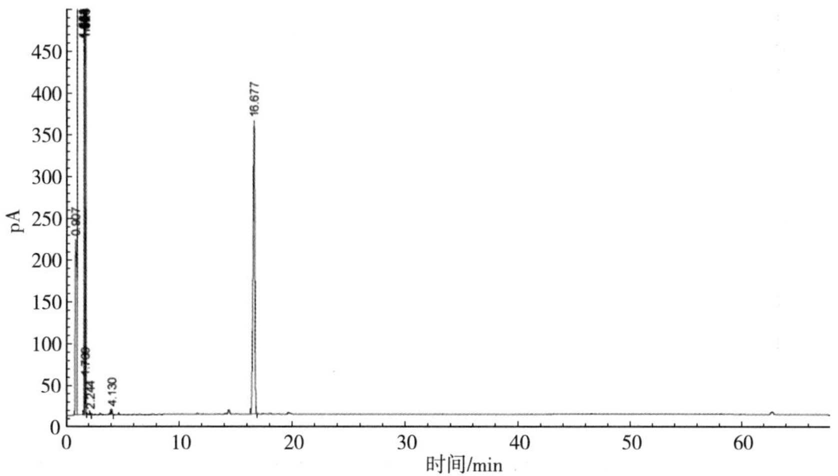

图 7-2-12 樟脑对照品参照物溶液 GC 图谱

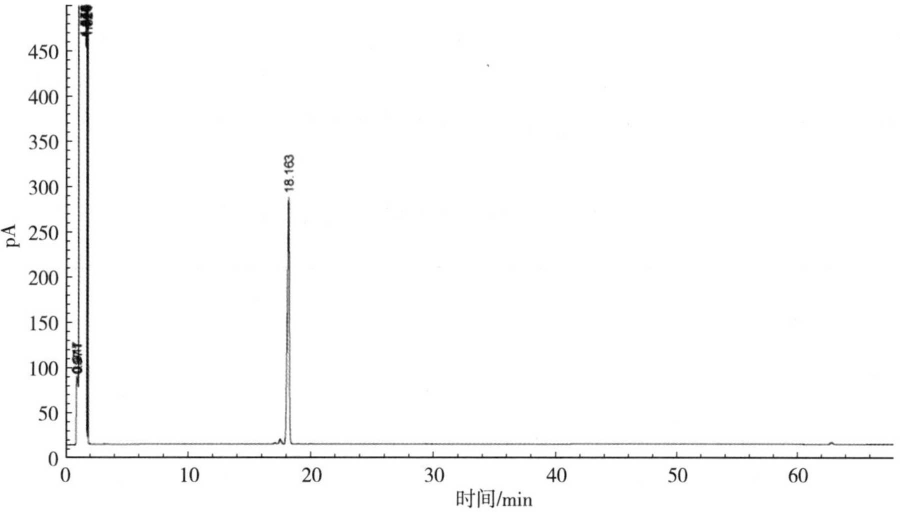

图 7-2-13 *l*-龙脑对照品参照物溶液 GC 图谱

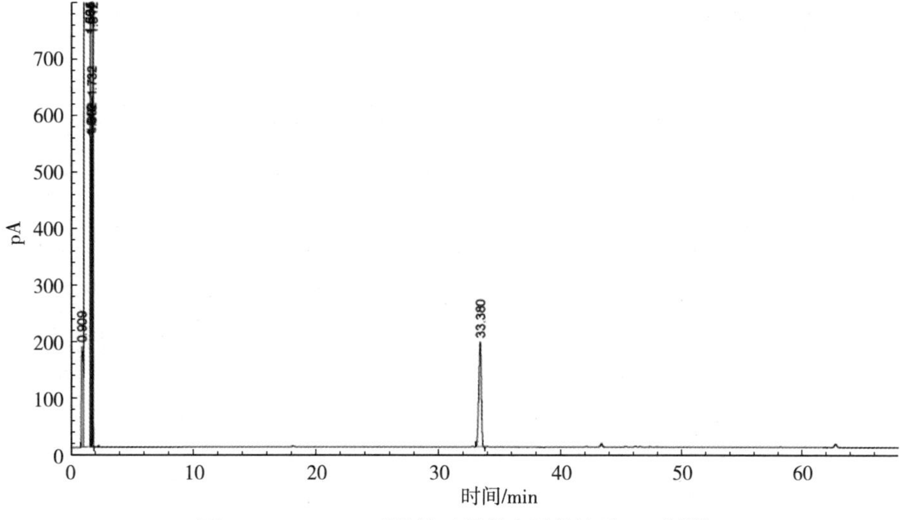

图 7-2-14 *β*-石竹烯对照品参照物溶液 GC 图谱

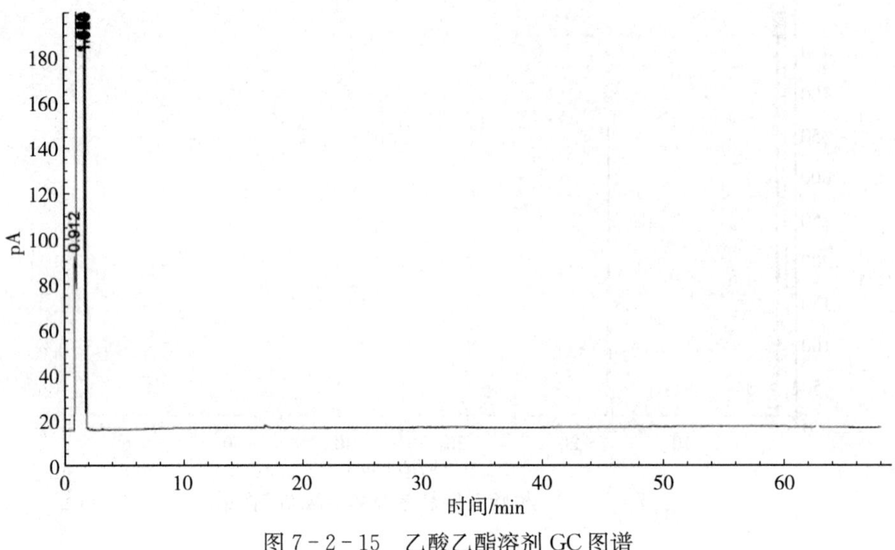

图 7-2-15　乙酸乙酯溶剂 GC 图谱

②精密度试验。取同一供试品续滤液，按上述色谱条件，连续进样 6 次，测定，记录其色谱图，以 *l*-龙脑为参照峰，计算各共有峰的相对峰面积和相对保留时间以及 *RSD*。结果见表 7-2-19 至表 7-2-20。各共有峰相对峰面积 *RSD*<2%，各共有峰相对保留时间 *RSD*<0.1%。结果表明仪器精密度良好。

表 7-2-19　艾纳香油指纹图谱精密度试验（相对峰面积）

单位：mAu

样品号	峰号								
	1	2	3	4	5	6	7	8	9
1	0.026 3	0.035 4	0.084 8	0.085 4	0.023 0	0.012 4	0.008 6	0.080 4	0.637 6
2	0.026 3	0.035 5	0.084 7	0.085 2	0.022 5	0.012 1	0.008 6	0.079 5	0.637 2
3	0.026 3	0.035 5	0.084 4	0.085 1	0.023 0	0.012 5	0.008 6	0.079 7	0.637 2
4	0.026 3	0.035 4	0.084 4	0.085 4	0.022 7	0.012 4	0.008 4	0.080 0	0.635 9
5	0.026 7	0.035 3	0.084 4	0.085 1	0.022 4	0.012 5	0.008 4	0.079 3	0.637 8
6	0.026 7	0.035 4	0.084 2	0.085 1	0.022 4	0.012 5	0.008 4	0.079 3	0.636 9
平均值	0.026 8	0.035 3	0.084 1	0.085 1	0.022 3	0.012 6	0.008 3	0.079 1	0.636 8
RSD/%	0.67	0.2	0.2	0.2	1.5	1.6	1.3	0.5	0.1

样品号	峰号							
	10	11	12	13	14	15	16	17
1	1	0.163 7	0.317 5	0.709 1	0.093 3	0.055 1	0.100 5	0.158 4
2	1	0.163 8	0.317 5	0.707 6	0.093 1	0.054 4	0.099 2	0.159 3
3	1	0.164 4	0.317 2	0.705 8	0.092 9	0.054 6	0.099 4	0.154 8
4	1	0.163 2	0.316 8	0.706 1	0.092 9	0.054 4	0.099 6	0.153 7
5	1	0.163 2	0.316 9	0.705 9	0.093 7	0.055 1	0.099 9	0.157 9
6	1	0.164 2	0.317 6	0.706 4	0.093 2	0.054 6	0.099 7	0.152 5
平均值	1	0.163 7	0.317 2	0.706 8	0.093 2	0.054 7	0.099 7	0.156 1
RSD/%	0	0.31	0.11	0.18	0.33	0.56	0.43	1.80

表 7-2-20　艾纳香油指纹图谱精密度试验（相对保留时间）

单位：min

样品号	峰号								
	1	2	3	4	5	6	7	8	9
1	0.335 8	0.363 7	0.427 3	0.457 5	0.500 2	0.570 6	0.644 8	0.807 7	0.918 4
2	0.336 3	0.364 1	0.427 7	0.457 9	0.500 6	0.570 9	0.645 2	0.807 9	0.918 6
3	0.336 4	0.364 1	0.427 8	0.458 1	0.500 8	0.571 0	0.645 2	0.808 0	0.918 6
4	0.336 4	0.364 2	0.427 8	0.458 1	0.500 7	0.571 0	0.645 3	0.807 9	0.918 5
5	0.336 4	0.364 2	0.427 8	0.458 0	0.500 6	0.571 0	0.645 2	0.807 9	0.918 6
6	0.336 4	0.364 2	0.427 8	0.458 2	0.500 7	0.571 0	0.645 2	0.808 0	0.918 6
平均值	0.336 3	0.364 1	0.427 7	0.458 0	0.500 6	0.570 9	0.645 1	0.807 9	0.918 5
RSD/%	0.07	0.06	0.05	0.05	0.05	0.03	0.03	0.01	0.01

样品号	峰号							
	10	11	12	13	14	15	16	17
1	1	1.531 9	1.591 0	1.842 0	1.920 4	1.965 8	1.995 0	2.394 7
2	1	1.531 7	1.590 6	1.841 9	1.920 2	1.965 4	1.994 7	2.394 2
3	1	1.531 5	1.590 5	1.841 6	1.919 8	1.965 1	1.994 5	2.393 8
4	1	1.531 5	1.590 4	1.841 5	1.919 7	1.964 9	1.994 2	2.393 7
5	1	1.531 6	1.590 6	1.841 6	1.919 9	1.965 2	1.994 5	2.393 9
6	1	1.531 5	1.590 5	1.841 5	1.919 8	1.965 0	1.994 3	2.393 8
平均值	1	1.531 6	1.590 6	1.841 7	1.920 0	1.965 2	1.994 5	2.394 0
RSD/%	0	0.01	0.01	0.01	0.01	0.02	0.01	0.02

③重复性实验。取同一批样品 6 份，按照供试品溶液制备方法制备，续滤液进样，按上述色谱条件，分别进样，测定，记录其色谱图，以 *l*-龙脑为参照峰，计算各共有峰的相对峰面积和相对保留时间以及 *RSD* 值。结果见表 7-2-21 至表 7-2-22。结果各共有峰相对峰面积 *RSD*<2%，各共有峰相对保留时间 *RSD*<0.05%。结果表明该方法重复性良好。符合指纹图谱相关要求。

表 7-2-21　艾纳香油指纹图谱重复性试验（相对峰面积）

单位：mAa

样品号	峰号								
	1	2	3	4	5	6	7	8	9
1	0.031 8	0.035 0	0.091 3	0.090 0	0.023 0	0.014 6	0.029 7	0.085 9	0.434 3
2	0.031 5	0.034 9	0.091 2	0.090 6	0.023 5	0.015 3	0.029 1	0.086 4	0.427 1
3	0.030 9	0.034 5	0.089 9	0.090 1	0.023 1	0.014 8	0.029 7	0.085 9	0.428 7
4	0.031 8	0.034 8	0.090 7	0.090 0	0.023 1	0.014 6	0.029 4	0.086 5	0.430 1
5	0.031 3	0.034 4	0.090 0	0.090 0	0.023 1	0.014 7	0.029 6	0.085 8	0.424 1
6	0.031 9	0.034 9	0.091 1	0.090 2	0.023 0	0.014 6	0.029 5	0.086 4	0.430 2
平均值	0.031 5	0.034 7	0.090 7	0.090 1	0.023 1	0.014 8	0.029 5	0.086 1	0.429 1
RSD/%	1.19	0.68	0.69	0.26	0.84	1.73	0.70	0.37	0.80

样品号	峰号							
	10	11	12	13	14	15	16	17
1	1	0.132 0	0.287 7	0.908 1	0.096 2	0.069 0	0.114 6	0.118 6
2	1	0.132 6	0.289 1	0.908 8	0.097 1	0.069 4	0.114 2	0.109 9
3	1	0.132 7	0.288 4	0.908 1	0.096 4	0.068 7	0.113 7	0.112 3
4	1	0.132 3	0.288 5	0.908 9	0.096 2	0.068 6	0.113 7	0.111 0

（续）

样品号	峰号								
	1	2	3	4	5	6	7	8	9
5	1	0.132 2	0.288 1	0.906 2	0.096 5	0.068 7	0.113 2	0.108 5	
6	1	0.133 4	0.289 0	0.908 7	0.097 0	0.069 1	0.113 6	0.108 0	
平均值	1	0.132 5	0.288 5	0.908 1	0.096 6	0.068 9	0.113 8	0.111 4	
RSD/%	0	0.36	0.19	0.11	0.41	0.45	0.44	3.49	

表 7-2-22 艾纳香油指纹图谱重复性试验（相对保留时间）

单位：min

样品号	峰号								
	1	2	3	4	5	6	7	8	9
1	0.336 3	0.364 2	0.427 7	0.458 0	0.500 7	0.570 9	0.645 0	0.808 0	0.918 6
2	0.336 0	0.363 8	0.427 4	0.457 6	0.500 4	0.570 6	0.644 7	0.807 7	0.918 4
3	0.336 3	0.364 1	0.427 7	0.457 9	0.500 6	0.570 8	0.644 9	0.807 8	0.918 5
4	0.336 2	0.364 0	0.427 7	0.458 0	0.500 7	0.570 9	0.645 0	0.808 0	0.918 7
5	0.336 3	0.364 1	0.427 7	0.458 0	0.500 7	0.570 9	0.645 0	0.807 8	0.918 5
6	0.336 4	0.364 3	0.427 8	0.458 0	0.500 8	0.571 0	0.645 0	0.808 0	0.918 7
平均值	0.336 2	0.364 1	0.427 7	0.457 9	0.500 6	0.570 8	0.644 9	0.807 9	0.918 6
RSD/%	0.04	0.04	0.03	0.03	0.03	0.02	0.02	0.02	0.01

样品号	峰号							
	10	11	12	13	14	15	16	17
1	1	1.531 6	1.590 7	1.842 0	1.920 1	1.965 4	1.994 6	2.394 2
2	1	1.531 5	1.590 8	1.842 0	1.920 1	1.965 4	1.994 8	2.394 2
3	1	1.531 3	1.590 3	1.841 6	1.919 7	1.964 9	1.994 2	2.393 4
4	1	1.531 5	1.590 6	1.841 8	1.920 0	1.965 1	1.994 6	2.394 0
5	1	1.531 4	1.590 5	1.841 7	1.919 8	1.965 0	1.994 4	2.393 8
6	1	1.531 7	1.590 7	1.841 9	1.920 1	1.965 2	1.994 6	2.394 0
平均值	1	1.531 5	1.590 6	1.841 9	1.920 0	1.965 2	1.994 5	2.393 9
RSD/%	0	0.01	0.01	0.01	0.01	0.01	0.01	0.01

④稳定性实验。取同一供试品续滤液，按上述色谱条件，分别在 0、2、4、8、12、24 h进样，测定，记录其色谱图，以 *l*-龙脑为参照峰，计算各共有峰的相对峰面积和相对保留时间以及 *RSD*。结果见表 7-2-23 至表 7-2-24。结果各共有峰相对峰面积 *RSD*<2%，各共有峰相对保留时间 *RSD*<0.05%。结果表明供试品溶液在 24 h 内稳定。

表 7-2-23 艾纳香油指纹图谱稳定性试验（相对峰面积）

单位：mAu

样品号	峰号								
	1	2	3	4	5	6	7	8	9
1	0.026 2	0.035 6	0.084 4	0.085 3	0.023 0	0.012 2	0.008 6	0.079 7	0.641 1
2	0.026 4	0.035 4	0.084 9	0.086 2	0.023 1	0.012 3	0.008 6	0.079 9	0.640 3
3	0.026 2	0.035 4	0.084 3	0.085 3	0.022 5	0.012 4	0.008 6	0.079 8	0.640 8
4	0.026 1	0.035 3	0.084 1	0.085 5	0.023 0	0.012 4	0.008 6	0.079 8	0.640 6

（续）

样品号	峰号								
	1	2	3	4	5	6	7	8	9
5	0.026 6	0.035 5	0.084 1	0.085 3	0.022 6	0.012 5	0.008 6	0.080 0	0.640 5
6	0.025 9	0.035 0	0.083 8	0.085 6	0.023 0	0.012 5	0.008 6	0.080 7	0.638 9
平均值	0.026 2	0.035 4	0.084 3	0.085 5	0.022 9	0.012 4	0.008 6	0.080 0	0.640 4
RSD/%	0.87	0.54	0.45	0.41	1.01	0.76	0.17	0.48	0.12

样品号	峰号							
	10	11	12	13	14	15	16	17
1	1	0.163 6	0.317 5	0.707 5	0.093 3	0.054 8	0.099 7	0.159 1
2	1	0.163 6	0.317 8	0.706 3	0.093 5	0.054 7	0.099 5	0.158 8
3	1	0.163 9	0.317 8	0.706 5	0.093 1	0.054 2	0.099 3	0.157 4
4	1	0.164 2	0.317 8	0.706 0	0.093 6	0.054 8	0.099 5	0.157 5
5	1	0.164 0	0.317 6	0.705 4	0.093 2	0.054 7	0.099 6	0.153 6
6	1	0.163 9	0.318 2	0.705 9	0.093 7	0.054 9	0.099 5	0.151 5
平均值	1	0.163 9	0.317 8	0.706 2	0.093 4	0.054 7	0.099 5	0.156 3
RSD/%	0	0.16	0.07	0.10	0.25	0.45	0.14	1.97

表 7-2-24　艾纳香油指纹图谱稳定性试验（相对保留时间）

单位：min

样品号	峰号								
	1	2	3	4	5	6	7	8	9
1	0.335 8	0.363 6	0.427 2	0.457 4	0.500 0	0.570 5	0.644 7	0.807 5	0.918 2
2	0.335 6	0.363 5	0.427 1	0.457 4	0.500 0	0.570 6	0.644 7	0.807 7	0.918 4
3	0.335 7	0.363 4	0.427 2	0.457 5	0.500 2	0.570 5	0.644 8	0.807 6	0.918 4
4	0.335 5	0.363 3	0.427 0	0.457 4	0.500 1	0.570 4	0.644 7	0.807 7	0.918 4
5	0.336 1	0.363 9	0.427 5	0.457 7	0.500 4	0.570 8	0.644 8	0.807 7	0.918 3
6	0.335 8	0.363 5	0.427 1	0.457 3	0.499 9	0.570 4	0.644 6	0.807 4	0.918 1
平均值	0.335 8	0.363 5	0.427 2	0.457 5	0.500 1	0.570 5	0.644 7	0.807 6	0.918 3
RSD/%	0.05	0.05	0.04	0.03	0.03	0.03	0.01	0.01	0.01

样品号	峰号							
	10	11	12	13	14	15	16	17
1	1	1.531 5	1.590 5	1.841 6	1.919 8	1.965 2	1.994 4	2.393 9
2	1	1.531 5	1.590 6	1.841 7	1.919 9	1.965 1	1.994 5	2.393 9
3	1	1.531 4	1.590 5	1.841 6	1.919 8	1.965 1	1.994 3	2.393 7
4	1	1.531 4	1.590 3	1.841 3	1.919 6	1.964 9	1.994 2	2.393 4
5	1	1.531 0	1.589 9	1.841 0	1.919 2	1.964 4	1.993 7	2.392 6
6	1	1.531 2	1.590 3	1.841 5	1.919 6	1.964 9	1.994 1	2.393 5
平均值	1	1.531 3	1.590 3	1.841 5	1.919 6	1.964 9	1.994 2	2.393 5
RSD/%	0	0.01	0.02	0.01	0.01	0.01	0.01	0.02

（3）气相色谱法（GC）指纹图谱相似度评价

①艾纳香油指纹图谱的采集。取 13 批艾纳香油药材，按“2（1）①”供试品溶液制备方法进行制备，得 13 份供试品溶液，依法测定记录色谱图得到 13 批药材 GC 指纹图谱。

②共有峰的指定。参考《中药注射剂指纹图谱研究的技术要求（暂行）》，并结合不同批次艾纳香油 GC 色谱峰状况，选择 GC 色谱图中可以用于反映艾纳香油内在质量的共有峰 17 个，以 10 号峰为

参照峰（s）对保留时间和相对峰面积为 1，计算其余各峰的相对保留时间和相对峰面积，所选择的共有峰可以较为全面地反映样品的内在质量。

③艾纳香油药材指纹图谱的分析。将 13 批艾纳香油药材 GC 指纹图谱以 AIA 格式导入《中药色谱指纹图谱相似度评价系统》，选择中位法，时间窗为 0.1，自动匹配，生成对照指纹图谱。共指定 17 个共有峰。经对照定性得知，3 号峰为 β-蒎烯、8 号峰为芳樟醇、9 号峰为樟脑、10 号峰为 l-龙脑、13 号峰为 β-石竹烯，见图 7-2-16 至图 7-2-21。

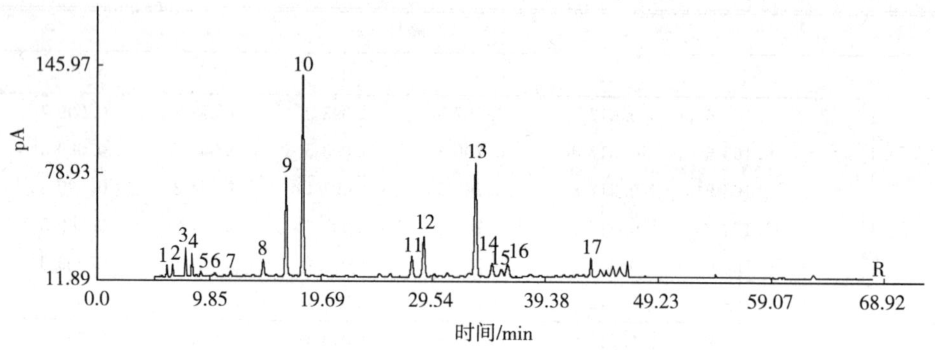

图 7-2-16　艾纳香油对照指纹图谱

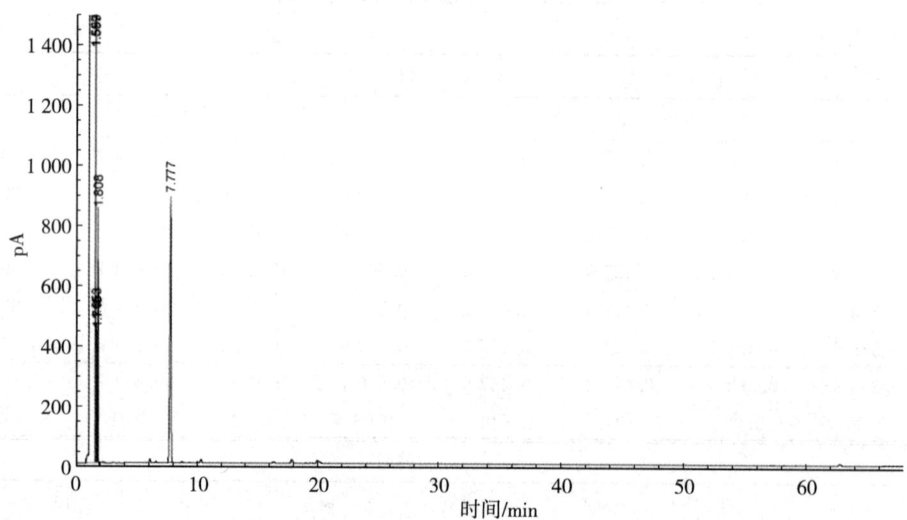

图 7-2-17　β-蒎烯对照品参照物溶液 GC 图谱

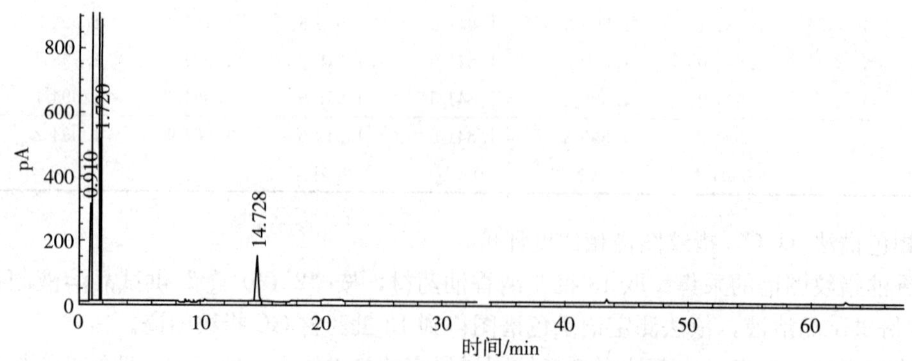

图 7-2-18　芳樟醇对照品参照物溶液 GC 图谱

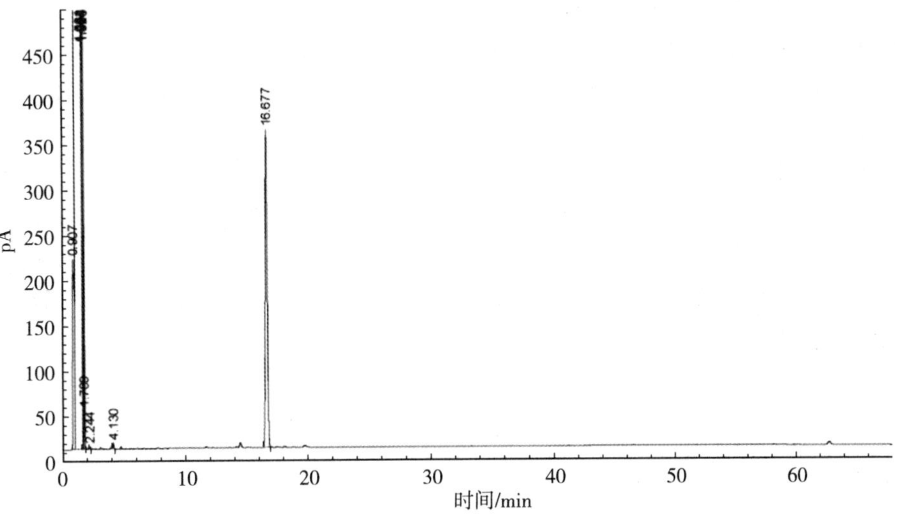

图 7-2-19 樟脑对照品参照物溶液 GC 图谱

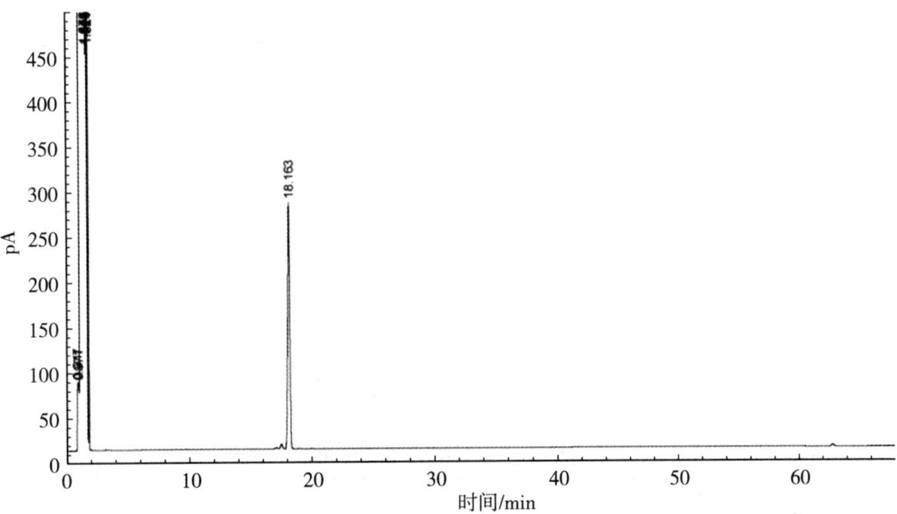

图 7-2-20 *l*-龙脑对照品参照物溶液 GC 图谱

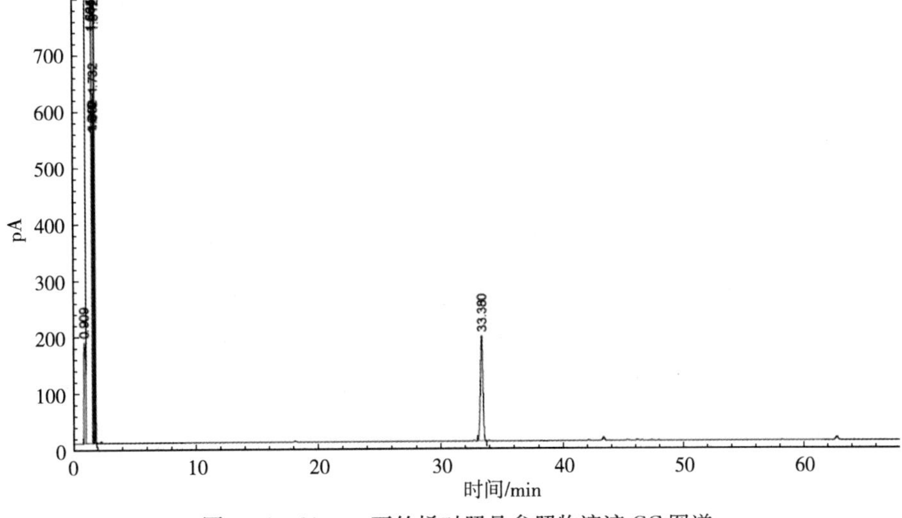

图 7-2-21 *β*-石竹烯对照品参照物溶液 GC 图谱

(4) 特征指纹图谱的建立及相似度计算

根据所建立的气相色谱指纹图谱方法，对各批次艾纳香油的指纹图谱进行测定。将所得的 13 批艾纳香油图谱以 AIA 格式依次导入中国药典委员会研制的《中药色谱指纹图谱相似度评价系统》(2004 版科研类)。

结果：以 S1 药材图谱作为参照谱进行指纹匹配，确定了 17 个共有峰，建立了艾纳香油指纹图谱叠加模式色谱图，见图 7-2-22；同时建立了艾纳香油对照指纹图谱，见图 7-2-16。并计算了不同批次艾纳香油指纹图谱的相似度，见表 7-2-25。供试品指纹图谱中应分别呈现相应参照物色谱峰保留时间相同的色谱峰。按《中药色谱指纹图谱相似度评价系统》计算，供试品指纹图谱与对照指纹图谱的相似度不得低于 0.90。

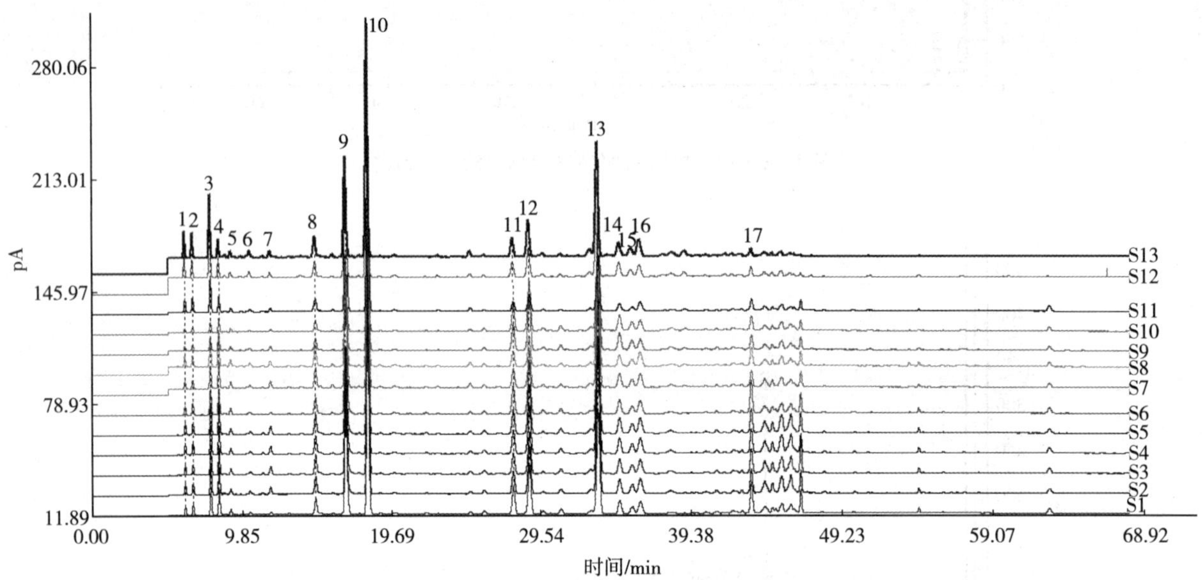

图 7-2-22 艾纳香油指纹图谱叠加模式色谱图

表 7-2-25 各样品与对照指纹图谱的相似度结果

序号	相似度
1	0.989
2	0.992
3	0.995
4	0.988
5	0.990
6	0.988
7	0.997
8	0.991
9	0.991
10	0.989
11	0.926
12	0.971
13	0.979

3. 结果分析

本试验首次对艾纳香油指纹图谱进行研究，共制定17个共有峰，以10号峰作为参照峰，分别计算共有峰相对峰面积和相对保留时间的*RSD*，结果所建立的方法精密度、重复性、稳定性良好。利用《中药色谱指纹图谱相似度评价系统》(2004A版）对艾纳香油药材指纹图谱的相似性进行研究表明，其相似度均在0.9以上。实验结果表明该方法能够较好地反映艾纳香油药材的指纹性，可同时结合第一章的质量标准研究内容对其进行质量控制。

4. 结论

本试验首次对艾纳香油的指纹图谱进行研究，利用13批艾纳香油样品建立了艾纳香油的GC指纹图谱，其精密度、稳定性、重复性良好，符合指纹图谱的相关要求。共指定17个共有峰，利用《中药色谱指纹图谱相似度评价系统》(2004A版）建立了艾纳香油的对照指纹图谱。指纹图谱分析表明，13批艾粉药材的相似度均在0.9以上。可结合艾纳香油的质量标准研究试验对艾纳香油进行质量控制。

二、艾纳香油质量标准制定

艾纳香油为菊科植物艾纳香新鲜叶经水蒸气蒸馏提取而得的油。

1. 性状

本品为棕红色、澄清的液体，有特异的芳香气。

本品易溶于乙醇、氯仿、乙醚，几乎不溶于水。

比旋度测定：取本品1 g，精密称定，加乙醇至刻度定容，摇匀，依法测定（《中华人民共和国药典》一部附录Ⅶ E)，比旋度应为$-30°\sim-26°$。

相对密度应为0.94～0.98（《中华人民共和国药典》一部附录Ⅶ A)。

折光率应为1.486～1.490（《中华人民共和国药典》一部附录Ⅶ F)。

2. 鉴别

取本品25 mg，加乙醇4 mL使溶解，作为供试品溶液。另取*l*-龙脑对照品、*β*-石竹烯对照品适量，加乙醇制成分别每1 mL含3、2 mg的溶液，作为对照品溶液。按照薄层色谱法（《中华人民共和国药典》一部附录Ⅵ B）试验，吸取上述3种溶液各2～5 μL，分别点于同一硅胶G薄层板上，以石油醚（60～90 ℃）-乙酸乙酯（9：1）为展开剂，展开，取出，晾干，喷以0.5%香草醛硫酸乙醇（10%）溶液，在105 ℃加热至斑点显色清晰。供试品色谱中，在与对照品色谱相应的位置上，*l*-龙脑、*β*-石竹烯分别显相同颜色的斑点。

3. 检查

乙醇中不溶物取本品1 mL，加85%乙醇1 mL，应溶解成澄清液体。

重金属方面，取本品2 g，依法检查（《中华人民共和国药典》一部附录Ⅸ E第二法)，不得过百万分之五。

4. 含量测定

按照气相色谱法（《中华人民共和国药典》一部附录Ⅵ E）测定。

色谱条件与系统适用性试验 HP-5毛细管柱（交联5%苯基甲基聚硅氧烷为固定相）(30 m×0.32 mm，0.25 μm)；升温程序：初始温度70 ℃，保持2 min，以5 ℃/min升温至最终温度150 ℃，保持2 min，FID温度240 ℃，进样口温度240 ℃，载气为高纯氮气，流速6.5 mL/min，进样量0.6 μL，进样分流比19：1。空气体积流量400 mL/min，氢气体积流量30 mL/min；进样量0.5 μL。理论塔板数按*l*-龙脑峰计算不低于30 000。

混合对照品储备液及内标溶液的制备分别精密称取*β*-蒎烯、芳樟醇、樟脑、*l*-龙脑、*β*-石竹烯对照品适量，加乙酸乙酯溶解并定容，制成质量浓度分别为2、0.8、3.5、8、4.5 mg/mL的混合液，作为混合对照品储备液；精密称取水杨酸甲酯适量，以乙酸乙酯溶解并定容，制成 12 mg/mL 的溶液，作为内标溶液。

标准曲线的制备：精密量取混合对照品储备液 0.4、0.8、1.2、2、3 mL，分别置 5 mL 容量瓶中，加入 1 mL 内标溶液，加乙酸乙酯稀释并定容，摇匀，0.45 μm 微孔滤膜滤过，依法进行测定分析。以各对照品与内标物的峰面积比为横坐标，各对照品与内标物的质量浓度比为纵坐标绘制标准曲线。

测定法：取本品 100 mg，精密称定，置 25 mL 容量瓶中，精密加入内标溶液 5 mL，加乙酸乙酯至刻度，摇匀，通过 0.45 μm 微孔滤膜滤过，依法进行测定分析。

本品中，β-蒎烯含量 2%～8%、芳樟醇 1%～3%、樟脑 5%～20%、l-龙脑 15%～26%、β-石竹烯 5%～20%。

5. 指纹图谱

按照气相色谱法（《中华人民共和国药典》一部附录Ⅵ E）测定。

色谱条件与系统适用性试验 HP-5 毛细管柱（交联 5%苯基甲基聚硅氧烷为固定相）(30 m×0.32 mm，0.25 μm)；升温程序：40 ℃，保持 3 min，以 2 ℃/min 升温至 100 ℃，保持 5 min，以 5 ℃/min 升温至 200 ℃，保持 10 min。载气为高纯氮气，流量 6.5 mL/min；进样量 0.6 μL，不分流，FID 温度 240 ℃，进样口温度 220 ℃。理论塔板数按 l-龙脑峰计算结果不低于 50 000。

参照物溶液的制备：取 β-蒎烯、芳樟醇、樟脑、l-龙脑、β-石竹烯对照品适量，精密称定，加乙酸乙酯制成 2、0.8、3.5、8、4.5 mg/mL 的混合液，即得。

供试品溶液的制备：取本品 0.1 g，精密称定，置于 25 mL 容量瓶中，加乙酸乙酯至刻度，摇匀，精密量取 1 mL 置于 10 mL 容量瓶中，加乙酸乙酯至刻度，摇匀，滤过，取续滤液，即得。

测定法分别精密吸取参照物溶液和供试品溶液各 0.6 μL，注入气相色谱仪，测定，记录色谱图。

供试品指纹图谱中应分别呈现相应的参照物色谱峰保留时间相同的色谱峰。按《中药色谱指纹图谱相似度评价系统》计算，供试品指纹图谱与对照指纹图谱的相似度不得低于 0.90。

6. 储藏

避光，密封，置于阴凉处。

参 考 文 献

王凯，胡璇，庞玉新，等，2017. 艾粉质量标准初步研究 [J]. 安徽农业科学，45 (25)：128-130，133.

吴丽芬，杨全，庞玉新，等，2015. 气相色谱法同时测定艾粉中樟脑、异龙脑、l-龙脑、β-石竹烯和花椒油素的含量及其聚类分析 [J]. 中国药学杂志，50 (9)：745-749.

胡璇，陈振夏，王凯，等，2016. 艾纳香油质量标准初步研究 [J]. 热带农业科学，36 (9)：87-91.

方灿，陈琳，2006. 气相色谱法测定艾纳香油中左旋龙脑的含量 [J]. 中国医院药学杂志，26 (9)：1166-1167.

孙明玉，2011. 艾纳香油含量测定的方法学验证 [J]. 贵州医药，35 (8)：757-759.

夏稷子，彭金咏，赵智，2011. 气相色谱法测定艾纳香中左旋龙脑的研究 [J]. 中成药，33 (12)：2188-2190.

吴丽芬，庞玉新，杨全，等，2015. GC 法同时测定艾纳香油中 5 个主要成分的含量 [J]. 药物分析杂志，35 (7)：1179-1184.

下　篇
艾纳香产品开发

Product Development of *Blumea balsamifera*

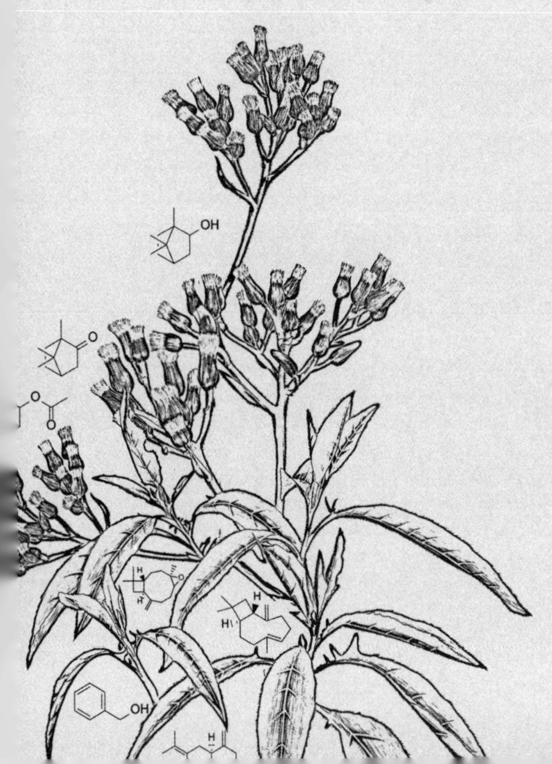

第八章　艾纳香提取物生物活性研究

本章主要对艾纳香提取物［包括艾纳香油（挥发油）、艾粉、艾片以及主要活性部位酚类、黄酮类等］进行抑菌、抗氧化、促进皮肤创伤愈合、缓解口腔溃疡等生物活性研究，同时对艾纳香油以及冰片进行了皮肤刺激性、急性毒性以及生殖毒性等安全性评价，旨在为艾纳香提取物的开发与利用提供科学理论依据。

第一节　艾纳香提取物体外抑菌活性研究

一、艾纳香不同提取物 GC－MS 分析及其抑菌活性研究

艾纳香油、艾粉和艾片均是艾纳香主要提取物，其中艾片是《中华人民共和国药典》收载品种。查阅近年来艾纳香化学成分和抑菌相关的文献和专利，主要集中于黄酮类、艾纳香挥发油等提取部位的化学成分分析和大部分常见需氧菌的抑菌作用研究，而未见有关对艾纳香中 3 种提取物进行综合气相色谱-质谱联用技术（GC－MS）分析、活性评价以及对口腔常见厌氧菌的抑菌性研究的相关报道。本研究对艾纳香叶的 3 种主要提取物（艾纳香油、艾粉和艾片）采用 GC－MS 技术分析其成分，并分别对 4 株临床常见口腔厌氧菌变形链球菌、具核梭杆菌、牙龈卟啉单胞菌、中间普氏菌进行体外抑菌活性研究，旨在为天然药用植物艾纳香的开发利用提供科学依据。

（一）材料与仪器试药

1. 材料

艾纳香提取物（包括艾纳香油、艾粉和艾片）均源自贵州省罗甸县，为同批艾纳香药材提取产物，均为菊科植物艾纳香的不同提取物，4 ℃冰箱储存备用。

供试菌种与培养基：变形链球菌标准株、具核梭杆菌标准株、牙龈卟啉单胞菌标准株、中间普氏菌标准株、兔血脑心浸出液肉汤（BHI）培养基、厌氧肉肝汤。

2. 仪器试药

GC/MS 联用仪（Agilent 公司，美国）、手提式压力蒸汽灭菌锅、超净工作台、电热恒温培养箱、厌氧培养罐（三菱公司，日本）、电子分析天平（千分之一）、紫外-可见光分光光度计（贝克曼公司，美国）、酶标仪（Molecular Devices 公司，美国）。

氨苄西林（AMP）、二甲基亚砜均为购买，乙醇（95%）均为分析纯，水为灭菌蒸馏水。

（二）方法

1. 艾纳香提取物化学成分分析

采用 GC－MS 对艾纳香 3 种提取物艾纳香油、艾粉和艾片进行化学成分分析。精密量取艾纳香油 100 μL，精密称取艾粉和艾片 50 mg，均用二氯甲烷溶解并定容至 10 mL，过 0.45 μm 滤膜即得上机样品。GC 条件：色谱柱为 HP－5MS（30 m×0.25 mm×0.25 μm）弹性石英毛细管柱；载气为高

纯氦气（99.99%），载气流量1.0 mL/min，不分流进样，进样口温度260 ℃，初始温度50 ℃，保留1 min，以3 ℃/min升至200 ℃，保持5 min，以2 ℃/min，升至260 ℃，保持10 min。MS条件：离子源为EI源；离子源温度230 ℃，传输线温度260 ℃，MS四级杆温度150 ℃，溶剂延迟5 min，扫描范围20～450 amu，进样量1.0 μL。样品经气相色谱质谱分析，各分离组分采用NIST 17谱库进行检索，并结合人工解析和参考文献分析确定各化学成分，相对含量采用色谱峰面积归一化法计算。

2. 供试菌悬浮液的制备

将低温保存的标准菌株变形链球菌、具核梭杆菌、牙龈卟啉单胞菌和中间普氏菌各取50 μL接种至兔血BHI培养基中，划线使其能形成单个菌落，将接种平板放至厌氧箱中（80% N_2，10% H_2，10% CO_2）培养3 d活化。然后挑取平板菌落接种至厌氧肉肝汤中培养72 h，紫外分光光度计测定菌液浓度 OD_{600} 为0.5～1.0，检验纯度后用相应的培养液将菌液稀释成 1×10^7 CFU/min的菌悬液备用。

3. 药敏试验

将艾纳香油（油状药物）与95%乙醇进行溶解稀释，浓度为666.7 μL/mL，艾粉、艾片用95%乙醇分别配制成2 g/mL的基础药物溶液，试验前所有药液均用0.22 μm滤膜过滤除菌。采用管碟法进行测定。按无菌操作法，将吸取备好的4种200 μL厌氧菌菌液放至BHI培养基表面，用无菌棉签涂布均匀，室温放置2～3 min。待平板表面菌液吸收后，将直径约为6 mm的无菌牛津杯固定于培养基上，并标记好各药物的名称。每个培养基可放置3个牛津杯。再用移液枪在每个牛津杯中分别加各提取物药液50 μL，每个菌种重复3次，置37 ℃厌氧条件下培养3～5 d后，观察并记录抑菌圈的有无以及直径大小作为判断敏感度高低的标准，并用游标卡尺分别测量每个抑菌圈直径大小，取其平均值作为测定结果。结果判定按《药理实验方法学》标准：抑菌圈直径<10 mm为抗药，10 mm为轻度敏感，11～15 mm为中度敏感，16～20 mm为高度敏感。

4. 最低抑菌浓度（MIC）的测定

将药敏试验中666.7μL/mL浓度的艾纳香油基础药物溶液稀释至原1/5的133.34 μL/mL，艾粉和艾片稀释至原1/5的400 mg/mL。采用微量肉汤稀释法，取96孔微量板，在无菌操作下用移液枪向每排11孔各加入100 μL厌氧肉干汤培养基，再吸取100 μL稀释后的3种提取物药液至第1孔，以第1孔66.7μL/mL浓度的艾纳香油、200 mg/mL浓度的艾粉和艾片作为起始浓度，采用对倍稀释法稀释成各种浓度，第10孔中吸取100 μL弃去，此为试验组。吸取100 μL配置好的菌悬液依次加入第1～11孔中，充分混匀。第11孔不加试药，以便观察培养基是否适合菌株生长，为生长对照组，吸取200 μL厌氧肉干汤肉汤培养基加入第12孔以便观察培养基否被污染。共4种口腔常见厌氧菌细菌（变形链球菌、具核梭杆菌、牙龈卟啉单胞菌、中间普氏菌），每种细菌3个重复。随后将96微孔板放置于37 ℃厌氧培养24 h。取出后采用酶标仪测定 OD_{600}，与阴性对照组比较，抑菌率达到80%的样品浓度为该受试菌的MIC。AMP和95%乙醇作相同处理，分别作为阳性药物对照和阴性溶剂对照。

5. 最低杀菌浓度（MBC）的测定

采用琼脂培养基平板法，将MIC浓度及上下各1个浓度组的上述混合液各取出20 μL均匀涂布在的血平板相应区域内，厌氧培养48 h，观察有无细菌生长，无菌生长对应的相应孔中的最低浓度即为3种提取物对4种厌氧菌的MBC。

（三）结果与分析

1. 艾纳香提取物化学成分GC-MS分析

艾纳香油、艾粉和艾片的总离子流图，见图8-1-1。所得3种提取物各组分的质谱数据经计算机检索标准谱库，采用峰面积归一化法测定了各组分的百分含量，将其进行分析比较，结果见表 8-1-1 至表 8-1-3。结果显示艾纳香油、艾粉和艾片经 GC-MS 分析分别鉴别出 56、19 和 8 种化合物（相对含量低于 0.10%没有列出），已鉴定的成分分别占总峰面积的 73.20%、92.25%、96.93%。3 种提取物仅含有 l-龙脑 1 个共有成分，艾纳香油和艾粉还同时含有成分 Silphiperfol-5-ene，艾纳香油、艾粉和艾片中 l-龙脑相对含量分别为 13.36%、81.40%和 76.07%。其中艾纳香油中化学组分相对较为复杂，主要为萜类化合物，大部分为单萜和倍半萜类，少量二萜和三萜类，相对含量较高的有长叶烯-（V4）（13.45%）、l-龙脑（13.36%）、合成樟脑（7.18%）、缬草稀醛-4,7（11）二烯（7.66%）。艾粉和艾片中化学组分相对简单，大部分也以萜类化合物为主，l-龙脑相对含量较高，分别为 81.40%和 76.07%，在这两种提取物中仅次于 l-龙脑的成分分别为 l-樟脑（8.27%）和右旋樟脑（20.53%）。

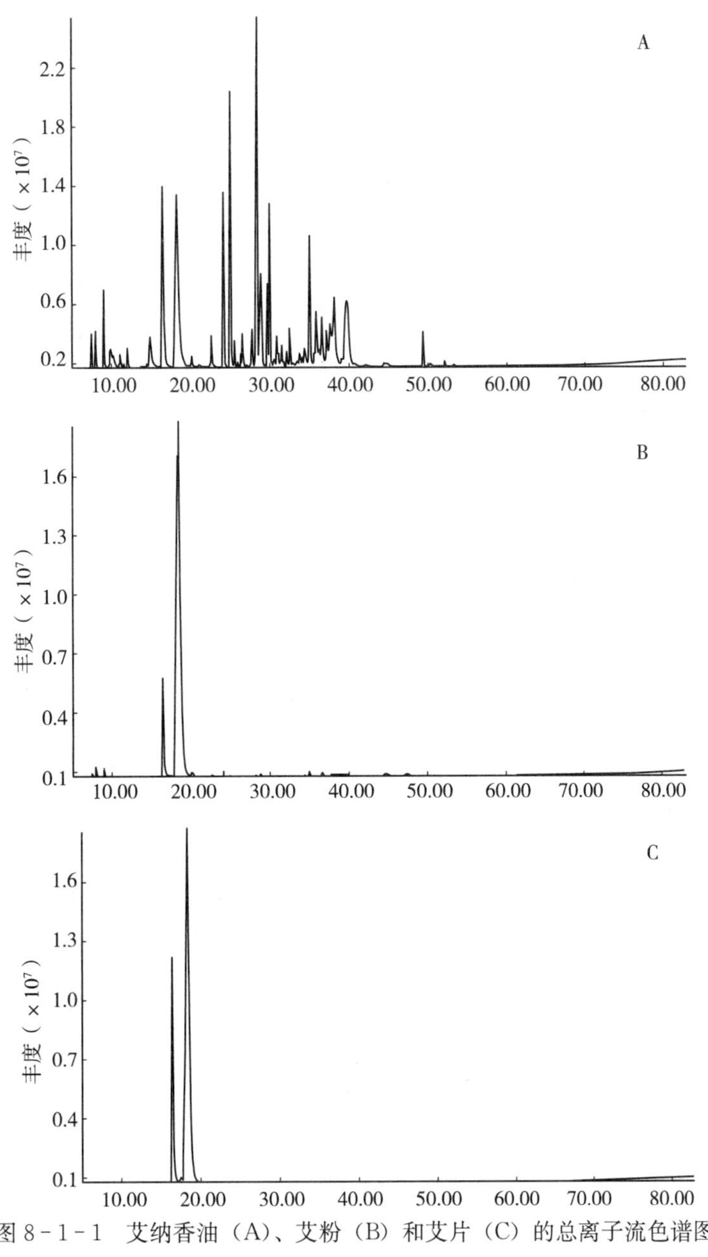

图 8-1-1　艾纳香油（A）、艾粉（B）和艾片（C）的总离子流色谱图

表 8-1-1　艾纳香油中化学组成成分

序号	化合物	保留时间/min	化学式	分子质量	相对含量/%
1	γ-松油烯	7.50	$C_{10}H_{16}$	136.125	0.57
2	（—）—莰烯	8.02	$C_{10}H_{16}$	136.125	0.61
3	1-辛烯-3-醇	9.98	$C_8H_{16}O$	128.12	0.99
4	（+）—柠檬烯	11.16	$C_{10}H_{16}$	136.125	0.33
5	罗勒烯异构体混合物	12.06	$C_{10}H_{16}$	136.125	0.36
6	2,6,6-三甲基双环［3.2.0］庚-2-烯-7-酮	14.58	$C_{10}H_{14}O$	150.104	0.10
7	芳樟醇	14.95	$C_{10}H_{18}O$	154.136	1.66
8	合成樟脑	16.54	$C_{10}H_{16}O$	152.120	7.18
9	*l*-龙脑	18.35	$C_{10}H_{18}O$	154.136	13.36
10	4-异丙基苯甲醛	21.16	$C_{10}H_{12}O$	148.089	0.16
11	1,7,7-三甲基双环［2.2.1］庚-2-醋酸酯	22.69	$C_{12}H_{20}O_2$	196.146	0.90
12	Silphiperfol-5-ene	24.22	$C_{15}H_{24}$	204.188	3.43
13	缬草稀醛-4，7（11）-二烯	25.08	$C_{15}H_{24}$	204.188	6.77
14	Silphiperfola-4,7（14）-diene	25.60	$C_{15}H_{22}$	202.172	0.48
15	（10S，11S）-himachala-3（12),4-diene	26.02	$C_{15}H_{24}$	204.188	0.12
16	Naphthalene,decahydro-4a-methyl-1-methylene-7-(1-methylethylidene)-,(4aR，8aS)	26.38	$C_{15}H_{24}$	204.188	0.20
17	1aR-1aβ,2,3,3a,4,5,6,7bβ-octahydro-1,1,3aβ,7-tetramethyl-1H-cyclopropa［a］naphthalene	27.82	$C_{15}H_{24}$	204.188	0.95
18	长叶烯-（V4）	28.49	$C_{15}H_{24}$	204.188	13.45
19	（Z,Z,Z）-1,5,9,9-四甲基-1,4,7-环十一碳三烯	29.73	$C_{15}H_{24}$	204.188	1.80
20	Bicyclo［7.2.0］undec-4-ene,4,11,11-trimethyl-8-methylene-，(1R,4E,9R)	30.03	$C_{15}H_{24}$	204.188	3.41
21	（6S）-6-乙烯-6-甲基-1-丙烷-2-基-3-丙烷-2-基-环己烯	30.65	$C_{15}H_{24}$	204.188	0.30
22	长叶蒎烯	30.93	$C_{15}H_{24}$	204.188	0.94
23	（+）—环苜蓿烯	31.58	$C_{15}H_{24}$	204.188	0.70
24	α-布藜烯	31.79	$C_{15}H_{24}$	204.188	0.11
25	γ-杜松烯	32.18	$C_{15}H_{24}$	204.188	0.34
26	δ-杜松烯	32.54	$C_{15}H_{24}$	204.188	0.90
27	（+）—γ-古芸烯	32.90	$C_{15}H_{24}$	204.188	0.11
28	喇叭茶醇	34.41	$C_{15}H_{26}O$	222.198	0.75
29	12-oxabicyclo［9.1.0］dodeca-4,7-diene,1,5,9,9-tetramet	35.65	$C_{15}H_{24}O$	220.183	0.29
30	愈创醇	35.88	$C_{15}H_{26}O$	222.198	2.16
31	（2R）-2,3,4,4a,5,6,7,8-八氢-α,α,4aβ,8β-四甲基-2-萘甲醇	36.26	$C_{15}H_{26}O$	222.198	0.57
32	2-（4aR）-1,2,3,4,4alpha,5,6,7-octahydro-4alpha,8-dimethylnaphthalen-2-yl）-propan-2-ol	36.60	$C_{15}H_{26}O$	222.198	1.92

（续）

序号	化合物	保留时间/min	化学式	分子质量	相对含量/%
33	2 - (4a,8 - dimethyl - 2,3,4,5,6,7 - hexahydro - 1H - naphthalen - 2 - yl) propan - 2—ol	37.20	$C_{15}H_{26}O$	222.198	1.47
34	(4alpha,5alpha,10beta) - 6 - eudesmen - 4 - ol	38.16	$C_{15}H_{26}O$	222.198	4.32
35	十五醛	44.46	$C_{15}H_{30}O$	226.23	0.17
36	1H - Indene, 1 - ethylideneoctahydro - 7a - methyl -, (3aR, 7aR)	44.80	$C_{12}H_{20}O_2$	164.157	0.25
37	4a,8a - dimethyl - 5,6,7,8 - tetrahydronaphthalen - 2 - ol	76.83	$C_{12}H_{18}O$	178.136	0.17

表 8 - 1 - 2　艾粉中各化学成分

序号	化合物	保留时间/min	化学式	分子质量	相对含量/%
1	2 -蒈烯	8.05	$C_{10}H_{16}$	136.125	0.38
2	月桂烯	9.09	$C_{10}H_{16}$	136.125	0.32
3	*l* -樟脑	16.47	$C_{10}H_{16}O$	152.12	8.27
4	*l* -龙脑	18.49	$C_{10}H_{18}O$	154.136	81.40
5	Silphiperfol - 5 - ene	24.18	$C_{15}H_{24}$	204.188	0.22
6	1,1' - (4,6 -二羟基苯) 二乙酮 4,6 - diacetyl - 1,3 - benzenediol	28.81	$C_{10}H_{10}O_4$	194.058	0.13
7	silphiperfol - 6 - en - 5 - one	36.62	$C_{15}H_{22}O$	218.167	0.26
8	4',6 -二甲基- 2 -羟基苯乙酮	39.70	$C_{10}H_{12}O_4$	196.074	0.18
9	(3S,3aS,6R,7R,9aS) - 1,1,7 - trimethyldecahydro - 3a,7 - methanocyclopenta [8] annulene - 3,6 - diol	47.39	$C_{15}H_{26}O_2$	238.193	0.41
10	2,2' -亚甲基双- (4 -甲基- 6 -叔丁基苯酚) phenol, 2,2' - methylenebis [6 - (1,1 - dimethylethyl) - 4 - methyl -	67.49	$C_{23}H_{32}O_2$	340.24	0.14

表 8 - 1 - 3　艾片中各化学成分

序号	化合物	保留时间/min	化学式	分子质量	相对含量/%
1	右旋樟脑	16.51	$C_{10}H_{16}O$	152.12	20.53
2	*l* -龙脑	18.45	$C_{10}H_{18}O$	154.136	76.07
3	2,2' -亚甲基双- (4 -甲基- 6 -叔丁基苯酚)	67.45	$C_{23}H_{32}O_2$	340.24	0.14

2. 药敏试验

艾纳香油、艾粉和艾片对 4 种指示菌的抑菌圈直径见表 8 - 1 - 4，由表 8 - 1 - 4 结果可知 3 种艾纳香提取物对变形链球菌、具核梭杆菌、中间普氏菌均有一定的抑菌活性，全部药敏牛津杯周围都出现了大小不等、边界清晰的抑菌圈，抑菌圈均大于 10 mm，表现出中度敏感。3 种提取物对牙龈卟啉单胞菌无明显的抑制作用，艾纳香油无抑菌圈出现，艾粉和艾片仅有 1 个重复出现抑菌圈。由于艾纳香油是按照体积浓度进行试验，根据课题组前期试验结果和文献可知，艾纳香油与水的相对密度基本上接近 1，按照密度进行换算可知其药敏试验浓度为 666.7 mg/mL，相对于艾粉和艾片浓度 (2 g/mL)，其浓度相对较低，但表现出的药敏作用无明显差异，均属于中度敏感。可知艾纳香油对中间普氏菌、变形链球菌、具核梭杆菌的抑菌敏感度强于艾粉和艾片。

表 8-1-4　3 种艾纳香提取物对 4 种厌氧菌的平均抑菌圈直径测定结果（$\bar{x}\pm s$，$n=3$）

提取物	各试验菌抑菌环平均直径/mm			
	牙龈卟啉单胞菌	中间普氏菌	变形链球菌	具核梭杆菌
艾纳香油	—	13.27±1.41	10.97±0.39	10.79±0.60
艾粉	—	13.72±0.21	12.71±1.33	12.48±0.91
艾片	—	11.06±0.40	11.85±1.23	12.01±1.08

注：—表示为无抑菌圈。

3. MIC 和 MBC 测定结果

MIC 和 MBC 结果中艾纳香油均按照水的密度进行换算，由表 8-1-5 结果可知艾纳香油、艾粉和艾片对 4 种口腔厌氧菌表现出不同程度的抑制作用，MIC 在 8.34～100 mg/mL，艾纳香油的抑菌和杀菌效果最强（MIC、MBC 分别在 8.34～16.68 mg/mL、33.35～133.4 mg/mL），艾粉和艾片的抑菌和杀菌效果并无明显差异。3 种提取物对具核梭杆菌抑菌效果最佳，艾纳香油、艾粉和艾片的 MIC 分别为 16.68、50 和 50 mg/mL，MBC 分别为 33.35、50 和 50 mg/mL。艾粉和艾片对牙龈卟啉单胞菌，艾粉对变形链球菌，艾片对中间普氏菌的 MBC 均大于 200 mg/mL，杀菌效果均不理想。其中阳性对照药物氨苄西林（AMP）对 4 种厌氧菌表现出强抑菌效果，阴性对照 95%乙醇无抑菌作用。

表 8-1-5　3 种艾纳香提取物对 4 株厌氧菌的 MIC 和 MBC 测定结果（$n=3$）

单位：mg/mL

提取物	牙龈卟啉单		中间普氏菌		变形链球菌		具核梭杆菌	
	MIC	MBC	MIC	MBC	MIC	MBC	MIC	MBC
艾纳香油	8.34	133.4	8.34	133.4	16.68	133.4	16.68	33.35
艾粉	100	>200	100	100	100	>200	50	50
艾片	50	>200	50	>200	100	100	50	50
氨苄西林 AMP	1.25	/	2.5	/	5	/	2.5	/
95%乙醇	—	/	—	/	—	/	—	/

（四）结论

艾纳香油、艾粉和艾片 3 种提取物中，艾纳香油的抑菌效果最佳，其中主要指标成分 *l*-龙脑含量最低，但是其化学组分相对更为丰富，这充分说明各有效成分通过相同或不同的作用机制，或协同或拮抗最终产生的药效比单一成分产生的药效更为显著。3 种提取物对口腔厌氧菌均具有不同程度的抑菌活性，其中对具核梭杆菌抑菌效果最强，研究结果为海南省黎族特色药用植物艾纳香提取物的开发利用提供了一定的试验依据。

二、艾纳香残渣不同提取部位体外抑菌活性研究

艾渣是指艾纳香全株经水蒸气蒸馏提取艾片后的残渣。目前，国内外艾纳香的产业链依旧注重于艾片的生产和相关产品的开发，对艾渣的深入研究鲜有报道。有文献指出，艾渣不同提取部位具有一定的降血糖、抗感染、止痛、止血及治疗大鼠实验性佐剂类风湿关节炎的活性。但是对于艾渣的抗菌活性并没有进行深入研究。贵州省罗甸县红水河地区艾纳香资源丰富，大量艾片生产厂家分布于此。随着艾片需求量和产出量的不断增加，未及时处理的产品附属物——艾渣被大量废弃。本研究对提取艾片后的艾纳香残渣进行再提取，并对不同提取部位进行抑菌活性检测，以期为艾纳香残渣利用及进

一步开发提供理论依据。

（一）材料与仪器试药

1. 材料

艾纳香采集于贵州省罗甸县红水河地区，艾渣为艾纳香提取艾片后的残渣。

供试菌种：金黄色葡萄球菌、大肠埃希菌和白念珠菌、肺炎克雷伯菌、铜绿假单胞菌和乙型溶血性链球菌。

2. 仪器与试药

①仪器：旋转蒸发仪、单人单面净化操作台、立式压力蒸汽灭菌器、电热恒温培养箱、恒温震荡培养箱。

②试药：无水乙醇、石油醚、三氯甲烷、正丁醇、二甲基亚砜（分析纯），沙氏葡萄糖琼脂培养基、脑心浸出液肉汤、血平板、四环素。

（二）方法

1. 艾渣乙醇提取物及各萃取物的制备

艾渣经干燥后粉碎，用（10 倍、10 倍、8 倍）80%（体积分数，下同）乙醇热回流提取 3 次，时间分别为 2、2、1 h。减压浓缩回收至无醇味后加入蒸馏水，充分混悬后依次用石油醚、三氯甲烷、乙酸乙酯、正丁醇萃取（每种溶剂至少萃取 6 遍），将各种溶剂的萃取液合并减压浓缩，浓缩液放置真空干燥箱中，于 40～50 ℃干燥得艾渣的不同极性浸膏。取上述干燥的艾渣醇提物（BE）、石油醚相浸膏（BP）、三氯甲烷相浸膏（BC）、乙酸乙酯相浸膏（BEO）、正丁醇浸膏（BB）、水相浸膏（BW），用二甲基亚砜配制成质量浓度为 200 mg/mL 的溶液，经 0.22 μm 滤膜过滤除菌，4 ℃冰箱保存备用。

2. 培养基的制备

普通营养琼脂培养基用于金黄色葡萄球菌、大肠埃希菌、肺炎克雷伯菌、铜绿假单胞菌的培养，沙氏葡萄糖琼脂培养基用于白念珠菌的培养，脑心浸出液肉汤和血平板用于乙型溶血性链球菌的培养。

3. 菌悬液的制备

将各种受试菌在培养基上活化至少一代后，在无菌条件下，用接种环挑取活化好的菌种放置到装有液体培养基的小三角瓶中，放置于 37 ℃恒温箱中培养 24 h，真菌放置于 28 ℃恒温箱中培养 48 h。在无菌条件下，用无菌液体培养基校正到浓度相当于 0.5 麦氏比浊标准（$1\sim2\times10^{8}$ CFU/mL），备用。

4. 抑菌圈的测定

使用琼脂扩散法对艾渣不同极性提取物抑菌圈进行测定。吸取 0.1 mL 处于对数生长期的各种菌液（2×10^{8} CFU/mL）于适宜各菌生长的培养基上，用无菌涂布棒将菌液涂布均匀。将直径为 6 mm 的药敏纸片置于药液中浸泡 2 h 灭菌阴干，贴于含菌培养基上。每皿放置 4 片，同时用浸有二甲基亚砜溶剂的滤纸片做阴性对照，用浸泡过四环素的纸片做阳性对照。置于 37 ℃烘箱中培养 24 h（真菌 28 ℃，48 h）后观察。以游标卡尺分别测量每一个抑菌圈两个垂直方向的直径（mm），以肉眼看不到细菌明显生长为抑菌环的边缘，评价不同样品的抑菌活性。以上操作平行重复测定 3 次，并计算抑菌圈平均直径和标准差。

5. 最低抑菌浓度（MIC）和最低杀菌浓度（MBC）的测定

采用二倍稀释法测定药物的最低抑菌浓度（MIC），每管液体培养基中分别加入试验样品，使各提取物质量浓度分别为 100、50、25、12.5、6.25、3.13、1.56、0.78 mg/mL，各管最终总体积为

1 mL。另设等量不含药物的液体培养基作为空白对照．含药不加菌的液体培养基作为自身对照。在每管内加入上述制备好的 2×10^8 CFU/mL 试验菌液 0.1 mL。置于 37 ℃恒温培养箱中培养 24 h（真菌 28 ℃下培养 48 h），取出，观察试验菌的生长情况，以摇匀后仍澄清（未见细菌生长）的最高稀释度为该样品的 MIC，每组平行重复 3 次。

分别从各极性段的 MIC 和大于 MIC 的试管中吸取 0.1 mL 培养物并转种于相应的培养基上，37 ℃培养 24 h（真菌 28 ℃下培养 48 h），观察菌落的生长情况，观察平板上生长的菌落数少于 5 个的最低药物浓度即为该样品的 MBC。每组平行重复 3 次。

（三）结果与分析

1. 琼脂扩散法测定艾渣不同提取物体外抑菌活性

抗菌药物敏感度的判定标准为：抑菌圈直径≥18 mm 为高度敏感。12～18 mm 为中度敏感，7～12 mm 为低度敏感，＜7 mm 为不敏感。从表 8-1-6 结果可知：艾渣总提取物及各萃取部位对金黄色葡萄球菌、大肠埃希菌、肺炎克雷伯菌、白念珠菌、铜绿假单胞菌及乙型溶血性链球菌均有不同程度的抑制作用，但抑菌能力和范围存在差异。在生药质量浓度为 200 mg/mL 时，乙醇提取物和三氯甲烷部位对乙型溶血性链球菌的抑菌活性最好。抑菌圈大小分别为（20.4±1.8）mm 和（21.1±1.8）mm，为高度敏感；乙酸乙酯、正丁醇和水部位对乙型溶血性链球菌的抑制活性较好，为中度敏感；另外，仅乙醇提取物对白念珠菌有抑制作用，且为低度敏感，其余部位均为不敏感；而对于铜绿假单胞菌、三氯甲烷和水部位均为低度敏感，其余部位均为不敏感。

表 8-1-6　艾渣不同提取部位的抑菌活性

单位：mm

供试菌	不同提取部位的抑菌圈直径						对照组的抑菌圈直径	
	BE	BP	BC	BEO	BB	BW	CK	AC
金黄色葡萄球菌	6.9±0.9	7.6±0.5	11.4±0.8	8.6±0.2	7.3±0.8	10.0±0.5	—	22.3±1.3
大肠埃希菌	7.1±0.5	10.0±0.6	11.6±0.3	9.1±0.5	7.5±0.7	8.3±0.2	—	19.3±0.6
肺炎克雷伯菌	6.4±0.3	7.9±0.7	9.3±0.8	11.0±1.1	7.6±0.3	9.0±0.7	—	21.8±1.6
白念珠菌	7.4±0.8	6.4±0.1	—	—	—	—	—	20.9±1.5
铜绿假单胞菌	—	—	7.7±0.4	—	6.3±0.2	11.5±1.2	—	18.4±0.5
乙型溶血性链球菌	20.4±1.8	9.7±0.6	21.1±1.8	15.7±2.0	15.9±1.2	12.4±1.6	—	23.5±1.2

注：CK 为二甲基亚砜（空白对照组）；AC 为四环素（阳性对照组）。

2. 艾渣不同提取部位的 MIC 及 MBC

艾渣不同提取物对 6 种菌株的 MIC 及 MBC 分别见表 8-1-7 和表 8-1-8。可见艾渣不同提取物对于革兰阳性菌金黄色葡萄球菌、乙型溶血性链球菌及革兰阴性菌大肠埃希菌和肺炎克雷伯菌的 MIC 范围为 3.13～100 mg/mL，MBC 范围为 6.25～100 mg/mL，三氯甲烷部位的抑菌活性最强。抑菌范围最广，对乙型溶血性链球菌、大肠埃希菌均有显著的抑菌和杀菌作用，与抑菌圈测定结果一致。

表 8-1-7　艾渣不同提取部位的 MIC 测定

供试菌	不同提取部位的 MIC/（mg/mL）					
	BE	BP	BC	BEO	BB	BW
金黄色葡萄球菌	25	25	12.5	50	50	50
大肠埃希菌	12.5	25	3.13	6.25	6.25	12.5
肺炎克雷伯菌	50	50	6.25	25	25	25

（续）

供试菌	不同提取部位的 MIC/（mg/mL）					
	BE	BP	BC	BEO	BB	BW
白念珠菌	25	50	＞100	＞100	＞100	＞100
铜绿假单胞菌	＞100	＞100	50	＞100	50	12.5
乙型溶血性链球菌	12.5	100	3.13	100	25	12.5

表 8-1-8　艾渣不同极性部位的 MBC 测定

供试菌	不同提取部位的 MBC/（mg/mL）					
	BE	BP	BC	BEO	BB	BW
金黄色葡萄球菌	50	25	25	50	50	50
大肠埃希菌	12.5	25	6.25	12.5	12.5	25
肺炎克雷伯菌	100	100	6.25	50	25	50
白念珠菌	50	100	＞100	＞100	＞100	＞100
铜绿假单胞菌	＞100	＞100	50	＞100	50	25
乙型溶血性链球菌	50	＞100	6.25	＞100	25	25

（四）结论

在本研究条件下，抗菌活性部位主要为三氯甲烷部位，提示抑菌活性物质主要为极性较小的化合物。中药的抗菌作用机制不同于抗生素，具有不易使细菌产生耐药性的优点。尽管艾渣的抑菌作用不及四环素，但经过对艾渣醇提物的逐级萃取，其抗菌活性物质富集，增强了抑菌作用，这为减少用药量、减少非活性成分对机体的不良反应，同时为提高药效提供了依据。因此，本研究从具有抑菌活性的艾渣中获得了抑菌活性物质，对提高艾渣资源的再利用价值有积极的指导意义。

第二节　艾纳香提取物抗氧化活性研究

一、艾纳香不同部位提取物的抗氧化活性及其对酪氨酸酶的抑制作用

艾纳香中的单体化合物已被证明具有良好的抗氧化、酪氨酸酶抑制活性。随着人们生活水平的提高，皮肤的保养问题越来越受到关注，如抗衰老、美白、晒后修复等。氧化是肌肤衰老的最大威胁；酪氨酸酶是黑色素形成的关键酶，在人体内过多存在导致肌肤色素沉着，也是各种色斑的产生原因之一。近年，从植物中分离出的具有抗氧化活性的酪氨酸酶抑制剂，引起了国内外学者的普遍关注。本研究以艾纳香为研究对象，利用 95％乙醇、50％乙醇和水 3 种不同极性溶剂对艾纳香功能叶、嫩叶、嫩茎 3 个不同组织部位进行提取，运用 DPPH、ABTS 和 FRAP 法评价不同提取物的抗氧化活性及其对酪氨酸酶的抑制作用，为该药材活性部位筛选及护肤品开发提供参考。

（一）材料与仪器试药

1. 材料

艾纳香药材采自农业农村部儋州热带药用植物种质资源圃，为菊科艾纳香属植物艾纳香的全草。

2. 仪器试药

全波长酶标仪（Thermofisher，美国），二甲基亚砜（DMSO），酪氨酸酶（Worthington 公司，美国），酪氨酸、熊果苷（纯度均>99%），维生素 C（纯度>99%），1,1-二苯基-2-三硝基苯肼（DPPH，Sigma 公司，美国），2,2-联氨-双（3-乙基苯并噻唑啉-6-磺酸），二胺盐（ABTS）和铁离子还原/抗氧化能力法（FRAP）试剂盒（江苏碧云天生物技术研究所，中国），试剂均为分析纯。

（二）方法

1. 艾纳香不同部位提取物的制备

称取自然晾干的艾纳香功能叶、嫩叶和嫩茎各 10 g，粉碎，过 20～30 目筛，分别加 20 倍量水回流提取 2 次，提取时间依次为 3 h、2 h，合并 2 次提取液，减压浓缩，干燥至恒重，得不同部位的水提取物，计算得率分别为 24.28%、23.16%、24.72%。同法制备艾纳香功能叶、嫩叶、嫩茎的 50% 乙醇提取物和 95% 乙醇提取物，得率分别为 29.90%、26.71%、22.80%、26.72%、23.82%、17.98%。

2. 艾纳香不同部位抗氧化活性评价

（1）DPPH 法

以维生素 C 为阳性对照。提取物加无水乙醇配成 31.25、62.50、125.00、250.00、500.00、1 000.00 mg/L 的供试品溶液。阳性参照物配制方法与供试品溶液配制方法一致。DPPH 配制成 1.5×10^{-4} mol/L 的溶液。将供试品溶液和 DPPH 溶液各 100 μL 共置于 96 孔板中，设置 3 个平行样品组，对照组加入无水乙醇和 DPPH 溶液各 100 μL，空白组分别加入供试品溶液和无水乙醇100 μL。点样完毕后，室温放置 30 min，在 517 nm 处测定吸光度（*A*），重复测定 3 次，取平均值，计算清除率和 IC_{50}。

$$清除率（\%）=[1-（As-Ab）/Ac]\times100\% \tag{8-1}$$

式中，*A*c 为对照溶液吸光度，*A*s 为供试品溶液吸光度，*A*b 为空白溶液吸光度。

（2）ABTS 法

将提取物加无水乙醇配成 62.50、125.00、250.00、500.00、1 000.00、1 500.00 mg/L 的供试品溶液，其他溶液均为试剂盒提供。样品组于 96 孔板中加入过氧化物酶工作液 20 μL 与供试品溶液 10 μL 混匀，加入 ABTS 工作液 170 μL，设置 3 个平行样品组，对照组加入无水乙醇 10 μL 代替供试品溶液，空白组加入供试品溶液 10 μL 和不含过氧化氢溶液的 ABTS 工作液 170 μL（过氧化氢溶液部分用检测缓冲液补充）。点样完毕后，室温放置 6 min，于 734 nm 处测定 A，重复 3 次，取平均值，计算抑制率和 IC_{50}。

（3）FRAP 法

准确称取 $FeSO_4\cdot7H_2O_2$ 7.80 mg，加水定容至 1 mL，得 100 mmol/L 溶液，将其稀释至 0.15、0.30、0.60、0.90、1.20、1.50、1.80 mmol/L，供试品溶液的配制方法为 ABTS 法，其他溶液均为试剂盒提供。样品组将 FRAP 工作液 180 μL 和供试品溶液 5 μL 共置于 96 孔板的微孔板中，设置 3 个平行样品组，对照组为工作液 180 μL 和无水乙醇 5 μL，空白组为不含检测缓冲液的 FRAP 工作液[体积不足部分使用 2,4,6-三吡啶基-S-三嗪（TPTZ）溶液稀释液补足] 180 μL 和供试品溶液 5 μL。点样完毕后，于 37 ℃孵育 5 min，在 593 nm 处测定 *A*，重复测量 3 次，取平均值。以 $FeSO_4$ 为标准物质，质量浓度（C）为横坐标，*A* 为纵坐标计算回归方程。

（4）不同部位提取物对酪氨酸酶抑制活性

选择熊果苷为阳性参照物。将提取物配成 1 000.00 mg/L 的供试品溶液（含 50%DMSO）。将酪氨酸酶 25 KU 溶于 0.05 mol/L 的 pH 6.8 磷酸盐缓冲液（PBS）中，定容至 100 mL，得 250 U/mL 的酪氨酸酶溶液。准确称取适量酪氨酸，溶于 0.05 mol/L PBS 中，配成 100.00 mg/L 的酪氨酸溶液。按表 8-2-1 进行点样，每个反应孔中反应物总体积 200 μL。点样完毕后，于 37 ℃孵育 30 min，在 475 nm 处测定 A（$n=3$），按抑制率 $=[(A_1-A_2)/(A_3-A_4)]\times 100\%$计算，$A_1$、$A_2$、$A_3$、$A_4$ 分别表示有底物但无测试物、既无底物也无测试物、有底物和测试物、有测试物但无底物时的吸光度。

表 8-2-1　酪氨酸酶抑制实验待测液及组成

测量指标	提取物溶液	PBS	酪氨酸溶液	酪氨酸酶溶液	总体积
A_1	—	120	40	40	200
A_2	—	160	40	—	200
A_3	40	80	40	40	200
A_4	40	120	40	—	200

（三）结果与分析

1. 清除 DPPH 自由基能力

艾纳香不同部位的水、50%乙醇和 95%乙醇提取物清除 DPPH 自由基的线性关系见图 8-2-1。结果显示艾纳香功能叶、嫩叶、嫩茎不同溶剂提取物对 DPPH 自由基的清除能力随提取物质量浓度的增加而增强。提取物质量浓度为 1 000 mg/L 时，功能叶和嫩叶不同溶剂提取物对 DPPH 自由基的清除能力的强弱顺序为 95%乙醇提取物>50%乙醇提取物>水提物，而嫩茎不同溶剂提取物的排序为 95%乙醇提取物>水提物>50%乙醇提取物。表明艾纳香 3 个部位 95%乙醇提取物的清除率均大于其他溶剂提取物，接近同等质量浓度阳性参照物维生素 C 的效果（96.34%）。艾纳香各部位的不同溶剂提取物对 DPPH 自由基的清除率均呈正量效关系，且以 95%乙醇为提取溶剂时达最好效果。当提取物质量浓度到达 500 mg/L 时，清除率曲线变化缓慢，说明此浓度下提取物对自由基的清除能力接近饱和，继续增加质量浓度清除率趋于平衡。艾纳香乙醇溶液提取物的 IC_{50} 均比水提物小（表 8-2-2），提示清除自由基的活性物质主要存在于乙醇提取物中。

表 8-2-2　艾纳香各部位不同提取物的抗氧化活性

提取部位	提取溶剂	DPPH 法 IC_{50}/（g/L）	ABTS 法 IC_{50}/（g/L）	FRAP 法 $FeSO_4$/（μmol/L）
功能叶	水	192.11	15 612.42	214.03
	50%乙醇	38.23	423.67	885.61
	95%乙醇	44.78	875.04	1 030.37
嫩叶	水	226.12	4 562.21	225.17
	50%乙醇	35.73	118.03	847.65
	95%乙醇	12.01	1 096.43	446.90
嫩茎	水	207.89	1 490.32	548.84
	50%乙醇	13.23	4 601.27	157.27
	95%乙醇	15.34	4 262.89	184.15
阳性参照物	—	2.30（维生素 C）	—	—

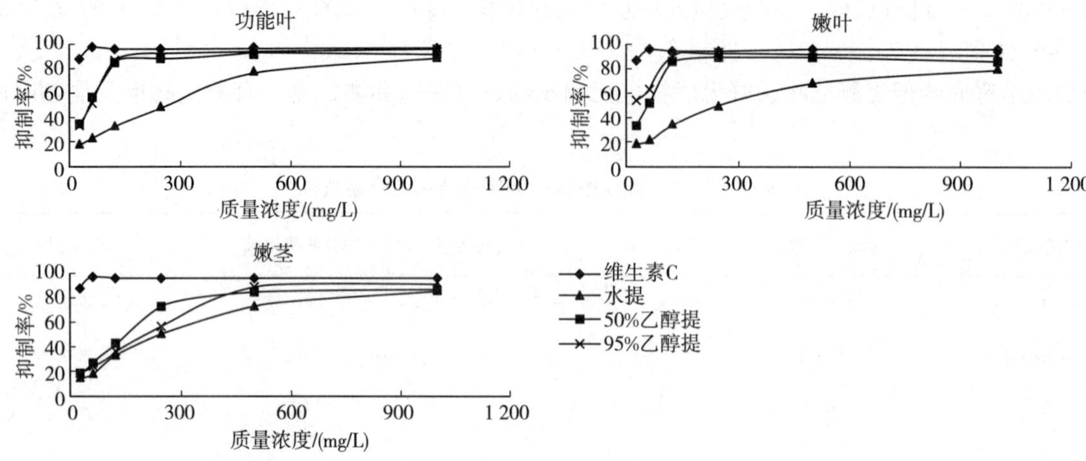

图 8-2-1　艾纳香不同部位提取物对 DPPH 自由基的清除率

2. ABTS 自由基清除率测定

表 8-2-3 表明艾纳香各部位的不同溶剂提取物对 ABTS 自由基的清除率均呈正量效关系。当提取物质量浓度达 1 000 mg/L 时，清除率曲线变化缓慢，说明此浓度下提取物对自由基的清除能力接近饱和，继续增加浓度清除率趋于平衡。结合表 8-2-2 中各提取物的 IC_{50}，确定艾纳香功能叶和嫩叶不同溶剂提取物对 ABTS 自由基的清除能力强弱顺序为 50%乙醇提取物>95%乙醇提取物>水提物，而嫩茎中水提物清除能力最强，50%乙醇提取物和 95%乙醇提取物的清除能力接近。

表 8-2-3　艾纳香各部位提取物对 ABTS 自由基的清除率

部位	提取溶剂	质量浓度/(mg/L)	清除率/%	部位	提取溶剂	质量浓度/(mg/L)	清除率/%	部位	提取溶剂	质量浓度/(mg/L)	清除率/%
功能叶	水	62.5	9.41	嫩叶	水	62.5	11.29	嫩茎	水	62.5	7.03
		125	8.34			125	16.97			125	11.29
		250	11.18			250	19.31			250	16.87
		500	15.15			500	30.91			500	25.45
		1 000	25.26			1 000	31.79			1 000	43.48
		1 500	26.54			1 500	34.15			1 500	52.05
	50%乙醇	62.5	10.44		50%乙醇	62.5	26.67		50%乙醇	62.5	8.02
		125	33.73			125	51.68			125	8.91
		250	30.34			250	53.58			250	8.45
		500	65.03			500	95.29			500	19.19
		1 000	79.55			1 000	96.54			1 000	33.00
		1 500	82.48			1 500	95.39			1 500	39.35
	95%乙醇	62.5	10.03		95%乙醇	62.5	6.77		95%乙醇	62.5	8.62
		125	18.55			125	9.69			125	8.03
		250	20.13			250	15.82			250	9.23
		500	31.55			500	29.04			500	26.83
		1 000	53.18			1 000	50.85			1 000	30.77
		1 500	67.46			1 500	59.59			1 500	38.77

3. 还原 Fe^{3+} 能力

以 $FeSO_4$ 为标准物质，质量浓度（C）为横坐标，A 为纵坐标，得回归方程 $A = 0.293\,5C - 0.025\,1$（$R^2 = 0.994\,8$），样品的总抗氧化能力由相同吸光度值对应的 $FeSO_4$ 摩尔浓度来表示。当提取物质量浓度 1 500 mg/L 时，对应的 $FeSO_4$ 摩尔浓度见表 8－2－2，说明功能叶中各提取物的还原能力顺利为 95％乙醇提取物＞50％乙醇提取物＞水提物，嫩叶中则为 50％乙醇提取物＞95％乙醇提取物＞水提物；而嫩茎中水提物最强，50％乙醇提取物和 95％乙醇提取物还原能力接近。

4. 抑制酪氨酸酶活性能力

研究当艾纳香各部位不同溶剂提取物及熊果苷质量浓度均为 1 000 mg/L 时对酪氨酸酶的抑制效果，结果熊果苷的抑制率 80.82％，功能叶的水、50％乙醇及 95％乙醇提取物的抑制率分别为 24.24％、32.79％、37.97％，嫩叶不同提取物的抑制率分别为 27.12％、36.53％、34.19％，嫩茎的则依次为 31.36％、26.22％、24.00％。

（四）结论

艾纳香不同部位提取物具有较好的抗氧化活性，对脂溶性、水脂溶性自由基均具有清除作用，其中对脂溶性自由基的效果尤为显著。艾纳香不同部位提物对酪氨酸酶均有一定的抑制作用，其中艾纳香功能叶、嫩叶的 50％乙醇和 95％乙醇的提取物对酪氨酸酶的抑制作用均大于水提取物，而嫩茎部分水提物的抑制效果均大于 2 种乙醇提取物，提示艾纳香中可能存在黄酮类以外的有效物质。

二、艾渣不同极性部位的体外抗氧化活性

艾渣指艾纳香枝、叶经水蒸气蒸馏提取艾片后的残渣。随着艾片需求量的日益增长，产量越来越大，提取后剩余的艾渣亦随之增加。大部分的艾渣被丢弃，给生态环境造成了巨大压力。近年来，越来越多的学者对艾渣进行研究。闻庆等（2015）发现艾渣不同极性部位均具有一定的抑菌活性。目前对艾渣的研究主要集中在成分分析及抗炎镇痛等方面，未见到有关艾渣抗氧化活性研究的报道。本研究对提取艾片后的艾纳香残渣进行再提取，并对不同极性提取部位进行抗氧化活性试验，为艾纳香残渣再利用及进一步开发提供理论依据。

（一）材料与仪器试药

1. 材料

艾渣由贵州艾源生态药业开发有限公司提供，为菊科植物艾纳香经水蒸气蒸馏提取艾片后的残渣。

2. 仪器及试药

①仪器：全波长酶标仪（Thermofisher，美国）、电子分析天平（千分之一）、微量移液器（Thermofisher 公司，美国）、96 孔细胞培养板（康宁公司，美国）、数显恒温水浴锅、数控超声波清洗仪、紫外可见分光光度计、pH 计。

②试药：维生素 C（纯度＞99％）、1,1－二苯基－2－三硝基苯（DPPH，纯度＞97％）、2,-联氮-二（3－乙基－苯并噻唑－6－磺酸）、二铵盐（ABTS，纯度＞99％）、2,4,6－三吡啶基三嗪（TPTZ，纯度＞98％），过硫酸钾、三水合乙酸钠、硫酸亚铁、磷酸二氢钠、氯化铁，均为分析纯。

（二）方法

1. 艾渣不同极性部位萃取物的制备

艾渣经干燥后粉碎，过孔径 0.23 mm（65 目）筛，用体积分数 75％乙醇按液料比（mL∶g）为 60∶1、功率为 400 W 的条件下超声提取 30 min。过滤后，将滤液减压浓缩回收至无醇味后加入蒸馏

水，充分混悬，依次用石油醚、氯仿、乙酸乙酯、正丁醇萃取（每种溶剂至少萃取 6 遍），将各种溶剂的萃取液合并减压浓缩，浓缩液放置真空干燥箱中，于 40～50 ℃干燥，得艾渣石油醚、氯仿、乙酸乙酯、正丁醇、水层共 5 个不同极性部位的浸膏。

2. 供试样品溶液制备

分别称取第 1 步中各极性部位的提取物 50 mg，置于 5 mL 容量瓶中，加入体积分数 75%乙醇配成质量浓度为 10 g/L 的溶液，用于总黄酮含量测定。分别称取不同极性部位提取物和阳性对照维生素 C 20 mg 于 10 mL 容量瓶中，用无水乙醇或去离子水溶解并定容，配成质量浓度为 2 g/L 的样品母液。再逐级稀释，配制成质量浓度为 1.5、1、0.5、0.25、0.125、0.062 5、0.031 25 g/L 的样品溶液，用于抗氧化性试验。

3. 总黄酮含量测定

精密称取第 1 步中各极性部位提取物溶液 1 mL，置于 25 mL 容量瓶中，加体积分数 75%乙醇至 10 mL，加质量分数 5% $NaNO_2$ 溶液 1 mL，摇匀，放置 5 min；再加质量分数 10% $Al(NO_3)_3$ 溶液 1 mL，摇匀；放置 5 min 后，加质量分数 4% NaOH 溶液 10 mL；最后加入体积分数 75%乙醇至刻度，摇匀，放置 15 min。以相应的试剂溶液为空白，在 509 nm 处测定吸光度 A，并计算其含量。

4. DPPH 自由基清除率测定

精密称取 19.7 mg DPPH，无水乙醇溶解后，定容于 250 mL 容量瓶中，配制成 2×10^{-3} mol/L 的 DPPH 溶液，于 0～4 ℃避光保存，备用。分别移取 50 μL 质量浓度为 1.5、1、0.5、0.25、0.125、0.062 5、0.031 25 g/L 的各供试样品溶液于 96 孔板中，加入 150 μL DPPH 测定液，迅速混匀，37 ℃恒温反应 30 min 后，在 510 nm 处测定吸光度。对照组为 50 μL 的乙醇溶液和 150 μL 的 DPPH 溶液，空白组为 50 μL 的供试液和 150 μL 的乙醇溶液。

所有的测量值均做 3 个复孔，取其平均值进行计算。维生素 C 作为阳性对照。样品的抗氧化程度用对 DPPH 自由基的清除率表示，清除率越大，抗氧化活性越强，反之则弱。其值按式（8-1）计算。

5. ABTS 自由基清除率测定

精密称取 38.4 mg ABTS，无水乙醇溶解并定容至 10 mL，配制成浓度为 7 mmol/L 的母液；称取 6.6 mg 过二硫酸钾，用蒸馏水溶解并定容至 10 mL，得到浓度为 2.45 mmol/L 的母液。将两种母液等体积混合，室温避光放置 16 h，形成自由基储备液，用无水乙醇稀释成 734 nm 处吸光度为 0.7±0.02的工作液。分别移取 50 μL 质量浓度为 1.5、1、0.5、0.25、0.125、0.062 5、0.031 25 g/L的各供试样品溶液于 96 孔板中，加入 150 μLABTS 自由基测定液，混匀，室温反应 30 min，在 734 nm 处测定吸光度。对照组为 50 μL 的乙醇溶液和 150 μL 的 ABTS 自由基测定液，空白组为50 μL的供试液和 150 μL 乙醇溶液。所有的测量值均做 3 个复孔取其平均值。维生素 C 作为阳性对照。样品对 ABTS 自由基的清除率同样按照式（8-1）计算。

6. 铁还原能力测定（FRAP 法）

精密称取 78 mgTPTZ 溶于 25 mL 40 mmol/L 盐酸中。配成 10 mmol/L 的 TPTZ 溶液。精密称取 135 mg $FeC_{l3}\cdot6H_2O$，加入适量稀盐酸，再加入蒸馏水定容至 25 mL，配成 20 mmol/L 的 $FeC_{l3}\cdot6H_2O$ 溶液。精密称取 5.1 g 醋酸钠，加入适量冰醋酸，用水稀释至 250 mL，调节 pH 至 3.6 配成乙酸钠缓冲液。将 10 mmol/L 的 TPTZ，20 mmol/L 的 $FeC_{l3}\cdot6H_2O$ 和 0.3 mmol/L、pH 3.6 的乙酸钠缓冲液以 1∶1∶10 的体积比混匀，配成 FRAP 溶液，在 37 ℃保温，现用现配。

称取 27.8 mg $FeSO_4\cdot7H_2O$，溶解于适量水中，并加入适量稀硫酸，再加入蒸馏水定容至 100 mL，并置入小铁钉，防止 Fe^{2+} 水解。配制成 1 mmol/L 的 $FeSO_4\cdot7H_2O$ 溶液。取适量 1 mmol/L 的 $FeSO_4\cdot7H_2O$ 溶液配成 150、200、400、500、800、1 000 μmol/L 的 $FeSO_4$ 系列浓度溶液。以蒸馏水为空白溶液，在 593 nm 波长处测定吸光度，得到标准曲线 $Y=2.02X+0.21$（$R^2=0.999\,64$）。

在 96 孔板中分别加入各浓度梯度的样品 50 μL，再分别加入 150 μL FRAP 试剂，混匀后在37 ℃条件下孵育反应 10 min，593 nm 波长处测定吸光度，空白组为 50 μL 的供试液和 150 μL 蒸馏水。由样品与空白样的吸光度值差值在标准曲线上获得各提取物相应的 $FeSO_4$ 浓度（mmol/L），定义为 FRAP 值。FRAP 值越大，表明由抗氧化物质还原的 Fe^{2+} 越多，即抗氧化物质的抗氧化活性越强。所有的试验重复 3 次。

7. 数据处理

采用 Excel 2010 和 SPSS 21.0 软件对数据进行处理及统计分析。

(三) 结果与分析

1. 不同极性部位总黄酮含量差异分析

艾渣不同极性萃取部位总黄酮含量（质量分数，下同）按芦丁标准曲线方程：$Y = 12.685X + 0.004\,99$ ($R^2 = 0.999\,23$) 进行计算，结果见表 8－2－4。乙酸乙酯部位的总黄酮含量最高为 (5.477±0.146)%，且与其余各极性部位呈显著性差异（$P<0.05$）；氯仿部位次之为 (4.647±0.159)%，与其余各极性部位呈显著性差异（$P<0.05$）；石油醚部位的总黄酮含量最小为 (3.110±0.187)%，且与其余各极性部位呈显著性差异（$P<0.05$）。结果表明，艾渣中黄酮类物质偏中等极性，多富集于乙酸乙酯及氯仿部位。

表 8－2－4 不同极性部位总黄酮含量及体外抗氧化试验清除自由基 IC_{50} 值

项目	总黄酮含量/%	IC_{50}/ (g/L)	
		DPPH	ABTS
石油醚部位	3.110±0.187a	0.741±0.006a	0.424±0.008a
氯仿部位	4.647±0.159b	0.149±0.023b	0.127±0.003b
乙酸乙酯部位	5.477±0.146c	0.115±0.003c	0.093±0.003c
正丁醇部位	3.990±0.125 d	0.124±0.013cd	0.112±0.002 d
水部位	3.617±0.146e	0.142±0.014bd	0.208±0.014e
维生素 C	—	0.044±0.002e	0.054±0.001f

注：表中的数值格式为平均值±标准差（$n = 3$）；同一列数值后标有不同字母表示差异显著（$P<0.05$）。

2. 清除 DPPH 自由基能力

根据表 8－2－4 及图 8－2－2 可知，艾渣不同极性部位均有不同程度的清除 DPPH 自由基能力，但均低于阳性对照维生素 C 的 IC_{50} (0.044±0.002) g/L。不同极性部位对 DPPH 自由基清除能力大小顺序为：乙酸乙酯部位＞正丁醇部位＞水部位＞氯仿部位＞石油醚部位。乙酸乙酯部位 IC_{50} 值为 (0.115±0.003) g/L，与除去正丁醇部位的其他极性部位均呈显著性差异（$P<0.05$），正丁醇部位 IC_{50} 值为 (0.124±0.013) g/L，与乙酸乙酯部位及水部无显著性差异（$P>0.05$），但与氯仿及石油醚部位呈显著性差异（$P<0.05$）。水部位自由基清除能力与氯仿部位无显著性差异（$P>0.05$）。石油醚部位的清除 DPPH 自由基能力最弱 IC_{50} 为 (0.741±0.006) g/L，与其余部位均呈显著性差异（$P<0.05$）。各极性部位和维生素 C 在试验浓度范围内对 DPPH 清除能力呈良好的量-效关系，即随着质量浓度的增加，清除率也逐渐增加。除石油醚部位外，当质量浓度达到 0.5 g/L时，对 DPPH 自由基清除率均达到 80%以上，正丁醇部位、乙酸乙酯部位及氯仿部位对 DPPH 自由基清除率均达到 90%以上。由以上结果可知，清除 DPPH 自由基活性成分主要富集于乙酸乙酯、正丁醇部位。

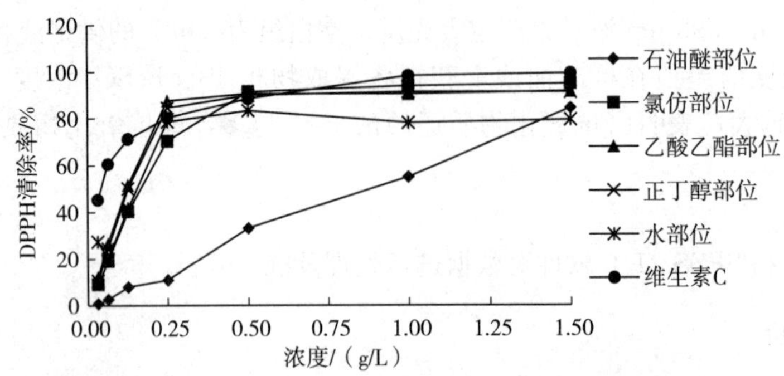

图 8-2-2 艾渣不同极性部位 DPPH 自由基清除能力

3. 清除 ABTS 自由基能力

根据表 8-2-4 及图 8-2-3 可知，艾渣不同极性部位均有不同程度的清除 ABTS 自由基能力，但均显著低于阳性对照维生素 C 的 IC_{50} 为（0.054±0.001）g/L。不同极性部位对 ABTS 自由基清除能力大小顺序为：乙酸乙酯部位＞正丁醇部位＞氯仿部位＞水部位＞石油醚部位。乙酸乙酯部位 IC_{50} 值为（0.093±0.003）g/L，与其他极性部位均呈显著性差异（$P<0.05$）；正丁醇部位 IC_{50} 值为（0.112±0.002）g/L，与其他极性部位呈显著性差异（$P<0.05$）。石油醚部位清除 ABTS 自由基能力最弱，其 IC_{50} 为（0.424±0.008）g/L，且与其他极性部位呈显著性差异（$P<0.05$）。当质量浓度达到 1.0 g/L 时，对 ABTS 自由基清除率均达到 80%以上，正丁醇部位、乙酸乙酯部位及氯仿部位对 DPPH 自由基清除率均达到 90%以上。由以上结果可知，清除 ABTS 自由基活性成分主要富集于乙酸乙酯、正丁醇及氯仿部位。

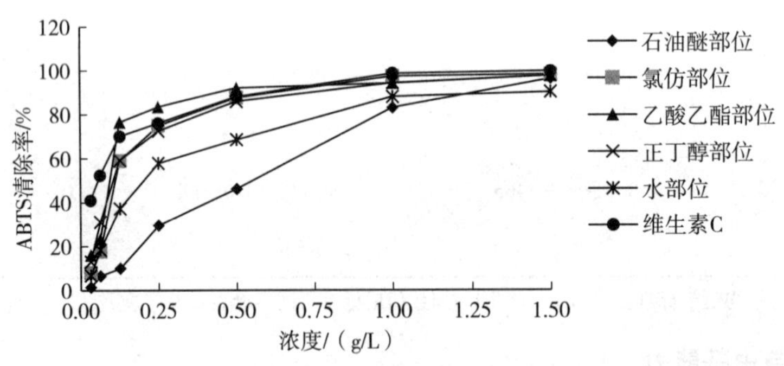

图 8-2-3 艾渣不同极性部位 ABTS 自由基清除能力

4. 还原 Fe^{3+} 能力

由表 8-2-5 可知，当样品质量浓度为 0.25 g/L 及 1.5 g/L 时，水层的 FRAP 值最大，分别为（0.354±0.080）mmol/L 与（1.128±0.072）mmol/L，与乙酸乙酯、氯仿及石油醚提取物均呈显著性差异（$P<0.05$），正丁醇层的 FRAP 值次之，乙酸乙酯层的 FRAP 值位列第三。当样品浓度为 0.5 g/L 时，乙酸乙酯层的 FRAP 值最大，为（0.541±0.065）mmol/L，水层的 FRAP 值次之，但是两者之间无显著性差异（$P>0.05$），正丁醇层的 FRAP 值位列第三。当样品质量浓度为 1.0 g/L，正丁醇层的 FRAP 值最大，为（0.952±0.026）mmol/L，水层次之，乙酸乙酯位列第三。当样品质量浓度小于 0.25 g/L 时，水层、正丁醇层，乙酸乙酯层的 FRAP 值位列前三，且均无显著性差异（$P>0.05$）（除 0.031 25 g/L 样品外）。综上所述，水层的 FRAP 值均较大，表示其还原 Fe^{3+} 的能力最强，即 FRAP 抗氧化性较强。其次为正丁醇层与乙酸乙酯层。而石油醚层还原 Fe^{3+} 的能力最弱，当质量浓度达到 0.25 g/L 的时候才显出极弱的抗氧化性。

表 8-2-5　艾渣不同极性部位在不同样品质量浓度下的 FRAP 值

单位：mmol/L

提取部位	样品质量浓度/（g/L）						
	0.031 25	0.062 5	0.125	0.25	0.5	1.0	1.5
石油醚部位	—	—	—	0.007±0.00a	0.059±0.013a	0.115±0.006a	0.204±0.015a
氯仿部位	0.003±0.003a	0.007±0.003a	0.059±0.006a	0.139±0.002b	0.329±0.026b	0.440±0.045b	0.612±0.043b
乙酸乙酯部位	0.054±0.010b	0.086±0.002b	0.176±0.021b	0.279±0.018c	0.541±0.065c	0.632±0.032c	0.745±0.015c
正丁醇部位	0.04±0.004c	0.094±0.011b	0.190±0.026b	0.333±0.026c	0.430±0.043 d	0.952±0.026 d	0.788±0.013c
水部位	0.032±0.008c	0.083±0.013b	0.165±0.039b	0.354±0.080c	0.540±0.043c	0.894±0.012e	1.128±0.072 d

注：表中的数值格式为平均值±标准差（$n=3$），同一列数值后标有不同字母表示差异显著（$P<0.05$）。

（四）结论

艾渣不同极性部位均有一定的抗氧化活性，乙酸乙酯部位的 DPPH 及 ABTS 清除率最高，正丁醇及氯仿部位次之，水层还原 Fe^{3+} 的能力最强，而正丁醇层与乙酸乙酯层次之。艾渣中黄酮类物质偏中等极性，后续研究可集中对乙酸乙酯、正丁醇、氯仿等部位进行进一步的活性成分分离工作，对不同单体进行进一步抗氧化活性比较，探明艾渣中起主要活性作用的单体成分，为艾渣在日化品中的进一步开发利用提供理论支持。

第三节　艾纳香提取物对皮肤创伤愈合修复作用研究

一、艾纳香油对大鼠深Ⅱ度烫伤的治疗研究

烧烫伤是指因热、光、电、放射线以及化学物质等作用于人体而引起的损伤，它包含皮肤或黏膜损伤，严重者可能伤及皮下组织，如肌肉、骨、关节甚至内脏，是日常工作和生活中最常见且极其复杂的外伤疾病之一。艾纳香油为艾纳香中挥发性成分的提取物，在贵州艾纳香主产区，当地人直接将其涂抹于烧伤或烫伤皮肤，有良好的治疗效果，且不留疤痕。本研究采用大鼠深Ⅱ度烫伤模型，观察艾纳香油对大鼠深Ⅱ度烫伤的治疗作用，并对其作用机理进行初步探讨，为促进艾纳香油进一步进入临床的推广应用提供理论依据。

（一）材料与仪器试药

1. 材料

艾纳香油由贵州艾源生态药业开发有限公司提供。

2. 实验动物

SD 大鼠，72 只，雌雄各半，体重 180～220 g，SPF 级，实验条件为白天∶夜晚 =12 h∶12 h，室温（22±2）℃，饲料、饮水自由摄食。

3. 仪器与试药

①仪器：精密分析天平（十万分之一）、电子分析天平（千分之一）、电热恒温水浴锅、酶标仪（BioTek 公司，美国）。

②试药：湿润烧伤膏、羟脯氨酸测试盒、超氧化歧化酶（SOD）测试盒、丙二醛（MDA）测试盒，其他溶剂均为分析纯。

（二）方法

1. 动物实验模型制备及给药

SD 大鼠到达实验室后，适应环境 5 d，在造模前 1 d，称重，用 10%硫化钡在大鼠的背部脊柱两

侧进行脱毛，面积 4 cm×4 cm。造模前，先腹腔注射 10%水合氯醛 3 mL/kg 进行麻醉，随后将直径 2.5 cm 的铁棒（将其中一侧磨平）置于沸水中 10 min，取出后，迅速将加热段紧贴大鼠背部脱毛处，持续 7 s，每只大鼠在背部两侧各造成 1 个烫伤面。随后立即注射乳酸林格液 5 mL，防止大鼠出现休克或死亡。烫伤后创面苍白、肿胀，病理证实为深Ⅱ度烫伤。烫伤 1 h 后，将动物随机分成 3 组，每组 24 只，雌雄各半，分别为模型空白对照组、阳性药物对照组（湿润烧伤膏，每 1 g 含生药量 0.32 g）、艾纳香油组（纯艾纳香油），置室温（22±2）℃，湿度 55%环境中饲养，饲料、饮水自由摄取。给药组每天在烫伤部位给相应的药物 0.4 g/只，每天给药 1 次，连续给药 21 d。

2. 大鼠烫伤创面表皮脱落时间观察

每天观察大鼠的表皮变化，记录大鼠烫伤创面表皮完全脱落时间。

3. 大鼠烫伤创面愈合率测定

分别在第 1、3、5、8、13、20 天 6 个相同时间点，每组各取 4 只大鼠，采用描记称重法测定。方法如下：以第 1 天所描创面面积作为烫伤起始面积，用透明纸对创面伤口进行完整描绘，随后将描绘伤口图形剪下，测量，以面积进行创面愈合率计算。计算公式如下：

$$\text{组织创面愈合率（\%）}=\frac{\text{烫伤起始面积}-\text{各时间相点面积}}{\text{烫伤起始面积}}\times 100\% \tag{8-2}$$

4. 大鼠烫伤创面组织含水量测定

分别在烫伤后第 1、2、5、9、14、21 天 6 个相同时间点，每组各取 4 只大鼠，处死，取烫伤创面组织全层皮肤约 150 mg，用吸水纸吸干血液，用精密分析天平进行称量，并记录。随后，置于 80 ℃的烘箱中连续烘烤 24 h，取出，称干重，并记录。组织含量计算公式如下：

$$\text{组织含水量（\%）}=\frac{\text{组织湿重}-\text{组织干重}}{\text{组织湿重}}\times 100\% \tag{8-3}$$

5. 大鼠血浆制备及血浆中 SOD、MDA 测定

分别在烫伤后第 1、2、5、9、14、21 天 6 个相同时间点，每组各取 4 只大鼠，10%水合氯醛（3 mL/kg）腹腔注射麻醉大鼠，取大鼠血液，置于真空肝素采血管中，4 ℃下静置 30 min，3 000 r/min下离心 10 min，取上清液，−80 ℃下保存，备用。采用试剂盒对各时间点所得大鼠血浆进行 SOD 和 MDA 检测，具体操作步骤按试剂盒说明书要求进行。

6. 大鼠烫伤创面中羟脯氨酸测定

分别在烫伤后第 1、2、5、9、14、21 天 6 个相同时间点，每组各取 4 只大鼠，处死，取烫伤创面组织全层皮肤约 100 mg，用吸水纸吸干血液，用精密分析天平进行称量，并记录。采用试剂盒对各时间相点所得创面组织进行羟脯氨酸检测，具体操作步骤按试剂盒说明书要求进行。

7. 统计学处理

各组数据均采用 $\bar{x}\pm s$ 表示，SPSS 16.0 软件进行方差分析，采用 t 检验，$P<0.05$ 被认为具有统计学意义。

（三）结果与分析

1. 艾纳香油对大鼠烫伤创面表皮脱落时间的影响

烫伤后前 2 d 各组烫伤组织创面并没有较明显的变化，第 3 天起，随着时间推移，烫伤处开始变干，并渐渐从边沿开始脱落，与模型空白对照组相比，阳性对照组和艾纳香油组的脱落时间明显较快，且时间差异较大。其中，模型空白组完全脱落平均时间为 16 d，阳性对照组和艾纳香油组分别为 14 d 和 11 d。

2. 艾纳香油对大鼠烫伤创面愈合率的影响

以烫伤后第 1 天面积作为起始面积，各组烫伤创面无明显差异。随着时间推移，各组间的愈合率开始出现一定的差异，与模型组相比，阳性对照组和艾纳香油组的愈合率明显呈上升趋势。其中，在第 5 天起即开始有较明显的差异，至第 8 天以后差异具有显著性（$P<0.05$，$P<0.01$），表明艾纳香油在促进烫伤创面愈合过程中有明显的效果，见图 8－3－1。

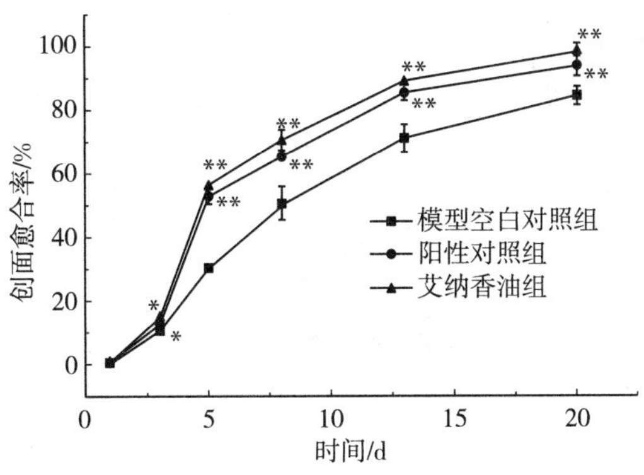

图 8－3－1　烫伤后不同时间相点各组创面愈合率比较（$\bar{x}\pm s$，$n=4$）

注：* 表示与模型空白对照组比较，$P<0.05$，** 表示 $P<0.01$。

3. 艾纳香油对大鼠烫伤创面组织含水量的影响

烫伤后第 1 天各组烫伤创面组织含水量均较高，且有一定的差异，但不显著。随着时间延续，各组的创面组织含水量均出现显著的下降趋势，与模型空白组相比，阳性对照组和艾纳香油组在第 2 天下降的比例明显幅度更大。烫伤第 5 天以后，各组含水量虽仍在下降，但下降趋势放缓，与模型组比较差异有显著性（$P<0.05$），见图 8－3－2。

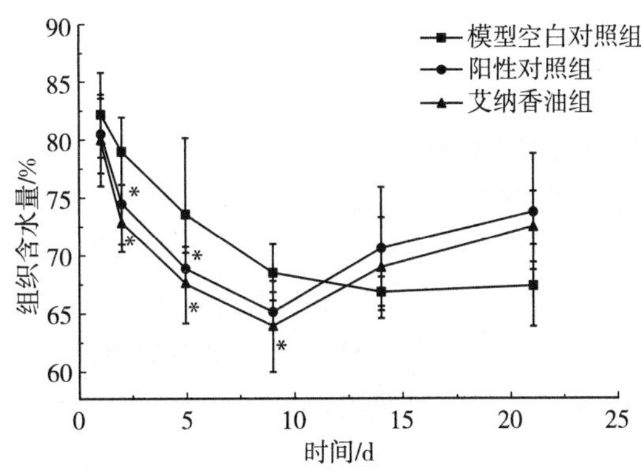

图 8－3－2　烫伤后不同时间相点各组创面含水量比较（$\bar{x}\pm s$，$n=4$）

注：* 表示与模型空白对照组比较，$P<0.05$。

4. 艾纳香油对大鼠血浆制备及血浆中 SOD、MDA 的影响

烫伤后 9 d 以内，阳性对照组和艾纳香油大鼠血浆中的 SOD 活性均较高。其中，第 5 天达到极值，随着时间推移，SOD 活性下降，恢复正常，与模型组比较差异有显著性（$P<0.05$，$P<0.01$），表明抗炎过程完成；而模型组则抗炎过程较长，随着机体调节，SOD 活性有所增加，见图 8－3－3。烫伤后，对大鼠进行给药，阳性对照组和艾纳香油组大鼠的血浆中 MDA 含量较低，与模型组比较差异有显著性（$P<0.05$），且艾纳香油组 MDA 含量低于阳性对照组，但不存在显著差异，见图 8－3－4。

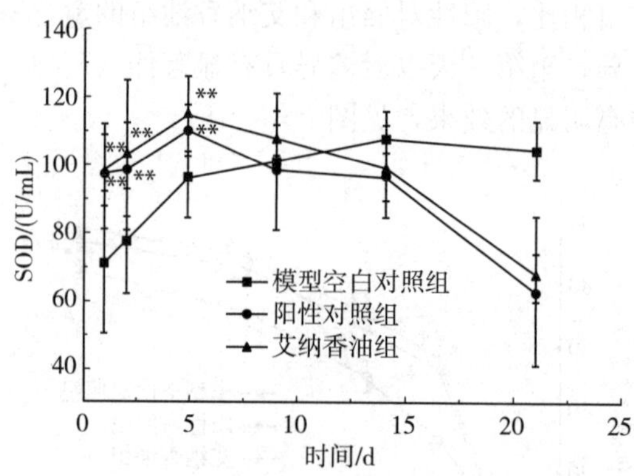

图 8-3-3 烫伤后不同时间相点各组血浆中 SOD 活性（$\bar{x}\pm s$，$n=4$）

注：** 表示与模型空白对照组比较，$P<0.01$。

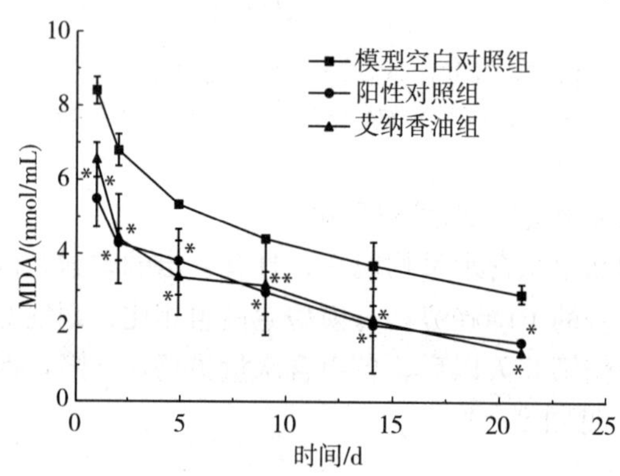

图 8-3-4 烫伤后不同时间相点各组血浆中 MDA 含量（$\bar{x}\pm s$，$n=4$）

注：* 表示与模型空白对照组比较，$P<0.05$，** 表示 $P<0.01$。

5. 艾纳香油对大鼠烫伤创面中羟脯氨酸的影响

在烫伤的初期，各组别间创面组织中的羟脯氨酸差异较小；在烫伤第 7 天，给药组中的羟脯氨酸含量呈明显上升，与模型组比较差异具有显著性（$P<0.05$），且艾纳香油组羟脯氨酸含量高于阳性对照组，存在显著性差异（$P<0.05$）；第 14 天起模型组的羟脯氨酸含量继续上升，而阳性对照组和艾纳香油组羟脯氨酸含量下降，表明此时阳性对照组和艾纳香油组已完成大量新皮生长，下降程度从侧面显示艾纳香油组新皮生长情况好于阳性对照组，见图 8-3-5。

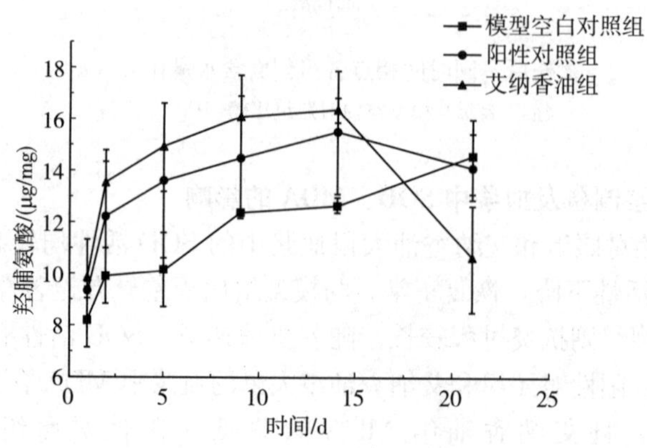

图 8-3-5 烫伤后不同时间相点各组创面组织中羟脯氨酸含量（$\bar{x}\pm s$，$n=4$）

（四）结论

艾纳香油在大鼠烫伤后初期即可明显降低创面组织含水率，9 d 后对创面愈合促进作用明显，愈合率与对照组相比有较大的提升，显示出极佳的治疗效果。艾纳香油对大鼠深Ⅱ度烫伤具有良好的治疗效果，能明显地促进消肿和表皮脱落，加速创面愈合；在此过程中，通过影响 SOD、MDA 等因子来达到治疗效果，增加羟脯氨酸含量加速创面愈合，为艾纳香油的进一步开发应用奠定了基础。

二、艾纳香油促进烫伤愈合研究

目前治疗烧伤的方法包括抗生素、消炎药和银盐，这些方法都有很大的缺点和副作用。中药和芳香疗法来源于植物，一直以来被认为毒性副作用较小或者无毒，不易产生药物依赖性，已经发现许多植物和植物衍生产品具有有效促进伤口愈合的作用。研究表明，艾纳香叶提取物具有抗菌、抑制纤溶酶、清除自由基、抑制一氧化氮等生物活性。化学分析表明艾纳香叶含有丰富的挥发油和黄酮类化合物，艾纳香油来自生产艾片过程中产生的挥发油，被中国西南部的贵州少数民族用来治疗烧伤。然而，艾纳香油治疗烫伤的治疗作用仍停留在民间用药的基础上，具体效果尚未得到现代药理学系统论证和评价，本研究设计一系列实验探讨艾纳香油促进烫伤愈合研究。

（一）材料与仪器试药

1. 材料

艾纳香叶采自贵州省罗甸县，采用水蒸气蒸馏法提取艾纳香油，出油率约为 0.01%，样品在使用前储存在 4 ℃下，成分在之前的研究中已进行过分析。

2. 实验动物

健康的雄性和雌性 SD 大鼠，体重 200～250 g。大鼠被安置在聚丙烯笼子中，并保持在标准的实验室条件下，温度为（24±2)℃，明暗循环为 12 h∶12 h，湿度为（60±5)%。大鼠被随意喂食标准颗粒饲料和水。给药前大鼠禁止进食 7 d，给药后食物可随意获得，在实验结束时麻醉下处死动物。

3. 仪器与试药

肿瘤坏死因子-α 加合物（TNF-α)、转化生长因子-β（TGF-β)、血管内皮生长因子（VEGF）和碱性成纤维细胞生长因子（bFGF）酶联免疫试剂盒、白细胞介素-1（IL-1）检测试剂盒（南京建成生物工程研究所，中国）。

（二）方法

1. 实验模型及给药

用 10%水合氯醛麻醉大鼠，剂量为 350 mg/kg，通过腹膜内注射给药。用 10%硫化钠去除背毛，将直径为 2.5 cm 的钢棒（长 25 cm）在沸水中加热至 100 ℃，持续 15 min，取出后加热端紧贴大鼠背部皮肤上 7 s，在大鼠背部脊柱两侧造出两个烫伤创面后立即腹腔注射 5 mL/只乳酸林格液，防止大鼠出现休克。所有动物被随机分为 6 组，每组 24 只，1 h 后对所有动物进行给药治疗（表 8-3-1），并且每天施用 1 次，持续 21 d。

表 8-3-1　各处理组设置和给药剂量情况（n=24/组）

组别	组别设置	给药剂量/（mg/kg)
A1	模型对照组	0

（续）

组别	组别设置	给药剂量/（mg/kg）
A2	80%乙醇（溶剂对照组）	1 500
A3	美宝湿润烧伤膏（阳性对照组）	1 500
A4	艾纳香油（100%）	1 500
A5	艾纳香油（50%）	1 500
A6	艾纳香油（10%）	1 500

2. 大体观察

烧伤后21 d，每3 d观察1次创面愈合率、结痂时间、肉芽形成和表皮再植时间。在烧伤后第1、2、5、9、14、21天处死大鼠，从不同处理的大鼠中除去烧伤区域的全厚度（约100 mg），并在80 ℃烘烤24 h后测量重量以获得组织含水量。愈合率通过数字化平面测量法进行评估。

3. 试样收集

在烧伤后的第1、2、5、9、14、21天，在麻醉状态下通过下颌区域的静脉穿刺从大鼠收集血样（约3 mL），并在15 ℃下以4 000 r/min的速度离心10 min以获得血浆。血液样本在分析前以等份储存在80 ℃下。

在烧伤后第1、2、5、9、14、21天处死大鼠，从不同处理的大鼠中去除烧伤区域的全部厚度，用标准组织学技术处理一份（约100 mg），并将其他样品在80 ℃下分份储存直至分析。

4. 临床化学

使用酶联免疫试剂盒测定血浆肿瘤坏死因子-α和白细胞介素-1水平。用标准酶联免疫吸附法处理冷冻的全层样品技巧。随后将样品离心，分离上清液用于分析。酶联免疫分析（中国南京南京程健生物工程研究所）根据制造商的说明进行。用抗体磁珠一式两份分析组织上清液。评估了3种不同的细胞因子和生长因子，即TGF-β、血管内皮生长因子和碱性成纤维细胞生长因子。

5. 组织病理学评估

对全层组织进行常规处理，并包埋在石蜡块中。制备组织切片（6 μm），并用苏木精-伊红（HE）染色。使用光学显微镜（200倍）对载玻片进行评估。

6. 统计分析

各组数据均采用$\bar{x}\pm s$表示，SPSS 18.0软件进行方差分析，进行Duncan's multiple检验。当$P<0.05$时被认为有统计学意义。

（三）结果与分析

1. 艾纳香油不同治疗组对大鼠一般观察的影响

如图8-3-6所示，在烧伤后第1天，治疗组和未治疗组之间的组织含水量没有观察到显著差异。然而，在烧伤后的第2天，与对照组相比，含水量的百分比显著降低。对照组结痂时间为12.28 d（范围为11～13 d）；80%乙醇组结痂时间为11.16 d（范围为10～12 d）；烧伤膏（标准组）结痂时间为10.57 d（范围为9～11 d）；艾纳香油小组结痂时间为9.15 d（范围为8～10 d）（图8-3-7）。烧伤后第4天，艾纳香油治疗组的伤口愈合率明显高于对照组。烧伤创面在第21天几乎完全愈合（>90%）（图8-3-8），再上皮化时间相应缩短。

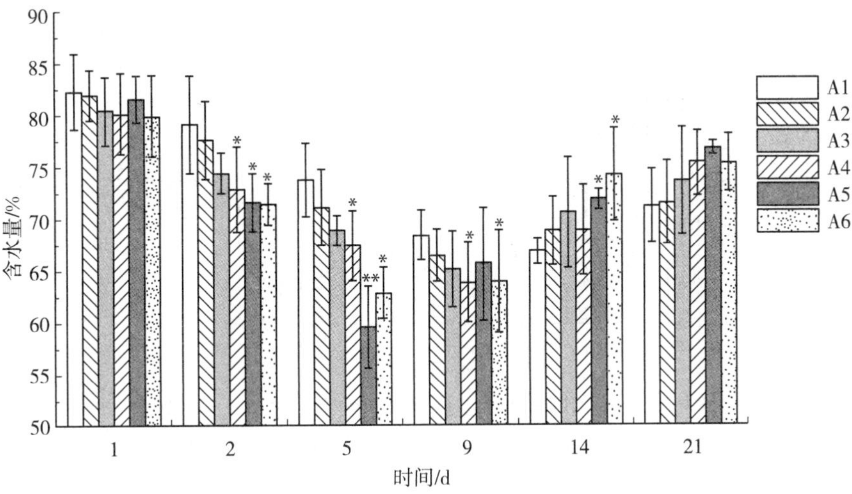

图 8-3-6 不同浓度或分数的艾纳香油对大鼠组织含水量的影响

注：数值以平均标准差表示（$n=4$）。* 表示与对照组比较，$P<0.05$，** 表示 $P<0.01$。

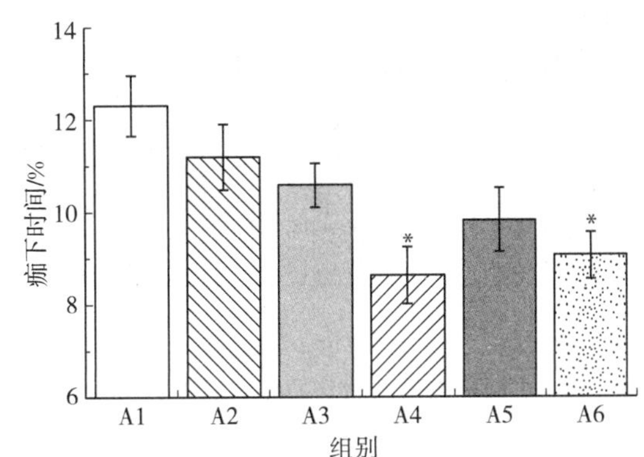

图 8-3-7 不同浓度或分数的艾纳香油对大鼠痂下时间的影响

注：数值以平均标准差表示（$n=4$）。* 表示与对照组比较，$P<0.05$。

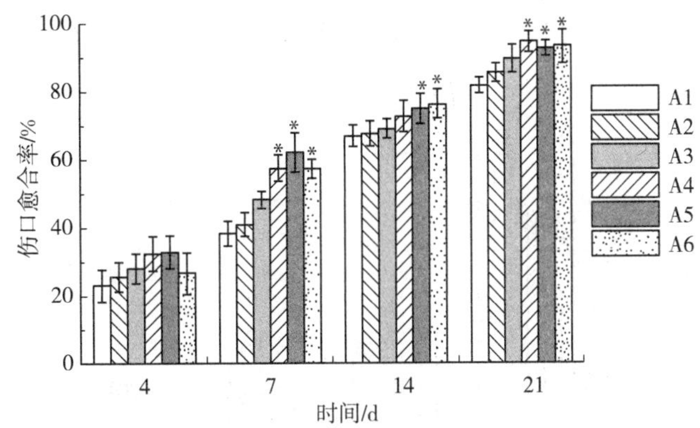

图 8-3-8 不同浓度或分数的艾纳香油对大鼠伤口愈合率的影响

注：数值以平均标准差表示（$n=4$）。* 表示与对照组比较，$P<0.05$。

2. 艾纳香油不同治疗组对大鼠血浆 IL-1 和 TNF-α 水平的影响

如图 8-3-9 所示，烧伤后 5 d，观察到每次艾纳香油治疗后 IL-1 显著降低。如图 8-3-10 所示，烧伤后 5 d 用不同浓度或分数的艾纳香油治疗后，血浆中的 TNF-α 水平迅速下降。烧伤后第 5 天，治疗组和未治疗组之间未观察到显著差异。

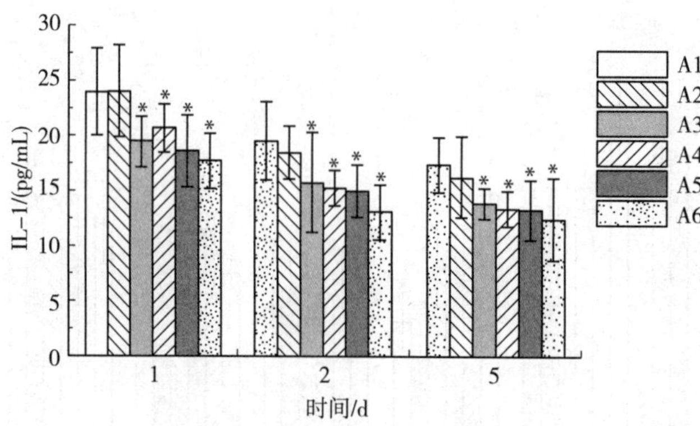

图 8-3-9 不同浓度的艾纳香油对大鼠血浆 IL-1 的影响

注：数值以平均标准差表示（$n=4$）。* 表示与对照组比较，$P<0.05$。

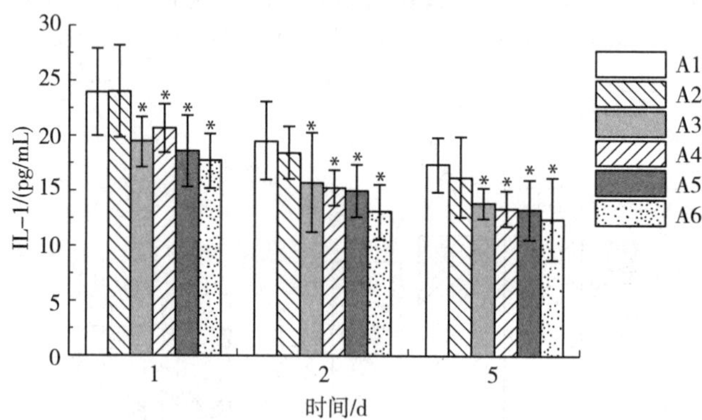

图 8-3-10 不同浓度的艾纳香油对大鼠血浆 TNF-α 的影响

注：数值以平均标准差表示（$n=4$）。* 表示与对照组比较，$P<0.05$。

3. 艾纳香油治疗后大鼠组织中 bFGF 的表达

如图 8-3-11 所示，在烧伤后的早期（第 1 天），不同浓度艾纳香油处理组的 bFGF 表达明显高于对照组和载体组。随着治疗时间的延长，各组间 bFGF 水平无明显变化。

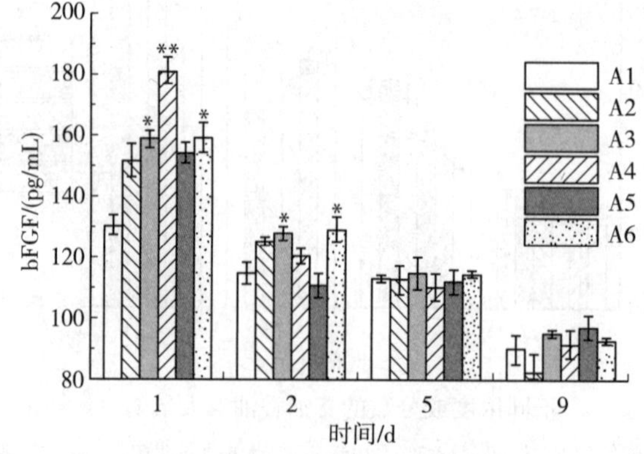

图 8-3-11 艾纳香油治疗后对大鼠组织中 bFGF 的影响

注：数值以平均标准差表示（$n=4$）。* 表示与对照组比较，$P<0.05$，** 表示 $P<0.01$。

4. 艾纳香油治疗后大鼠组织中 TGF-β 和 VEGF 的表达

如图 8-3-12 所示，在烧伤的第一阶段（第 1 天），艾纳香油治疗组的 TGF-β 表达与对照组和载体组相比有显著差异。然而，TGF-β的水平在烧伤皮肤下降之前就降低了。随着再上皮化的开始，TGF-β的表达显著高于对照组和载体组，并在第14天达到高峰。

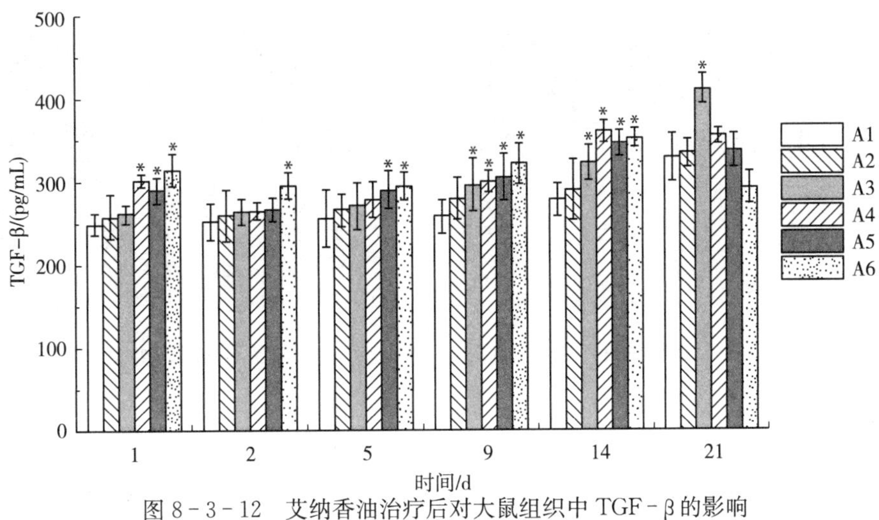

图 8-3-12　艾纳香油治疗后对大鼠组织中 TGF-β的影响

注：数值以平均标准差表示（$n=4$）。* 表示与对照组比较，$P<0.05$。

如图 8-3-13 所示，在烧伤后的早期，艾纳香油治疗组的 VEGF 的表达与对照组和载体组相比没有显著差异。在上皮化开始时和伤口愈合前，VEGF 的表达显著增加（$P<0.05$）。因此，VEGF 的表达显著增加，以促进烧伤创面愈合。

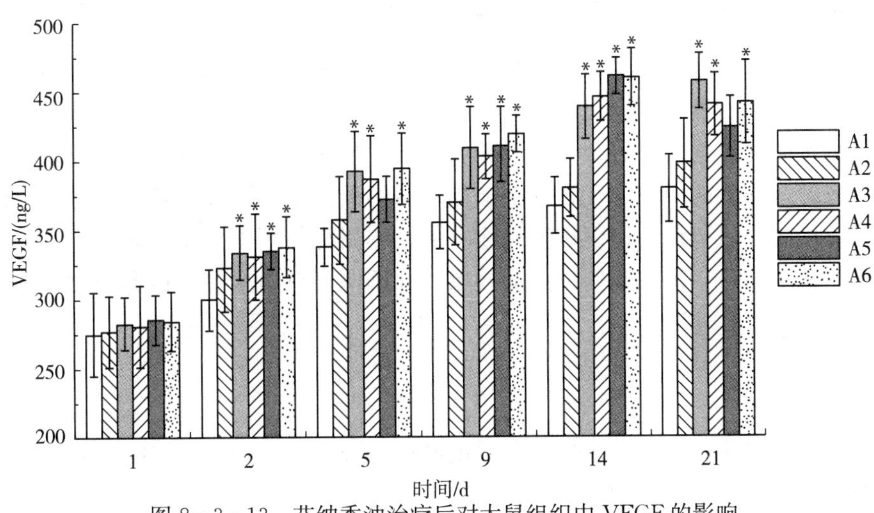

图 8-3-13　艾纳香油治疗后对大鼠组织中 VEGF 的影响

注：数值以平均标准差表示（$n=4$）。* 表示与对照组比较，$P<0.05$。

5. 组织学分析

通过组织学分析测量烧伤组织以确定烧伤程度。病理切片显示既无真皮也无表皮（第1天箭头），属于深度二度烧伤。第9天脱落痂，可观察到一些新的上皮组织（第9天箭头）。在第21天，伤口被健康的上皮组织和新的表皮覆盖，并产生皮脂腺和汗腺（在第21天阻塞）。与对照组相比，艾纳香油处理的大鼠的组织切片在烧伤后第9天显示出更多的胶原纤维和成纤维细胞（图 8-3-14）。在烧伤后第21天，用不同浓度的艾纳香油处理的创伤组织几乎（>90%）覆盖了健康的上皮组织和新的表皮。在不同浓度的艾纳香油处理下的大鼠显示烧伤区域完全上皮化，并且在切片中观察到皮脂腺（图 8-3-14）。

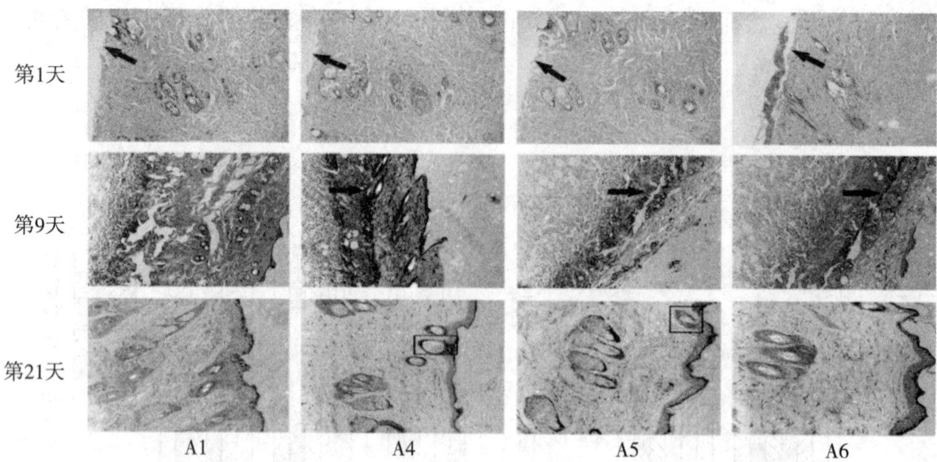

图 8-3-14　不同浓度的艾纳香油处理后的烧伤组织样品不同时间组织变化

（四）结论

本研究中使用了不同浓度的艾纳香油，能显著加速烧伤伤口的愈合，与烧伤后恢复的皮肤质量相比，100%和50%艾纳香油组治疗的皮肤质量优于其他治疗组。与对照组相比，艾纳香油组新表皮的皮肤厚度明显较薄。这可能与细胞因子和生长因子的分泌有关，需要进一步研究。艾纳香油的治疗功效可能是由于其所含多种植物功效成分的协同作用，可以通过进一步的植物化学研究来分离确定增加这些药理活性的有效化合物。

三、艾纳香总黄酮对大鼠皮肤创伤愈合的作用及机制研究

艾纳香具有广泛的药理活性，如凝血、抗菌、清除自由基、抗氧化和抗癌，而很少有研究调查和报道这种植物对皮肤损伤治疗作用。化学分析表明艾纳香叶含有大量的黄酮类化合物，其中的许多黄酮类化合物具有直接或间接的伤口愈合作用，如大豆异黄酮对烫伤小鼠的作用以及在体外伤口愈合模型中科林对人类成纤维细胞的作用。在冰片蒸馏提取后的残渣中，废弃的黄酮类化合物被证明是艾纳香中的主要成分，可能与该草药的许多传统用途有关。本研究使用 UPLC-Q-TOF-MS/DAD 研究了艾纳香总黄酮的化学成分，评估其伤口愈合效果，并阐明了总黄酮在伤口愈合过程中的潜在机制。

（一）材料与仪器试药

1. 材料

艾纳香原植物采自农业农村部儋州热带药用植物种质资源圃，为菊科艾纳香属植物艾纳香。

2. 实验动物

SD 大鼠，150 只，雌雄各半，体重（220±20）g，使用前将动物分笼饲养，保持在 24 ℃以下，湿度控制在 55%～65%，12 h 白/黑环境下自由摄食、饮水。老鼠的处理和护理遵守美国国家卫生研究院（NIH）的动物研究指南，所有实验方案都经过美国国家儿童健康和发展研究所动物护理和使用委员会的批准（许可证号：S24018）。所有动物实验都是根据指南进行的。

3. 仪器与试药

抗小鼠 CD68 抗体（武汉博斯特生物技术有限公司，中国），生物素化的抗兔 IgG-HRP 抗体（武汉博斯特生物技术有限公司，中国），血管内皮生长因子（VEGF），转化生长因子-β1（TGF-β1）ELISA 试剂盒酶联免疫试剂盒（南京建成生物工程研究所，中国），羟脯氨酸水解试剂盒（苏州康姆生物技术有限公司，中国）。

（二）方法

1. 艾纳香总黄酮制备

艾纳香叶风干后，称取叶子 400 g，用 95%甲醇回流提取得到深色残余物，然后将残余物悬浮在水中并用石油醚分馏 3 次，蒸发水部分直到没有有机溶剂气味，然后进行聚酰胺大孔树脂柱层析，用甲醇/H_2O 梯度（0/100，80/20，100/0）洗脱得到 3 个级分（F1～F3）。用 80%甲醇洗脱的 F2，用紫外—可见分光光度法测定总黄酮含量为 81.1%。

2. 芦丁标准曲线的建立

通过用 2 mL 75%甲醇溶解来制备总黄酮样品（100 mg），并将 100 μL 从移液管转移至 25 mL 容量瓶，依次准确地向测量瓶中加入一系列溶剂，包括 75%甲醇 10 mL、5%纳米 21 mL、10% Al（NO_3）$_3$ 1 mL、4%NaOH 10 mL，然后加入 75%甲醇。

将标准芦丁（18 mg）用 75%甲醇溶解并准确转移到 10 mL 测量瓶中，将不同体积的芦丁溶液（0.25、0.5、1、2、2.5、3.35 mL）分别转移到 10 mL 测量瓶中，加入与总黄酮相同的溶剂，形成不同浓度的标准芦丁样品。通过紫外—可见分光光度计记录芦丁的所有不同溶液在最大吸收波长为 500 nm 时的吸光度，形成标准曲线，浓度列在 X 轴上，吸光度列在 Y 轴上。

3. 总黄酮提取物化学成分的定性特征

用 UPLC－Q－TOF－MS/DAD 检测器对总黄酮提取物中的化学成分进行鉴定，并获得样品的正、负 UPLC－MS 图谱。

4. 动物模型和给药

通过去除大鼠脊柱两侧的整个背部皮肤层，产生直径为 1 cm 的全层皮肤切除伤口。将所有大鼠随机分为 5 组，每组 30 只，采用随机数字表法：模型组用 30%甘油溶液处理，阳性对照组用京万红（JWH）乳膏处理，3 种总黄酮处理，包括高剂量（2.52 g/kg）、中剂量（1.26 g/kg）和低剂量（0.63 g/kg）。所有黄酮类提取物都溶解在 30%甘油中，持续给药 10 d。

5. 伤口愈合的测量

为了测量（水平）伤口进展，在第 2、4、6、8、10 天测量每组的皮肤伤口愈合率。伤口用透明膜覆盖，沿伤口边缘贴标签，然后切除所需区域并称重。

6. 免疫组织化学

在第 1、3、5、7、10 天，从不同处理的大鼠中取出伤口皮肤和周围正常皮肤的全层。将一部分组织样品固定在 4%多聚甲醛中，并置于石蜡块中进行切片，取 4 μm 切片以评估巨噬细胞含量。伤口组织切片用抗小鼠 CD68 抗体染色，随后用生物素化的抗兔 IgG-HRP 抗体染色。在显微镜（40 倍）下观察每个切片的四个随机视图。然后，使用 Image-Proplus 6 软件评估每个视图的积分光密度（IOD）以确定 CD68 含量。

7. 临床化学

将冷冻的全层样品均质化、离心，分离上清液，分别使用 VEGF 酶联免疫试剂盒、TGF－β1 ELISA 试剂盒和羟脯氨酸水解试剂盒分析 VEGF、TGF－β1 和羟脯氨酸水平。

8. 统计分析

各组数据均采用 $\bar{x} \pm s$ 表示，SPSS 18.0 软件进行组间采用单因素方差分析，当 $P<0.05$ 时被认为具有统计学意义。

（三）结果与分析

1. 总黄酮的含量及鉴别

以芦丁为标准进行典型的校正图，得到回归方程：$y=5.1907x-0.0098$，据此推断总黄酮含量为 81.1%。文献报道中，艾纳香富含黄酮类化合物，从该植物中分离鉴定出近 40 个黄酮类化合物类似物，包括黄酮苷和苷元的结构类型。

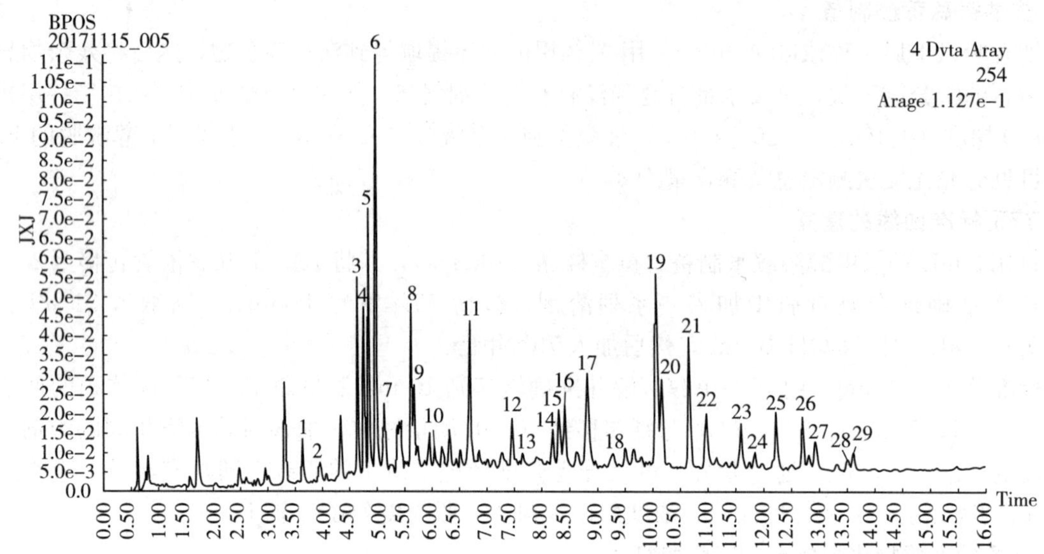

图 8-3-15 UPLC-Q-TOF-MS/DAD 分析处总黄酮样品的正离子模式 UPLC 色谱图

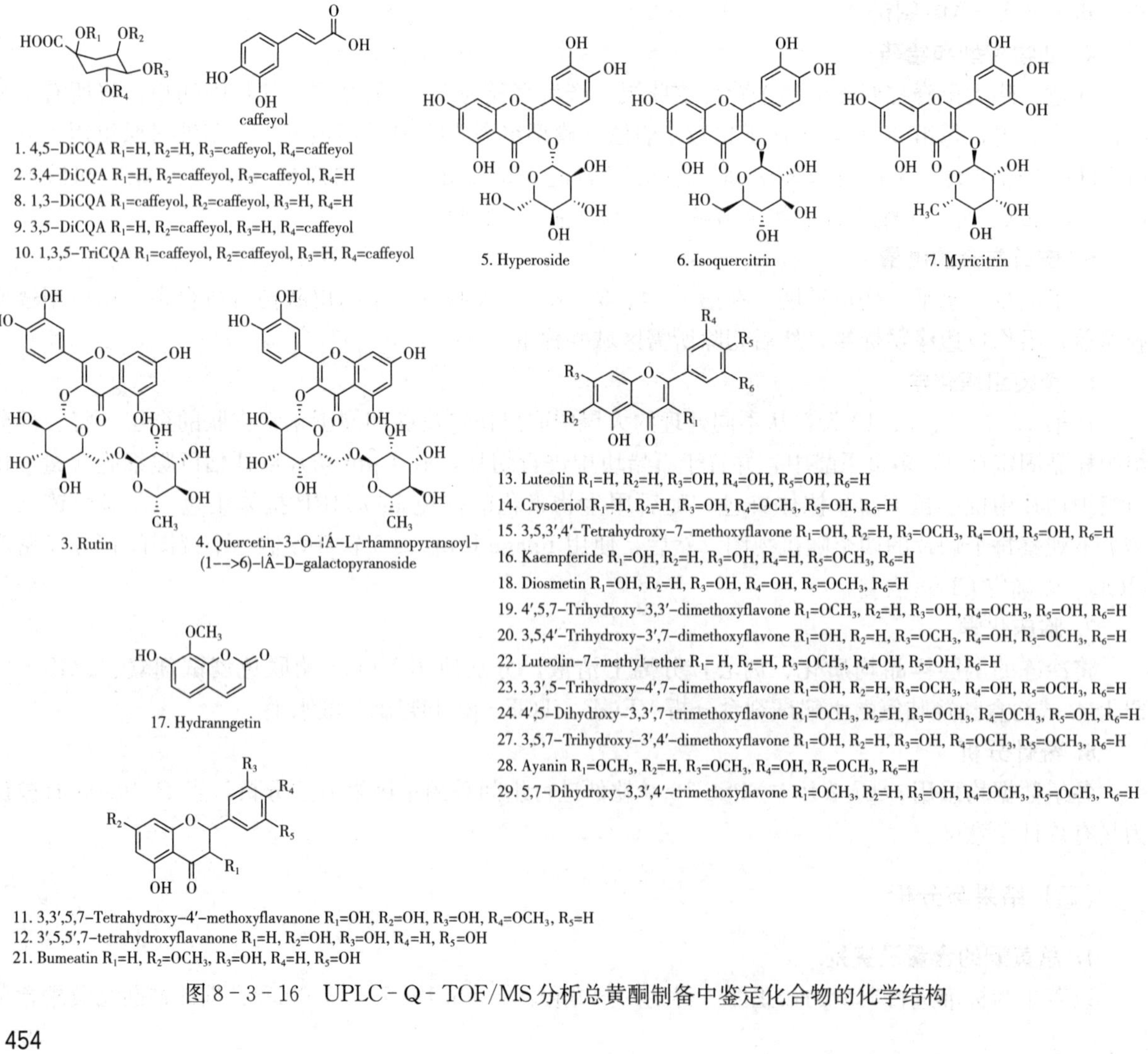

caffeyol

1. 4,5-DiCQA R_1=H, R_2=H, R_3=caffeyol, R_4=caffeyol
2. 3,4-DiCQA R_1=H, R_2=caffeyol, R_3=caffeyol, R_4=H
8. 1,3-DiCQA R_1=caffeyol, R_2=caffeyol, R_3=H, R_4=H
9. 3,5-DiCQA R_1=H, R_2=caffeyol, R_3=H, R_4=caffeyol
10. 1,3,5-TriCQA R_1=caffeyol, R_2=caffeyol, R_3=H, R_4=caffeyol

5. Hyperoside　6. Isoquercitrin　7. Myricitrin

3. Rutin　4. Quercetin-3-O-¦Á-L-rhamnopyransoyl-(1-->6)-¦Â-D-galactopyranoside

13. Luteolin R_1=H, R_2=H, R_3=OH, R_4=OH, R_5=OH, R_6=H
14. Crysoeriol R_1=H, R_2=H, R_3=OH, R_4=OCH_3, R_5=OH, R_6=H
15. 3,5,3′,4′-Tetrahydroxy-7-methoxyflavone R_1=OH, R_2=H, R_3=OCH_3, R_4=OH, R_5=OH, R_6=H
16. Kaempferide R_1=OH, R_2=H, R_3=OH, R_4=H, R_5=OCH_3, R_6=H
18. Diosmetin R_1=OH, R_2=H, R_3=OH, R_4=OH, R_5=OCH_3, R_6=H
19. 4′,5,7-Trihydroxy-3,3′-dimethoxyflavone R_1=OCH_3, R_2=H, R_3=OH, R_4=OCH_3, R_5=OH, R_6=H
20. 3,5,4′-Trihydroxy-3′,7-dimethoxyflavone R_1=OH, R_2=H, R_3=OCH_3, R_4=OH, R_5=OCH_3, R_6=H
22. Luteolin-7-methyl-ether R_1= H, R_2=H, R_3=OCH_3, R_4=OH, R_5=OH, R_6=H
23. 3,3′,5-Trihydroxy-4′,7-dimethoxyflavone R_1=OH, R_2=H, R_3=OCH_3, R_4=OH, R_5=OCH_3, R_6=H
24. 4′,5-Dihydroxy-3,3′,7-trimethoxyflavone R_1=OCH_3, R_2=H, R_3=OCH_3, R_4=OCH_3, R_5=OH, R_6=H
27. 3,5,7-Trihydroxy-3′,4′-dimethoxyflavone R_1=OH, R_2=H, R_3=OH, R_4=OCH_3, R_5=OCH_3, R_6=H
28. Ayanin R_1=OCH_3, R_2=H, R_3=OCH_3, R_4=OH, R_5=OCH_3, R_6=H
29. 5,7-Dihydroxy-3,3′,4′-trimethoxyflavone R_1=OCH_3, R_2=H, R_3=OH, R_4=OCH_3, R_5=OCH_3, R_6=H

17. Hydranngetin

11. 3,3′,5,7-Tetrahydroxy-4′-methoxyflavanone R_1=OH, R_2=OH, R_3=OH, R_4=OCH_3, R_5=H
12. 3′,5,5′,7-tetrahydroxyflavanone R_1=H, R_2=OH, R_3=OH, R_4=H, R_5=OH
21. Bumeatin R_1=H, R_2=OCH_3, R_3=OH, R_4=H, R_5=OH

图 8-3-16 UPLC-Q-TOF/MS 分析总黄酮制备中鉴定化合物的化学结构

用 UPLC－Q－TOF－MS/DAD 记录的总黄酮的共鉴定出 27 种化合物（29 个峰中的两个未鉴定），艾纳香总黄酮的基础峰强度和 254 nm 超高效液相色谱（UPLC）图谱见图 8－3－15。质谱测量数据与理论值高度一致，偏差控制在 5 ppm 以内，为成分的测定提供了有价值的信息。27 种化合物中包括 21 种黄酮类化合物，根据保留时间（图 8－3－16）、准确的相对分子质量和质谱片段数据，以及与文献中报道的密切相关物质的进行比较（化学结构如图 8－3－17 所示，相应的准分子离子列于表 8－3－2），初步确认。

归属于色谱图的 3 号、4 号、5 号、6 号和 7 号峰占比较大，被鉴定为黄酮苷的相同结构类型（图 8－3－17），这表明黄酮苷可能是总黄酮的主要有效成分。

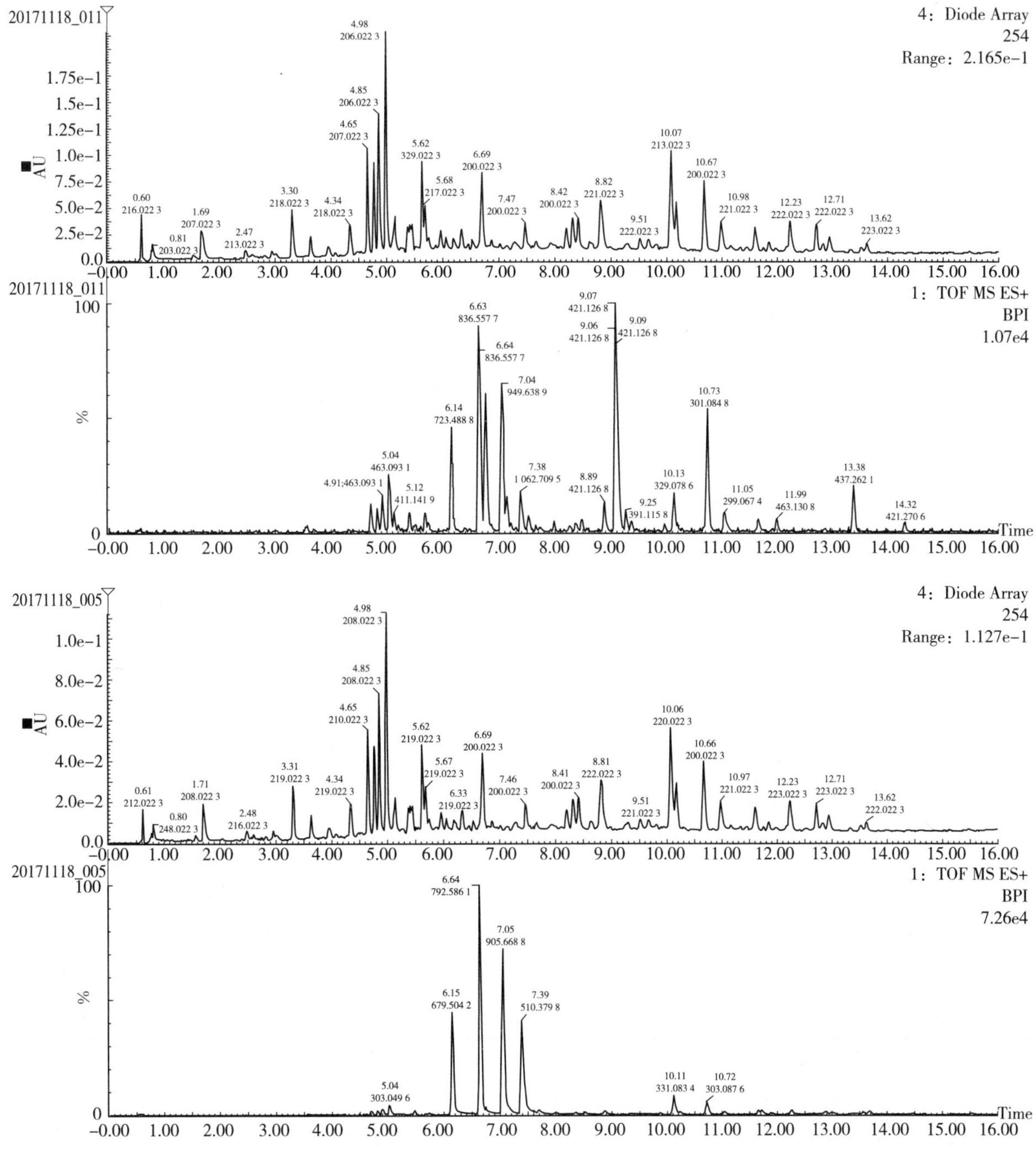

图 8－3－17　负离子模式和正离子模式下总黄酮提取物 UPLC－Q－TOF/MS 基峰强度（BPI）图和色谱图

表 8-3-2 UPLC-Q-TOF/MS 鉴定艾纳香中总黄酮提取物化学成分

序号	保留时间/min	化合物	分子式	分子质量	误差/ppm
1	3.63	4.5-DiCQA	$C_{25}H_{24}O_{12}$	515.119 0	0.0
2	3.95	3.4-DiCQA	$C_{25}H_{24}O_{12}$	515.119 0	0.0
3	4.65	Rutin	$C_{27}H_{30}O_{16}$	609.144 8	1.3
4	4.77	2-（3，4-Dihydroxyphenyl）-5，7-dihydroxy-4-oxo-4H-chromen-3-yl6-O-（6-deoxy-α-L-mannopyranosyl）-D-glucopyranoside	$C_{27}H_{30}O_{16}$	609.144 8	1.3
5	4.85	Hyperoside	$C_{21}H_{20}O_{12}$	487.085 9	1.4
6	4.98	Isoquercitrin	$C_{21}H_{20}O_{12}$	487.085 9	1.4
7	5.14	Myricitrin	$C_{21}H_{20}O_{12}$	463.093 1	0.8
8	5.62	1.3-DiCQA	$C_{25}H_{24}O_{12}$	515.119 0	0.0
9	5.67	3.5-DiCQA	$C_{25}H_{24}O_{12}$	515.119 0	0.0
10	6.05	1,3,5-TriCQA	$C_{34}H_{30}O_{15}$	679.504 2	0.3
11	6.69	3,3',5,7-Tetrahydroxy-4'-methoxyflavanone	$C_{16}H_{14}O_{7}$	317.078 1	2.8
12	7.46	3',5,5',7-tetrahydroxyflavanone	$C_{15}H_{12}O_{6}$	287.075 8	3.1
13	7.65	Luteolin	$C_{15}H_{10}O_{6}$	285.054 3	2.3
14	8.20	Chrysoeriol	$C_{16}H_{12}O_{6}$	299.075 0	4.8
15	8.31	3,3',4',5-tetrahydroxy-7-methoxyflavone	$C_{16}H_{12}O_{7}$	317.063 4	2.5
16	8.41	Kaempferide	$C_{16}H_{12}O_{6}$	301.072 4	3.9
17	8.81	Hydranngetin	$C_{10}H_{8}O_{4}$	193.052 1	1.1
18	9.28	Diosmetin	$C_{16}H_{12}O_{6}$	301.072 4	3.9
19	10.06	4',5,7-Trihydroxy-3,3'-dimethoxyflavone	$C_{17}H_{14}O_{7}$	331.083 4	4.8
20	10.16	3,5,4'-Trihydroxy-3',7-dimethoxyflavone	$C_{17}H_{14}O_{7}$	331.083 4	4.8
21	10.66	Blumeatin	$C_{16}H_{14}O_{6}$	303.087 6	2.3
22	10.97	Luteolin-7-methyl-ether	$C_{16}H_{12}O_{6}$	301.072 4	3.9
23	11.60	3,3',5-Trihydroxy-4',7-dimethoxyflavone	$C_{17}H_{14}O_{7}$	331.083 4	4.8
24	11.84	4',5-Dihydroxy-3,3',7-trimethoxyflavone	$C_{18}H_{16}O_{7}$	345.097 8	1.2
25	12.23	Unidentified	$C_{28}H_{24}O_{4}$	425.174 0	3.1
26	12.71	Unidentified	$C_{28}H_{24}O_{4}$	425.174 0	3.1
27	12.94	3,5,7-Trihydroxy-3',4'-dimethoxyflavone	$C_{17}H_{14}O_{7}$	331.083 4	4.8
28	13.51	ayanin	$C_{18}H_{16}O_{7}$	345.097 8	1.2
29	13.63	5,7-Dihydroxy-3,3',4',-trimethoxyflavone	$C_{18}H_{16}O_{7}$	345.097 8	1.2

注：化合物为仪器鉴定化合物，均为英文。

2. 不同剂量总黄酮对大鼠伤口愈合率的影响

造模型后进行给药，并在指定日期拍摄伤口照片。所有大鼠切除伤口后第 1 天体重均有所下降，2 天后体重稳步上升，伤口组织红润，水肿消失（图 8-3-18）。各组间无显著差异。第 4 天，除模型对照组外，没有伤口感染，不同组的所有大鼠均出现肉芽组织生长和伤口面积显著减少。然而，与模型组相比，高和中剂量的总黄酮组表现出加速的再上皮化。黑皮是总黄酮吸收后的残渣。第 6 天，高剂量组和 JWH 组部分大鼠黑痂脱落。第 8 天，与模型组相比，高和中剂量组显示出显著加速的伤口收缩和闭合。第 10 天，高剂量组的伤口收缩百分比接近 100%，其他组的伤口收缩也完全完成，尤其是具有总黄酮的大鼠显示出比其他组更好的伤口面积和上皮形成效果。

如图 8－3－19 所示，第 4 天和第 6 天，高剂量组和 JWH 组显示出比模型组更好的伤口愈合效果（$P<0.01$）。第 8 天，高剂量组（$P=0.011$）和 JWH 组（$P=0.032$）的伤口愈合明显好于模型组。直到第 10 天，高剂量组和 JWH 组的伤口愈合率约为 95.0%，而模型组的愈合率低于 85.0%，这表明总黄酮对伤口愈合具有一定的作用，尤其是在高剂量作用下。中剂量组和低剂量组的比率也高于模型组，但没有统计学意义。

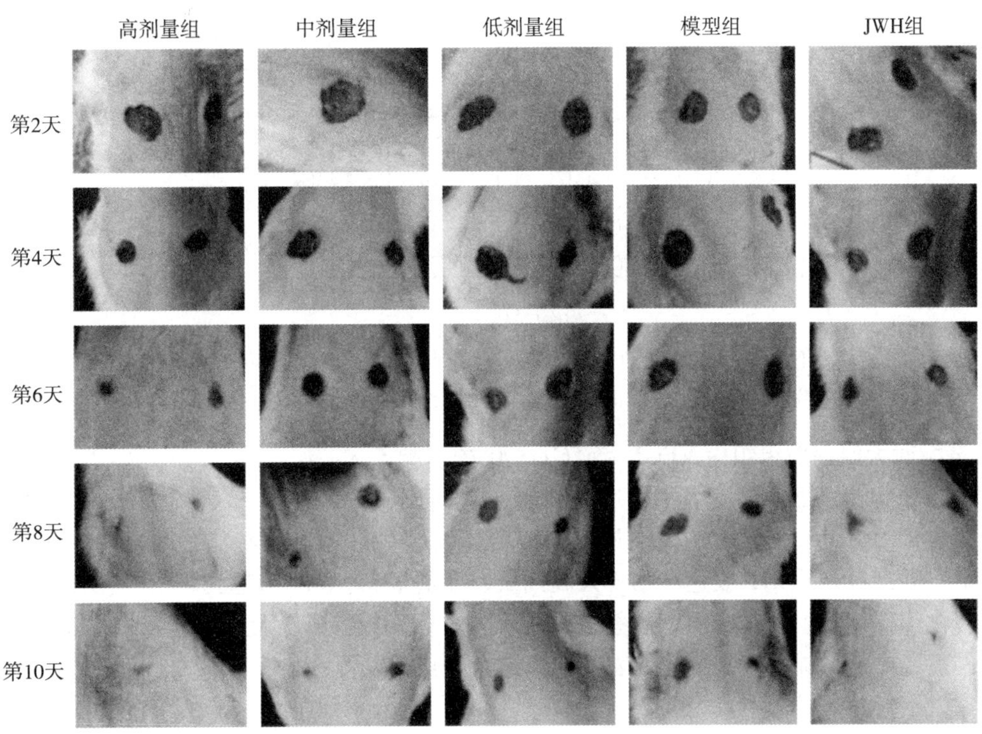

图 8－3－18　各实验组不同时间创伤创面愈合情况比较

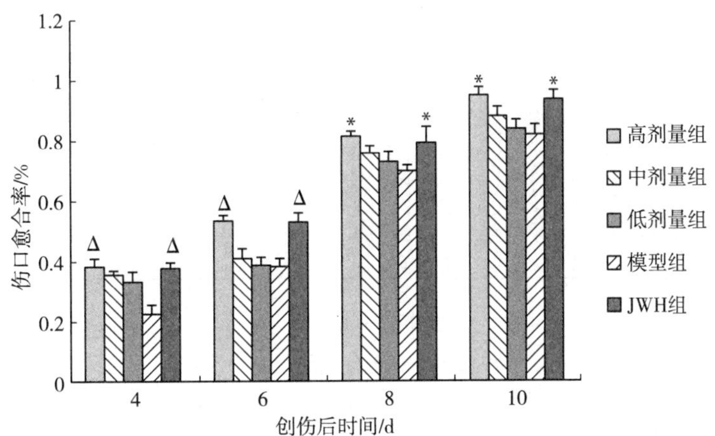

图 8－3－19　艾纳香总黄酮对大鼠伤口愈合率的影响

注：数值表示与对照组的平均标准差（$n=6$），* 表示 $P<0.05$，△ 表示 $P<0.01$。

3. 不同剂量总黄酮对大鼠 CD68 水平的影响

CD68 是一种由巨噬细胞和髓系/单核系细胞表达的特殊抗原。如图 8－3－20 所示，在每个总黄酮组中，皮肤伤口中 CD68 表达的增加表明总黄酮对巨噬细胞数量的增加有很大贡献。第 3 天，高剂量组 CD68 的平均积分光密度高于对照组（$P<0.05$）。第 5 天，所有总黄酮组的 CD68 水平达到峰值（$P=0.005$、0.009、0.036）。第 7 天，高、中剂量组 CD68 的平均 IOD 值仍高于对照组（$P=0.003$、0.015）。然而，第 10 天，所有组之间没有显著差异。CD68 水平的变化趋势表明，巨噬细胞在第 5 天之前的高剂量治疗的炎症阶段非常活跃，并在随后的几天中下调。

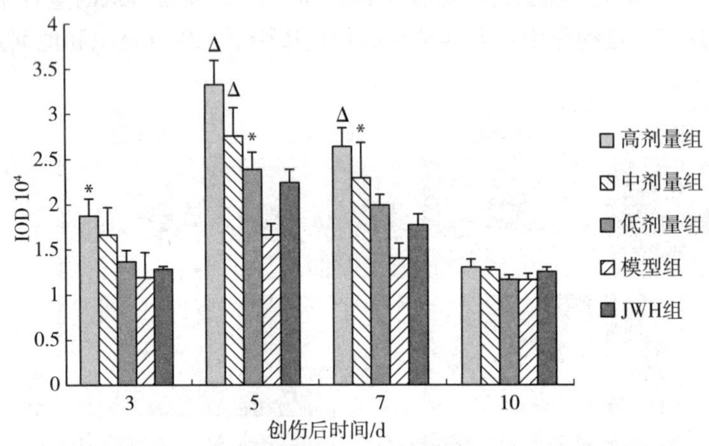

图 8－3－20　艾纳香总黄酮对大鼠创伤组织 CD68 水平的影响

注：数值表示与对照组的平均标准差（$n=6$），* 表示 $P<0.05$，△ 表示 $P<0.01$。

4. 总黄酮对大鼠创伤组织中 VEGF 和 TGF－β1 的影响

VEGF 的表达能够驱动内皮细胞的增殖和新血管的形成，如图 8－3－21 所示，与对照组相比，总黄酮组的血管内皮生长因子表达呈剂量依赖性增加（$P<0.05$）。其趋势是明显的降序排列：高剂量＞中剂量＞低剂量。VEGF 表达在第 5 天高剂量、中剂量和 JWH 组达到峰值。然而，在第 7 天之后，峰值转化为低剂量组和对照组。这些结果还表明，VEGF 在第 3 天至第 7 天的关键治疗相关阶段非常活跃。高、中剂量提前出现峰值，表明伤口愈合加快。

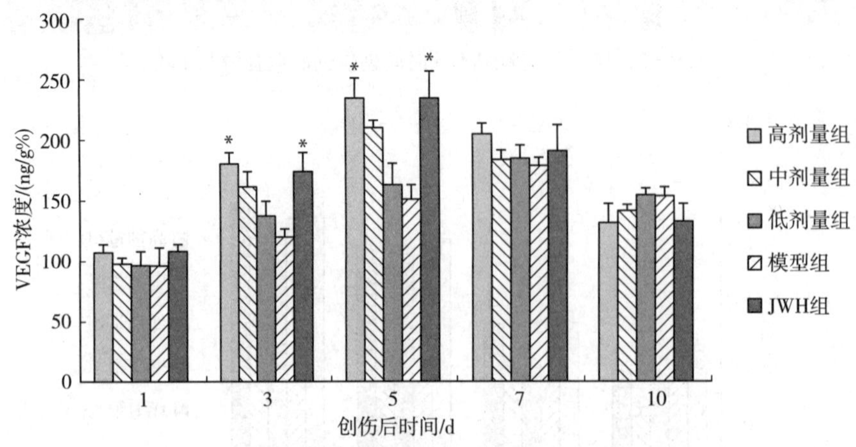

图 8－3－21　艾纳香总黄酮对大鼠创伤组织中 VEGF 水平的影响

注：数值表示与对照组的平均标准差（$n=6$），* 表示 $P<0.05$。

TGF－β1 可诱导炎症细胞聚集到切口，这对治疗过程很重要。第 1 天，各组伤口组织中 TGF－β1 水平无显著差异。在第 3 天和第 5 天，低剂量的总黄酮能够温和地刺激 TGF－β1 的表达，但是其效果与模型对照组相比是明显的（$P>0.05$）（图 8-3-22）。结果表明巨噬细胞和成纤维细胞在此阶段富集和增殖。在第 7 天，与模型对照组相比，总黄酮在所有测试浓度下仍然能够促进 TGF-β1 水平（$P<0.05$或 $P<0.01$），但是所有组的 TGF-β1 水平开始下降。第 10 天，创伤诱导的 TGF-β1 表达明显下降至正常水平。

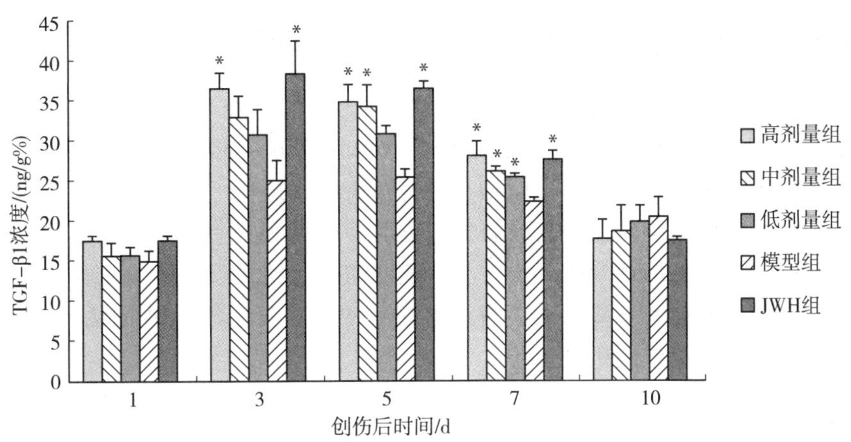

图 8-3-22　艾纳香总黄酮对大鼠创伤组织中 TGF-β1 水平的影响

注：数值表示与对照组的平均标准差（$n=6$），* 表示 $P<0.05$。

5. 总黄酮对大鼠创伤组织羟脯氨酸水平的影响

羟脯氨酸含量是胶原蛋白的一个稳定参数，与肉芽组织的生长相关。伤口处理后第 3 天，高剂量组和 JWH 组与模型对照组相比，羟脯氨酸含量开始显示出统计学上的显著差异（$P<0.05$）（图 8-3-23）。羟脯氨酸的表达在第 10 天达到高峰。在第 5 天和第 7 天时，羟脯氨酸含量保持上升趋势。到第 10 天，高剂量组和 JWH 组肉芽组织中羟脯氨酸含量达到峰值，约为 0.80 mg/g，而模型组的羟脯氨酸含量低于 0.65 mg/g。中剂量组和低剂量组的羟脯氨酸含量也高于模型组，但组间伤口组织无显著差异。这些结果表明，在伤口愈合的中后期，巴柳黄酮能够促进胶原蛋白的合成，加速肉芽组织的形成。

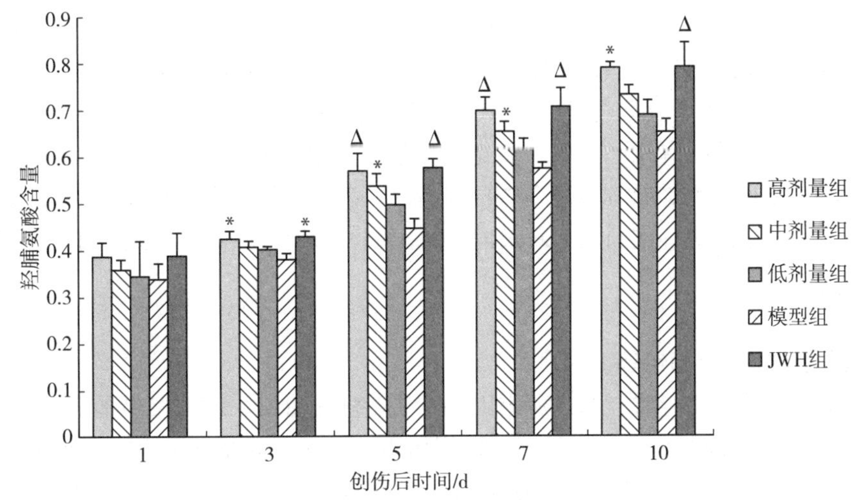

图 8-3-23　艾纳香总黄酮对大鼠创伤组织羟脯氨酸水平的影响

注：数值表示与对照组的平均标准差（$n=6$），* 表示 $P<0.05$，$^{\Delta}$ 表示 $P<0.01$。

（四）结论

本研究显示总黄酮可以显著促进伤口愈合，改善伤口收缩，并加速上皮形成。用 UPLC-Q-

TOF/MS对总黄酮提取物样品进行分析，鉴定出27个化合物，包括21种黄酮类化合物、5种绿原酸和1种香豆素。通过对几种代表性生物标志物的测定和分析，结合相关文献研究，推测出它们作为一个整体的联合协同治疗机制而存在，这将有助于了解中医的作用机制，为今后皮肤损伤的临床治疗选择候选药物提供依据，同时也为民族医学的进一步探索打开了一扇窗。

四、艾纳香油对紫外线诱导小鼠皮肤晒伤的保护作用

皮肤受到紫外线照射，尤其是波长为290～320 nm的中波紫外（UVB）照射时，会造成机体细胞内氧自由基增加，使皮肤出现水肿、老化、增生、DNA损伤等症状，直接或间接诱发皮肤晒伤发生。艾纳香油为艾纳香中挥发性成分的提取物，具有抗氧化、抗炎、抑菌等多种药理作用。在贵州艾纳香主产区，当地人直接将其涂抹于晒伤或烧伤的皮肤，有良好的治疗效果，且不留疤痕。前期实验也证实，艾纳香油能促进紫外线诱导的光损伤小鼠皮肤愈合，使光损伤皮肤的病理改变明显减轻。本实验采用BALB/c小鼠晒伤模型，观察艾纳香油对细胞增殖、细胞凋亡和细胞分泌炎症因子的影响，探讨艾纳香油治疗晒伤的可能作用机制。

（一）材料与仪器试药

1. 材料

艾纳香油，黄色油状液体，密度0.935 g/mL，来源于菊科植物艾纳香。原植物产于贵州省罗甸县，艾纳香的新鲜叶经提取、加工制成的结晶为艾片（*l*-龙脑），在精制艾片的过程中粗提物经压榨分离而得到的油，即为艾纳香油，其中含有*l*-龙脑、樟脑、α-蒎烯、芳樟醇、β-石竹烯及其他成分。以85%乙醇为溶剂分别稀释艾纳香油原溶液至体积分数为20%和10%，备用。

2. 实验动物

BALB/c小鼠（4～6周），80只，雌性，体重18～22 g，购自湖北省实验动物研究中心。

3. 仪器与试药

①仪器：UVB紫外线灯管、酶标仪（BioTek公司，美国）、电子分析天平（千分之一）、紫外分光光度计（Beckman Coulter公司，美国）、离心机、高速电动匀浆器、手动轮转式切片机、正置显微镜（Zeiss公司）。

②试药：超氧化物歧化酶（SOD）、谷胱甘肽（GSH）、丙二醛（MDA）试剂盒（南京建成生物工程研究所）、小鼠人8羟基脱氧鸟苷（8-OHdG）、白介素-6（IL-6）、核因子κB（NF-κB）ELISA（北京鑫方程生物技术有限公司）、多克隆兔抗小鼠肿瘤坏死因子-α（TNF-α）试剂盒、单克隆小鼠抗人p53、增殖细胞核抗原（PCNA）试剂盒、多聚体抗鼠IgG-HRP试剂盒、多聚体抗兔IgG-HRP试剂盒、浓缩DAB试剂盒（武汉博士德生物工程有限公司），其他相关溶剂均为分析纯。

（二）方法

1. 晒伤模型的建立与分组给药

将BALB/c小鼠随机分为空白组、模型组、20%艾纳香油组、10%艾纳香油组，每组各20只。验前2天在小鼠背部脊柱两侧剪去体表长毛，面积约为3.0 cm×3.0 cm，用8%硫化钠进行脱毛。每次照射前，用改装过的小鼠固定器先固定好小鼠，然后暴露剃毛区，其余非照射部位用防辐射布遮盖。除空白组外，对其余各组小鼠进行以下处理：开启UVB紫外线灯，预热15 min，固定光源距小鼠背部距离约为20 cm，照射时间为40 min，照射强度为0.25 mW/cm^2，辐照量为600 mJ/cm^2；照射期间停止给水给食，照射后0.5 h恢复；照射后30 min起，开始于照射部位均匀涂抹药物给药0.25 mL/只，模型组给予等体积的85%乙醇，每天给药1次，连续11 d。于室温（24±2）℃、湿度50%～60%、12 h白/黑环境下自由摄食、饮水。末次给药后次日，颈椎脱臼处死小鼠。

2. 晒伤皮肤组织病理学观察

每组各选 4 只动物，麻醉后颈椎脱臼处死，完整取下背部照射处皮肤，冰生理盐水冲洗，置 4%多聚甲醛溶液中固定 24 h 后取出，自来水冲洗，梯度乙醇脱水，二甲苯透明，石蜡包埋，RM2235 型石蜡切片机切片，进行 HE 染色后，200 倍显微镜下观察皮肤表皮厚度及炎症细胞情况（每只小鼠观察两张 HE 染色切片，其中每张切片随机取 10 个视野对表皮厚度进行重复测量）。

3. 血清中 SOD 与皮肤中 MDA、GSH 含有量检测

每组各选 12 只动物，摘除小鼠眼球取血后，颈椎脱臼处死小鼠，完整取下背部照射处皮肤，低温冰箱冰冻保存。取皮肤组织 100 mg，在冰生理盐水中漂洗，除去血液，滤纸拭干，迅速称重后放入 5～10 mL 的小烧杯内，移液管移取冷生理盐水于烧杯中（生理盐水的质量是组织质量的 9 倍），用眼科小剪尽快剪碎皮肤组织后，用匀浆机制备 10%皮肤匀浆（匀浆时间 10 s/次，间隙 30 s，重复 4 次，4 000 r/min 离心 8 min），取上清液，作为 10%皮肤组织液。分别取 10%血清组织液、10%皮肤组织液、10%皮肤组织液，按试剂盒说明进行 SOD 活力和 MDA、GSH 含有量测定。

4. 8－OHdG、IL－6 和 NF－κB 测定

冰冻血清和皮肤匀浆于室温下融化。取标准品，按试剂盒说明用标准品稀释液稀释成相应的梯度浓度，按孔号将标准品溶液和血清或皮肤匀浆各 50 μL 加入相应的 96 孔酶标板中，空白对照孔加试剂盒配带的空白对照品溶液 50 μL，每孔加入相应的生物素标记的抗 8－OHdG（或 IL－6 或 NF－κB）抗体 50 μL，振荡混匀，37 ℃保温 30 min，弃去液体，甩干，重复洗板 5 次，每孔加入亲和链霉素- HRP50 μL，振荡混匀，37 ℃保温 30 min，洗涤 5 次，每孔加入显色剂 A、B 各 50 μL，避光 37 ℃保温 15 min 后立即加入终止液 50 μL 终止反应。酶标仪于 450 nm 波长处测定吸光度。绘制相应的标准曲线，根据标准曲线读取对应样品的含有量。

5. 免疫组化检测 TNF－αα、P53 及 PCNA

蛋白表达每组各选 4 只动物，药物麻醉后处死小鼠，完整取下背部照射处皮肤，制作成皮肤石蜡组织切片后，脱蜡，放入 3% H_2O_2 中约 10 min，蒸馏水洗 3 次，置 0.01 mol/L 枸橼酸缓冲液（pH 6.0）中加热修复抗原，冷却后用 PBS 洗涤，滴加 5% BSA 封闭液，室温下孵育 20 min。滤纸吸干，滴加适当稀释的一抗工作液，4 ℃孵育过夜，PBS 洗涤，然后分别滴加相应的 HRP 标记的抗鼠和抗兔的二抗，37 ℃孵育 30 min，PBS 洗涤，DAB 显色，苏木素轻度复染，中性树胶封片，在 10×20 倍光镜下观察组织切片。使用 Image-Pro Plus 6.0 图像分析系统对免疫组织化学染色的切片进行图像分析（每只小鼠观察 2 张免疫组化切片，其中每张切片随机取 10 个视野），计算其平均积分光密度值。

6. 数据统计分析

用 SPSS 19.0 软件对实验数据进行统计分析，所有数据均以 $\bar{x}\pm s$ 表示，多样本间的方差分析采用 LSD 法，当 $P<0.05$ 时被认为有统计学意义。

（三）结果与分析

1. 艾纳香油对晒伤小鼠皮肤组织病理学的影响

空白组小鼠皮肤表皮层较薄，细胞分层清晰，细胞成分及数量适中。与空白组比较，模型组小鼠表皮厚度显著增加（$P<0.01$），胞质嗜伊红色，核固缩、变形，真皮层偶见中性粒细胞浸润等现象。与模型组比较，艾纳香油可减少 UVB 损伤所致的小鼠表皮角质化与浸润，显著抑制其表皮增厚（$P<0.01$），且高剂量组比低剂量组对表皮增厚的抑制作用更明显（图 8－3－24）。

2. 艾纳香油对晒伤小鼠 SOD、GSH、MDA 的影响

与空白组相比，UVB 照射能够显著下调血清中 SOD 活力（$P<0.01$）和皮肤中 GSH 含有量（$P<0.01$），同时显著上调皮肤中 MDA 含有量（$P<0.01$），而 20%艾纳香油处理能显著提升小鼠血清中 SOD 活力（$P<0.01$）；艾纳香油高、低剂量组均能显著升高晒伤小鼠皮肤中 GSH 含有量（$P<$

0.05，$P<0.01$），同时降低皮肤中 MDA 含有量（$P<0.01$），且表现出一定的剂量依赖性（图 8-3-25）。

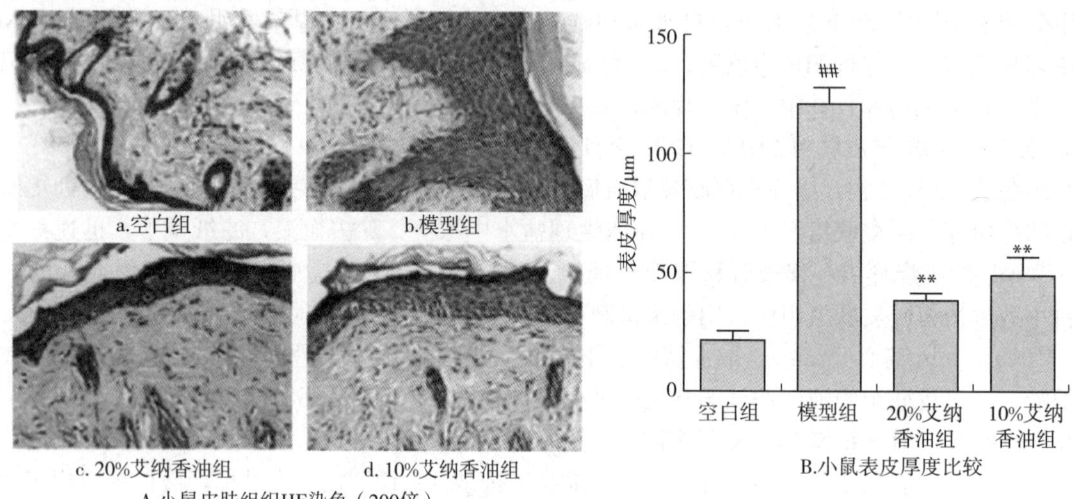

图 8-3-24　艾纳香油对晒伤小鼠皮肤组织病理学变化及表皮厚度的影响（$\bar{x}\pm s$，$n=4$）

注：## 表示与空白组比较，$P<0.01$；** 表示与模型组比较，$P<0.01$。箭头代表晒伤细胞。

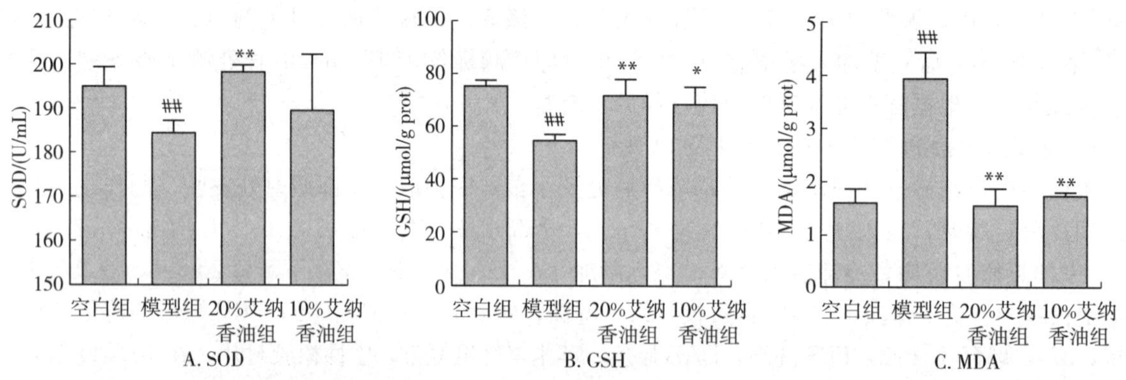

图 8-3-25　艾纳香油对晒伤小鼠血清中 SOD 活力和皮肤中 GSH、MDA 含有量的影响（$\bar{x}\pm s$，$n=12$）

注：## 表示与空白组比较，$P<0.01$；* 表示与模型组比较，$P<0.05$，** 表示 $P<0.01$。

3. 艾纳香油对晒伤小鼠皮肤中 8-OHdG 的影响

与空白组相比，UVB 晒伤小鼠皮肤中 8-OHdG 水平显著增加（$P<0.01$）；较之模型组，艾纳香油高、低剂量组均可显著减少晒伤皮肤中的 8-OHdG 生成（$P<0.01$）（图 8-3-26）。

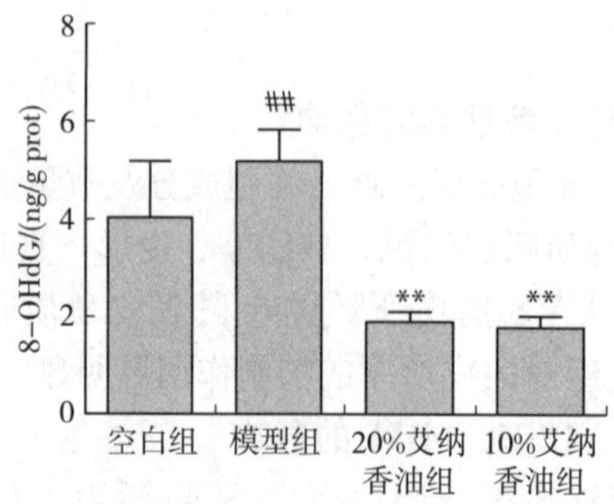

图 8-3-26　艾纳香油对晒伤小鼠皮肤中 8-OHdG 水平的影响（$\bar{x}\pm s$，$n=12$）

注：## 表示与空白组比较，$P<0.01$；** 表示与模型组比较，$P<0.01$

4. 艾纳香油对晒伤小鼠皮肤中 IL－6 和 NF－κB 的影响

与空白组相比，UVB 照射可使 BALB/c 小鼠皮肤 IL－6 和 NF－κB 水平显著增加（$P<0.01$）；与模型组相比，艾纳香油高剂量组可显著降低皮肤中 IL－6 和 NF－κB 水平（$P<0.01$）。艾纳香油低剂量组可降低皮肤中 IL－6 水平，但差异无统计学意义（$P>0.05$），同时显著降低 NF－κB 水平（$P<0.01$）（图 8－3－27）。

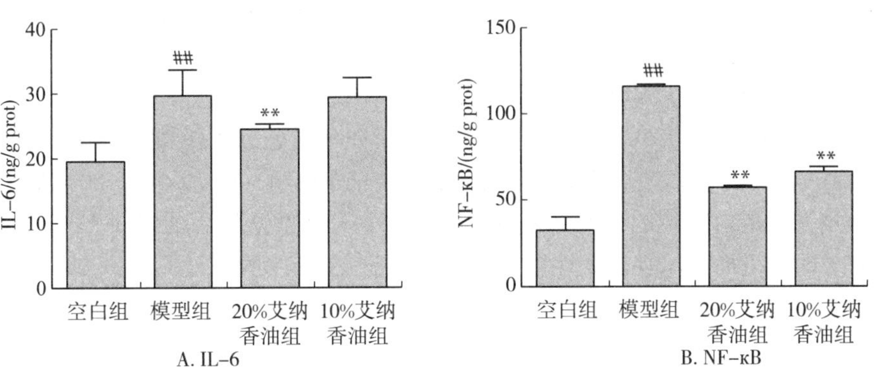

图 8－3－27　艾纳香油对晒伤小鼠皮肤中 IL－6 和 NF－κB 水平的影响（$\bar{x}\pm s$，$n=12$）

注：## 表示与空白组比较，$P<0.01$；** 表示与模型组比较，$P<0.01$。

5. 艾纳香油对晒伤小鼠皮肤中 TNF－α、P53 及 PCNA 的影响

如图 8－3－28 所示，TNF－α 阳性物质在细胞质表达，呈颗粒状或细丝状，颜色为棕黄色、黄

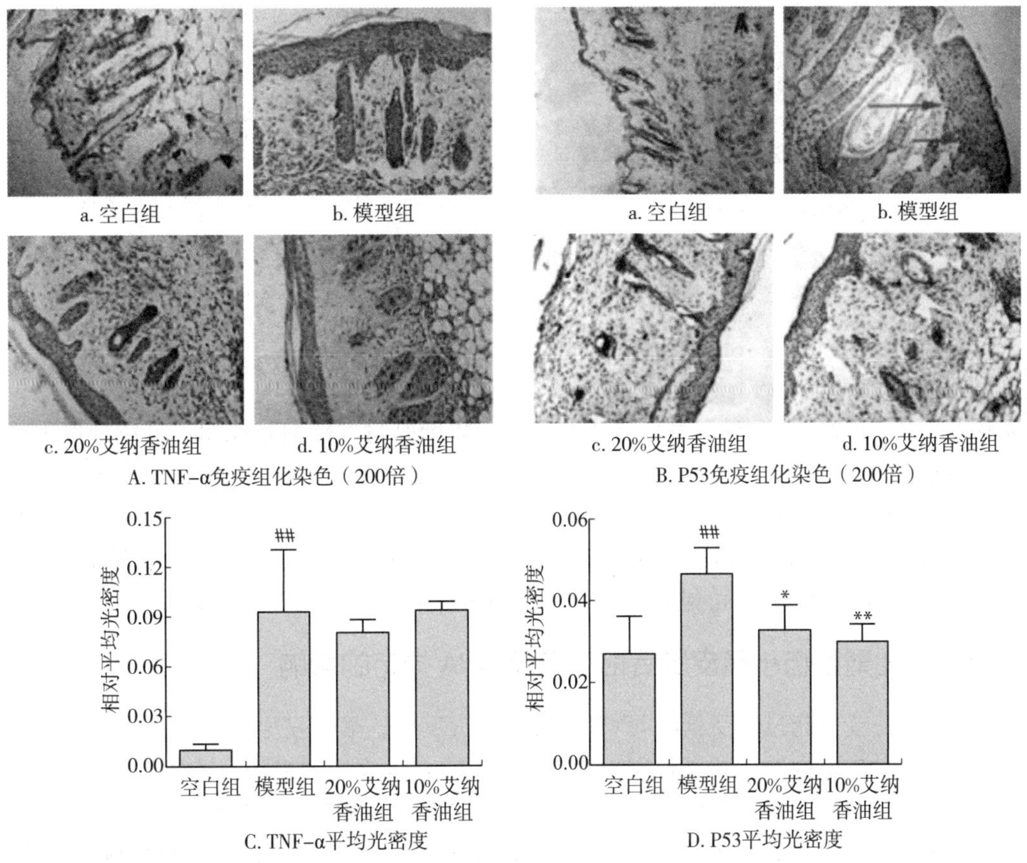

图 8－3－28　艾纳香油对晒伤小鼠皮肤 TNF－α 与 P53 表达的影响（$\bar{x}\pm s$，$n=4$）

注：## 表示与空白组比较，$P<0.01$；* 表示与模型组比较，$P<0.05$，** 表示 $P<0.01$。箭头代表晒伤细胞。

色或浅黄色。空白组小鼠皮肤 TNF-α 阳性物质呈浅黄色，分布面积小、稀疏，主要限于皮肤表皮棘细胞胞浆；模型组皮肤 TNF-α 阳性物质染色呈棕黄色或黄色，分布面积广、密集，由棘细胞层向真皮细胞扩散，TNF-α 阳性物质较空白组显著增加；20％艾纳香油组表达量明显较模型组少，基本位于表皮中。P53 的阳性表达部位在细胞质及细胞核，表现为棕黄色颗粒。空白组中有少量的棕黄色阳性颗粒表达于表皮细胞质及胞核中；模型组 P53 蛋白标记呈深棕色，大量存在于表皮基底层细胞核、毛囊、皮脂腺附属器周围。与模型组相比，艾纳香油处理后表皮中 P53 阳性表达显著减少，主要位于表皮层中（$P<0.05$，$P<0.01$）。

6. 艾纳香油对晒伤小鼠皮肤中 PCNA 的影响

PCNA 阳性表达部位在细胞核，呈棕黄色颗粒状，4 个不同处理组小鼠表皮中均有 PCNA 蛋白表达。模型组小鼠表皮 PCNA 蛋白表达的平均光密度显著高于空白组（$P<0.01$）；20％艾纳香油组能显著降低小鼠皮肤中 PCNA 蛋白表达的平均光密度（$P<0.01$）；10％艾纳香油组对 UVB 诱导晒伤皮肤中 PCNA 蛋白表达比 20％组稍弱，但与模型组相较，差异仍存在统计学意义（$P<0.05$）（图 8-3-29）。

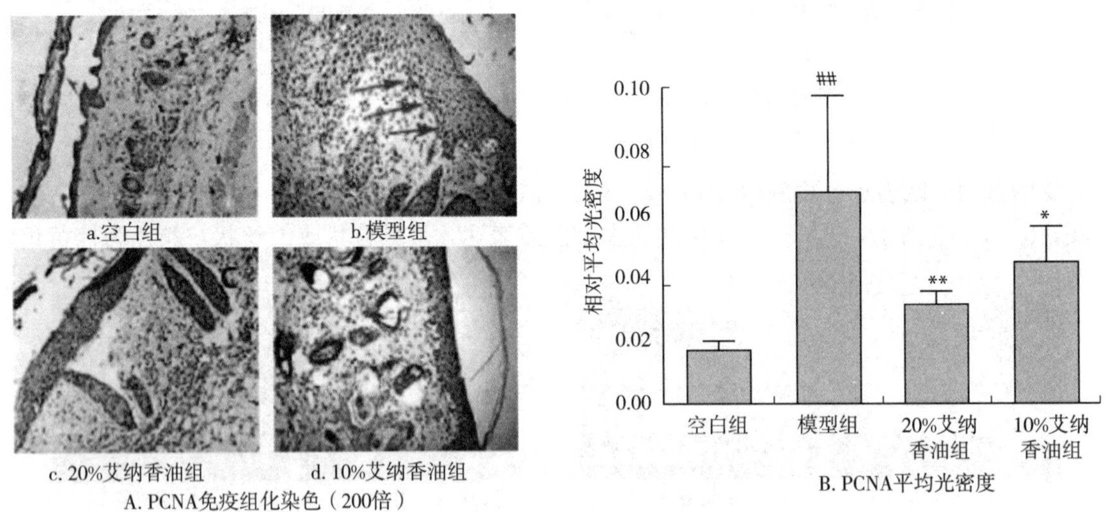

图 8-3-29　艾纳香油对晒伤小鼠皮肤 PCNA 表达的影响（$\bar{x}\pm s$，$n=4$）

注：## 表示与空白组比较，$P<0.01$；* 表示与模型组比较，$P<0.05$，** 表示 $P<0.01$。箭头代表晒伤细胞。

（四）结论

艾纳香油可显著抑制 UVB 诱导的晒伤皮肤中的表皮增厚与炎性细胞浸润，可使晒伤小鼠血清中 SOD 活性和皮肤中 GSH、MDA 含量恢复到正常水平；显著减少 8-OHdG 的产生，通过增强皮肤对氧自由基的防护功能，减少脂质过氧化产物堆积，加强机体的抗氧化能力，减轻 UVB 辐射造成的 DNA 损伤；使 IL-6、TNF-α 的生成量降低，减轻炎症反应。同时，艾纳香油能降低 UVB 所致的 P53 基因突变和 PCNA 表达，这可能是其具有治疗晒伤效果的分子生物学机制之一。

五、艾纳香油对晒伤小鼠皮肤氧化应激及 DNA 损伤的影响

晒伤是由皮肤接受了超过耐受量的 UVB 引起的光毒反应。晒伤发生机制之一是产生高度反应活性的活性氧族与各种细胞内结构相互作用，引起 DNA 的直接改变和损伤，诱发炎症甚至是皮肤癌，严重影响人们的健康。多项研究表明，UVB 辐射引起皮肤细胞 DNA 损伤标志物主要为 8-OHdG，这被认为是造成 UVB 损伤皮肤的重要介质之一。艾纳香为菊科艾纳香属艾纳香的新鲜或干燥地上部分，具有清热解毒，消肿止痛，止痒等功效，而艾纳香油为艾纳香中挥发性成分的提取物，是提取天然冰片的附属产品，含有 *l*-龙脑、樟脑、α-蒎烯、芳樟醇、β-石竹烯等主要成分。本研究以 Balb/C

小鼠为受试动物制备晒伤模型，探讨艾纳香油是否具有治疗皮肤晒伤的作用。

（一）材料与仪器试药

1. 材料

艾纳香油购自贵州省艾源生态药业开发有限公司（批号：20110116）。根据预实验结果，以85%乙醇稀释至浓度40%，备用。

2. 实验动物

Balb/C 小鼠（4～6 周），80 只，雌性，体重 18～22 g。

3. 仪器与试药

①仪器：UVB 紫外线灯管（PHILIPS 公司，荷兰）、紫外线照度、酶标仪（BioTek 公司，美国）、电子分析天平（千分之一）、紫外分光光度计（Beckman Coulter 公司，美国）。

②试药：小鼠 8 羟基脱氧鸟苷（8－OHdG）ELISA 试剂盒（北京鑫方程生物技术有限公司，中国）、超氧化物歧化酶（SOD）、谷胱甘肽（GSH）、丙二醛（MDA）试剂盒（南京建成生物工程研究所，中国），其他相关溶剂均为分析纯。

（二）方法

1. 动物模型的制备及处理

实验前 2 d 在小鼠背部脊柱两侧剪去体表长毛，面积约为 3.0 cm×3.0 cm，用 8%硫化钠进行脱毛。将脱毛小鼠随机分为 4 组：空白对照组（NC）、UVB 模型组（UVB）、溶剂组（维生素 C，85%乙醇）、艾纳香油组（BB Oil，40%），每组 20 只。除空白对照组外，对其余各组小鼠进行以下处理：开启 UVB 紫外线灯，预热 15 min，固定光源距小鼠背部距离约为 20 cm，照射时间为 40 min，照射强度为 0.25 mW/cm^2，辐照量为 600 mJ/cm^2；照射期间停止给水给食，照射后 0.5 h 恢复。置室温(24±2)℃，湿度 50%～60%，12 h 白/黑环境下自由摄食、饮水。

照射后 30 min 起，开始于照射部位均匀涂抹药物 0.25 mL/只，每天给药 1 次，连续 11 d。分别在晒伤后第 1、2、4、7、11 天 5 个时间相同点，每组每次处死 4 只小鼠，取小鼠背部皮肤和血液。皮肤组织经过漂洗、称重、匀浆、离心后留上清备用。全血室温静置 20～30 min 后，于 4 500 r/min 下离心 5 min，取上清液得血清，置于－80 ℃冰箱保存，备用。

2. 小鼠晒伤创面结痂脱落时间观察

每天在每次给药前 0.5 h 观察小鼠背部的表皮变化，将结痂完全脱落的时间记为小鼠晒伤创面结痂脱落时间。

3. 螺旋测微器检测小鼠背部皮肤厚度

用螺旋测微器测量小鼠背部皮肤厚度并记录数据，每只小鼠取剃毛区中心背部不同皮肤部位 10 处进行重复测量。

4. 小鼠背部皮肤组织含水量测定

每只小鼠取相同部位的背部皮肤，约 100 mg，滤纸吸干血液，电子天平称湿重并记录。然后放于 80 ℃烤箱烘烤 24 h，取出称干重，以干湿法计算组织含水量。计算公式为式（8－3）。

5. 小鼠血清中 SOD 与皮肤组织中 MDA、GSH 测定

用可见光分光光度法检测已制备的血清中 SOD 活性和皮肤组织上清液中 MDA、GSH 的含量，具体操作步骤按试剂盒说明书要求进行。

6. 小鼠皮肤组织中 8－OHdG 测定

用酶标仪检测皮肤组织上清液中 8－OHdG 的含量，具体操作步骤按试剂盒说明书要求进行。

7. 数据统计分析

采用 SPSS 19.0 统计软件，所有数据采用均数±标准差（$\bar{x}\pm s$）表示，各组间采用单因素方差分析，当 $P<0.05$ 时被认为有统计学意义。

（三）结果与分析

1. 艾纳香油对晒伤创面结痂脱落时间的影响

晒伤后前 2 d，与空白组相比，模型组和溶剂组小鼠背侧出现表皮增厚、脱屑、皱缩现象；艾纳香油组小鼠背侧表皮仅有稍许皮肤增厚，无脱屑、皱缩。第 3 天起晒伤处渐渐形成结痂并从边沿开始脱落，艾纳香油组的脱落时间明显快于模型组、溶剂组，模型组完全脱落平均时间为 11 d，溶剂组为 10.5 d，艾纳香油组为 9 d（图 8-3-30）。

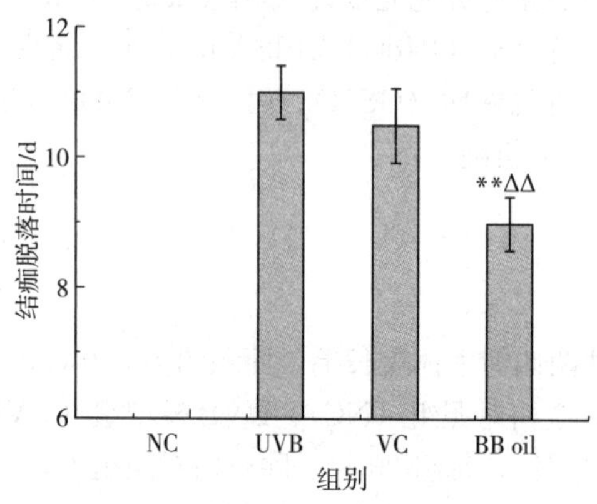

图 8-3-30 BB Oil 对晒伤创面结痂脱落时间的影响（$\bar{x}\pm s$，$n=4$）

注：** 表示与空白对照组比较，$P<0.01$；ΔΔ 表示与溶剂组比较，$P<0.01$。

2. 艾纳香油对晒伤皮肤厚度的影响

UVB 晒伤后小鼠背部皮肤明显增厚为（0.53±0.046）mm，与空白对照组（0.27±0.014）mm 相比差异有统计学意义（$P<0.01$）；溶剂组皮肤厚度低于模型组，但高于艾纳香油组，与模型组、艾纳香油组比较差异无统计学意义（$P>0.05$）；第 1、2、4、7 天，艾纳香油组厚度与模型组相较差异具有显著性（$P<0.01$），提示艾纳香油可以抑制皮肤增生（图 8-3-31）。

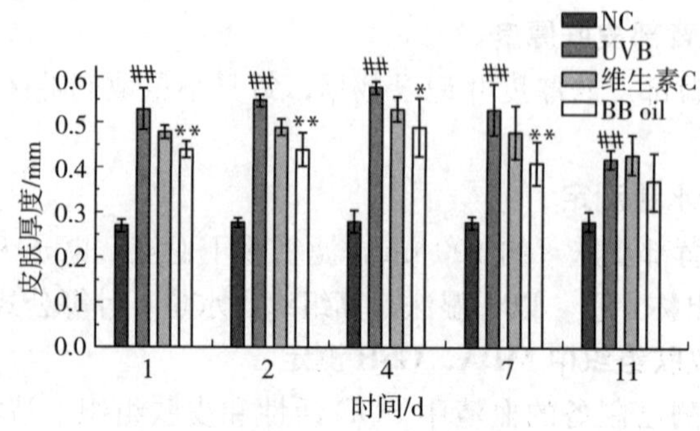

图 8-3-31 不同时间相点各组小鼠皮肤厚度比较（$\bar{x}\pm s$，$n=4$）

注：## 表示与空白对照组比较，$P<0.01$；* 表示与模型组比较，$P<0.05$，** 表示 $P<0.01$。

3. 艾纳香油对晒伤组织皮肤含水量的影响

紫外线照射后第 1 天各组皮肤含水量均较高，艾纳香油组>溶剂组>空白组>模型组，且艾纳油组与模型组比较差异有显著性（$P<0.05$）。模型组和溶剂组皮肤含水量均随时间的后移而逐渐下降，在整个治疗过程中，艾纳香油组皮肤含水量最高，于第 4 天含水量达最高值（73.13±3.34）%，随后含水量逐渐下降稳定至（69.29±5.10）%，与空白组、模型组、溶剂组比较，差异均有统计学意义（$P<0.05$，$P<0.01$）（图 8－3－32）。

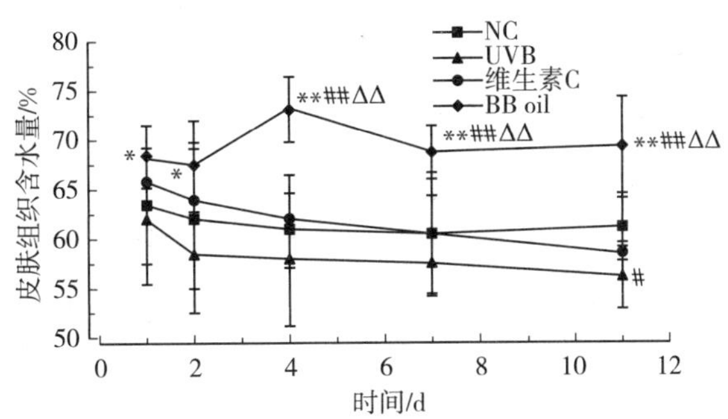

图 8－3－32　不同时间相点各组小鼠皮肤组织含水量比较（$\bar{x}\pm s$，$n=4$）

注：# 表示与空白对照组比较，$P<0.05$，## 表示 $P<0.01$；* 表示与模型组比较，$P<0.05$，** 表示 $P<0.01$；ΔΔ表示与溶剂组比较，$P<0.01$。

4. 艾纳香油对小鼠 SOD 活力、MDA 含量、GSH 含量的影响

晒伤后第 1、2、4 天，模型组、溶剂组、艾纳香油组 SOD 活性均低于空白组。第 1、2 天，模型组、溶剂组与空白组比较差异有统计学意义（$P<0.01$），且二者 SOD 活性相仿，两组比较差异无统计学意义（$P>0.05$）。外涂 40%艾纳香油后，小鼠血清中 SOD 活力明显升高，第 1 天与模型组、溶剂组相较，差异有统计学意义（$P<0.05$）；第 2 天与模型组相较，差异仍有统计学意义（$P<0.05$）；7 d 后艾纳香油组 SOD 活性高于空白组，提示艾纳香油可增强机体清除氧自由基的能力（图 8－3－33）。

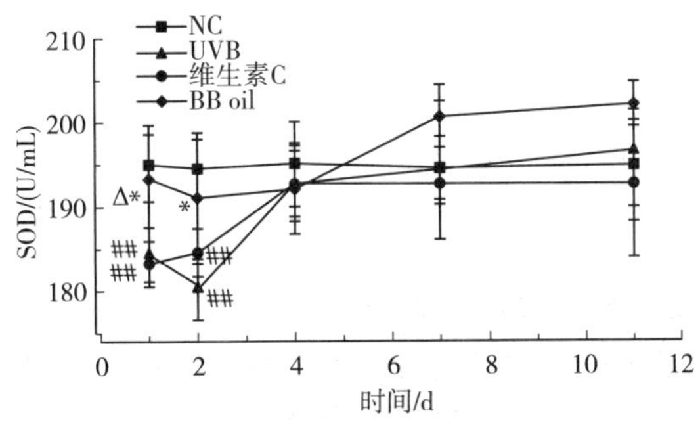

图 8－3－33　不同时间相点各组小鼠血清 SOD 活性比较（$\bar{x}\pm s$，$n=4$）

注：## 表示与空白对照组比较，$P<0.01$；* 表示与模型组比较，$P<0.05$。

晒伤后第 1 天，模型组、溶剂组的 MDA 含量显著升高，与空白组比较差异均有统计学意义（$P<0.01$）；艾纳香油组显著低于模型组（$P<0.01$）、溶剂组（$P<0.05$），高于空白组，但与空白组相较无统计学意义（$P>0.05$）。晒伤后第 2 天，除空白组外，各处理组 MDA 含量均低于第 1 天，但模型组、溶剂组与空白组比较差异仍均有统计学意义（$P<0.01$，$P<0.05$）；艾纳香油组 MDA 含量仍低于模型组，且差异有统计学意义（$P<0.01$）。晒伤 4 d 后，随着机体调节和给予相应药物，各处理组小鼠皮肤组织中的 MDA 含量趋于稳定，并恢复到正常水平，表明艾纳香油在晒伤前期能够有效减少皮肤中脂质过氧化产物的堆积（图 8－3－34）。

晒伤后第 1、2 天，模型组、溶剂组 GSH 含量均低于空白组和艾纳香油组。第 1 天，模型组、溶剂组与空白组比较差异有统计学意义（$P<0.01$，$P<0.05$），且两者 SOD 活性相仿，两组比较差异

无统计学意义（$P>0.05$）。艾纳香油组皮肤中 GSH 含量明显升高，第 1、2、4 天与模型组相较，差异均有统计学意义（$P<0.05$），提示艾纳香油可增强皮肤的抗氧化能力（图 8-3-35）。

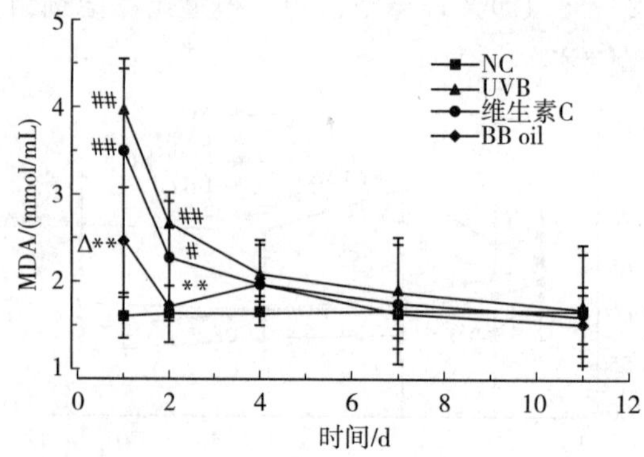

图 8-3-34　不同时间相点各组小鼠皮肤 MDA 含量比较（$\bar{x}\pm s$，$n=4$）

注：# 表示与空白对照组比较，$P<0.05$，## 表示 $P<0.01$；△表示与溶剂组比较；$P<0.05$，** 表示 $P<0.01$。

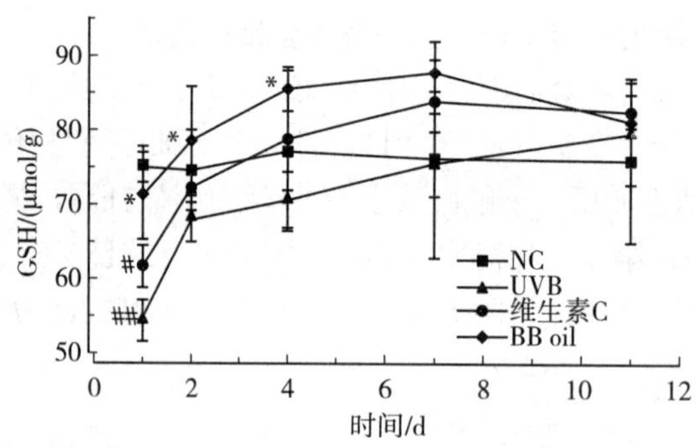

图 8-3-35　不同时间相点各组小鼠皮肤 GSH 含量比较（$\bar{x}\pm s$，$n=4$）

注：# 表示与空白对照组比较，$P<0.05$，## 表示 $P<0.01$；* 表示与模型组比较，$P<0.05$。

5. 艾纳香油对小鼠皮肤 8-OHdG 的影响

在整个晒伤治疗周期中，除空白组处于稳定值外，其他 3 组 8-OHdG 含量总体呈上升趋势（图 8-3-36）。其中，在第 1、4、7、11 天，模型组、溶剂组 8-OHdG 含量均高于空白组，且差异存在

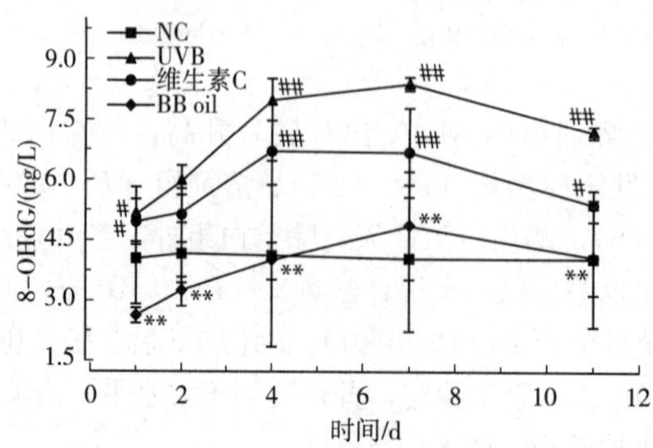

图 8-3-36　不同时间相点各组小鼠皮肤 8-OHdG 含量（$\bar{x}\pm s$，$n=4$）

注：# 表示与空白对照组比较，$P<0.05$，## 表示 $P<0.01$；** 表示与模型组比较，$P<0.01$。

统计学意义（$P<0.05$，$P<0.01$）；而在第 1、2、4、7、11 天不同的 5 个时间点，艾纳香油组 8-OHdG 含量均显著低于模型组和溶剂组，差异存在统计学意义（$P<0.05$，$P<0.01$）。艾纳香油组与空白组相较无显著性差异（$P>0.05$），提示艾纳香油可以促进 UVB 辐射光产物的清除。

（四）结论

艾纳香油在小鼠晒伤后期可升高皮肤的含水量，表明艾纳香油对晒伤皮肤组织的恢复有良好的促进作用。本研究中，经紫外线晒伤后小鼠 SOD 活性降低，MDA 含量明显增加，GSH 含量下降；外涂艾纳香油后，小鼠血清中 SOD 活力明显升高，皮肤中 MDA 含量显著降低，GSH 含量显著升高。而且艾纳香油组 8-OHdG 含量均明显低于模型组和溶剂组，说明艾纳香油可增强皮肤对自由基的防护功能，减少脂质过氧化产物堆积，减轻 UVB 辐射造成的 DNA 损伤，具有较好的抗氧化能力，且起效周期短，给药前 5 d 较为明显。

六、*l*-龙脑对 UVB 辐射后小鼠皮肤光损伤的影响

皮肤受到 290～320 nm 的中波紫外线照射可诱发诸多光源性皮肤损伤，因此，开发减缓和改善皮肤光损伤的药物就显得尤为重要。艾纳香主要成分 *l*-龙脑有着广泛的生物活性，如抑菌、抗炎、抗血栓、抗肿瘤、修复 DNA 等，对保护脑组织、调节中枢神经极为有效，然而对其光损伤治疗方面的研究却很少。由于 8-羟基脱氧鸟嘌呤核苷（8-OHdG）是 UV 辐射导致的主要光产物之一，而白细胞介素-6（IL-6）和核转录因子-κB（NF-κB）是紫外损伤的两个重要细胞因子，为了观察 *l*-龙脑的抗光损伤效果，本实验应用 Balb/c 小鼠制备光损伤模型，观察 *l*-龙脑对皮肤组织中 8-羟基脱氧鸟苷、白介素-6 和核转录因子-κB 的影响，为 *l*-龙脑抗光损伤的研究及其药用价值的开发提供参考。

（一）材料与仪器试药

1. 材料

l-龙脑（Alfa Aesar A Johnson Matthey Company，纯度：98%）。

2. 实验动物

Balb/c 小鼠（4～6 周），80 只，雌性，体重 18～22 g。

3. 仪器与试药

①仪器：UVB 紫外线灯管（PHILIPS 公司，荷兰）、紫外线照度计（Lutron Electronics 公司，中国台湾）、酶标仪（BioTek 公司，美国）、电子分析天平（千分之一）、紫外分光光度计（Beckman Coulter 公司，美国）、FSH-Ⅱ型高速电动匀浆器、手动轮转式切片机（Leica 公司，德国）、正置显微镜（Zeiss 公司，德国）。

②试药：*l*-龙脑（纯度：98%）、小鼠人 8 羟基脱氧鸟苷（8-OHdG）、白介素-6（IL-6）、核因子-Kappa B（NF-κB）ELISA 试剂盒（北京鑫方程生物技术有限公司，中国），其他相关溶剂均为分析纯。

（二）方法

1. 模型的建立与分组给药

将小鼠随机分为 4 组，即空白对照组、模型组、溶剂组（85%乙醇）与 *l*-龙脑组（以 85%乙醇为溶剂稀释 *l*-龙脑至质量分数为 4%），每组 20 只动物。实验前 2 d 剪去背部脊柱两侧体表长毛，面积约为 3.0 cm × 3.0 cm，用 8%硫化钠进行脱毛。每次照射前，用改装过的小鼠固定器先固定好小鼠，然后暴露剃毛区，其余非照射部位用防辐射布遮盖。

除空白对照组外，对其余各组小鼠进行以下处理：开启 UVB 紫外线灯，预热 15 min，固定光源距小鼠背部距离约为 20 cm，照射时间为 40 min，照射强度为 0.25 mW/cm^{-2}，辐照量为 600 mJ/cm^{-2}；照射期间停止给水给食，照射后 0.5 h 恢复；照射后 30 min 起，开始于照射部位均匀涂抹药物 125 μL/（10 g）$^{-1}$。模型组除照射 UVB 外不作其他处理，溶剂组给予等体积 85%乙醇溶液。溶剂组和 *l*-龙脑组每天给药 1 次，连续给药 11 d。分别于照射后第 1、4、7、11 天 4 个时间点，每组每次处死 4 只小鼠，取小鼠背部晒伤处皮肤全层，无菌刀片去除皮下组织。将皮肤组织平均分为 3 份，分别用于皮肤形态学、组织含水量及炎症因子的检测。

2. 小鼠皮肤组织病理学观察

切取小鼠照射部位处皮肤组织标本制成石蜡切片，经 HE 染色后，显微镜下观察皮肤表皮层厚度及炎症细胞情况；采用 AxioVision Rel. 4.8 软件测量皮肤组织表皮层厚度，在表皮层厚度无明显变化处测量 4 个连续而不重叠的高倍镜视野（400 倍）下的表皮层厚度，再于同一个高倍镜视野下等间隔测量 10 处表皮层厚度，取平均值以此作为表皮层厚度的量化指标。

3. 小鼠皮肤红斑、水肿评分

每天给药 1 h 后以及再次给药 0.5 h 前，肉眼观察小鼠背部皮肤照射处的伤口变化，主要为红斑和水肿情况，按表 8-3-3 标准对红斑及水肿情况进行评分。

表 8-3-3 皮肤反应的评分标准

红斑及焦痂形成	分值	水肿形成	分值
无红斑	0	无水肿	0
非常轻的红斑，勉强可见	1	非常轻度水肿，勉强可见	1
明显的红斑	2	轻度水肿（边缘清晰）	2
中度至重度的红斑	3	中度水肿（皮肤隆起约 1 mm）	3
重度红斑（鲜红色）至轻度痂形成（深层损伤）	4	重度水肿（皮肤隆起大于 1 mm）	4

4. 小鼠创面结痂脱落时间观察

每天给药 1 h 后以及再次给药 0.5 h 前，肉眼观察小鼠背部照射处的伤口变化，包括结痂、皴裂、起皱、脱屑等现象，不断记录，并对小鼠背部脱毛区紫外线照射部位皮肤进行图像采集，直到伤口上的焦痂脱落，将结痂完全脱落的时间记为小鼠创面结痂脱落时间。

5. 小鼠背部皮肤组织含水量测定

每只小鼠取相同部位照射处皮肤，约 100 mg，用滤纸吸干血液，以电子天平称湿质量。然后放于 80 ℃烤箱烘烤 24 h，取出称干质量，以干湿法计算皮肤组织含水量。计算公式同 8-3。

6. ELISA 法检测小鼠皮肤组织中 8-OHdG、IL-6 和 NF-κB 含量

取照射处皮肤约 100 mg，滤纸吸去血迹，称重，放入 0.9%氯化钠溶液中，按 100 mg 组织加 1 mL0.9%氯化钠溶液的比例碾磨制成匀浆。4 ℃，10 000 r/min 条件下离心 15 min，将离心好的匀浆留上清液丢弃沉淀，置于−80 ℃保存。采用 ELISA 法检测皮肤组织上清液中 8-OHdG、IL-6 和 NF-κB 的含量，具体操作步骤按试剂盒说明书要求进行。

7. 数据统计分析

用 SPSS 19.0 软件对实验数据进行统计分析，所有数据均以（$\bar{x}\pm s$）表示，多样本间的方差分析采用 LSD 法，当 $P<0.05$ 时被认为有统计学意义。

（三）结果与分析

1. *l*-龙脑对光损伤小鼠皮肤组织病理学的影响

空白对照组的小鼠皮肤表皮层较薄，细胞分层清晰，细胞成分及数量适中。与空白组比较，模型组小鼠表皮层厚度显著增加（$P<0.01$），细胞分层不清；胞质嗜伊红色，核固缩、变形；真皮层偶

见中性粒细胞浸润等现象。与模型组、溶剂组比较，l-龙脑组在给药 7 d 后显著抑制紫外线损伤所致小鼠表皮角质化与浸润，表皮层厚度显著降低（$P<0.01$），见图 8-3-37、表 8-3-4。

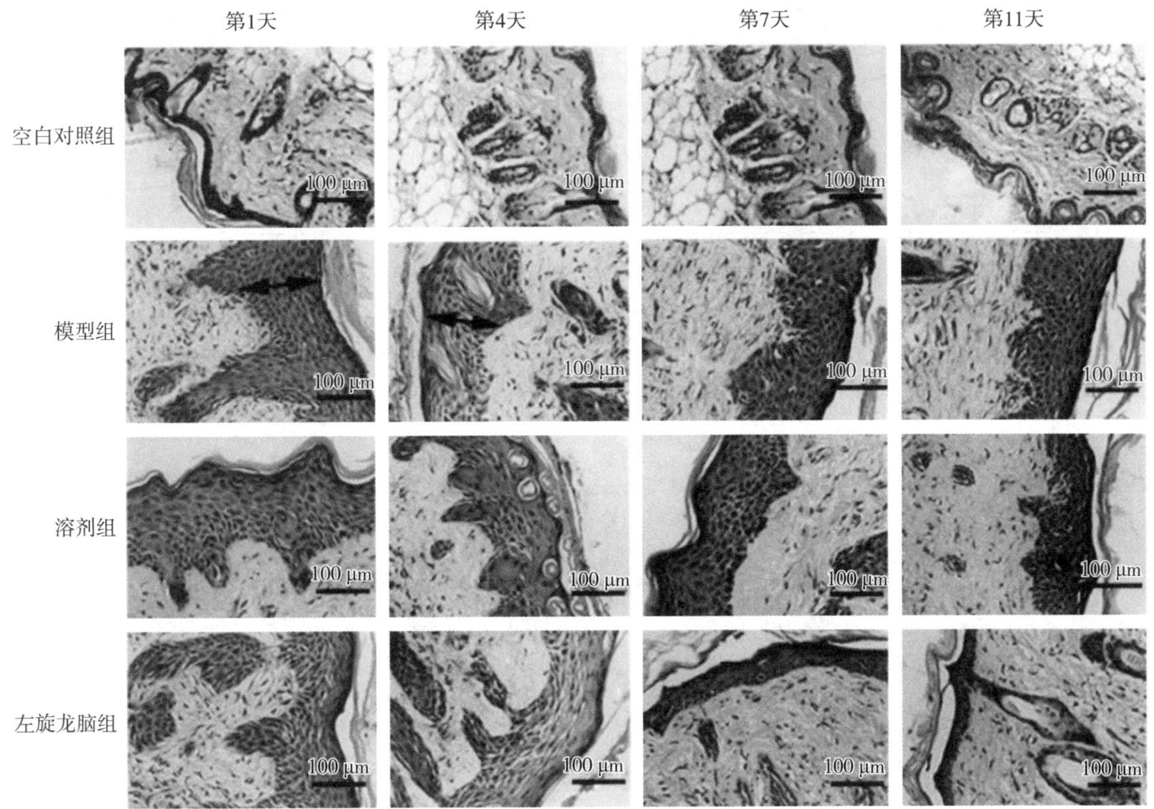

图 8-3-37　l-龙脑对光损伤小鼠皮肤组织病理学的影响（400 倍）

注：黑色箭头代表表皮层厚度。

表 8-3-4　伤后不同时相点各组 Balb/c 小鼠表皮层厚度的比较（$\bar{x}\pm s$，$n=4$）

组别	表皮层厚度/μm			
	1 d	4 d	7 d	11 d
空白对照组	21.32±3.44	22.65±2.20	20.43±3.45	21.61±2.56
模型组	121.21±7.28$^{\#\#}$	109.58±11.61$^{\#\#}$	103.05±9.00$^{\#\#}$	90.69±7.10$^{\#\#}$
溶剂组	116.45±4.82	103.67±6.99	96.48±3.43*	74.20±5.92**
l-龙脑组	98.96±6.89$^{**\triangle\triangle}$	88.97±7.07$^{**\triangle\triangle}$	49.39±7.73$^{**\triangle\triangle}$	34.08±3.68$^{**\triangle\triangle}$

注：$^{\#\#}$ 表示与空白对照组比较，$P<0.01$；* 表示与模型组比较，$P<0.05$，** 表示 $P<0.01$；$^{\triangle\triangle}$表示与溶剂组比较，$P<0.01$。

2. l-龙脑对光损伤小鼠皮肤红斑、水肿评分的影响

与空白对照组比较，模型组红斑与水肿评分均显著增加（$P<0.01$），提示造模成功；在整个观察过程中，皮肤红斑及水肿评分呈现先升后降趋势，至第 4 天达到峰值，之后评分逐渐下降，提示此时皮肤的损伤程度在逐渐恢复。l-龙脑可在一定程度上改善皮肤的红斑与水肿情况，在第 11 天尤为明显，与模型组比较差异有统计学意义（$P<0.05$，$P<0.01$），见图 8-3-38。

3. l-龙脑对光损伤小鼠创面结痂脱落时间的影响

空白对照组小鼠皮肤光滑细腻，未见明显病理性变化；与空白对照组比较，模型组和溶剂组小鼠背部脱毛处皮肤出现结痂、皴裂、起皱等现象，去表皮后创面呈浅红或红白相间；l-龙脑组结痂面积逐渐缩小，结痂脱落平均时间为 8 d，明显快于模型组、溶剂组，提示 l-龙脑可加速伤口结痂脱落，促进新皮形成，从而促进光损伤创面的修复，见图 8-3-39、图 8-3-40。

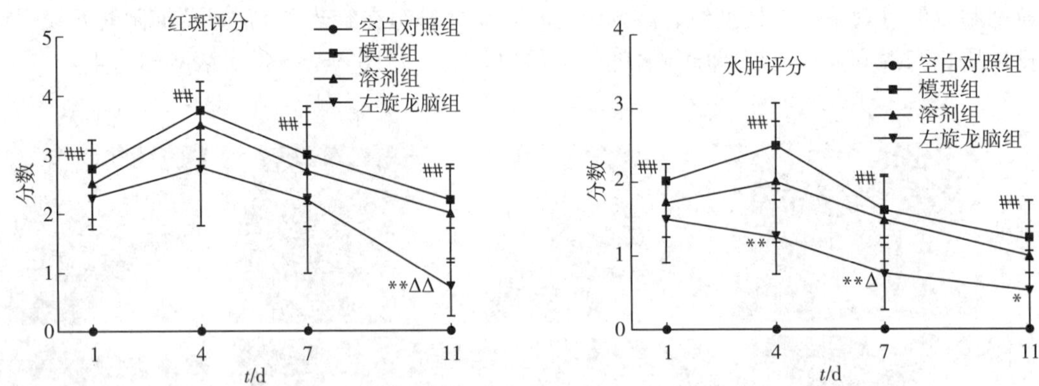

图 8-3-38 各处理组不同时相点红斑、水肿评分（$\bar{x} \pm s$，$n=4$）

注：## 表示与空白对照组比较，$P<0.01$；* 表示与模型组比较，$P<0.05$，** 表示 $P<0.01$；△ 表示与溶剂组比较，$P<0.05$，△△ 表示 $P<0.01$。

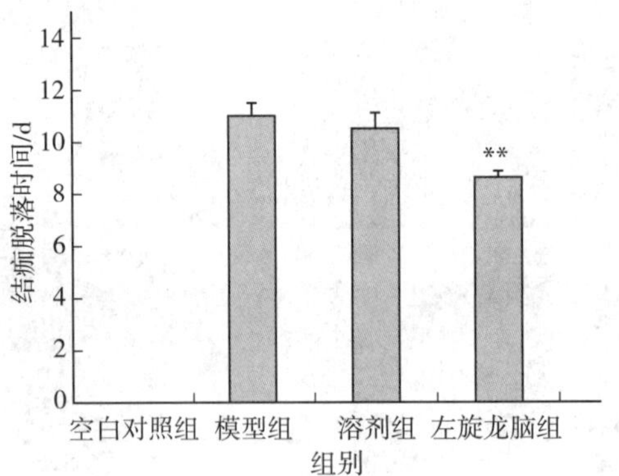

图 8-3-39 *l*-龙脑对光损伤小鼠创面结痂脱落时间的影响（$\bar{x} \pm s$，$n=4$）

注：** 表示与模型组比较，$P<0.01$。

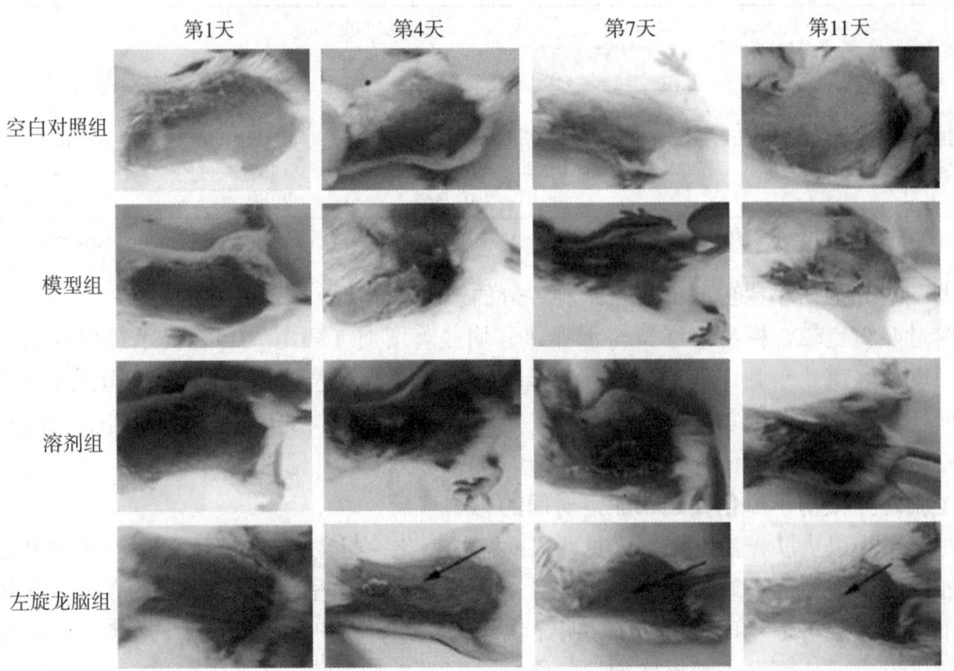

图 8-3-40 *l*-龙脑对光损伤小鼠创面愈合的影响

4. *l*-龙脑对光损伤小鼠皮肤创面组织含水量的影响

紫外线照射后，模型组创面组织含水量均低于空白对照组，至第11天，模型组创面组织含水量与空白对照组比较差异具有统计学意义（$P<0.05$）。与模型组、溶剂组比较，*l*-龙脑组皮肤创面组织含水量显著增加（$P<0.05$，$P<0.01$），提示*l*-龙脑抵抗紫外损伤的作用与减少皮肤水分流失有关，见表8-3-5。

表8-3-5 伤后不同时相点各组创面组织含水量的比较（$\bar{x}\pm s$，$n=4$）

组别	创面组织含水量/%				
	1 d	2 d	4 d	7 d	11 d
空白对照组	63.32±5.87	62.10±7.04	61.16±0.64	60.65±3.61	61.38±3.09
模型组	62.04±6.65	58.36±5.92	57.85±6.73	57.48±3.04	56.17±3.32#
溶剂组	65.85±2.63	63.95±5.79	61.83±4.71	60.44±6.27	58.41±0.69
l-龙脑组	68.40±3.14*	67.39±4.59*	73.13±3.34**△△	68.71±2.74**△△	69.29±5.10**△△

注：# 表示与空白对照组比较，$P<0.05$；* 表示与模型组比较，$P<0.05$，** 表示 $P<0.01$；△△表示与溶剂组比较，表示 $P<0.01$。

5. *l*-龙脑对光损伤小鼠皮肤组织中8-OHdG的影响

在整个观察周期中，除空白对照组处于稳定值外，其他3组8-OHdG含量总体呈上升趋势。与空白对照组比较，模型组8-OHdG含量显著升高（$P<0.01$），而在第1、2、4、7、11天5个时间点，*l*-龙脑组8-OHdG含量均显著低于模型组和溶剂组（$P<0.05$，$P<0.01$），表明*l*-龙脑在光损伤后能够有效减少皮肤中光产物8-OHdG的堆积，见表8-3-6。

表8-3-6 伤后不同时相点各组皮肤组织中8-OHdG水平的比较（$\bar{x}\pm s$，$n=4$）

组别	创面组织含水量/%				
	1 d	2 d	4 d	7 d	11 d
空白对照组	4.04±1.14	4.20±0.74	4.15±2.30	4.06±1.83	4.05±1.70
模型组	5.14±0.69#	5.98±0.36##	7.97±0.52##	8.38±0.14##	7.18±0.14##
溶剂组	4.94±0.55	5.12±0.66**	6.67±0.81	6.68±1.11*	5.41±0.09**
l-龙脑组	2.62±0.18**△△	3.24±0.36**△△	4.00±0.45**△△	4.86±1.34**△	4.06±0.91**△

注：# 表示与空白对照组比较，$P<0.05$，## 表示 $P<0.01$；* 表示与模型组比较，$P<0.05$，** 表示 $P<0.01$；△表示与溶剂组比较，$P<0.05$，△△表示 $P<0.01$。

6. *l*-龙脑对光损伤小鼠皮肤组织中IL-6的影响

照射后前2 d，与空白对照组相比，模型组IL-6表达显著增加（$P<0.01$）；随着时间延续，各组IL-6含量逐渐降低，第4天起，模型组与空白组间IL-6含量已无统计学差异（$P>0.05$）；以*l*-龙脑处理后，IL-6含量显著降低，与模型组、溶剂组比较差异均具有统计学意义（$P<0.05$，$P<0.01$）（见表8-3-7），提示*l*-龙脑可增强光损伤机体抑制炎症因子释放的能力。

表8-3-7 伤后不同时相点各组皮肤组织中8-OHdG水平的比较（$\bar{x}\pm s$，$n=4$）

组别	IL-6/（ng/mg）				
	1 d	2 d	4 d	7 d	11 d
空白对照组	19.48±2.96	18.99±2.33	18.50±2.14	19.36±2.54	18.41±1.83
模型组	29.79±3.96##	26.83±4.45##	22.13±2.68	20.12±3.67	19.56±0.86
溶剂组	28.62±2.42	25.79±1.49	21.52±4.38	19.20±1.48	18.22±0.37
l-龙脑组	22.36±1.26**△△	20.45±2.81**△	13.75±4.85**△△	12.55±2.49**△△	9.46±1.20**△△

注：## 表示与空白对照组比较，$P<0.01$；** 表示与模型组比较，$P<0.01$；△表示与溶剂组比较，$P<0.05$，△△表示 $P<0.01$。

7. *l*-龙脑对光损伤小鼠皮肤组织中 NF-κB 的影响

在光损伤初期，各组组织中 NF-κB 水平差异较大，随着时间延续，各组小鼠皮肤 NF-κB 水平呈下降趋势，且差异变小；与空白对照组比较，模型组 NF-κB 水平显著升高（$P<0.01$）；前 4 d *l*-龙脑组 NF-κB 水平下降，与模型组和溶剂组比较差异具有统计学意义（$P<0.05$，$P<0.01$），提示 *l*-龙脑在光损伤早期对 NF-κB 抑制作用明显，见表 8-3-8。

表 8-3-8 伤后不同时相点各组皮肤组织中 NF-κB 水平的比较（$\bar{x}\pm s$，$n=4$）

组别	NF-κB/（ng/mg）				
	1 d	2 d	4 d	7 d	11 d
空白对照组	33.12±7.39	33.25±7.30	33.72±6.17	33.63±6.24	33.69±5.98
模型组	116.28±0.70##	88.58±15.40##	71.62±4.99##	51.45±2.38##	46.54±7.08#
溶剂组	95.51±18.04**	80.69±6.38	57.12±1.79	46.93±1.24	45.12±10.53
l-龙脑组	71.82±11.49**ΔΔ	57.22±6.41**ΔΔ	52.26±3.86*	43.91±10.09	40.34±14.22

注：# 表示与空白对照组比较，$P<0.05$，## 表示 $P<0.01$；* 表示与模型组比较，$P<0.05$，** 表示 $P<0.01$；ΔΔ表示与溶剂组比较，$P<0.01$。

（四）结论

本研究结果表明，*l*-龙脑能显著抑制 UVB 诱导表皮增厚与炎性细胞浸润，加速光损伤创面结痂脱落，促进伤口愈合，减少发红、干燥、脱屑、含水量减少等现象，并且能够促进光损伤修复。另外，UVB 辐射有一定的促细胞肿胀作用，这是 UVB 辐射引起皮肤炎症产生的可能机制之一，*l*-龙脑处理后表皮层厚度显著减少从而降低炎症发生。*l*-龙脑可能通过修复 DNA 损伤，减少光产物 8-OHdG积累，抑制 NF-κB 对 IL-6 释放的调节作用，使光损伤组织中 IL-6 下降从而减少光损伤发生，促进伤口愈合。

第四节 艾纳香提取物对口腔溃疡治疗作用研究

一、艾粉对脾胃湿热证型 ROU 模型大鼠血清因子水平的影响

复发性口腔溃疡（ROU）为一种临床常见病、多发病，脾胃湿热证为其临床常见的证型。目前对 ROU 脾胃湿热证的研究多集中于对炎性细胞因子的研究。细胞因子在该病的发生与病变过程中起重要作用，更多地参与溃疡局部的炎症反应与免疫反应。如果这些细胞因子网络的平衡被打破，就会导致口腔黏膜上皮细胞破裂、溶解，浅表组织坏死，ROU 形成。艾粉为艾纳香经水蒸气蒸馏冷凝后得到的产物，其主要成分为 *l*-龙脑。在本研究中，以临床用药金喉健喷雾剂为阳性对照药物，通过造模方法复制大鼠 ROU 模型、脾胃湿热证模型、ROU 脾胃湿热证模型，观察艾粉对该证下大鼠血清 TNF-α、VEGF、IL-2、IL-6 水平的影响。

（一）材料与仪器试药

1. 材料

艾粉：由艾源生态药业开发有限公司提供，为菊科植物艾纳香叶片经水蒸气蒸馏提取所得提取物；金喉健喷雾剂：贵州宏宇药业有限公司，批号：161068。

2. 实验动物

SPF 级 SD 大鼠 48 只，雌雄各半，体重 160～200 g。

3. 仪器与试药

①仪器：酶标仪（BioTek公司，美国）、离心机、电热恒温鼓风干燥箱、电子分析天平（千分之一）、高压灭菌锅。

②试药：甲基紫精、水合氯醛、大鼠肿瘤坏死因子-α（TNF-α）、血管内皮生长因子（VEGF）、白细胞介素-2（IL-2）、白细胞介素-6（IL-6）ELISA试剂盒（北京方程嘉鸿科技有限公司，中国）。

（二）方法

1. 动物分组

将大鼠依次分为正常组（A组）、单纯口腔溃疡组（B组）、ROU脾胃湿热证组（C组）、单纯脾胃湿热证组（D组）、金喉健喷雾剂组（E组）、艾粉低剂量组（F组）、艾粉中剂量组（G组）、艾粉高剂量组（H组），每组12只，雌雄各半。

2. 溶液配制

艾粉护理液配制：取艾粉12.00、60.00、120.00 mg，分别加入RH40 41.62、205.47、410.67 mg，再分别依次加入1.5 mL 15%乙醇与8.5 mL 2 A.SAP溶液，配制成低、中、高3个剂量的护理液。另制备空白溶剂用于对照，即上述溶液配制过程中不加入艾粉，保存备用。

3. 模型的制备

大鼠适应性喂养3 d后，除A组外，其余各组给予高脂高糖饮食，即喂食高脂饲料，20%蜂蜜水自由饮用，隔日灌服油脂1 g/100 g，共30 d，于造模结束前一周放入人工气候舱中，温度为（36±1）℃，相对湿度为60%。A组则正常饲养，灌服生理盐水。于脾胃湿热证模型造模结束后，采用改良后的陈谦明对口腔黏膜损伤动物模型建立的方法，除A、D组外，其余各组大鼠腹腔注射10%水合氯醛（3 mL/kg）麻醉大鼠，将其固定于手术台，取仰卧位，用止血钳撑开上下颌，用平齿镊拉出一侧颊囊，再用5号皮试针缓慢均匀扇形注射10 mmol/L甲基紫精溶液0.25 mL于颊囊黏膜下层约0.8 cm处，并用预制直径为5 mm、温度为100 ℃铁钉在注射处触烫3 s，观察溃疡形成。

4. 给药方法

所有大鼠造模结束后，E组大鼠喷涂金喉健喷雾剂于溃疡处，F、G、H组分别喷涂低、中、高剂量艾粉护理液于溃疡处，B、C、D组给予空白溶剂，A组给予生理盐水。所有给药均为每天2次，每次0.6 mL，连续9 d。

5. 检测方法

所有大鼠每5 d进行称重并记录，观察大鼠体征及精神状态。造模结束后，用10%水合氯醛麻醉各组大鼠，眼眶取血3 mL于采血管中，3 000 r/min离心10 min，取上层血清1 mL，−80 ℃保存。按下述方法进行检测：将试剂盒与血清样品分别从冰箱中取出，试剂盒置于室温下解冻，血清样品先放入4 ℃冰箱中解冻，待血清复溶后再放置于室温下解冻，采用ELISA试剂盒进行血清样本的检测。

6. 统计学处理

应用SPSS 20.0统计软件进行统计学分析，采用单因素方差分析和t检验，数据以$\bar{x}\pm s$表示，当$P<0.05$时被认为有统计学意义。

（三）结果与分析

1. 大鼠体征及体重结果

（1）体征变化结果为

造模结束后：B组大鼠口唇边可见潮湿流涎，腮部明显肿胀，食量与饮水量减少，二便正常，后期溃疡逐渐恢复，食量与饮水量也随之增加，大鼠倦怠程度逐渐减少；C组大鼠亦可见唇边流涎，腮部肿胀隆起，初期食量与饮水量下降，大便稀溏不成形，小便淡黄量少，毛发疏松，后期未见大鼠恢复活跃，食量与饮水量较B组少，仍可见软便，唇边流涎现象消失；D组饮食正常，软便，小便淡黄，倦怠懒动；EFGH组造模期间与C组大鼠情况基本一致，给药后大鼠食量与饮水量明显多于C组，精神倦怠程度减弱，活动增多，初期仍可见腮部肿胀，口唇边流涎，后期随着给药次数增加，腮部肿胀逐渐减弱消失，流涎现象消失，食量与饮水量逐渐恢复正常，大鼠恢复活跃。

（2）体重变化结果为

A组：大鼠体重逐日增加（图8-4-1A）。

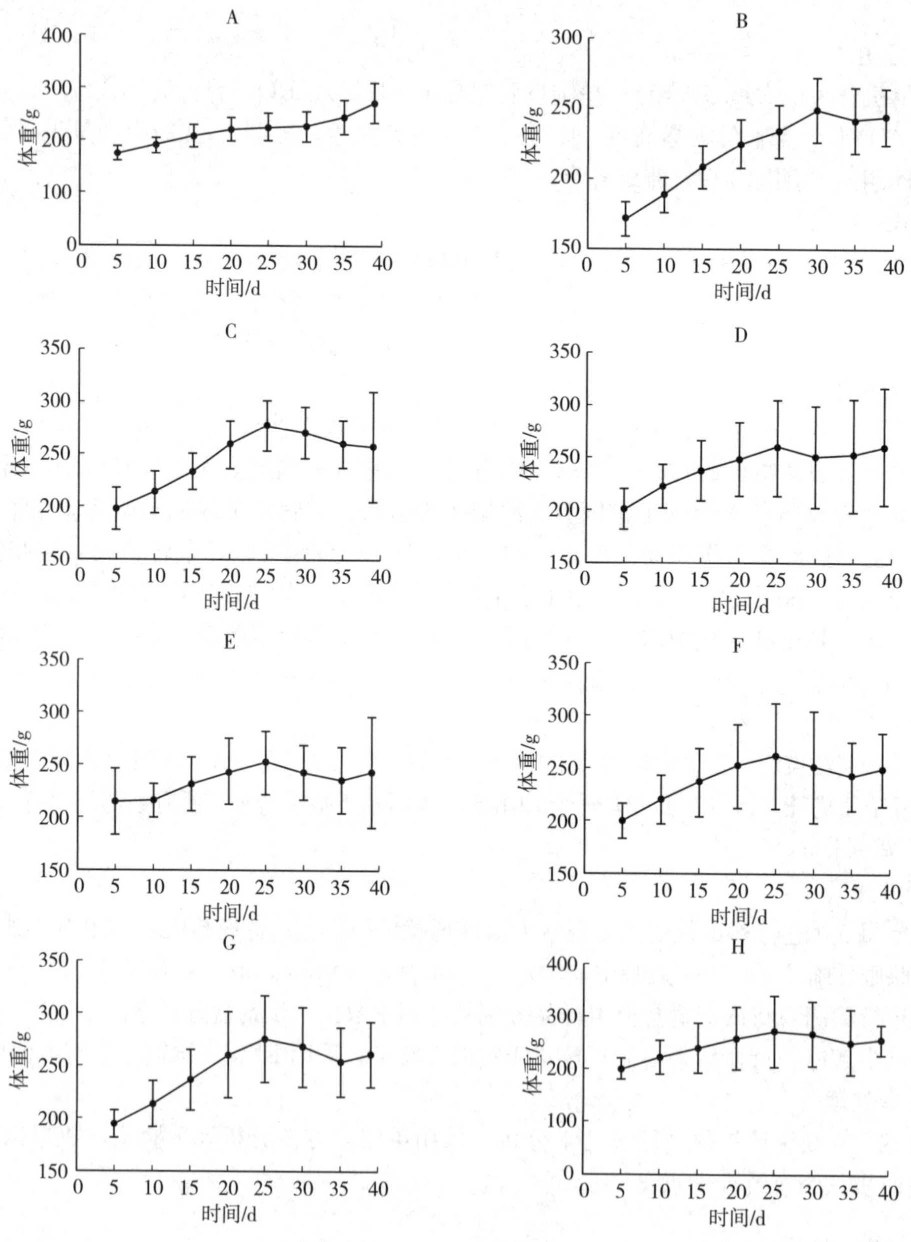

图8-4-1　各组大鼠体重变化情况（$\bar{x}\pm s$，$n=12$）

A. 正常组　B. 单纯口腔溃疡组　C. ROU脾胃湿热证组　D. 单纯脾胃湿热证组　E. 阳性组　F. 艾粉低剂量组　G. 艾粉中剂量组　H. 艾粉高剂量组

B组：造模前体重逐渐增加，造模后体重明显下降，第35天后大鼠体重稍有上升（图8-4-1B）。

C组：进行脾胃湿热证造模前期，大鼠体重逐渐增加，放入人工气候舱之后，体重明显降低，造成口腔溃疡模型后大鼠体重仍持续下降（图 8－4－1C）。

D 组：大鼠造模后，体重持续上升，放入人工气候舱后体重开始下降，第 30 天后体重逐渐恢复上升趋势（图 8－4－1D）。

E、F、G、H 组：大鼠放入人工气候舱前体重呈上升状态，放入人工气候舱后体重开始下降，造成口腔溃疡模型后体重仍呈下降趋势，给药后第 35 天开始体重逐渐上升（图 8－4－1E、F、G、H）。

2. 大鼠血清 TNF－α、VEGF、IL－2、IL－6 水平

结果见表 8－4－1 至表 8－4－4。由表 8－4－1 可知，A 组的 TNF－α 水平始终保持平稳，B、C 组于 TNF－α 在第 1 天处于高表达状态，于第 3 天达到峰值，第 9 天水平仍高于 A 组，D 组大鼠的 TNF－α 水平均比 A 组高，且持续高表达状态，治疗组 EFGH 组的 TNF－α 水平在第 1 天达到顶峰，随着给药进行，TNF－0α 水平逐渐下降，F 组于第 5 天再次出现峰值，随后逐渐下降；由表 8－4－2 可知，B、C 组大鼠 VEGF 水平均高于 A 组，B 组 VEGF 始终处于高表达状态，于第 5 天达到浓度峰值，C 组于第 1 天即达峰，EFGH 组于第 1 天 VEGF 含量达到高峰后开始下降，其中 E 组治疗后 VEGF 接近正常组水平；由表 8－4－3 可知，模型组 B、C、D 组的 IL－2 水平均低于正常组水平，B 组 IL－2 浓度于第 3 天达到峰值后下降，C 组于第 3 天达到峰值，下降后于第 9 天再次上升，EFGH 组经药物治疗后，IL－2 水平逐渐上升，其中艾粉组 FGH 组于第 7 天达到峰值，E 组于第 9 天达到峰值；由表 8－4－4 可知，B、C 组 IL－6 水平于第 3 天达到峰值后开始下降，其中 B 组于第 7 天时降低至正常组水平，E、F、G、H 组 IL－6 于第 1 天出现浓度峰值后即下降，至第 9 天已达到甚至低于正常组水平。

表 8－4－1　大鼠 TNF－α 水平的变化（$\bar{x}\pm s$，$n=12$）

时间	TNF－α	A 组	B 组	C 组	D 组
第 1 天	ng/L	128.97±2.46	152.52±12.69	151.71±23.90	144.36±14.92
第 3 天	ng/L	128.79±2.52	160.71±9.27	157.97±9.85	144.87±10.59
第 5 天	ng/L	126.29±6.05	156.18±12.95	147.98±4.07	143.37±1.61
第 7 天	ng/L	128.72±3.07	150.52±6.59	147.78±5.13	139.57±13.59
第 9 天	ng/L	131.01±9.33	143.72±5.29	145.41±3.67	139.38±13.58
时间	TNF－α	E 组	F 组	G 组	H 组
第 1 天	ng/L	156.99±12.00	146.18±5.24	147.15±14.68	154.73±12.91
第 3 天	ng/L	152.30±15.26	142.08±4.56	144.60±10.69	146.74±1.58
第 5 天	ng/L	148.54±5.79	145.96±3.77	143.72±15.00	142.69±0.33
第 7 天	ng/L	143.78±11.08	140.57±6.36	140.46±8.77	140.32±14.44
第 9 天	ng/L	139.26±12.11	133.61±3.32	135.39±9.29	131.68±1.24

表 8－4－2　大鼠 VEGF 水平的变化（$\bar{x}\pm s$，$n=12$）

时间	VEGF	A 组	B 组	C 组	D 组
第 1 天	ng/L	432.80±9.12	729.42±133.14	536.15±35.94	456.55±11.36
第 3 天	ng/L	450.00±36.12	758.06±44.07	525.25±28.87	458.80±32.05
第 5 天	ng/L	442.24±9.65	769.86±49.82	503.33±21.05	454.95±10.88
第 7 天	ng/L	439.08±10.40	750.24±62.39	501.13±43.33	442.29±41.68
第 9 天	ng/L	445.33±15.55	746.31±42.31	496.75±28.71	450.33±69.30
时间	VEGF	E 组	F 组	G 组	H 组
第 1 天	ng/L	688.35±40.23	785.02±74.13	748.66±169.61	793.38±23.04
第 3 天	ng/L	495.17±152.30	564.10±22.45	524.07±14.18	566.20±35.34
第 5 天	ng/L	470.31±28.28	551.27±10.78	517.11±44.35	551.50±53.34
第 7 天	ng/L	465.64±67.53	542.54±23.95	493.21±23.16	545.37±28.35
第 9 天	ng/L	453.40±20.51	483.97±69.41	484.43±31.85	510.18±51.87

表 8-4-3 大鼠 IL-2 水平的变化（$\bar{x}\pm s$，$n=12$）

时间	IL-2	A组	B组	C组	D组
第1天	ng/L	1 156.23±90.79	952.66±36.92	940.79±27.84	1 022.53±14.47
第3天	ng/L	1 123.24±87.72	1 081.58±30.99	981.92±39.92	998.86±17.56
第5天	ng/L	1 122.51±79.31	1 022.14±34.05	940.34±62.83	1 005.54±73.92
第7天	ng/L	1 123.54±85.80	983.03±42.43	820.87±58.03	983.53±71.24
第9天	ng/L	1 082.81±94.83	935.01±127.90	949.56±1.10	984.26±40.76
时间	IL-2	E组	F组	G组	H组
第1天	ng/L	994.21±97.72	1 038.49±145.29	1 032.39±107.38	985.85±4.79
第3天	ng/L	1 040.12±163.19	1 085.70±81.11	1 056.32±114.08	1 171.98±91.55
第5天	ng/L	1 108.00±123.03	1 127.29±69.30	1 105.14±85.18	1 210.80±129.59
第7天	ng/L	1 134.04±31.47	1 132.54±102.01	1 196.02±155.08	1 274.07±158.60
第9天	ng/L	1 153.61±191.68	1 205.86±80.38	1 195.20±134.06	1 249.11±215.05

表 8-4-4 大鼠 IL-6 水平的变化（$\bar{x}\pm s$，$n=12$）

时间	IL-6	A组	B组	C组	D组
第1天	pg/mL	103.40±5.35	129.13±15.90	126.28±8.93	116.75±14.82
第3天	pg/mL	100.61±4.91	131.49±20.90	130.19±21.34	115.47±8.23
第5天	pg/mL	101.16±7.80	122.44±17.14	120.09±15.90	116.59±11.19
第7天	pg/mL	102.98±4.60	99.32±7.70	119.16±9.71	111.17±12.15
第9天	pg/mL	99.28±7.89	96.41±14.65	116.60±8.47	110.11±16.83
时间	IL-6	E组	F组	G组	H组
第1天	pg/mL	132.76±39.43	141.67±24.90	127.58±4.41	133.18±25.18
第3天	pg/mL	125.14±16.53	129.74±7.74	124.48±3.67	128.89±14.53
第5天	pg/mL	123.64±10.25	120.26±18.74	120.48±16.54	118.47±17.88
第7天	pg/mL	117.21±22.30	115.54±14.92	117.35±8.77	104.01±7.48
第9天	pg/mL	103.20±6.92	107.39±0.33	89.82±6.76	97.58±10.23

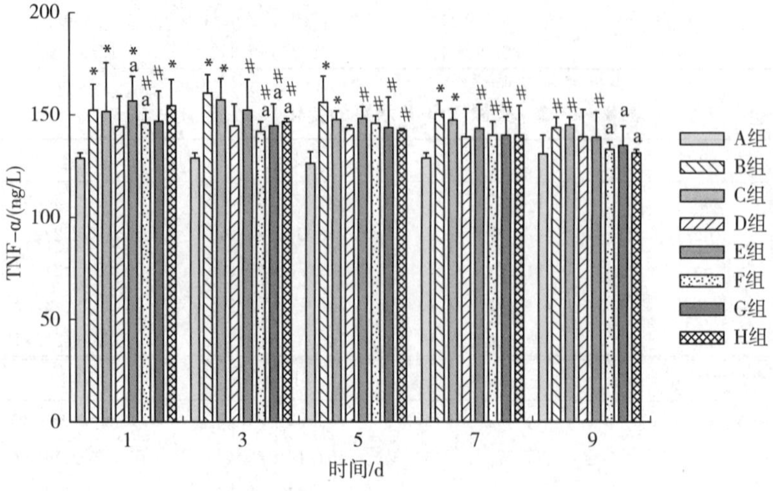

图 8-4-2 同一天各组大鼠 TNF-α 水平的比较（$\bar{x}\pm s$，$n=12$）

注：# 表示与正常组（A组）比较，$P<0.05$，* 表示 $P<0.01$；a 表示与 ROU 脾胃湿热证组（C组）比较，$P<0.05$。

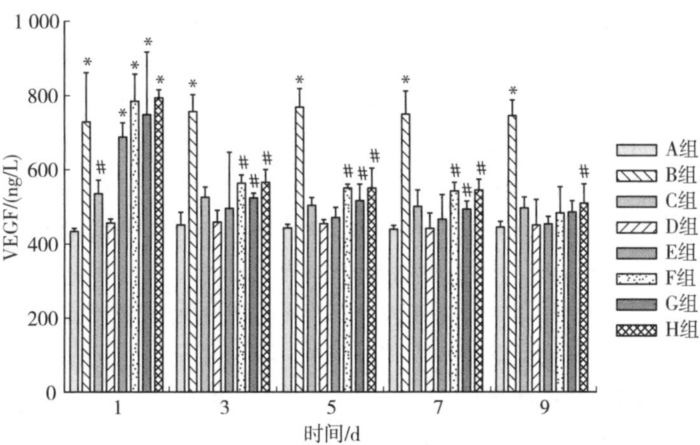

图 8-4-3 同一天各组大鼠 VEGF 水平的比较（$\bar{x}\pm s$，$n=12$）

注：# 表示与正常组（A 组）比较，$P<0.05$，* 表示 $P<0.01$。

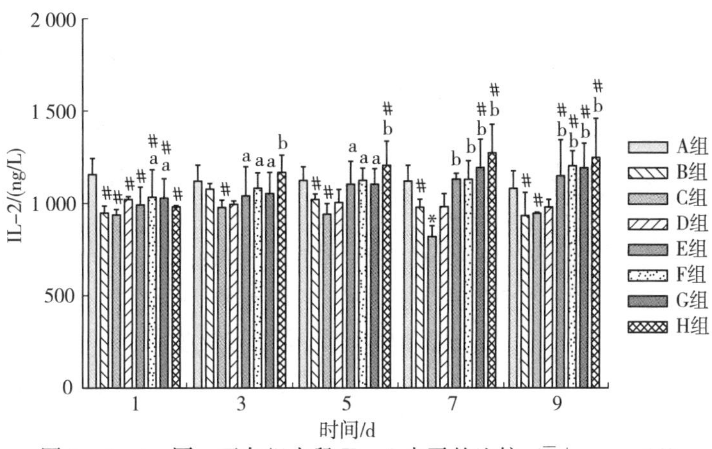

图 8-4-4 同一天各组大鼠 IL-2 水平的比较（$\bar{x}\pm s$，$n=12$）

注：# 表示与正常组（A 组）比较，$P<0.05$，* 表示 $P<0.01$；a 表示与 ROU 脾胃湿热证组（C 组）比较，$P<0.05$，b 表示 $P<0.01$。

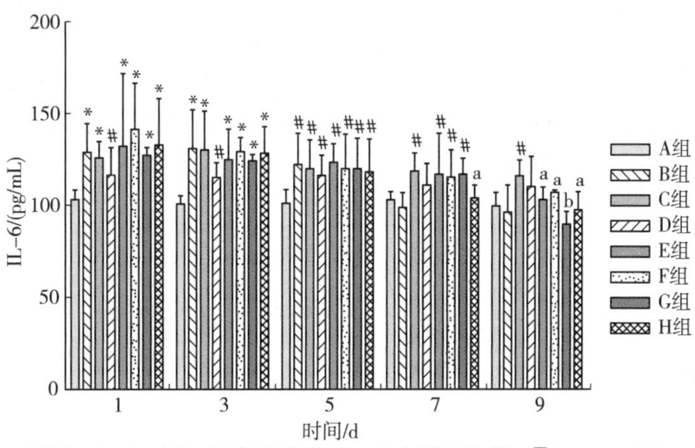

图 8-4-5 同一天各组大鼠 IL-6 水平的比较（$\bar{x}\pm s$，$n=12$）

注：# 表示与正常组（A 组）比较，$P<0.05$，* 表示 $P<0.01$；a 表示与 ROU 脾胃湿热证组（C 组）比较，$P<0.05$，b 表示 $P<0.01$。

图 8-4-2 所示为每天各组 TNF-α 水平比较。第 1 天，造模后各组的 TNF-α 水平均高于正常组，差异有显著性（$P<0.05$，$P<0.01$）；至第 3 天给药组与 A 组比较差异仍具有显著性（$P<0.05$），与 C 组比较，艾粉组 TNF-α 含量显著降低，差异具有显著性（$P<0.05$）；第 5 天、第 7 天各组与 A 组比较差异仍具有显著性（$P<0.05$，$P<0.01$）；第 9 天艾粉组 FGH 组与 A 组比较无显著性差异（$P>0.05$），说明此时大鼠 TNF-α 基本恢复至正常组水平，FGH 组与 C 组比较，差异具有显著性（$P<0.05$）。由图 8-4-3 可知，第 1 天除 D 组外，C 组与 A 组比较差异具有显著性（$P<0.05$），B、E、F、G、H 组与 A 组比较具有极显著差异（$P<0.01$）；第 3、5、7、9 天 B 组 VEGF 仍过高表达，E、F、G、H 组 VEGF 水平降低，与 C 组比较并无显著差异（$P>0.05$）；第 3、5、7 天 F、H 组与 A 组比较差异仍具有显著性（$P<0.05$）；第 9 天 F、G 组基本恢复正常水平，与 A 组比较无显著性差异（$P>0.05$）。由图 8-4-4 可知，造模后第 1 天各组大鼠与 A 组比较均具有显著性差异（$P<0.05$），大鼠造模后 IL-2 水平降低，E、F、G、H 组与 C 组比较，F、G 组的 IL-2 水平相对较高，差异具有显著性（$P<0.05$），E、H 组与 C 组比较则无显著差异（$P>0.05$）；第 3 天起，艾粉组 FGH 组的 IL-2 含量逐渐上升，与 C 组比较均具有显著性差异（$P<0.05$，$P<0.01$）；第 9 天 E、F、G、H 与 A 组比较具有显著差异（$P<0.05$）。由图 8-4-5 可知，造模后各组 IL-6 水平均高于 A 组，具有显著性差异（$P<0.05$，$P<0.01$），与 C 组比较无显著差异（$P>0.05$）；第 3、5 天各给药组的 IL-6 水平均有不同程度的下降，但与 A 组比较仍具有显著性差异（$P<0.05$，$P<0.01$），与 C 组比较无显著性差异（$P>0.05$）；第 7 天 H 组与 A 组比较无显著差异（$P>0.05$），E、F、G 组与 A 组仍具有显著差异（$P<0.05$）；第 9 天艾粉组与 C 组比较差异显著（$P<0.05$，$P<0.01$），与 A 组比较无显著差异（$P>0.05$），其中 G 组的 IL-6 含量下降较快。

（四）结论

ROU 的发病与细胞因子网络有极其密切的关系，各种细胞因子在机体中并不是独立存在的，而是相互作用、相互影响。本研究发现，艾纳香提取物艾粉可有效改善 ROU 脾胃湿热证大鼠的溃疡病情，降低 TNF-α、IL-6 含量，提高 IL-2 水平，减少炎性因子，增强大鼠机体免疫能力，还可加速溃疡区血管新生。降低 TNF-α、IL-6 的合成与分泌，提高 IL-2 水平以及加速 VEGF 对血管新生的作用，是艾粉治疗 ROU 脾胃湿热证的作用机制之一。

二、艾粉对脾胃湿热证型 ROU 模型大鼠组织病理学及溃疡愈合时间的影响

复发性口腔溃疡（ROU）是一种常见于唇、舌、颊软腭等部位的口腔黏膜疾病，具有复发性、周期性、自限性等特征，脾胃湿热证是其临床常见证型，主要临床表现为：溃疡表面覆盖黄色或灰白色伪膜，边界清楚，周围黏膜红而微肿，局部具有灼痛感等，严重影响患者的工作、生活质量。在本研究中，通过上一章节所述造模方法复制大鼠 ROU 模型、脾胃湿热证模型、ROU 脾胃湿热证模型，观察该证下大鼠溃疡处组织病理特征的变化及艾粉对该病理变化的影响，并统计大鼠愈合只数，计算愈合率。

（一）材料与仪器试药

1. 材料

艾粉：为菊科植物艾纳香叶片经水蒸气蒸馏提取所得提取物，金喉健喷雾剂。

2. 实验动物

SPF 级 SD 大鼠 48 只，雌雄各半，体重 160～200 g。

3. 仪器与试药

①仪器：电子分析天平（千分之一）、高压灭菌锅、半自动轮转切片机、全自动正置多功能显微

镜（Zeiss 公司，德国）。

②试药：甲基紫精、水合氯醛。

（二）方法

1. 动物分组

将大鼠依次分为正常组（A 组）、单纯口腔溃疡组（B 组）、ROU 脾胃湿热证组（C 组）、单纯脾胃湿热证组（D 组）、金喉健喷雾剂组（E 组）、艾粉低剂量组（F 组）、艾粉中剂量组（G 组）、艾粉高剂量组（H 组），每组 20 只，雌雄各半。

2. 溶液配制

参考梁一彪（2018）的方法进行溶液配制。

3. 模型的制备

参考梁一彪（2018）的方法进行模型制备。

4. 给药方法

参考梁一彪（2018）的方法进行给药。

5. 检测方法

（1）统计大鼠溃疡愈合率

每组各随机取 10 只大鼠，除 A 组外，其余各组分别于造模结束后开始观察溃疡愈合情况，每隔 2 d 统计溃疡愈合大鼠只数直至给药结束，计算愈合率。愈合率计算公式为：

$$\text{愈合率}=\frac{\text{每组大鼠溃疡愈合只数}}{\text{该组大鼠总数}}\times 100\% \qquad (8-4)$$

（2）病理组织样本制作与检测

每组取剩余大鼠，造模结束后 24 h 处死大鼠，于颊囊黏膜溃疡处切取 5 m × 3 mm 达黏膜下层约 1 mm 的组织，用无菌生理盐水冲洗后进行包埋、HE 染色、封片等处理，最后在显微镜下观察切片。

（三）结果与分析

1. 大鼠黏膜溃疡变化与病理组织切片观察结果

肉眼观察结果如图 8－4－6 所示，A 组与 D 组大鼠颊囊黏膜处黏膜红润光滑，未见溃疡形成（图 8－4－6A、D）；B 组与 C 组大鼠造成口腔溃疡模型 12 h 后，患处黏膜血管扩张充血，组织水肿，24 h后水肿程度加深，均出现近似椭圆形的不规则损伤，可见一层黄白色伪膜覆盖于溃疡表面，周围组织充血红肿（图 8－4－6B、C）；阳性组与艾粉组 E、F、G、H 组大鼠经过给药治疗后，溃疡面积逐渐减小，伪膜变薄脱落，患处红肿糜烂现象消失，至给药结束后溃疡基本愈合，其中 E 组、F 组可见肉芽剖面，G 组、H 组则完全愈合，与正常组对比无异（图 8－4－6E～H）。

光镜下观察结果如图 8－4－7 所示，A 组与 D 组口腔黏膜组织结构完整，上皮结构完整，层次分明，细胞核深染，未见有炎症反应（图 8－4－7A、D）；B 组、C 组可见上皮黏膜组织破溃脱落甚至消失，炎性细胞大量浸润，以中性粒细胞浸润为主，可见新生毛细血管等（图 8－4－7B、C）；给药组给药后可见有大量肉芽组织形成，上皮结构修复并恢复完整，炎性细胞浸润较少甚至消失，未见新生毛细血管（图 8－4－7E～H）。

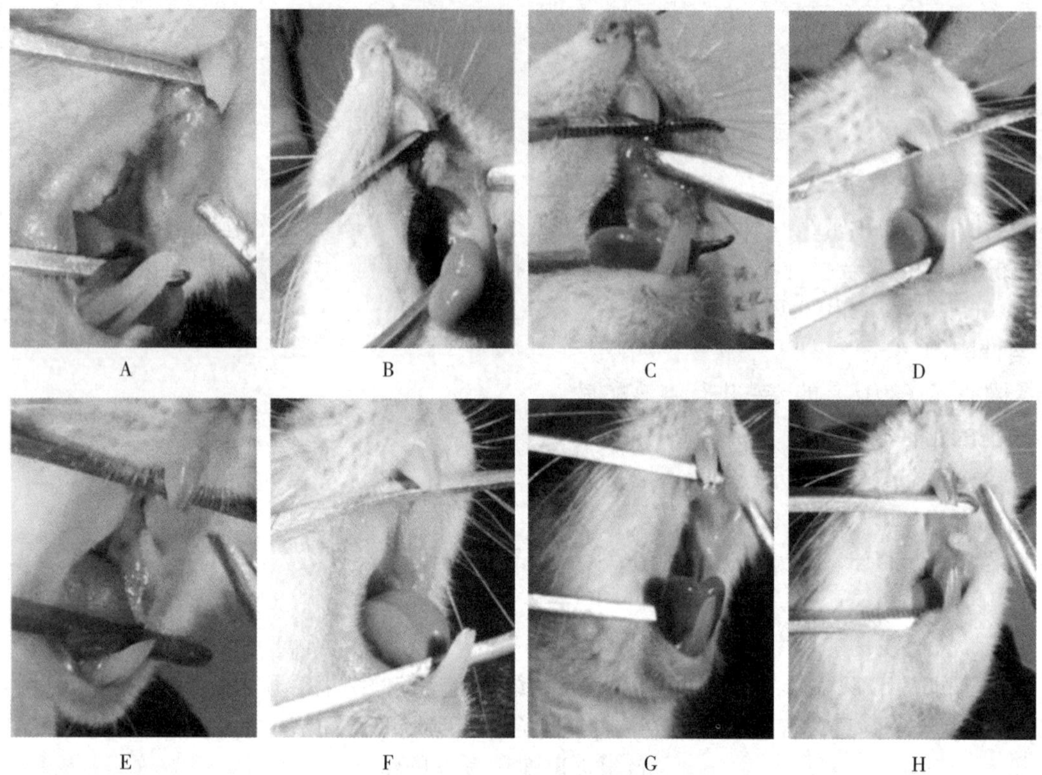

图 8-4-6 各组大鼠溃疡黏膜变化情况

A. 正常组 B. 单纯口腔溃疡组 C. ROU 脾胃湿热证组 D. 单纯脾胃湿热证组 E. 阳性组 F. 艾粉低剂量组 G. 艾粉中剂量组 H. 艾粉高剂量组

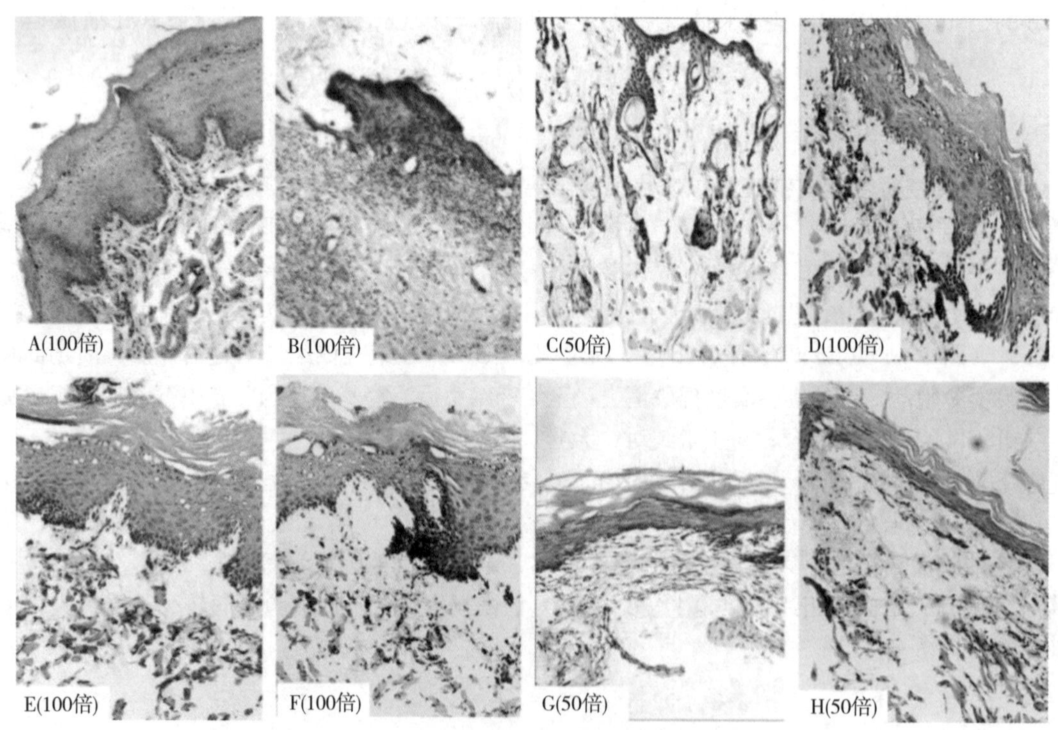

图 8-4-7 各组大鼠溃疡组织病理学切片图

A. 正常组 B. 单纯口腔溃疡组 C. ROU 脾胃湿热证组 D. 单纯脾胃湿热证组 E. 阳性组 F. 艾粉低剂量组 G. 艾粉中剂量组 H. 艾粉高剂量组

2. 各组大鼠溃疡愈合天数比较

肉眼观察大鼠溃疡愈合情况，结果见表8-4-5、图8-4-8。结果显示，模型组B组、C组均有3只大鼠口腔溃疡愈合，愈合率均为30%；E组、F组、H组均有5只大鼠溃疡愈合，愈合率均为50%；G组有6只大鼠溃疡愈合，愈合率为60%。

表8-4-5 各组大鼠口腔溃疡愈合只数比较

组别	大鼠/只	溃疡愈合时间					总数/只	愈合率/%
		1 d	3 d	5 d	7 d	9 d		
A组	10							
B组	10	0	0	0	0	3	3	30
C组	10	0	0	0	2	1	3	30
D组	10							
E组	10	0	0	1	2	2	5	50
F组	10	0	0	1	2	2	5	50
G组	10	0	0	1	4	1	6	60
H组	10	0	0	0	1	4	5	50

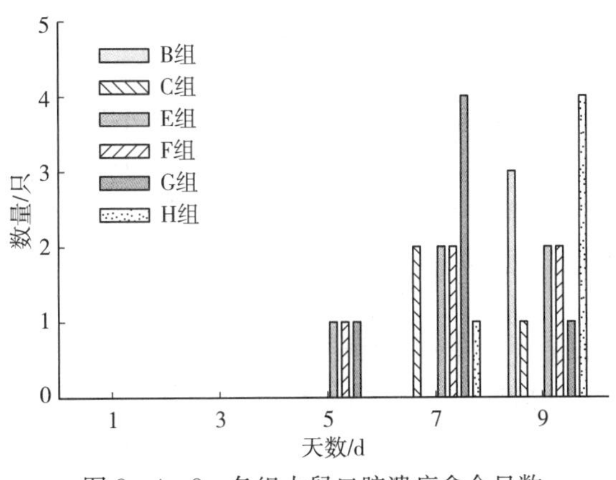

图8-4-8 各组大鼠口腔溃疡愈合只数

（四）结论

本研究结果显示，光镜下单纯口腔溃疡组与ROU脾胃湿热证组可见明显的炎症病变，肉眼观察亦可见明显的溃疡损伤、组织水肿，与正常组相比有明显区别，与以往研究结果相符；经艾粉治疗后，艾粉组大鼠口腔上皮黏膜恢复完整，可有效改善ROU脾胃湿热证，通过减少炎性细胞浸润，加速创伤区血管新生形成肉芽组织，使黏膜组织修复速率加快，加速溃疡愈合，可能是艾粉治疗ROU脾胃湿热证的作用机制其中之一。

第五节 艾纳香提取物抗炎作用研究

艾纳香油是艾纳香叶的粗升华物经压榨分离而得，含挥发油、油脂等成分，主要有l-龙脑、樟脑、β-石竹烯、α-古芸烯、γ-桉叶油醇、芳樟醇和愈创木醇等。艾纳香油有独特的芳香气味，被广泛应用于香料和化妆品行业。目前，艾纳香油药理活性的报道集中在抗菌、抗氧化和抗酪氨酸激酶活性等方面，抗炎的研究鲜见报道。本研究采用小鼠急性耳肿胀模型，研究艾纳香油皮肤外用对小鼠耳肿胀的抗炎症作用，并测定炎症组织的前列腺素 E2（PEG_2）含量和血清超氧化物歧化酶（SOD）、丙二醛（MDA）含量，以了解其抗炎作用途径，为其在抗炎方面的应用提供参考。

（一）材料与仪器试药

1. 材料

艾纳香油，由贵州艾源生态药业开发有限公司提供。

2. 实验动物

昆明（KM）种小鼠 60 只，SPF 级，均为雄性，体重 18～22 g，试验条件为白天：夜晚＝12 h：12 h，室温（22±2）℃，相对湿度（55±5）%，饲料、饮水自由摄食。

3. 仪器与试药

①仪器：电子分析天平（千分之一）、紫外可见光光度计、电热恒温水浴锅、酶标仪（Biotek 公司，美国）、化学实验室打孔器。

②试药：丁酸氢化可的松乳膏（含量 0.1%）、SOD 试剂盒（南京建成生物工程研究所生产）、二甲苯、乙醇和甲醇均为分析纯。

（二）方法

1. 对二甲苯致小鼠耳肿胀的抑制效果测定

取小鼠 60 只，随机分成 6 组：模型对照组，溶剂对照组，氢化可的松组，艾纳香油高（40%）、中（20%）、低（10%）剂量组。移液枪吸取二甲苯 0.5 mL，于各组小鼠左耳正、反面均匀涂抹，右耳不造模，作为自身对照。30 min 后在致炎处涂抹给药，溶剂对照组给予 80%乙醇 0.1 mL，氢化可的松组给予氢化可的松乳膏 0.1 g，艾纳香油高、中、低剂量组给予艾纳香油 0.1 mL，模型对照组不处理。给药 1 h 后颈椎脱臼处死小鼠，沿耳郭基线剪下两耳，用直径 6～7 mm 化学实验室打孔器分别在每只小鼠两耳的同一部位打下圆耳片，称重，以左右耳片质量之差表示肿胀程度，计算小鼠耳肿胀度和抑制率。

耳肿胀度＝致炎侧耳片重－非致炎侧耳片重　　(8-5)

抑制率＝［（模型对照组平均肿胀度－给药组平均肿胀度）/模型对照组平均肿胀度］×100%　　(8-6)

2. 致炎耳组织 PEG_2 含量的测定

取小鼠各组致炎耳组织放入小匀浆杯中，用眼科剪尽快剪碎组织，加入 0.5 mL 冰冷的生理盐水（0.9% NaCl），用内切式匀浆机匀浆，每次匀浆时间约 10 s，匀浆 4～5 次，所得组织匀浆液倒入离心管，以 3 000 r/min 离心 15 min，轻轻吸取上清液 0.2 mL 于试管内，加入 0.5 mol/L 氢氧化钾甲醇液 2.0 mL，50 ℃水浴 20 min 异构化，加甲醇 1.0 mL 稀释。在 299 nm（批量测定前进行预试验，采用紫外可见分光光度计进行全波长扫描的最大吸收波长）处测定吸光度，蒸馏水空白调零，以吸光度值 A 代表各组 PEG_2 的含量。

3. 血清 MDA 和 SOD 的测定

血液于 3 500 r/min 离心 15 min，吸取上清液即血清，－20 ℃下保存。MDA 含量测定：取血清 0.1 mL，加入 20%三氯乙酸溶液至 1.25 mL，摇匀后加入 0.67%硫代巴比妥酸溶液 1.0 mL，沸水浴加热 40 min，流水冷却，3 500 r/min 离心 10 min，使沉淀完全，上清液于 532 nm 处测定吸光度。注意用移液器吸取上清液加入比色皿中，避免倾倒，以免沉淀进入比色皿影响吸光度，以 10 nmol/mL 四乙氧基丙烷溶液为标准品计算含量。SOD 含量的测定按照 SOD 试剂盒说明书进行。

4. 统计分析

采用 SPSS 19.0 统计软件进行数据处理，小鼠耳肿胀度、PEG_2 含量、MDA 含量和 SOD 活性均

用 $\bar{x} \pm s$ 表示，组间比较采用方差齐性检验和 t 检验，当 $P<0.05$ 时被认为有统计学意义。

（三）结果与分析

1. 抑制耳肿胀的效果

模型对照组小鼠造模后致炎耳出现明显的红肿现象，耳肿胀度最大，为 14.42 mg（表 8－5－1），表示造模成功。与模型对照组相比，溶剂对照组对二甲苯所致的小鼠耳肿胀没有显著差异，表明溶剂对小鼠耳肿胀没有产生明显抑制作用；氢化可的松组具有极显著抑制作用；艾纳香油高、中、低剂量组均具有显著抑制作用，耳肿胀抑制率分别为 29.89%、28.67%和 23.33%，表明 3 种剂量的艾纳香油均可显著抑制二甲苯所致的耳肿胀，且存在一定的剂量依赖关系。

表 8－5－1　各组小鼠耳肿胀的抑制效果

组别	耳肿胀度/mg	耳肿胀抑制率/%
模型对照	14.42±3.47	—
溶剂对照	13.62±2.66	5.58
氢化可的松	7.88±4.89**	45.33
40%艾纳香油	10.11±3.23*	29.89
20%艾纳香油	10.29±3.20*	28.67
10%艾纳香油	11.36±3.99*	23.33

注：* 与 ** 分别表示与模型对照组相比，在 0.05 和 0.01 水平上差异显著。

2. 耳组织中 PEG_2 含量

从表 8－5－2 看出，与模型对照组相比，艾纳香油各剂量组的 PEG_2 含量均不同程度降低，其中 10%艾纳香油组的降低有统计学意义，表明低剂量艾纳香油能使致炎耳组织中 PEG_2 含量极显著降低。

表 8－5－2　各组炎症小鼠 PEG_2、MDA 的含量和 SOD 活性

组别	PEG_2（$n=5$）	MDA/（nmol/mL）（$n=7$）	SOD/（U/mL）（$n=7$）
模型对照	0.389±0.063	5.85±1.42	84.48±9.09
溶剂对照	0.386±0.062	5.71±1.43	88.88±2.51
氢化可的松	0.290±0.045*	5.43±0.70	96.22±5.75
40%艾纳香油	0.296±0.093	5.55±1.06	95.81±8.13
20%艾纳香油	0.298±0.075	4.95±0.82	93.11±10.15
10%艾纳香油	0.238±0.054**	4.93±1.19	96.31±4.74

注：* 与 ** 分别表示与模型对照组相比，在 0.05 和 0.01 水平上差异显著。

3. 血清 MDA 含量和 SOD 活性

从表 8－5－2 看出，与模型对照组相比，艾纳香油各剂量组均可降低小鼠血清 MDA 含量，高、中和低剂量组分别为 5.55、4.95、4.93 nmol/mL，但无统计学意义；艾纳香各剂量组均可提高小鼠血清 SOD 活性，其中高剂量组和低剂量组能显著提高 SOD 的活性。

（四）结论

研究结果表明，艾纳香油的抗炎作用可能与降低炎症区域 PEG_2 的含量有关，艾纳香油可在一定程度上提高小鼠血清SOD活性，降低MDA含量，表明艾纳香油具有保护细胞膜和机体免受损伤作用。艾纳香油可以抑制二甲苯所致的耳肿胀，抑制炎症介质水平，恢复机体的抗氧化酶活性，具有一定的抗炎效果。另外，艾纳香油对皮肤刺激作用较弱，无毒副作用，因此艾纳香油在皮肤抗炎方面具有一定的优势，可以开发为具有潜在抗炎活性的药用化妆品。

第六节　艾纳香提取物安全性评价研究

一、艾纳香挥发油外用对肝脏安全性研究

艾纳香油在中国已被用于制作非处方药，在治疗咽喉肿痛和口腔溃疡方面已有几十年的历史；由于其独特的香味，艾纳香油还被用作化妆品添加剂。艾纳香叶的植物化学分析揭示了大量的挥发油和大量的黄酮类化合物。其中艾纳香油含有左旋冰片、右旋樟脑、桉树脑、柠檬烯、棕榈酸、肉豆蔻酸和倍半萜醇等化学成分。从艾纳香中提取的精油已被用于民间医学、化妆品和食品添加剂。基于此，本研究通过建立大鼠模型，探讨不同浓度的艾纳香油对大鼠肝脏的安全性。

（一）材料与仪器试药

1. 材料

艾纳香植物材料采自贵州省罗甸县，艾纳香油是通过水蒸气蒸馏法分离得到的，鲜艾纳香叶出油率约为0.01%，储存在4 ℃的密封琥珀色安瓿中备用。

2. 实验动物

将健康的SD大鼠（220～250 g）关在聚丙烯笼子里，并保持在标准实验室条件下的温度（24±2)℃和明暗循环（12 h∶12 h）。它们被允许随意食用标准颗粒食物和水。在任何治疗之前，大鼠被关在笼子里7 d以适应环境。实验结束时，大鼠在麻醉下被处死。

（二）方法

1. 气相色谱-火焰离子化检测器分析

将挥发油放置于装有GC－MS溶液的气相色谱仪器（岛津，日本）上进行分析，一个氢火焰离子化检测器（FID）和一个DB－5 ms毛细管柱（30.0 m×0.25 mm；薄膜厚度0.25 μm），注射器温度保持在250 ℃，烘箱温度从50 ℃设定2 min，以2 ℃/min的速度升至180 ℃，在180 ℃等温4 min，氦气是载气，流速为1 mL/min。注入0.1 mL的挥发油样品（以20∶1的分流模式），挥发性油成分按峰面积占总油的相对百分比计算。

2. 气相色谱-质谱分析

将挥发油放置在装有DB－5 ms毛细管柱和质谱检测器上进行分析，气相色谱条件与上述相同，采集参数为40～350 amu，扫描范围为全扫描。

3. 精油成分的鉴定

精油成分的单独鉴定是通过比较气相色谱保留指数来完成的，所述保留指数是参照一系列同源的正C6－C32烷烃确定的。将精油成分的气相色谱保留时间与实验室中可获得的标准化合物（*l*-龙脑，*d*-樟脑、*β*-蒎烯、*β*-石竹烯），并通过将质谱数据与来自美国国家标准和技术研究所质谱库（NIST 08，NITS 08s，美国马里兰州盖瑟斯堡国家标准和技术研究所）的质谱数据进行匹配来确定它们的质谱。

4. 动物模型

用外科剪刀在4 cm×7 cm的面积上剃去麻醉大鼠的背毛。然后，将大鼠随机分为正常组和创伤组。在伤口组中，用手术刀片在每只大鼠（面积200 mm^2，深度2 mm）上产生“#”方形伤口。所

有大鼠接受艾纳香油处理见表 8－6－1 和表 8－6－2。

表 8－6－1　正常动物组（n=5/组）：不同浓度艾纳香油浓度的处理和给药剂量

组别	处理	剂量/（mg/kg）
A1	对照组	0
A2	橄榄油（媒介物）	1 000
A3	艾纳香油（100% w/v）	1 000
A4	艾纳香油（50% w/v）	1 000
A5	艾纳香油（20% w/v）	1 000

表 8－6－2　创伤动物组（n=5/组）：不同浓度艾纳香油浓度的处理和给药剂量

组别	处理	剂量/（mg/kg）
B1	对照组	0
B2	橄榄油（媒介物）	1 000
B3	艾纳香油（100% w/v））	1 000
B4	艾纳香油（50% w/v））	1 000
B5	艾纳香油（20% w/v））	1 000

5. 样品收集

通过在肝素化管中静脉穿刺从麻醉状态下的大鼠收集血样，并在 15 ℃下以 4 000 r/min 的速度离心 15 min 以收集血浆，血浆样品在分析前以等份储存在 80 ℃下，肝组织样本（左中叶）通过标准组织学技术提取和处理。

6. 临床化学

血浆丙氨酸氨基转移酶（ALT）、天冬氨酸氨基转移酶（AST）、碱性磷酸酶（ALP）和总胆红素（TBili）水平用分光光度法测定，使用诊断试剂盒（南京程健生物工程研究所，南京，中国）。

7. 组织病理学评估

肝脏被常规处理并包埋在石蜡块中，制备肝切片（5 μm），用苏木精和伊红染色，使用光学显微镜（200 倍）评估载玻片的肝损伤。

8. 统计分析

SPSS20.0 统计软件进行统计学分析，结果用 $\bar{x} \pm s$ 表示，数据分析采用 one-way ANOVA 方差分析，使用邓肯氏多重范围比较，当 $P<0.05$ 时具有统计学意义。

（三）结果与分析

1. 植物化学分析

用气相色谱-质谱联用仪对艾纳香油进行植物化学分析，共发现 49 种成分，其中鉴定出 41 种成分，见表 8－6－3。

表 8－6－3　艾纳香油化学成分分析

序号	保留指数	成分	相对峰面积/%
1	814	(*E*) -2-Hexenal	0.04
2	860	1-Hexanol	0.21
3	868	(3*E*) -3-Hexen-l-ol	0.11
4	868	(*E*) -2-Hexen-l-ol	0.08

（续）

序号	保留指数	成分	相对峰面积/%
5	874	*n*-Butyl acrylate	0.26
6	943	*β*-Pinene	5.2
7	943	Camphene	1.5
8	948	*α*-Pinene	2.04
9	952	3-Octanone	0.21
10	958	*β*-Myrcene	0.1
11	969	1-Octen-3-ol	8.31
12	976	(*E*) -*β*-Ocimene	0.19
13	976	(*Z*) -*β*-Ocimene	0.76
14	979	3-Octanol	1.36
15	1 018	(+) -Limonene	0.39
16	1 042	o-Cymene	0.24
17	1 059	1,8-Cineole	0.06
18	1 072	Hotrienol	0.28
19	1 082	Linalool	1.76
20	1 119	Chrysanthenone	0.22
21	1 121	D-Camphor	9.54
22	1 137	Terpinenol-4	0.09
23	1 138	l-Borneol	43.55
24	1 143	*α*-Terpinenol	0.24
25	1 207	(−) -Perillaaldehyde	0.13
26	1 230	Cuminaldehyde	0.1
27	1 277	Bornyl acetate	0.41
28	1 351	1,3,4,5,6,7-Hexahydro-2,5,5-trimethyl-2*H*-2,4a-ethanonaphthalene	2.93
29	1 386	2-*tert*-Butyl-1, 4-dimethoxybenzene	3.07
30	1 387	Longifolene- (V4)	2.14
31	1 396	Dehydroaromadendrene	0.11
32	1 419	(−) -*α*-Gurjunene	0.22
33	1 435	(−) -*γ*-Cadinene	0.2
34	1 462	Alloaromadendrene oxide- (1)	0.34
35	1 494	(*E*) -*β*-Caryophyllene	6.51
36	1 507	Caryophyllene oxide	0.89
37	1 530	Ledol	0.12
38	1 579	*β*-Caryophyllene	1.54
39	1 614	Guaiol	0.41
40	1 626	*γ*-Eudesmol	0.33
41	1 628	Xanthoxyline	1.4
合计			97.59

注：保留指数为正构烷烃（C_6-C_{32}）在DB-5质谱柱上的保留指数；成分表示通过比较气相色谱保留指数，并将其质谱与实验室中可获得的标准化合物（l-冰片、右旋樟脑、*β*-蒎烯、*β*-石竹烯）的质谱进行比较，以及通过将质谱数据与国家标准与技术研究所（NIST 08，NITS 08s）数据库中的数据进行匹配来鉴定的化合物，均为英文；相对峰面积表示气相色谱-火焰离子化检测器获得的峰面积。

2. 不同浓度艾纳香油对正常和创伤大鼠血浆谷丙转氨酶水平的影响

如图 8－6－1 所示，与对照组和赋形剂组相比，只有最高艾纳香油浓度（100 w/v）的 TDD 会导致血浆谷丙转氨酶水平显著升高，正常和创伤动物均如此。所有其他治疗都没有显示出谷丙转氨酶水平的显著变化。一般来说，创伤组的谷丙转氨酶水平低于正常组。

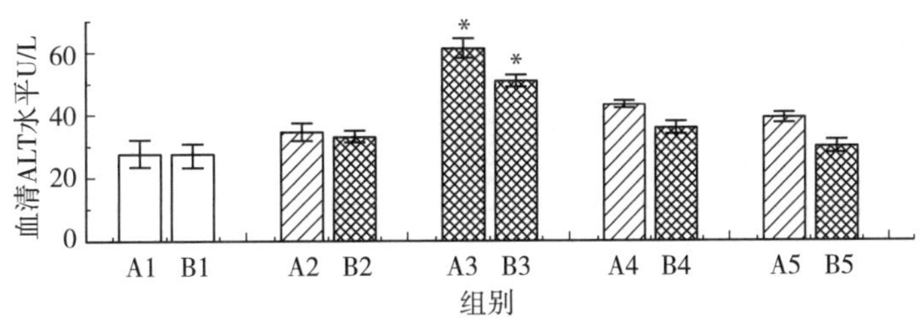

图 8－6－1 不同浓度艾纳香油对大鼠血浆 ALT 水平的影响

注：数字 1～5 分别为 CK、橄榄油、100%、50%、20%艾纳香油；A、B 分别指正常皮肤和伤口皮肤；* 表示采用邓肯检验，与其他列有显著差异，$P<0.05$。

3. 不同浓度艾纳香油对正常和创伤大鼠血浆谷草转氨酶水平的影响

如图 8－6－2 所示，所有浓度的艾纳香油经处理后，血浆 AST 水平均升高。如 ALT 水平所观察到的，与对照组和赋形剂组相比，最高艾纳香油浓度（100 w/v）导致血浆 AST 水平显著增加。然而，所有组的谷草转氨酶水平仍在正常范围内。

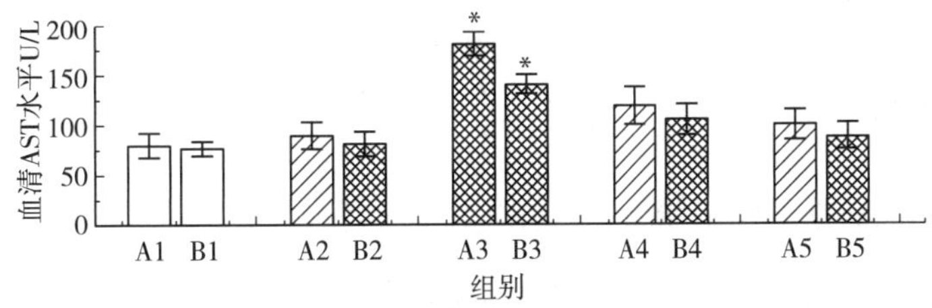

图 8－6－2 不同浓度艾纳香油对大鼠血浆 AST 水平的影响

注：数字 1～5 分别为 CK、橄榄油、100%、50%、20%艾纳香油；A、B 分别指正常皮肤和伤口皮肤；* 表示采用邓肯检验，与其他列有显著差异，$P<0.05$。

4. 不同浓度艾纳香油对正常和创伤大鼠血浆碱性磷酸酶水平的影响

如图 8－6－3 所示，除了最高的艾纳香油浓度（100% w/v）外，不同浓度的艾纳香油 TDD 与对照组和赋形剂组相比，血浆碱性磷酸酶水平没有显著变化。

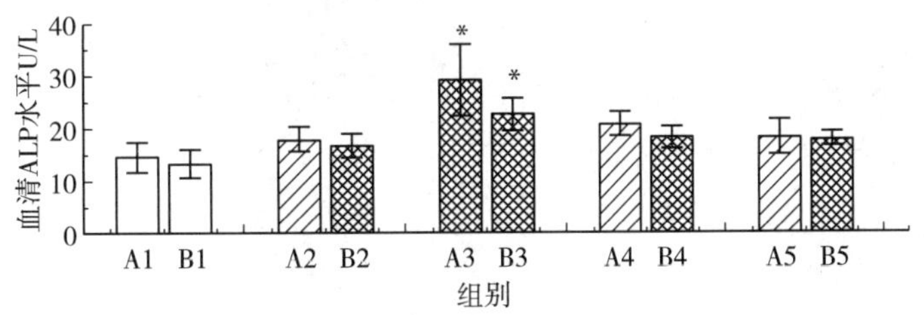

图 8－6－3 不同浓度艾纳香油对大鼠血浆 ALP 水平的影响

注：数字 1～5 分别为 CK、橄榄油、100%、50%、20%艾纳香油；A、B 分别指正常皮肤和伤口皮肤；* 表示采用邓肯检验，与其他列有显著差异，$P<0.05$。

5. 不同浓度艾纳香油对正常和创伤大鼠血浆总胆红素水平的影响

如图 8-6-4 所示，三丁基锡化合物水平遵循与碱性磷酸酶相同的趋势。在 TDD 给药的所有艾纳香油浓度中，与对照组和赋形剂组相比，只有最高量（100% w/v）显示出血浆 TBili 水平的显著变化。

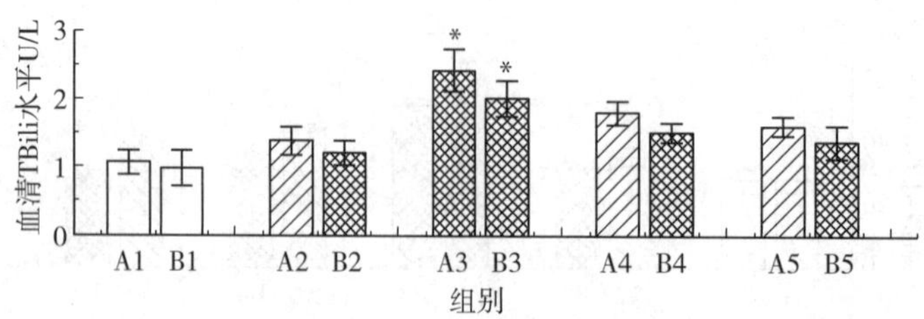

图 8-6-4　不同浓度艾纳香挥发油对大鼠血浆 TBili 水平的影响

注：数字 1～5 分别为 CK、橄榄油、100%、50%、20%艾纳香油；A、B 指正常皮肤和伤口皮肤；* 表示采用邓肯检验，与其他列有显著差异，$P<0.05$。

6. 不同浓度艾纳香油对正常大鼠肝脏组织病理学的影响

组织病理学分析显示，在正常大鼠中，用 100%w/v、50%w/v 和 20% w/v 的艾纳香油处理后，没有发现任何显著的损伤（图 8-6-5）。从图中可以看出对照组（空白组）大鼠肝脏结构正常；橄榄油（载体）呈弥漫性空泡状改变；100% w/v 艾纳香油组处理大鼠肝脏切片显示出微小的变化，包括肝细胞空泡的变化和库普弗细胞数量的增加，呈弥漫性空泡状改变，肝细胞呈现苍白色，有小的离散的细胞质空泡（箭头），肝细胞胞质清晰，细胞核固缩（圆形），提示早期轻度肝细胞坏死，但这些病变的存在并不反映严重的肝损伤；50% w/v 艾纳香油组处理切片呈弥漫性空泡状改变，肝细胞呈苍白色，有离散的小细胞质空泡或泡沫状细胞质（箭头所指），肝细胞显示细胞质和固缩核（圆形），然而，细胞质液泡和固缩核明显少于 100%艾纳香油组；20% w/v 艾纳香油呈弥漫性空泡状改变，肝细胞呈现苍白色，有小的离散的细胞质空泡（箭头所指）。

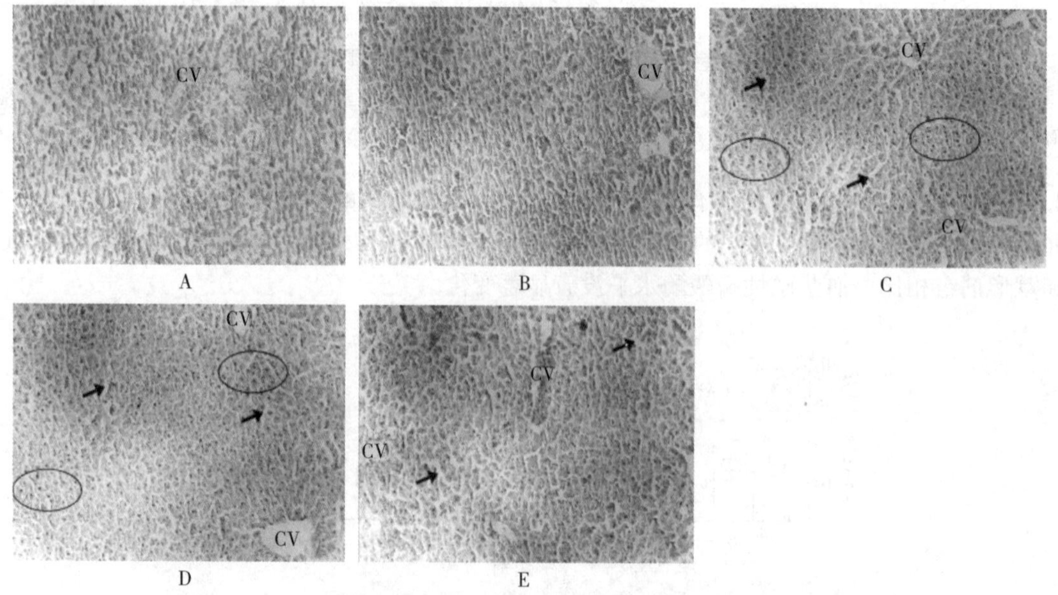

图 8-6-5　不同浓度艾纳香油对正常大鼠肝脏组织病理学的影响

注：A 表示 A1 组，对照组（空白组）肝脏结构正常；B 表示 A2 组，橄榄油（载体）呈弥漫性空泡状改变；C 表示 A3 组，艾纳香油（100% w/v）1 000 mg/kg；D 表示 A4 组，艾纳香油（50% w/v）1000 mg/kg；E 表示 A5 组，艾纳香油（20% w/v）1 000 mg/kg。

7. 不同浓度艾纳香油对创伤大鼠肝脏组织病理学的影响

组织病理学分析显示，在伤口组中，用100% w/v、50% w/v、20% w/v的艾纳香油治疗后，没有发现任何显著的损伤（图8-6-6）。对照组（空白组）肝脏结构正常；橄榄油（载体）呈弥漫性空泡状变化；100% w/v艾纳香油，呈弥漫性空泡状改变，肝细胞呈苍白色，有离散的小细胞质空泡（箭头所指），显示透明的细胞质和固缩核（圆圈处），这些结果提示早期轻度肝细胞坏死；然而，与A3（正常组）相比，病变减少。50% w/v艾纳香油呈弥漫性空泡样改变，呈淡黄色，伴有小而离散的细胞质空泡（箭头所指），此外，还观察到一些肝细胞固缩核（圆圈处）。20% w/v艾纳香油呈弥漫性空泡状改变，肝细胞出现轻度胞浆空泡（箭头所指）和少量固缩核（圆圈处）。

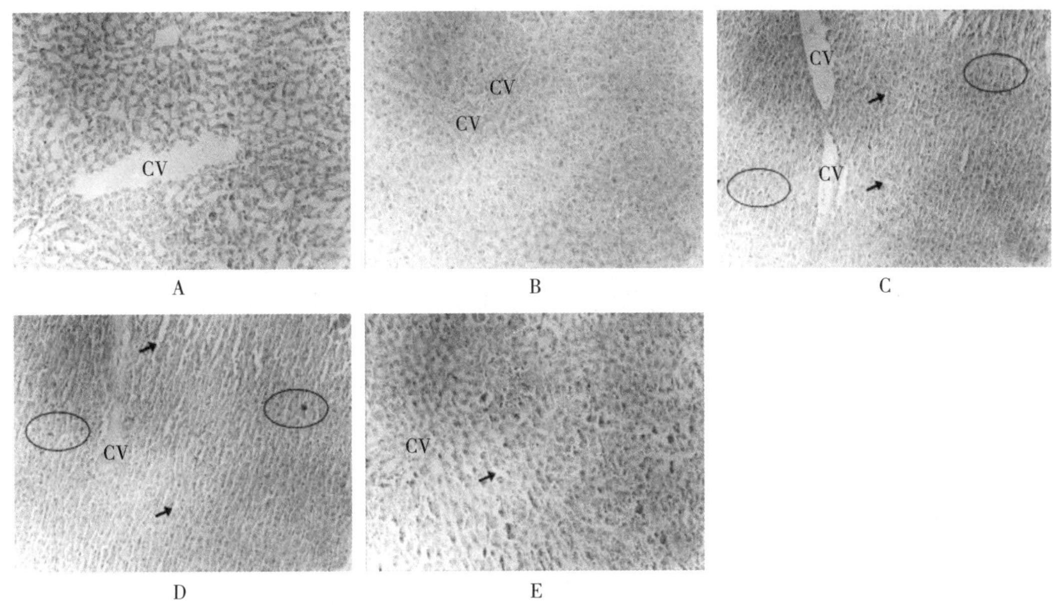

图8-6-6　艾纳香油不同浓度处理后的肝组织病理学

注：A表示B1组，对照组（空白组）肝脏结构正常；B表示B2组，橄榄油（载体）；C表示B3组，100%w/v艾纳香油；D表示B4组，50% w/v艾纳香油；E表示B5组，20% w/v艾纳香油

（四）结论

本研究中，3种不同浓度的艾纳香油的TDD对正常动物组的肝脏没有造成任何显著影响，这些结果通过肝脏样品的组织病理学分析得到证实。除了一些微小的空泡变化和库普弗细胞数量增加，特别是在高浓度组（100% w/v）中，没有显示出显著的损伤，这些病变的意义不确定，肝细胞空泡化表明肝细胞代谢改变，轻度变化也可能表明营养影响。100%的艾纳香油不适用于作为化妆品添加剂使用。为了艾纳香油的安全使用，未来的研究需要清楚地定义含艾纳香油的产品的组成，以及它们在参照艾纳香油消耗的指数变化中可能发挥的作用。

二、艾纳香油过敏性和急性毒性实验研究

艾纳香的新鲜叶经提取加工制成的结晶为艾片，在精制艾片的过程中粗提物经压榨分离而得到的油，即为艾纳香油，其中含有*l*-龙脑、樟脑、挥发油、油脂及其他成分。早在我国的明代，海南黎族地区的民间医生就有用艾纳香叶片烤制敷贴治疗皮肤烧伤、烫伤、刀枪伤的经验，可以止痛消炎，并且伤口愈合后不留疤痕。通过临床试验也证实，采用中药湿敷后外擦艾纳香油可以治疗婴儿湿疹，疗效显著。鉴于艾纳香油的主要功效，艾纳香油可以作为治疗皮肤创伤的皮肤科药物，同时也可开发成具有皮肤修护作用的药用化妆品。因此，本文主要研究艾纳香油外用对动物皮肤过敏性和急性毒

性，为艾纳香油局部用药安全性评价提供依据。

（一）材料与仪器试药

1. 材料

艾纳香油，黄色油状液体，密度为0.935 g/mL，原植物产于贵州省罗甸县，每10 kg艾纳香叶提取1 mL艾纳香油。

2. 实验动物

白化豚鼠30只，普通级，体重为250～300 g，雌雄各半；SD大鼠60只，SPF级，体重为200～240 g，雌雄各半。

3. 仪器与试药

①仪器：石蜡切片机（徕卡公司，德国）、倒置光学显微镜（Olympus公司，日本）、宠物剪等。

②试药：2,4-二硝基氯苯，将其配成1%的致敏浓度和0.1%激发浓度，溶剂为丙酮。

（二）方法

1. 过敏性试验

分组：将豚鼠按体重和性别随机分为3组，每组10只，雌雄各半。第1组为艾纳香油原液实验组（浓度为100%），第2组为生理盐水空白溶媒对照组，第3组为阳性致敏药物组（1%2,4-二硝基氯苯）。于给药前24 h用8%硫化钠对豚鼠脊柱两侧脱毛，去毛面积每侧约为3 cm ×3 cm。

致敏接触取艾纳香油0.2 mL均匀涂抹于豚鼠背部左侧脱毛区，用不透水的透明纸覆盖，用绷带缠绕，以医用胶皮膏固定，6 h后去掉覆盖物，用酒精棉球拭净，去掉受试药物，再分别于第7天和第14天以同样方法各重复1次，共计涂抹3次。空白溶媒对照组和阳性致敏药物组试验方法同上。

激发致敏：于末次给受试物致敏后14 d，将艾纳香油0.2 mL、生理盐水0.2 mL和0.1%2,4-二硝基氯苯0.2 mL，分别涂布于相对应动物的右侧脱毛区，6 h后去掉受试物，即刻观察，然后于24 h、48 h、72 h再次观察皮肤过敏反应情况。按照《皮肤过敏反应程度的评分标准》进行评分，计算各组动物反应平均分值（表8-6-4）。同时要注意观察动物是否有哮喘、站立不稳等全身过敏反应。按下列公式计算致敏反应发生率，再按《皮肤过敏性评价标准》根据过敏发生率评价致敏性（表8-6-5）。

表8-6-4　皮肤过敏反应程度的评分标准

类型	皮肤过敏反应程度	分值
红斑	无红斑	0
	轻度红斑，勉强可见	1
	中度红斑，明显可见	2
	重度红斑	3
	紫红色红斑到轻度焦痂形成	4
水肿	无水肿	0
	轻度水肿，勉强可见	1
	中度水肿，明显可见（边缘高出周围皮肤）	2
	重度水肿，皮肤隆起1 mm，轮廓清楚	3
	严重水肿，皮肤隆起1 mm以上或有水泡或破溃	4
积分	最高总分值	8

表 8-6-5 皮肤过敏评价表

致敏发生率/%	皮肤致敏性评价
0～10	无致敏性
11～30	轻度致敏性
31～60	中度致敏性
61～80	高度致敏性
81～100	极度致敏性

2. 急性毒性试验

大鼠皮肤准备：于给药前 24 h，将 SD 大鼠背部脊柱两侧给药区体毛用 8%硫化钠水溶液脱净，脱毛面积约 4 cm × 4 cm。去毛后 24 h 检查皮肤是否因去毛而受伤，受伤皮肤则不宜做完整皮肤的急性毒性试验；破损皮肤制作采用手术刀在脱毛区皮肤上划成“井”字形并以渗血为度。

分组与剂量：查找文献显示，艾纳香无毒性，先采用一次限量法，分别取正常皮肤和破损皮肤 SD 大鼠各 10 只（雌雄各半），皮肤涂抹艾纳香油原液 2 000 mg/kg，观察 24 h 后发现未引起动物死亡，故不进行多个剂量的急性毒性试验。

将 SD 大鼠按体重和性别随机分成 4 组，每组 10 只，雌雄各半。第 1 组用生理盐水作用于完整皮肤对照组，第 2 组用艾纳香油原液作用于完整皮肤试验组，第 3 组用生理盐水作用于破损皮肤对照组，第 4 组为艾纳香油原液作用于破损皮肤试验组。艾纳香油原液给药剂量为每只 2 000 mg/kg，生理盐水组每只给 0.4 mL。将受试药物涂抹于皮肤上。

方法与观察：将受试药物均匀涂抹在脱毛区并用保鲜膜覆盖，在保鲜膜外侧用两层纱布和医用胶带完全包扎固定。24 h 后用温水除去残留的药物。去除药物后连续观察 14 d，每天观察 1 次。给药前及给药后 7 d、14 d 称量动物体重。注意观察并记录大鼠的饮食，皮肤、毛发、眼睛和黏膜的变化以及呼吸、中枢神经系统、四肢活动是否有中毒症状。若遇动物死亡，应及时尸检和肉眼观察，必要时进行病理学检查。

3. 统计学方法

所有统计在 DAS 1.0 软件上完成，计量资料采用 $\bar{x} \pm s$ 表示，采用独立样本 t 检验进行组间均数比较，当 $P<0.05$ 时具有统计学意义。

（三）结果与分析

1. 艾纳香油对白化豚鼠的皮肤过敏性影响

在观察期内豚鼠没有出现哮喘、站立不稳或休克等严重的全身性过敏反应现象。2,4-二硝基氯苯阳性对照组 10 只豚鼠激发给药后 1～6 h 内有 1 只豚鼠出现明显红斑并伴有轻度水肿，9 只出现重度红斑并伴有轻度水肿其总积分为 39 分；24 h 后症状开始消退，总积分为 33 分；48 h 总积分为 28 分；72 h 总积分为 23 分，其致敏率为 100%。而艾纳香油试验组与生理盐水对照组在观察期内均未出现红斑、水肿等反应，各时间点的反应积分均为 0 分，两组间在统计学上无差异，其致敏率均为 0，与阳性对照组比较平均反应分值有显著差异，该表明艾纳香油不引起豚鼠皮肤过敏反应，结果见表 8-6-6。

表 8-6-6　艾纳香油对豚鼠皮肤过敏反应的影响（$n=10$）

组别	平均分				致敏率%	反映强度
	0 h	24 h	48 h	72 h		
阳性对照组	3.9	3.3	2.8	2.3	100	极度致敏性
生理盐水组	0	0	0	0	0	弱致敏性
艾纳香油组	0	0	0	0	0	弱致敏性

2. 艾纳香油对 SD 大鼠的急性毒性

在整个观察期间，完整皮肤组、破损皮肤组大鼠均活动自如，觅食正常，给药处皮肤毛发光泽正常，眼与黏膜无变化，呼吸无异常，未见中枢神经系统异常；未见大鼠全身中毒反应，无大鼠死亡，表明艾纳香油外用对大鼠无急性毒性反应（表 8-6-7）。

表 8-6-7　急性毒性试验中大鼠体重变化（$\bar{x}\pm s$，$n=10$）

组别	给药前后体重情况/g		
	0 d	7 d	14 d
生理盐水+完整皮肤	213.89±15.71	236.68±27.32	263.98±36.67
艾纳香油+完整皮肤	216.49±16.44	239.50±24.04	262.33±35.27
生理盐水+破损皮肤	213.13±14.16	237.33±33.75	263.25±32.24
艾纳香油+破损皮肤	217.58±19.46	239.67±27.97	265.79±33.20

（四）结论

本试验根据国家食品药品监督管理总局 2005 年颁布的《中药、天然药物免疫毒性（过敏性、光变态反应）研究的技术指导原则》，在白化豚鼠正常皮肤涂抹艾纳香油原液 0.2 mL 时，不出现过敏性反应；在 SD 大鼠正常皮肤和破损皮肤涂抹艾纳香油原液 2 000 mg/kg 时，均无急性毒性反应，显示艾纳香油为无毒物质。在药物毒理学方面初步说明，艾纳香油使用于皮肤有一定的安全性，为艾纳香油后续开发提供了较为可靠的实验数据和理论支持。

三、天然冰片、冰片和艾片对小鼠的急性毒性研究

有研究曾比较龙脑、异龙脑与机制冰片的毒性差异，但关于艾片（*l*-龙脑）毒性的研究还未见报道。为了进一步评价天然冰片、冰片和艾片的安全性，为临床用药剂量提供可靠的实验依据，本研究通过一次性灌胃给药的方法对天然冰片、冰片和艾片进行急性毒性研究与对比，观察三者对小鼠的急性毒性反应及特点，分别测定和计算致死剂量及其他急性毒性参数，得出相应的 LD_{50} 及 LD_{50} 的 95%可信区间范围。

（一）材料与仪器试剂

1. 材料

天然冰片（右旋龙脑含量 98.3%），冰片（龙脑含量 56.5%），艾片（*l*-龙脑含量 94.8%）。三种冰片使用前用电动粉碎机粉碎，过 100 目筛备用。

2. 实验动物

SPF 级昆明种小鼠 220 只，雌雄各半，健康适龄，体重 18.0～22.0 g。实验前适应性饲养 7 d，淘汰自然死亡小鼠，确定实验鼠为健康鼠。小鼠饲养过程，每天添加饲料适当，每天换水 1 次，隔 1

天换垫料 1 次，自由摄食、饮水，人工光照，12 h 明暗周期，室内温度控制在 24～26 ℃，通风及湿度良好。

3. 仪器与试药

①仪器：电子分析天平（千分之一）、超声仪、万能粉碎机、正置显微镜（Zeiss 公司、德国），手动轮转式切片机（Leica 公司，德国）、采血管、全自动血液分析仪。

②试药：羧甲基纤维素钠（CMC－Na），实验时用蒸馏水配成 0.5% CMC－Na 胶体溶液，置冰箱保存，限 7 d 内使用。

（二）方法

1. LD_{50} 预实验

先找出 100%和 0%的致死量（或阳性反应的剂量）为实验的上、下限剂量（D_{max} 和 D_{min}）。取健康小鼠 20 只，雌雄各半，按体重随机分为 5 组，每组 4 只，禁食（不禁水）12 h 后，参照文献估计天然冰片给药剂量（12、7.5、5、2.5、1.25 g/kg），各组小鼠分别灌胃相应浓度的药液 0.2 mL/10 g，高剂量给药后记录小鼠的即时反应并连续观察 7 d。如出现 4/4 死亡时，下一组剂量降低；当出现 3/4 死亡时，则上一剂量为 D_{max}；如降低一剂量出现的死亡率 2/4 或 1/4 时，应考虑到 4/4 死亡剂量组在正式实验时可能出现死亡率低于 70%，为慎重起见，可将 4/4 死亡剂量乘以 1.4，作为天然冰片 D_{max}，同法找出天然冰片 D_{min}。分别同法找出冰片和艾片的 D_{max}、D_{min}。

2. 动物分组

根据预实验结果，找出 D_{max}、D_{min} 值，设正式实验的剂量组数为 n，剂量公比为 r，则 $r=\sqrt[n-1]{\frac{D_{min}}{D_{max}}}$，各组剂量为 $D_{max}\times r^{k-1}$，k 为第几组。根据公式计算，将 3 种冰片分别设置不低于 5 个剂量组，均用 0.5% CMC－Na 配制，用于进行正式实验。

3. LD_{50} 实验

参照经典的急性毒性（半数致死量，LD_{50}）实验方法，进行天然冰片、合成冰片和艾片的小鼠急性毒性实验研究。取昆明小鼠，雌雄各半，禁食 12 h 后，按体重随机分组，每组 10 只，以 25 mL/kg灌胃给药，记录药后 15 min、30 min、1 h、2 h、4 h、8 h、12 h 内小鼠死亡情况，灌胃后连续观察 14 d，统计各组实验小鼠死亡数量，数据采用 SPSS 19.0 软件处理，用 Regression-Probit Analysis 法计算 LD_{50} 及 95%的可信限。参照表 8－6－8 化学物经口急性毒性分级标准，初步判定天然冰片、冰片和艾片的毒性大小。

表 8－6－8　化学物经口急性毒性分级标准

毒性分级	小鼠一次经口 LD_{50}/（mg/kg）	相当体重 70 kg 人的致死剂量
6 级，极毒	＜1	稍尝，＜7 滴
5 级，剧毒	1～50	7 滴～1 茶匙
4 级，中等毒	51～500	1 茶匙～35 g
3 级，低毒	501～5 000	35～350 g
2 级，实际无毒	5 001～15 000	350～1 050 g
1 级，无毒	＞15 000	＞1 050 g

4. 毒性症状观察

天然冰片、冰片和艾片各剂量组小鼠给药后，密切记录 15 min、30 min、1 h、2 h、4 h、8 h、

12 h 内小鼠出现的毒性反应症状，每天记录存活小鼠体重，密切观察各组小鼠的动度、进食、饮水情况及 14 d 内可能出现的异常肌肉运动、瞳孔改变、异常分泌物、大小便、皮肤颜色改变等毒性反应（具体观察指标如表 8－6－9）。

表 8－6－9　急性毒性试验观察动物反应指标

中毒部位	毒性症状表现
中枢神经系统	呆滞，对刺激反应迟缓、减弱、消失；不安，对刺激反应过敏、兴奋
自主神经系统	瞳孔缩小、放大；分泌增多、如流涎、流泪
呼吸系统	鼻孔流鼻涕、呼吸缓慢、困难、潮式呼吸、速率加快等
心血管系统	心动过速、缓慢、心律不齐、心跳过强、微弱
胃肠系统	气胀、腹泻、便秘、粪便不成形、粪便黑色
生殖系统	乳腺膨胀、会阴部污浊、阴囊下垂等
皮肤、毛	皮肤发红、松弛、皮疹、毛竖起
黏膜	口腔流黏液、充血、溃疡、出血性发绀
眼睛	上睑下垂、眼球突出混浊
其他	直肠温度升高、降低；消瘦；拒食等

5. 血常规检测

天然冰片、冰片和艾片各剂量组小鼠给药 14 d 后，存活小鼠采用摘除眼球的方式取全血，送海南省农垦那大医院检验科测定血常规。检测下列项目：红细胞（RBC）、白细胞（WBC）、血小板（PLT）、血红蛋白（HGB）、红细胞比容（HCT）、平均红细胞体积（MCV）、平均血红蛋白量（MCH）、平均血红蛋白浓度（MCHC）。

6. 统计学方法

实验数据最终使用 SPSS 19.0、Excel 2007 软件进行统计分析。

（三）结果与分析

1. 预实验结果

预实验结果表明，当天然冰片、冰片和艾片剂量为 12 g/kg 时，小鼠于 3 h 后开始死亡，死亡前出现怠动，步履蹒跚，卧地，抽搐等临床症状，24 h 内死亡 4 只，死亡率为 100%。天然冰片、艾片和冰片剂量为 7.5、2.5、5.0 g/kg 时，各剂量组小鼠分别有不同的死亡情况，随着剂量减小，死亡数量也减小。当天然冰片、冰片和艾片剂量为 1.25 g/kg 时，小鼠饮食活动正常，未见异常反应，7 天未见死亡。因此，初步估计此试验天然冰片、冰片和艾片的 D_{max}、D_{min} 为：12、1.25 g/kg。

2. 天然冰片、冰片和艾片的 LD_{50} 实验结果

天然冰片灌胃给药后，各剂量药物组小鼠于药后 1 h 开始出现死亡，95%的小鼠死亡都发生在药后 24 h 内，24～48 h 亦有少数小鼠死亡。由图 8－6－7 结果显示，冰片灌胃给药所导致的小鼠死亡时间多发生于 1～48 h，药后 48～72 h 亦有少数小鼠死亡。3 d 后，存活动物未发现有死亡现象。艾片灌胃给药后，各剂量组小鼠死亡时间多发生于 1～24 h，24～48 h 亦有少数小鼠死亡。表 8－6－10 结果显示：天然冰片、冰片和艾片灌胃的最大剂量 LD_{100} 为 12.00 g/kg，最小给药剂量为 1.25 g/kg，各剂量组间距 r=0.64。采用 SPSS 19.0 软件处理，用 Regression-Probit Analysis 法计算天然冰片、合成冰片、艾片的 LD_{50} 及 95%可信限。

表 8-6-10　天然冰片、冰片、艾片灌胃给药 LD_{50} 及 95%可信限

样品	剂量/（g/kg）	动物数/只	死亡数/只	死亡率/%	LD_{50} 及 95%可信限/（g/kg）
天然冰片	12	10	10	100	LD_{50}＝3.00，95%可信限 2.29～3.82
	7.63	10	9	90	
	4.86	10	8	80	
	3.09	10	7	70	
	1.97	10	2	20	
	1.25	10	0	0	
艾片	12	10	10	100	LD_{50}＝2.85，95%可信限 2.13～3.67
	7.63	10	10	100	
	4.86	10	8	80	
	3.09	10	7	70	
	1.97	10	3	30	
	1.25	10	0	0	
合成冰片	12	10	10	100	LD_{50}＝2.67，95%可信限 1.91～3.50
	7.63	10	9	90	
	4.86	10	8	80	
	3.09	10	7	70	
	1.97	10	3	30	
	1.25	10	1	10	

3. 小鼠急性毒性症状观察及体重变化情况

小鼠灌胃给药后，15 min 后开始安静怠动，继而开始出现步履蹒跚，行走易向一侧摔倒，0.5 h 后俯卧不动，翻正反射消失，继而出现抽搐，角弓反张，1.5 h 后，出现异常反应的小鼠陆续死亡。小鼠死亡大部分发生在 48 h 以内，存活小鼠 72 h 后症状消失，逐渐恢复，大约 5 d 恢复正常，活动、摄食饮水等多在给药 4～5 d 后活动、进食和饮水基本恢复正常。

与对照组相比，天然冰片、艾片、合成冰片 3 种剂量组的雌雄小鼠体重在第 1 天均显著下降，其中以 7.63 g/kg 和 4.86 g/kg 剂量组居多。给药 3 d 后，雌雄小鼠的体重开始恢复，并继续增加。但 NB、AP、SB 剂量组的生长趋势无明显差异（图 8-6-7）。

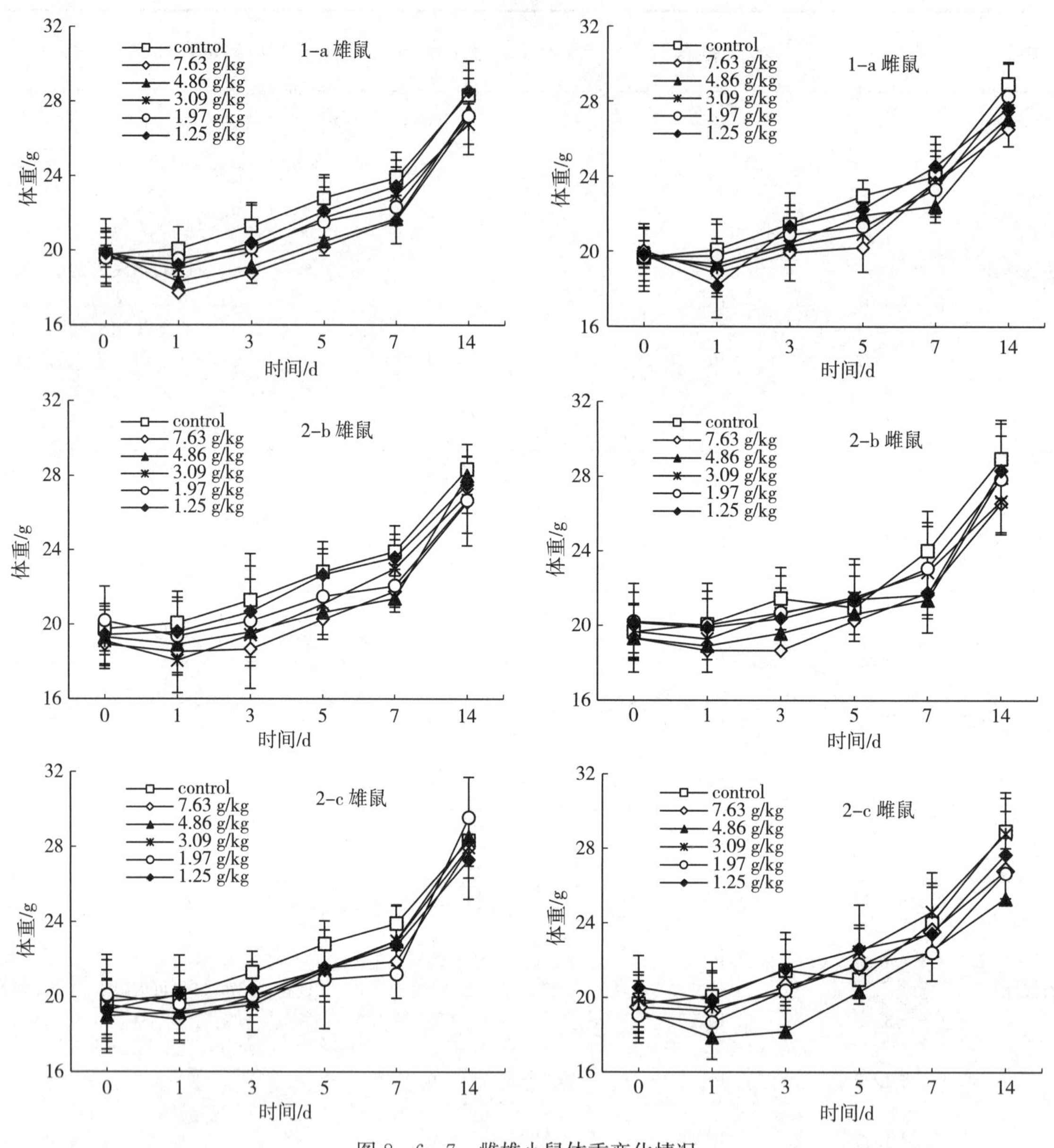

图 8-6-7　雌雄小鼠体重变化情况

4. 尸检以及血常规分析结果

给药组死亡小鼠解剖观察，发现小鼠的胃有胀气现象，胃内充满药液，药物组小鼠的胃比空白组大 2～3 倍。对照组和给药组的白细胞总数（WBC）、红细胞总数（RBC）、血红蛋白（HGB）、红细胞比容（HCT）、均红细胞体积（MCV）、平均血红蛋白量（MCH）、平均血红蛋白浓度（MCHC）、血小板总数（PLT）等血液学指标见表 8-6-11。由于 12、7.63、4.86、3.09 g/kg 剂量下的雄性和雌性小鼠存活率均小于 3 只，仅测定 1.97 g/kg 和 1.25 g/kg 剂量组的血液学参数进行方差分析。在 NB 1.97 g/kg 和 AP 1.25 g/kg 处理后，雌鼠血小板计数显著下降（$P<0.05$）；雄性 SB 浓度为 1.97 g/kg时，MCV 显著高于对照组（$P<0.05$）。其他参数值，3 组与对照组比较差异无统计学意义。

表 8-6-11　3 种冰片对雌雄小鼠急性毒性血液学指标的影响

指标	对照组（0.5%CMC-Na）	天然冰片		艾片		合成冰片	
		1.97 g/kg	1.25 g/kg	1.97 g/kg	1.25 g/kg	1.97 g/kg	1.25 g/kg
雌鼠							
WBC（$10^3/\mu L$）	5.85±0.35	9.30±0.85	6.30±0.14	8.20±0.14	8.45±0.07	5.95±1.77	9.30±1.13
RBC（$10^6/\mu L$）	8.43±0.45	9.37±0.20	8.84±0.46	9.55±0.46	9.62±0.50	8.63±0.72	9.48±1.10
HGB（g/dL）	15.20±0.85	15.10±1.27	14.80±0.14	15.40±0.14	15.80±1.27	14.35±0.78	15.75±1.20
HCT	0.48±0.00	0.53±0.02	0.50±0.00	0.49±0.01	0.50±0.03	0.49±0.04	0.51±0.05
MCV（fL）	56.80±2.69	56.10±1.41	57.15±2.62	54.05±0.49	51.80±0.14	56.30±0.57	53.95±1.06
MCH（pg）	16.85±0.21	16.10±0.99	16.80±0.71	17.10±0.71	16.45±0.49	16.65±0.49	16.65±0.64
MCHC（g/dL）	29.70±0.99	28.70±1.13	29.35±0.07	31.60±0.99	31.70±0.85	29.60±0.57	30.90±0.57
PLT（$10^3/\mu L$）	1 241.5±106.77	1 055±175.36	770±66.47*	1 105±31.11	727±175.36*	895.5±64.35	1 030.5±23.33
雄鼠							
WBC（$10^3/\mu L$）	8.45±1.77	9.65±1.06	6.50±1.41	6.00±0.57	9.10±2.26	7.75±2.05	9.50±0.71
RBC（$10^6/\mu L$）	10.46±0.83	9.11±0.11	9.18±0.26	10.28±0.91	9.62±0.01	9.54±0.40	9.71±0.66
HGB（g/dL）	15.40±0.99	14.85±0.07	15.55±0.07	16.45±1.2	15.60±0.57	15.65±0.78	15.85±0.64
HCT	0.56±0.03	0.48±0.00	0.50±0.00	0.52±0.06	0.51±0.01	0.56±0.03	0.51±0.02
MCV（fL）	53.15±0.92	52.25±0.21	54.10±1.70	50.65±1.48	53.10±0.99	58.95±0.78*	52.20±1.98
MCH（pg）	15.65±1.06	16.30±0.14	17.00±0.57	16.00±0.28	16.20±0.57	16.40±0.14	16.35±0.49
MCHC（g/dL）	29.45±2.47	31.25±0.07	31.35±0.07	31.60±1.41	30.50±0.57	27.80±0.14	31.30±0.28
PLT（$10^3/\mu L$）	1 122.5±54.45	947±1.41	1 094±18.38	954±86.27	954.5±166.17	1 193±329.51	1 146±205.06

注：* 表示与溶剂对照组比较，$P<0.05$。

（四）结论

本研究通过各组给药剂量及小鼠死亡数量分析得天然冰片、合成冰片、艾片的 LD_{50} 和 95%可信限区间，按《中华人民共和国药典》2020 年版规定冰片人体日用量为 0.15～0.3 g，按 60 kg 体重算，分别相当于人体安全用量的 600 倍、534 倍、570 倍。根据化学物急性毒性剂量分级表可知，天然冰片、冰片和艾片灌胃法给药分级均为第 3 级低毒，三者毒性无明显差异。一般按体重计算，小鼠最大给药量相当于成人临床日用量 100 倍以上则认为是较为安全的，故本研究认为天然冰片、冰片和艾片在一定剂量内使用是安全的。

四、天然冰片、冰片和艾片对雌鼠生殖毒性的研究

唐代文献记载，冰片有引产作用，如《名医别录》有“妇人难产，取龙脑研末少许，以新汲水调服”的记载。《中华人民共和国药典》也将冰片列为“孕妇慎用”药物。另有研究表明，合成冰片对中、晚期妊娠小鼠具有明显的引产作用。本研究考察天然冰片、冰片和艾片的对雌性小鼠的生殖毒性作用，以期为天然冰片、冰片和艾片的临床安全、合理使用提供参考依据。

（一）材料与仪器试药

1. 材料

天然冰片（右旋龙脑含量 98.3%），冰片（龙脑含量 56.5%），艾片（*l*-龙脑含量 94.8%）。3 种

冰片使用前用电动粉碎机粉碎，过100目筛备用。

2. 实验动物

SPF级昆明种小鼠400只，雌鼠300只，雄鼠100只，健康适龄，体重18.0～22.0 g。实验前适应性饲养7 d，淘汰自然死亡小鼠，确定实验鼠为健康鼠。小鼠饲养过程，每天添加饲料适当，每天换水1次，隔1 d换垫料1次，自由摄食、饮水，人工光照，12 h明暗周期，室内温度控制在24～26 ℃，通风及湿度良好。

3. 仪器与试药

①仪器：Multiskan® Go型全波长酶标仪（Thermofisher公司，美国）、电子分析天平（千分之一）、超声仪、高速冷冻离心机（ThermoFisher公司，美国）、96孔细胞培养孔板（康宁公司，美国）、正置显微镜（Zeiss公司，德国）、微量移液器（Thermo公司，美国）、数显恒温水浴锅。

②试药：羧甲基纤维素钠（CMC－Na），实验时用蒸馏水配成0.5% CMC－Na胶体溶液，置冰箱保存，限7天内使用。谷丙转氨酶（ALT）试剂盒、谷草转氨酶（AST）试剂盒、肌苷（CRE）试剂盒、尿素氮（BUN）试剂盒（南京建成生物实验材料研究所，中国），其他试剂均为分析纯。

（二）方法

1. 剂量设计和依据

据我国《新药（西药）临床前研究指导原则汇编》及《现代药理试验方法学》：为观察量效关系，至少应设3个剂量组。高剂量应出现一些轻微的母体毒性反应，低剂量应为生殖毒性方面的未观察到不良反应的剂量水平。可根据急性毒性进行剂量设计，如取1/3LD_{50}为高剂量、1/6LD_{50}为中剂量、1/9LD_{50}为低剂量。

2. 第一阶段生殖毒性实验

雌鼠按体重分层并按随机数字表法随机分为溶剂对照、天然冰片低中高、冰片低中高、艾片低中高10个剂量组，每组20只。于交配前14 d连续给予相应剂量的药液至妊娠第17天，记录雌鼠交配率、受孕率及孕鼠母体内脏重量，并取血测定血清肝肾指标。

3. 第二阶段生殖毒性实验

22：00将雌鼠∶雄鼠＝2∶1合笼交配，自交配次日起，于每日上午进行阴道检查或阴道涂片检查，将发现有阴栓或涂片发现有精子的雌鼠取出，为妊娠0 d标志，未交配成功者继续进行合笼交配。孕鼠按第一阶段分组法分为10个剂量组，每组10只。于妊娠第6天（胚胎器官形成期）至第17天（器官形成期）给药，观察各组孕鼠给药期间的体重、行为活动、进食及饮水情况；孕鼠处死后随即切开腹部暴露两侧子宫和内脏器官，将左右两侧子宫从母体切下，称妊娠子宫重量，计数总黄体数、着床数，分离出胎仔，详细记录仔鼠数、胚胎总数、发育正常数、发育正常率、死胎数、死胎率、畸形数（包括外观内脏畸形、骨骼畸形）、畸胎率等数据。

4. 阴栓及阴道涂片检查

阴栓检查：每天于7：30—8：30开始，取待检查的雌鼠置于另一空笼子铁丝盖上（避免未检查鼠受其影响），安抚雌鼠数下，拇指和食指捏住其尾巴，其余三指轻压其后腰背部，翻起尾巴露出阴道口，用滴管轻触阴道口处，如发现有乳白色、固态胶状物即阴道栓，阻塞阴道口而使滴管不能进入阴道内，可判定为阳性；否则为阴性。

阴道涂片检查：用沾有生理盐水的小棉支在阴道口处稍停留，以让雌鼠适应，轻轻插入大鼠阴道并且缓慢转动，慢慢将小棉支抽出（应一次完成），将小棉支上的黏液均匀涂在载玻片上，肉眼观察并镜检。

5. 观察指标

对小鼠一般生理指标、血清生化指标、孕鼠相关指标以及胎鼠相关指标进行观察。

6. 统计学方法

使用 SPSS 19.0 统计软件进行数据录入、统计分析。组间计量资料采用 t 检验或方差分析（One-way ANOVA），计数资料采用 χ^2 检验，当 $P<0.05$ 时被认为有统计学意义。

（三）结果与分析

1. 实验分组情况

根据急性毒性试验结果，天然冰片灌胃给药 LD_{50} 为 3.00 g/kg，冰片灌胃给药 LD_{50} 为2.67 g/kg，艾片灌胃给药 LD_{50} 为 2.85 g/kg。取 1/3LD_{50} 为高剂量，1/6 LD_{50} 为中剂量，1/9 LD_{50} 为低剂量。故实验分组为：溶剂对照组（0.5%CMC－Na）、天然冰片低中高剂量组（0.33、0.50、1.00 g/kg）、艾片低中高剂量组（0.32、0.48、0.95 g/kg）、冰片低中高剂量组（0.30、0.45、0.89 g/kg）。

2. 阴栓及阴道涂片检查结果

雌鼠∶雄鼠＝2∶1 合笼后，每日进行阴栓和阴道涂片检查，发现有阴栓或阴道涂片有精子则为受孕雌鼠，可用于实验。

3. 第一阶段生殖毒性实验结果

（1）天然冰片、冰片和艾片对孕鼠的一般毒性作用

在整个实验过程中，溶剂对照组及 3 种冰片低中剂量组雌性小鼠精神状态良好，活动正常，毛色光泽，食欲佳，粪便未见异常，孕期未发现阴道流血及流产等异常现象。高剂量组中少数雌鼠在给药第 7 天后出现活动减少，进食饮水略减，被毛疏松无光泽等现象。冰片高剂量组发现 1 只雌鼠在妊娠第 8 天出现阴道流血现象。

（2）天然冰片、冰片和艾片对雌鼠交配率及受孕率的影响

天然冰片、冰片和艾片各剂量组雌鼠给药 14 d 后，按雌雄 2∶1 交配，在 3 个发情期内，各剂量组交配率均在 85%以上，受孕率均在 94%以上，见表 8－6－12，数据经统计分析，发现给药各组与溶剂对照组比较，均无统计学意义（$P>0.05$）。实验结果显示，天然冰片、冰片和艾片对雌鼠的交配率及受孕率无明显影响。

表 8－6－12 天然冰片、冰片和艾片对交配率及受孕率的影响

组别	剂量	雌鼠/只	交配率/%	孕鼠/只	受孕率/%
对照组	0.5%CMC-Na	19	95	19	100
天然冰片	1/（g/kg）	18	80	17	94
	0.33/（g/kg）	19	95	18	95
	1/（g/kg）	18	80	17	94
艾片	0.95/（g/kg）	18	80	17	94
	0.48/（g/kg）	18	80	18	100
	0.32/（g/kg）	19	95	18	95
合成冰片	0.89/（g/kg）	17	85	16	94
	0.45/（g/kg）	17	85	16	94
	0.3/（g/kg）	18	80	17	94

（3）天然冰片、冰片和艾片对雌鼠肝肾毒性及脏器的影响

雌鼠交配前给药 14 d 至受孕第 17 天，停药 24 h 后眼球取血，分离血清，血清用于谷丙转氨酶（ALT）、谷草转氨酶（AST）、肌苷（CRE）、尿素氮（BUN）检测。结果显示，药物各组小鼠 ALT 与 AST 均值比溶剂对照组略高，其中 TB 中剂量组、TB 高剂量组、BP 中剂量组、BP 高剂量组、

AP 高剂量组与溶剂对照组比较均有显著性差异，给药各组小鼠 CRE、BUN 与溶剂对照组比较，均无统计学意义（$P>0.05$），见表 8-6-13。

孕鼠取血后处死，解剖孕鼠，称量主要脏器的重量，计算脏器指数。各剂量组脏器重量及脏器系数经统计分析发现，与空白组比较，天然冰片、冰片和艾片高中低剂量组均无统计学意义（$P>0.05$），见表 8-6-14。

表 8-6-13 天然冰片、冰片和艾片对母鼠肝肾毒性的影响（$\bar{x}\pm s$，$n=10$）

组别	剂量	ALT/（U/L）	AST/（U/L）	CRE/（μmol/L）	BUN/（mmol/L）
对照组	0.5%CMC-NA	11.49±0.93	40.00±0.27	20.74±2.18	3.92±0.33
天然冰片	1/（g/kg）	13.57±0.07*	42.05±0.48*	21.91±1.66	4.35±0.59
	0.5/（g/kg）	12.87±0.69	41.69±0.64	21.67±1.47	4.24±0.76
	0.33/（g/kg）	12.14±0.67	40.54±0.87	21.55±1.22	4.14±0.66
艾片	0.95/（g/kg）	12.74±0.96	41.83±0.62*	21.87±2.95	4.32±0.30
	0.48/（g/kg）	12.30±0.62	40.89±0.56	21.75±2.45	4.12±0.68
	0.32/（g/kg）	11.68±0.20	40.15±0.35	21.43±2.34	3.98±1.53
合成冰片	0.89/（g/kg）	13.84±0.32**	42.60±0.77**	21.79±2.42	4.17±0.64
	0.45/（g/kg）	13.20±0.31	41.11±0.14	21.57±3.29	4.12±0.93
	0.3/（g/kg）	12.09±0.58	40.47±1.06	21.43±4.54	4.06±0.67

注：* 表示与溶剂对照组比较，$P<0.05$，** 表示 $P<0.01$。

表 8-6-14 各组孕鼠母体主要脏器重量及脏器系数的比较（$\bar{x}\pm s$）

组别	剂量	心/g	肺/g	肝/g	脾/g	肾/g	脑/g
对照组	0.5%CMC-NA	0.56±0.08	0.71±0.19	4.79±0.78	0.33±0.07	1.14±0.26	1.31±0.16
天然冰片	1/（g/kg）	0.51±0.09	0.66±0.11	4.67±0.11	0.30±0.05	1.01±0.08	1.28±0.16
	0.5/（g/kg）	0.54±0.08	0.66±0.09	4.67±0.73	0.30±0.08	1.01±0.17	1.29±0.22
	0.33/（g/kg）	0.53±0.10	0.68±0.18	4.76±0.56	0.30±0.07	1.03±0.11	1.29±0.26
艾片	0.95/（g/kg）	0.52±0.04	0.66±0.08	4.64±0.44	0.30±0.09	1.11±0.14	1.26±0.20
	0.48/（g/kg）	0.53±0.09	0.66±0.12	4.67±0.45	0.30±0.06	1.10±0.11	1.30±0.13
	0.32/（g/kg）	0.54±0.05	0.68±0.11	4.72±0.95	0.31±0.05	1.12±0.18	1.29±0.14
合成冰片	0.89/（g/kg）	0.50±0.07	0.65±0.10	4.66±0.47	0.29±0.04	1.07±0.06	1.29±0.19
	0.45/（g/kg）	0.51±0.04	0.65±0.09	4.66±0.44	0.31±0.05	1.06±0.10	1.29±0.11
	0.3/（g/kg）	0.54±0.08	0.67±0.10	4.73±0.50	0.31±0.07	1.10±0.15	1.29±0.13

4. 第二阶段生殖毒性实验结果

（1）天然冰片、冰片和艾片对妊娠母鼠体重和摄食量的影响

给药前，各剂量组孕鼠体重与溶剂对照组的差异无统计学意义（$P>0.05$）。妊娠后第 6～17 天给药，给药期间各剂量组孕鼠体重与溶剂对照组比较，中、高剂量组孕鼠体重明显减小，经统计分析，差异有统计学意义；计算孕鼠体重增长结果显示，中、高剂量组孕鼠体重增长均低于低剂量组，与溶剂对照组比较，差异具统计学意义，见表 8-6-15。在给药期间给药组孕鼠摄食量与体重趋势相似，中高剂量组孕鼠摄食量均低于低剂量组，与溶剂对照组比较，中、高剂量组孕鼠摄食量差异具有统计学意义，见表 8-6-16。

表 8-6-15　天然冰片、冰片、艾片对妊娠小鼠体重的影响（$\bar{x} \pm s$，$n=10$）

组别	剂量	孕期体重/g				孕期增重/g
		第 0 天	第 6 天	第 12 天	第 17 天	
对照组	0.5%CMC-Na	21.09±0.46	25.50±0.84	29.31±0.58	36.64±0.87	15.55±0.86
天然冰片	1/（g/kg）	21.42±0.78	25.73±0.93	28.44±1.14*	35.06±1.41**	13.64±1.50***
	0.5/（g/kg）	21.13±0.54	25.32±0.84	28.51±0.84	35.37±0.66**	14.24±0.85*
	0.33/（g/kg）	21.02±0.53	25.28±0.81	28.64±0.84	36.00±1.21	14.98±1.30
艾片	0.95/（g/kg）	21.13±0.65	25.17±1.39	28.26±1.69*	35.14±0.45**	14.01±0.57**
	0.48/（g/kg）	21.11±0.51	24.90±0.90	28.48±0.92	35.21±0.80**	14.10±1.01**
	0.32/（g/kg）	20.89±0.45	24.92±0.55	28.73±0.69	35.98±1.15	15.09±1.09
合成冰片	0.89/（g/kg）	20.76±0.61	24.92±1.13	28.09±1.10**	34.93±0.57***	14.18±0.61**
	0.45/（g/kg）	20.93±0.86	25.12±1.01	28.80±0.52	35.22±1.11**	14.29±1.51*
	0.3/（g/kg）	21.00±0.69	24.83±0.51	28.93±0.71	35.89±1.34	14.89±1.58

注：* 表示与溶剂对照组比较，$P<0.05$，** 表示 $P<0.01$，*** 表示 $P<0.001$。

表 8-6-16　天然冰片、冰片、艾片对妊娠小鼠摄食量的影响（$\bar{x} \pm s$，$n=10$）

组别	剂量	孕期摄食量/g			
		第 0 天	第 6 天	第 12 天	第 17 天
对照组	0.5%CMC-Na	2.41±0.09	2.84±0.10	3.39±0.11	3.60±0.13
天然冰片	1/（g/kg）	2.35±0.14	2.75±0.11	3.29±0.12*	3.47±0.09**
	0.5/（g/kg）	2.37±0.14	2.75±0.11	3.34±0.13	3.46±0.08**
	0.33/（g/kg）	10	2.41±0.10	2.78±0.15	3.34±0.10
艾片	0.95/（g/kg）	2.38±0.09	2.80±0.08	3.29±0.09*	3.47±0.11**
	0.48/（g/kg）	2.38±0.11	2.76±0.10	3.30±0.08	3.49±0.07*
	0.32/（g/kg）	2.37±0.18	2.81±0.07	3.31±0.12	3.50±0.08
合成冰片	0.89/（g/kg）	2.34±0.12	2.75±0.10	3.24±0.10*	3.50±0.07*
	0.45/（g/kg）	2.31±0.14	2.78±0.10	3.36±0.10	3.50±0.12*
	0.3/（g/kg）	10	2.35±0.14	2.79±0.11	3.34±0.07

注：* 表示与溶剂对照组比较，$P<0.05$，** 表示 $P<0.01$。

（2）天然冰片、冰片和艾片对小鼠胚胎形成的影响

取血处死妊娠第 17 天孕鼠后，立即解剖，取出子宫及分离出胎鼠、胎盘，称量子宫连胎重、胎盘总重，计数总黄体数、着床数，活胎、死胎、吸收胎数。结果如表 8-6-17，天然冰片、冰片和艾片各剂量组子宫连胎重、胎盘总重、黄体数、着床数与溶剂对照组比较，均无显著差异（$P>0.05$）。溶剂组与给药各组均出现少量死胎及吸收胎，经统计分析，差异无统计学意义（$P>0.05$）。

表 8-6-17　天然冰片、艾片和冰片对小鼠的胚胎形成的影响（$\bar{x} \pm s$）

组别	剂量）	黄体数	着床数	活胎数	死胎数	吸收胎数	子宫连胎重/g	胎盘总重/g
对照组	0.5%CMC-Na	14.9±2.18	12.80±1.93	12.4±2.27	0.00±0.00	0.20±0.63	18.16±1.92	2.51±0.33
天然冰片	1/（g/kg）	14.50±1.72	12.60±1.65	12.00±1.94	0.00±0.00	0.20±0.42	18.18±1.25	2.48±0.31
	0.5/（g/kg）	15.40±2.32	13.40±2.32	13.00±2.31	0.20±0.42	0.20±0.42	18.62±2.06	2.59±0.44
	0.33/（g/kg）	14.60±2.41	12.30±2.21	11.40±2.37	0.20±0.42	0.30±0.48	17.74±2.10	2.39±0.43

（续）

组别	剂量	黄体数	着床数	活胎数	死胎数	吸收胎数	子宫连胎重/g	胎盘总重/g
艾片	0.95/（g/kg）	14.40±2.12	12.30±1.70	11.70±2.11	0.30±0.48	0.20±0.42	17.83±1.31	2.36±0.37
	0.48/（g/kg）	14.30±2.45	12.70±2.21	12.10±2.13	0.10±0.32	0.30±0.48	18.42±1.83	2.46±0.40
	0.32/（g/kg）	15.70±2.11	13.00±2.49	12.30±3.13	0.10±0.32	0.10±0.32	18.28±2.16	2.56±0.47
合成冰片	0.89/（g/kg）	14.70±2.58	12.60±2.22	11.80±2.90	0.10±0.32	0.20±0.42	18.03±2.25	2.46±0.44
	0.45/（g/kg）	14.70±3.37	12.40±2.01	11.90±2.13	0.30±0.48	0.30±0.48	17.75±2.15	2.46±0.47
	0.3/（g/kg）	14.50±2.27	12.80±2.10	12.40±2.07	0.10±0.32	0.20±0.42	18.37±2.08	2.50±0.42

（3）天然冰片、冰片和艾片对胎鼠生长发育的影响

解剖分离后的胎鼠在留样固定前，每只胎鼠进行称重，并辨别性别，测身长、尾长。数据见表8-6-18。经统计分析，天然冰片、冰片和艾片给药各组的胎鼠性别比、身长、尾长等各项指标均与溶剂对照组比较均无统计学意义（$P>0.05$）。

表8-6-18　天然冰片、冰片和艾片对胎鼠生长发育的影响（$\bar{x}\pm s$）

组别	剂量	雄胎鼠			雌胎鼠		
		体重/g	身长/cm	尾长/cm	体重/g	身长/cm	尾长/cm
对照组	0.5%CMC-Na	1.27±0.09	2.42±0.10	1.10±0.06	1.27±0.10	2.41±0.11	1.11±0.05
天然冰片	1/（g/kg）	1.20±0.11	2.33±0.13	1.08±0.06	1.24±0.10	2.35±0.13	1.08±0.05
	0.5/（g/kg）	1.22±0.12	2.40±0.12	1.08±0.05	1.23±0.10	2.40±0.12	1.08±0.06
	0.33/（g/kg）	1.24±0.09	2.38±0.12	1.07±0.05	1.26±0.11	2.37±0.13	1.10±0.05
艾片	0.95/（g/kg）	1.25±0.09	2.37±0.13	1.08±0.05	1.24±0.08	2.36±0.12	1.09±0.04
	0.48/（g/kg）	1.25±0.11	2.41±0.13	1.08±0.06	1.24±0.10	2.38±0.11	1.10±0.04
	0.32/（g/kg）	1.22±0.12	2.40±0.11	1.09±0.06	1.23±0.12	2.39±0.11	1.10±0.05
合成冰片	0.89/（g/kg）	1.21±0.12	2.40±0.13	1.06±0.06	1.24±0.09	2.39±0.11	1.07±0.04
	0.45/（g/kg）	1.25±0.12	2.40±0.12	1.09±0.06	1.25±0.11	2.39±0.11	1.10±0.04
	0.3/（g/kg）	1.24±0.11	2.40±0.12	1.08±0.07	1.24±0.12	2.41±0.13	1.10±0.04

（4）天然冰片、冰片及艾片对胎鼠外观内脏、骨骼畸形率的影响

胎鼠留样固定2～4周后。对每只胎鼠进行外观、内脏及骨骼检查，记录数据进行统计分析，结果如表8-6-19，在天然冰片、冰片和艾片高剂量组胎鼠中，发现有露脑、短尾、并少趾、腹部暴露内脏等畸形现象，畸形胎鼠数最高达胎仔总数的3.2%，高于溶剂对照组，但差异无统计学意义（$P>0.05$）。由致畸指数=LD_{50}/胎仔最小致畸剂量可知，3种冰片致畸指数均小于3，致畸指数小于10即可认为无致畸作用。可认为天然冰片、冰片和艾片对小鼠无致畸作用。

表8-6-19　天然冰片、冰片和艾片对胎鼠外观内脏、骨骼畸形率的影响

组别	剂量	胎鼠数/只	外观及内脏畸形数/只	骨骼畸形数/只	外观及内脏畸形率/%	骨骼畸形率/%
对照组	0.5%CMC-Na	127	0	0	0	0
天然冰片	1/（g/kg）	123	2	1	1.63	0.81
	0.5/（g/kg）	127	0	0	0	0
	0.33/（g/kg）	124	0	0	0	0
艾片	0.95/（g/kg）	125	2	2	1.6	1.6
	0.48/（g/kg）	122	0	0	0	0
	0.32/（g/kg）	123	0	0	0	0

（续）

组别	剂量	胎鼠数/只	外观及内脏畸形数/只	骨骼畸形数/只	外观及内脏畸形率/%	骨骼畸形率/%
	0.89/（g/kg）	122	1	1	0.82	0.82
合成冰片	0.45/（g/kg）	122	0	0	0	0
	0.3/（g/kg）	125	0	0	0	0

（四）结论

本研究表明，天然冰片、冰片和艾片各剂量组对雌性小鼠的交配率、受孕率、活胎率、死胎率、吸收胎率均无明显影响，高剂量组可见胎仔发育畸形，但畸胎率无统计学意义。因为药物对不同种动物致畸结果有很大差异，所以此结果不能直接回归到临床，要确定两种冰片对人的致畸作用，尚需进一步研究。可认为临床剂量天然冰片、冰片和艾片均无明显生殖毒性，但中、高剂量对小鼠有一定的母体毒性，高剂量冰片毒性高于天然冰片和艾片，妊娠期应谨慎使用。

参 考 文 献

范佐旺，王丹，庞玉新，等，2014. 艾纳香油对大鼠深Ⅱ度烫伤的治疗研究［J］. 中医药信息，31（6）：93－96.

胡璇，王凯，于福来，等，2021. 艾纳香不同提取物 GC－MS 分析及其抑菌活性［J］. 福建农业学报，36（10）：1131－1138.

黄梅，胡璇，庞玉新，等，2018. 艾渣不同极性部位的体外抗氧化活性［J］. 香料香精化妆品（5）：27－32，35.

李海艳，2016. 天然冰片、冰片和艾片的急性毒性及生殖毒性研究［D］. 广州：广东药科大学．科学，44（4）：100－102.

李小婷，庞玉新，王丹，等，2017. 艾纳香油对紫外线诱导小鼠皮肤晒伤的保护作用［J］. 中成药，39（1）：26－32.

李小婷，王丹，庞玉新，等，2016. 艾纳香油对晒伤小鼠皮肤氧化应激及 DNA 损伤的影响［J］. 热带农业科学，36（2）：59－63.

李小婷，王丹，庞玉新，等，2017. 左旋龙脑对 UVB 辐射后小鼠皮肤光损伤的影响［J］. 中国现代中药，19（4）：518－524.

梁一彪，2018. 艾纳香提取物（艾粉）对脾胃湿热证型复发性口腔溃疡的作用机制研究［D］. 广州：广东药科大学．

马青松，王丹，庞玉新，等，2016. 艾纳香油对小鼠耳肿胀的抗炎效果［J］. 贵州农业科学，44（4）：100－102.

庞玉新，黄梅，于福来，等，2014. 黔琼产艾纳香中主要化学成分含量差异分析［J］. 广东药学院学报，30（4）：448－452.

庞玉新，袁蕾，王中洋，等，2014. 艾纳香不同部位提取物的抗氧化活性及其对酪氨酸酶的抑制作用［J］. 中国实验方剂学杂志，20（18）：4－8.

王丹，付万进，庞玉新，等，2013. 艾纳香油过敏性和急性毒性实验研究［J］. 热带作物学报，34（12）：2499－2502.

闻庆，庞玉新，胡璇，等，2015. 艾纳香残渣不同提取部位体外抑菌活性研究［J］. 广东药学院学报，31（6）：713－716.

Fan Zuowang，Pang Yuxin，Wang Kai，et al.，2015. *Blumea balsamifera* Oil for the Acceleration of Healing of Burn Injuries［J］. Molecules（20）：17166－17179.

Pang Yuxin，Fan Zuowang，Wang Dan，et al.，2014. External Application of the Volatile Oil from *Blumea balsamifera* May be Safe for Liver-a Study on Its Chemical Composition and Hepatotoxicity［J］. Molecules，19（11）：18479－18492.

Pang Yuxin，Zhang Yan，Huang Luqi，et al.，2017. Effects and Mechanisms of Total Flavonoids from *Blumea balsamifera*（L.）DC. on Skin Wound in Rats［J］. Int. J. Mol. Sci（18）：2766.

Yuxin Pang，Dan Wang，Xuan Hu，et al.，2014. Effect of Volatile Oil from *Blumea Balsamifera*（L.）DC. Leaves on Wound Healing in Mice［J］. J Tradit Chin Med，34（6）：716－724.

第九章　艾纳香健康产品研制与转化

艾纳香全草含挥发性成分，其提取物艾粉、艾片和艾纳香油是重要的中药原料药，广泛应用于医药、化工等领域。其中，艾纳香油［BLUMEA BALSAMIFERA OIL］已被收录在《已使用化妆品原料名称目录（2021 年版）》，其生物活性得到国内外学者及化妆品企业的高度重视。近年，课题组研究发现艾纳香提取物有较强抑菌消炎、抗氧化、抗络氨酸酶、创伤修复、抗紫外线辐射、促渗透等活性。因此，本章重点对以艾纳香提取物为原料的健康产品进行系统研发，创制了艾纳香系列药妆品、卫生护理用品等，如艾纳香晒后修护面膜/霜、鼻清爽、祛斑霜、艾纳香牙膏、口腔咀嚼片、口腔护理液、妇科洗液等，并重点对艾纳香牙膏以及护肤系列健康产品进行转化探索，以上工作丰富了艾纳香深加工产品种类，拓宽了艾纳香产业链条。

第一节　艾纳香药妆品研制

一、艾纳香晒后修护睡眠面膜

由于海南所处地理位置较特殊，人的皮肤极易因受紫外线辐射而受损，自明代起，黎族人便用艾纳香叶片热敷、烤制、水煎等多种方式，治疗烧烫伤、刀枪伤、晒伤、疮疖肿痛、皮炎、口腔溃疡等病症，可以达到止痛消炎、伤口愈合后不留疤痕的效果。本书根据艾纳香的生物活性和民间药用经验，通过大量单因素试验和均匀设计试验优化，确定了艾纳香晒后修护睡眠面膜的配方及工艺，并根据我国化妆品卫生规范评价产品，确保最佳配方及最佳工艺条件下的艾纳香晒后修护睡眠面膜符合国家化妆品卫生标准。

配方筛选研究

1. 材料与仪器试药

（1）材料

艾纳香油，甘油，卡波姆，透明质酸，维生素 B_5，丙二醇，尼泊金甲酯，三乙醇胺，氢化蓖麻油，杰马 BP。

（2）仪器试药

电热恒温水浴锅，旋转黏度计，高速台式离心机，pH 计，精密增力电动搅拌机，电热鼓风干燥箱，电子分析天平（千分之一）。

2. 方法与结果

（1）初级配方筛选

通过查找文献了解艾纳香油的主要成分和属性，初步选取去离子水和丙二醇作为溶剂；选取无油腻感、易涂展、质地透明、对皮肤及黏膜无刺激的卡波姆作为凝胶的基质材料；以三乙醇胺为中和剂，中和卡波姆等酸性高分子，达到增稠和保湿的效果；以甘油、丙二醇、透明质酸为保湿剂，并增加甘油和水的含量，增强保湿效果和降低使用油腻感；添加氢化蓖麻油可使制得的化妆品更光洁、细腻；以维生素 B_5 为抗敏剂，可加强皮肤的水合功能；以尼泊金甲酯、杰马 BP 为复合型防腐剂，经过大量的预实验筛选，得到艾纳香晒后修护睡眠面膜的初级配方（表 9－1－1）。

表 9－1－1　艾纳香晒后修护睡眠面膜初级产品配方

成分	功效	质量/%
去离子水	溶剂	83.03
甘油	保湿剂	12.0
卡波姆	凝胶基质	0.5
透明质酸	保湿剂	0.05
丙二醇	溶剂、保湿剂	3.0
尼泊金甲酯	防腐剂	0.1
维生素 B_5	营养添加剂	0.5
杰马 BP	防腐剂	0.2
三乙醇胺	中和剂	0.5
氢化蓖麻油	加溶剂	0.1
艾纳香油	营养添加剂	0.015

（2）制备工艺

按比例称取各组分，先将卡波姆溶胀在一定量的去离子水、甘油和透明质酸的混合液中，静置过夜，使其充分溶胀，记为 A 相；称取处方量的尼泊金甲酯加入一定量的丙二醇中，60 ℃加热完全溶解后倒入 A 相，搅拌均匀；维生素 B_5 和防腐剂混合，搅拌溶解在一定量的去离子水中后，倒入 A 相，搅拌混合均匀；滴加三乙醇胺到混合物 A 相中调节稠度，搅拌至一定稠度后停止搅拌；滴加氢化蓖麻油和艾纳香精油到混合物 A 相中，搅拌混合均匀，静置消泡过夜，即得到艾纳香晒后修护睡眠面膜。

（3）均匀设计法工艺优化

在初级产品配方的基础上，选择对基质影响较大的几种原料为考察因素，分别为三乙醇胺、丙二醇、氢化蓖麻油、甘油、卡波姆 5 个可变因素，其中每个因素取 10 个水平。以艾纳香晒后修护睡眠面膜的黏度、涂展性和均匀性的综合评分为考察指标，采用均匀设计法优化其基质处方，选用 U_{10}（10^5）表及相应使用表安排实验，根据文献资料及预实验，将艾纳香晒后修护睡眠面膜处方的各因素水平分别设定为：三乙醇胺（X_1）0.2%～1.1%；丙二醇（X_2）1.0%～3.25%；氢化蓖麻油（X_3）0.1%～1.0%；甘油（X_4）5%～14%；卡波姆（X_5）0.1%～1.0%。最后对优选后制成的成品进行黏度、酸碱度和稳定性考察，确定最佳基质组成及制备工艺。

①实验因素和水平。实验选择 U_{10}（10^5）表，因素水平设计如表 9－1－2。

表 9－1－2　艾纳香晒后修护睡眠面膜基质处方优选均匀设计因素水平

水平	X_1 三乙醇胺/g	X_2 丙二醇/g	X_3 氢化蓖麻油/g	X_4 甘油/g	X_5 卡波姆/g
1	0.2	1.00	0.1	5	0.1
2	0.3	1.25	0.2	6	0.2
3	0.4	1.5	0.3	7	0.3
4	0.5	1.75	0.4	8	0.4
5	0.6	2.00	0.5	9	0.5
6	0.7	2.25	0.6	10	0.6

（续）

水平	X_1 三乙醇胺/g	X_2 丙二醇/g	X_3 氢化蓖麻油/g	X_4 甘油/g	X_5 卡波姆/g
7	0.8	2.50	0.7	11	0.7
8	0.9	2.75	0.8	12	0.8
9	1.0	3.00	0.9	13	0.9
10	1.1	3.25	1.0	14	1.0

②均匀设计考察指标的评价方法。黏度：凝胶剂黏度采用 NDJ－1 型黏度计测定，以黏度 50 000～70 000为 10 分，30 000～50 000 为 9 分，其余黏度值均为 8 分。

涂展性：请 3 位有经验的技术人员观察产品的涂展性，以雌二醇为对照品，易涂布于皮肤上且均匀一致性比雌二醇更优的得 20 分，与雌二醇相同的得 15 分，比雌二醇差的分为 0、5、10 分 3 个等级，分别评分后取平均值。

光滑细腻度：请 3 位有经验的技术人员观察产品色泽、光滑度、均匀度和细腻度，分别评分后取平均值，将 0～20 分分成 5 个等级打分，相应的得分为 0、5、10、15、20 分。

③实验设计与结果。实验安排及测定结果见表 9－1－3。

表 9－1－3　均匀设计实验安排表及结果

实验号码	X_1	X_2	X_3	X_4	X_5	评价指标/分			总分
						黏度	涂展性	细腻度	
1	0.2	1.50	0.4	9	0.9	8	5	5	18
2	0.3	2.25	0.8	14	0.7	10	10	10	30
3	0.4	3.00	0.1	8	0.5	8	20	20	48
4	0.5	1.00	0.5	13	0.3	9	15	10	34
5	0.6	1.75	0.9	7	0.1	8	5	10	23
6	0.7	2.50	0.2	12	1	8	15	20	43
7	0.8	3.25	0.6	6	0.8	8	15	15	38
8	0.9	1.25	1	11	0.6	8	15	5	28
9	1.0	2.00	0.3	5	0.4	9	15	15	39
10	1.1	2.75	0.7	10	0.2	10	20	15	45

④数据处理与分析。以综合得分为指标，以各因素为变量，利用 SPSS 统计分析软件，对数据进行多元线性回归，得线性回归方程：$Y=10.055+16.364X_1+7.636X_2-20.455X_3+1.545X_4-10.455X_5$，复相关系数 $R^2=0.941$，F 检验 $P<0.05$，方程有显著意义。把处方中各成分量代入回归方程，求得各处方的理论值，对理论值与实测值进行 t 检验，结果无显著性差异，说明方程拟合度高。实验结果的方差分析见表 9－1－4。

表 9－1－4　回归方程方差分析表

变异来源	平方和	自由度	均方	F 值	P 值
回归	813.000	5	162.600	12.654	0.015
残差	51.400	4	12.850		
总变异	864.400	9			

分析回归方程，在试剂条件综合范围内，综合得分与三乙醇胺、丙二醇和甘油用量呈正相关，与氢化蓖麻油和卡波姆的用量呈负相关。综合考虑凝胶基质的黏度、酸碱度、均匀细腻度、涂展性及外观等性质，在考察范围内，基质各组分质量配比定为：三乙醇胺（X_1）：丙二醇（X_2）：氢化蓖麻油（X_3）：甘油（X_4）：卡波姆（X_5）=0.4∶3∶0.1∶8∶0.5。为证明此结果的可靠性，对该配方进行实验验证。

⑤验证实验。按照上述优选基质配比进行3次重复实验，对制得的样品进行多项指标检测，结果见表9-1-5。结果表明产品的均匀性、涂展性、黏度均较好，符合要求，且3批样品的重复性高，说明本书优选的艾纳香晒后修护睡眠面膜的基质处方工艺可行，质量可靠。

表9-1-5　艾纳香晒后修护睡眠面膜基质配方验证实验

实验编号	膏体外观	pH	耐寒实验	耐热实验	离心实验
1	均匀细腻	5.75	−10 ℃下24 h，恢复室温无分层现象	40 ℃下24 h，恢复室温无分层现象	4 000 r/min离心30 min，无分层现象
2	均匀细腻	5.60	−10 ℃下24 h，恢复室温无分层现象	40 ℃下24 h，恢复室温无分层现象	4 000 r/min离心30 min，无分层现象
3	均匀细腻	5.70	−10 ℃下24 h，恢复室温无分层现象	40 ℃下24 h，恢复室温无分层现象	4 000 r/min离心30 min，无分层现象

（4）结论

通过预选取几种基质进行预实验筛选，得到初级基质配方，在此基础上，利用均匀设计法进行面膜基质配比优化试验。以黏度、涂展性、均匀性的综合得分为评价指标，用SPSS统计分析软件对实验数据进行多元线性回归分析，对基质配比进行优选，得到最佳配比的面膜光洁细腻，均匀性、涂展性均较好，黏度、酸碱度符合要求且质量稳定。

二、艾纳香晒后修护霜

艾纳香用途广泛，可在香精、香料、化妆品等工业中使用，但艾纳香终端产品品种缺乏，拉动效果差，产业化水平低，开发功能性产品的不同剂型极其重要。因此，以中医理论为指导，结合海南黎族民间验方，通过大量单因素试验和正交设计试验优化，确定了艾纳香晒后修护霜的配方及工艺，完善艾纳香产业链，提高芳香药用植物产品的国内、国际竞争力。

配方筛选研究

1. 材料与仪器试药

（1）材料

艾纳香油，甘油，卡波姆，氢化聚癸烯，尼泊金丙酯，二甲基硅油，山梨醇酐单硬脂酸酯，Arlacel165，聚氧乙烯失水山梨醇脂肪酸酯，氢化蓖麻油，硬脂酸，乳木果油，维生素E，霍霍巴油，尼泊金甲酯，三乙醇胺，1,3-丁二醇，透明质酸，杰马BP。

（2）仪器试药

电热恒温水浴锅，旋转黏度计，高速台式离心机，pH计，精密增力电动搅拌机，电热鼓风干燥箱，电子分析天平（千分之一），全自动正直多功能显微镜。

2. 方法与结果

（1）初级配方

乳剂型基质常分为水包油型和油包水型，其不阻止皮肤表面分泌物的分泌和水分的蒸发，对皮肤的正常功能影响很小，该类基质特别是水包油型基质中药物的释放和透皮吸收较快。经前期大量预试验，初步筛选出艾纳香晒后修护霜的成分（表 9-1-6）。

表 9-1-6　艾纳香晒后修护霜初选成分表

相别	成分	功效
A 相	硬脂酸	分散剂
	1618 醇	润滑剂
	山梨醇酐单硬脂酸酯	乳化剂
	聚氧乙烯失水山梨醇脂肪酸酯	乳化剂
	Arlacel165	乳化剂
	乳木果油	营养添加剂
	维生素 E	抗氧剂
	二甲基硅油	保湿剂
	氢化聚癸烯	润肤剂
	白油	保湿剂
	霍霍巴油	抗氧剂
	尼泊金甲酯	防腐剂
	尼泊金丙酯	防腐剂
B 相	去离子水	溶剂
	甘油	保湿剂
	1,3-丁二醇	保湿剂
	卡波姆	凝胶基质
	透明质酸	保湿剂
C 相	三乙醇胺	中和剂
D 相	杰马 BP	防腐剂
E 相	艾纳香油	功能添加剂

（2）制备工艺

按比例称取各组分。先将 A 相成分混合，加热溶解完全。B 相成分混合后，静置溶胀完全。C 相与 D 相溶解在少量水中。A 相溶解完成后倒入加热至 80 ℃的 B 相中，搅拌均质 5 min，继续保温搅拌 30 min 后降温，温度达到 50 ℃时，加入 C 相，搅拌到一定稠度后加入 D 相，搅拌降温，降至 30 ℃时，加入艾纳香油，继续搅拌，混合均匀和静置过夜后即得艾纳香晒后修护霜。

（3）正交设计法工艺优化

①考察指标的评价方法。化妆品稳定性研究是设计化妆品配方时首先需要考虑的。为了让修护霜在储存、使用过程中保持性能稳定，不发生物理化学变化，不出现渗油、析水、粗粒、破乳等现象，用正交试验优选修护霜的基质组成，以离心分层时间为稳定性评测指标，对实验结果进行统计分析。

②正交设计试验影响因素筛选。三乙醇胺对艾纳香晒后修护霜 pH 的影响：晒后修护霜是膏霜类化妆品，根据国家化妆品检测标准，这种产品的 pH 在 4～9 均符合标准要求。三乙醇胺是酸碱度中和剂，对产品的酸碱度有一定的影响，它对所配制的艾纳香晒后修护霜的影响见图 9-1-1。三乙醇胺通过与卡波姆中的羧基中和，能够达到增稠和保湿的效果，和高级脂肪酸（硬脂酸）反应生成的三乙醇胺硬脂酸肥皂具有很好的乳化性能。但由于表面活性剂山梨醇酐单硬脂酸酯、聚氧乙烯失水山梨醇脂肪酸酯和 Arlacel165 具有增强乳化效果的作用，改变三乙醇胺的用量对整个膏霜体系的稳定性影响不

大，同时为确保制得的修护霜酸碱度、黏稠度适宜，故没有选取三乙醇胺作为乳化剂考察因素。

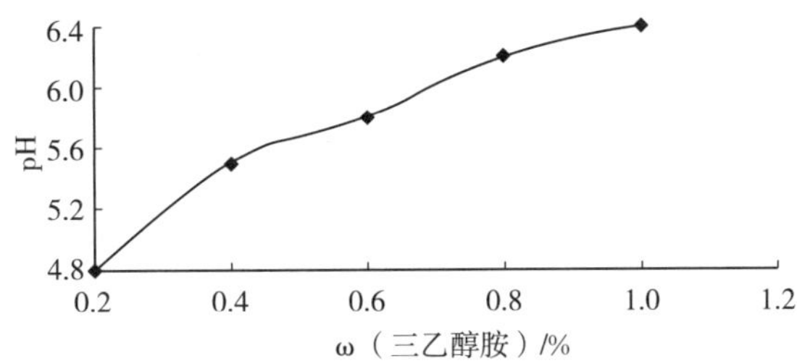

图 9-1-1　三乙醇胺用量对产品 pH 的影响

温度对产品性能的影响：在修护霜制备过程中，温度对产品的性能影响较大，在乳化过程中，温度较高有利于乳化，温度低时，乳化效果不好，温度为 80 ℃时效果较好，产品中未出现悬浮颗粒。膏霜类产品一般在 55～60 ℃开始凝固，膏霜体产品的乳化温度一般控制在高于凝固点的 10～15 ℃，为获得准确的乳化温度，选取 70 ℃、75 ℃和 80 ℃为考察点。加入防腐剂、艾纳香油、维生素 E 油时，温度控制在45～55 ℃为宜，温度过高将导致部分营养成分挥发，可能使产品的色泽加深，温度过低则产品的稳定性受到影响，有些成分不能融入体系，不能发挥作用，故选定 50 ℃。

保湿剂的选择：保湿剂不仅是护肤类化妆品的必备原料，还是决定一种化妆品品质优劣的关键因素。常用的保湿剂有甘油、1,3-丁二醇等多元醇。甘油是较常用的保湿剂，刺激性较小，1,3-丁二醇具有较好的促皮肤吸收功能，且对药物的溶解性较甘油好，透明质酸是国际公认的天然保湿因子，使用单一的保湿剂往往达不到理想的效果，故选取甘油、1,3-丁二醇和透明质酸配合使用。

配方用量的确定：艾纳香晒后修护霜是依据植物化妆品的优势、艾纳香的药效作用和乳剂类型的特点研制出的 O/W 型霜剂，其基质外相含较多量水，在储存过程中可能发生霉变，需加入防腐剂，另外其水分也易蒸发失散，使修护霜变硬，需加入保湿剂，才能有效发挥修护受损肌肤、补充肌肤营养成分等功效。根据文献资料和前期的实验结果，选取对成品稳定性影响大的油相组成（*A*）、乳化剂（*B*）和乳化温度（*C*）为可变因素，每个因素考察 3 个水平，具体见表 9-1-7，其中将水相定为固定相以减少实验次数。

表 9-1-7　艾纳香晒后修护霜正交设计试验因素及水平表

水平	*A*（油相）ω/%							*B*（乳化剂）ω/%			*C*（温度）/℃
	硬脂酸	白油	霍霍巴油	乳木果油	氢化聚葵烯	二甲基硅油	鲸蜡硬脂醇	山梨醇酐单硬脂酸酯	聚氧乙烯失水山梨醇脂肪酸酯	Arlacel165	乳化温度
1	1.5	5.0	3.0	1.0	5.0	1.5	1.5	0	0.5	0	70
2	3.0	6.0	3.5	1.5	6.0	2.5	3.0	1.2	1.0	1.0	75
3	4.5	7.0	4.0	2.0	7.0	3.5	4.5	1.2	1.5	1.0	80

正交试验设计与结果：结合处方工艺和实验安排表制得成品，选用 4 因素 3 水平 $L_9(3^4)$ 表进行实验，结果见表 9-1-8，方差分析结果见表 9-1-9。

表 9-1-8　正交试验安排及结果

编号	因素				考察指标（离心分层时间）/min
	A	*B*	*C*	*D*	
1	1	1	1	1	30
2	1	2	2	2	13
3	1	3	3	3	60
4	2	1	2	3	22

（续）

编号	因素				考察指标（离心分层时间）/min
	A	*B*	*C*	*D*	
5	2	2	3	1	18
6	2	3	1	2	48
7	3	1	3	2	38
8	3	2	1	3	6
9	3	3	2	1	45
Ⅰ	34.333	30.000	28.000		
Ⅱ	29.333	12.333	26.667		
Ⅲ	29.667	51.000	38.667		
R	5.000	38.667	12.000		

注：*D* 为空白列，用于判断实验结果是否由误差引起。

表 9-1-9 方差分析结果

方差来源	偏差平方和	自由度	*F* 比	*F* 临界值	显著性
因素 A	46.889	2	2.319	19.000	>0.05
因素 B	2 248.222	2	111.177	19.000	<0.05
因素 C	259.556	2	12.835	19.000	>0.05
误差	20.22	2			

从表中数值可以看出，3 号试验的稳定性最好；通过极差 *R* 值的比较，影响实验结果的因素主次顺序为 *B*>*C*>*A*，方差分析表显示因素 *B* 对稳定性有显著性差异，混合的乳化剂优于单一的乳化剂，最优方案为 $A_1B_3C_3$，艾纳香晒后修护霜最优配方表见表 9-1-10。另外，因素 *B* 对稳定性有显著性影响，混合的乳化剂优于单一的乳化剂。

表 9-1-10 艾纳香修护霜最佳配方表

成分名	功效	质量分数/%
硬脂酸	分散剂	1.5
1618 醇	润滑剂	1.5
山梨醇酐单硬脂酸酯	乳化剂	1.2
聚氧乙烯失水山梨醇脂肪酸酯	乳化剂	1.5
Arlacel165	乳化剂	1
乳木果油	营养添加剂	1
维生素 E	抗氧剂	0.3
二甲基硅油	保湿剂	1.5
氢化聚葵烯	润肤剂	5
白油	保湿剂	5
霍霍巴油	抗氧剂	3
尼泊金甲酯	防腐剂	0.15
尼泊金丙酯	防腐剂	0.1
杰马 BP	防腐剂	0.1

（续）

成分名	功效	质量分数/%
去离子水	溶剂	66.49
甘油	保湿剂	5
1,3-丁二醇	保湿剂	5
卡波姆	凝胶基质	0.25
透明质酸	保湿剂	0.05
三乙醇胺	中和剂	0.33
艾纳香油	营养添加剂	0.03

（4）验证试验

①稳定性实验。将约 5 g 修护霜置于 10 L 试管中，在－15 ℃恒定温度的冰箱内放置 24 h 后，再转入 45 ℃的恒温箱中放置 24 h，观察修护霜的外观变化。结果显示，经耐温、耐寒试验后，所有的成品修护霜外观均未出现分层、乳析、破裂等现象，说明用该工艺制得的产品耐温、耐寒稳定性较好。

称取修护霜约 5 g 置于 10 mL 试管内，置于离心机中以 4 000 r/min 离心 1 h，观察修护霜分层情况。结果表明，经离心试验后，所测修护霜没有出现分层、破乳、粗粒等异常现象，表明用该工艺制得的产品离心稳定性较佳。

②粒子均匀性考察。用玻璃棒取适量艾纳香晒后修护霜置于载玻片上，盖好盖玻片后压平，参照有关文献方法，用显微镜观察修护霜的粒子分布状况，结果显示在 40 倍数和 20 倍数下，视野范围内粒子分布均匀，粒度小，乳化完全，说明用该工艺制得的产品粒子均匀性好（图 9－1－2）。

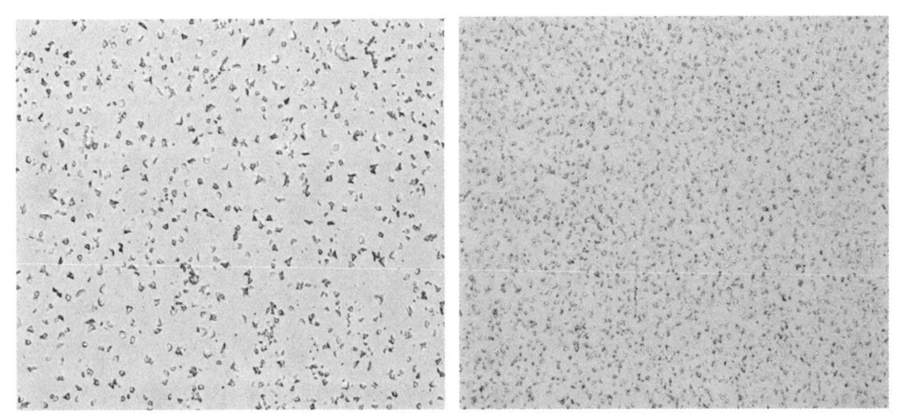

图 9－1－2 艾纳香晒后修护霜乳化粒子形貌

A. 40 倍显微镜下粒子形貌 B. 20 倍显微镜下粒子形貌

（5）结论

以艾纳香提取物为功能性原料添加到化妆品中，采用正交设计法，以离心分层时间为稳定性评测指标，优选晒后修护霜的配方用量，经验证与质量评价实验，用该配方制得的艾纳香晒后修护霜膏体均匀细腻，稳定性能与粒子均匀性好，质量标准均符合国家化妆品卫生指标要求。

三、艾纳香鼻清爽

生活中，越来越多的人受各种原因影响，出现鼻部不适，如海南雨水较多、空气潮湿，易导致人们鼻部不适，据问卷调查，70%鼻部不适的黎族人目前无法根本性解决问题，市场上销售的鼻部通透剂多为贴剂和喷雾剂。贴剂粘贴在鼻部，易导致鼻部皮肤毛孔粗大，且胶质易损伤皮肤；喷雾剂在使用时，喷头要对准鼻腔，用起来不方便，且不易控制用量，针对这种情况，课题组根据艾粉开窍醒神、清热止痛等功效，研发艾纳香鼻清爽，可缓解消费者鼻部的不适。

（一）配方筛选

1. 材料与仪器试药

（1）材料

艾粉，甘油，卡波姆，薄荷醇，氢化蓖麻油，乙醇，尼泊金甲酯，三乙醇胺，1,3-丁二醇，透明质酸，杰马 BP。

（2）仪器试药

电热恒温水浴锅，旋转黏度计，高速台式离心机，pH 计，精密增力电动搅拌机，电热鼓风干燥箱，电子分析天平（千分之一），全自动正直多功能显微镜。

2. 方法与结果

（1）初级配方及制备工艺

①初级配方。通过查找文献了解艾粉的物理化学性质和常用凝胶型产品的原料性质，结合大量的预试验，得到艾纳香鼻清爽凝胶剂的初步配方（表 9-1-11）。

表 9-1-11　艾纳香鼻清爽凝胶剂初级产品配方表

成分名称	功效作用	质量分数/%
去离子水	溶剂	81.65
丙三醇	保湿剂	8.00
卡波姆	凝胶基质	0.30
透明质酸	保湿剂	0.05
1,3-丁二醇	保湿剂	5.00
尼泊金甲酯	防腐剂	0.10
杰马 BP	防腐剂	0.20
三乙醇胺	中和剂	0.50
氢化蓖麻油	加溶剂	0.50
艾粉	营养添加剂	0.50
薄荷醇	促渗剂	0.20
乙醇	溶剂	3.00

②制备工艺。按表 9-1-11 中确定的质量比例称取各成分。先将卡波姆分散于含有丙三醇和透明质酸的去离子水中，静置过夜，使其充分溶胀，记为 A 相。称取处方量的 1,3-丁二醇和尼泊金甲酯，在 60 ℃下加热溶解，记为 B 相。将溶解好的 B 相加入 A 相，搅拌均匀后加入杰马 BP，混合后，添加三乙醇胺搅匀，制成三乙醇胺凝胶，记为 C 相。另将薄荷醇、艾粉、氢化蓖麻油溶解在乙醇中，溶解完成后加入 C 相，搅拌均匀，静置过夜，即制成艾纳香鼻清爽凝胶剂。

（2）均匀设计法工艺优化

凝胶基质配方研究是凝胶型化妆品研究的基础，也是化妆品研究的核心内容，各种基质的配比和配伍是制备优良凝胶型化妆品的关键。在预试验的基础上，选择对基质影响较大的几种原料为考察因素，分别为卡波姆（X_1）、三乙醇胺（X_2）、甘油（X_3）、艾粉（X_4）、氢化蓖麻油（X_5）5 个可变因素，其中每个因素取 5 个水平。以艾纳香鼻清爽的保湿性和外观（润滑性、涂展性、细腻度）为考察指标，采用均匀设计法中的拟水平法优化基质处方，确定的因素和水平见表 9－1－12。

表 9－1－12　艾纳香鼻清爽凝胶剂均匀设计试验因素及水平表

水平	X_1（卡波姆）/g	X_2（三乙醇胺）/g	X_3（甘油）/g	X_4（艾粉）/g	X_5（氢化蓖麻油）/g
1	0.1	0.5	2	0.3	0.1
2	0.2	0.6	4	0.4	0.2
3	0.3	0.7	6	0.5	0.3
4	0.4	0.8	8	0.6	0.4
5	0.5	0.9	10	0.7	0.5

（3）均匀设计试验考察指标的评价方法

①润滑细腻度。参考艾纳香晒后修护睡眠面膜的光滑细腻度评价方法。

②涂展性。参考艾纳香晒后修护睡眠面膜的涂展性评价方法。

③保湿性。将饱和氯化铵溶液和饱和碳酸钾溶液分别置于密封的容器中，再将 2 个密封容器置于 25 ℃的恒温箱中，使 2 个密封容器内的相对湿度分别为 80%和 43%。精确称取凝胶剂 5.0 g 置于圆形容器中，再分别放置到上述 2 种不同相对湿度的密封容器内，48 h 后精密称定各试样的质量，比较放置前后的质量差，按式 9－1 求出保湿率。

$$保湿率=(m_2-m_1)/(m_1-m_0)\times100\% \qquad (9-1)$$

式中，m_0 为圆形容器的质量；m_1 为凝胶剂放置前的质量；m_2 为凝胶剂放置后的质量。

相对湿度（RH）差以 80%RH 与 43%RH 条件下的保湿率之差表示。

④试验设计与结果。选用 U_{11}（11^{10}）均匀设计表安排试验，按基质制备方法进行制备。试验设计及结果见表 9－1－13。

表 9－1－13　艾纳香鼻清爽凝胶剂基质均匀设计及结果

实验号	X_1	X_2	X_3	X_4	X_5	外观总分	80% RH	43% RH	RH 差
1	0.1	0.5	4	0.5	0.4	36	11.246	9.862	1.384
2	0.1	0.6	6	0.7	0.2	25	−1.792	−1.558	−0.234
3	0.2	0.7	10	0.4	0.5	59	18.756	14.667	4.089
4	0.2	0.8	2	0.7	0.3	21	15.296	15.975	−0.679
5	0.3	0.9	4	0.4	0.1	15	1.823	3.419	−1.596
6	0.3	0.5	8	0.6	0.5	54	−0.299	−4.224	3.925
7	0.4	0.6	10	0.3	0.3	42	6.089	3.657	2.432
8	0.4	0.7	2	0.6	0.1	13	7.438	9.450	−2.012
9	0.5	0.8	6	0.3	0.4	46	−4.172	−7.245	3.073
10	0.5	0.9	8	0.5	0.2	26	4.073	3.313	0.724

将实验测得的结果输入计算机，利用 SPSS 统计分析软件分别对外观和保湿性进行多元回归分析，结果外观综合评分的回归方程为 $Y=10.204+5.669X_1-8.345X_2+1.681X_3-11.866X_4+78.275X_5$，复相关系数 $R=0.991$，F 检验 $P<0.01$，方程有极其显著意义。保湿性回归方程：$Y=-4.613+2.306X_1+0.277X_3+11.301X_5$，复相关系数 $R=0.994$，F 检验 $P<0.01$，方程有极其显著意义。把处方中各成分量代入回归方程，求得各处方的理论值，对理论值与实测值进行 t 检验，结果无显著性差异，说明方程拟合度高。实验结果的方差分析见表 9－1－14。

表 9-1-14 方差分析结果

指标	变异来源	平方和	自由度	均方	F 值	P 值
外观	回归	2 309.5	5	461.9	43.371	0.001
	残差	42.6	4	10.65		
	总变异	2 352.1	9			
保湿性	回归	44.162	3	14.721	164.064	0.000
	残差	0.538	6	0.09		
	总变异	44.7	9			

上述回归方程表明，在试验条件分析范围内，艾纳香鼻清爽凝胶剂的外观与卡波姆、甘油和氢化蓖麻油成正相关，与三乙醇胺和艾粉的用量成负相关，其保湿性与卡波姆、甘油和氢化蓖麻油的用量成正相关，综合考虑基质的保湿性、均匀细腻性、涂展性和润滑性等性质，在实验条件分析范围内优化基质比例，将基质各组成配比定为卡波姆（X_1）：三乙醇胺（X_2）：甘油（X_3）：艾粉（X_4）：氢化蓖麻油（X_5）＝0.5：0.5：10：0.3：0.5。

（4）验证试验

为证明由最佳基质组合制得的艾纳香鼻清爽工艺稳定、重现性好，对艾纳香鼻清爽进行验证试验。

①稳定性实验。将约 5 g 艾纳香鼻清爽置于 10 ml 试管中，在－15 ℃恒定温度的冰箱内放置 24 h 后，再转入 45 ℃的恒温箱中放置 24 h，观察艾纳香鼻清爽的外观变化。结果显示，经耐温、耐寒试验后，所有的成品艾纳香鼻清爽外观均未出现分层、乳析、破裂等现象，说明用该工艺制得的产品耐温、耐寒稳定性较好。

称取艾纳香鼻清爽约 5 g 置于 10 mL 试管内，置于离心机中以 4 000 r/min 离心 1 h，观察修护霜分层情况。结果表明，经离心试验后，所测鼻清爽没有出现分层、破乳、粗粒等异常现象，表明用该工艺制得的产品离心稳定性较佳。

②粒子均匀性考察。用玻璃棒取适量艾纳香鼻清爽置于载玻片上，盖好盖玻片后压平，参照有关文献方法，用显微镜观察修护霜的粒子分布状况，结果显示在×40、×20 倍数下，视野范围内粒子分布均匀、粒度小、分布均匀，说明用该工艺制得的产品粒子均匀性好。

③外观性状观察。按照优选工艺进行 3 次重复试验，采用 NDJ－1 型旋转式黏度计测定成品的黏度，选择转子（×100），读数与转子乘积即为黏度数；采用 PHS－25 型酸度计测定成品的酸碱度；并观察评价成品的气味和色泽。粒子小而均匀，酸碱度、黏度均符合要求，色泽自然、气味清新，容易被消费者接受，而且重现性好，结果见表 9－1－15。

表 9-1-15 艾纳香鼻清爽基质配方验证实验

试验编号	pH	黏度	气味	色泽	外观	保湿性、涂展性
1	5.55	75 000	芳香、清新	淡绿、晶莹剔透	均匀细腻	滋润且易于延展
2	5.60	7 500	芳香、清新	淡绿、晶莹剔透	均匀细腻	滋润且易于延展
3	5.52	78 000	芳香、清新	淡绿、晶莹剔透	均匀细腻	滋润且易于延展

3. 结论

采用均匀设计中的拟水平法，以保湿性和外观（润滑性、涂展性、细腻度）为评价指标，进行艾纳香鼻清爽基质用量配比的优选，根据由回归方程得出的优化结果制得的艾纳香鼻清爽凝胶剂晶莹剔透，均匀性、涂展性、润滑性均较好，同时具有优良的保湿性能。

（二）卫生学指标研究

近年来，随着人们生活质量的提高，对护肤品的需求越来越多，且越来越精，随之而来的是色彩缤纷、数量众多的护肤品充裕着我国化妆品市场。为保证药妆品使用时的安全性，防止药妆品对人体产生近期危害或潜在的远期危害，在投放市场前，需对药妆品进行卫生指标的检测。本章采用国际标准法和文献参考法，检测以上 3 种艾纳香药妆品实验产品的微生物含量，使其达到《化妆品卫生标准》(GB 7916—1987)，确保可用性。

1. 材料与仪器试药

（1）材料

艾纳香晒后修护睡眠面膜、艾纳香晒后修护霜、艾纳香鼻清爽、SCDLP 液体培养基、双倍乳糖胆盐培养基、甘露醇发酵培养基、Baird Parker 平板、卵磷脂、吐温 80－营养琼脂培养基、0.5%氯化三苯基四氮唑（TTC)、十六烷基三甲基溴化铵培养基、甘露醇发酵培养基、血琼脂培养基、乙酰胺培养基、伊红美兰琼脂、吐温 80、液体石蜡、蛋白胨水，氯化钠。

（2）仪器试药

恒温培养箱，无菌超净工作台，电子分析天平（千分之一），全自动正直多功能显微镜。

2. 试验方法

（1）供检样品检液的制备

艾纳香晒后修护睡眠面膜、艾纳香鼻清爽实验样品：称取 10 g，加到装有玻璃珠及 90 mL 灭菌生理盐水的三角瓶中，充分振荡混匀，静置 15 min。用其上清液作为 1∶10 的检液。

艾纳香晒后修护霜实验样品：称取 10 g，放到灭菌的研钵中，加 10 mL 灭菌液体石蜡，研磨成黏稠状，再加入 10 mL 灭菌吐温 80 研磨，待溶解后，加 70 mL 灭菌生理盐水，在 40～44 ℃水浴中充分混合，制成 1∶10 检液。

（2）菌落总数测定

测定方法和计数方法参考《化妆品安全技术规范》中相关方法。

（3）粪大肠杆菌的检测

检查方法参考《化妆品安全技术规范》中相关方法。

（4）金黄色葡萄球菌的检测

检查方法参考《化妆品安全技术规范》中相关方法。

（5）铜绿假单胞菌的检测

检查方法参考《化妆品安全技术规范》中相关方法。

（6）霉菌和酵母菌测定

测定方法和计数方法参考《化妆品安全技术规范》中相关方法。

（7）结果与分析

3 种艾纳香药妆品微生物检验结果如表 9－1－16 所示。

表 9－1－16　3 种艾纳香药妆品微生物检验结果

检查项目	国家标准要求	检测结果		
		艾纳香晒后修护睡眠面膜	艾纳香晒后修护霜	艾纳香鼻清爽
菌落总数/（个/g）	≤1 000	未检出	未检出	未检出
粪大肠杆菌	不得检出	未检出	未检出	未检出
铜绿假单胞菌	不得检出	未检出	未检出	未检出
金黄色葡萄球菌	不得检出	未检出	未检出	未检出

从表可知，制得的 3 种艾纳香药妆品不含有致病菌，符合国家化妆品卫生标准，可以使用。

3. 结论

依据国际标准法，检测了艾纳香晒后修护睡眠面膜、艾纳香晒后修护霜、艾纳香鼻清爽实验产品中菌落总数、粪大肠杆菌、铜绿假单胞菌和金黄色葡萄球菌四大指标，结果均未检测出，符合国家化妆品卫生标准。

（三）安全性评价研究

植物药妆品在研发过程中最重要的就是保证安全有效，作为人们每天使用的生活用品，药妆品在上市之前，要确保其安全无毒、功效显著，这也是植物药妆品获得广大消费者信任的前提。本章采用国际标准法和文献参考法，评价 3 种艾纳香药妆品实验产品的安全性，使其达到国家化妆品安全性标准《护肤啫喱》（QB/T 2874—2007）的要求，确保 3 种艾纳香药妆品可安全使用。

1. 材料与仪器试药

艾纳香晒后修护睡眠面膜、艾纳香晒后修护霜、艾纳香鼻清爽，新西兰大耳白家兔，雌雄各半，体重 2.0～2.5 kg（质量合格证号 4300520597，由湖南省长沙市天勤生物有限公司提供）。

2. 方法

（1）皮肤刺激性试验方法

取 8 只白色家兔，雌雄各半，随机分配 2 组，试验前 24 h 将家兔背部脊柱左、右两侧被毛剪掉，去毛范围各约为 3 cm×3 cm。取待测的 3 种艾纳香药妆品约 0.5 g 分别直接涂在左侧皮肤上，然后用 2 层纱布和 1 层玻璃纸覆盖，再用无刺激性胶布和绷带固定。右侧皮肤作为对照。每次敷用 4 h 后，观察家兔皮肤反应，用温水清除给药部位的残留受试物。连续给药 7 d，每天 1 次。在最后一次清除待测试验样品后的 1、24、48、72 h 观察并记录涂抹部位皮肤是否有红斑、水肿、色素等刺激现象，按表 9－1－17 确定皮肤刺激反应级数及评分，皮肤刺激性强度的评价标准见表 9－1－18。末次观察后，将实验区和对照区皮肤制成蜡块，切片后脱蜡并进行 HE 染色，最后在显微镜下观察兔子皮肤病理学变化。

表 9－1－17　皮肤刺激反应评分标准

红斑	评分	水肿	评分
无红斑	0	无水肿	0
勉强可见红斑	1	勉强可见水肿	1
明显红斑	2	皮肤隆起轮廓清楚	2
重度红斑	3	皮肤隆起约 1 mm	3
水肿性红斑	4	皮肤隆起超过 1 mm	4

表 9－1－18　皮肤刺激性强度评价标准

积分均值	强度
0～0.5	无刺激性
0.5～2.0	轻刺激性
2.0～6.0	中刺激性
6.0～8.0	强刺激性

(2) 皮肤光毒性试验方法

选用 4 只白色家兔进行正式试验，试验前，白色家兔在实验动物房适应 5 d。进行正式的光毒试验前约 24 h，将动物脊柱两侧的皮肤去毛，保证试验部位皮肤完好，无损伤及异常情况。准备 4 块去毛区（图 9-1-3），每块去毛区面积约为 2 cm×2 cm。将动物固定，按表 9-1-19 所示，在家兔去毛区 1 和去毛区 2 涂敷 0.2 g 艾纳香药妆品样品。所用艾纳香药妆品样品浓度不能引起皮肤刺激反应（通过预试验确定），约 30 min 后，左侧（去毛区 1 和去毛区 3）用铝箔纸覆盖，并用胶带固定，右侧用 UVA 照射 1 h。结束后分别于 1、24、48、72 h 观察并记录皮肤反应，根据表 9-1-20 判定每只动物皮肤反应评分。单纯涂艾纳香药妆品样品而未经照射的区域未出现不良反应，涂艾纳香药妆品样品后经照射的区域出现皮肤反应分值之和为 2 或 2 以上的家兔数为 1 只或 1 只以上时，判为艾纳香药妆品具有光毒性。

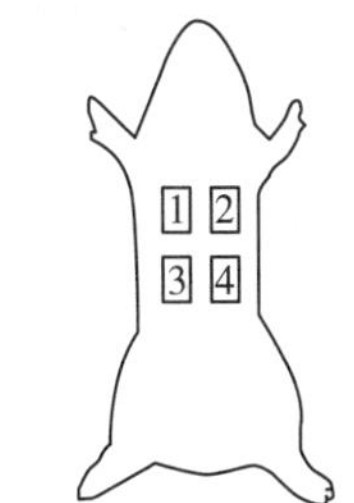

图 9-1-3 白色家兔皮肤去毛区位置示意图

表 9-1-19 白色家兔去毛区的试验安排

去毛区编号	试验处理
1	涂受试物，不照射
2	涂受试物，照射
3	不涂受试物，不照射
4	不涂受试物，照射

表 9-1-20 皮肤刺激反应评分标准

红斑	评分	水肿	评分
无红斑	0	无水肿	0
勉强可见红斑	1	勉强可见水肿	1
明显红斑	2	皮肤隆起轮廓清楚	2
重度红斑	3	皮肤隆起约 1 mm	3
水肿性红斑	4	皮肤隆起超过 1 mm	4

(3) 人体斑贴试验方法

①受试者的选择。选择 18～30 岁符合试验要求的志愿者作为受试对象。不能选择有下列情况者作为受试者：

在近 1 周内使用抗组胺药或近 1 个月内使用免疫抑制剂者；

近 2 个月内受试部位应用过任何抗炎药物者；

受试者患有炎症性皮肤病临床尚未愈者；

胰岛素依赖性型的糖尿病患者；

正在接受治疗的哮喘或患有其他慢性呼吸系统疾病的患者；

在近 6 个月内接受抗癌化疗者；

具有免疫缺陷或自身免疫性疾病患者；

哺乳期或妊娠期妇女；

双侧乳房被切除及双侧腋下淋巴结切除者；

皮肤待试部位由于存在瘢痕、色素、萎缩、鲜红斑痣或其他瑕疵而影响试验结果的志愿者；

参加其他临床试验的研究者；

体质高度敏感的志愿者；

非志愿参加者或不能按试验要求完成规定的内容者。

②斑贴试验方法。选合格受试者 30 名。以其前臂屈侧作为受试的部位，面积约为 5cm×5cm，保持受试部位干燥，避免接触其他外用制剂。将艾纳香药妆品试验样品约 0.3 g 每天 2 次均匀涂于受试部位，连续 7 d，同时观察皮肤的反应，按表 9-1-21 皮肤反应分级标准记录反应结果。

表 9-1-21 开放型斑贴试验皮肤反应评判标准表

反应程度	评分等级	皮肤反应
−	0	阴性反应
±	1	微弱红斑、皮肤干燥、皱褶
+	2	红斑、水肿、丘疹、风团、脱屑、裂隙
++	3	明显红斑、水肿、水疱
+++	4	重度红斑、水肿、大疱、糜烂、色素沉着或色素减退、痤疮样

③斑贴试验结果报告。在 30 例受试者中，若有 1 级皮肤不良反应 5 例（含 5 例）以上，2 级皮肤不良反应 2 例（含 2 例）以上，或出现任何 1 例 3 级或 3 级以上皮肤不良反应 1 例（含 1 例）以上，则可判定人体对受试物有明显不良反应。

（4）结果与分析

①皮肤刺激性观察结果。3 种艾纳香药妆品样品皮肤刺激性观察结果见表 9-1-22。

表 9-1-22 3 种艾纳香药妆品样品皮肤刺激性观察结果

试验样品	得分			
	1 h	2 h	3 h	4 h
艾纳香晒后修护睡眠面膜	0	0	0	0
艾纳香晒后修护霜	0	0	0	0
艾纳香鼻清爽	0	0	0	0

根据皮肤刺激性强度评价标准可以看出，在动物皮肤给药期间，3 种艾纳香药妆品样品涂抹在试验动物上，均未出现水肿、红斑、糜烂等刺激症状。皮肤组织病理学检查结果表明（图 9-1-4），空白对照组与 3 种艾纳香药妆品样品试验组的动物皮肤组织结构清晰，表皮角化层均未见角化过度或角化不全，基底层未见增厚、液化等病变，棘层未见增厚、变薄或松懈等病变，即表皮层结构完整，未见明显病变。真皮内有较多毛囊和皮脂腺组织，结构清晰，未见水肿和炎症发生。真皮内血管壁结构正常，未见血管充血和血栓形成现象。证实所确定的 3 种艾纳香药妆品样品对家兔皮肤均无毒、无刺激。

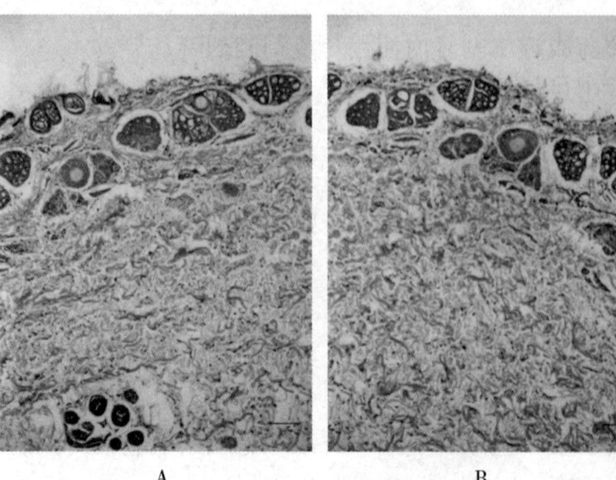

A　　B

图 9-1-4 艾纳香药妆品样品皮肤刺激性试验组织病理学照片（HE 染色，×100）

A. 空白对照组　B. 艾纳香试验组

②皮肤刺激性观察结果。3 种艾纳香药妆品样品皮肤光毒性观察结果见表 9-1-23。

表 9-1-23　3 种艾纳香药妆品样品皮肤光毒性观察结果

试验样品	皮肤反应积分															
	1 h				24 h				48 h				72 h			
	1	2	3	4	1	2	3	4	1	2	3	4	1	2	3	4
艾纳香晒后修护睡眠面膜	0	0	0	0	0	0	0	0	0	0	0	0	0	0	0	0
艾纳香晒后修护霜	0	0	0	0	0	0	0	0	0	0	0	0	0	0	0	0
艾纳香鼻清爽	0	1	0	0	0	0	0	0	0	0	0	0	0	0	0	0

根据表 9-1-23，皮肤光毒性实验的皮肤刺激反应总积分值均小于 2，说明 3 种艾纳香药妆品均无皮肤光毒性。实验组皮肤刺激性试验组织病理学检测见图 9-1-5，与空白对照组相比，动物表皮角化层均未见角化过度或角化不全，基底层未见液化等病变，棘层未见增厚、增厚、变薄或松解等病变，即表皮各层结构完整，未见明显病变；真皮层组织未见水肿及炎症反应；毛囊、毛束等皮下附属器未见明显病变。

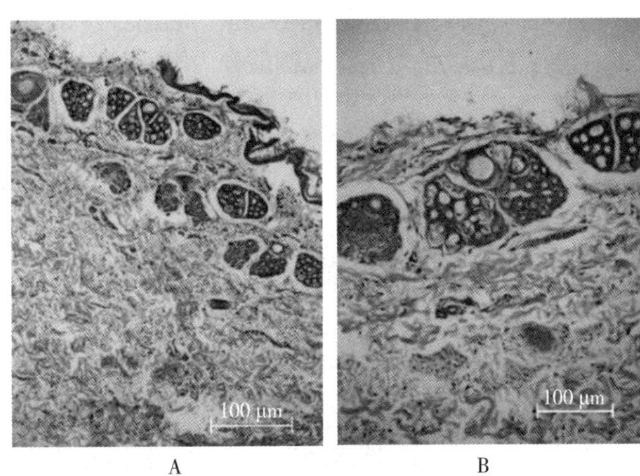

图 9-1-5　3 种艾纳香药妆品皮肤光毒性试验组织病理学照片（HE 染色，×100）
A. 空白对照组　B. 艾纳香试验组

③人体斑贴试验观察结果。3 种艾纳香药妆品人体斑贴试验观察结果见表 9-1-24。

表 9-1-24　3 种艾纳香药妆品人体开放性斑贴试验结果

受试物	受试人数	观察时间/d	斑贴试验不同反应人数				
			0 分	1 分	2 分	3 分	4 分
艾纳香晒后修护睡眠面膜			29	1	0	0	0
艾纳香晒后修复霜	30	7	28	2	0	0	0
艾纳香鼻清爽			30	0	0	0	0

由表 9-1-25 可见，在人体斑贴试验中，涂抹艾纳香晒后修护睡眠面膜的 30 名受试者中有 1 人出现 1 分情况，涂抹艾纳香晒后修复霜的 30 名受试者中有 2 人出现 1 分情况，涂抹艾纳香鼻清爽的 30 名受试者均得 0 分，从以上结果来看，艾纳香药妆品均不会引起皮肤的不良反应。

3. 结论

为了预防化妆品接触性皮炎的发生，降低化妆品引起皮肤不良反应的潜在可能性，明确化妆品是否会引起皮肤刺激性反应或接触性迟发型变态反应是最重要的切入点。本节根据国家化妆品标准，通过皮肤刺激性试验、皮肤光毒性试验和人体斑贴试验，确保了 3 种艾纳香药妆品的安全性。

四、艾纳香祛斑霜研制

现代人受到快节奏生活及环境污染等影响，体内的黑色素形成的酶代谢紊乱，导致色斑增多，美白祛斑型护肤化妆品的开发日趋活跃，产品销量与日俱增。目前市场上的美白祛斑护肤品有水、喷雾、凝胶、乳液、膏霜、面膜等多种剂型形式，剂型不同，作用特点亦不同，如美白祛斑水渗透吸收性好，但附着性较差，因而功效不持久；喷雾能使功效成分瞬间被吸收；面膜则注重短时强效的作用；乳液与膏霜因附着性强、涂展性好，可持久发挥护肤品美白祛斑的功效。因此，本节围绕艾纳香抗氧化、抗酪氨酸酶、修护皮肤损伤的作用，以其提取物为美白祛斑功效性添加剂，借助乳化膏霜载体，开发一种艾纳香祛斑型护肤品。

（一）配方筛选研究

1. 材料与仪器试药

（1）材料

C16－18 醇，单硬脂酸甘油酯，A165 乳化剂，丙二醇，尼泊金甲酯，尼泊金乙酯，三乙醇胺，卡波姆，乳木果油，丙三醇，维生素 E，角鲨烷，棕榈酸异丙酯，油溶性氮卓酮，透明质酸钠，艾纳香，去离子水。

（2）仪器试药

电热恒温水浴锅，旋转黏度计，高速台式离心机，pH 计，精密增力电动搅拌机，电热鼓风干燥箱，电子分析天平（千分之一）。

2. 方法

（1）艾纳香祛斑霜初级配方筛选

根据艾纳香提取物性质及化妆品原料属性，初步选取无油腻感、易涂展、防腐性能好、易保存、流变特性优良，且对皮肤及黏膜无刺激的卡波姆为增稠剂；采用丙三醇、丙二醇、透明质酸钠等作为保湿剂，其中，透明质酸钠是目前公认的理想的天然保湿因子，其保湿性能极佳，可增强保湿效果和降低使用油腻感；选取 C16－18 醇、乳木果油、棕榈酸异丙酯、角鲨烷等作为油性原料，所选油性原料安全、无刺激性，且滋润度良好，清爽、不黏腻，用于配方中可使制备出的产品具有较好的使用性。选择 A165 乳化剂为脂肪醇聚氧乙烯醚类阴离子乳化剂，其具有配伍性好、容易涂展、易渗透、肤感优异且在配方中稳定等特点。选取尼泊金甲酯和尼泊金乙酯复配作为防腐剂，此类防腐剂毒性较低、性质稳定，在宽 pH 范围内均有活性，对化妆品的色、味均不产生影响。经过配方原料选择与前期大量的预试验筛选，初步得到艾纳香祛斑霜的基础配方（表 9－1－25）。

表 9－1－25 艾纳香祛斑霜基础配方表

相别	原料名称	质量百分比/%
A 相（油相）	C16－18 醇	2
	乳木果油	3
	棕榈酸异丙酯	5
	角鲨烷	3
	单甘酯	0.5～3.5
	维生素 E	0.5
	A165 乳化剂	1～4
	尼泊金乙酯	0.1

（续）

相别	原料名称	质量百分比/%
B相（水相）	丙三醇	5～10
	丙二醇	2
	卡波姆	0.3
	三乙醇胺	0.12
	尼泊金甲酯	0.2
	去离子水	余量
C相	艾纳香油	0.08
	艾纳香提取物	3
	油溶性氮卓酮	0.5
	透明质酸钠	0.05

（2）制备工艺

将A、B两相分别置于85 ℃水浴锅中加热30 min，使固状物溶解，然后将B相缓慢加入A相中，使用搅拌机以1 000 r/min的转速搅拌35 min，后降温冷却至45 ℃时加入C相并低速搅拌至均匀，温度降至35 ℃时停止搅拌，出料。

（3）产品的感官评价及稳定性

采用对祛斑霜的试用感官评价与检测祛斑霜的最低透光率（稳定性）2种考察指标，结合对艾纳香祛斑霜的最佳配方及最佳工艺优化结果进行评定。

（4）产品的感官评价

对产品的感官评价指标分为铺展性、吸收性、滋润度、保湿性、爽滑感、稠度、细腻度7个方面，根据使用感觉的好坏，每个指标设1～10分，1～2分表示极差，3～4分表示较差，5～6分表示一般，7～8分表示较好，9～10分表示极好，最后将各指标评分乘以权重系数，所得值进行加和计算出的加权综合评分作为实验的考察指标。权重系数根据各指标对祛斑霜使用过程的影响程度设定（表9-1-26）。

表9-1-26 感官评价各指标权重系数

感官评价	铺展性	吸收性	滋润度	保湿性	爽滑感	稠度	细腻度
权重系数	0.140	0.150	0.145	0.160	0.145	0.135	0.125

（5）产品的乳化稳定性

乳化体越稳定，其透光率越低，故膏霜的乳化效果可通过测定可见光区的最低透光率来判断。检测方法：取0.1 g样品加入50 mL去离子水，于50 ℃下搅拌均匀，冷却至室温后，以水作参比，使用紫外-可见分光光度计测定其在380～800 nm的最低透光率。

（6）Box-Behnken设计筛选最优配方

在大量预试验的基础上，选择单硬脂酸甘油酯的用量（X_1）、A165乳化剂的用量（X_2）和甘油的用量（X_3）这3个对产品性质影响较为显著的因素，在3个水平上进行优化研究，以感官评价得分（Y）（Y_1）、最低透光率（T）（Y_2）作为评价指标安排试验。表9-1-27是Box-Behnken试验设计水平。

表 9-1-27　Box-Behnken 试验设计因素及水平

项目	水平		
	低（−1）	中（0）	高（1）
自变量			
单硬脂酸甘油酯的用量（X_1）/%	0.5	2	3.5
A165 乳化剂的用量（X_2）/%	1	2.5	4
甘油的用量（X_3）/%	5	7.5	10
因变量		目标值	
感官评价得分（Y）/分		最大	
最低透光率（T）/%		最小	

工艺。艾纳香提取物预处理：艾纳香功能叶阴干，粉碎，过 60 目筛。称取一定量艾纳香粉末，置于具塞三角瓶中，按照 1∶20 的料液比加入 75%乙醇，超声提取 2 次，每次 40 min，过滤合并两次滤液，在滤液中加入 5%（M/V）的活性炭，搅拌后静置 24 h 脱色，离心去除活性炭。使用旋转蒸发仪将滤液浓缩至一定体积（M/V 为 1.4）得到浅黄色的艾纳香提取液。将卡波姆溶胀在一定量的去离子水中，静置过夜，待用。再将透明质酸钠用 100 倍的去离子水完全溶解，待用。

制备过程：将 A、B 两相分别置于水浴锅中 85 ℃加热 30 min，待固状物溶解后，将 A 相缓慢加入 B 相中，使用搅拌机以 1 000 rpm 的转速搅拌 35 min，降温冷却至 45 ℃时加入 C 相并低速搅拌至均匀，待温度降低至 35 ℃时停止搅拌，出料。

3. 结果分析

（1）艾纳香祛斑霜配方的优化试验

Box-Behnken 设计试验安排及评价结果见表 9-1-28。

表 9-1-28　试验设计与效应值

序号	X_1	X_2	X_3	Y/分	T/%
1	1	0	−1	7	2.621
2	1	0	1	5.780	2.176
3	0	0	0	6.860	3.464
4	−1	0	1	9.290	7.149
5	0	1	1	8.015	3.668
6	0	0	0	7.455	3.513
7	−1	0	−1	8.725	4.444
8	−1	1	0	8.855	4.061
9	1	−1	0	7.025	6.012
10	0	−1	−1	8.990	7.580
11	0	0	0	7.135	3.532
12	0	0	0	7.420	3.145
13	0	0	0	7.020	3.296
14	−1	−1	0	8.990	21.01
15	1	1	0	4.435	1.780
16	0	1	−1	5.550	2.733
17	0	−1	1	8.985	8.678

（2）二次多元回归方程的建立

运用 Box-Behnken 设计软件对表 9－1－28 实验数据进行二次多元回归拟合，得到模型的二次多元回归方程：

$Y_1 = 7.18 - 1.59X_1 - 0.89X_2 + 0.36X_3 - 0.61X_1X_2 - 0.17X_1X_3 + 0.62X_2X_3 - 0.16X_1^2 + 0.31X_2^2 + 0.40X_3^2$（$P=0.000\,2$，$r^2=0.966\,1$）（9－2）

$Y_2 = 3.39 - 3.01X_1 - 3.88X_2 + 0.54X_3 + 3.18X_1X_2 - 0.79X_1X_3 - 0.041X_2X_3 + 1.63X_1^2 + 3.20X_2^2 - 0.92X_3^2$（$P=0.006\,7$，$r^2=0.908\,5$）（9－3）

（3）方差分析和统计学检验

表 9－1－29 为实验的方差分析和统计学检验结果。

表 9－1－29　方差分析与统计学检验结果

方差来源	Y					T				
	平方和	自由度	均方	F 值	P 值	平方和	自由度	均方	F 值	P 值
模型	32.00	9	3.56	22.15	0.000 2	296.56	9	32.95	7.72	0.006 7
X_1	20.24	1	20.24	126.12	0.000 1	72.45	1	72.45	16.97	0.004 5
X_2	6.36	1	6.36	39.65	0.000 4	120.42	1	120.42	28.21	0.001 1
X_3	1.06	1	1.06	6.60	0.037 1	2.30	1	2.30	0.54	0.486 4
X_1X_2	1.51	1	1.51	9.39	0.018 2	40.43	1	40.43	9.47	0.017 9
X_1X_3	0.12	1	0.12	0.72	0.424 1	2.48	1	2.48	0.58	0.470 8
X_2X_3	1.53	1	1.53	9.50	0.017 7	0.72	1	0.72	0.17	0.969 6
X_1^2	0.10	1	0.10	0.65	0.447 4	11.18	1	11.18	2.62	0.149 7
X_2^2	0.39	1	0.39	2.45	0.161 8	43.02	1	43.02	10.08	0.015 6
X_3^2	0.68	1	0.68	4.23	0.078 7	3.58	1	3.58	0.84	0.390 4
误差	1.12	7	0.16			29.88	7	4.27		
失拟项	0.86	3	0.29	4.36	0.094 5	29.77	3	9.92	362.09	
纯误差	0.26	4	0.066			0.11	4	0.027		
总和	33.12	16				326.45	16			

从表 9－1－29 的统计结果分析可知，模型（Y）中，X_1（$P<0.000\,1$）极显著，X_2、X_3、X_1X_2、X_2X_3（$P<0.05$）显著，其他不显著；模型（T）中，X_1、X_2、X_1X_2、X_2^2（$P<0.05$）显著，其他不显著。上述 2 种拟合方程的相关系数说明设计模型拟合程度良好，可以用此模型对艾纳香祛斑霜的配方进行分析和预测。

（4）响应面优化与预测

根据二次多元回归方程，使用 Design Expert. V8.0.6.1 版软件绘制不同影响因素的响应曲面图（图 9－1－6、图 9－1－7）。通过软件分析并结合回归模型的数学分析得到优化后的配方，即单硬脂酸甘油酯（X_1）、A165 乳化剂（X_2）、甘油（X_3）的质量比用量分别为 1.14%、4%和 10%。按此最优化后配方，重复试验 3 次制备的艾纳香祛斑霜，其感官评价得分和最低透光率分别为 9.06、9.300、9.255 分和 3.127%、3.332%、3.207%，其值与模型预测值（$Y=9.290\,02$，$T=3.177\,35$）相对偏差低于 5%。说明用 Box-Behnken 响应面法建立的模型能较好地应用于艾纳香祛斑霜的配方优化。

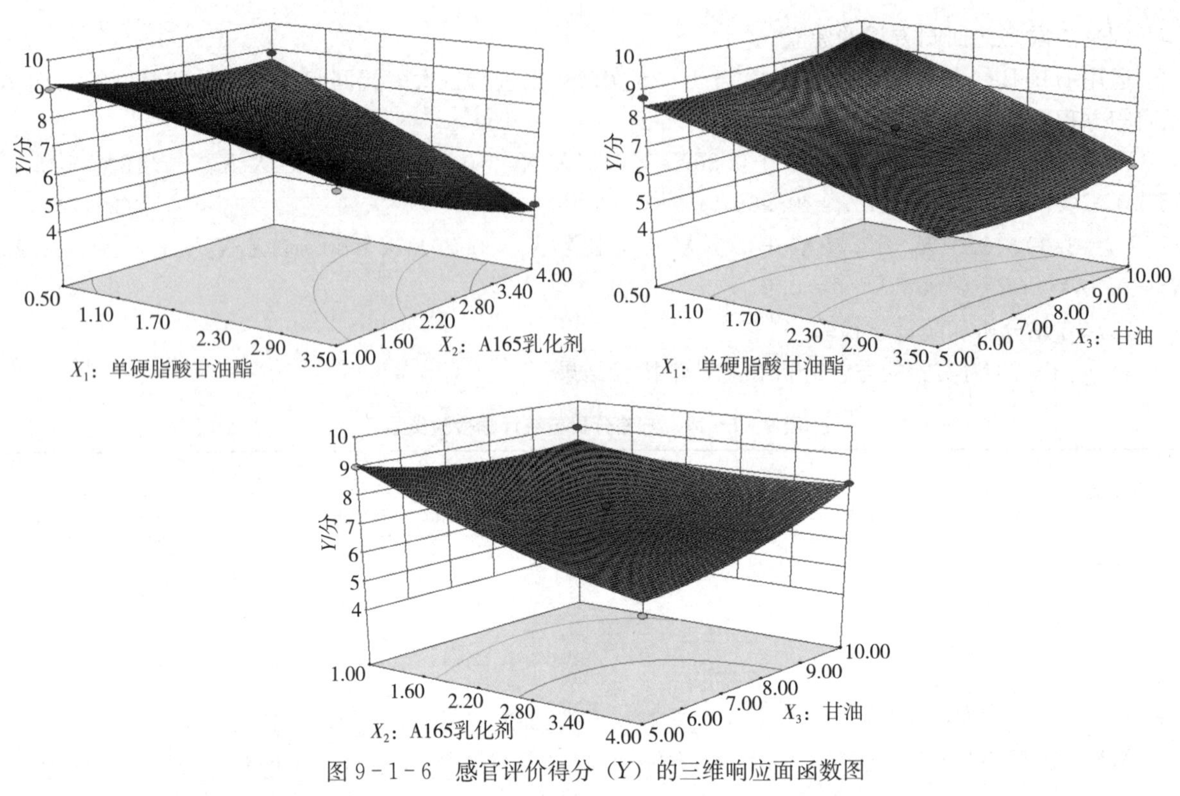

图 9-1-6　感官评价得分（Y）的三维响应面函数图

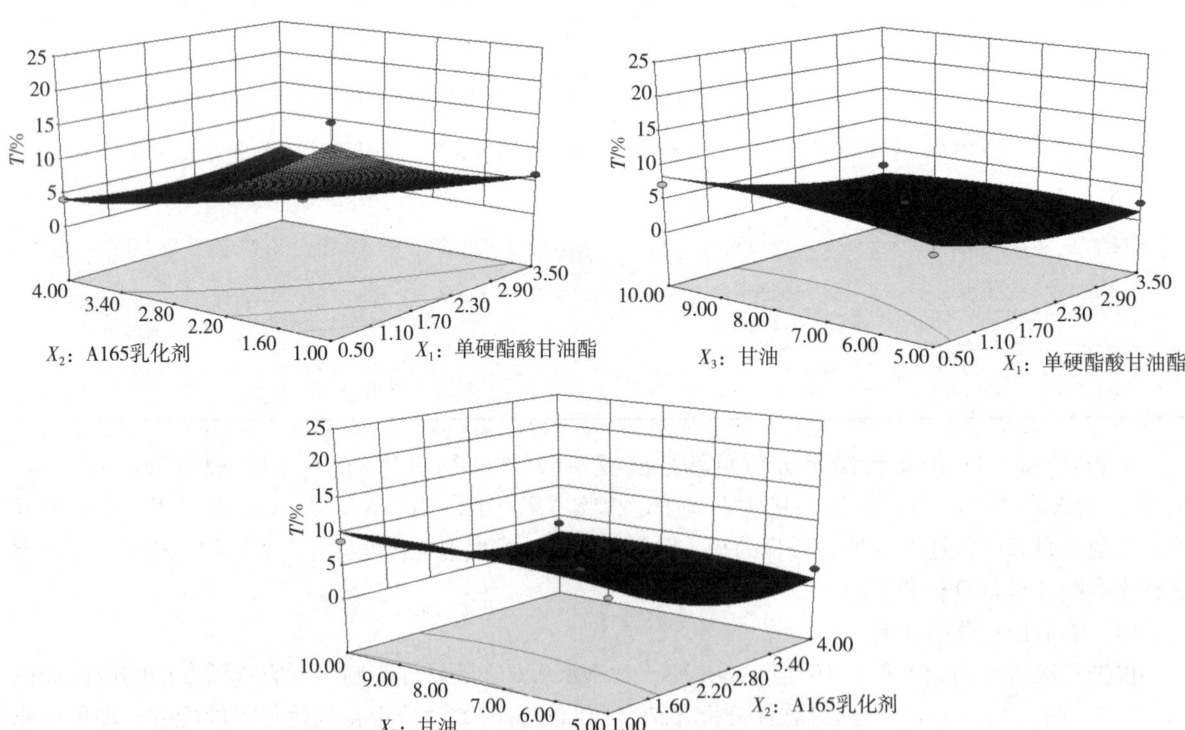

图 9-1-7　最低透光率（T）的三维响应面函数图

4. 结论

确定艾纳香祛斑护肤品为 O/W 型膏霜，以 A165 作为主要乳化剂，单硬脂酸甘油酯为助乳化剂。配方中除了基质原料，还加入了维生素 E、三乙醇胺、油溶性氮卓酮等辅助原料，起到清除自由基、防止配方中的油性原料氧化、调节 pH 以及促渗透的作用，从而更好地达到美白祛斑的效果；采用 Box-Behnken 设计，得到最优化配方制备出的产品外观细腻、质地均匀、保湿性良好，且质量稳定。

（二）卫生学指标研究

化妆品中含有的营养成分易引起微生物的污染，因此，微生物安全考察是产品检验、质量判定的主要手段。本章将根据中华人民共和国轻工行业标准《润肤膏霜》（QB/T 1857—2013）及《化妆品卫生标准》（GB 7916—1987）的要求，对制得的艾纳香祛斑霜进行感官、理化性质、微生物等多项指标检测，从而对艾纳香祛斑霜做出科学、客观、合理的质量评价。

1. 材料与仪器试药

（1）材料

艾纳香祛斑霜（自制），卵磷脂，吐温 80 -营养琼脂培养基，双倍乳糖胆盐培养基，伊红美蓝琼脂平板，蛋白胨，液体培养基，血琼脂平板，甘露醇发酵培养基，十六烷基三甲基溴化铵培养基，虎红培养基。

（2）仪器试药

电热恒温水浴锅，pH 计，电子分析天平（千分之一），电热恒温鼓风干燥箱，高压灭菌器，高速台式离心机，恒温培养箱，无菌超净工作台，全自动正直多功能显微镜。

2. 方法

（1）感官评价

①外观。取适量样品擦于皮肤上，在非阳光直射和室温下目测观察膏体的色泽及细腻度。

②香气。取试样，用嗅觉鉴别。

（2）理化性质检测

①pH。称取 5 g 样品置于小烧杯中，加入 45 mL 去离子水，于 50 ℃的水浴锅中加热并不断搅拌均匀至样品溶解，冷却至室温后使用 pH 计测定其 pH。

②离心稳定性。取适量的样品置于 2 mL 离心管中，置于离心机中以 2 000 r/min 离心 30 min 后，取出观察样品是否有明显性状差异或出现油水分离现象。

③耐热耐寒试验。将样品装入塑料盒中密封，分别置于 40 ℃的恒温烘箱及－8 ℃的冰箱冷冻室中，24 h 后取出恢复至室温，观察是否有油水分离的现象或性状的明显变化。

（3）微生物检测试验

①供检样品检液的制备。称取 10 g 艾纳香祛斑霜，放到灭菌的研钵中，加入灭菌液体石蜡约 10 mL，研成黏稠状，再加入灭菌吐温 80 约 10 mL，研磨均匀溶解后，加入灭菌生理盐水约70 mL，在 44 ℃水浴锅中充分加热混合，制成 1∶10 的祛斑霜样品检液。

②菌落总数测定。测定方法和计数方法参考《化妆品安全技术规范》中的相关方法。

③粪大肠杆菌的检测。检查方法参考《化妆品安全技术规范》中的相关方法。

④金黄色葡萄球菌的检测。检查方法参考《化妆品安全技术规范》中的相关方法。

⑤铜绿假单胞菌的检测。检查方法参考《化妆品安全技术规范》中的相关方法。

⑥霉菌和酵母菌测定。测定方法和计数方法参考《化妆品安全技术规范》中的相关方法。

3. 结果与分析

（1）润肤膏霜理化、卫生标准

中华人民共和国轻工行业标准《润肤膏霜》（QB/T 1857—2013）及《化妆品卫生标准》关于O/W型润肤膏霜化妆品感官、理化、卫生指标的指标要求见表 9 - 1 - 30。

表 9-1-30　O/W 型润肤膏霜感官、理化、卫生指标

指标名称		指标要求
感官	外观	膏体应细腻，均匀一致（添加不溶性颗粒或不溶粉末的产品除外）
	香气	符合规定香型
理化	pH（25 ℃）	4.0～8.5（pH 不在该范围内的产品按企业的标准执行）
	耐热	(40±1)℃保持 24 h，恢复室温后应无油水分离现象
	耐寒	(−8±2)℃保持 24 h，恢复室温后与试验前无明显性状差异
卫生	菌落总数/（CFU/g）	≤1 000
	霉菌和酵母菌总数/（CFU/g）	≤100
	粪大肠菌群/g	不得检出
	金黄色葡萄球菌/g	不得检出
	铜绿假单胞菌/g	不得检出

（2）艾纳香祛斑霜的感官评价

艾纳香祛斑霜样品外观均为乳白色，质地细腻、色泽均匀，易涂抹展开，且香味纯正，符合规定。

（3）艾纳香祛斑霜的理化性质鉴定

①pH。重复多次测定艾纳香祛斑霜的 pH，结果测得 pH 为 6.26±0.03。符合化妆品膏霜对 pH 的指标要求。

②离心稳定性。将艾纳香祛斑霜样品置于离心机中，以 2 000 r/min 的转速离心 30 min 后观察，无油水分离现象，性状正常。

③耐寒耐热试验。将 3 个不同批次制备的艾纳香祛斑霜样品装入密封塑料盒中，分别置于 40 ℃的恒温烘箱及−8 ℃的冰箱冷冻室中 24 h，取出恢复至室温后观察，检测结果如表 9-1-31 所示。

表 9-1-31　耐热耐寒试验结果

试验名称	样品批次	外观性状	pH
耐热试验	150 815	恢复室温后，无油水分离现象，外观乳白色，膏体细腻	6.25
	150 929		6.28
	151 016		6.23
耐寒试验	150 815	恢复室温后，无性状改变，外观乳白色，膏体细腻	6.25
	150 929		6.28
	151 016		6.23

从表 9-1-31 可知，艾纳香祛斑霜在高温（40 ℃）和低温（−8 ℃）下体系稳定。

（4）艾纳香祛斑霜的微生物检测试验结果

艾纳香祛斑霜的微生物检测试验结果见表 9-1-32。

表 9-1-32 艾纳香祛斑霜微生物检验结果

检测项目	检测结果	卫生标准
菌落总数/（CFU/g）	0	≤1 000
粪大肠杆菌/g	未检出	不得检出
金黄色葡萄球菌/g	未检出	不得检出
铜绿假单胞菌/g	未检出	不得检出
霉菌和酵母菌总数/（CFU/g）	0	≤100

从表 9-1-33 可知，制得的艾纳香祛斑霜不含有致病菌，符合国家化妆品卫生标准的要求。

4. 结论

本章在艾纳香祛斑霜的稳定性评价研究中考察了外观（包括色泽、性状）、pH 及离心稳定性和耐高温、低温情况，为产品的质量可靠性提供有力依据。制得的艾纳香祛斑霜具有良好的肤感，理化性质稳定，且产品中不含粪大肠杆菌、金黄色葡萄球菌、铜绿假单胞菌等致病菌，微生物指标符合化妆品卫生规范的要求。

（三）安全性评价研究

护肤化妆品的质量评价应包括产品的感官质量、安全性、稳定性、使用性和有用性等方面，其中，安全性与稳定性是保障化妆品品质的重要前提。本章参考《化妆品卫生规范》和多篇文献中的实验方法，选用白色家兔进行眼刺激性和多次皮肤刺激性试验，并进行人体斑贴试验，考察艾纳香祛斑霜的眼刺激性及皮肤刺激性，从而评价艾纳香祛斑霜的安全性、使用性。

1. 材料与仪器试药

（1）材料

艾纳香祛斑霜（自制），普通级健康成年新西兰种白色家兔，雌雄各半，体重 2.0～2.5 kg［许可证号：SCXK（湘）2014-0010（湖南省长沙市天勤生物有限公司）］，硫化钠，多聚甲醛，二甲苯，乙醇，苏木素，伊红，中性封片树脂，斑试器。

（2）仪器试药

电热鼓风干燥箱，全自动正直多功能显微镜，半自动石蜡切片机。

2. 实验方法

（1）眼刺激性试验

选择健康成年白色家兔 4 只，雌雄各半，将艾纳香祛斑霜样品 0.1 g 涂入家兔左侧眼睛结膜囊中，后使上、下眼睑被动闭合 1 s，以防受试样品丢失，右侧眼睛作为自身对照，不做任何处理。

临床检查和评分：在涂入后的 1、24、48、72 h 以及第 4 天和第 7 天检查家兔眼睛。在 72 h 内未观察到刺激反应，即可试验结束。如果有眼刺激的情况发生，且 7 d 内不恢复者，需延长观察时间以确定眼损害的可逆性或不可逆性，观察天数不超过 21 d，其中应记录第 7、14、21 天的观察情况。按眼损害的评分标准（表 9-1-33）对每次检查的眼刺激反应进行积分记录。根据累计的积分确定样品对眼部的刺激强度（表 9-1-34）。

表 9-1-33 眼损害的评分标准

眼损害	积分
角膜：浑浊（以最致密部位为准）	
无溃疡形成或浑浊	0

（续）

眼损害	积分
散在或弥漫性浑浊，虹膜清晰可见	1
半透明区易分辨，虹膜模糊不清	2
出现灰白色半透明区，虹膜细节不清，瞳孔大小勉强可见	3
角膜浑浊，虹膜无法辨认	4
虹膜：正常	0
褶皱明显加深，充血、肿胀、角膜周围有中度充血，瞳孔对光仍有反应	1
出血、肉眼可见破坏，对光无反应（或出现其中之一反应）	2
结膜：充血（指睑结膜、球结膜部位）	
血管正常	0
血管充血呈鲜红色	1
血管充血呈深红色，血管不易分辨	2
弥漫性充血呈紫红色	3
水肿：无	0
轻微水肿（包括瞬膜）	1
明显水肿，伴有部分眼睑外翻	2
水肿至眼睑近半闭合	3
水肿至眼睑大半闭合	4

表 9-1-34　眼刺激反应分级

评价	积分
	可逆眼损伤
无刺激性	动物角膜、虹膜、结膜积分=0
微刺激性	动物的角膜、虹膜积分=0；结膜充血和/或结膜水肿积分≤2，且积分在 7 d 内降至 0
轻刺激性	动物的角膜、虹膜、结膜积分在第 7 天或 7 d 内降至 0
刺激性	动物的角膜、虹膜、结膜积分在 8～21 d 降至 0
	不可逆眼损伤
腐蚀性	物的角膜、虹膜和/或结膜积分在第 21 天>0；2/3 动物的眼刺激反应积分为角膜浑浊≥3，和/或虹膜=2

（2）多次皮肤刺激性试验

①皮肤预处理。取白色家兔 8 只，雌雄各半，喂养 2 d 以适应实验环境。给药前 1 d 去除所有受试动物的脊柱两侧背部毛，去毛范围为左、右两侧各 5 cm×5 cm。去毛后，将家兔放回笼中饲养，24 h 后再进行皮肤刺激性试验（实验动物去毛处皮肤若有红斑、水肿及破损的现象，应舍弃，不进行实验）。

②多次给药家兔皮肤刺激性试验。取脊柱背部左、右两侧去毛家兔 8 只，左侧去毛皮肤为涂抹受试物皮肤，右侧为自身对照皮肤。将 0.5 g 艾纳香祛斑霜样品均匀涂抹于左侧皮肤，右侧皮肤涂抹生理盐水作对照，然后用医用胶带固定两层纱布和 1 层玻璃纸覆盖在皮肤上。每次在敷用 1 h 后，观察家兔皮肤反应，按《化妆品卫生标准》中对皮肤刺激反应的评判标准（表 9-1-35）评分，并用温水清除给药部位的残留受试物。每天涂抹 1 次，连续涂抹 14 d。根据皮肤刺激反应的评分对皮肤刺激强度分级，分级标准见表 9-1-36。实验结束后，对家兔给药及对照部位皮肤组织进行病理检测。取下受试部位皮肤，使用 4%多聚甲醛溶液固定 24 h，后用 70%、80%、90%、95%乙醇及无水乙醇

进行组织梯度脱水，二甲苯透明，石蜡包埋，切片（厚 6 μm），粘片后用常规方法进行 HE 染色，在生物显微镜下观察用药后皮肤的组织形态。

表 9-1-35　皮肤刺激性反应评分标准

刺激反应情况	分值
红斑和焦痂形成：无红斑	0
轻微红斑（勉强可见）	1
明显红斑	2
中度至重度红斑	3
严重红斑（紫红色）至轻微焦痂形成	4
水肿形成：无水肿	0
轻微水肿（勉强可见）	1
轻度水肿（涂药区域可见肿胀轮廓）	2
中度水肿（皮肤隆起约 1 mm）	3
重度水肿（皮肤隆起超过 1 mm，范围扩大）	4
最高总分值	8

表 9-1-36　皮肤刺激强度分级

平均分值	评价
0～0.5	无刺激性
0.5～2.0	轻度刺激性
2.0～6.0	中度刺激性
6.0～8.0	强刺激性

（3）人体斑贴试验

①皮肤封闭型斑贴试验方法。选择健康志愿者 30 名。将 0.020 g 艾纳香祛斑霜样品放入斑试器内，对照孔作为空白对照，不置任何物质，将加有艾纳香祛斑霜的斑试器用医用胶带贴敷于受试者的前臂曲侧皮肤上，持续 24 h。去除受试物斑试器后 30 min，待压痕消失后观察皮肤反应。阴性结果者，于试验后 24 h 和 48 h 分别再观察 1 次。按表 9-1-37 记录皮肤反应结果。

表 9-1-37　皮肤不良反应分级标准

反应程度	评分等级	皮肤反应
−	0	阴性反应
±	1	可疑反应；仅有微弱红斑
+	2	弱阳性反应（红斑反应）；红斑、浸润、水肿，可有丘疹
++	3	强阳性反应（疱疹反应）；红斑、浸润、水肿、丘疹、疱疹；反应可超出受试区
+++	4	极强阳性反应（融合性疱疹反应）；明显红斑、严重浸润、水肿、融合性疱疹；反应超出受试区

②皮肤封闭型斑贴试验结果报告。30 例受试者中若出现 5 例以上 1 级皮肤不良反应，或 2 例以上 2 级皮肤不良反应，或出现任何 1 例 3 级或 3 级以上皮肤不良反应，则判定受试物对人体造成皮肤不良反应。

3. 结果与分析

（1）眼刺激性试验结果

涂抹艾纳香祛斑霜后，于 72 h 内观察家兔的眼睛情况，动物角膜、结膜和虹膜均正常，无充血、水肿、溃疡形成等刺激反应。表 9-1-38 为艾纳香祛斑霜对家兔眼睛刺激性试验结果。

表 9-1-38　艾纳香祛斑霜对家兔眼睛刺激性试验结果

动物编号	部位	眼刺激性反应积分							
		1 h		24 h		48 h		72 h	
		样品	对照	样品	对照	样品	对照	样品	对照
1	结膜	0	0	0	0	0	0	0	0
	虹膜	0	0	0	0	0	0	0	0
	角膜	0	0	0	0	0	0	0	0
2	结膜	0	0	0	0	0	0	0	0
	虹膜	0	0	0	0	0	0	0	0
	角膜	0	0	0	0	0	0	0	0
3	结膜	0	0	0	0	0	0	0	0
	虹膜	0	0	0	0	0	0	0	0
	角膜	0	0	0	0	0	0	0	0
4	结膜	0	0	0	0	0	0	0	0
	虹膜	0	0	0	0	0	0	0	0
	角膜	0	0	0	0	0	0	0	0

由表 9-1-38 可知，艾纳香祛斑霜对家兔眼刺激性反应积分为 0，属无刺激性级别。

（2）皮肤刺激性试验结果

表 9-1-39 为艾纳香祛斑霜对家兔多次皮肤刺激性试验结果。

表 9-1-39　艾纳香祛斑霜对家兔多次皮肤刺激性试验结果

涂抹天数/d	动物数/只	刺激反应积分					
		样品			对照		
		红斑	水肿	总分	红斑	水肿	总分
1	8	0	0	0	0	0	0
2	8	0	0	0	0	0	0
3	8	0	0	0	0	0	0
4	8	0	0	0	0	0	0
5	8	0	0	0	0	0	0
6	8	0	0	0	0	0	0
7	8	0	0	0	0	0	0
8	8	0	0	0	0	0	0
9	8	0	0	0	0	0	0
10	8	0	0	0	0	0	0
11	8	0	0	0	0	0	0
12	8	0	0	0	0	0	0
13	8	0	0	0	0	0	0
14	8	0	0	0	0	0	0

皮肤刺激反应积分为 0，可判定艾纳香祛斑霜对家兔皮肤刺激为阴性反应，即艾纳香祛斑霜对皮肤无刺激性。图 9-1-8 为家兔皮肤组织病理学检查结果。

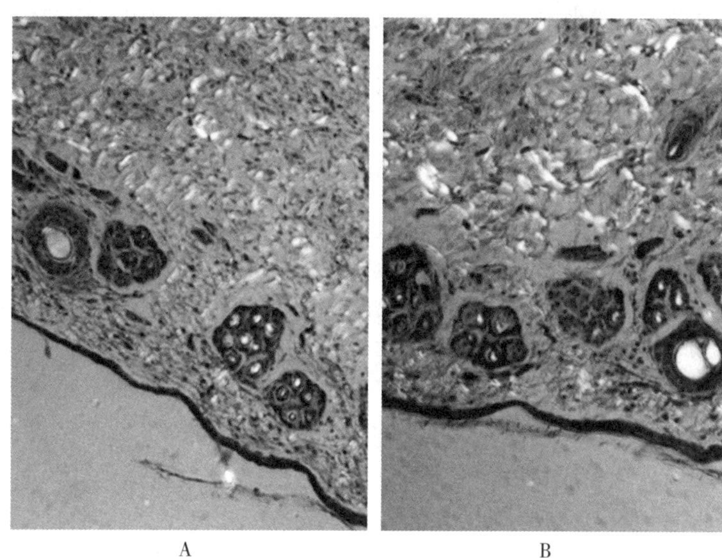

A　　B

图 9-1-8　艾纳香祛斑霜对家兔皮肤刺激性 HE 染色检查结果（×100）
A. 空白对照组　B. 艾纳香祛斑霜组

从图 9-1-8 中可看出，空白对照组与艾纳香祛斑霜组的家兔皮肤组织结构清晰，被覆鳞状上皮的结构正常，表皮角化层未见角化过度或角化不全，表皮层结构完整，未见明显病变。证实制得的艾纳香祛斑霜对家兔皮肤无刺激性。

（3）人体斑贴试验结果

结果显示，30 名受试者均为阴性反应，未出现红斑、水肿、丘疹、刺痛等皮肤刺激性反应，表明制得的艾纳香祛斑霜对人体皮肤无刺激不良反应。

4. 结论

日常使用化妆品中最常见的不良反应是对皮肤的刺激性反应，及引起皮肤过敏接触性皮炎的可能性，因此，化妆品是否会引起机体皮肤刺激反应及过敏性，是评价化妆品安全性必不可少的项目。本章对艾纳香祛斑霜进行眼刺激试验、多次皮肤刺激性试验以及皮肤封闭型斑贴试验，通过以上艾纳香祛斑霜的安全性评价，可初步得出结论，艾纳香祛斑霜对皮肤无任何毒性、刺激性和过敏性，质量安全可靠。

（四）功效性评价

本章实验选取花色豚鼠为实验动物，通过建立中波紫外线（UVB）诱导的皮肤黑化模型，对动物皮肤组织进行多巴氧化酶法染色，观察皮肤内的黑色素颗粒分布情况，从而评价艾纳香祛斑霜的祛斑功效。

1. 材料与仪器试药

（1）材料

普通级健康花色豚鼠，雌雄各半，体重（250±50）g [许可证号：SCXK（湘）2014-0010（湖南省长沙市天勤生物有限公司）]。艾纳香祛斑霜（自制），硫化钠，多聚甲醛，二甲苯，氢醌乳膏，乙醇，磷酸氢二钠，L-多巴，磷酸氢二钠，硫酸铝，麝香草酚，伊红，核固红，苏木素，中性封片树脂等。

（2）仪器试药

UVB 紫外线灯，电热鼓风干燥箱，全自动正直多功能显微镜，半自动石蜡切片机。

2. 实验方法

（1）实验动物分组

选取 40 只健康花色豚鼠，雌雄各半，分为 4 组。

空白对照组：10 只健康花色豚鼠，背部棕黄色皮肤区域脱毛，面积大约为 2 cm×2 cm 大小，不做任何处理。

造模对照组：10 只健康花色豚鼠，背部棕黄色皮肤区域脱毛，面积大约为 2 cm×2 cm，用中波紫外线（UVB）灯造模，不涂抹受试物。

艾纳香祛斑霜美白组：10 只健康花色豚鼠，背部棕黄色皮肤区域脱毛，面积大约为 2 cm×2 cm，UVB 紫外线灯造模，造模成功后，在相应区域每日 1 次涂抹祛斑霜 0.5 g。

氢醌乳膏对照组：10 只健康花色豚鼠，背部棕黄色皮肤区域脱毛，面积大约为 2 cm×2 cm，UVB 紫外线灯造模，造模成功后，在相应区域每日 1 次涂抹氢醌乳膏 0.5 g。其中涂抹受试品共计 4 周。涂药结束后，在涂药部位取皮肤活组织进行多巴氧化染色试验。

（2）造模方法

豚鼠黑化模型造模：以中波紫外线（UVB 308 nm）灯照射造模区域，每天 1 次，持续 10 d，照射总量约为 2 000 mJ/cm^2。造模成功后，肉眼可见动物去毛皮肤由黄棕色变为黑色。

（3）组织学染色

对动物皮肤组织进行多巴氧化酶法染色，观察皮肤中黑色素细胞的分布情况。

①试剂配制。0.005 6 mol/LDopA 液的配制：称取 DopA1.10 g，溶解于 1 000 ml 蒸馏水。

0.1 mol/L 磷酸盐缓冲液（pH7.4）配制：称取 6.037 g 二水磷酸二氢钠和 16.428 g 七水磷酸氢二钠，加蒸馏水溶解后定容至 1 000 mL，即得。

孵育液配制法：取 0.1 mol/L 磷酸盐缓冲液（pH 7.4）和 0.005 6 mol/L 的 DopA 液等量混合，即得，配制后保存于冰箱内备用。

Bouin's 液：将 1.22%饱和苦味酸溶液 75 mL，40%甲醛 25 mL 和 5 mL 的冰醋酸混合即得。

核固红染液：称取硫酸铝 5 g，加 100 mL 蒸馏水溶解后，加入 0.1 g 核固红，稍加温溶解，待冷却后过滤，最后加入 50 mg 的麝香草酚，即得。

②多巴氧化酶法染色步骤。实验结束后，取豚鼠受试部位皮肤，用 4%多聚甲醛溶液固定 24 h，将固定好的组织浸于孵育液中 1 h，更换孵育液继续孵育 1 h，流水冲洗后使用 Bouin's 液重新固定 24 h。后用 70%、80%、90%、95%、无水乙醇进行组织梯度脱水，二甲苯透明后进行石蜡包埋、切片（6 μm）、粘片，二甲苯脱蜡，再用无水乙醇及 95%、90%、80%、70%乙醇复水，0.1%核固红染浸泡 10 min，流水冲洗后用 70%、80%、90% 、95%乙醇及无水乙醇进行脱水、二甲苯透明，中性树胶封片。在生物显微镜下观察皮肤组织中的黑色素分布情况。

3. 结果与分析

（1）豚鼠黑化模型

造模对照组、艾纳香祛斑霜美白组及氢醌乳膏对照组的豚鼠经 UVB 中波紫外线照射后，脱毛皮肤逐日出现黑色斑块，皮肤颜色由棕黄色变成黑色，紫外线黑化造模成功。

（2）给药后皮肤颜色变化

在黑化造模成功后，艾纳香祛斑霜美白组及氢醌乳膏对照组的动物各涂抹 4 周艾纳香祛斑霜和阳性对照氢醌乳膏。涂抹 1 周后，两组动物皮肤未有明显变化；第 2 周可观察到氢醌乳膏对照组的动物皮肤颜色由黑色变为灰黑色，艾纳香祛斑霜组的动物皮肤变化不大；第 3 周观察到氢醌乳膏对照组的动物皮肤颜色明显变淡，艾纳香祛斑霜组的则变为灰黑色；第 4 周观察到氢醌乳膏对照组的动物皮肤接近正常脱毛后的黄棕色皮肤，艾纳香祛斑霜组的则为灰黄色，比正常皮肤的颜色较暗。

（3）皮肤组织多巴染色结果

皮肤组织石蜡切片再经多巴氧化染色后，黑色素细胞呈黑色，嗜银颗粒细胞、嗜路颗粒细胞、脂褐素均无色，胶原纤维和表皮角质层呈红色，染色结果如图 9-1-9 与图 9-1-10 所示。

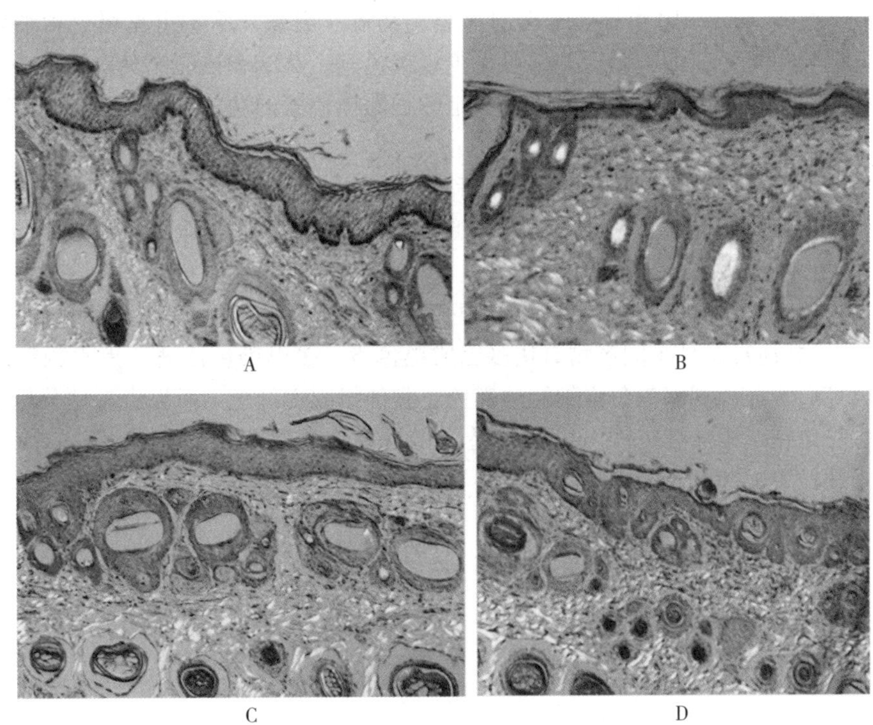

图 9-1-9　豚鼠皮肤组织多巴氧化染色结果（×100）

A. 空白对照组　B. 造模对照组　C. 艾纳香祛斑霜美白组　D. 氢醌乳膏对照组

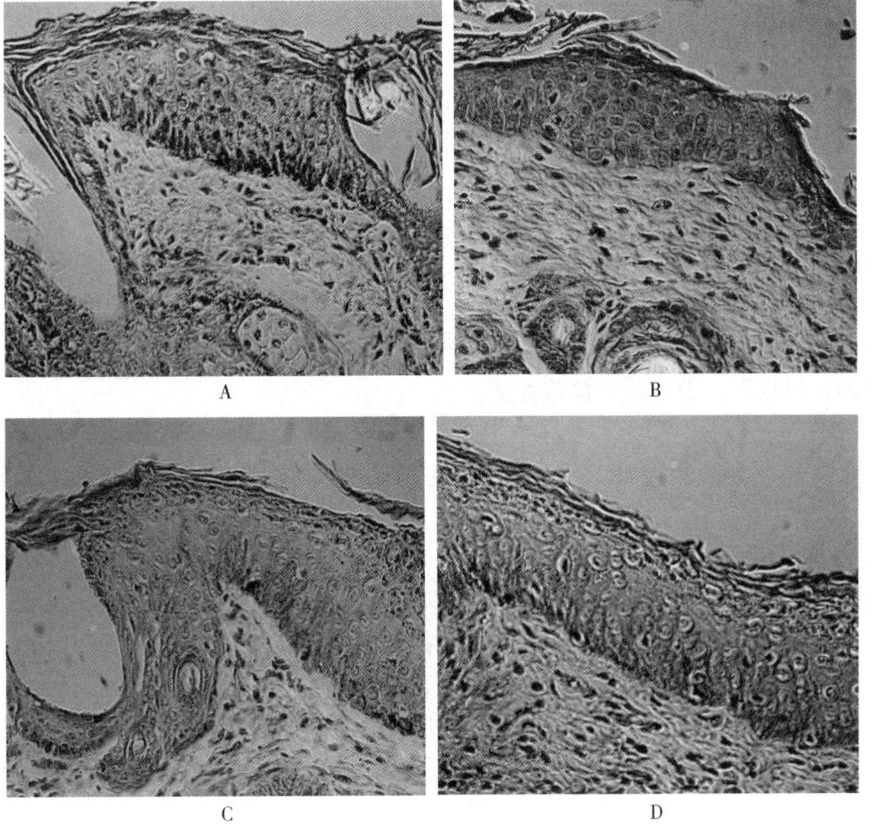

图 9-1-10　豚鼠皮肤组织多巴氧化染色结果（×400）

A. 空白对照组　B. 造模对照组　C. 艾纳香祛斑霜美白组　D. 氢醌乳膏对照组

由图 9-1-9 及图 9-1-10 可知，空白对照组动物皮肤组织几乎不可见黑色素细胞；造模对照组黑色素最多，明显可见；氢醌乳膏对照组可见少量黑色素；艾纳香祛斑霜美白组有一些黑色素，且明显少于造模对照组。说明艾纳香祛斑霜具有一定的祛除黑色素的功效。

4. 结论

利用动物模型研究美白祛斑型化妆品的功效和作用机制，是此类产品研发的重要依据。花色豚鼠的皮肤黑素细胞和黑素小体的分布，与人的皮肤黑素细胞分布相似，适合评价化妆品的美白功效。故采用 UVB 照射花色豚鼠以形成黑化模型。

多巴氧化酶，又称酪氨酸酶，是黑色素形成过程中的关键酶，它催化酪氨酸氧化为多巴（3,4-二羟基苯丙氨酸），并通过各种中间产物氧化多巴成黑色素。多巴染色法适合黑素颗粒的分级，多巴氧化酶法组织染色后，显微观察黑色素细胞呈黑色，其他组织为红色，可以直观地分析实验结果，实验表明，艾纳香祛斑霜对中波紫外线（UVB）造成的豚鼠皮肤黑色素沉着有一定的治疗作用，能减少组织中的黑素颗粒生成和分布。

第二节　艾纳香卫生护理用品研制

一、艾纳香牙膏研制

牙膏是人们清洁口腔必备的生活用品，也是口腔疾病防治的第一道关卡，如何在第一道关卡上起到防治的作用，是牙膏研发的核心。随着牙膏市场进入产品细分时代，产品功能化是市场发展的趋势，中草药含多种有效成分，具有多方位的综合效用、抗菌谱广等特点与优势，越来越受消费者青睐。随着中药现代化技术的发展，利用天然、健康、接受度高的中药活性成分来辅助预防口腔疾病，成了口腔保健护理制品的重要发展方向，然而添加何种中草药、如何添加不影响膏体整体感官评价、达到怎样的效果是功效牙膏的首要考虑因素。本节根据艾纳香的生物活性，将艾纳香提取物添加到牙膏里，探究其最佳配方，质量标准以及临床功效评价。

（一）配方筛选与质量评价

1. 材料与仪器试药

（1）材料

艾纳香油，艾粉，甲酯，磷酸氢钙，二氧化硅，70%山梨醇液，甘油，CMC-Na，黄原胶，焦磷酸钠，植酸钠，丹皮酚，薄荷脑，桂花香精。

（2）仪器试药

电热恒温水浴锅，旋转黏度计，pH 计，精密增力电动搅拌机，电热鼓风干燥箱，电子分析天平。

2. 实验方法与结果

（1）牙膏基础配方筛选

摩擦剂：摩擦剂是牙膏的主要成分，常用的摩擦剂碳酸钙粒度较大，易磨损牙齿表面；磷酸氢钙摩擦值适中，腐蚀系数小，与药物配伍性好，制成膏体光洁细腻，pH 适中；二氧化硅性质稳定，不与牙膏其他成分发生反应，具有良好的触变性和耐磨度，在美白牙齿的同时，将牙齿磨损程度降到最低。因此，经过预实验并根据摩擦剂特点，选用摩擦力适中、稳定性较好的磷酸氢钙与二氧化硅复合摩擦剂。

保湿剂：保湿剂以山梨糖醇为代表，吸湿性较甘油差，但保湿性能良好，口感佳。二元醇类的保湿剂如丙二醇、二甘醇、聚乙二醇的各种性能比较接近，但口感不如甘油，而且甘油还有抗菌性能、适口的甜味和稳定牙膏黏度的作用。因此采用无色透明的山梨糖醇复配甘油作为保湿剂，增加膏体的稳定性，牙膏中使用的是70%浓度的液体山梨醇。

胶黏剂：胶黏剂采用常用的CMC-Na，与黄原胶复配，进一步增强抗盐、抗酶性能，并使膏体更加细腻、光亮。

矫味剂：为了改善牙膏口感，选择甜味剂糖精钠改善中药提取物的苦涩口感，选择矫味剂薄荷脑与桂花香精，增加清爽与口留淡花香味口感。

其他添加剂：日常使用的牙膏管体为铝管，与牙膏膏体接触后，受pH、温度等外界条件影响，对铝管有一定的腐蚀性，此外，牙膏配方中的水溶液长时间储存易发霉，因此，经预实验选用焦磷酸钠作为缓蚀剂，用量为0.5%；植酸钠作为螯合剂，用量为0.35%，苯甲酸钠作为防腐剂，用量为0.2%。发泡剂选择常用的十二烷基硫酸钠。通过以上筛选得出牙膏基础成分（表9-2-1）。

表9-2-1　牙膏基础成分

原料名称	质量要求
磷酸氢钙	食品级
二氧化硅	食品级
70%山梨醇液	食品级，≥70%
甘油	纯度达99.9%
CMC-Na	食品级，耐酸高黏
黄原胶	食品级
甲酯	食品级
焦磷酸钠	食品级
植酸钠	食品级
去离子水	

（2）牙膏制备工艺

所有粉末或固体状原料，先研磨成极细粉末，再过150目筛，备用。

水溶液：按比例称取糖精钠、苯甲酸钠、焦磷酸钠、植酸钠加入水溶液中，混合均匀，继续加热溶解，备用。

制胶：按比例称取黄原胶、CMC-Na混合粉末，加入70%山梨醇液与甘油中，置磁力搅拌器上搅拌，转速为500 r/min，温度调节至75～85 ℃，使胶合剂均匀分散在保湿剂中，打胶水底子，然后在转速1 000 r/min高速条件下，加入预先溶解的水溶液，胶合剂遇水迅速溶胀为胶体，继续搅拌，待胶水均匀、透明无粉粒为止，形成均匀的溶胶，储存陈化4 h，进一步均化，直到储存后的胶水均匀透明，制胶完成。

制膏：将胶水在400～500 r/min的电动搅拌机搅拌下加入K12、二氧化硅与磷酸氢钙，使粉末状原料与胶液完全混合，再调节转数500～700 r/min搅拌1 h，加入薄荷脑粉末（预先研磨成极细粉末，过200目筛）、艾纳香油、桂花香精，继续搅拌，直至拉丝现象明显、充分搅拌均匀，将均匀后的膏体倒入研磨皿，研磨15 min，使膏体进一步均质分散，研磨后的膏体储存陈化12 h，再对膏体进行离心10 min（5 000 r/min）脱气即可。

（3）空白膏基质量评价方法

参考牙膏工业行业标准（GB/T 8372—2017）中感官、理化指标，以空白膏基的成形情况、膏体形态、稳定性与泡沫量为评价指标，采用3级100分评分法评价，评价方法如下。

成形情况：取牙膏样品，从直径8 mm口径挤出2 cm于牙刷上，质量好的牙膏能轻松自然挤出，拉丝明显，挤出的膏体易切断，膏条黏附在牙刷上，牙刷倾斜也不落下，观察牙膏在牙刷上10 min内形状保持情况，是否有塌陷。

膏体形态：将牙膏挤出两条放在称量纸上，观察膏体是否洁净、均匀、细腻，色泽是否正常。

稳定性：参考牙膏标准GB/T 8372—2017的稳定性考察方法，取试样牙膏样品2个，1个样品室温保存，另一个样品放入（−8±1）℃的冰箱内，随即放入（45±1）℃恒温培养箱内，8 h后取出，恢复室温，开盖，膏体应不溢出管口，将牙膏管体倒置，10 s内应无液体从管口滴出；膏体挤出后与室温样品比较，其香味、色泽应正常。

泡沫量：预先称量45 ℃、20 mL的水，称取待测牙膏1 g于烧杯中，加入少量水溶解膏体，将溶解后的膏体倒入具塞量筒，用剩余水清洗烧杯，再倒入量筒，盖好瓶塞，按紧瓶塞，用最大力度摇匀量筒中的溶液，目测膏体完全溶解后停止，将量筒放置于操作台上静置5 min，以目测量筒泡沫分布最集中的位置为准，记录起泡量，重复3次，取平均值。

感官评分指标见表9-2-2。

表9-2-2 感官评分指标

项目	评分细则			
	好（81～100分）	中等（61～80分）	一般（60分以下）	权重
成形情况	易挤出，拉丝明显，易切断，塌陷面积不明显	需用力挤出或易挤出但拉丝不明显，易断，塌陷面积稍明显	需非常用力挤出或不需挤自动流出，无拉丝，塌陷面积明显	0.3
膏体形态	膏体洁净细腻，色泽均匀，光亮无杂质	膏体洁净细腻度稍差，色泽稍不均匀，光亮无杂质	膏体洁净细腻度差，色泽不均，无杂质	0.3
稳定性	膏体不溢出管口，不分离出液体，香体色泽正常	膏体稍有溢出管口或有少量液体滴出，色香味无变化	膏体溢出管口或有液体滴出，色香味有变化	0.2
泡沫量	≥90 ml	≥70 ml	<70 ml	0.2

（4）正交试验优选空白膏基辅料用量方法

根据上述膏基辅料的筛选以及预实验，确定牙膏摩擦剂为磷酸氢钙与二氧化硅，保湿剂为70%山梨醇液与甘油，胶着剂为CMC-Na与汉生胶的复配体系，为进一步优化牙膏膏基配方具体用量，采用$L_9(3^4)$正交实验设计，按感官评分体系标准筛选最佳配方用量，正交试验因素水平见表9-2-3，正交试验结果见表9-2-4与表9-2-5。

表9-2-3 感官评分指标

实验号	*A*.磷酸氢钙：二氧化硅（3：1）/%	*B*.70%山梨醇液：甘油（3：1）/%	*C*.CMC-Na：汉生胶（2：1）/%	*D*.K12/%
1	30	25	1	1.5
2	40	30	1.5	2.0
3	50	35	1.2	2.5

表9-2-4 正交实验结果

实验号	*A*	*B*	*C*	感官评价
1	1	1	1	79.5
2	1	2	2	84.5
3	1	3	3	81.4
4	2	1	2	87.4
5	2	2	3	89.3
6	2	3	1	85.5
7	3	1	3	80.5

（续）

实验号	A	B	C	感官评价
8	3	2	1	84.5
9	3	3	2	82.5
均值 1	81.800	82.467	83.167	
均值 2	87.400	86.100	84.800	
均值 3	82.500	83.133	83.733	
极差	5.600	3.633	1.633	

表 9-2-5　方差分析

因素	偏差平方和	自由度	F 比	F 临界值	P 值
A	55.860	2	40.274	19.000	<0.05
B	22.447	2	16.184	19.000	
C	4.127	2	2.975	19.000	
误差	1.39	2			

通过正交试验直观分析可知，牙膏空白膏基最佳的配方为 $A_2B_2C_2D_3$，即 30%磷酸氢钙，10%二氧化硅，22.5% 的 70%山梨醇液，7.5%甘油，1%CMC-Na ，0.5%汉生胶，2.5%K12，由极差与方差分析可知，各因素对牙膏膏基的影响大小为 $A>B>C>D$，即复合摩擦剂的配比对膏基的整体影响最大，其次是保湿剂，其中因素 A 对牙膏膏基配方的影响具有统计学意义。

（5）功效物质与其他成分用量筛选

由于艾纳香提取物味苦涩，经过多次预实验，以糖精钠作甜味剂；薄荷脑与桂花香精复配作为矫味剂，改善牙膏口感，在最佳空白膏基配方基础上再设计 9 个配方，调整功效物质、甜味剂、矫味剂的用量，其中功效物质的用量设置 3 个比例，功效物质的用量取 0.4%（艾纳香油 0.2%、丹皮酚 0.2%)、0.55%（艾纳香油 0.3%、丹皮酚 0.25%)、0.9%（艾纳香油 0.5%、丹皮酚 0.4%)（表 9-2-6）。

表 9-2-6　牙膏其他成分用量筛选

配方	功效物质/%	糖精钠/%	薄荷脑/%	桂花香精/%	口感
1	0.4	0.3	0.6	0.1	泡沫少，口感清爽，口留淡桂花香，甜度稍大，色泽白色
2	0.4	0.25	0.4	0.2	甜度稍大，清凉，香味有点重，色泽白色
3	0.4	0.2	0.2	0.3	清爽度低，口留桂花香味太重，有淡苦味，不够清新，色泽白色
4	0.55	0.3	0.6	0.1	口感清爽，淡甜，无苦涩感，口留淡药香味，色泽白色
5	0.55	0.25	0.4	0.2	口感清爽，有清辣感，淡苦，桂花香味稍重，色泽白色
6	0.55	0.2	0.2	0.3	清爽度低，有苦味，桂花香味太重，色泽白色
7	0.9	0.3	0.6	0.1	清爽度低，淡甜，口留药味重，色泽白色
8	0.9	0.25	0.4	0.2	口感清爽，稍苦，口留药味重，色泽白色
9	0.9	0.2	0.2	0.3	口感清爽，有清辣感，苦涩味重，口留药味与桂花香味重，色泽白色

评价方法：采用口尝法，根据清爽、苦涩、甜度，香味 4 个口感指标和色泽进行评价，选取 10 名志愿者，在测试前至少 1 h 内不吃不喝，并用水漱口，逐一取样品刷牙漱口，立即记录口感（清爽度如

何、是否有苦涩感、甜度是否适宜、药香味或香精味是否适宜）以及色泽，每个样品之间间隔 1 h。

根据表 9－2－6 筛选，得出牙膏其他成分用量为配方 4，最终得出牙膏优选配方见表 9－2－7。

表 9－2－7　艾纳香牙膏配方比

牙膏成分	原料质量要求	占比/%
磷酸氢钙		30
二氧化硅	食品级	10
70%山梨醇液	食品级，≥70	24
甘油	纯度达 99.9%	8
CMC－Na	食品级，耐酸高黏	1
黄原胶	食品级	0.5
甲酯	食品级	0.1
焦磷酸钠	食品级	0.55
植酸钠	食品级	0.35
K12（十二烷基硫酸钠）	工业级	2.5
艾纳香油	纯精油	0.3
丹皮酚	水溶，≥99%	0.25
糖精钠	食品级	0.3
薄荷脑	医药级	0.6
桂花香精	果香型	0.1
去离子水		28

3. 质量标准

参考执行标准《牙膏》(GB/T 8372—2017)，对艾纳香牙膏进行感官、理化性质、微生物等多项指标检测，艾纳香牙膏外观均匀细腻，滋润且易于延展，酸碱度符合要求，质量稳定，微生物各项指标符合标准。感官、理化、卫生指标应符合表 9－2－8 的要求。

表 9－2－8　感官、理化、卫生、有毒物质指标

指标名称		指标要求	实测结果
感官	膏体	均匀、无异物	符合
	香气	芳香、清新	符合规定香型
	色泽	白色	符合
理化	pH（25 ℃）	5.5～10.5	7.6
	稳定性	膏体不溢出管口，不分离出液体，香味色泽正常	符合
	过硬颗粒	玻片无划痕	符合
卫生	菌落总数/（CFU/g）	≤500	<10
	霉菌和酵母菌总数/（CFU/g）	≤100	<10
	粪大肠杆菌/g	不得检出	未检出
	金黄色葡萄球菌/g	不得检出	未检出
	铜绿假单胞菌/g	不得检出	未检出
有毒物质	铅/（mg/kg）	≤10	未检出
	砷/（mg/kg）	≤2	未检出

4. 结论

由正交试验结果可知，摩擦剂、保湿剂的用量对膏体的成形、形态影响较大，如摩擦剂过多会影响膏体的黏稠度，过少则膏体不成形，稳定性差。保湿剂过多会使膏体偏稀，过少则膏体表面易出现硬化。此外，增稠剂的用量也至关重要，直接影响膏体的稳定性与拉丝现象。

在牙膏制备加料的次序上，制胶完成后，先加发泡剂，再加摩擦剂，由于粉末状的摩擦剂可以起到一定的消泡作用，利于下一步脱气工序的进行。加入摩擦剂捏合时，搅拌时间需控制好，时间太短，膏体不均匀，时间太长，膏体发松，不利于后期的评价，这进一步表明加料的次序与搅拌时间对牙膏膏体有一定的影响。

（二）抑制牙菌斑和（或）减轻牙龈炎症牙膏临床功效研究

菌斑控制是治疗牙周疾病的必由之路，有效控制菌斑能使牙周炎症得到改善，保证牙周治疗顺利进行，维护牙周组织的健康，防止牙周病治疗后复发。牙周病是由菌斑微生物引起的牙周支持组织的慢性感染性疾病。牙菌斑是牙周病的始动因子，因此，有效抑制菌斑、减轻牙龈炎症状是口腔护理的关键。通过为期 3 个月的研究，采用经典的菌斑指数和牙龈指数评价方法，评估艾纳香（熊猫叶）草本牙膏抑制牙菌斑和减轻牙龈炎的临床功效。

1. 材料与方法

（1）一般资料

艾纳香（熊猫叶）草本牙膏，分早、晚两支，均为 30 g/支，白色膏体，早支为白管包装，晚支为黑管包装；对照中华双钙防蛀缤纷鲜果味牙膏 140 g/支，白色膏体，白管包装。

（2）病例选择

临床试验研究方案经武汉大学口腔医院药物临床试验伦理委员会审查通过。受试者为武汉市符合纳入标准的健康成年男性和女性：

全身健康状况良好，无严重的全身系统性疾病，有 20 颗以上可检测的牙齿；

年龄在 18～65 岁；如果为女性，不得处于妊娠和哺乳期内；

Quiley&Hein 菌斑指数均数≥1.5，且 Loe-Silness 牙龈指数均数>1；

没有同时参加其他类似的试验研究；

签署知情同意书，能按要求完成临床试验。

受试者的排除标准：

对口腔护理产品、个人护理消费品或其中的成分过敏者；

现正在服用对试验结果有影响的药物；

在参加研究前 1 个月使用抗生素；

口腔内有开放性龋齿或黏膜病变；

患有严重的牙周炎；

不能严格坚持使用实验指定的牙膏者；

孕妇或哺乳期妇女；

当前正参加其他临床试验者。

2. 方法

（1）试验分组

初筛时筛选出 97 名合格的研究对象（男 30 名，女 67 名；20～29 岁 46 人，30～39 岁 44 人，40～49岁 6 人，50～59 岁 1 人），按照计算机生成的随机数字分为 A 组和 B 组（A 组为对照组，B 组为实验组）。受长期出差、没有坚持使用实验指定的牙膏、决定开始正畸治疗等原因影响，7 人中途退出实验，最终 90 名研究对象完成实验。90 名受试者，共 2 442 颗牙齿。实验组 45 名受试者（男

13名，女32名），共1 217颗牙齿；对照组45名受试者（男15名，女30名），共1 225颗牙齿。

（2）试验流程

第1次检查：筛选受试者病史，检查口腔软组织和硬组织，符合条件者填写知情同意书，发普通牙膏进行洗脱，嘱早晚刷牙，使用2周。预约时间进行基线检查。要求受试者在每次评估前4 h内禁止采用任何口腔卫生措施或咀嚼口香糖，2 h内禁食、禁水。第2次检查（基线）：使用普通牙膏2周后检查牙龈指数和菌斑指数，符合纳入条件者洁牙。然后按照随机分组数字表，分发两种测试牙膏，嘱受试者使用分发的牙膏早晚刷牙2周，预约2周后的复诊时间。第3次检查（基线后2周）：使用实验牙膏2周后，检查受试者牙龈指数和菌斑指数，预约基线后6周的复诊时间。第4次检查（基线后6周）：使用实验牙膏6周后，检查受试者牙龈指数和菌斑指数，预约基线后12周的复诊时间。第5次检查（基线后12周）：使用实验牙膏12周后，检查受试者牙龈指数和菌斑指数（图9-2-1）。

初筛 ⟶ 基线测定 ⟶ 2周后复查 ⟶ 6周后复查 ⟶ 12周后复查

图9-2-1　实验流程

（3）疗效评定标准

除第三磨牙、假牙和有颈部修复体的牙外，其余的牙均包括在检查记数之列。每颗牙检查6个位点（颊侧近中、颊侧中央、颊侧远中、舌侧近中、舌侧中央、舌侧远中），各检查指数的均数指所有牙齿检查数值的总和（每个牙6个位点）除以总测量位点数（测量的牙齿乘6）后所得的数值。

采用菌斑指数Turesky等改良的Quiloy-Hein PI记录菌斑覆盖面积、厚度，应重点观察龈缘附近和邻面的菌斑。

0＝无菌斑；

1＝牙颈部边缘存在散在的菌斑；

2＝牙颈边缘可见连续的薄菌斑带（达1 mm宽）；

3＝牙颈部菌斑带大于1 mm，但小于牙面的1/3；

4＝菌斑覆盖牙面的1/3～2/3；

5＝菌斑覆盖牙面2/3以上。

牙龈炎采用改良Loe-Silness GI龈炎指数测量。在染色测量菌斑指数之前测量牙龈情况。牙龈炎计数方法及标准如下：

0＝无龈炎；

1＝轻度龈炎，牙龈色泽和质地略有变化，但探诊无出血；

2＝中度炎症，牙龈光亮，红、肿、增生、探诊出血；

3＝重度炎症，牙龈明显发红、增生、有自发性出血。

（4）统计学分析

将所有数据输入计算机，使用SPSS14.0软件进行统计分析。采用Kruskal-Wallis非参数检验评估分别使用测试牙膏和对照牙膏前后各个时间点的菌斑指数和牙龈指数的变化；采用Mann-Whitney非参数检验评估实验组和对照组之间菌斑指数和牙龈指数的不同。检验水平α为0.05。

3. 结果

（1）受试者基本情况

初筛时筛选出97个合格的研究对象，最终90个研究对象完成实验。在实验过程中，对照组1例受试者因使用中华双钙防蛀缤纷鲜果味牙膏出现牙龈红肿，自行停用牙膏，其余受试者无不良反应和副作用的报告。

（2）基线

实验组和对照组两组之间比较，牙龈指数和菌斑指数无统计学差异（$P>0.05$），详见表9-2-

9、图 9-2-2 和图 9-2-3。

表 9-2-9　基线时，实验组和对照组各项临床指标（$\bar{x}\pm s$）

临床指标	实验组	对照组	P 值
菌斑指数	4.398±1.084	4.423±1.079	0.109
牙龈指数	2.000±0.937	2.007±0.895	0.868

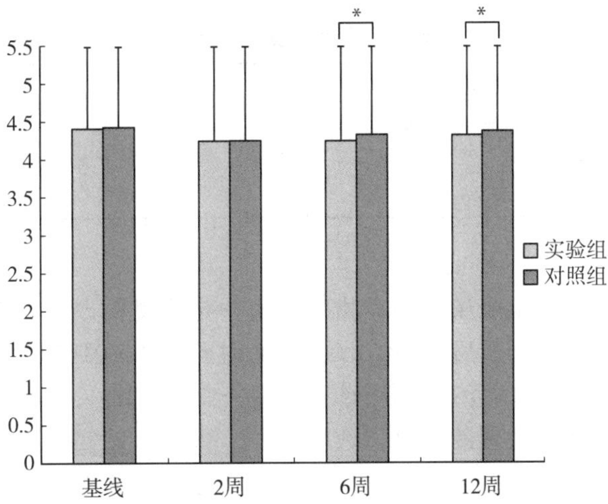

图 9-2-2　基线前后，实验组和对照组菌斑指数的变化

注：。* 表示实验组和对照组相比较，存在统计学差异（$P<0.05$）。

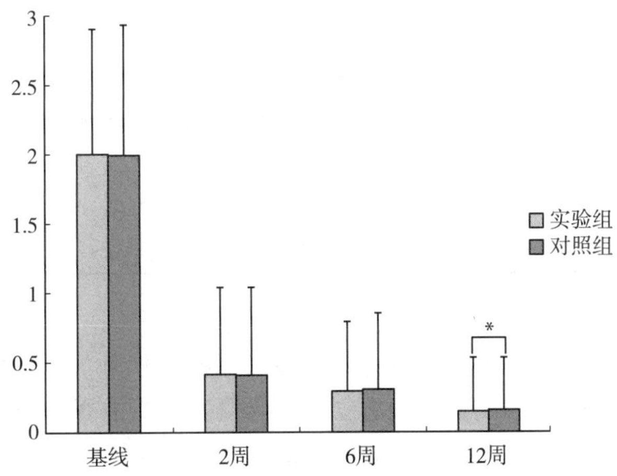

图 9-2-3　基线前后，实验组和对照组牙龈指数的变化

注：* 表示实验组和对照组相比较，存在统计学差异（$P<0.05$）。

（3）使用实验牙膏 2 周后

与基线比较，实验组和对照组菌斑指数和牙龈指数均显著降低（$P<0.001$）。

实验组和对照组两组之间比较，受试者菌斑指数和牙龈指数无统计学差异（$P>0.05$），详见表 9-2-10、图 9-2-2 和图 9-2-3。

表 9-2-10　基线 2 周后各项临床指数（$\bar{x}\pm s$）变化

临床指标	实验组	对照组	P 值
菌斑指数	4.238±1.242	4.246±1.233	0.859
牙龈指数	0.412±0.626	0.406±0.632	0.327

(4) 使用实验牙膏 6 周后

与基线比较，实验组与对照组受试者菌斑指数和牙龈指数均明显降低（$P<0.001$）。

与 2 周时比较，实验组与对照组受试者菌斑指数均增高，但无统计学差异（$P>0.05$）。两组受试者牙龈指数仍均有进一步改善（$P<0.001$）。

实验组和对照组两组之间比较时，菌斑指数开始出现统计学差异（$P<0.05$），但牙龈指数尚无统计学差异（$P>0.05$），详见表 9-2-11、图 9-2-2 和图 9-2-3。

表 9-2-11 基线 6 周后各项临床指数（$\bar{x}\pm s$）变化

临床指标	实验组	对照组	P 值
菌斑指数	4.256±1.215	4.307±1.168	0.041
牙龈指数	0.287±0.501	0.308±0.546	0.224

(5) 使用实验牙膏 12 周后

与基线比较，实验组与对照组受试者菌斑指数均有一定程度的改善。但就实验组而言，12 周与基线时菌斑指数的差异经统计学分析后，$P<0.001$，而对照组 $0.001<P<0.01$。与之不同的是，两组的 12 周与基线牙龈指数的比较均存在显著的统计学差异（$P<0.001$）。

与 2 周或 6 周比较，两组受试者的菌斑指数均进一步提高。就实验组而言，12 周与 2 周或 6 周菌斑指数的差异分别经统计学分析后，均 $P>0.05$，差异无统计学意义。然而对照组的 12 周与 2 周或 6 周菌斑指数的差异经统计学分析后，结果分别是 $P<0.05$ 和 $P<0.001$，差异有统计学意义，甚至存在显著差异。两组受试者牙龈指数仍有进一步改善（$P<0.001$）。

实验组和对照组两组之间比较，受试者牙龈指数和菌斑指数均出现统计学差异（$P<0.05$），详见表 9-2-12、图 9-2-2 和图 9-2-3。

表 9-2-12 基线 12 周后各项临床指数（$\bar{x}\pm s$）变化

临床指标	实验组	对照组	P 值
菌斑指数	4.308±1.168	4.369±1.104	0.011
牙龈指数	0.143±0.386	0.155±0.374	0.026

4. 结论

本实验发现使用含有 *l*-龙脑、艾纳香油的艾纳香（熊猫叶）草本牙膏后，菌斑沉积的速率明显得到有效控制，与对照组比较，使用含有 *l*-龙脑，艾纳香油的艾纳香（熊猫叶）草本牙膏，明显减少了牙龈炎症的发生，菌斑指数和牙龈指数均出现统计学差异（$P<0.05$）。研究结果表明，长期使用艾纳香（熊猫叶）草本牙膏，抑制牙菌斑及牙龈炎症的功效优于对照牙膏，证明艾纳香（熊猫叶）草本牙膏具有显著抑制牙菌斑沉积、减轻牙龈炎症的功效，可预防牙周病的发生发展，且安全无毒性，使用时无不良反应及不适，使用过程简单方便，值得推广使用。

二、艾纳香口腔咀嚼片研制

咀嚼片指于口腔中咀嚼或吮服，使片溶化后吞服的片剂，是近年发展起来的一种速效制剂，大小与普通片剂相同，也可根据需要制成不同形状的异型片，《中华人民共和国药典》2000 年版（二部）首次收载了这一剂型。咀嚼片经嚼碎后表面积增大，可促进药物在口腔内或体内的溶解和吸收，即使在缺水状态下也可以保证按时服药，服用方便，口感好。基于艾纳香抗菌消炎、消肿止痛、清咽利喉与祛恶气等功效以及悠久、成熟的药用经验与药理活性，结合口腔用药市场需求，为方便患者携带和使用，开展艾纳香口腔咀嚼片的研发。艾纳香口腔咀嚼片的研发是新剂型的尝试，是艾纳香作为口腔药物的尝试，这对于口腔疾病治疗预防具有新的意义。

（一）艾粉β-环糊精包合物制备工艺和质量标准

1. 材料与仪器试药

（1）材料

β-环糊精（含量≥98%），艾粉（*l*-龙脑含量≥60%），*l*-龙脑对照品（纯度>98%），水杨酸甲酯（纯度>99.5%），硅胶板，其余试剂均为国产分析纯。

（2）仪器试药

7890 A 气相色谱仪，磁力恒温搅拌器，电热鼓风干燥箱，分析天平，数控超声波清洗器，高速冷冻离心机，循环水式多用真空泵，正置显微镜。

2. 方法

（1）包合物中 *l*-龙脑含量测定方法的建立

以水杨酸甲酯为内标物，采用气相色谱法测定包合物中 *l*-龙脑的含量。

①色谱条件。HP-5 石英毛细管色谱柱（0.32 mm × 30 m，0 25 μm）；80 ℃保持 2 min，先以 5 ℃/min 升温至 100 ℃，然后以 20 ℃/min 升温至 200 ℃，进样口温度 220 ℃，检测器温度 240 ℃；氮气流速为 25 mL/min；氢气流速为 30 mL/min；空气流速为 400 mL/min；进样量为 0.6 μL，分流比为 9∶1。

②标准曲线绘制。精密称取 50 mg *l*-龙脑对照品，置 25 mL 容量瓶中，加无水乙醇定容至刻度，摇匀，得浓度为 2 mg/mL 的 *l*-龙脑对照品储备液。分别精密吸取对照品储备液 0.1、0.25、0.5、1、2.5、5 mL 置 10 mL 容量瓶中，各加入 1 mL 内标溶液水杨酸甲酯（1.34 mg/mL），再以无水乙醇稀释至刻度摇匀。分别取上述 6 种浓度溶液，在①的色谱条件下，进样 0.6 μL 分析，以 *l*-龙脑峰面积与内标物峰面积的比值为纵坐标，以相应浓度的比值为横坐标，得到标准曲线（图 9-2-4）。

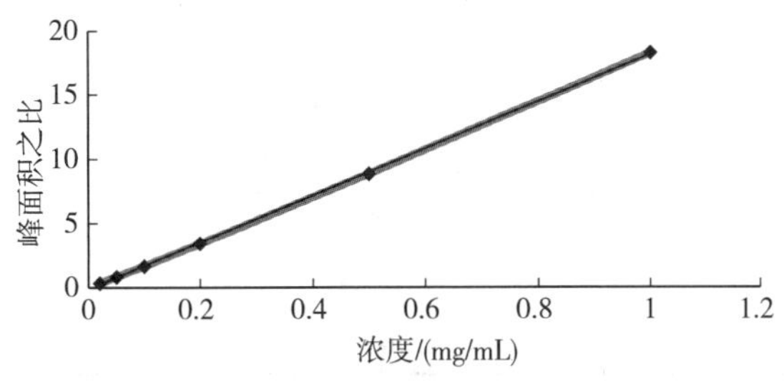

图 9-2-4 *l*-龙脑标准曲线图

由图 9-2-4 可得，*l*-龙脑回归方程为 $y = 18.281x - 0.149\ 4$（$r^2 = 0.999\ 8$），*l*-龙脑在 0.02～1 mg/mL浓度内呈良好的线性关系。

（2）包合物的制备

β-环糊精包合物常用的制备方法有饱和水溶液法、研磨法和超声法，本书采用正交试验法优选这 3 种对艾粉包合的工艺。

①饱和水溶液法。按不同比例称取适量 β-环糊精，加入适量的蒸馏水，置磁力恒温搅拌器上，升温搅拌至完全溶解，待恒温时，缓慢滴加艾粉乙醇溶液，继续搅拌到一定时间后冷却，置 4 ℃冰箱冷藏 12 h 取出，用 4 ℃蒸馏水洗涤边抽滤，再用乙酸乙酯清洗 3 次，每次超声 15 min 后离心 10 min（3 000 r/min），以除去未被包合的艾粉，45 ℃烘箱干燥，即得。

通过查阅文献，选取艾粉与 β-环糊精的比例（*A*）、搅拌时间（*B*）、包合温度（*C*）为主要影响因素，采用 $L_9(3^4)$ 正交表进行试验，因素水平见表 9-2-13。

表 9-2-13　饱和水溶液法因素水平表

水平	*A*：艾粉/β-环糊精	*B*：搅拌时间/ h	*C*：包合温度/ ℃
1	1∶4	1	40
2	1∶6	1.5	50
3	1∶8	2	60

②研磨法。按不同比例称取适量β-环糊精，置于研磨钵中，加入适量倍数的蒸馏水沿同一方向研磨成糊状，研磨 3 min 后，一边研磨一边缓慢滴加艾粉乙醇溶液，研磨至一定时间后，包合液处理方法同饱和水溶液法，即得。

通过查阅文献，以艾粉与β-环糊精的比例（*A*）、研磨时间（*B*）、加水倍数（*C*）为主要影响因素，采用 $L_9(3^4)$正交表进行试验，因素水平见表 9-2-14。

表 9-2-14　研磨法因素水平表

水平	*A*：艾粉/β-环糊精	*B*：研磨时间/ min	*C*：加水倍数
1	1∶4	30	2
2	1∶6	45	4
3	1∶8	60	8

③超声法。按不同比例称取适量β-环糊精，加入适量的蒸馏水，放入超声清洗仪中，选择合适的超声温度与超声功率，超声 5 min 后，一边超声一边缓慢滴加艾粉乙醇溶液，超声至一定时间取出，按饱和水溶液法的方法处理包合液，即得。

通过查阅文献，确定影响超声法的主要因素为艾粉与β-环糊精的比例（*A*）、超声时间（*B*）、超声温度（*C*）与超声功率（*D*），采用 $L_9(3^4)$正交表进行试验，因素水平见表 9-2-15。

表 9-2-15　超声法因素水平表

水平	*A*：艾粉/β-环糊精	*B*：超声时间/ min	*C*：超声温度/ ℃	*D*：超声功率/ W
1	1∶4	30	40	80
2	1∶6	45	50	100
3	1∶8	60	60	120

④样品含量测定。精密称取 50 mg 包合物，置 50 mL 试管中，加入 20 mL 无水乙醇，超声 15 min，离心 10 min（5 000 r/min），吸取 3 mL 上清液于 10 mL 容量瓶中，加入 1 mL 内标溶液水杨酸甲酯（1.34 mg/mL），加无水乙醇定容至刻度，在前文的色谱条件下，进样 0.6 μL 分析，以内标法计算包合物中 *l*-龙脑的含量，按以下公式计算包合物收得率与含量：

收得率=包合物重量/（β-环糊精加入量+艾粉加入量）×100%　　(9-4)

包合物 *l*-龙脑载药量=包合物中 *l*-龙脑含量/包合物重量×100%　　(9-5)

⑤综合评价指标。*l*-龙脑为艾粉的主要成分，试验中采用的艾粉，*l*-龙脑含量达 60%以上，*l*-龙脑在包合物中的含量，即其载药量用于衡量包合的效果，载药量越高，包合效果就越好，因而将载药量作为主要指标，权重系数为 0.8。包合物收得率在实际工业生产中具有重要的经济意义，在投入量一定的情况下，收得率越高，含量越高，将收得率作为次要指标，权重系数定为 0.2。

综合评分=0.8×包合物载药量+0.2×收得率　　(9-6)

（3）正交试验结果

①饱和水溶液法。饱和水溶液法包合艾粉的工艺优选的正交试验结果见表 9-2-16，对试验结

果进行方差分析（表 9-2-17）。

表 9-2-16　饱和水溶液法正交试验表

实验号	A	B	C	D	l-龙脑载药量/%	收率/%	综合评分
1	1	1	1	1	15.60	84.56	29.39
2	1	2	2	2	14.35	88.99	29.27
3	1	3	3	3	12.91	83.96	27.12
4	2	1	2	3	16.29	86.49	30.33
5	2	2	3	1	14.37	87.87	29.07
6	2	3	1	2	13.64	82.49	27.41
7	3	1	3	2	15.99	80.66	28.92
8	3	2	1	3	15.89	78.39	28.39
9	3	3	2	1	15.30	73.50	26.94
K_1	28.593	29.547	28.397	28.467			
K_2	28.937	28.910	28.847	28.533			
K_3	28.083	27.157	28.370	28.316			
R	0.854	2.390	0.477	0.146			

表 9-2-17　饱和水溶液法方差分析

方差来源	偏差平方和	自由度	F 比	F 临界值	显著性
A	1.106	2	34.563	19.000	$P<0.05$
B	9.192	2	287.250	19.000	$P<0.05$
C	0.430	2	13.438	19.000	$P>0.05$
误差	0.03	2			

由表 9-2-17 可知，各因素影响包合工艺的程度为 $B>A>C$，因素 A、B 对包合工艺具有显著性影响，最佳包合工艺为 $A_2B_1C_2$，即艾粉与 β-环糊精的比例为 1∶6，搅拌时间为 1 h，搅拌温度为 50 ℃。

②研磨法。研磨法工艺优选的正交试验结果见表 9-2-18，方差分析试验结果见表 9-2-19。

表 9-2-18　研磨法正交试验表

实验号	A	B	C	D	l-龙脑载药量/%	收得率/%	综合评分
1	1	1	1	1	15.28	85.76	29.38
2	1	2	2	2	16.82	88.75	31.21
3	1	3	3	3	16.65	82.16	29.75
4	2	1	2	3	14.31	89.04	29.26
5	2	2	3	1	15.23	90.66	30.31
6	2	3	1	2	16.34	87.93	30.66
7	3	1	3	2	12.99	80.77	26.55
8	3	2	1	3	14.24	82.30	27.85
9	3	3	2	1	13.99	83.64	27.92

（续）

实验号	*A*	*B*	*C*	*D*	*l*-龙脑载药量/%	收得率/%	综合评分
K_1	30.113	28.397	29.297	29.203			
K_2	30.077	29.790	29.463	29.473			
K_3	27.440	29.443	28.870	28.953			
R	2.673	1.393	0.520	0.520			

表 9-2-19　研磨法方差分析

方差来源	偏差平方和	自由度	*F* 比	*F* 临界值	显著性
A	14.100	2	34.729	19.000	$P<0.05$
B	3.157	2	7.776	19.000	$P>0.05$
C	0.562	2	1.384	19.000	$P>0.05$
误差	0.41	2			

由表 9-2-18、表 9-2-19 可知，各因素对试验结果的影响程度为 $A>B>C$，其中因素 A 对包合工艺有显著性影响，因素 *B*、*C* 均无显著性影响，最佳包合工艺为 $A_1B_2C_2$，即艾粉与 β-环糊精的比例为 1∶4，研磨时间为 45 min，加水倍数为 β-环糊精的 4 倍量。

③超声法。超声法制备艾粉包合物的正交试验结果见表 9-2-20，方差分析见表 9-2-21。

表 9-2-20　超声法正交试验表

实验号	*A*	*B*	*C*	*D*	左旋龙载药量/%	收率/%	综合评分
1	1	1	1	1	8.22	80.64	22.704
2	1	2	2	2	9.58	83.03	24.270
3	1	3	3	3	11.22	81.45	25.266
4	2	1	2	3	12.84	77.20	25.712
5	2	2	3	1	13.09	82.23	26.918
6	2	3	1	2	7.17	79.99	21.734
7	3	1	3	2	14.08	76.38	26.540
8	3	2	1	3	10.56	74.27	23.302
9	3	3	2	1	11.45	75.24	24.208
K_1	24.080	24.985	22.580	24.610			
K_2	24.788	24.830	24.730	24.181			
K_3	24.683	23.736	26.241	24.760			
R	0.708	1.249	3.661	0.579			

表 9-2-21　超声法方差分析

方差来源	偏差平方和	自由度	*F* 比	*F* 临界值	显著性
A	0.876	2	1.619	19.000	$P>0.05$
B	2.782	2	5.142	19.000	$P>0.05$
C	20.312	2	37.545	19.000	$P<0.05$
D	0.541	2	1.000	19.000	$P>0.05$
误差	0.54	2			

由表 9－2－20、表 9－2－21 可知，各因素影响包合工艺的顺序为 $C>B>A>D$，其中超声温度对工艺有显著性影响，最佳包合工艺为 $A_2B_1C_3D_3$，即艾纳香提取物与β-环糊精的比例为 1∶6，超声时间为 30 min，超声温度为 60 ℃，超声功率为 120 W。

④包合方法比较。根据 3 种方法的最佳包合工艺，各重复试验 3 次，由表 9－2－22 中的综合评分可知，研磨法＞饱和水溶液法＞超声法，故采用研磨法最佳工艺制备的艾粉包合物，包合效果最好。

表 9－2－22　不同包合方法的最佳工艺试验结果（n=3）

制备方法	l-龙脑平均载药量/%	收得率/%	综合评分
饱和水溶液法	15.24	86.29	29.45
研磨法	16.49	89.22	31.04
超声法	13.61	83.51	27.59

（4）质量标准研究

①理化检测。外观：艾粉β-环糊精包合物外观为类白色疏松状粉末，颜色均匀。

粒度测定：依据《中华人民共和国药典》2010 年版第一部（附录 XI B 第二法 双筛分法），取艾粉环糊精包合物 30 g，称定其重量，置药筛中，保持水平状态过筛，左右往返，边筛动边轻叩3 min，取能通过 6 号筛（筛孔直径 0.15 mm）与不能通过 4 号筛（筛孔直径 0.25 mm）的包合物，称其重量，计算其所占百分比小于 10%。

溶解度：精密称取艾粉β-环糊精包合物 50.32、50.28、50.05 mg（约相当于艾粉 7.5 mg）及艾粉 7.63、7.57、7.71 mg，分别置于 6 个 10 mL 容量瓶中，以蒸馏水为溶出介质定容至刻度，放入振荡器内，在室温下振荡 10 h 使溶解度达到平衡，以 5 000 r/min 离心 15 min，取上清液在前文的色谱条件下进样分析，记录峰面积，代入标准曲线计算 l-龙脑的含量，根据以下溶解度公式得出，艾粉β-环糊精包合物的溶解度为（56.25±0.33）mg/mL（n=3），而艾粉几乎不溶于水，说明β-环糊精用于艾纳香提取物的包合，可有效提高其在水中的溶解度（表 9－2－23）。

$$溶解度=包合物中\ l\text{-}龙脑重量/溶剂\times 100\% \qquad (9-7)$$

表 9－2－23　艾粉β-环糊精包合物与艾粉溶解度对比

物质	重量/mg	温度/℃	溶剂	振荡时间/h	溶解度/（mg/mL，n=3）
艾粉β-环糊精包合物	50.32 50.28 50.05	25	蒸馏水	10	56.25±0.33
艾粉	7.63 7.57 7.71	25	蒸馏水	10	几乎不溶于水

水分：按《中华人民共和国药典》中的干燥失重法，先将空扁形称量瓶置 105 ℃干燥至恒重，记录读数，精密称取艾粉β-环糊精包合物约 1 g，置恒重的扁形称量瓶中，加热至 105 ℃干燥 2 h，然后转至干燥器中冷却 30 min 后称量，再取出置 105 ℃干燥 30 min 后，冷却，称量，直至恒重，记录读数，按以下公式计算，包合物含水量 12.07%，结果见表 9－2－24。

$$干燥失重=(W_{空瓶}+W_{样品}-W_{空瓶+样品})/W\times 100\% \qquad (9-8)$$

表 9-2-24 艾粉β-环糊精包合物干燥失重

时间/h	空瓶恒重/g	样品重量/g	干燥后重量（瓶+样品）	干燥失重/%
0	21.739	1.003	22.743	6.87
2.5		0.987	22.726	
3.5		0.966	22.705	
4.5		0.952	22.691	
5.5		0.927	22.666	
6.5		0.926	22.665	

②包合物验证试验。显微验证：分别取适量艾粉、β-环糊精和艾粉β-环糊精包合物于研钵中研细后，置于载玻片上，待观察。另按1∶4比例分取艾粉、β-环糊精少许混合后再置于研钵中研细，作为物理混合物。将载有样品的载玻片置于光学显微镜下（10×40倍）观察，显微结果显示，艾粉表面呈星点透亮状的不规则晶体状物质，β-环糊精中间是透亮的不规则团状物质，物理混合物是两种不同大小的团状物质黏附在一起，而包合物是不透明的团状物质，内含黑色物质，表观形态发生变化，表明包合物形成（图9-2-5）。

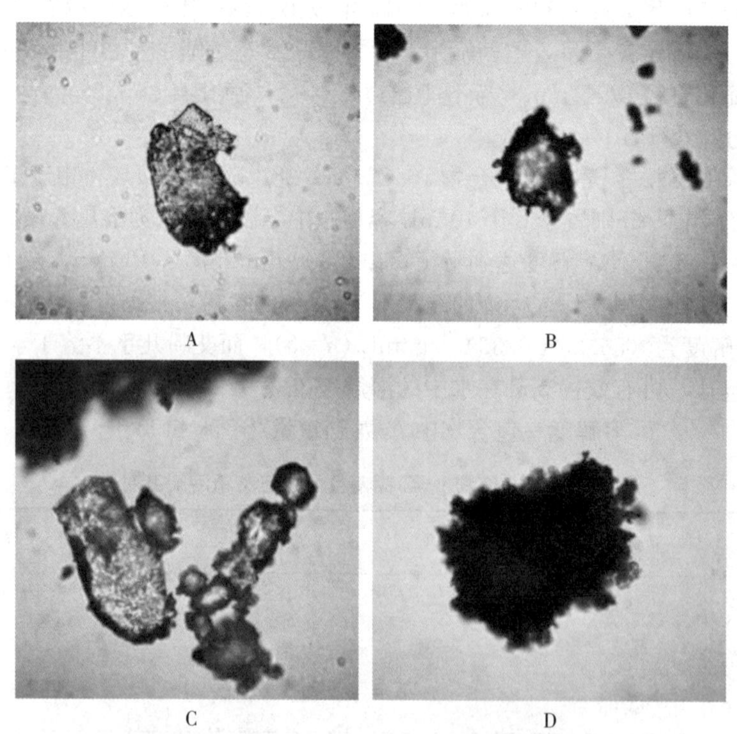

图9-2-5 艾粉β-环糊精包合物的显微成像图

A. 艾粉显微照片 B. β-环糊精显微照片 C. 艾粉与β-环糊精物理混合物显微照片 D. 艾粉β-环糊精包合物显微照片

薄层色谱法：精密称取艾粉β-环糊精包合物适量，加乙醇，超声处理15 min，破坏艾粉β-环糊精包合物，静置过夜，次日离心，取上清液作为艾粉β-环糊精包合物溶液备用；同法制备空白β-环糊精阴性样品溶液，再精密称取*l*-龙脑对照品与艾粉适量，加无水乙醇制备对照品溶液与艾粉对照溶液。

取*l*-龙脑对照品的乙醇溶液、艾粉的乙醇溶液、空白β-环糊精的乙醇溶液、艾粉β-环糊精包合物乙醇溶液，用毛细管分别点样于同一硅胶G板上，每次点样后用电吹风冷风吹干。以石油醚（60～90 ℃）∶乙酸乙酯（4∶1）为展开剂，展开，取出，晾干，喷3%的香草醛硫酸溶液，显色后用吹风机反复均匀吹风直至显色清晰。结果显示，*l*-龙脑对照品溶液、艾粉对照溶液、艾粉β-环糊精包合物溶液在相应位置处显相同颜色的斑点，而空白β-环糊精阴性样品溶液在相应位置处未显斑点（图9-2-6）。

③包合物中*l*-龙脑含量测定。内标溶液的制备：精密称取适量水杨酸甲酯，以无水乙醇溶解并定容，摇匀，得浓度为1.34 mg/mL的溶液，作为内标储备液。

对照品溶液的制备：精密称取*l*-龙脑对照品适量，以无水乙醇定容，摇匀，得浓度为2 mg/mL的溶液，作为*l*-龙脑对照品储备液。精密量取1 mL对照品储备液于10 mL容量瓶，加入内标溶液1 mL，加无水乙醇定容，摇匀，0.45 μm微孔滤膜滤过，即得。

供试品溶液的制备：精密称取50 mg包合物样品置50 mL离心管中，加入20 mL无水乙醇，超声破坏15 min后静置过夜，次日离心10 min（3 000 r/min）。精密量取3 mL上清液于10 mL容量瓶，加入内标溶液1 mL，加无水乙醇定容，摇匀，0.45 μm微孔滤膜滤过，即得。

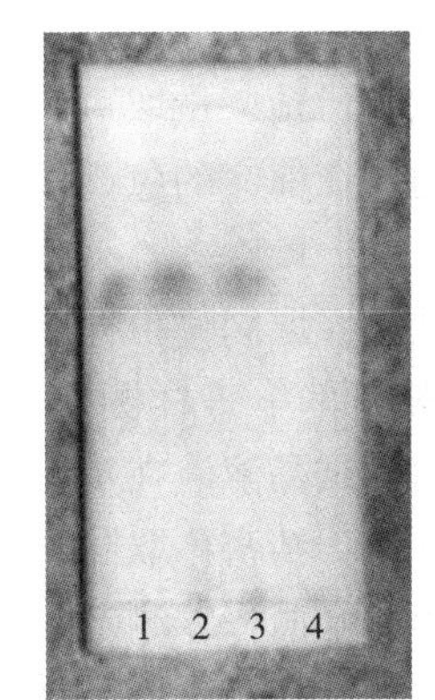

图9-2-6　艾粉β-环糊精包合物的薄层色谱

1. *l*-龙脑对照品的乙醇溶液　2. 艾粉的乙醇溶液　3. 艾粉β-环糊精包合物乙醇溶液　4. 空白β-环糊精的乙醇溶液

阴性对照品溶液：精密称取适量的空白β-环糊精样品，按“供试品溶液的制备”项下方法处理，不加内标溶液，即得。

系统适应性：在前文的色谱条件下，分别精密吸取0.6 μL对照品溶液、供试品溶液、阴性对照品溶液、内标溶液进样分析，记录色谱图（图9-2-7）。理论塔板数以*l*-龙脑计均大于5 000，待测峰与其相邻峰的分离度均大于1.5。供试品色谱图在与对照品色谱图相应保留时间处有相同的色谱峰，而阴性对照品溶液色谱图在与对照品色谱图相应保留时间处无色谱峰，表明β-环糊精对样品的测定无干扰。

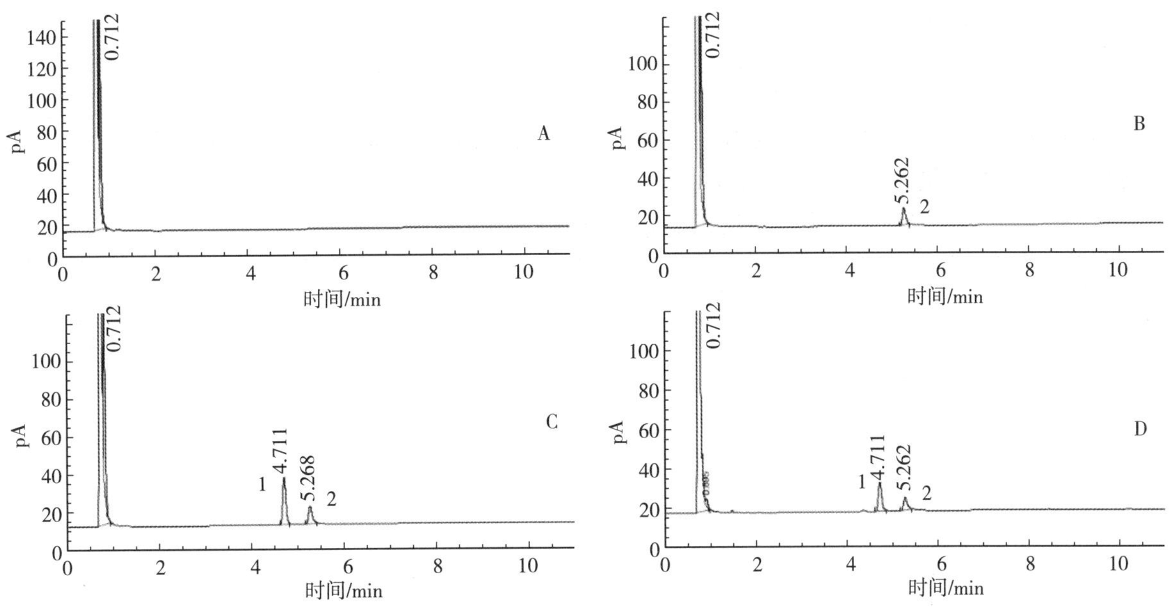

图9-2-7　艾粉β-环糊精包合物气相色谱图

A. 阴性对照品溶液　B. 内标溶液　C. 对照品溶液　D. 供试品溶液

1. *l*-龙脑色谱峰　2. 内标溶液色谱峰

线性试验：精密吸取对照品储备液，按②“标准曲线绘制”中的方法制备 6 种浓度溶液，进样分析，以 *l*-龙脑峰面积与内标峰面积的比值为纵坐标（y），以相应浓度的比值为横坐标（x），绘制标准曲线，得到 $y=18.281x-0.1494$（$r^2=0.9998$）。结果表明 *l*-龙脑在 0.02～1 mg/mL 浓度内呈良好的线性关系。

精密度试验：精密量取对照品储备液 1 mL，置于 10 mL 容量瓶中，加入内标液 1 mL，加无水乙醇定容，摇匀，在前文的色谱条件下，连续进样 6 次，记录 *l*-龙脑与内标液色谱峰的相对峰面积，并计算 *RSD* 为 0.66%。

稳定性试验：取同一份样品，制备供试品溶液，在室温下放置，分别于 0、2、4、8、10、12 h 在前文的色谱条件下进样测定，记录 *l*-龙脑色谱峰与内标色谱峰的相对峰面积，计算其 *RSD* 为 1.35%，表明供试品溶液在 12 h 内稳定。

重复性试验：精密称取同一批样品 6 份，制备供试品溶液，进样分析，记录 *l*-龙脑色谱峰与内标色谱峰的相对峰面积，测定 *l*-龙脑的含量均值为 16.79%，*RSD* 为 0.43%。

l-龙脑检测限与定量限：精密量取 *l*-龙脑对照品溶液 0.6 μL，在前文的色谱条件下进样分析，测得信噪比约为 3∶1 时，检测限为 0.139 μg；信噪比约为 10∶1 时，定量限为 0.407 μg。

加样回收率试验：精密称取 6 份已知 *l*-龙脑含量的包合物样品，破坏包合物，精密量取 3 mL 上清液于 10 mL 容量瓶中，分别精密加入 *l*-龙脑对照品溶液及 1 mL 内标溶液，再加入无水乙醇定容，得供试溶液，在前文的色谱条件下进样分析，测定 *l*-龙脑含量，计算回收率，平均回收率为 98%，*RSD* 为 0.67%（表 9-2-25）。

表 9-2-25　加样回收率试验

序号	样品含/mg	加入量/mg	测得量/mg	回收/%	平均回收率/%	*RSD*/%
1	9.064	9.0	17.743	98.22		
2	9.007	9.0	17.438	96.84		
3	8.986	9.0	17.645	98.10	98.00	0.67
4	9.048	9.0	17.699	98.07		
5	8.993	9.0	17.786	98.85		
6	9.033	9.0	17.657	97.92		

样品中 *l*-龙脑的含量测定：分别精密称取 6 个不同批次的包合物，制备供试品溶液，进样分析，6 批包合物样品中含量为 15.11%～17.52%，平均含量为 16.18%（表 9-2-26）。

表 9-2-26　包合物含量测定结果

批次	分析量/mg	*l*-龙脑含量/mg	*l*-龙脑载药量/%	平均含量/%
1	50.24	7.96	15.85	
2	50.70	8.70	17.15	
3	50.98	8.93	17.52	16.18
4	50.61	8.18	16.17	
5	50.55	7.73	15.29	
6	50.43	7.62	15.11	

④包合物稳定性考察。热稳定性考察：分别精密称取艾粉包合物以及艾粉/β-环糊精的物理混合物适量，置于密封称量瓶中，在 80 ℃恒温干燥箱中放置一定的时间，在第 0、1、3、5、7、10 天取样，在前文的色谱条件下测定包合物含量，结果见表 9-2-27，艾粉具有热不稳定性，加热10 d后，

物理混合物中 l-龙脑保存率为 7.84%，而将艾粉制成包合物后，在相同的热环境下，l-龙脑保存率为 88.64%，说明包合技术能够有效提高艾粉的热稳定性（表 9－2－27）。

表 9－2－27　艾粉环糊精包合物和物理混合物的热稳定性考察结果（n=3）

温度/℃	取样时间/d	l-龙脑载药量/%	
		包合物	物理混合物
80	0	15.94±0.147	18.75±0.085
	1	15.46±0.115	13.35±0.313
	3	15.16±0.092	10.26±0.191
	5	14.81±0.150	5.09±0.128
	7	14.40±0.165	3.19±0.270
	10	14.13±0.095	1.47±0.140

湿稳定性考察：分别精密称取艾粉包合物以及艾粉/β-环糊精的物理混合物适量，置于密封称量瓶中，在相对湿度为 92.5%的培养箱中放置一定的时间，在第 0、1、3、5、7、10 天取样，按前文的项下色谱条件测定含量，结果见表 9－2－28，在高湿条件下放置 10 d 后，物理混合物中 l-龙脑保存率为 44.48%，而包合物 l-龙脑保存率达 92.48%，包合物较混合物稳定（表 9－2－28）。

表 9－2－28　艾粉环糊精包合物和物理混合物的湿稳定性考察结果（n=3）

湿度/%	取样时间/d	l-龙脑载药量/%	
		包合物	物理混合物
92.5	0	15.94±0.147	18.75±0.085
	1	15.75±0.094	16.37±0.933
	3	15.51±0.085	13.61±0.726
	5	15.21±0.131	12.86±0.267
	7	14.85±0.116	10.73±0.865
	10	14.61±0.182	8.33±0.285

3. 结论

β-环糊精是一种无臭无毒的白色结晶粉末，由 7 个葡萄糖分子组成一种特殊的“内疏水，外亲水”的中空圆筒立体环状结构，这种结构非常稳定，不易受酶、pH、温度等外在条件的影响。l-龙脑作为艾粉的主要有效成分，易挥发、逸散，难溶于水，在制剂加工过程中损失较大，为了提高其稳定性，掩盖其苦涩、刺激性气味，根据艾粉所含成分的性质，采用 β-环糊精包合技术，首次包含艾粉挥发性成分，减少了挥发性物质的损失。在艾粉的包合过程中，发现研磨法、饱和水溶液法、超声法都为可行的包合方法，研磨法优于另两种方法，艾粉 β-环糊精包合物收得率达 89.22%，l-龙脑平均含量达 16.18%。

（二）艾纳香口腔咀嚼片处方工艺优化

1. 材料与仪器试药

（1）材料

蔗糖，淀粉，甘露醇，木糖醇，乳糖，薄荷脑，D－（－）酒石酸，阿斯巴甜，山楂粉，HPMC，硬脂酸镁，滑石粉。

（2）仪器试药

1.5T 单冲压片机，片剂硬度测试仪，片剂脆碎度测试仪，分析天平，电热恒温鼓风干燥箱，国家级标准检验筛：18、20、150、200 目等（浙江省绍兴市上虞圣超仪器设备有限公司）。

2. 方法与结果

（1）工艺流程

艾纳香口腔咀嚼片处方工艺流程见图 9－2－8。

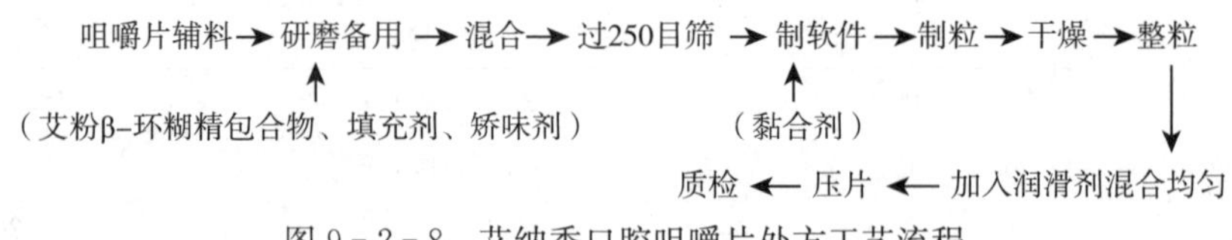

图 9－2－8　艾纳香口腔咀嚼片处方工艺流程

（2）处方筛选

①处方中主药用量。目前，市场上以艾纳香提取物为原料的口腔护理产品中，金喉健喷雾剂的口腔护理效果得到消费者的认可且销售量可观，其由 20 g 艾纳香油、5 g 大果木姜子油、5.75 g 薄荷脑和 4.92 g 甘草酸单铵盐四味药物加 780 mL 乙醇制成，具有消肿止痛、祛风解毒、清咽利喉的功效；对艾纳香油的质量标准进行研究，得出艾纳香油 *l*-龙脑含量为 15%～25%，通过计算，金喉健喷雾剂中 *l*-龙脑含量在 3～5 mg/mL，因此，艾纳香口腔咀嚼片处方中的主药用量以金喉健喷雾剂为标准进行添加，其艾粉 β-环糊精包合物在咀嚼片处方中的添加量为 5%～10%。

②黏合剂与润湿剂。通过查阅相关资料发现，羟丙基甲基纤维素（HPMC）和聚乙烯吡咯烷酮（PVP）为咀嚼片常用黏合剂。通过预试验发现，用后者制得的咀嚼片有较大涩味，而且吸湿性强，以乙醇为润湿剂时，在湿法制粒过程中絮状成团块，制粒困难，故最终选用 HPMC 作为黏合 剂，蒸馏水作为润湿剂。称取一定量 HPMC，加入蒸馏水加热制成 2%、3%、4%、5% HPMC，以其为黏合剂，蔗糖与甘露醇为填充剂，艾粉 β-环糊精包合物为活性物质进行筛选，以软材性状、过筛情况、颗粒形状、压片效果与硬度为指标进行综合评价，结果见表 9－2－29，可知以 5%HPMC 为黏合剂效果较好。

表 9－2－29　不同浓度 HPMC 对咀嚼片成形的影响

指标	2% HPMC	3% HPMC	4% HPMC	5% HPMC
软材性状	不易成团	成团，有分散	易成团，黏合效果适中	握之成团，轻压即散
过筛情况	易过筛	易过筛	易过筛	易过筛
颗粒形状	细粉多	细粉较多	细粉适中	细粉适中
压片效果	松片多	有松片	片剂易成型	片剂易成型
硬度（n=5）/kg	3.39±2.17	4.14±1.09	6.47±0.74	7.74±1.32

③填充剂的选择。使用单因素方法，分别采用甘露醇、淀粉、蔗糖、木糖醇、乳糖及其 1∶1 配比的混合物为填充剂，5% HPMC 为黏合剂，以制粒效果、压片效果、硬度、脆碎度与口感为指标进行综合评价，确定填充剂，结果显示，以甘露醇与蔗糖为填充剂的各项指标优于其他项，且蔗糖味淡甜，甘露醇咀嚼时有凉爽感，而且咀嚼时没颗粒感与粗糙感，有助于改善艾粉苦涩口感，故选择甘露醇与蔗糖为填充剂（表 9－2－30）。

表 9－2－30　填充剂筛选结果

辅料	制粒效果	压片效果	硬度（n=5）/kg	脆碎/%	口感
甘露醇	制粒容易，但细粉较多	有松片	/	/	/
淀粉	制粒困难，不易成团，细粉多	有黏冲现象	5.54±2.3	不合格	粗糙感
蔗糖	制粒容易，颗粒条状	有裂片	12.94±3.3	0.23	淡甜，入口顺滑，硬度大

（续）

辅料	制粒效果	压片效果	硬度（n=5）/kg	脆碎/%	口感
木糖醇	制粒较难，吸湿性强，难过筛	/	/	/	/
乳糖	制粒容易，颗粒均匀	易成型	8.63±0.8	不合格	稍有粉粒感与粗糙感
甘露醇、淀粉	易成团，制粒困难	有松片	/	/	/
甘露醇、蔗糖	制粒容易，颗粒均匀	易成型	7.49±1.3	0.47	淡甜，稍有清爽感，入口顺滑，硬度适中
甘露醇、乳糖	制粒容易颗粒有条状	有黏冲现象	11.15±1.07	0.77	粉粒感稍强，难咀嚼
蔗糖、乳糖	制粒容易，颗粒均匀	有裂片	10.54±2.73	0.21	硬度大
蔗糖、淀粉	制粒容易，颗粒少	可压性不好	13.30±2.03	0.61	有粉粒感，难咀嚼
乳糖、淀粉	制粒困难，颗粒少，细粉多	可压性不好	4.12±1.27	不合格	/

④矫味剂的选择。艾粉被包合后，虽已掩盖原料药的辛辣苦涩之味，增加了水溶性，但其β-环糊精包合物无臭无味，作为口腔用药也不易被患者接受，故加入矫味剂可使咀嚼片风味更受人欢迎。本选择木糖醇、薄荷脑、山楂粉、D-（-）酒石酸、阿斯巴甜的混合物分别进行配伍试验，由于矫味剂所占比例较小，对制粒、压片与硬度的影响不大，故主要以色泽和口感为评价指标进行筛选，结果见表9-2-31，最终确定以薄荷脑与木糖醇为清凉剂，山楂粉与D-（-）酒石酸为酸味剂。

表9-2-31　矫味剂筛选结果

辅料	色泽	口感
薄荷脑、D-（-）酒石酸、阿斯巴甜	乳白色，色泽均一	清凉感过重，酸味重，甜腻
木糖醇、D-（-）酒石酸	乳白色，色泽均一	不够清爽，酸味重
薄荷脑、山楂粉	浅褐色，色泽均一	淡甜，清凉感过重，酸味淡
木糖醇、山楂粉	浅褐色，色泽均一	清凉感不足，酸味淡
木糖醇、山楂粉、D-（-）酒石酸	淡黄色，色泽均一	清凉感不足，甜味、酸味适中
薄荷脑、木糖醇、山楂粉、D-（-）酒石酸	淡黄色，色泽均一	清凉可口，淡甜，酸味适中

⑤润滑剂筛选。目前常用的润滑剂有硬脂酸镁、滑石粉、微粉硅胶等，市场上尚无同时兼具助流、润滑和抗黏作用的润滑剂。为了使咀嚼片能同时具有上述3种作用，国内经常将硬脂酸镁与滑石粉配合应用，故选择其作为润滑剂。然后，采用单因素试验筛选润滑剂用量，将不同比例润滑剂加入制备好的颗粒中混匀，再进行压片，以片剂压片效果及其光洁度为评价指标进行考察，结果见表9-2-32，最终确定润滑剂用量为1.5%硬脂酸镁与滑石粉比例为2∶1。

表9-2-32　润滑剂用量的考察

润滑剂用量/%	压片效果	片剂光洁度
1	圆整，有黏冲	表面光滑度稍差
1.5	圆整，无黏冲	表面光滑度好
2	圆整，无黏冲，有出现裂片现象	表面光滑度较好

（3）处方工艺的确定

①感官评定。选择10位健康、味觉正常的志愿者试吃，并按正交试验中的评分标准（表9-2-

33）评分，然后计算总分。

表 9-2-33　艾纳香口腔咀嚼片感官质量评分标准

外观	口感	硬度/kg	脆碎度/%	片重差异/%	评分
淡黄色均匀，表面光滑	酸甜协调、可口，嚼后清凉并带有淡淡的艾粉味	6～8	<0.5	±3	4～5
浅褐色或色泽不均匀，光滑度稍差	酸甜基本协调，清凉感较重或较淡	8～11 或 3～5	0.5～1	−5～−3 与 3 或 3～5	2～3
褐色或色泽不一，光滑度差	酸甜不协调，清凉感过重或不足	11 以上或 3 以下	≥1	<−5 或>5	0～1

②处方用量确定。根据以上单因素处方筛选实验，初步确定艾纳香口腔咀嚼片的处方由蔗糖与甘露醇（1∶1）、艾纳香提取物包合物、木糖醇、薄荷脑、山楂粉、D-（-）酒石酸、5% HPMC、硬脂酸镁与滑石粉（2∶1）组成，其中填充剂、原料药、矫味剂的用量对咀嚼片的外观、口感、片重差异等影响较大，为了进一步优化艾纳香口腔咀嚼片配方，采用正交实验设计（表 9-2-34），按以上评分标准筛选最佳处方工艺（表 9-2-35）。

表 9-2-34　正交因素水平表

水平	*A*：蔗糖与甘露醇（1∶1）/%	*B*：艾粉提取物包合物/%	*C*：木糖醇/%	*D*：薄荷脑/%	*E*：山楂粉/%	*F*：D-（-）酒石酸/%
1	65	5	0.3	0.3	0.5	0.3
2	75	7	0.5	0.5	1	0.5
3	85	9	0.7	0.7	1.5	0.7

表 9-2-35　正交试验结果

试验号	*A*	*B*	*C*	*D*	*E*	*F*	*G*	感官评分
1	1	1	1	1	1	1	1	8
2	1	2	2	2	2	2	2	15
3	1	3	3	3	3	3	3	11
4	2	1	1	2	2	3	3	14
5	2	2	2	3	3	1	1	11
6	2	3	3	1	1	2	2	13
7	3	1	2	1	3	2	3	12
8	3	2	3	2	1	3	1	22
9	3	3	1	3	2	1	2	18
10	1	1	3	3	2	2	1	14
11	1	2	1	1	3	3	2	12
12	1	3	2	2	1	1	3	13
13	2	1	2	3	1	3	2	10
14	2	2	3	1	2	1	3	17
15	2	3	1	2	3	2	1	18
16	3	1	3	2	3	1	2	10
17	3	2	1	3	1	2	3	16
18	3	3	2	1	2	3	1	20
K_1	12.167	11.333	14.333	13.667	13.667	12.833	15.500	
K_2	13.833	15.500	13.500	15.333	16.333	14.667	13.000	

（续）

试验号	A	B	C	D	E	F	G	感官评分
K_3	16.333	15.500	14.500	13.333	12.333	14.833	13.833	
R	4.166	4.167	1.000	2.000	4.333	2.000	2.500	

注：G 为空白列，因空白列中没有因素作用，正好反映随机因素引起的误差，又被称为误差列。

由上述试验结果得出，山楂粉的用量为主要因素，其次是填充剂与原料药。由直观分析可知最优的处方组合为 $A_3B_2C_3D_2E_2F_3$ 或 $A_3B_3C_3D_2E_2F_3$，由于7%与9%的艾粉包合物对艾纳香口腔咀嚼片各项指标影响都不大，故选7%或9%的艾粉包合物用量都可，但考虑到原料药添加量增大，咀嚼片功效也会增强，故最终确定艾纳香口腔咀嚼片的最优处方为85%蔗糖与甘露醇（1∶1）、9%艾纳香提取物包合物、0.7%木糖醇、0.5%薄荷脑、1%山楂粉、0.7%D-（-）酒石酸，再以5% HPMC为黏合剂，1%硬脂酸镁与0.5%滑石粉为润滑剂。

（4）工艺验证试验

①制备工艺。根据以上实验所得的最优处方制备1 000片艾纳香口腔咀嚼片，处方：212.5 g蔗糖，212.5 g甘露醇，45 g艾粉β-环糊精包合物，3.5 g木糖醇，5 g山楂粉，3.5 g D-（-）酒石酸，2.5 g薄荷脑，适量5%HPMC，5 g硬脂酸镁，2.5 g滑石粉。

先将蔗糖、甘露醇、木糖醇、D-（-）酒石酸与薄荷脑研碎，过250目筛备用。再按正交试验确定的处方量，称取原料药及内加辅料，按等量递增法混合均匀，加入适量5%HPMC制成软料，20目筛制粒，45 ℃干燥40 min后，18目筛整粒，然后加入外加辅料混匀，压片，片剂硬度控制在7 kg左右，片重约为0.5 g，制备5批艾纳香口腔咀嚼片。

分别按2015年《中华人民共和国药典》规定，抽样测定所制咀嚼片，以外观检查、硬度、脆碎度与片重差异为质量检查项目，验证处方设计的合理性。

②外观检查。检查方法：随机抽取100片艾纳香口腔咀嚼片平铺于白色A4纸上，置于75 W光源下60 cm处，在距离片剂30 cm处用肉眼观察30 s。表面应完整光洁，色泽均一，杂色点（0.15～0.18 mm）＜5%，麻面＜5%，且不得有严重特殊异物及花斑。

按以上检查方法检查，艾纳香口腔咀嚼片呈淡黄色，形状完整，表面光洁，边缘整齐，色泽均一，无杂斑，无异物（图9-2-9）。

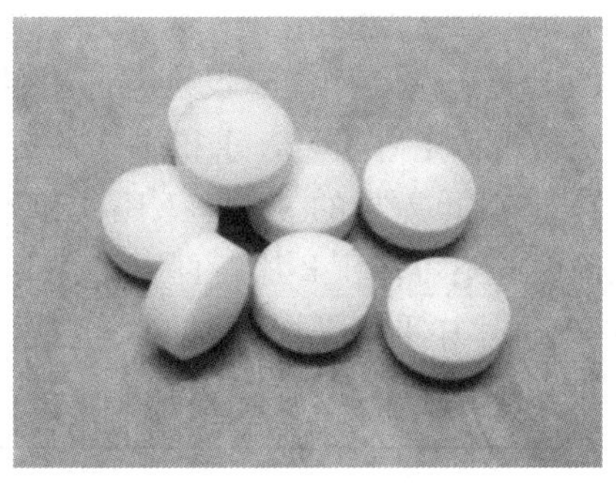

图9-2-9 艾纳香口腔咀嚼片

③硬度测定。片剂的硬度对咀嚼有一定的影响，口腔咀嚼片对硬度的要求为既要保证片剂的成型以及在包装、运输过程中不破碎，又要保证在口腔内易嚼。参照《中华人民共和国药典》2010年版二部附录ⅠA片剂硬度测字法，制定艾纳香口腔咀嚼片硬度测定方法：随机取艾纳香口腔咀嚼片20片，置于硬度测定仪上测定。硬度测定值应该在6～8 kg，小于6 kg和大于8 kg的应不多于2片，且不得有1片超过10 kg或小于1 kg。样品测定结果见表9-2-36。

表 9-2-36　硬度测定结果

序号	硬度/kg	序号	硬度/kg
1	7.85	11	6.21
2	6.44	12	7.89
3	6.99	13	6.45
4	7.36	14	6.63
5	6.34	15	7.87
6	7.29	16	6.37
7	8.05	17	6.90
8	6.77	18	7.67
9	7.95	19	5.79
10	7.34	20	7.05

注：平均硬度为 7.06 kg，*RSD* 为 7.59%。

④脆碎度测定。参照《中华人民共和国药典》2010 年版二部附录ⅩG 片剂脆碎度检查法的规定，制定艾纳香口腔咀嚼片的脆碎度检查方法：取自制的 3 批艾纳香口腔咀嚼片若干片，用吹风机冷风低风速吹去脱落的粉末后精密称重，放置于脆碎度仪中，转动 100 次后取出。同法除去粉末，精密称重，减失重量不得超过 5%，且不得检出断裂、龟裂及粉碎的片。按下式计算脆碎度：

$$F=(W_0-W)/W_0\times100\% \qquad (9-9)$$

其中，W_0 为片剂的初重，W 为残重。

结果表明，3 批艾纳香口腔咀嚼片样品均符合规定（表 9-2-37）。

表 9-2-37　脆碎度测定结果（n=3）

测定项目	批号		
	2015032901	2015032902	2015032903
脆碎度/%	0.52	0.47	0.61
裂片、碎片	未检出	未检出	未检出

⑤片重差异。按《中华人民共和国药典》2010 年版第一部附录Ⅰ制剂通则ⅠD 片剂要求检查。取 20 片艾纳香口腔咀嚼片供试品，精密称定总重量，求得平均片重后，再分别精密称定每片供试品的重量，每片重量与平均片重比较，按片重差异的《中华人民共和国药典》标准与平均片重比较，重量差异限度为±5%，超出重量差限度的不得多于 2 片，且不得有 1 片超出限度 1 倍（表 9-2-38）。

$$\text{重量差异}=(\text{每片片重}-\text{平均片重})/\text{平均片重}\times100\% \qquad (9-10)$$

表 9-2-38　片重差异检查结果

检查项目	1	2	3	4	5	6	7	8	9	10
重量/g	0.517	0.488	0.493	0.504	0.503	0.514	0.485	0.486	0.496	0.493
差异/%	3.52	−2.28	−1.28	0.92	0.72	2.92	−2.88	−2.68	−0.68	−1.28
检查项目	11	12	13	14	15	16	17	18	19	20
重量/g	0.505	0.515	0.493	0.511	0.503	0.49	0.493	0.491	0.516	0.483
差异/%	1.12	3.12	−1.28	2.32	0.72	−1.88	−1.28	−1.68	3.32	−3.28

⑥含水量测定。颗粒含水量太大，容易霉变，影响咀嚼片保质期；水分太少，太干了，就不容易压片。因此，适量水分有利于颗粒在压缩时相互靠近，易于成形，也是保证咀嚼片质量和稳定性的因素。根据上述处方制粒，按照《中华人民共和国药典》2010 年版一部附录Ⅸ H 水分测定法第一法（烘干法）测定颗粒的含水量，结果见表 9－2－39。

表 9－2－39　颗粒含水量测定结果

批号	颗粒含水量/%	平均值/%
201503301	3.47	
2015033002	4.37	3.93
2015033003	3.96	

实验结果表明，颗粒含水量在 3%～5%，符合中药片剂颗粒含水量的一般要求。

3. 结论

对原料和辅料均进行了微粉化处理，经放大实验发现，该生产工艺制备的艾纳香咀嚼片均符合《中华人民共和国药典》要求，而且通过湿法制粒压片得到的片剂外形美观、可压性好，可在医药工业中广泛应用。

（三）艾纳香口腔咀嚼片的质量标准研究及初步稳定性考察

通过单因素方法和正交实验筛选出艾纳香口腔咀嚼片最优处方，并根据《中华人民共和国药典》2010 年版二部附录对咀嚼片的相关质量要求，验证艾纳香口腔咀嚼片工艺。本章将采用薄层色谱法（TLC）对艾纳香口腔咀嚼片进行定性鉴别，采用气相色谱法测定艾纳香口腔咀嚼片含量，并初步考察艾纳香口腔咀嚼片的稳定性。

1. 材料与仪器试药

（1）材料

艾纳香口腔咀嚼片（自制）。

（2）仪器试药

7890A 气相色谱仪，电热鼓风干燥箱，分析天平，数控超声波清洗器，高速冷冻离心机，电热恒湿培养箱，智能光照培养箱。

2. 方法与结果

（1）性状

艾纳香口腔咀嚼片呈淡黄色，形状完整，表面光洁，边缘整齐，色泽均一，断面组织细腻紧密，直径 10 mm，厚度 3 mm，无杂班，无异物；味淡甜，略带酸味，凉爽，嚼完后口腔中具有艾纳香淡淡风味。

（2）定性鉴别

称取艾纳香口腔咀嚼片 10 片，研碎，加乙醇，超声处理 15 min，破坏，静置过夜，次日离心，取上清液作为艾纳香口腔咀嚼片溶液备用；同法制备空白咀嚼片溶液（不含艾粉 β-环糊精包合物），作为阴性对照品；再精密称取 l-龙脑对照品、艾粉用乙醇溶解。

取 l-龙脑对照品溶液、艾纳香口腔咀嚼片溶液、阴性对照品、艾粉乙醇溶液，分别点样于同一块硅胶 G 板上，用石油醚（60～90 ℃）-乙酸乙酯（4∶1）展开，取出，晾干，用 10%的硫酸乙醇溶液显色，加热至斑点显色清晰。结果见图 9－2－10，艾纳香口腔咀嚼片色谱中与 l-龙脑对照品溶液、艾粉溶液在相应位置上显相同的斑点，而空白咀嚼片在相应位置上未显斑点。

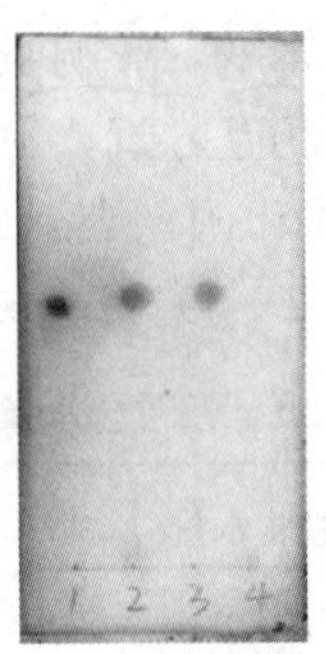

图 9-2-10 艾纳香口腔咀嚼片的薄层色谱图

1. *l*-龙脑对照品乙醇溶液 2. 艾纳香口腔咀嚼片溶液 3. 艾粉乙醇溶液 4. 阴性对照品

(3) 含量测定

①色谱条件。参照上一节色谱条件。

②内标液的制备。参考上一节内标液制备方法，得浓度为 1.401 mg/mL 的内标储备液。

③对照品溶液的制备。参考上一节对照品溶液制备方法。

④供试品溶液的制备。取艾纳香口腔咀嚼片 20 片，研细后取 2 g 精密称定，置 50 mL 离心管中，加入适量的无水乙醇，混匀，密封，超声 15 min 后置 4 ℃冰箱静置过夜，次日离心 10 min (3 000 r/min)，取上清液 3 mL 置 10 mL 容量瓶中，加入内标液 1 mL，加无水乙醇定容，混匀，经 0.45 μm 微孔滤膜，即得。

⑤阴性对照品溶液的制备。按艾纳香口腔咀嚼片最优处方制成，取除艾粉 β-环糊精包合物外的辅料，按制备工艺要求，制成不含艾粉 β-环糊精包合物的空白口腔咀嚼片，按供试品溶液的制备项下的方法，制成阴性对照溶液。

⑥系统适用性试验。参照上一节的系统适用性试验方法。由图 9-2-11 可知，供试品与 *l*-龙脑对照品在相同保留时间处出现色谱峰，而空白对照品在该处无色谱峰，表明艾纳香口腔咀嚼片辅料对样品测定无干扰。

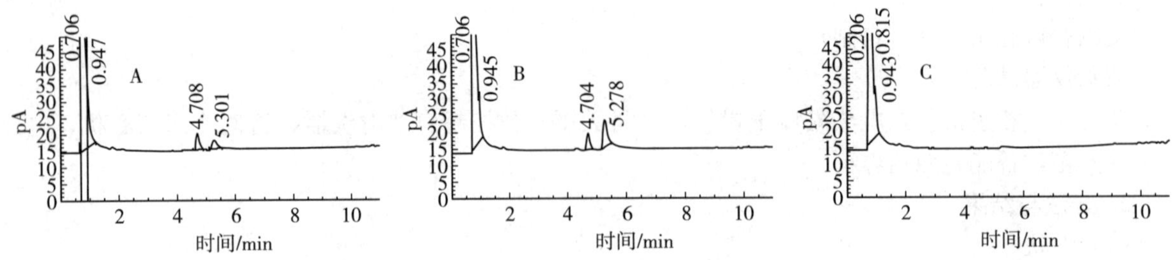

图 9-2-11 标准品、供试品及阴性对照品色谱图

A. *l*-龙脑标准品气相色谱图 B. 艾纳香口腔咀嚼片气相色谱图 C. 阴性对照品气相色谱图

⑦线性考察。参照上一节方法制备 6 种浓度溶液，进样分析，得线性回归方程 $y=3.4255x-0.1481$ ($R^2=0.9996$)。结果表明 *l*-龙脑浓度在 0.02～1 mg/mL 呈良好的线性关系（图 9-2-12）。

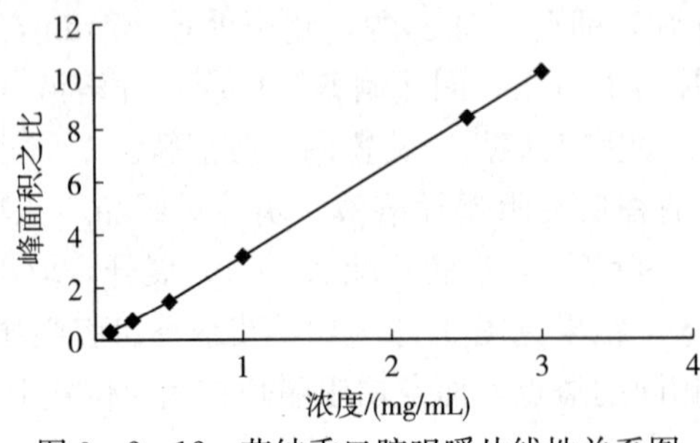

图 9-2-12 艾纳香口腔咀嚼片线性关系图

⑧精密度试验。精密称取对照品溶液，按上述色谱条件重复进样 6 次，记录 l-龙脑峰面积，并计算 l-龙脑对照品平均峰面积为 212.03，*RSD* 为 0.71%，表明仪器精密度良好。结果见表 9-2-40。

表 9-2-40　精密度试验结果

实验序号	峰面积	平均峰面积	*RSD*/%
1	211.96	212.03	0.71
2	213.72		
3	210.64		
4	209.58		
5	212.13		
6	214.12		

⑨稳定性试验。分别取对照品溶液与供试品溶液，放置 0、6、9、12、24 h 后，分别加入内标液进样分析，记录相对峰面积，结果显示对照品溶液的 *RSD* 为 0.47%，供试品溶液的 *RSD* 为 0.85%，表明对照品溶液和供试品溶液在 24 h 内的稳定性均良好（表 9-2-41）。

表 9-2-41　稳定性试验结果

时间/h	对照品		供试品	
	相对峰面积	*RSD*/%	相对峰面积	*RSD*/%
0	3.078 9	0.47	4.080 7	0.85
6	3.218 7		3.943 5	
9	3.261 4		3.970 6	
12	3.147 1		4.199 1	
24	3.099 4		4.130 1	

⑩重复性试验。取艾纳香口腔咀嚼片样品（批号：2015032901）6 份，研细，按“供试品溶液的制备”项下的方法破坏供试品溶液，在气相色谱条件下进样分析，记录峰面积，按内标法记录艾纳香口腔咀嚼片中 l-龙脑的含量（表 9-2-42）。

表 9-2-42　重复性试验结果

实验序号	样品量/mg	l-龙脑含量/mg	*RSD*/%
1	50.37	0.567	0.249
2	50.51	0.554	
3	50.26	0.57	
4	50.32	0.561	
5	50.28	0.575	
6	50.14	0.569	

⑪加样回收率试验。精密称取已知 l-龙脑含量的艾纳香口腔咀嚼片粉末，按“供试品溶液的制备”项下方法破坏，精密量取 3 mL 上清液于 10 mL 容量瓶中，分别精密加入 l-龙脑对照品溶液及 1 mL内标溶液，再加入无水乙醇定容，在上述气相色谱条件下进样分析，测定 l-龙脑含量，按以下公式计算回收率，得出平均回收率为 97.91%，*RSD* 为 0.392%（表 9-2-43）。

$$回收率=（测得量-样品含量）/加入量\times100\% \qquad (9-11)$$

表 9-2-43 加样回收率试验结果

序号	样品量/mg	样品含/mg	加入量/mg	测得量/mg	回收率/%	平均回收率/%	*RSD*/%
1	50.34	0.571	0.55	1.108	97.63	97.91	0.392
2	50.09	0.565	0.55	1.105	98.18		
3	50.11	0.547	0.55	1.083	97.45		
4	50.26	0.559	0.55	1.097	97.81		
5	50.23	0.563	0.55	1.109	99.27		
6	50.41	0.582	0.55	1.116	97.09		

⑫样品含量测定结果。取艾纳香口腔咀嚼片样品 6 批，制备供试品溶液，在气相色谱条件下进样分析，以峰面积按内标法计算每批艾纳香口腔咀嚼片中的 *l*-龙脑含量（表 9-2-44）。

表 9-2-44 艾纳香口腔咀嚼片中 *l*-龙脑含量测定结果（$n=6$）

批号	*l*-龙脑含量/（mg/片）	平均含量/（mg/片）	*RSD*/%
2015071201	5.573	5.546	0.958
2015071202	5.533		
2015071203	5.638		
2015071301	5.484		
2015071302	5.551		
2015071303	5.498		

（4）稳定性实验

①影响因素试验。按照《中华人民共和国药典》2010 年版附录ⅩⅨC 药物制剂稳定性试验指导原则，通过影响因素试验，供试品置开口表面皿，分别在 60 ℃、相对湿度 90%±5%与 4 500 lx±500 lx 强光照条件下放置 10 d，分别于 0、5、10 d 取样，检验艾纳香口腔咀嚼片外观、硬度、脆碎度与 *l*-龙脑含量，验证处方的初步稳定性。实验结果显示，艾纳香口腔咀嚼片在高湿条件下，第 10 d时片剂颜色出现加深现象，片剂吸湿，水分明显增大，其他指标均符合要求，在高温强光照试验条件下各项指标基本稳定（表 9-2-45）。

表 9-2-45 影响试验结果

因素	时间/d	外观	硬度（$n=5$）/kg	脆碎度/%	水分/%	*l*-龙脑平均含量（$n=5$）/（mg/片）
高温试验（60 ℃）	0	淡黄色，完整光洁，色泽均一	7.18±0.81	0.533	3.172	5.581
	5	淡黄色，完整光洁，色泽均一	7.25±0.64	0.631	2.968	5.505
	10	淡黄色，完整光洁，色泽均一	7.13±0.42	0.495	2.793	5.430
高湿试验（RH90%）	0	淡黄色，完整光洁，色泽均一	6.95±0.57	0.672	2.912	5.537
	5	淡黄色，完整光洁，色泽均一	6.62±0.77	0.614	3.654	5.522
	10	淡黄色，完整光洁，淡黄色出现加深现象	6.03±0.33	0.733	4.337	5.446
强光照（4 500Lx）	0	淡黄色，完整光洁，色泽均一	7.39±0.43	0.596	3.252	5.580
	5	淡黄色，完整光洁，色泽均一	7.05±0.66	0.528	3.214	5.329
	10	淡黄色，完整光洁，色泽均一	7.36±0.55	0.616	3.189	5.278

②加速实验。取3批艾纳香口腔咀嚼片置于高密度聚乙烯药用塑料瓶中，置恒温恒湿培养箱中，设定温度为40 ℃±2 ℃，相对湿度75%±5%，放置6个月，分别于第0、1、2、3、6个月取样，进行各项检查测定，结果显示，样品在第6个月出现轻微吸潮现象，淡褐色稍微加深，其他各项指标都符合要求，*l*-左旋龙脑含量也没有发生显著性变化。说明艾纳香口腔咀嚼片在此条件下放置6个月基本稳定（表9-2-46）。

表9-2-46　加速实验结果

批号	时间/月	外观	硬度（n=5）/kg	脆碎度/%	水分/%	*l*-龙脑平均含量（n=5）/（mg/片）
2015033101	0	淡黄色，完整光洁，色泽均一	7.42±0.72	0.583	2.686	5.574
	1	无变化	7.37±0.80	0.479	2.794	5.531
	2	无变化	7.07±0.56	0.481	2.809	5.518
	3	无变化	7.14±0.62	0.598	3.216	5.404
	6	淡黄色稍微加深	6.92±0.58	0.693	3.714	5.505
2015033102	0	淡黄色，完整光洁，色泽均一	7.17±0.59	0.648	2.551	5.567
	1	无变化	7.11±0.71	0.572	2.659	5.544
	2	无变化	7.23±0.37	0.593	2.943	5.527
	3	无变化	7.09±0.44	0.496	3.367	5.503
	6	淡黄色稍微加深	6.87±0.58	0.617	3.734	5.492
2015033103	0	淡黄色，完整光洁，色泽均一	7.28±0.65	0.586	2.803	5.586
	1	无变化	7.33±0.57	0.548	2.973	5.533
	2	无变化	7.22±0.69	0.603	3.026	5.519
	3	无变化	7.14±0.48	0.477	3.474	5.497
	6	淡黄色稍微加深	7.02±0.31	0.611	3.832	5.486

③长期试验。分别取3批艾纳香口腔咀嚼片于高密度聚乙烯药用塑料瓶中，在25 ℃±2 ℃，相对湿度60%±10%的条件下，放置12个月，分别于第0、3、6、9、12个月末取样，进行各项检查测定。结果显示，艾纳香口腔咀嚼片在长期试验中基本稳定，外观在第9个月出现颜色加深（表9-2-47）。

表9-2-47　长期试验结果

批号	时间/月	外观	硬度（n=5）/kg	脆碎度/%	水分/%	*l*-龙脑平均含量（n=5）/（mg/片）
2015022801	0	淡黄色，完整光洁，色泽均一	7.23±0.54	0.481	2.725	5.558
	3	无变化	7.31±0.74	0.397	2.767	5.601
	6	无变化	7.13±0.87	0.464	2.951	5.517
	9	淡黄色稍微加深	6.44±0.45	0.513	3.431	5.502
	12	浅褐色	5.97±0.56	0.628	4.217	5.437
2015022802	0	淡黄色，完整光洁，色泽均一	7.41±0.59	0.372	2.662	5.581
	3	无变化	7.37±0.62	0.358	2.734	5.539
	6	无变化	7.03±0.37	0.427	2.852	5.473
	9	淡黄色稍微加深	6.72±0.51	0.486	3.371	5.486
	12	浅褐色	6.58±0.63	0.591	4.194	5.391
2015022803	0	淡黄色，完整光洁，色泽均一	7.36±0.55	0.384	2.649	5.576
	3	无变化	7.30±0.48	0.419	2.847	5.514
	6	无变化	7.11±0.52	0.506	2.995	5.459
	9	淡黄色稍微加深	6.61±0.81	0.583	3.446	5.418
	12	浅褐色	6.09±0.74	0.679	4.099	5.298

3. 结论

处方中的主药为艾纳香提取物，其主要有效成分为 *l*-龙脑，因此，选择 *l*-龙脑作为定性定量的指标，定性 *l*-龙脑对照品溶液、艾粉乙醇溶液、艾纳香口腔咀嚼片溶液在薄层色谱中相应位置上显相同颜色斑点，阴性对照品无干扰。在初步稳定性考察上，结果表明艾纳香口腔咀嚼片稳定性良好，在高湿条件下放置一定时间后都出现吸潮现象，但 *l*-龙脑含量未发生明显变化。因此，在包装上一定要选择密封性能好、防潮的塑料瓶或加入药品防潮剂。另外，还需将处方量扩大 100 倍进行可行性研究，这种规模的实验应与药厂生产设备结合，才能够验证该工艺投入工厂生产性的研究。

三、艾纳香口腔护理液研制

(一) 配方筛选及其抑菌效果研究

口腔护理液具有携带方便、清除口腔异味、抑制牙菌斑等多种优点，含植物提取物类的口腔护理液天然无毒，具有渗透性强，用后不会出现牙龈变色、菌群失调、继发感染等优点，虽含有酒精成分，但对口腔局部无害，比传统口腔护理液更安全、刺激性更小，且因具有天然芳香气味及良好口感，能提高患者顺应性，受到越来越多消费者的青睐，市场上使用广泛。据此，根据艾纳香生物活性，通过正交试验筛选配方工艺，再通过药效性与安全性评价实验证明其有效性与安全性，研发出一款以艾纳香提取物为原料的艾纳香口腔护理产品，以丰富植物艾纳香的产品形式。

1. 材料与仪器试药

(1) 材料

艾粉，乙醇，甘油，聚氧乙烯氢化蓖麻油，A. SAP（以大豆萃液为主成分的天然有机抗菌剂），木糖醇，食用香精。试验菌种为金黄色葡萄球菌 CMCC（B）26003、大肠埃希菌 CMCC（B）44102、白色念珠菌 CMCC（F）98001 及肺炎克雷伯菌 ATCC13883，以上菌种均由美国医学菌种保藏中心提供。

(2) 仪器试药

艾粉（*l*-龙脑含量≥60%），乙醇，甘油，聚氧乙烯氢化蓖麻油，A. SAP（以大豆萃液为主成分的天然有机抗菌剂），木糖醇，食用香精。试验菌种为金黄色葡萄球菌［CMCC（B）26003］、大肠埃希菌［CMCC（B）44102］、白色念珠菌［CMCC（F）98001］及肺炎克雷伯菌［ATCC13883］，以上菌种均由美国医学菌种保藏中心提供并经鉴定确定。

2. 方法与结果

(1) 处方筛选

①艾纳香提取物溶剂与促溶剂的筛选。因艾纳香提取物难溶于水，故选择一定体积分数的乙醇作为溶剂，并添加表面活性剂作为促溶剂。固定艾纳香提取物的质量分数为 0.24%，以溶液澄清透明、无机械杂质为评价指标，考察采用 15%、30%、40%（体积分数）的乙醇作为溶剂时，Tween 80（吐温 80）、RH40（聚氧乙烯氢化蓖麻油）及 SDS（十二烷基硫酸钠）3 种应用较广的表面活性剂完全溶解艾纳香提取物所需的用量，结果见表 9-2-48。结果表明，乙醇体积分数越高，溶解相同质量分数艾纳香提取物所需表面活性剂的用量越小；在相同乙醇体积分数下，溶解艾纳香提取物所需用量最小的表面活性剂是 RH40，但乙醇体积分数较高时，口感刺激性较大，综合考虑，最终选定以体积分数 15%的乙醇作为溶剂，RH40 为促溶剂。

表 9-2-48 采用不同体积分数乙醇作为溶剂下表面活性剂的用量

Φ（乙醇）/%	W（Tween 80）/%	W（RH40）/%	W（SDS）/%
15	0.94	0.76	不溶

（续）

Φ（乙醇）/%	W（Tween 80）/%	W（RH40）/%	W（SDS）/%
30	0.49	0.38	不溶
40	0.27	0.19	0.32

②艾纳香口腔护理液的制备方法。将艾纳香提取物用15%乙醇和RH40混合溶解后，再加入质量分数为0.2%的A.SAP（以大豆萃取液为主成分的天然有机抗菌剂）溶液并混以保湿剂、甜味剂等其他添加剂，最后用15%乙醇定容至50 mL，即得。

③处方筛选。进一步添加了甘油、木糖醇等辅料，并以口感、澄清度、除臭效果为评价标准，随机抽取不同年龄段和性别的受试者共50例，在清晨未进食、进水、抽烟，不使用其他口腔护理产品漱口的情况下，受试者直接使用艾纳香口腔护理液漱口，记1～5分（口感，很好5分，较好4分，一般3分，不好2分，极差1分；澄清度，澄清5分，较澄清4分，一般澄清3分，浑浊2分，非常浑浊1分；除臭效果则采用感官分析法，用鼻辨析，5分为无气味，4分为很难闻到气味，3分为轻微不愉快气味，2分为中度不愉快气味，1分为强烈刺鼻气味），并采用正交试验筛选艾纳香提取物、甘油、木糖醇及食用香精的加入量，因素水平见表9-2-49，试验结果及方差分析结果见表9-2-50、表9-2-51。

表9-2-49　正交试验因素水平表

水平	因素/mg			
	A：艾纳香提取物	B：甘油	C：木糖醇	D：食用香精
1	0.03	3	0.3	0.015
2	0.06	5	0.5	0.020
3	0.12	7	0.7	0.025

表9-2-50　4因素3水平正交试验结果

序号	因素				口感	澄清度	除臭效果	总分
	A	B	C	D				
1	1	1	1	1	4.00	4.50	4.25	12.75
2	1	2	2	2	4.75	4.50	4.50	13.75
3	1	3	3	3	4.50	4.25	4.50	13.25
4	2	1	2	3	4.25	4.25	4.75	13.25
5	2	2	3	1	4.25	4.50	4.50	13.25
6	2	3	1	2	3.75	4.00	4.50	12.25
7	3	1	3	2	3.75	3.75	4.75	12.25
8	3	2	1	3	3.00	3.75	4.75	11.50
9	3	3	2	1	3.50	3.50	4.50	11.50
K_1	13.250	12.750	12.167	12.500				
K_2	12.917	12.833	12.833	12.750				
K_3	11.750	12.333	12.917	12.667				
R	1.500	0.500	0.750	0.250				

表 9-2-51 正交试验方差分析结果

因素	偏差平方和	自由度	F 值	P 值
A	3.722	2	38.371	<0.05
B	0.431	2	4.443	
C	1.014	2	10.454	
D	0.097	2	1.000	
误差	0.10	2		

由表 9-2-51 可知，各因素对试验结果的影响大小为：$A>C>B>D$，即艾纳香提取物的加入量对处方的影响最大，具有统计学意义（$P<0.05$），其次是木糖醇加入量和甘油加入量，食用香精加入量的影响最小，后 3 个因素对结果的影响均无统计学意义。综合以上分析，艾纳香口腔护理液最佳处方配比为 $A_1B_2C_3D_2$，即艾纳香提取物∶甘油∶木糖醇∶食用香精=0.03∶5∶0.7∶0.02。

（2）抑菌性能的考察

根据《一次性使用卫生用品卫生标准》稳定性测试中的加速试验规定，产品经 37 ℃恒温箱存放 3 个月，相对湿度>75%，其抑菌率为 50%~90%，表示产品有抑菌作用；抑菌率≥90%，表示产品有较强抑菌作用，抑菌稳定性符合卫生标准规定。选定金黄色葡萄球菌、大肠埃希菌、白色念珠菌及肺炎克雷伯菌 4 种易引起口腔感染、炎症及口腔溃疡的细菌，并测定艾纳香口腔护理液对上述 4 种细菌的抑菌效果。

设置组别：以上述处方筛选所得最佳配比的艾纳香口腔护理液作为供试液，生理盐水为对照液。

①制备菌悬液。分别将金黄色葡萄球菌、大肠埃希菌、白色念珠菌及肺炎克雷伯菌的 24 h 斜面培养物用 PBS 洗下，制成悬液，浊度为 1 麦氏（3×10^8 cfu/mL）。

稀释：取上述 10 μL 菌液，用 10 mL 容量瓶定容，得到 3×10^5 cfu/mL 菌液 1。

抑菌反应：取上述所得菌液各 0.1 mL，加至分别含有 5 mL 供试液及对照液的试管内，作用时间为 2 min。分别取 0.5 mL 上述反应时间下的各溶液并加入至含有 5 mL PBS 的试管内，混匀后终止反应。取终止反应的各溶液与适量 PBS 混匀，分别稀释 1、5、10 倍。再取 0.5 mL 上述不同比例的稀释液置于培养皿内，用 40~45 ℃的营养琼脂培养基（细菌）或沙氏葡萄糖琼脂培养基（真菌）15 mL作倾注，转动培养皿使充分均匀，待琼脂凝固后翻转平板，(35±2)℃培养 24 h（白色念珠菌为 48 h），作活菌菌落计数。根据《一次性使用卫生用品卫生标准》规定，抑菌率计算方式为：抑菌率=（对照样品菌落数－供试样品菌落数）/对照样品菌落数×100%。

表 9-2-52 为艾纳香口腔护理液与金黄色葡萄球菌、大肠埃希菌、白色念珠菌及肺炎克雷伯菌作用 2 min、稀释 1、5、10 倍下的抑菌率结果。可见艾纳香口腔护理液对大肠埃希菌及白色念珠菌的作用效果稍强于金黄色葡萄球菌及肺炎克雷伯菌，说明艾纳香口腔护理液对大肠埃希菌及白色念珠菌的抑制作用较强。同时测得的抑菌率均≥90%，表明该艾纳香口腔护理液具有较强的抑菌作用。

表 9-2-52 艾纳香口腔护理液抑菌试验结果

菌种	不同稀释倍数下的抑菌率/%		
	1 倍	5 倍	10 倍
金黄色葡萄球菌	98.9	94.9	92.4
大肠埃希菌	100.0	97.9	93.3
白色念珠菌	99.9	99.8	95.6
肺炎克雷伯菌	99.3	97.8	92.1

图 9-2-13 为艾纳香口腔护理液及生理盐水分别与金黄色葡萄球菌、大肠埃希菌、白色念珠菌及肺炎克雷伯菌作用 2 min、稀释 10 倍下的菌落生长情况的对比图，可见艾纳香口腔护理液的抑菌效果明显。

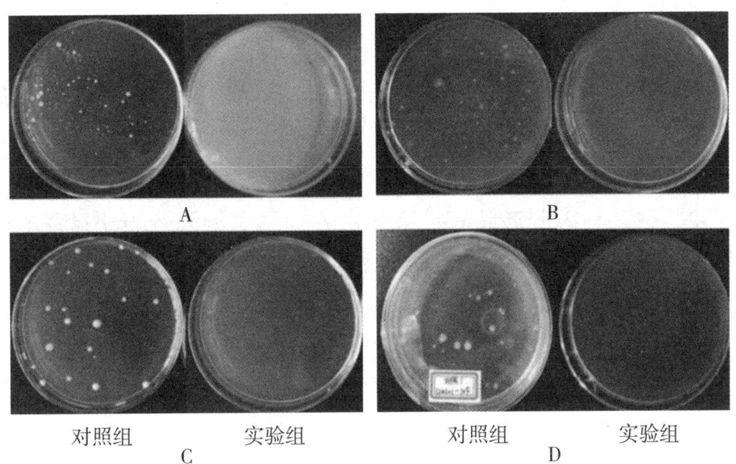

图 9-2-13　艾纳香口腔护理液对 4 种细菌的抑菌效果

A. 金黄色葡萄球菌　B. 大肠埃希菌　C. 白色念珠菌　D. 肺炎克雷伯菌

②酸碱度试验。用 PHS-25 型实验室 pH 计测定艾纳香口腔护理液初始成分的酸碱度，使护理液的 pH 满足行业标准要求（pH 5.5～10.0，25 ℃），并保证天然抑菌剂 A. SAP 在该酸碱度条件下具有良好的抑菌作用。结果显示测得的艾纳香口腔护理液的初始成分 pH 为 5.7，符合行业标准要求（pH 5.5～10.0，25 ℃），A. SAP 在该酸碱度条件下仍具有良好的抑菌作用。

（3）稳定性考察

①外观检查。观察并记录艾纳香口腔护理液有无明显的颜色变化、有无沉淀或悬浮物产生以及性状的变化。结果显示艾纳香口腔护理液在放置 5 个月后依旧澄清透明，无机械杂质，口感良好。

②主要成分的含量变化。色谱条件：参照本节前文的色谱条件。

供试品溶液的制备：取艾纳香提取物艾粉 30.13 mg，精密称定，用适量表面活性剂 RH40 及 15%乙醇混合溶解后，与 0.2%A. SAP 及保湿剂、甜味剂等其他添加剂按比例充分混合，再用 15%乙醇定容至 50 mL，静置、滤过、灌装，即得艾纳香口腔护理液。取配制好的艾纳香口腔护理液 1 mL至 10 mL 容量瓶中，并加入 1 mL 内标物水杨酸甲酯溶液，用乙醇定容，充分摇匀即得供试品溶液。

按照上述供试品溶液制备步骤和色谱条件，用 7890A 型气相色谱仪测得艾纳香口腔护理液主要成分 l-龙脑的含量，并将艾纳香口腔护理液在 37 ℃恒温箱中，相对湿度>75%条件下存放，每经 1 个月重复同样的方法测定 l-龙脑的含量变化，重复 5 个月，并计算出第 1 个月与第 5 个月间的含量下降率（表 9-2-53）。

表 9-2-53　艾纳香口腔护理主要成分的含量变化结果

名称	放置时间/月	护理液中 l-龙脑含量/mg	放置 5 个月后的含量下降率/%
艾纳香口腔护理液	0	0.517 5	9.89
	1	0.515 6	
	2	0.511 1	
	3	0.500 7	
	4	0.466 3	

根据2012版《消毒技术规范》中加速试验法相关规定，经37 ℃恒温培养箱内存放3个月的样本，其有效成分含量下降率≤15%，可将其储存有效期可定为2年。实验结果显示，艾纳香口腔护理液在37 ℃、相对湿度>75%条件下放置5个月后，有效成分含量下降率为9.89%，符合上述规定。

（4）抑菌性能稳定性的测定

参照抑菌试验的步骤重复对抑菌性能的考察，测定艾纳香口腔护理液在37 ℃恒温箱中、保持相对湿度>75%放置5个月后，对金黄色葡萄球菌、大肠埃希菌、白色念珠菌及肺炎克雷伯菌4种致病细菌的抑菌率，考察其抑菌作用的稳定性，并将第1次测得的结果与5个月后测得的结果进行对比。根据《一次性使用卫生用品卫生标准》规定。评价标准为：产品经37 ℃存放3个月，相对湿度>75%，抑菌率为50%～90%表明产品有抑菌作用，抑菌率≥90%表明产品有较强抑菌作用。

表9-2-54分别为第1次试验与放置5个月后测得的艾纳香口腔护理液与金黄色葡萄球菌、大肠埃希菌、白色念珠菌及肺炎克雷伯菌作用2 min、稀释1、5、10倍后的抑菌率结果。该处方下的艾纳香口腔护理液与不同菌种作用2 min，稀释1、5、10倍时，第1次测得的抑菌率均≥90%，在温度37 ℃、相对湿度>75%下放置5个月后，其抑菌率仍能达到80%以上，表明艾纳香口腔护理液具有较强且稳定的抑菌作用。

表9-2-54　艾纳香口腔护理液抑菌试验结果

菌种	放置时间/月	不同稀释倍数下的抑菌率/%		
		1倍	5倍	10倍
金黄色葡萄球菌	0	98.9	94.9	92.4
	5	93.5	88.9	83.8
大肠埃希菌	0	100.0	97.9	93.3
	5	96.5	92.7	84.5
白色念珠菌	0	99.9	99.8	95.6
	5	95.9	94.5	89.6
肺炎克雷伯菌	0	99.3	97.8	92.1
	5	95.1	90.5	81.6

pH稳定性测定：重复上述酸碱度试验步骤，测定艾纳香口腔护理液在37 ℃、相对湿度>75%下存放至5个月的酸碱度，结果显示艾纳香口腔护理液的pH为5.8，仍符合行业标准要求（pH 5.5～10.0，25 ℃），且抑菌试验稳定性结果显示天然抑菌剂A.SAP在该pH下仍具有良好的抑菌作用。

3. 结论

艾纳香口腔护理液以艾纳香提取物为主要原料药，通过单因素筛选确定以15%的乙醇为溶剂，RH40为促溶剂，采用正交试验法，筛选艾纳香口腔护理液处方的用量配比；以4种细菌对优化的艾纳香口腔护理液进行抑菌试验及抑菌稳定性考察，结果表明制得的艾纳香口腔护理液具有较强抑菌效果，放置5个月后的抑菌效果仍达到80%以上，表明艾纳香口腔护理液具有较稳定的抑菌作用。研究的艾纳香口腔护理液澄清透明，无机械杂质，口感良好，能够很好地控制口腔内的致病微生物的数量，具有较高的市场应用和开发价值。

（二）抗口腔黏膜溃疡的药效学研究

为了使艾纳香口腔护理液更好地应用于市场，保障其疗效可靠，针对艾纳香口腔护理液研究了其抗口腔黏膜溃疡的药效学，为其治疗口腔溃疡的疗效提供保障，并为后期临床应用及市场开发提供依据。

1. 材料与仪器试药

（1）材料

SD大鼠133只，SPF级，6周龄，体重（180±20）g，雌雄各半［由湖南省长沙市天勤生物技术有限公司提供，质量合格证号43006700005589，许可证号SCXK（湘）2014-0011］。

艾纳香口腔护理液（实验室自制），金喉健喷雾剂，一氧化氮（NO），一氧化氮合酶（NOS），丙二醛（MDA），过氧化物歧化酶（SOD）试剂盒（均由南京建成生物实验材料研究所提供）。

（2）仪器试药

酶标仪，全自动正置多功能显微镜，高速电动匀浆器，高速台式离心机，LEICA RM2245半自动轮转切片机，UV-2102 PCS型紫外可见分光光度计，精密电子分析天平（千分之一）；超低温保存箱。

2. 方法

（1）实验动物分组及给药

取133只SD大鼠，经1周适应性饲养及光照节律正常后随机均分为7组，即正常组，溃疡自然愈合组，15%乙醇溶剂对照组，金喉健喷雾剂阳性对照组及艾纳香口腔护理液低、中、高浓度组。其中正常组不做任何处理，剩余6组均采用改良的陈谦明法建造口腔溃疡模型，溃疡自然愈合组不给药，让其自然愈合；其余各组在造模后24 h起每日给药2次，每次0.6 mL，15%乙醇溶剂对照组喷15%乙醇溶液；艾纳香口腔护理液组喷艾纳香口腔护理液低（0.6 mg/mL，艾粉的质量分数）、中（1.2 mg/mL）、高（2.4 mg/mL）3个浓度，金喉健喷雾剂阳性对照组喷金喉健，每组随机取3只大鼠进行病理切片观察，再取8只进行愈合时间观察，余下8只进行相关因子检测。

（2）口腔溃疡动物模型的建立

主要采用改良后的陈谦明法构建口腔溃疡动物模型，该方法能够更好地观察动物的溃疡形态、溃疡面积及愈合时间。经腹腔注射10%水合氯醛（3 mL/kg），用于麻醉SD大鼠，固定实验动物于手术台，取其仰卧位，用止血钳撑开上下颌，用平齿镊拉出左右两侧颊囊，再用5号皮试针将0.25 mL配制好的10 mmol/L甲基紫精溶液头缓慢、均匀地扇形注射至两侧颊囊的黏膜下层约0.8cm，并用预制直径为5 mm、温度为100 ℃的铁钉在注射处触烫3s。手电观察即可见该处有直径约5 mm的白色损害；24 h肉眼观察可见颊囊处有直径约为5 mm的溃疡形成，表面有黄色假膜覆盖，周围组织充血水肿，并有炎性分泌物渗出，大鼠口腔内唾液分泌量增加，即说明口腔溃疡模型建立成功。

（3）溃疡组织病理变化的观察

各组随机取3只SD大鼠，正常组不作处理，溃疡自然愈合组在造模后24 h取样，观察组织形成溃疡的形态；其余各实验组大鼠造模后24 h起每日给药2次，每次0.6 mL，15%乙醇溶剂对照组喷15%乙醇溶液；金喉健喷雾剂阳性对照组喷金喉健；艾纳香口腔护理液组喷艾纳香口腔护理液低、中、高3个浓度，在肉眼观察愈合后处死大鼠，各组在颊囊黏膜溃疡处切取5 mm×3 mm达黏膜下层约1 mm厚的组织，用无菌0.9%氯化钠溶液冲洗后置于4%多聚甲醛中固定，24 h后取出标本进行石蜡包埋，采用HE染色制作病理组织切片并在光镜下观察分析。

（4）溃疡愈合时间观察

从余下各组中再随机抽取8只SD大鼠，进行愈合时间观察。在肉眼观察溃疡愈合后处死大鼠，并在颊部黏膜溃疡处切取5 mm×3 mm达黏膜下层约1 mm厚的组织，用无菌0.9%氯化钠溶液反复冲洗后置于4%多聚甲醛中固定，24 h后取出标本进行石蜡包埋，对照各组HE染色病理组织切片图分析，进一步判断其是否愈合，若病理学显示上皮细胞基本恢复完整、无炎性细胞浸润、形态与正常组相似即为愈合，否则记为未愈合。

（5）溃疡组织中NO、NOS、MDA及SOD的含量测定

每组剩余的8只实验动物，重复口腔溃疡动物模型的造模方法，分别在给药第2天、第4天的相

同时间点取样，每次随机抽取 4 只，在颊囊黏膜溃疡处切取 5 mm ×3 mm 达黏膜下层约 1 mm 厚的组织，用 4 ℃的无菌 0.9%氯化钠溶液漂洗，除去血液，用滤纸拭干后称重，将组织剪碎，置于匀浆器中并加入 9 倍组织质量的 0.9%氯化钠溶液，研磨成 10%的组织匀浆，随后将匀浆液倒入离心管中，以 3 000 r/min 的速度离心 10 min，吸取上清液备用。按试剂盒说明书操作步骤测定各组样品的吸光度值后，再按试剂盒说明书中的公式计算组织中 NO、NOS、MDA 及 SOD 的含量。

3. 结果

（1）溃疡组织观察

如图 9－2－14 和图 9－2－15 所示，建模前大鼠的活动正常，体重日益增加，反应灵活，颊囊处黏膜光滑红润（图 9－2－14A）；采用改良陈谦明法建模后，大鼠摄食量及饮水量减少，活动量减少，体重减轻，唇边出现流口水现象，且大便稀疏。观察大鼠颊囊形成的溃疡面，发现有凹凸不平的椭圆形黄白色假膜覆盖，组织充血红肿，直径为 5 ～6 mm（图 9－2－14B）；肉眼观察到的愈合组溃疡面基本愈合，无红肿、糜烂现象，与正常组织形态相似（图 9－2－14C）；在显微镜下观察到，正常组织上皮细胞结构完整，成纤维细胞完整，细胞核明显（图 9－2－15A）；溃疡组织可见上皮细胞脱落溶解，有大量炎性细胞浸润，表面覆盖坏死组织（图 9－2－15B）；愈合组的上皮细胞结构逐渐恢复完整，炎性细胞数量减少，与正常组的显微形态相似（图 9－2－15C）。

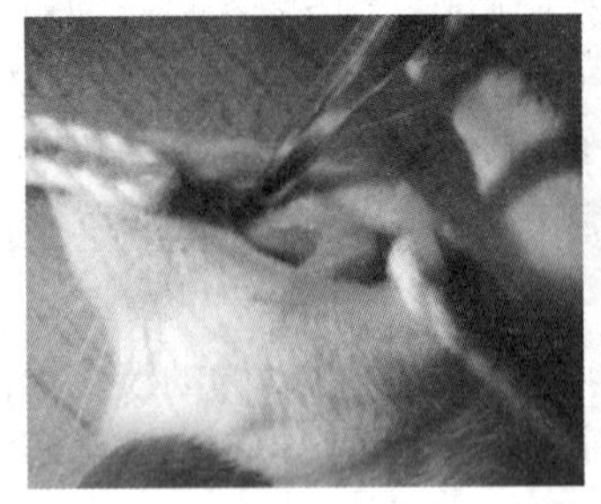
A

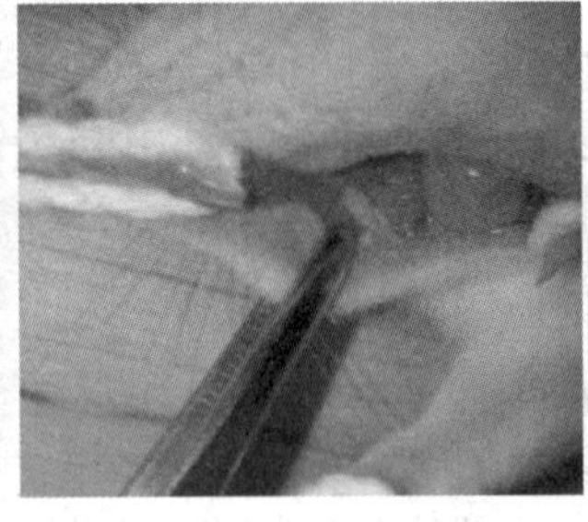
B

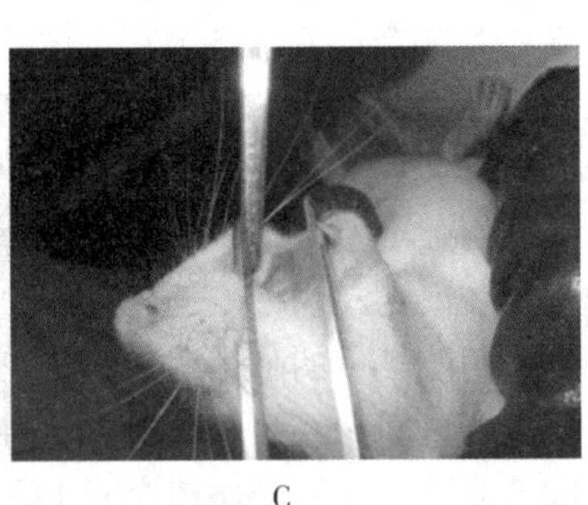
C

图 9－2－14　大鼠口腔黏膜肉眼观察各组比较图

A. 正常组　B. 溃疡组　C. 肉眼观察愈合组

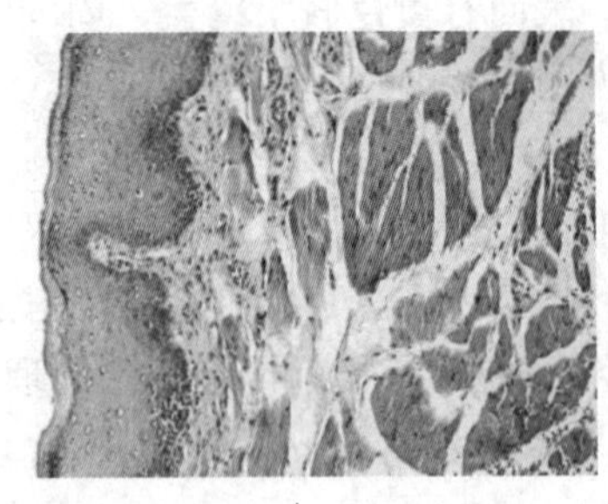
A

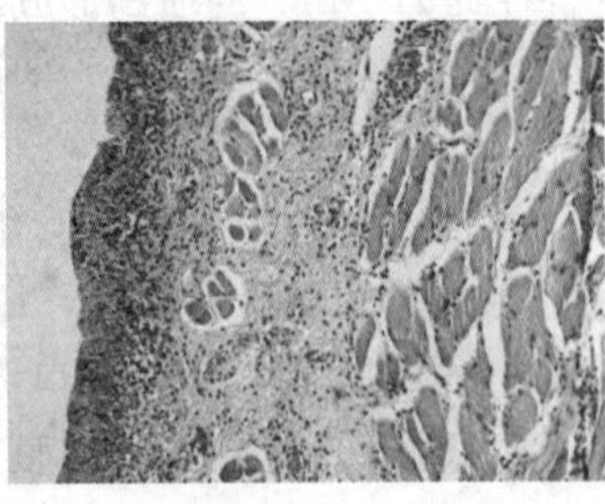
B

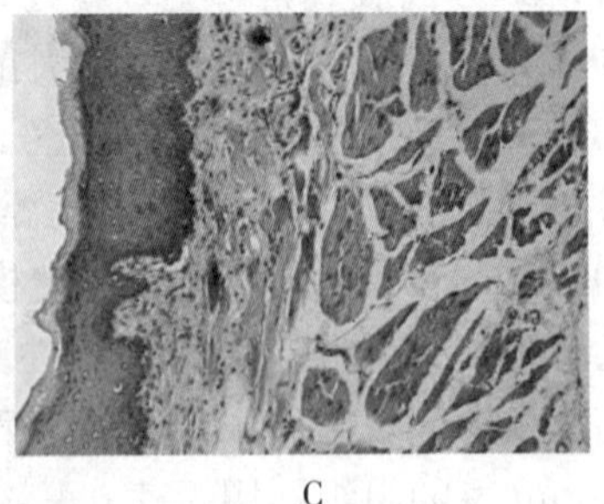
C

图 9－2－15　不同组别的动物黏膜组织病理学切片图（HE，×200）

A. 形态学正常组　B. 形态学溃疡组　C. 形态学治愈组

（2）愈合时间统计

根据分组情况，各大鼠口腔黏膜溃疡的愈合时间统计见图 9－2－16。溃疡自然愈合组在第 8 天开始出现愈合，第 11 天痊愈，平均愈合天数为 9.63 d；15%乙醇溶剂对照组同样在第 8 天开始出现愈合，第 11 天痊愈，平均愈合天数为 9.25 d；金喉健喷雾剂阳性对照组在第 4 天开始出现愈合，第 7 天痊愈，平均愈合天数为 5.50 d；艾纳香口腔护理液低、中、高 3 个剂量组在观察后的第 4 天开始出现愈合，第 7 天痊愈，平均愈合天数分别为 5.88、5.25、5.00 d。金喉健喷雾剂阳性对照组及艾纳香口腔护理液低、中、高浓度组的溃疡平均愈合时间均比溃疡自然愈合组和 15%乙醇溶剂对照组短（$P<0.05$）；

艾纳香口腔护理液低、中、高浓度组之间的愈合时间比较，差异无统计学意义（$P>0.05$）。

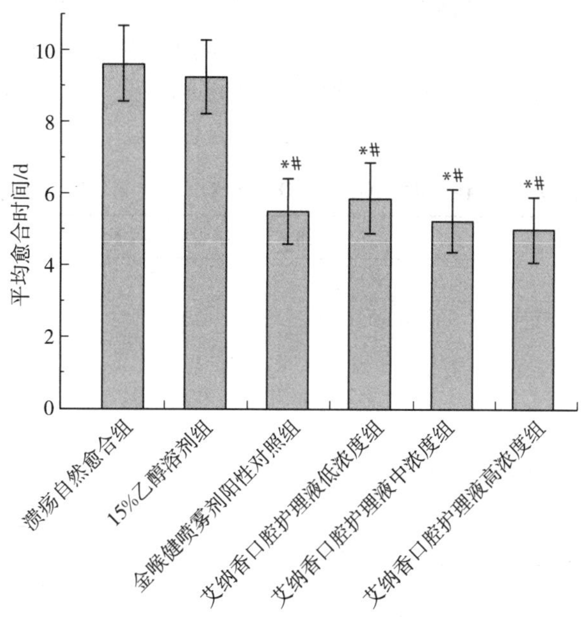

图 9-2-16　各组大鼠溃疡平均愈合时间（$n=8$）

注：* 表示与溃疡自然愈合组比较，$P<0.05$；# 表示与 15%乙醇溶剂对照组比较，$P<0.05$。

（3）第 2 天、第 4 天取样的各组样品组织中 NO、NOS、MDA 及 SOD 的含量比较

按试剂盒说明书检测第 2 天不同组别样品中的 NO、NOS、MDA 及 SOD 的含量，结果发现各给药组与溃疡自然愈合组比较，组织中的 NO、NOS 及 MDA 含量活性显著降低（$P<0.05$），其中艾纳香口腔护理液高浓度组的 NOS 含量降低明显（$P<0.01$），金喉健喷雾剂阳性对照组及艾纳香口腔护理液低、中、高浓度组的 MDA 含量降低明显（$P<0.01$，$P<0.01$，$P<0.001$）；同时发现金喉健喷雾剂阳性对照组及艾纳香口腔护理液低、中、高浓度组与溃疡自然愈合组比较，组织中的 SOD 含量显著升高（$P<0.05$）。与正常对照组比较，金喉健喷雾剂阳性对照组及艾纳香口腔护理液低、中、高浓度组中的 NO、NOS、MDA 及 SOD 含量无统计学意义（$P>0.05$）（表 9-2-55）。

表 9-2-55　第 2 天各组中 NO、NOS、MDA 及 SOD 的含量比较（$\bar{x}\pm SD$，$n=4$）

组别	第 2 天各组中相关因子的含量比较/（μmol/gprot）			
	NO	NOS	MDA	SOD
正常对照组	0.93±0.17###	0.54±0.05##	1.65±0.27###	256.37±28.72##
溃疡自然愈合组	1.92±0.12***	0.88±0.10**	2.75±0.31***	166.20±7.47**
15%乙醇溶剂对照组	1.89±0.11***	0.74±0.19*	2.73±0.18***	167.24±16.62**
金喉健喷雾剂阳性对照组	1.37±0.23#	0.66±0.07#	1.93±0.17##	215.78±22.04#
艾纳香口腔护理液低浓度组（0.6 mg/mL）	1.39±0.49#	0.69±0.09#	1.98±0.20##	212.82±30.35#
艾纳香口腔护理液中浓度组（1.2 mg/mL）	1.39±0.32#	0.66±0.05#	1.81±0.33##	213.18±29.77#
艾纳香口腔护理液高浓度组（2.4 mg/mL）	1.29±0.32#	0.63±0.04##	1.79±0.30###	217.36±29.72#

注：* 表示与正常组比较，$P<0.05$，** 表示 $P<0.01$，*** 表示 $P<0.001$；# 表示与溃疡自然愈合组比较，$P<0.05$，## 表示 $P<0.01$，### 表示 $P<0.001$。

按照试剂盒说明书检测第 4 天不同组别样品组织中的 NO、NOS、MDA 及 SOD 的含量，结果发现金喉健喷雾剂阳性对照组及艾纳香口腔护理液低、中、高浓度组与溃疡自然愈合组比较，组织中的 NO、NOS 及 MDA 含量活性显著降低（$P<0.05$），其中艾纳香口腔护理液低、中、高浓度组的

NO 含量降低明显（$P<0.01$），金喉健喷雾剂阳性对照组及艾纳香口腔护理液中、高浓度组的 NOS 含量降低明显（$P<0.01$）；同时发现金喉健喷雾剂阳性对照组及艾纳香口腔护理液低、中、高浓度组的 SOD 含量显著升高（$P<0.05$），其中艾纳香口腔护理液高浓度组的 SOD 含量升高明显（$P<0.01$）。与正常对照组比较，阳性对照组及艾纳香口腔护理液低、中、高浓度组织中的 NO、NOS、MDA 及 SOD 含量则无统计学意义（$P>0.05$），见表 9-2-56。

表 9-2-56　第 4 天各组中 NO、NOS、MDA 及 SOD 的含量比较（$\bar{x}x \pm SD$，$n=4$）

组别	第 4 天各组中相关因子的含量比较/（μmol/gprot）			
	NO	NOS	MDA	SOD
正常对照组	0.96±0.17##	0.54±0.09##	1.62±0.16##	258.46±30.89##
溃疡自然愈合组	1.56±0.25**	0.70±0.04**	2.45±0.27**	173.95±12.89**
15%乙醇溶剂对照组	1.57±0.23**	0.70±0.01**	2.41±0.29*	181.47±11.75**
金喉健喷雾剂阳性对照组	0.98±0.20#	0.58±0.03##	1.71±0.14#	227.90±28.82#
艾纳香口腔护理液低浓度组（0.6 mg/mL）	0.97±0.08##	0.59±0.05#	1.83±0.73#	220.17±30.17#
艾纳香口腔护理液中浓度组（1.2 mg/mL）	0.97±0.22##	0.57±0.05##	1.72±0.19#	229.64±24.58#
艾纳香口腔护理液高浓度组（2.4 mg/mL）	0.95±0.36##	0.55±0.03##	1.67±0.12#	236.45±7.50##

注：* 表示与正常组比较，$P<0.05$，** 表示 $P<0.01$，*** 表示 $P<0.001$；# 表示与溃疡自然愈合组比较，$P<0.05$，## 表示 $P<0.01$，### 表示 $P<0.001$。

4. 结论

艾纳香口腔护理液能有效缩短口腔溃疡的愈合时间，对组织中的 NO、NOS、SOD 及 MDA 的含量有一定影响，在口腔溃疡的治疗上具有一定的促进作用。为艾纳香口腔护理液治疗口腔溃疡疗效的研究提供了保障，并为其后期临床应用及市场开发提供依据。

（三）安全性评价研究

通过进行口腔黏膜刺激性试验、过敏试验、口腔及黏膜用药急性毒性试验和灌胃给药急性毒性试验，考察了艾纳香口腔护理液的安全性，为艾纳香口腔护理液后续的临床应用及市场应用提供参考依据。

1. 材料与仪器试药

（1）材料

SD 大鼠 40 只，SPF 级，体重 180～200 g，250～280 g，雌雄各半［动物合格证：SCXK（湘）2014-0011］；白色豚鼠 30 只，体重 250～300 g，雌雄各半［动物合格证：SCXK（湘）2014-0010］；昆明种小鼠 40 只，雌雄各半，体重 18～22 g［动物合格证：SCXK（湘）2014-0011］。以上动物均来源于湖南省长沙市天勤生物技术有限公司。

艾纳香口腔护理液（自制），2,4-硝基氯苯，8%硫化钠，多聚甲醛，艾粉（*l*-龙脑质量分数为 85%）。

（2）仪器试药

高速台式离心机，全自动正置多功能显微镜，半自动轮转切片机。

2. 方法

（1）口腔黏膜刺激性试验

分组与给药：取 SD 大鼠 20 只，体重 180～200 g，雌雄各半，随机分成 2 组，即艾纳香口腔护理液组与生理盐水对照组。在大鼠口腔内喷入 0.5 mL 艾纳香口腔护理液，每隔 1 h 重复 1 次，连续给药 4 次；生理盐水对照组给予等量的生理盐水。观察记录给药后 24 h 动物全身及局部黏膜的变化，肉眼连续观察 7 d 口腔黏膜的充血、肿胀、溃疡等局部反应情况。末次给药后次日取颊囊黏膜的溃疡处切取 5 mm×3 mm 达黏膜下层约 1 mm 的组织作病理组织学切片检查，观察各黏膜上皮细胞结构有无异常变化，根据黏膜刺激性反应肉眼及组织病理学观察来评定艾纳香口腔护理液对口腔黏膜是否有刺激性。

试验结果显示，给予艾纳香口腔护理液的大鼠，未发现全身状况异常，显微镜下观察到艾纳香口腔护理液组的口腔组织上皮细胞结果完整，细胞核明显，成纤维细胞完整，未见炎性细胞浸润（图 9-2-17A）；肉眼及组织病理切片观察，艾纳香口腔护理液组与生理盐水对照组对组比较均无异常，说明艾纳香口腔护理液对口腔黏膜无刺激性（图 9-2-17B）。

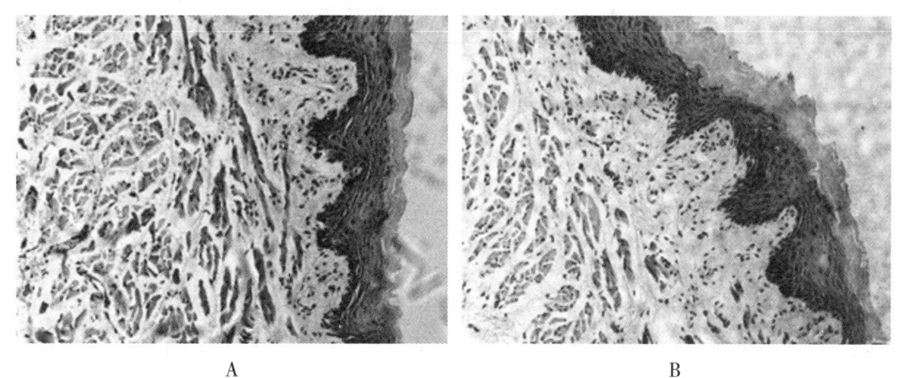

A　　　　B

图 9-2-17　不同组别的动物黏膜组织病理学切片图（HE，×200）
A. 艾纳香口腔护理液组　B. 生理盐水对照组

（2）过敏试验

取健康白色豚鼠 30 只，体重 250～300 g，雌雄各半，随机分成 3 组，即空白对照组（赋形剂）、阳性对照组（2,4-二硝基氯苯，实验前用丙酮配成 10 g/L 的致敏浓度和 1.0 g/L 的激发浓度）与艾纳香口腔护理液组。在试验前 24 h 用手术剪将豚鼠背部两侧毛剪去，并用 8%的硫化钠对豚鼠脊柱两侧进行脱毛处理，每侧去毛区约为 3 cm×3 cm，先后进行致敏接触试验和激发接触试验。

①致敏接触试验。每只动物分笼饲养，取艾纳香口腔护理液 0.2 mL 均匀地涂在豚鼠右侧脱毛区，用不透水的保鲜膜覆盖后，再用医用绷带缠绕固定 6 h 后去掉覆盖物，用沾有酒精的棉球擦拭皮肤，以尽量除去受试药物。同时在第 7 天和第 14 天，按照上述相同的方法各重复 1 次，共计 3 次，空白对照组和阳性对照组的用量方法同艾纳香口腔护理液组的一致。

②激发接触试验。在末次给药致敏后的第 14 天，将各组的受试药物 0.2 mL 均匀涂在豚鼠背部左侧脱毛区，6 h 后用蒸馏水冲洗背部以除去残余药物，立即观察现象；于 24、48、72 h 后再次观察全身及皮肤过敏的情况，按表 9-2-57 和表 9-2-58 中有关皮肤过敏反应的评分标准对其进行评价，其中反应平均值＝（红斑形成总分＋水肿形成总分）/合计动物数，致敏发生率＝出现皮肤红斑、水肿或全身性过敏反应的动物例数（不论程度轻重）/受试动物总数。

表 9-2-57　皮肤过敏反应程度的评分标准

评分项目	皮肤过敏反应情况	分值
红斑	无红斑	0
	轻度红斑，勉强可见	1
	中度红斑，明显可见	2
	重度红斑	3
	紫红色红斑并有焦痂形成	4
水肿	无水肿	0
	轻度水肿，勉强可见	1

（续）

评分项目	皮肤过敏反应情况	分值
水肿	跨度水肿，明显可见（边缘调出周围皮肤）	2
	重度水肿，皮肤隆起 1 mm，轮廓清楚	3
	严重水肿，皮肤隆起 1 mm 以上并有扩大或有水沟或溃疡	4

表 9-2-58　皮肤致敏评价标准

致敏发生率/%	皮肤致敏性评价
0～10	无致敏性
11～30	轻度致敏性
31～60	中度致敏性
61～80	高度致敏性
81～100	极度致敏性

试验结果显示，空白对照组（15%乙醇水溶液）和艾纳香口腔护理液组激发后 6、24、48、72 h 未见致敏现象及全身反应。而阳性对照组（2,4-二硝基氯苯）的实验动物皮肤受试区激发 6 h 即开始出现轻度红斑，无水肿，24、48、72 h 后出现红斑、水肿，致敏率为 100%。根据皮肤致敏性评分标准，可以确定艾纳香口腔护理液无致敏性，无过敏反应发生（表 9-2-59）。

表 9-2-59　艾纳香口腔护理液对豚鼠过敏反应的影响

组别	动物数/只	反应平均值				致敏率/%
		6 h	24 h	48 h	72 h	
空白对照组	10	0	0	0	0	0
阳性对照组	10	1.4	3.6	3.9	3.4	100
艾纳香口腔护理液组	10	0	0	0	0	0

（3）口腔及黏膜用药急性毒性试验

取 SD 大鼠 20 只，体重 250～280 g，雌雄各半，将试验动物随机分成 2 组，即艾纳香口腔护理液组和生理盐水对照组。将 0.6 mL 最高浓度（2.4 mg/mL）的艾纳香口腔护理液喷入大鼠口腔内，每隔 1 h 重复 1 次，每天共 12 次，生理盐水对照组给予等量的生理盐水。观察记录给药后 24 h 以及连续 7 d 的动物呼吸和中枢神经系统症状及其他中毒表现，观察局部口腔黏膜有无红肿、溃疡、糜烂等现象，并记录大鼠给药后的毒性反应及死亡数。

试验结果显示，艾纳香口腔护理液组的实验动物在连续观察 7 d 中未出现死亡现象，其全身状况、饮食、摄水及体重增长均显示正常，尸解后动物的心、肝、脾、肺、肾均无病理学改变。大鼠艾纳香口腔护理液口腔给药最大量为 69.12 mg/kg/d（表 9-2-60）。

表 9-2-60　艾纳香口腔护理液大鼠口腔黏膜用药急性毒性

组别	动物数/只	死亡数/只	全身状况	呼吸	饮食摄水	平均体重/g		最大给药量/(mg/kg)
						药前	药后	
对照组♀	5	0	正常	正常	正常	255.02	274.16	/
给药组♀	5	0	正常	正常	正常	253.51	267.28	69.12
对照组♂	5	0	正常	正常	正常	260.51	280.89	/
给药组♂	5	0	正常	正常	正常	263.81	276.46	69.12

(4) 灌胃给药急性毒性试验

由于预实验结果无法测出 LD_{50}，故进行 1 日内的最大给药量（MLD）实验。取昆明小鼠 40 只，体重 18～22 g，雌雄各半，统一禁食 12 h 后随机分为艾纳香口腔护理液组和空白对照组，每组 20 只。艾纳香口腔护理液组按小鼠 40 mL/kg 的标准灌胃给药，空白对照组则给予等体积的蒸馏水。给药方式为 1 次或 1 日内每隔 4～6 h 连续给药 3 次，以不引起死亡的最大累积剂量为最大给药量（以合理的最大浓度和最大体积），观察记录 14 d 内小鼠的行为、进食、饮水、体重、分泌物等以及毒性症状，解剖濒死及死亡的动物，肉眼观察心、肝、脾、肺、肾有无病理变化，若体积、颜色、质地等发生改变，应进行组织病理学检查。

结果显示，给药后试验小鼠活动量减少，喜嗜睡，大便稀疏，饮食、摄水量稍有减少。上述症状在给药后第 2 天即恢复正常。观察期内小鼠均无明显中毒及死亡现象，呼吸正常，无异常分泌物，未见异常行为。观察结束后尸解，主要组织器官（心、肝、脾、肺、肾）均无病理学改变。给药后恢复正常饮食、摄水，观察期内各组动物体重呈增长趋势，同性小鼠间的艾纳香口腔护理液组与空白对照组比较，均无显著性差异（$P>0.05$）（表 9-2-61）。

表 9-2-61 艾纳香口腔护理液小鼠灌胃给药急性毒性试验

组别	小鼠/只	给药前后小鼠体重变化情况/g					
		0 d	1 d	3 d	5 d	7 d	14 d
对照组♀	10	19.85±1.21	21.53±1.22	22.51±1.21	23.55±1.36	24.51±0.95	28.61±1.50
给药组♀	10	20.19±1.06	20.95±1.09	22.66±1.04	24.03±1.01	24.66±0.74	28.49±1.02
对照组♂	10	19.77±0.52	21.84±1.30	23.02±0.82	23.97±1.11	25.41±0.85	30.46±1.31
给药组♂	10	20.63±1.32	21.00±1.17	22.38±1.00	23.42±1.02	25.24±0.99	30.27±1.55

3. 结论

艾纳香护理液对口腔黏膜无刺激性，未引起过敏反应，毒性较低，临床常用剂量安全性高。综上所述，艾纳香口腔护理液作为口腔局部用药是安全的，这为艾纳香口腔护理液后期的临床用药提供了参考依据。

四、艾纳香妇科洗液研制

（一）配方筛选及其抑菌效果研究

在艾纳香产区，传统的使用方法是采集叶子煮水沐浴以预防妇女产后阴道炎的发生，这就使得艾纳香的应用只局限于产区，且使用不方便，对其进行提取加工，添加适当的辅料制备成洗液后，不仅有利于有效成分迅速进入阴道组织发挥作用，而且使用方便、便于携带，适合家庭治疗及预防，因此，研发一款具有民族特色的艾纳香妇科洗液具有重要的研究价值与开发意义。以艾纳香提取物艾粉为研究对象，在药剂学理论指导下，结合艾粉的理化性质，根据《中华人民共和国药典》对溶液剂的要求及《一次性使用卫生用品卫生标准》的规定，添加适当辅料，通过正交设计实验筛选艾纳香妇科洗液的基本处方及工艺条件，并对其进行抑菌效果评价及抑菌稳定性考察。

1. 材料与仪器试药

(1) 材料

艾粉（*l*-龙脑含量约 89.3%），丙二醇，氢化蓖麻油（RH-40），月桂醇聚氧乙烯醚硫酸钠（SLES），椰油酰胺丙基甜菜碱（CAB-35），A. SAP，聚六亚甲基双胍盐酸盐（PHMB），杰马 BP.

试验菌种为白色念珠菌 CMCC（F）98001、大肠埃希菌 CMCC（B）44102、金黄色葡萄球菌 CMCC（B）26003。

（2）仪器试药

CPA225D 精密电子分析天平，电子天平，JB－3 恒温定时磁力搅拌器，光电浊度仪，高压灭菌锅，电热恒温鼓风干燥箱，恒温培养箱，气相色谱仪。

2. 方法与结果

（1）处方筛选

①溶剂及增溶剂筛选。艾粉难溶于水，易溶于无水乙醇，但无水乙醇对阴道黏膜有一定的刺激性。丙二醇毒性小、无刺激性，对许多有机药物有较好的溶解性，且对药物在皮肤和黏膜的吸收具有一定的促进作用。预试验发现，艾粉在 20%丙二醇水溶液中具有一定的溶解度，故选择一定体积分数的丙二醇水溶液作为溶剂，并添加表面活性剂作为增溶剂。精密称取艾粉 40.00 mg，采用 20%（V/V）丙二醇水溶液 50 mL 为溶剂，分别以 Tween－80、SLES、RH－40 为助溶剂，55 ℃、450 r/min 搅拌至完全溶解，考察艾粉完全溶解时所消耗的各助溶剂的质量。所消耗助溶剂质量越小，溶液越澄清透明，则该助溶剂助溶效果越好。结果 3 种助溶剂消耗量分别为 4.26、2.76、2.43 g，SLES 消耗量较少且所得溶液澄清透明，故优选 SLES 为助溶剂。

②抑菌剂筛选。采用滤纸片法。选择易引起阴道炎的白色念珠菌、金黄色葡萄球菌、大肠埃希菌 3 种致病菌，以抑菌圈的大小为指标，考察广谱抑菌剂杰马 BP、环保型高分子聚合物抑菌剂 PHMB、天然有机抗菌剂 A. SAP 对 3 种菌的抑菌能力。

菌种悬浮液制备：将金黄色葡萄球菌、大肠埃希菌菌种接种于斜面营养培养基上，30 ℃培养 24 h；白色念珠菌菌种接种于斜面沙氏培养基上，30 ℃培养 48 h。分别用无菌 PBS 将菌苔冲洗下来，调整浓度为 3×10^{8} CFU/mL，备用。

含药滤纸片制备：取无菌干燥滤纸，用打孔器打孔 6 mm，分别放入 2 g/L 杰马 BP、2 mL/L PHMB、2 mL/L A. SAP、无菌生理盐水 50 mL 中浸泡 15 min，备用。

抑菌活性测定：在 3 个灭菌培养皿中分别加入制备好的菌株悬浮液 100 μL，再倒入约 40 ℃的灭菌培养基混合均匀。凝固后，用无菌镊子夹取各含药滤纸片，放置于距培养皿边缘 15 mm 处，轻轻按压，使滤纸片紧贴培养基。每个重复进行 3 次。将培养皿倒置于 30 ℃恒温培养箱中，分别培养 24 h、48 h，然后观察含药滤纸片周围有无抑菌圈，以十字交叉法测定其抑菌直径（包括纸片直径）。每个重复测量 3 次，取平均值。抑菌圈越大，表明抑菌能力越强。结果抑菌圈直径 PHMB＞A. SAP＞杰马 BP（表 9－2－62）。但在后期试验中发现 PHMB 不稳定，故选择 2 mL/L A. SAP 为抑菌剂。

表 9－2－62　不同抑菌剂抑菌圈直径比较

菌种	平均抑菌圈尺寸（Φ）/mm			
	杰马 BP	PHMB	A. SAP	无菌生理盐水
金黄色葡萄球菌	7.58	11.36	10.57	7.44
大肠埃希菌	6.00	11.92	9.09	6.00
白色念珠菌	6.00	10.21	8.61	6.00

（2）气相色谱法测定样品中有效成分方法研究

供试品中主要药效物质艾粉具有挥发性，采用气相色谱法，以水杨酸甲酯为内标，*l*-龙脑为标准品测定其有效成分含量。

①色谱条件。参照本节前文内的色谱条件。

②内标液水杨酸甲酯的配制。精密称取 99.97 mg 水杨酸甲酯，无水乙醇 100 mL 稀释、定容，混合均匀，水杨酸甲酯内标液浓度即为 0.9997 mg/mL。

③标准品 *l*-龙脑的配制。精密称取 100.02 mg 的 *l*-龙脑对照品，无水乙醇 50 mL 溶解、定容并充分摇匀，*l*-龙脑对照品溶液质量浓度即为 2.001 mg/mL。

④艾纳香妇科洗液样品粗制。取适量 20%丙二醇、SLES 混合 45 ℃加热搅拌溶解后，再加入筛选出的 A. SAP 及其他辅料 CAB-35、保湿剂甘油、营养剂适量，继续加热搅拌至全部溶解，用 pH 调节剂柠檬酸调节溶液 pH 至 3.7～4.5，最后用丙二醇定容至 50 mL，过滤，即得粗制艾纳香妇科洗液样品。

⑤粗制样品溶液的配制。取 1 mL 艾纳香妇科洗液粗制样品，1 mL 水杨酸甲酯内标液，乙醇 10 mL 定容，混合均匀，即得粗制样品溶液。

⑥阴性对照溶液的配制。不添加艾粉，取 1 mL 制备的阴性溶液，无水乙醇定容至 10 mL，混合均匀，即得阴性对照溶液。

⑦标准曲线的绘制。分别取 *l*-龙脑标准品溶液各 0.025、0.05、0.1、0.5、1.0、2.0、3.0 mL，各精密加入 1.0 mL 水杨酸甲酯内标液，10 mL 无水乙醇定容，充分摇匀，即获得 7 种不同浓度的标准品溶液。按照上述色谱条件测 *l*-龙脑及内标液峰面积。以 *l*-龙脑质量浓度（mg/mL）为纵坐标（Y），内标物水杨酸甲酯与标准品 *l*-龙脑的峰面积比为横坐标（X）绘制标准曲线，得到线性回归方程为：$Y=0.0722X-0.0061$，$R^2=0.9994$。结果表明 *l*-龙脑在 0.02～0.6 mg/mL 线性关系良好。

⑧系统适应性试验。在上述色谱条件下，分别精密吸取 0.6 μL 阴性对照液、标准品、粗制样品注入气相色谱进行分析，色谱图见图 9-2-18。结果发现在相应的保留时间处，供试品色谱图与标准品色谱图有相同的色谱峰，而阴性对照溶液色谱图中无相应的色谱峰，表明供试品中辅料对供试品的测定无干扰。

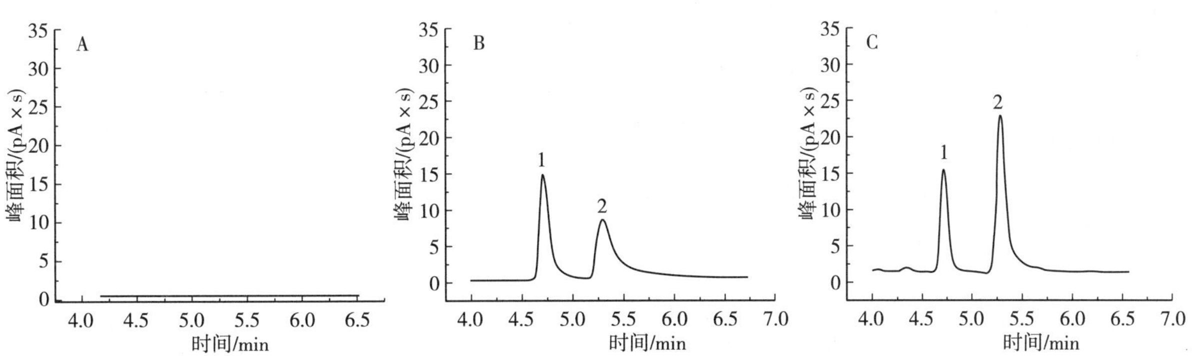

图 9-2-18 阴性对照、标准品及粗制样品色谱图

1. 水杨酸甲酯内标 2. *l*-龙脑

A. 阴性对照液色谱图 B. 标准品色谱图 C. 粗制样品色谱图

⑨精密度试验。取艾纳香妇科洗液样品粗制样品溶液，按上述色谱条件连续进样 5 次，记录水杨酸甲酯与 *l*-龙脑峰面积比值，计算出 *RSD* 为 0.53%，说明气相色谱仪器精密度良好。

⑩重复性试验。精密量取同一批样品 1 mL 5 份，按照艾纳香妇科洗液样品粗制步骤制备 5 份粗制样品溶液，并按照上述色谱条件进行分析，记录水杨酸甲酯与 *l*-龙脑峰面积比值，计算出 *RSD* 为 1.6%，说明操作准确性良好。

⑪稳定性试验。按艾纳香妇科洗液样品粗制步骤制备粗制样品溶液，放置在室温下，并分别于 0、2、4、8、12、24 h 依照上述方法进行分析，记录水杨酸甲酯与 *l*-龙脑峰面积比值，计算出 *RSD* 为 2.1%，说明气相色谱仪器稳定性良好。

⑫加样回收率试验。精密称取 6 份 30 mg 已知含量的艾粉样品，分别加入相当于样品中 *l*-龙脑含量的 50%、100%、150%的 *l*-龙脑对照品溶液，按艾纳香妇科洗液样品粗制方法制备样品，精密量取 1 mL，按粗制样品溶液的配置方法制备样品溶液，按上述色谱条件依次进行分析，测定平均回收率为 101.71%，*RSD* 为 2.46%，说明在操作过程中有效成分损失较少。

⑬结果。结合以上试验结果可知，艾纳香妇科洗液粗制品在 *l*-龙脑浓度为 0.02～0.6 mg/mL 时线性关系良好，在该条件下对样品中溶解的艾粉进行含量测定的方法可行。

（3）最佳处方筛选

①正交试验设计法筛选艾纳香妇科洗液最佳处方。使用 $L_9(3^4)$正交设计试验（表 9-2-63），以艾粉的溶解百分比为指标，优化不同样品中各艾粉的量及辅料的添加量，样品按艾纳香妇科洗液样品粗制方法制备。采用气相色谱方法，以 *l*-龙脑为标准品，水杨酸甲酯为内标，对样品中溶解的艾粉进行含量测定，从而计算出艾粉的溶解百分比。

表 9-2-63　因素水平表

水平	因素			
	A：艾粉/（mg/样）	*B*：丙二醇（v/v）/%	*C*：SLES/（g/样）	*D*：CAB-35/（g/样）
1	30	10	2.0	0.4
2	40	20	2.8	0.5
3	50	30	3.6	0.6

注：每份样品定容至 50 mL。

②正交试验结果。利用气相色谱对 9 个样品进行含量测定，对不同样品中艾粉量及辅料添加量进行优化的正交试验结果见表 9-2-64，方差分析结果见表 9-2-65。

表 9-2-64　L_9（3^4）正交试验设计结果

试验编号	各因素水平组合				艾粉的溶解百分比/%
	A	*B*	*C*	*D*	
1	1	1	1	1	90.33
2	1	2	2	2	88.48
3	1	3	3	3	82.93
4	2	1	2	3	83.55
5	2	2	3	1	83.78
6	2	3	1	2	77.87
7	3	1	3	2	83.35
8	3	2	1	3	82.27
9	3	3	2	1	73.32
K_1	87.247	85.743	83.490	82.477	
K_2	81.733	84.843	81.783	83.233	
K_3	79.647	78.040	83.353	82.917	
R	7.600	7.703	1.707	0.756	

表 9－2－65　方差分析结果

因素	偏差平方和	自由度	F 值	P 值
A	92.511	2	1.803	>0.05
B	106.437	2	2.075	>0.05
C	5.396	2	0.105	>0.05
D	0.866	2	0.017	>0.05
误差	205.21	8		

注：F（2，2）＝4.460。

通过对正交试验数据结果的直观分析（表 9－2－64），各因素对粗制品中 l-龙脑溶解量的影响为 $A>B>C>D$；方差分析结果表明，各因素对溶液剂中艾粉的溶解量的影响均没有统计学意义；最佳处方为 $A_1B_1C_1D_2$，即艾纳香妇科洗液最佳处方，艾粉、SLES、CAB－35 的质量比为 0.06∶4∶1，0.2% A.SAP、10%丙二醇水溶液、甘油、尿囊素、柠檬酸适量。

（4）抑菌率试验

①菌种悬浮液制备。在斜面营养培养基上分别接种金黄色葡萄球菌、大肠埃希菌菌种，30 ℃培养 24 h；斜面沙氏培养基上接种白色念珠菌菌种，30 ℃培养 48 h。24 h、48 h 后分别用无菌 PBS 将菌苔冲洗下来，调整浓度约 1 麦氏（3×10^8 CFU/mL），备用。

②金黄色葡萄球菌抑菌率试验。取 0.1 mL 金黄色葡萄球菌菌种悬浮液，分别加至含 5 mL 洗液样品（实验组）及无菌生理盐水（对照组）的试管内，充分作用 2 min。分别取反应 2 min 后的各溶液 0.5 mL 至含 5 mL 无菌 PBS 的试管内，充分混匀，终止反应。取混匀后的溶液，分别稀释至 1、5、10 倍。取稀释倍数下的各溶液 0.5 mL 至培养皿中，倾入 40 ℃左右的营养琼脂培养基约 20 mL，转动培养皿使之混合均匀，待培养基凝固后翻转平皿，30 ℃培养 24 h，作活菌菌落计数。每组重复 3 次，取平均值。

③大肠埃希菌抑菌率试验。实验操作过程同金黄色葡萄球菌抑菌率实验。

④白色念珠菌抑菌率试验。样品溶液与菌液反应过程同金黄色葡萄球菌抑菌率实验。反应终止后，取混匀后的溶液，分别稀释至 1、5、10 倍。取稀释倍数下的各溶液 0.5 mL 至培养皿中，倾入 40 ℃左右的沙氏培养基约 20 mL，转动培养皿使之混合均匀，待培养基凝固后翻转平皿，30 ℃培养 48 h，作活菌菌落计数。每组重复 3 次，取平均值。

3. 结果

通过样品、生理盐水与 3 种菌液作用 2 min 后，分别在 30 ℃下平板培养 24 h、48 h，作活菌菌落计数，计算抑菌率，试验结果见表 9－2－66。

抑菌率＝（对照组活菌菌落－实验组活菌菌落）/对照组活菌菌落×100%（9－12）

表 9－2－66　供试品与菌液作用 2 min 抑菌率试验结果

菌种	不同稀释倍数下的抑菌率/%		
	1 倍	5 倍	10 倍
白色念珠菌	97.4	93.8	91.7
金黄色葡萄球菌	97.9	94.1	91.5
大肠埃希菌	95.3	91.2	90.9

GB 15979—2002《一次性使用卫生用品标准》规定产品有抑菌作用时，抑菌率为 50%～90%；产品有较强的抑菌作用时，抑菌率≥90%。由表 9－2－66 结果可知，艾纳香妇科洗液供试品对 3 种

致病菌的抑菌率均大于90%，说明具有较强的抑菌能力。

4. 结论

目前，治疗阴道炎药品的常用剂型有片剂、栓剂、泡腾片和洗液剂。近年，洗剂已成为女性消费者的首选产品。因为洗液除了作为药物使用，也可作为日常洗护用品，使用方便、卫生，且作用迅速，在市场上占据一定的份额，创新性地将传统黎药艾纳香进行加工处理后制成妇科洗液，扩大了其应用范围，该洗液不仅对白色念珠菌、金黄色葡萄球菌和大肠埃希菌有良好的抑菌效果，对皮肤温和、无毒无刺激，且艾粉具有一定的消炎、镇痛作用，能促进阴道炎症痊愈，使治疗效果更佳，具有良好的市场应用和开发价值。

（二）抗阴道炎的药效学研究

阴道炎是一种常见的妇科疾病，传统医学认为属于“带下”；现代医学表明阴道炎由阴道菌群失调所致，根据其感染菌群不同，可分为细菌性阴道炎（混合性细菌感染）、霉菌性阴道炎（白色念珠菌感染）、滴虫阴道炎和混合性阴道炎4种，前2种发病率较高。对艾纳香妇科洗液供试品进行药效学实验室研究，构建小鼠细菌性阴道炎及霉菌性阴道炎模型，测定小鼠血清中炎症细胞因子TNF-α、IL-2、IL-6含量的变化及显微观察小鼠阴道组织的病理变化，考察供试品对小鼠体内抗细菌性及霉菌性阴道炎的作用，为艾纳香妇科洗液的进一步开发提供实验依据。

1. 材料与仪器试药

（1）材料

昆明雌性小鼠210只，6周龄，体重18～22 g，质量合格证号43006700008356，许可证号SCXK（湘）2014-0011。

艾纳香妇科洗液供试品（自制），苯甲酸雌二醇，洁尔阴妇科洗液，小鼠肿瘤坏死因子-α（TNF-α）试剂盒，白细胞介素-2（IL-2）试剂盒，白细胞介素-6（IL-6）试剂。

试验菌种为白色念珠菌CMCC（F）98001、大肠埃希菌CMCC（B）44102、金黄色葡萄球菌CMCC（B）26003。

（2）仪器试药

全自动正置多功能显微镜，ELX800酶标仪，半自动轮转切片机，超低温保存箱，精密电子分析天平。

2. 实验方法

（1）菌种悬浮液的制备

在斜面营养培养基上接种金黄色葡萄球菌、大肠埃希菌菌种，30 ℃培养24 h后用无菌PBS将菌苔冲洗下来，各调整浓度约1麦氏（3×10^8 CFU/mL），两菌液同体积混合均匀得到约1麦氏的混合菌液，备用；斜面沙氏培养基上接种白色念珠菌菌种，30 ℃培养48 h后用无菌PBS将菌苔冲洗下来，调整浓度至约1麦氏，备用。

（2）小鼠阴道炎模型的构建及分组、给药

250只雌性昆明小鼠，适应性饲养1周后，随机取20只作为正常组（C组），不做任何处理；剩余小鼠随机平均分为A、B两组；每隔1 d经皮下注射苯甲酸雌二醇（2 mg/mL）0.05 mL，连续注射3次，使小鼠处于假发情状态。6 d后使用小棍机械性损伤（来回摩擦5次）小鼠阴道后，分别接种20 μL上述备用白色念珠菌，倒置30 s，构建霉菌性阴道炎模型（A组）、大肠埃希菌和金黄色葡萄球菌混合菌液构建细菌性阴道炎模型（B组）。造模成功后，分别将A、B两组小鼠各随机分为阴性对照组（C_1组），溶剂对照组（C_2组，不添加艾粉，其他同艾纳香妇科洗液样品），洁尔阴阳性对照组（C_3组），实验组高（C_4组，0.8 mg/mL，艾粉质量浓度）、中（C_5组，0.6 mg/mL）、低（C_6组，0.4 mg/mL）3个浓度组，共6组，每组各给予相应药物2次/天、200 μL/次，每天观察小鼠外阴情况及给药第 1、3、5、7 天各随机取 4 只小鼠进行眼球取血，用于血清中 TNF－α、IL－2、IL－6 含量检测；后处死小鼠，取出阴道组织做石蜡切片，用于显微病理组织观察分析。

（3）小鼠阴道石蜡病理切片制作

在上述条件下给药第 1、3、5、7 天后，每组各随机取 4 只小鼠眼球取血后处死，取出阴道组织，用生理盐水冲洗后置于 4%中性甲醛固定液中固定 24 h，后取出阴道进行石蜡包埋，并采用 HE 染色制作病理组织切片，显微观察分析，具体操作如下。

①样品包埋。固定：4%中性甲醛固定液固定 24 h。

冲洗：组织用蒸馏水冲洗，洗净组织表面的固定液。

脱水和透明：组织在 75%、85%、95%、100%乙醇Ⅰ、Ⅱ中各脱水 20 min；脱水完毕后，在二甲苯Ⅰ、Ⅱ中各透明 10 min。

浸蜡：透明完毕后，在液体石蜡Ⅰ、Ⅱ、Ⅲ中各浸 1 h。

包埋：将组织竖直包埋至石蜡中。

②切片制作。使用 LEICA RM2245 半自动轮转切片机将蜡块切片至 7 μm，40 ℃展片、烘片，烘至过夜。

③HE 染色。脱蜡：在二甲苯Ⅱ、Ⅰ中各脱蜡 10 min。

水化：100% Ⅱ、Ⅰ、95%、85%、75%乙醇各水化 10 min。

苏木素染色：自来水冲洗 3 min，苏木素染色 3 min，自来水冲洗 3 min。

分化：1%盐酸-酒精分化液分化 10 s。

返蓝：流水冲洗 3 min 进行返蓝，使细胞核呈蓝色。

伊红染色：用 0.5%伊红溶液染色 3 min，水洗。

脱水：75%、85%、95%、100%乙醇Ⅰ、Ⅱ各脱水 5 min。

透明：二甲苯Ⅰ、Ⅱ各透明 10 min。

④封片。晾干二甲苯，组织中部滴加 1 滴中性树胶，盖上盖玻片。

⑤显微镜下观察。在×200 镜头显微镜下观察组织切片。

（4）小鼠血清中炎症因子 TNF－α、IL－2、IL－6 含量检测

在上述条件下给药第 1、3、5、7 天后，每组各随机取 4 只小鼠进行眼球取血，3 000 r/min 离心 15 min，取上清液－20 ℃保存，备用。使用 ELISA 试剂盒方法检测细胞炎症因子 TNF－α、IL－2、IL－6 的含量，具体操作如下。

按试剂盒说明书对 TNF－α、IL－2、IL－6 标准品进行浓度梯度稀释，按顺序将标准品、空白对照品溶液 50 μL，血清样品 10 μL 及样品稀释液 40 μL 加入 96 孔板，轻轻晃匀，37 ℃温育 30 min；弃去液体，甩干，洗涤液重复清洗板 5 次，拍干；加入 50 μL 酶标试剂（空白除外），轻轻晃匀，37 ℃温育 30 min；弃去液体，甩干，洗涤液重复洗板 5 次，拍干；显色剂 A、B 各加入 50 μL，轻轻晃匀，37 ℃避光温育 15 min 后立即加入 50 μL 终止液，终止反应；酶标仪 450 nm 波长处测定其吸光度值（OD 值）。通过标准物浓度及对应的 OD 值拟算出其直线回归方程，用各血清样品的 OD 值，计算出对应的 TNF－α、IL－2、IL－6 浓度。

采用 SPSS19.0 统计软件对数据进行统计分析，所有数据采用均数±标准差（$x \pm s$）表示，各组间的比较使用 *ANOVA* 统计方法，以 $P<0.05$ 为差异有统计学意义。

3. 实验结果

（1）小鼠阴道病理组织切片观察结果

正常组小鼠外阴无红肿及白色分泌物；用无菌棉签擦拭阴道后涂抹于沙堡琼脂培养基 30 ℃培养 48 h、营养琼脂培养基 30 ℃培养 24 h 后，均无菌落生成；随机处死 4 只小鼠取出阴道做石蜡切片，显微观察组织细胞正常，无菌膜、孢子层，无炎性细胞浸润（图 9－2－19A）。

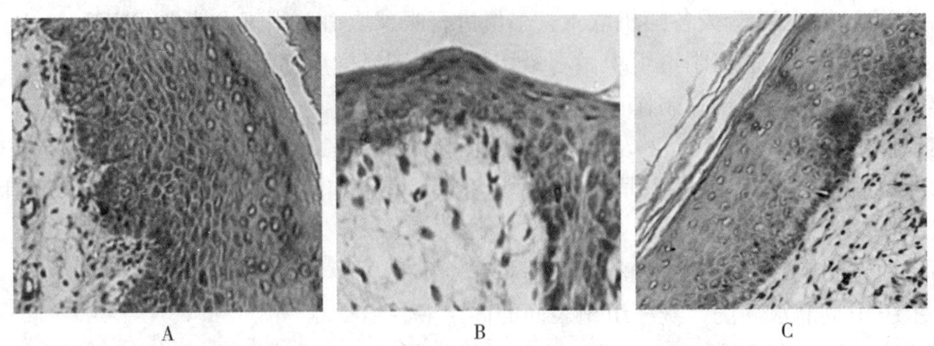

图 9-2-19 造模后，小鼠阴道组织切片图（HE，×200）

A. 正常组 B. 霉菌性炎症模型组 C. 细菌性炎症模型组

A 组小鼠造模 3 d 后，外阴出现红肿现象及白色分泌物；用无菌棉签擦拭阴道涂抹于沙堡琼脂培养基 30 ℃培养 48 h 后，出现大量白色念珠菌菌落；随机处死 4 只小鼠，取出阴道做石蜡切片，显微观察组织表面附有 1 层红色的孢子层，且有大量炎性细胞浸润（图 9-2-19B），说明霉菌性小鼠阴道炎造模成功。

B 组小鼠造模 7 d 后，外阴出现红肿现象及白色分泌物；用无菌棉签擦拭阴道涂抹于营养琼脂培养基 30 ℃培养 24 h 后，出现大量大肠埃希菌及金黄色葡萄球菌的混合菌落；随机处死 4 只小鼠，取出阴道做石蜡切片，显微观察组织表面附有 1 层红色的菌膜层，且有大量炎性细胞浸润（图 9-2-19C），说明细菌性小鼠阴道炎造模成功。

给药第 1、3、5、7 天后，A、B 两组各组小鼠阴道组织显切片微观察结果见图 9-2-20、图 9-2-21。给药第 5 天后，各组组织表面红色菌膜/孢子层、炎症细胞浸润均有减少；在给药 7 d 后，A、B 两组阳性对照组及实验组阴道组织表面已无红色菌膜/孢子层，几乎已无炎症细胞，说明小鼠细菌性及霉菌性阴道炎可能已基本愈合；溶剂对照组及阴性对照组组织表面仍有红色菌膜/孢子层及炎症细胞浸润，说明阴道炎还未愈合。

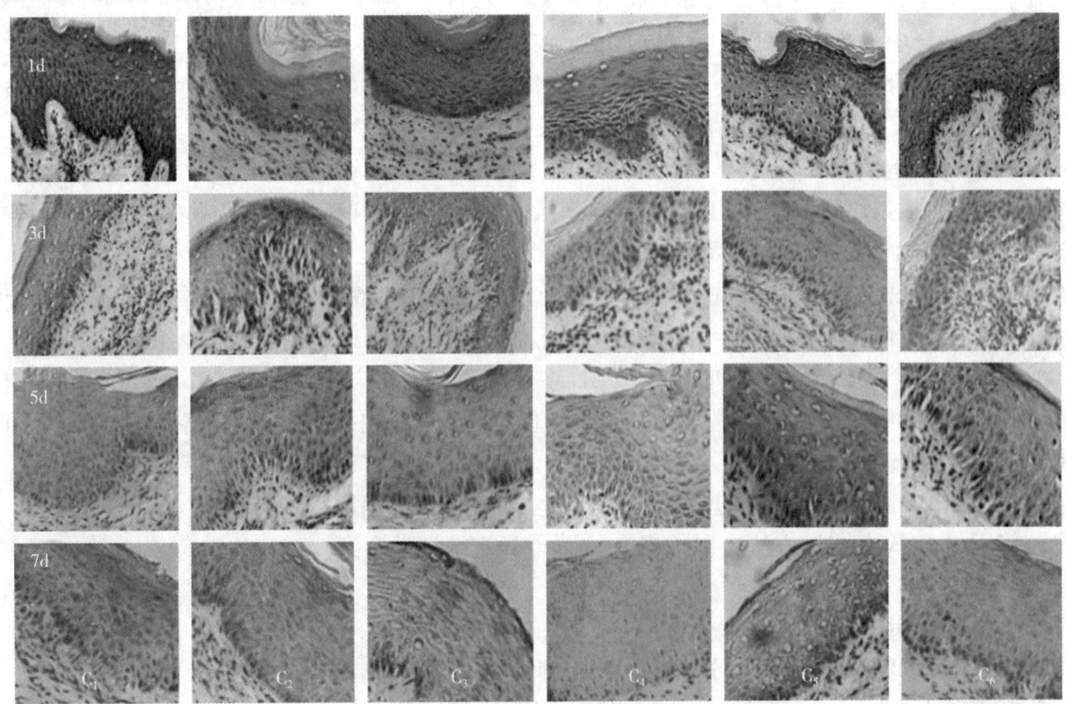

图 9-2-20 给药后，A 组小鼠阴道组织显微观察结果

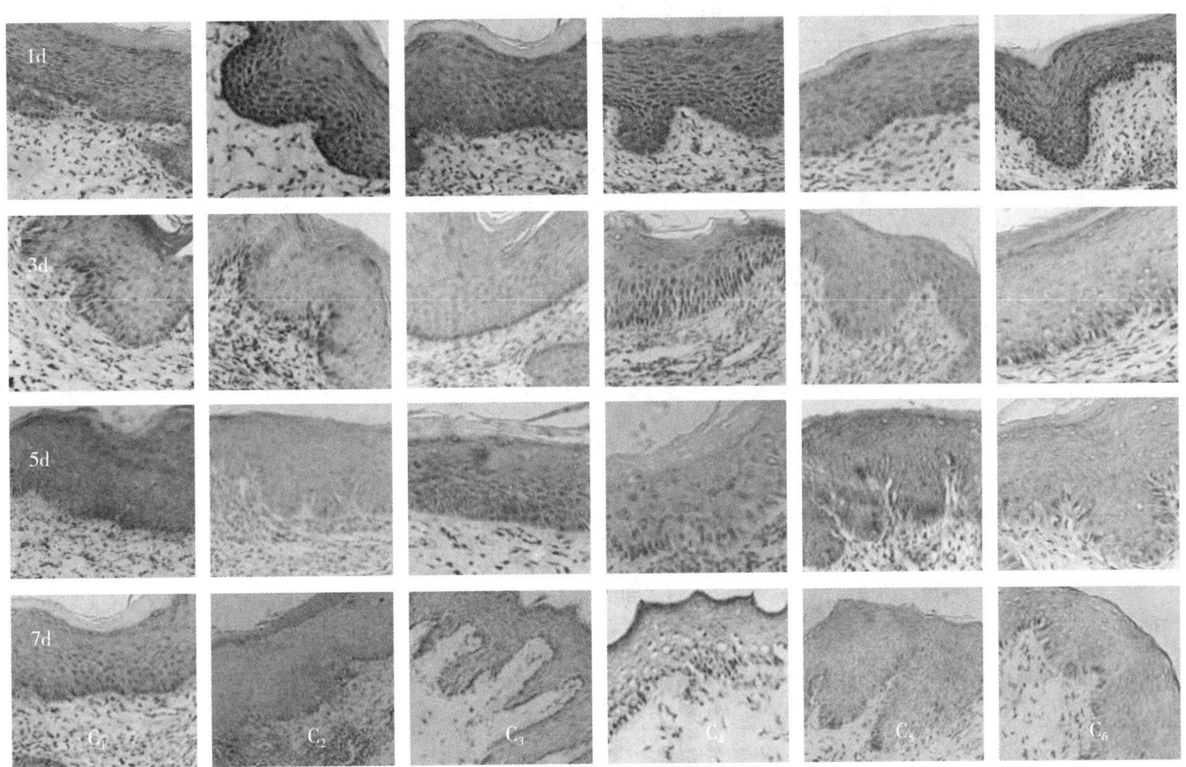

图 9-2-21 给药后，B组小鼠阴道组织显微观察结果

(2) 供试品对A、B组小鼠血清中TNF-α、IL-2、IL-6表达的影响

造模后，A、B两组小鼠血清中TNF-α、IL-2、IL-6含量显著降低。随着给药时间的延长，各组小鼠血清中TNF-α（表9-2-67、表9-2-70）含量仍保持较低水平；阳性对照组、实验组小鼠血清中IL-2（表9-2-68、表9-2-71）含量逐渐升高，而阴性对照组、溶剂组阴性对照组仍保持在较低水平；阳性对照组、实验组与阴性对照组、溶剂对照组均有显著性差异（$P<0.01$，$P<0.05$）。实验组与阳性对照组小鼠血清IL-6（表9-2-69、表9-2-72）逐渐恢复至正常水平，而阴性对照组、溶剂组仍保持在较低水平；实验组、阳性对照组与阴性对照组、溶剂对照组比较均具有显著性差异（$P<0.01$）。

表9-2-67 A组给药不同时间点血清中TNF-α水平的比较

组别	各时间点血清中TNF-α的水平			
	1 d	3 d	5 d	7 d
C	323.59±2.31	319.49±3.24	316.47±0.83	325.50±2.25
C_1	291.09±3.21	290.76±1.12##	271.48±1.96	268.53±1.58#
C_2	284.16±2.34	281.10±0.56**	268.60±0.44	277.25±1.73
C_3	272.69±1.20**##	310.58±1.78**##	274.16±1.74	255.27±0.66**##
C_4	284.44±2.21	255.61±2.78**##	269.31±3.41	276.18±3.83*
C_5	287.31±1.58	264.45±1.86**##	243.56±2.25**##	279.43±2.60**
C_6	300.47±3.19*##	280.33±1.67**	245.59±2.33**##	243.43±1.49**##

注：* 表示与阴性对照组比较，$P<0.05$，** 表示 $P<0.01$；# 表示与溶剂组比较，$P<0.05$，## 表示 $P<0.01$。

表 9-2-68　A 组给药不同时间点血清中 IL-2 水平的比较

组别	各时间点血清中 IL-2 的水平			
	1 d	3 d	5 d	7 d
C	18.55±0.63	17.49±0.73	19.44±0.67	18.11±0.90
C_1	15.42±0.67	18.45±0.78	16.17±0.57	16.59±0.82
C_2	12.26±0.23**	12.74±0.61**	16.51±0.51	16.57±0.81
C_3	12.73±0.74**	17.89±0.58##	20.38±0.56**##	25.61±0.80**##
C_4	17.57±0.45*##	17.81±0.57##	18.44±0.39	20.44±0.47*#
C_5	16.27±0.67##	15.49±0.81**#	19.17±0.66*	20.47±0.41*#
C_6	17.25±0.69##	19.60±0.73##	21.30±0.53**##	21.75±0.53**##

注：* 表示与阴性对照组比较，$P<0.05$，** 表示 $P<0.01$；# 表示与溶剂组比较，$P<0.05$，## 表示 $P<0.01$。

表 9-2-69　A 组给药不同时间点血清中 IL-6 水平的比较

组别	各时间点血清中 IL-6 的水平			
	1 d	3 d	5 d	7 d
C	37.63±1.06	36.12±2.49	33.48±1.61	32.98±1.63
C_1	16.36±1.28	14.19±1.22	12.45±0.93	10.53±1.12
C_2	11.91±0.56**	14.31±1.38	13.93±0.75	11.29±0.33
C_3	9.11±0.47**#	14.43±0.96	14.98±1.79	27.89±1.10**##
C_4	12.55±0.90**	11.29±1.53	22.87±0.64**##	34.43±0.45**##
C_5	17.92±0.64##	13.34±1.21	21.06±0.46**##	32.33±0.96**##
C_6	14.59±0.28##	13.54±0.86	22.02±0.36**##	31.59±0.77**##

注：* 表示与阴性对照组比较，$P<0.05$，** 表示 $P<0.01$；# 表示与溶剂组比较，$P<0.05$，## 表示 $P<0.01$。

表 9-2-70　B 组给药不同时间点血清中 TNF-α 水平的比较

组别	各时间点血清中 TNF-α 的水平			
	1 d	3 d	5 d	7 d
C	323.59±2.31	319.49±3.24	316.47±0.83	325.50±2.25
C_1	233.82±3.57	254.09±1.89##	242.58±1.40##	255.94±2.21##
C_2	232.99±1.40	232.34±1.80**	272.22±1.43**	224.31±2.16**
C_3	254.26±2.25**##	196.22±1.85**##	225.07±1.81**##	242.25±1.68**##
C_4	253.22±1.86**##	296.01±2.93**##	217.42±0.92**##	248.42±2.19##
C_5	266.75±2.12**##	258.66±1.52*##	247.79±1.91*##	249.81±1.15*##
C_6	268.90±1.71**##	294.23±2.11**##	255.35±1.91**##	253.50±1.47*##

注：* 表示与阴性对照组比较，$P<0.05$，** 表示 $P<0.01$；## 表示与溶剂组比较，$P<0.01$。

表 9-2-71 B组给药不同时间点血清中 IL-2 水平的比较

组别	各时间点血清中 IL-2 的水平			
	1 d	3 d	5 d	7 d
C	18.55±0.64	17.49±0.70	19.44±0.67	18.11±0.90
C_1	15.88±1.34	15.92±1.55	16.51±1.16	16.98±0.82
C_2	16.87±0.78	17.64±1.18	16.39±1.33	19.55±1.25
C_3	16.54±0.99	19.35±1.30	26.44±1.24**##	31.52±1.28**##
C_4	15.19±1.19	19.79±1.14*	20.32±1.35	28.56±1.28**##
C_5	13.47±0.88#	17.49±1.41	21.70±1.28**##	21.32±1.18*
C_6	14.25±1.21	14.40±1.43	21.52±1.34**##	31.87±1.13**##

注：* 表示与阴性对照组比较，$P<0.05$，** 表示 $P<0.01$；# 表示与溶剂组比较，$P<0.05$，## 表示 $P<0.01$。

表 9-2-72 B组给药不同时间点血清中 IL-6 水平的比较

组别	各时间点血清中 IL-6 的水平			
	1 d	3 d	5 d	7 d
C	37.63±1.06	36.12±2.49	33.48±1.61	32.98±1.63
C_1	12.52±1.09	9.38±1.25#	12.57±1.12	12.40±1.34
C_2	10.85±2.78	15.79±3.66*	18.69±2.00	14.91±2.99
C_3	16.95±1.50#	16.41±0.52*	22.53±4.76**	20.83±3.02*
C_4	10.60±1.09	10.79±1.11	12.71±1.26	17.63±1.24
C_5	10.62±0.92	9.48±0.74#	10.79±1.16#	18.06±2.33**##
C_6	10.52±1.32	12.63±1.25	12.43±1.20	20.29±4.61**##

注：* 表示与阴性对照组比较，$P<0.05$，** 表示 $P<0.01$；# 表示与溶剂组比较，$P<0.05$，## 表示 $P<0.01$。

4. 结论

本节通过构建细菌性及霉菌性小鼠阴道炎模型，在给药第 1、3、5、7 天后对小鼠眼球取血进行细胞因子检测并结合阴道组织石蜡切片，结果发现，造模后各组小鼠血清中细胞因子 TNF-α 表达显著降低，给药后各组 TNF-α 仍保持在较低水平，且各组变化无明显的规律性，推测可能造模后小鼠机体通过自身免疫系统抑制 TNF-α 表达来防止机体自身产生过量 TNF-α 以损伤阴道组织，而供试品对其作用不明显；各组小鼠血清中 IL-2、IL-6 表达显著降低，推测可能造模后小鼠机体免疫力减弱，且对机体造成了一定损伤。给药第 7 天后，实验组及阳性对照组中 IL-2、IL-6 表达显著增加，且与阴性、溶剂对照组有差异（$P<0.01$，$P<0.05$），推测供试品可能通过促进 IL-2、IL-6 表达，增强小鼠免疫力，促进小鼠阴道损伤修复及阴道炎炎症的愈合。综上可知，艾纳香妇科洗液可能通过间接调节机体细胞因子的释放，提高机体免疫力，促进阴道炎炎症的愈合及阴道组织损伤修复。

（三）安全性评价研究

阴道黏膜是一道抵御感染的天然屏障，因为长期可能接触到微生物，而成为潜在的众多病原体入侵体内的部位之一。因此，保护好阴道黏膜具有重要意义。日常生活中，不少女性使用外阴洗液用品以保护阴道黏膜，对这类用品开展相关的安全性检测评估就显得很重要。通过进行大鼠阴道黏膜刺激性试验、豚鼠皮肤变态反应试验，为艾纳香妇科洗液的安全性评价提供参考依据。

1. 材料与仪器试药

（1）材料

SPF级SD雌性大鼠，体重180～200 g［动物合格证：SCXK（湘）2014-0011］；雌雄各半白色豚鼠30只，体重250～300 g［动物合格证：SCXK（湘）2014-0010］；雌雄各半昆明小鼠40只，体重18～22 g［动物合格证：SCXK（湘）2014-0011］。

艾纳香妇科洗液供试品；2,4-二硝基氯苯，8%硫化钠。

（2）仪器试药

全自动正置多功能显微镜，TGL-16G高速台式离心机，半自动轮转切片机。

2. 方法与结果

（1）阴道刺激性试验

10只SD雌性大鼠，随机分成艾纳香妇科洗液组与生理盐水对照组。用移液枪将1 mL艾纳香妇科洗液注入洗液组大鼠阴道内；对照组大鼠阴道注入等量的生理盐水，2次/天，连续给药7 d。末次给药24 h后，全部处死，取出阴道组织制作病理切片进行光学检查，根据2012版《消毒技术规范》进行阴道黏膜刺激反应评分（表9-2-73）。

表9-2-73 阴道黏膜刺激反应评分表

阴道组织反应		反应评分
上皮组织	正常，完好无损	0
	细胞变性或变扁平	1
	组织变性	2
	局部糜烂	3
	广泛糜烂	4
白细胞浸润（每个高倍视野）	无	0
	极少，<25个	1
	轻度，26～50个	2
	中度，51～100个	3
	重度，>100个	4
血管充血	无	0
	极少	1
	轻度	2
	中度	3
	重度伴血管破裂	4
水肿	无	0
	极少	1
	轻度	2
	中度	3
	重度	4

结果评价：实验组的平均积分减去对照组的平均积分后，根据表9-2-74进行刺激强度分级，以此为依据来评定艾纳香妇科洗液对阴道是否有刺激性。

表 9-2-74　阴道黏膜刺激反应强度

阴道黏膜刺激指数	阴道黏膜刺激反应强度
<1	无
1～5	极轻
5～9	轻度
9～12	中度
>12	重度

注：刺激反应积分=上皮组织评分+白细胞浸润评分+血管充血评分+水肿评分。

试验结果显示，与生理盐水对照组（图 9-2-22）比较，艾纳香妇科洗液组未发现全身状况异常，显微观察发现艾纳香妇科洗液组大鼠的阴道上皮组织结构正常，完好无损，评分 0；无炎症细胞浸润，评分 0；无充血及水肿情况，评分 0；阴道黏膜刺激指数<1，无阴道黏膜刺激反应；说明艾纳香妇科洗液对阴道无刺激性。

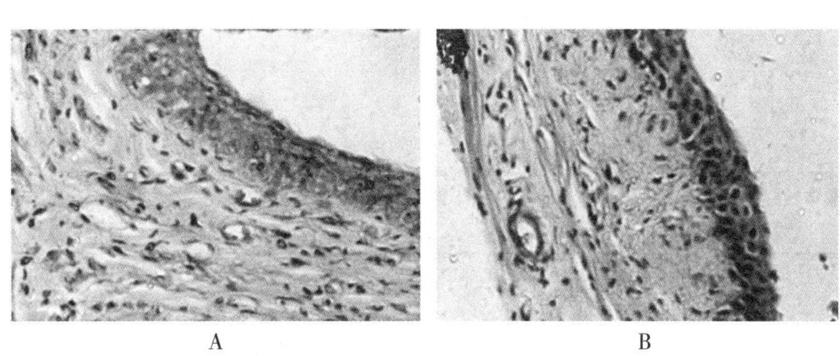

图 9-2-22　大鼠阴道组织显微观察结果图（HE，×200）
A. 艾纳香妇科洗液组　B. 生理盐水对照组

（2）皮肤变态反应试验

30 只体重 250～300 g、雌雄各半白色豚鼠，随机分成艾纳香妇科洗液组（实验组）、2,4-二硝基氯苯组（阳性对照组）、生理盐水组（阴性对照组）。试验前 24 h 用 8%硫化钠脱去豚鼠背部两侧约 2 cm×2 cm 的毛发。对试验组豚鼠进行艾纳香妇科洗液诱导和激发处理；阳性对照组豚鼠，进行阳性药物诱导和激发处理；对阴性对照组仅进行激发处理。

①诱导试验。在豚鼠左侧背部 2 cm×2 cm 脱毛区内敷上滴加有 0.2 mL 艾纳香妇科洗液的纱布（实验组）、滴加有 0.2 mL 2,4-二硝基氯苯的纱布（阳性对照组），以不透水的保鲜膜覆盖，绷带缠绕，以医用胶皮膏固定 6 h。在第 7 天和第 14 天，以同样的方法各重复处理 1 次。

②激发试验。在末次诱导给药后第 14 天，0.2 mL 艾纳香妇科洗液滴加在 2 cm×2 cm 两侧纱布上，敷在试验组豚鼠左侧脱毛区，用不透水的保鲜膜覆盖，用绷带缠绕，以医用胶皮膏固定，6 h 后，用蒸馏水将豚鼠左侧背部脱毛区冲洗干净，立刻观察；24 h 和 48 h 后分别再次观察豚鼠皮肤过敏和全身反应情况。根据 2012 版《消毒技术规范》皮肤反应程度的评分标准评价豚鼠皮肤过敏反应（表 9-2-75）。

表 9-2-75　皮肤反应程度的评分标准

皮肤反应		分值
红斑	无红斑	0
	轻度红斑，勉强可见	1
	中度红斑，明显可见	2
	重度红斑	3
	水肿性红斑	4

（续）

皮肤反应		分值
水肿	无水肿	0
	轻度水肿	1
	中度水肿	2
	重度水肿	3

注：反应平均值＝（红斑形成总分＋水肿形成总分）/合计动物。

结果评价：化学物质引起的过敏性接触性皮炎，属迟发型变态反应。对于动物，仅见皮肤红斑和水肿。根据表 9－2－76 致敏强度标准进行致敏强度评判。

表 9－2－76　皮肤致敏强度分级标准

致敏发生率/%	皮肤致敏性评价
0～8	极轻度
9～28	轻度致敏性
29～64	中度致敏性
65～80	高度致敏性
81～100	极度致敏性

注：致敏发生率＝出现皮肤红斑、水肿或全身性过敏反应的动物总数（不论程度轻重）/受试动物总数。致敏率为 0%时，判定为未见皮肤变态反应。

试验结果（表 9－2－77）显示，阳性对照组的豚鼠受激发皮肤 6 h 后即出现轻度红斑现象，在 24 h和 48 h 后出现红斑、水肿现象，致敏率为 100%；阴性对照组、实验组激发皮肤 6、24、48 h 均未出现全身反应和致敏现象，致敏率为 0%。根据皮肤致敏性评分标准，可发现艾纳香妇科洗液无致敏性，无皮肤变态反应。

表 9－2－77　艾纳香妇科洗液对豚鼠变态反应的影响

组别	动物数/只	反应平均值			致敏率/%
		6 h	24 h	48 h	
阴性对照组	10	0	0	0	0
阳性对照组	10	2.1	4.3	6.2	100
实验组	10	0	0	0	0

3. 结论

为确保艾纳香妇科洗液安全无毒，通过对妇科洗液进行阴道黏膜刺激性试验、皮肤变态反应试验，观察给药后大鼠阴道上皮组织是否正常、有无炎症细胞浸润、是否有充血及水肿等情况，豚鼠皮肤是否有红斑、水肿等情况。结果发现，艾纳香妇科洗液在一定浓度范围内无阴道黏膜、皮肤刺激性，表明其阴道局部用药安全，为艾纳香妇科洗液后期的安全性试验提供了参考依据。

第三节　艾纳香系列产品中试生产与转化

前期研究发现艾纳香提取物（艾粉、艾片和艾纳香油）具有较强抑菌消炎、抗氧化、抗络氨酸酶、创伤修复、抗紫外线辐射、促渗透等活性。因此，以多元健康产品开发为导向，以艾纳香提取物为主要活性成分，通过配方筛选、功效评价、安全性评价等系列研究，研发并中试生产了艾纳香药妆品25款和卫生护理用品4款（表9-3-1），并重点对艾纳香口腔和护肤系列产品10款进行市场化推广，取得了较好的效果。

表9-3-1　已完成中试生产的艾纳香系列产品

序号	系列	产品名称	规格	生产执行标准
1	艾纳香舒缓修护系列药妆品	艾纳香舒缓修护日霜	50 g	QB/T 1857
2		艾纳香舒缓修护晚霜	50 g	QB/T 1857
3		艾纳香晒后修护霜	30 g	QB/T 1857
4		艾纳香舒缓修护眼霜	20 g	QB/T 1857
5		艾纳香舒缓修护眼精华	25 mL	QB/T 2660
6		艾纳香舒缓修护营养水	100 mL	QB/T 2660
7		艾纳香舒缓修护洁面乳	100 g	QB/T 1645
8		艾纳香舒缓修护精华液	38 mL	QB/T 2660
9		艾纳香眼胶	30 g	QB/T 2874
10	艾纳香系列面膜	艾纳香晒后修护睡眠面膜	125 g	QB/T 2874
11		艾纳香舒缓修护面膜	125 g	QB/T 2874
12		艾纳香美颜净白面膜贴	3片/盒	QB/T 2872
13		艾纳香盈润补水面膜贴	3片/盒	QB/T 2872
14		艾纳香焕颜修护面膜贴	3片/盒	QB/T 2872
15		艾纳香修护滋养眼膜贴	3片/盒	QB/T 2872
16		艾纳香盈润补水眼膜贴	3片/盒	QB/T 2872
17		艾纳香莹润美肌生物纤维素膜	3片/盒	QB/T 2872
18	艾纳香系列精油手工皂	艾纳香美体精油皂	120 g	QB/T 2485—2008（II）
19		艾纳香美容精油皂	80 g	QB/T 2485—2008（II）
20		艾纳香滋养保湿手工皂	100 g	QB/T 2485—2008（II）
21		艾纳香舒缓修护精油皂	100 g	QB/T 2485—2008（II）
22		艾纳香婴幼儿洗衣手工皂	100 g	QB/T 2485—2008（II）
23		艾纳香女性护理手工皂	100 g	QB/T 2485—2008（II）
24		艾纳香舒缓修护精油手工皂	110 g	QB/T 2485—2008（II）
25		艾纳香古法美容净肤手工皂	110 g	QB/T 2485—2008（II）
26	艾纳香系列卫生护理用品	艾纳香牙膏	100 g	GB 8372—2017
27		艾纳香鼻清爽	15 mL	QB/T 2874
28		艾纳香再生修护乳	15 mL	QB/T 2874
29		艾纳香精油	10 mL	GB/T 26516—2011

注：艾纳香舒缓修护洁面乳于2011年完成中试生产，2013年后生产执行标准改为GB/T 29680—2013。

一、艾纳香系列中试产品

艾纳香系列中试产品是根据艾纳香的民间用法及现代药理作用，采用现代化妆品与卫生护理用品的加工工艺，首次研发的系列大健康产品，包括艾纳香舒缓修护系列药妆品、艾纳香系列面膜、艾纳香系列精油手工皂、艾纳香系列卫生护理用品（图 9－3－1）。

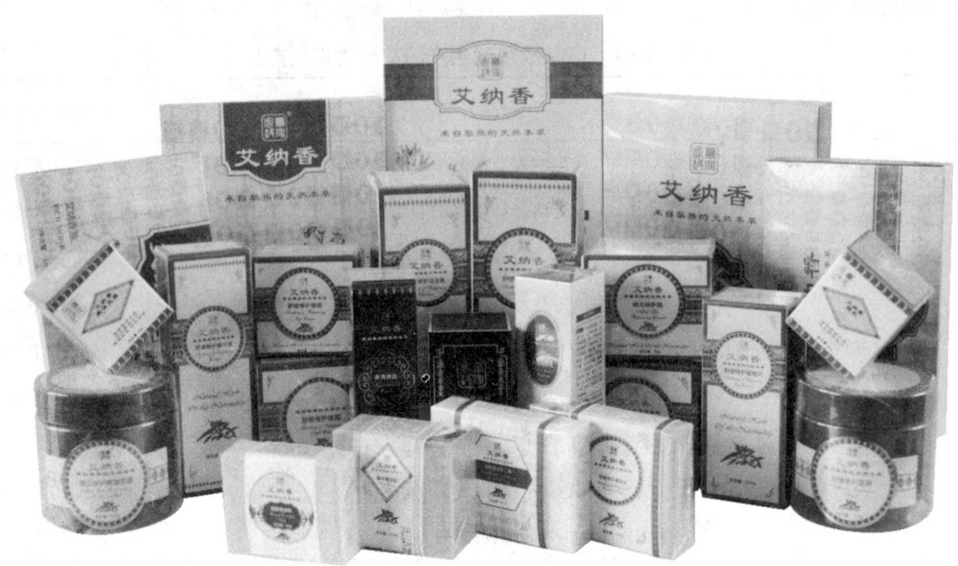

图 9－3－1　艾纳香系列中试产品

（一）艾纳香舒缓修护系列药妆品

艾纳香舒缓修护系列药妆品针对不同的皮肤类型，通过对配方的筛选和生产工艺的优化，筛选最佳配方，特添加海南特色黎族本草艾纳香植物萃取精华，利用其渗透性，可将配方中的营养物质渗透至角质层，修护和改善肌肤质感，补充肌肤养分，恢复肌肤弹性和光泽，减轻日晒对肌肤造成的伤害，可用于晒后修复、舒缓受损肌肤，实现了艾纳香在药妆品中零的突破。

（二）艾纳香系列面膜

艾纳香系列面膜含有植物精华艾纳香油，利用其渗透性与对皮肤修护的作用，改善肌肤，结合多种植物保湿与抗氧化精华，促进精华的渗透吸收。

艾纳香系列面膜与市场上常见面膜的不同之处在于以细菌生物纤维素膜基材作为有效成分的载体，细菌生物纤维素膜是由先进的发酵工程孕育衍生出的有机纤维，具有类似皮肤的功能，拥有很好的生物相容性、保湿性、透气性以及高持水性，质地柔软，弹性好，韧性强，较一般布织面膜基材更能提升敷面效果，达到改善肌肤的效果。

（三）艾纳香系列精油手工皂

艾纳香手工冷制皂，由天然植物油、植物萃取液等成分制作而成，100％天然，由于成皂温度低，所以极好地保留了植物油和其他天然维生素等营养成分。手工皂无化学添加剂，成分温和，是护肤臻品，特添加海南特色黎族民间药物艾纳香的纯植物提取物，可有效去除和抑制可能引起皮肤感染和汗臭的细菌，解决皮肤瘙痒的困扰，再配上乳木果油、甜杏仁油等多种天然植物油脂，能温和清洁肌肤，洗去积聚的污垢及多余油脂，令肌肤清爽、水润。

（四）艾纳香系列卫生护理用品

艾纳香系列卫生护理用品，包括艾纳香牙膏、艾纳香鼻清爽、艾纳香再生修护乳等，主要是针对口腔黏膜损伤、鼻腔不适、皮肤损伤设计的系列卫生护理用品。

二、艾纳香产品市场化开拓

为开拓艾纳香系列产品市场，2015 年起，与海南艾纳香生物科技发展股份有限公司合作，重点推广艾纳香口腔系列和护肤系列两大类产品，并以“熊猫叶”为产品品牌，进行市场化推广。依据艾纳香传统功效，采用现代提取工艺，研制符合现代人健康理念，涵盖美容护肤、口腔健康、母婴及产后修护等的系列产品。

（一）艾纳香口腔系列

基于发明专利（艾纳香提取物及其制备方法和在口腔护理清洁产品中的应用，专利号 ZL201110444901.6），重点推广应用艾纳香牙膏的产品形式，2012 年推出第一代艾纳香牙膏，至 2020 年，已经完成 4 代牙膏产品的升级换代，产品定位更加精准，产品类型更加丰富（图 9－3－2）。从 2016 年开始，海南艾纳香生物科技发展股份有限公司以“熊猫叶”为品牌，重点推广该类型产品。熊猫叶草本牙膏获得第十八届中国国际高新技术成果交易会优秀产品奖。

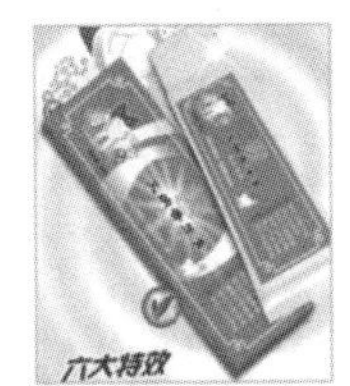

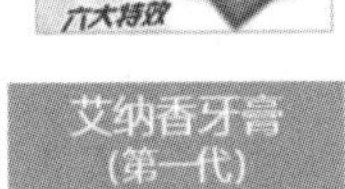

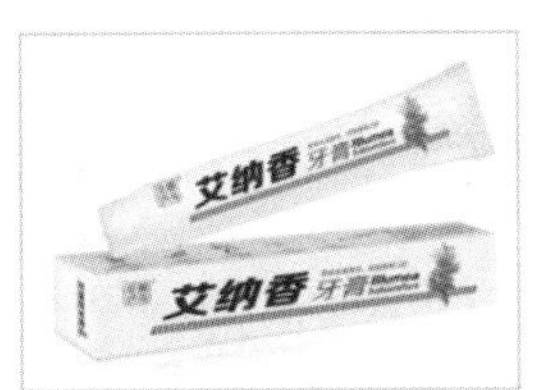

艾纳香牙膏
（第二代）
2014年

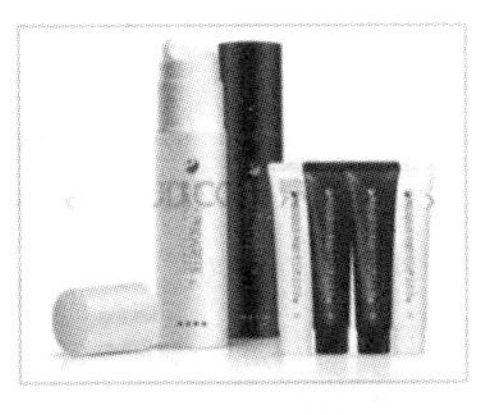

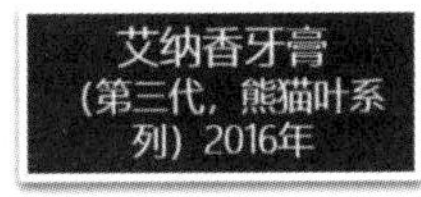

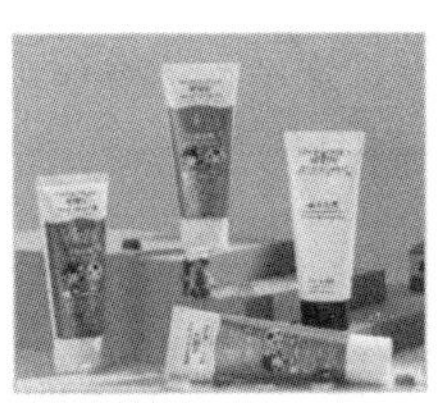

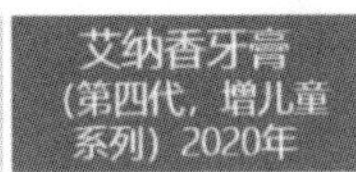

图 9－3－2　艾纳香口腔产品

（二）艾纳香护肤系列产品

基于专利（一种含有艾纳香的晒后修护面膜贴，专利号 ZL201320605306.0；具有促渗透作用的组合物及其制备方法和应用，专利号 ZL201210469158.4；一种祛斑的艾纳香组合物及其制备方法，专利号 ZL201410382298.7；一种含有艾纳香油的抗辐射面霜，专利号 ZL201510699786.5），依据艾纳香修复、抗辐射、促渗透等活性，研发了熊猫叶鲜萃舒缓修护亮肤系列药妆品，包括 6 种产品：亮肤洁面泡沫、亮肤露、亮肤乳液、亮肤精华液、亮肤面霜、亮肤面膜（图 9－3－3）。该系列产品获得第二十三届中国国际高新技术成果交易会优秀产品奖。

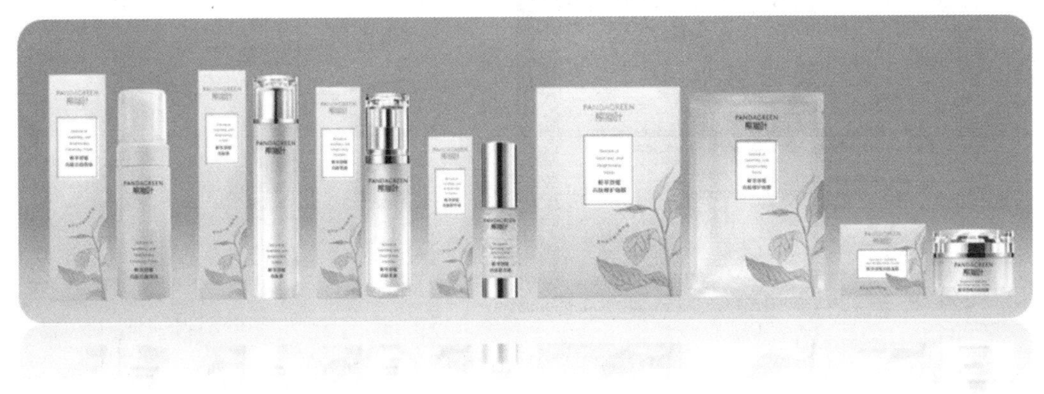

图 9－3－3　熊猫叶鲜萃舒缓修护亮肤系列药妆品

（三）相关产品和技术所获荣誉

2013 年 11 月，艾纳香系列药妆品获得第十五届中国国际高新技术成果交易会优秀产品奖证书（图 9－3－4A）。

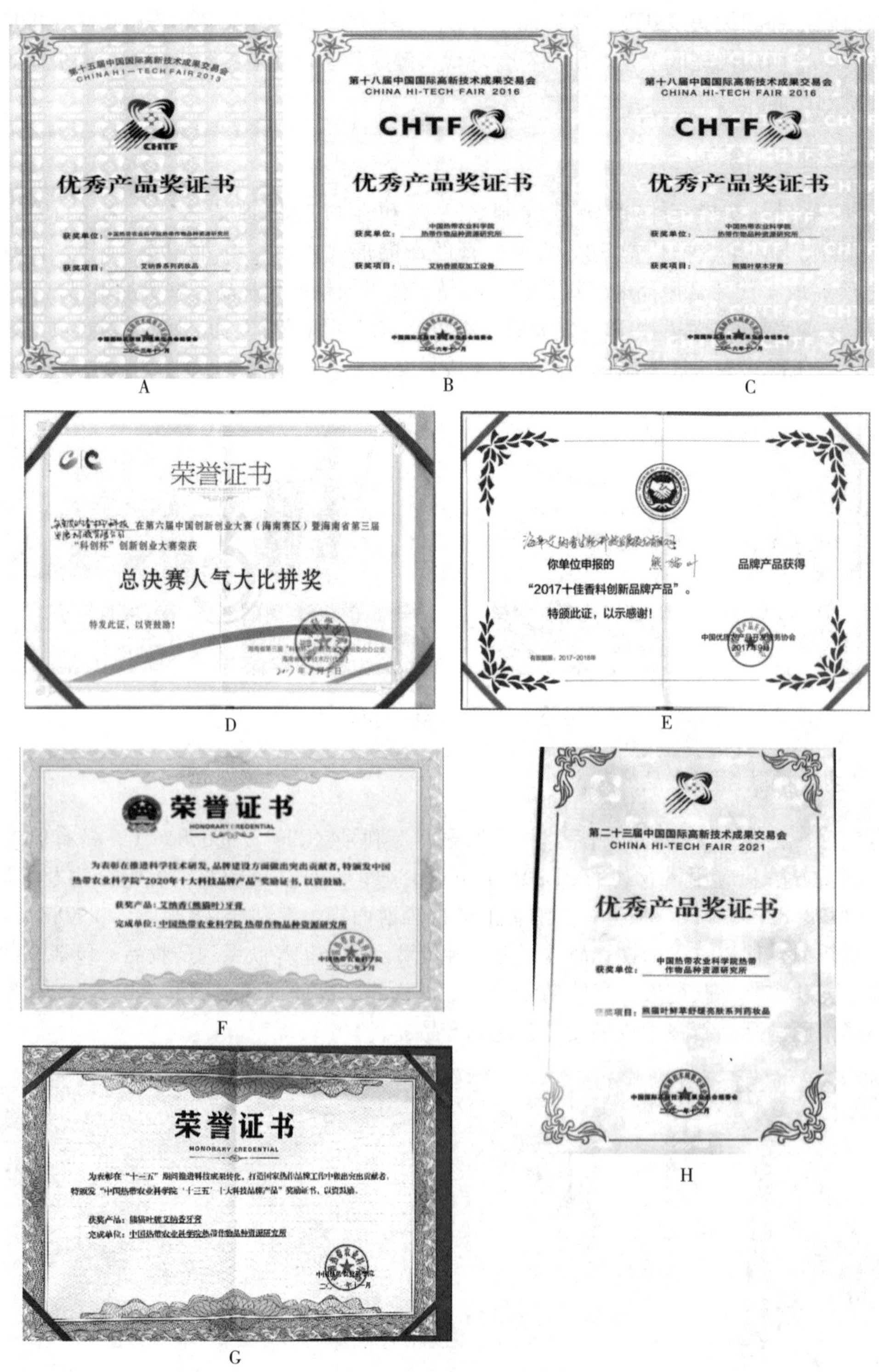

图 9－3－4　相关产品和技术所获荣誉证书

2016 年 11 月，"艾纳香提取加工设备"和熊猫叶草本牙膏分别获得第十八届中国国际高新技术成果交易会优秀产品奖证书（图 9-3-4B、图 9-3-4C）。

2017 年 8 月，海南艾纳香生物科技发展股份有限公司在第六届中国创新创业大赛（海南赛区）暨海南省第三届“科创杯”创新创业大赛中挺进总决赛，并获得总决赛人气大比拼奖（图 9-3-4D）。

2017 年 9 月，熊猫叶品牌产品被中国优质农产品开发服务协会评为“2017 年十佳香料创新品牌产品”（图 9-3-4E）。

2020 年 10 月，成果“艾纳香加工工艺优化及产品研发”和艾纳香（熊猫叶）牙膏分别获中国热带农业科学院“2020 年十大科技转化成果”和“2020 年十大科技品牌产品”（图 9-3-4F）。

2021 年 11 月，熊猫叶牌艾纳香牙膏获得“中国热带农业科学院‘十三五’十大科技品牌产品”奖励证书（图 9-3-4G）。

2021 年 12 月，熊猫叶鲜萃舒缓修护亮肤系列药妆品获得第二十三届中国国际高新技术成果交易会优秀产品奖证书（图 9-3-4H）。

第四节　基于专利分析的艾纳香产业开发思考

艾纳香是一种具有较高经济价值以及开发前景的植物，其产业链涉及品种选育、种植、提取加工、功能产品开发等多个方面的核心技术，为了解我国艾纳香产业发展现状及存在的问题，通过 SooPat 与 Baiten 专利平台，收集 1989 年 1 月至 2020 年 12 月底已经公开的艾纳香相关专利数据，采用国际专利分类表（IPC）整理、统计艾纳香专利信息，了解艾纳香产业的技术、研究领域和人才等发展状况，分析艾纳香现存问题，探讨我国艾纳香行业的发展趋势，进而提出相应建议。

1. 艾纳香产业专利基本情况分析

（1）艾纳香专利申请趋势分析

艾纳香是天然冰片——艾片的唯一来源植物，在我国有悠久的使用历史，从专利库检索发现，第 1 件艾纳香相关专利出现在 1989 年。1989—2020 年艾纳香专利申请趋势见图 9-4-1，2010 年之前，专利申请数量维持在较低水平，平均每年 2.65 件，表明艾纳香产业发展缓慢；2010—2017 年，艾纳香相关专利申请量呈逐年增加趋势，到 2017 年达到峰值（128 件），是 2010 年前的专利总申请量的 2 倍。这说明，2010 年后，我国艾纳香产业发展研发与应用力度增大，创新能力增强，取得的专利成果增多，也反映出艾纳香产业越来越受研究者关注。截至 2020 年年底，共检索到艾纳香相关专利申请量 690 件（中国 687 件，世界卫生组织 2 件，日本 1 件），其中发明专利 636 件，占总申请量的 92.17%；另有实用新型专利 45 件，外观专件 9 件。而在授权专利方面，虽然 1989 年艾纳香专利已开始申请，但直到 1994 年，第 1 件艾纳香专利才获得授权（图 9-4-2）；到 2009 年，共授权 30 件，平均年授权量仅 1.5 件，授权率非常低；2010 年后，艾纳香专利授权呈波动态势，但总体趋势与艾纳香申请量的趋势一致；截至 2020 年年底，艾纳香相关授权专利共有 189 件。

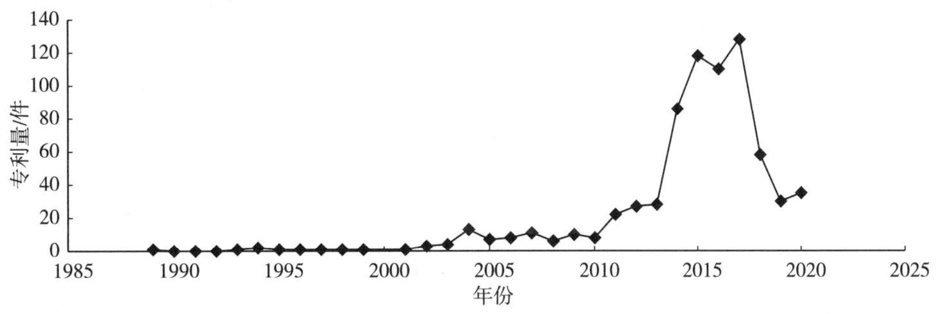

图 9-4-1　艾纳香相关专利的申请趋势

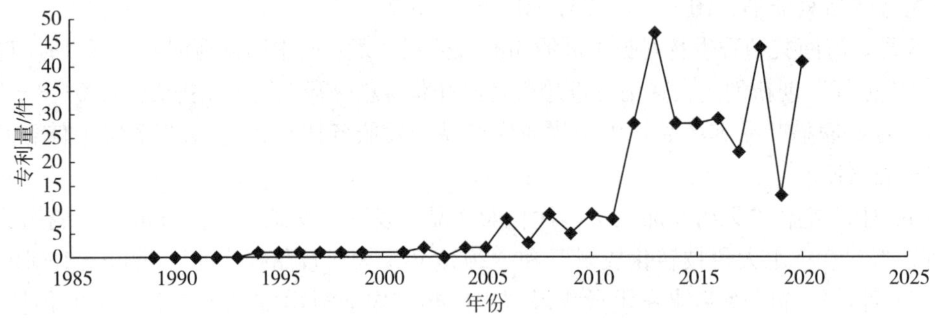

图 9-4-2　艾纳香相关专利的授权趋势

（2）法律状态分析

专利法律状态数据指《中华人民共和国专利法》及其规定的专利申请中公开和公告的法律信息，包括专利的授权、无权、实审等。专利的授权率也是衡量专利质量的重要指标之一，并在一定程度上真实地反映该领域的技术水平和发展规模。艾纳香相关专利的法律状态构成见图 9-4-3。由图 9-4-3可见，艾纳香相关授权专利共 189 件（含授权后失效的专利），占总申请的 27.39%；失效专利 381 件，占总申请的 55.22%；有效的专利 124 件，占总申请的 17.97%；其余均处于实审或审中状态。有质量的专利指具有新颖性、创造性、实用性以及法律效力稳定的专利，其中创造性直接决定了专利的技术质量。从数据上看，艾纳香专利授权率相对较低，失效率高，反映出目前艾纳香专利质量相对较低，创新性不够，申请文件质量低或技术质量不高，授权率低下。专利的实用性意味着其经济价值或市场前景，而主动放弃和未缴年费的情况也多是由专利实用性低造成的，反映出相关专利未能实现技术转移。共检索到艾纳香相关的实用新型授权专利 42 件，占该类型专利总申请的 93.33%，说明艾纳香在提取装置设备上的研发技术较高，但是能实现转移的专利只有 1 件，商业化价值很低。

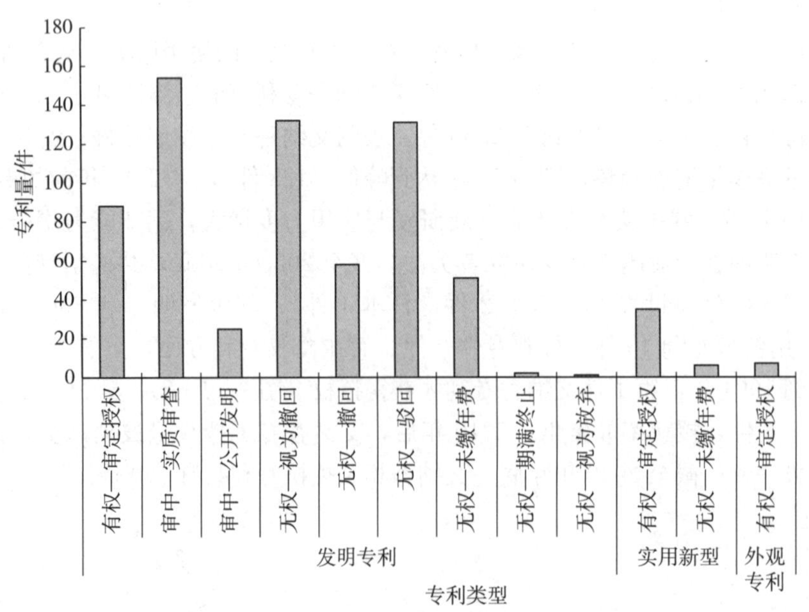

图 9-4-3　艾纳香相关专利的法律状态构成

（3）申请人类型分析

对艾纳香专利申请人的类型进行统计，结果见表 9-4-1。由表 9-4-1 可知，艾纳香相关专利以企业申请最多，为 329 件，其次为个人（264 件）和高校院所（97 件）。专利申请数量最多的企业申请人，有效专利只有 19.15%，表明企业虽专利申请量高但有效率低，虽重视专利保护意识但能力不足，专利质量有待提升。艾纳香个人申请专利有效专利只有7.25%；高校院所虽然申请的专利不多，但有效专利高达43.3%。由此反映出，企业与个人存在大量无意义的申请，此类申请多为技术新颖性、创造性不足，而高校院所以科研工作为主，具有科研经费较充足、科研条件良好、基础理论知识与科研能力相对较高的优势，因而在专利上重质不重量，有效率高。

表9-4-1 艾纳香相关专利申请人类型情况统计

分类	申请专利/件	有效专利/件	有效发明专利/件	有效专利占比例/%
个人	264	19	19	7.20
企业	329	63	32	19.15
高校院所	97	42	28	43.30
合计	690	124	79	17.97

进一步分析申请量排名前10位的申请人，可见前10位申请人的申请量共计165件，占总申请量的23.91%；排名前10位的有4家企业、3位自然人、3所高校院所（图9-4-4）。其中，申请量排名第1位的是中国热带农业科学院热带作物品种资源研究所，其申请相关专利的主要技术方向为医药领域、日化品以及机械设备装置等，申请量为37件，占总申请量的5.36%，其中授权的专利为25件，占该单位总申请量的67.57%，失效的专利7件，占该单位总申请量的18.92%，实现市场经济转让的专利达5件，说明该单位在艾纳香研发方面的技术实力和自主创新能力较强。位居第2位的为贵州省罗甸县全兴药业开发有限责任公司，该公司申请的艾纳香专利以实用新型专利为主，主要技术方向为艾纳香提取蒸馏、育苗等相关装置设备研究，占总申请量的4.64%，同时，该公司的专利占艾纳香实用新型专利申请量的42.22%，在艾纳香提取设备研发方面的实力较强。排名第3位的为贵州艾力康中草药开发有限公司，申请量共22件，主要技术方向为艾纳香日化品的研究开发，但其申请的专利大部分处于“无权—视为撤回”状态，失效率达72.73%，该公司重视艾纳香在日化行业的应用，但专利技术质量有待提升。自然人中，以卜俊超的申请量最多，其申请专利的技术方向主要为艾纳香相关日化品的研发，占总申请量的1.88%，但其申请的专利几乎都处于“无权”或“撤回”状态，说明其专利申请质量较低；其余申请人的申请量均不高。

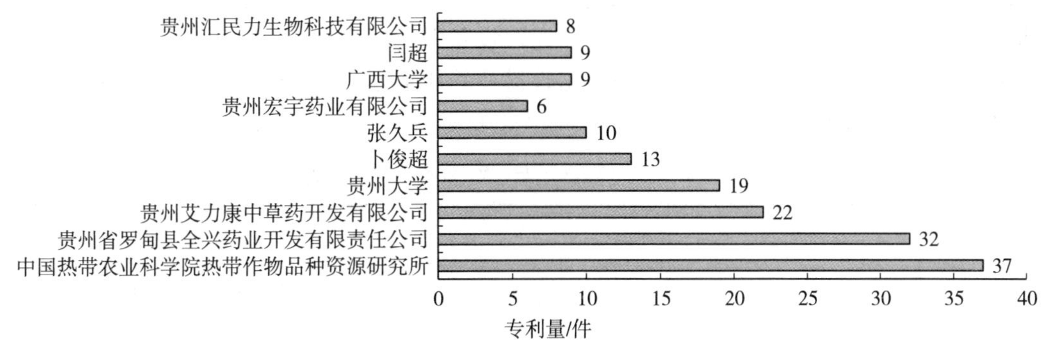

图9-4-4 艾纳香相关专利申请量前10位的申请人

（4）专利申请地域分布与年申请量分析

专利申请地域分布可以反映专利的主要技术分布地区。艾纳香相关专利前10申请地域分布见图9-4-5。前10申请地域的专利申请量达638件，占总申请量的92.46%，贵州、山东、安徽、广东、广西、海南为艾纳香相关专利主要分布地域，共559件，占总申请量的81.01%。其中，艾纳香主产区贵州的申请量达161件，占前10申请地域申请量的25.24%，占总申请量的23.33%，这可能是因为贵州作为发展人工种植艾纳香最早和规模最大的地区，其相关研发企业较多，专利申请相对也较多。非主产区的山东、安徽等省份，艾纳香相关专利的申请量比主产区的广东、广西、海南更高，原因为山东和安徽的艾纳香相关专利多以中药配伍的形式申请，研发成果相对较多，而贵州、海南、广东、广西主要以艾纳香为对象申请专利，研发方向较为局限。

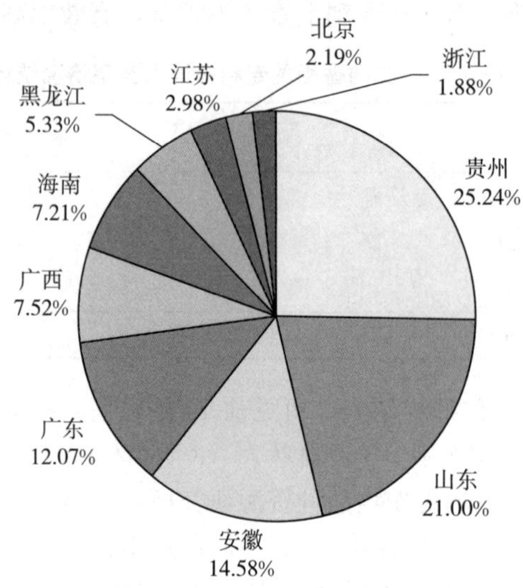

图 9-4-5 艾纳香相关专利前 10 申请地域分布图

（5）我国艾纳香专利技术应用领域分析

①艾纳香专利 IPC 分布分析。依据国际专利分类表（IPC）的分类统计，可以看出艾纳香相关专利研发中重点技术领域的分布与产业关注要点，由此可为相关研发的重点或方向提供参考。艾纳香专利 IPC 分布情况见表 9-4-2。由表 9-4-2 可知，艾纳香相关专利技术以 A61K、A61L、A23L、A01G、C05G 为主，共 548 件，占总申请量的 79.42%。其中，A61K 占 60.00%，反映出艾纳香相关专利的核心技术主要分布于医疗、日化品行业等，如“一种傣药镇痛液及其制备方法”“一种治疗咽喉、口腔疾病的药物喷雾剂”“一种祛斑的艾纳香组合物及其应用”“艾纳香提取物及其制备方法和在口腔护理清洁产品中的应用”等；A61L 主要涉及艾纳香提取或栽培的相关装置、设备研究，如“一种便于收集艾纳香叶提取的艾粉、艾油的装置”“一种滴灌式艾纳香育苗装置”“一种高效的手动式艾纳香种子浸泡装置”“一种实验室用艾纳香提取设备”等；A23L、A01G、C05G 主要涉及艾纳香食品、栽培、肥料等技术研究，如“一种食用香料及其加工方法”“艾纳香的种子育苗方法”“生产高品质艾纳香的氮磷钾肥施肥方法”等。

表 9-4-2 艾纳香相关专利的 IPC 分布情况

序号	IPC 分类号	专利数/件	占总申请量%	涉及领域
1	A61K	414	60.00	医用、牙科用或梳妆用的配制品
2	A61L	46	6.67	相关装置、设备
3	A23L	43	6.23	其他类食品、食料或非酒精饮料以及其制备或处理
4	A01G	29	4.20	园艺、蔬菜、花卉、果树等的栽培；林业
5	C05G	16	2.32	肥料制造
合计		548		

从艾纳香发明专利申请技术类型来看，医药领域的专利数量达 304 件，占专利总申请量的 44.06%，表明艾纳香产业技术关注度最高的依然是医药领域，其中，艾纳香中药配方组合专利达 161 件，占总申请量的 23.33%；中药剂型工艺相关专利 131 件，占总申请量的 18.98%。随着艾纳

香全产业链得到综合开发，艾纳香专利从传统的医药领域扩展到日化品、保健理疗、农业种植、饲料等行业，在这些新增领域中，日化品领域是增速最快的产业，数量达 114 件，占总申请量的 16.52%；同时，保健理疗行业也逐渐兴起，成为艾纳香深度开发和综合应用的重点突破方向之一（图 9-4-6）。

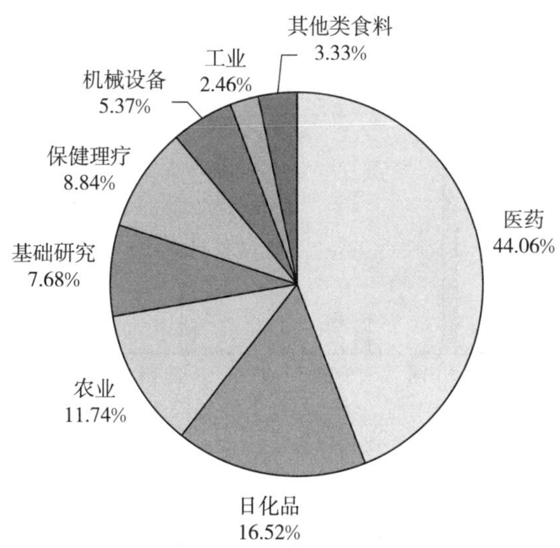

图 9-4-6　艾纳香相关专利申请细分领域分布

艾纳香作为传统的中药，在医药领域内，专利申请主要分布在皮肤疾病（68 件，22.37%），心脑血管系统疾病（40 件，13.16%）、抗菌消炎镇痛（38 件，12.50%）、妇科疾病（36 件，11.84%）、口腔咽喉疾病（31 件，10.20%）等（图 9-4-7）。由此可以看出，随着对艾纳香研究的不断深入，研究者对艾纳香作用的认识逐渐加深，使得艾纳香在医药行业的应用领域不断拓展，相关研究热点从传统的皮肤疾病、妇科疾病、抗菌消炎镇痛、口腔咽喉疾病等领域，逐渐转移到心脑血管系统疾病领域；此外，艾纳香的治疗领域有进一步的扩大趋势，在神经系统疾病、骨骼肌肉疾病、风湿免疫疾病、代谢疾病等领域都有一定的应用。

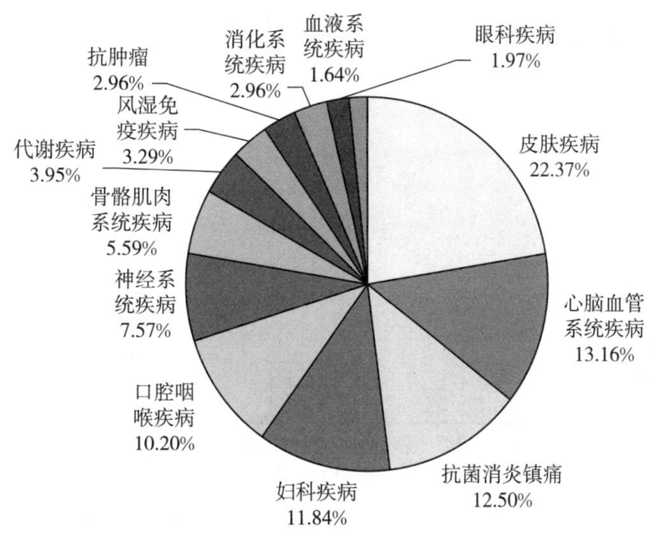

图 9-4-7　艾纳香相关专利医药领域的细分用途分布

②艾纳香主要分布区域核心技术领域。对艾纳香的主要分布区域——贵州、山东、安徽、广东、广西、海南等省份的相关专利核心技术进行分析，结果见图 9-4-8。由图 9-4-8 可知，上述主要

省份的核心专利技术大多集中在 A61K 上，且以山东的申请居多，其次是贵州、广东和广西，专利申请的技术方向主要为艾纳香的中药配方组合及艾纳香提取物的医用产品、药物制剂及日化品的应用研究等方面。贵州作为艾纳香主产区，其专利技术分布在多个领域，包括医用、日化品、栽培、肥料制造、提取装置设备等应用，尤其在艾纳香提取相关装置设备上有更深入的研究。据统计，艾纳香提取相关装置设备相关的专利共 30 件，其中有 28 件专利权在贵州中药企业或高校中。

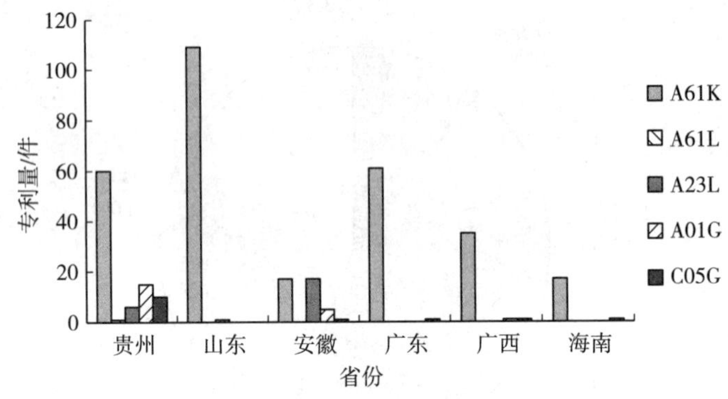

图 9-4-8　各省份技术领域申请量变化趋势

③艾纳香专利申请人技术领域分析

艾纳香相关专利申请以个人与企业为主，由以上申请人分析可知，两者有效专率均低于高校院所。艾纳香专利申请人在应用领域的分布情况见图 9-4-9。由图 9-4-9 可知，个人申请主要集中在医药领域上，专利量达 185 件，且多为中药复方组方专利；其他领域的专利不超过 30 件；企业在各个领域的分布差异性不太显著，主要分布在医药（81 件）、日化品（69 件）、农业（52 件）；高校院所主要分布在医药（25 件）、农业（20 件）与基础研究领域（18 件）上。进一步分析个人申请的专利，在医药领域上，被撤回或驳回的专利达 37.04%，如闫超在心脑血管系统疾病领域上申请艾纳香相关的复方组方专利 8 件，授权专利 0 件；在日化品领域，卜俊超申请的 12 件化妆品相关专利，无一件授权；而在保健理疗领域，张久兵申请 10 件相关专利，全部被驳回。由此可以看出，随着我国知识产权管理部门规范了中药组方专利的审核工作，对中药组方专利有效性的要求不断提升，此类专利授权率大幅度下降，这也是个人申请与企业申请有效率低的原因。

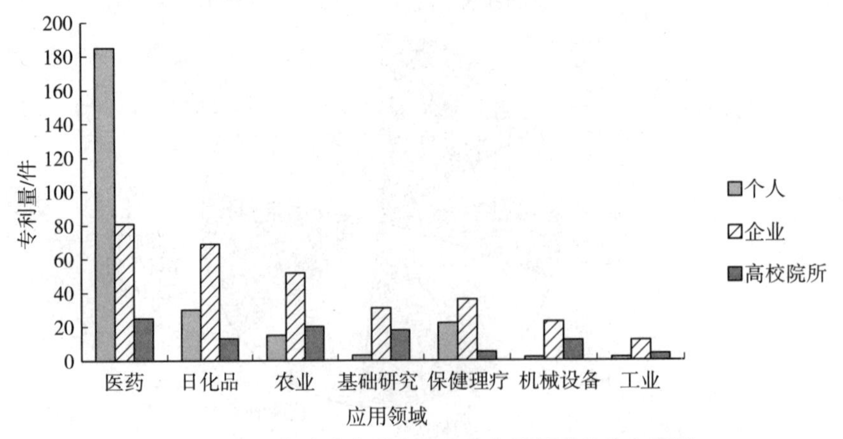

图 9-4-9　艾纳香专利申请人在应用领域的分布情况

（6）艾纳香相关专利市场价值分析

目前，我国处于整体专利技术市场转化率低、专利许可专业化水平不高的阶段。艾纳香相关专利技术市场价值现状也不例外，数据统计结果显示，可实现转让的艾纳香相关专利共 87 件，占总申请量的12.61%；用于质押的专利4件，占总申请量的0.58%；用于许可的专利仅2件，占总申请量的0.29%。由此可看出，艾纳香相关专利可进行经济转换的比例偏低，与其产品相关的专利仅34件实现转化，大量专利成为“沉睡专利”，反映出艾纳香专利经济市场化低，这也是技术创新性低的重要原因。

（7）艾纳香相关中成药专利情况分析

艾纳香是提制艾片（天然 l-龙脑，即冰片）的原料，通过统计市场上含艾纳香或艾纳香提取物的中成药，发现国内以其为原料制备中成药的药企大约18家，中成药13种，重点分布在贵州省，主要应用于耳鼻喉科、内科与皮肤科等。进一步分析这13种中成药的专利，发现只有金骨莲胶囊、心胃止痛胶囊与金喉健喷雾剂的发明专利与外观专利有效，其他中成药大多仅申请了外观专利，详见表9-4-3。由此反映出，艾纳香相关企业对发明专利的申请不够重视，其发明专利质量技术还有待加强。今后应注重提高自身科研创新能力，并加强对上市产品的专利保护意识。

表9-4-3　艾纳香相关中成药专利情况统计

序号	中成药	生产厂家	应用科室	功能主治	专利情况	
					发明专利	外观专利
1	咽立爽口含滴丸	贵州黄果树立爽药业有限公司	耳鼻喉科	疏风散热，消肿止痛，清利咽喉	1件，驳回	1件，授权
2	通窍救心油	广州白云山星群（药业）股份有限公司	内科	芳香开窍，理气止痛，时气瘴疠。	未申请	1件，授权
3	珍珠明目滴眼液	苏州太湖美药业有限公司；桂林集琦药业有限公司；武汉五景药业有限公司；湖北远大天天明制药有限公司；北海国发海洋生物产业股份有限公司制药厂；苏州工业园区天龙制药有限公司；湖北东盛制药有限公司；北海市珍珠总公司海洋生物制药厂	眼科	清肝，明目，止痛	未申请	未申请
4	金骨莲胶囊	贵州益佰制药股份有限公司	内科	祛风除湿，消肿止痛	授权	授权
5	心胃止痛胶囊	贵州民族药业股份有限公司	内科	行气止痛	授权	授权
6	金喉健喷雾剂	贵州宏宇药业有限公司	眼科	祛风解毒，消肿止痛，清咽利喉	授权	授权
7	透骨香药乳	贵州奇力达制药厂	骨科	活血祛瘀，消肿止痛	未申请	未申请
8	冠心苏合咀嚼片	哈尔滨一洲制药有限公司	内科	理气宽胸，止痛	未申请	未申请
9	银冰消痤酊	贵州特色制药有限责任公司	皮肤科	清热解毒，凉血消肿	驳回	授权
10	银丹脑心通胶囊	贵州百灵企业集团制药股份有限公司	内科	活血化瘀，行气止痛，消食化滞	未申请	无效
11	复方一枝黄花喷雾剂	贵州百灵企业集团制药股份有限公司	皮肤科	清热解毒，宣散风热，清利咽喉	未申请	未申请
12	万金香气雾剂	贵州宏宇药业有限公司	皮肤科	辟秽解毒，止痒消肿	未申请	授权
13	咽康含片	贵州科辉制药有限责任公司	内科	清热解毒，养阴利咽	未申请	授权

2. 讨论

天然药物资源已成为当今世界创新药物开发和相关健康产品研发的新趋势与研究热点。艾纳香是具有黎族、苗族特色的天然药物资源，也是《中华人民共和国药典》中天然冰片——艾片唯一的植物原料，具有深厚的产业发展文化基础。艾纳香产业的高质量发展离不开科技创新，而科技创新又离不开专利授权等知识产权法律的保驾护航。由本书的分析结果可见，近 10 年来，我国艾纳香相关专利申请整体较为活跃，专利申请量逐渐增多，技术应用领域从传统的医药领域扩展到日化品、日用消费品等领域。同时也存在较多问题，如有效专利占比过低，反映出我国艾纳香相关技术研究还不够深入，特别是在大规模种植生产、精细加工、医药剂型、高附加值产品等方面研究相对较少，转化为产品或者实际应用的更少，上市推广更无从谈起。从艾纳香产业的国际化专利布局看，有 3 件专利获得海外授权，分别是日本株式会社资生堂申请的抑制皮脂分泌用皮肤外用剂，但因未缴年费，处于失效状态；四川弘达药业有限公司向世界卫生组织申请的艾纳香单萜合酶 BbTPS3 及其相关生物材料与应用，目前处于审查状态；自然人闻永举向世界卫生组织申请的樟科提取物或艾纳香提取物制备高纯度龙脑的方法，目前也因未缴年费而处于失效状态。从专利强度来看，现有失效率高，反映出艾纳香相关专利中的低质量专利较多，有技术含量的发明专利明显缺乏，存在专利的申请量与质量不均衡、产品相关专利综合利用率低等急需解决的问题，专利技术创新仍面临挑战，需采取相应措施扬长避短，推动产业的高质量发展。

（1）加强艾纳香及其配伍药物的研究，推动艾纳香产业的创新发展和转型升级

在现有专利申请中，艾纳香配伍组合专利比例高，专利技术含金量比较低。从专利申请区域看，申请数量名列前茅的山东、安徽共 227 件，占总申请量占 32.89%，主要是妇科疾病、各种炎症、跌打损伤以及风湿等相关病症的中药配伍组合相关专利。这些中药配伍主要由重量分数组成，大部分没有经过临床研究或药理实验证实，而是简单的组合配伍，技术含量低、授权率不高，经转化许可的专利更是寥寥无几，难以推动艾纳香产业创新发展和转型升级。如“一种用于肾结石合并疼痛乏力治疗的中药组合物”，由如下中药组成：败酱草 45～60 份、白芨 5.5～7 份、艾纳香 30～40 份、草乌 25～30份、白花鹅掌柴 30～35 份、香附 85～90 份、百两金 15～20 份、刺参 12～15 份、黄芪 5～10 份、木香 9～15 份、侧柏叶 10～15 份、节节草 6～9 份、甘草 10～15 份。以重量份数组成的中药配伍专利大部分由临床经验而来，一味中药配伍方剂包含数十种药材，成分复杂，没有经过临床试验或物质基准研究等证明其有效性，疗效发生的机理也并不确定，因此该类型专利很难获得授权或转化为经济效益。应该加强对艾纳香及其更多配伍药物的研究，应用现代科学技术从多角度、多层面进行配伍药物组成结构、配伍效应、物质基础、量效关系等方面的关联研究，揭示其科学内涵和配伍规律，有利于提高用药的安全性和有效性，从而有利于将艾纳香产业科学研究引向深入。

（2）加强系统深入研究，提升专利技术质量与转化率，振兴我国艾纳香产业发展

专利的转化指专利权人将专利技术或项目向市场推广，使单项专利技术转化成产品，最终实现产业化的过程。专利质量应从法定授权条件、专利本身的技术创新性和前沿性以及市场前景和经济价值这 3 个角度评估。据统计，艾纳香有效专利 124 件，专利实施转化的共 25 件，其中企业 12 件、个人 7 件、高校院所 6 件，转化率仅为 3.62%。其主要原因一是专利质量低，二是非企业专利权人（高校院所及个人）所占比例高，这类专利权人的转化运营能力较低，在一定程度上使大部分专利没有实现市场价值。由此可见，目前获得授权的艾纳香相关专利大量被“闲置”，处于“沉睡状态”。申请人应加强种植技术、化学成分、药效及作用机制、产品开发等方面的系统深入研究，并将这些有技术含量的研究转化为知识产权，消除艾纳香相关产品开发的技术壁垒，有效扩大产品的竞争力，从而引领艾纳香产业的健康发展。

（3）扩大多方合作，加强专利核心技术研究，构建艾纳香产业知识产权战略联盟

目前，艾纳香种植、产品开发等产业的科研体系初具雏形，品牌、消费市场远未成熟，仍然存在

分布散、规模小、原材料利用率不高、品牌意识不强、管理水平低、产品设计人才缺乏等问题，导致艾纳香市场发展极不规范，降低了整个产业的市场竞争力。从技术领域看，艾纳香在产品开发上的专利日益增多，尤其在日化品中的研发较多，但是这类专利大部分授权率低，撤回的主要原因是专利技术的创造性与新颖性不够，未对功效进行深入挖掘。因此，相关研究者还需进一步挖掘艾纳香功效方面的核心技术，加强对艾纳香药用和香用物质基础的研究，提升产品市场竞争力，进而开发以艾纳香为原料的功能性保健品、熏香品、天然药妆品、健康养生用品等高附加值新产品，并对新产品的功效评价及安全性进行研究。此外，还应加强高校院所、企业和个人之间的沟通联系，构建艾纳香产业知识产权战略联盟，推进艾纳香更深层次的研发和创新，共同促进科研成果的产业化，提高专利转化率。

综上，艾纳香的相关专利以发明专利为主，授权率较低，其相关专利主要分布在贵州、山东、安徽、广东、广西、海南等省份。艾纳香相关专利的技术领域已从传统的医药领域扩展到日化品、保健理疗等日用消费品领域。从专利强度来看，专利的申请量与质量不协调，无意义专利申请多且转化率低。未来，健康产业是最具发展潜力的战略性新兴产业之一，在艾纳香的主产区以及药企聚集地等区域可加强对艾纳香及其复方的生物活性研究，向健康产业、养生产业、文化产业方向延伸，拓展价值链，推动艾纳香产品开发，扩大产业规模，充分发挥专利制度的市场导向作用，让专利真正成为中医药科技创新价值回馈的基础与保障，实现艾纳香产业高质量发展。

参考文献

陈艳，2016. 艾纳香妇科洗液的研究与开发［D］. 广州：广东药学院.

陈艳，王凯，杨全，等，2017. 艾纳香妇科洗液处方筛选及抑菌试验［J］. 中国中医药信息杂志，24（3）：87－90.

庞玉新，张文晴，王凯，等，2014. 艾纳香晒后修护睡眠面膜的工艺研究与优选［J］. 香料香精化妆品（4）：38－41.

宛骏，2016. 艾纳香祛斑型护肤品的研发［D］. 广州：广东药学院.

宛骏，杨全，庞玉新，等，2016. Box-Behnken 设计-响应面法优化艾纳香祛斑霜的配方［J］. 香料香精化妆品（1）：37－41.

谢小丽，胡璇，陈振夏，等，2018. 艾纳香晒后修护霜制备工艺优选及其质量评价［J］. 香料香精化妆品（1）：53－57，62.

谢小丽，2016. 艾纳香口腔咀嚼片处方筛选及质量标准研究［D］. 广州：广东药学院.

谢小丽，王凯，陈振夏，等，2018. 艾纳香咀嚼片处方工艺的优化［J］. 中成药，40（3）：592－596.

谢小丽，陈振夏，于福来，等，2021. 基于专利分析探讨我国艾纳香产业发展现状［J］. 中国药房，32（10）：1158－1164.

张文晴，2015. 三种艾纳香黎药药妆品的研发［D］. 广州：广东药学院.

张文晴，杨全，庞玉新，等，2015. 艾纳香鼻清爽凝胶剂的制备及其皮肤刺激性的检测［J］. 香料香精化妆品（2）：43－46.

邹婧，2016. 艾纳香口腔护理液的研发［D］. 广州：广东药学院.

邹婧，王凯，李海艳，等，2016. 艾纳香口腔护理液抗口腔黏膜溃疡的药效学研究［J］. 中国现代中药，18（12）：1589－1593.

图书在版编目（CIP）数据

中国艾纳香研究 / 庞玉新，于福来主编．—北京：中国农业出版社，2023.7
ISBN 978-7-109-30811-4

Ⅰ.①中… Ⅱ.①庞… ②于… Ⅲ.①菊科—药用植物—研究—中国 Ⅳ.①R282.71

中国国家版本馆 CIP 数据核字（2023）第 112219 号

中国艾纳香研究
ZHONGGUO AINAXIANG YANJIU

中国农业出版社出版
地址：北京市朝阳区麦子店街 18 号楼
邮编：100125
责任编辑：刁乾超　　文字编辑：赵冬博　孙蕴琪　吴沁茹
版式设计：王　怡　　责任校对：吴丽婷
印刷：北京通州皇家印刷厂
版次：2023 年 7 月第 1 版
印次：2023 年 7 月北京第 1 次印刷
发行：新华书店北京发行所
开本：889mm×1194mm　1/16
印张：38.25
字数：1130 千字
定价：380.00 元